AF340390

LA PRATIQUE DES ACCOUCHEMENTS

Obstétrique Journalière

PAR

HENRI VARNIER

PROFESSEUR AGRÉGÉ A LA FACULTÉ DE PARIS

ACCOUCHEUR DES HOPITAUX

SECRÉTAIRE GÉNÉRAL

DE LA SOCIÉTÉ D'OBSTÉTRIQUE, DE GYNÉCOLOGIE ET DE PÆDIATRIE

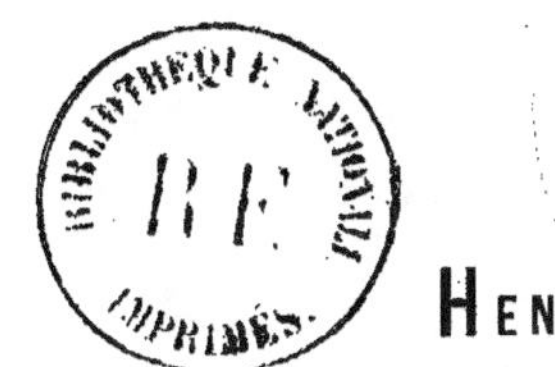

AVEC 387 FIGURES

PARIS

G. STEINHEIL, ÉDITEUR

2, RUE CASIMIR-DELAVIGNE, 2

—

1900

A MON MAITRE Ad. PINARD,

Hommage d'affectueuse reconnaissance.

H. V.

PRÉFACE

Ce livre est la mise au point d'une partie des leçons que j'ai faites, chaque année, à la Faculté, depuis le mois de novembre 1892 et qu'à maintes reprises mes élèves m'ont prié de rédiger pour eux.

Dans ces *leçons pratiques d'Eutocie*, je me suis efforcé de condenser ce qui ne peut être fructueusement étudié que dans une Clinique obstétricale, soit au chevet de l'expectante, de la parturiente, de l'accouchée, soit au laboratoire et à la salle d'autopsie.

Le programme est le suivant : étant donnée une femme qui se croit enceinte et vient vous consulter, reconnaître la grossesse, la surveiller et la conduire sans encombre jusqu'au terme, faire que l'enfant naisse vivant, en présentation du sommet, que la délivrance soit simple et complète et les suites de couches aseptiques. C'est, en résumé, la pratique raisonnée de ce que l'on pourrait appeler, avec Guillemeau, « l'heureux accouchement ».

Les nouveaux procédés de gravure m'ont permis de fixer typographiquement les projections démonstratives faites à l'amphithéâtre. J'ai réalisé ainsi un rêve depuis longtemps caressé: *l'illustration photographique directe,* sans intermédiaire profane corrigeant la nature.

Grâce aux pièces que M. Pinard et moi nous avons rassemblées depuis 14 ans, tant à Lariboisière qu'à la Clinique Baudelocque, j'ai pu donner à cet ouvrage un cachet presqu'outré de réalisme. J'ai voulu par là prévenir et documenter mes élèves contre les déformations de la nature qui leur sont quotidiennement mises sous les yeux. Si j'ai réussi à en ramener quelques-uns à la méthode des consciencieux iconographes que furent, au siècle dernier, Smellie, Camper et William Hunter, j'aurai atteint un de mes buts.

Aussi bien, l'heure était favorable pour une pareille tentative. Il s'est créé depuis une quinzaine d'années, à notre porte, grâce aux efforts de Schrœder et de Waldeyer en Allemagne, de Hart et de Barbour en Angleterre, de précieuses collections d'anatomie obstétricale. Jointes à la nôtre, elles permettent de suivre *de visu:* presque mois par mois l'évolution intra-utérine de l'œuf humain, presque heure par heure son expulsion, presque jour par jour le retour de l'utérus à l'état normal. Après avoir demandé et obtenu de qui de droit l'autorisation, j'ai fait reproduire les plus démonstratives de ces pièces de musée, pour la plupart inconnues du public médical français. J'ai à remercier particulièrement de la parfaite bonne grâce avec laquelle ils ont bien voulu se faire mes collaborateurs : les professeurs Waldeyer, Hofmeier, Zweifel, Hart et Barbour.(1)

(1) J'ai dû, pour me tenir dans les limites de la justification, faire réduire quelques planches publiées en vraie grandeur. Il en résulte que pour les figures 1, 3, 16, 17 et 18 les chiffres et les lettres rappelés dans les légendes ne sont bien visibles qu'à la loupe.

Au rebours des Traités dont Nægele a fourni le prototype, à peine modifié par ses successeurs, celui-ci, qui comprend *la grossesse, l'accouchement, la délivrance, les suites de couches, les soins à donner à la mère, dans les cas normaux ou ramenés par l'art à la normale,* ne débute pas par trois ou quatre cents pages d'anatomie de l'utérus et de ses annexes à l'état de vacuité, de physiologie de la menstruation et de la fécondation, d'embryologie, etc.

Je suis à ce sujet de l'avis de Nægele repenti, disant, à la fin de sa vie : « C'est l'expédition qui est notre affaire et non point la fabrication. » A chacun son métier. Au lieu de copier Henle, Kölliker, Waldeyer, Mathias Duval, Longet et Preyer, pour ne citer que les principaux, j'ai mieux aimé leur renvoyer le lecteur.

Cela m'a donné le temps et la place nécessaires pour étudier et exposer en détails *l'anatomie et la physiologie de l'utérus puerpéral,* par trop négligées vraiment dans les Traités d'accouchements. Elles le sont à ce point que, malgré mon désir, je n'ai pas pu trouver une seule bonne figure d'utérus gravide, parturient ou post partum, à exhumer des livres didactiques, français ou étrangers, postérieurs au Traité de Smellie.

Certains partisans de l'enseignement dit « *utilitaire* » trouveront peut-être que les jalons anatomiques et bactériologiques occupent ici trop de place. « L'élève, disent-ils, se désintéresse de ces notions théoriques bonnes pour les maîtres ; il n'a d'yeux et d'oreilles que pour *la pratique* ». Comme si la pratique, j'entends la bonne, la rationnelle, n'était pas la théorie appliquée !

L'étudiant, j'en ai eu mainte preuve depuis sept ans, n'a pas si courte vue. Il prétend, tout comme son maître, raisonner sa direction, savoir où il va, par où il passe, reconnaître les feux de route, les bouées et les balises. Piloté aujourd'hui, il sera demain seul à la barre : il sent la nécessité d'une carte fidèlement repérée. C'est cette carte que j'ai voulu lui mettre en main pour *la pratique journalière.*

Loin qu'elle soit surabondamment jalonnée, je lui reconnais des lacunes encore nombreuses. Je fais appel, pour les combler, aux médecins et aux chirurgiens des hôpitaux, aux mains de qui nombre de documents, précieux pour l'enseignement obstétrical, demeurent actuellement sans emploi (1).

En terminant, j'exprime mes remerciements les plus cordiaux à mes collaborateurs : mon ami l'éditeur Steinheil; M. Monnoyer, imprimeur au Mans; MM. Thiébaut (photographe), Bourgogne (micrographe), Monpillard (photomicrographe) et Charles G. Petit (similigraveur). Je leur sais particulièrement gré d'avoir, sans trop murmurer, plié leur technique à mes exigences qui se sont, pour la plupart, trouvées réalisables.

H. VARNIER.

(1) Si nos collègues voulaient devenir nos pourvoyeurs, comme l'ont fait à plusieurs reprises MM. Bouchard, Duguet, Gérin Roze, Perier, Hartmann, Widal, Barth, Tuffier, etc., nous aurions bientôt à Paris le plus riche musée obstétrical de l'Europe. Que d'utérus gravides de tout âge restent chaque année ouverts, vidés, perdus sur les tables d'autopsie et qu'une bonne congélation aurait sauvés de la destruction ! Il y a quatre ans, un externe des hôpitaux faisant l'autopsie d'une femme morte en médecine, en état de grossesse avancée, incise l'utérus « pour voir ». Deux fœtus en sortent et voilà en quelques instants détruite, sans profit pour le coupable, de qui je tiens l'histoire, une pièce qui pour nous valait son pesant d'or. Dans combien d'années retrouvera-t-on la pareille que ne possède aucun Musée et qui seule permettra de figurer enfin les jumeaux en place d'après nature ?

CHAPITRE PREMIER

DIAGNOSTIC ET HYGIÈNE

DE LA GROSSESSE

I. DIAGNOSTIC ET HYGIÈNE DE LA GROSSESSE UTÉRINE ET NORMALE

A. DIAGNOSTIC DE LA GROSSESSE PENDANT SA PREMIÈRE MOITIÉ.

Diagnostiquer la grossesse pendant sa première moitié, c'est-à-dire jusqu'à 4 mois et demi environ, c'est rechercher, trouver et reconnaître la tumeur d'abord presque exclusivement pelvienne, puis pelvienne et hypogastrique que forme l'utérus gravide. Ce qui conduit ordinairement à cette recherche c'est l'apparition, signalée ou constatée, chez une fille ou une femme (de 8 à 50 ans et plus), des *signes dits rationnels* de la grossesse au premier rang desquels il faut placer la **suppression des règles.**

Quoi que vous puissiez, en effet, lire et entendre dire, croyez fermement que la conception supprime la menstruation. Soyez convaincus avec nous que les rares observations partout rapportées, depuis Haller, de femmes dont les règles « continuent assez souvent pendant les premiers mois, plus rarement pendant toute la grossesse », se rapportent à des cas pathologiques compliqués d'hémorrhagies, à l'insertion vicieuse de l'œuf par exemple ; et, par conséquent, avec Pajot, « quand une femme a ses règles comme à l'ordinaire — égales en quantité, qualité, régularité — pensez tout d'abord qu'elle n'est pas enceinte ».

Par contre, chaque fois que chez une femme habituellement bien réglée la menstruation sera suspendue, pensez tout d'abord que cette femme est enceinte. N'oubliez pas cependant que la conception est possible chez des femmes qui n'ont jamais été réglées (exceptionnel), ou qui le sont habituellement mal, c'est-à-dire avec des retards prolongés, ou qui ont cessé de l'être pour une cause physiologique (allaitement) ou pathologique (tuberculose, etc.).

Quant aux autres signes dits rationnels auxquels on a l'habitude de consacrer de longues pages dans les Traités, ils sont loin, bien loin d'avoir l'importance de la suppression des règles.

Ce sont : *la pigmentation de la ligne ombilico-pubienne* qui devient brune, de l'*aréole, mouchetée ou non ; la coloration violacée de la muqueuse vulvo-vaginale, la saillie de l'hypogastre, les vergetures de la paroi abdominale, la sécrétion du colostrum ; les troubles des fonctions digestives, des facultés morales et intellectuelles.*

Aucun de ces signes ou symptômes pris isolément n'est significatif. Et c'est pour avoir cru, avec Cazeaux et bien d'autres, que « leur réunion forme une somme si grande de probabilité qu'elle équivaut presque à une certitude » que tant de praticiens ont été induits en erreur (fausses grossesses, grossesses dites nerveuses ou adipeuses des femmes stériles entre 30 et 40 ans, approchant de la ménopause ou l'ayant atteinte, affolées de maternité, simulant de bonne foi la grossesse et même le travail, et finissant par faire partager leurs illusions non seulement à leur entourage mais à des médecins ou à des sages-femmes, disciples trop crédules des accoucheurs anciens).

Que les signes dits rationnels existent ou non, isolés ou réunis, il n'y a qu'un moyen, comme nous l'avons annoncé en commençant, de sortir du doute et de faire le diagnostic de grossesse *probable* avant 4 mois et demi environ : c'est de **reconnaître la tumeur que forme l'utérus gravide en voie de développement.**

C'est donc ici le lieu de faire connaissance avec l'utérus gravide des premiers mois et de présenter au lecteur le trop petit nombre de dessins d'après nature que nous avons pu soit recueillir (non pas dans les traités d'accouchements — pas un n'en renferme trace — mais dans quelques ouvrages d'anatomistes), soit faire d'après des pièces préparées par nous.

Rappelons-le d'abord : d'après les consciencieuses recherches de Waldeyer (1892), confirmant celles de notre compatriote Boulard (1853),

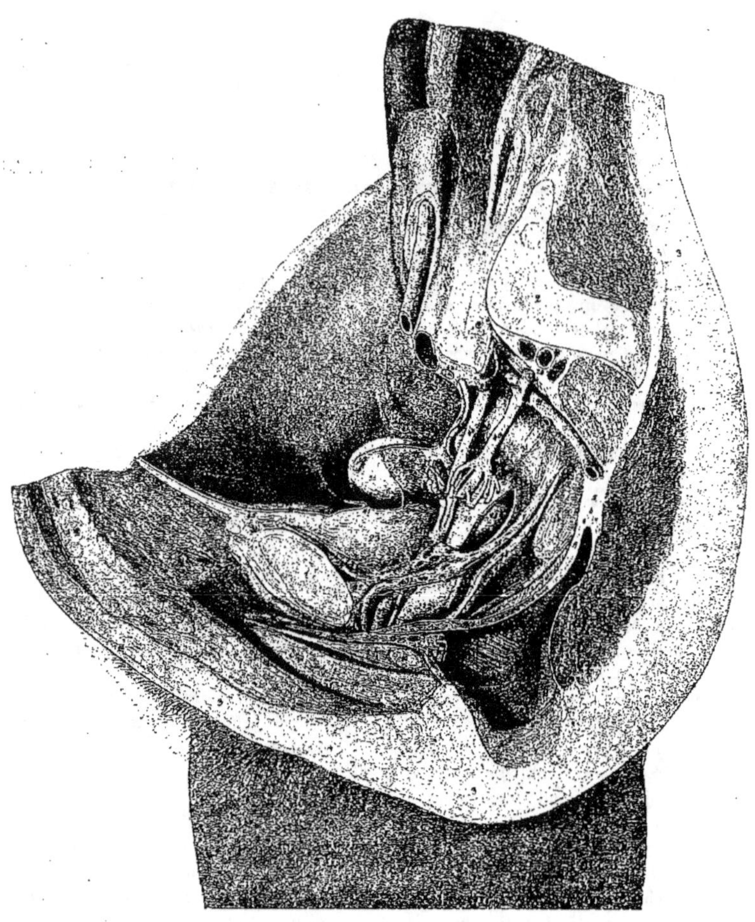

Fig. 1 (WALDEYER).

Coupe sagittale latérale d'une vierge de 17 ans, suicidée par immersion. Attitude et rapports normaux de l'utérus dans le décubitus dorsal. — 1 = 2.

1. Symphyse. — **2**. Facette auriculaire g. du sacrum.— **3**. Coupe de la paroi abdominale.— **4**. Muscle grand fessier.— **5**. M. pyramidal. — **6**. Ligaments sacro-tubérositaire et sacro-épineux. — **7**. Coussinet graisseux de la grande lèvre. — **8**. Vestibule. — **9**. M. bulbo-caverneux. — **10**. Bulbe du vestibule. — **11**. M. transverse superf. du périnée. — **12**. Vaiss. honteux communs.— **13**. M. transverse prof. du périnée. — **14**. Racine du clitoris obliq. coupée. — **15** Creux ischio-rectal.— **16**. Releveur de l'anus.— **17**. M. coccygien. — **18** et.**19**. Art. et veine iliaques externes. — **20** Art. fessière supérieure et ses deux veines. — **21**. Tronc commun de l'a. fessière inférieure et de la honteuse.

23. Vessie vide. — **25**. Graisse prévésicale. — **26**. Fond de l'utérus. — **27**. Son corps. — **28**. Sa portion vaginale. — **29**. Vagin ouvert latéralement. — **30**. Péritoine, C. de s. de Douglas. — **31**. Ligament utéro-sacré gauche. — **32**. Uréthre. — **33**. Rectum.— **34**. Ampoule rectale. — **36**. Sa portion terminale. — **37**. Fascia pelvien.— **38**. Fascia recto-vaginal.— **39**. Septum uréthro-vaginal, — **40**. Plexus veineux vésical et sa collectrice. — **41**. Coupe du péritoine. — **42**. Trompe. — **43**. Art. utérine. — **44**. Uretère.— **45**. Ouraque.

l'utérus à l'état de vacuité, chez la nullipare à vessie vide, debout ou couchée, est habituellement en antéversion et antéflexion. Le corps et le fond inclinés en avant, couverts par les anses intestinales, reposent sur la vessie qui en reçoit souvent une empreinte ; le col est à peu près dans l'axe du vagin ; l'angle de flexion correspond à l'orifice interne du col (*fig.* 1). A cette antéflexion

c'est-à-dire parallèles à l'axe pelvien ; d'autres sont rétroversés. Ces notions sont importantes à retenir pour l'intelligence de ce qui va suivre.

Il est en effet à supposer, d'après les sensations fournies par l'exploration clinique et les rares documents anatomiques que nous possédons, que *l'utérus gravide, aux premiers temps*

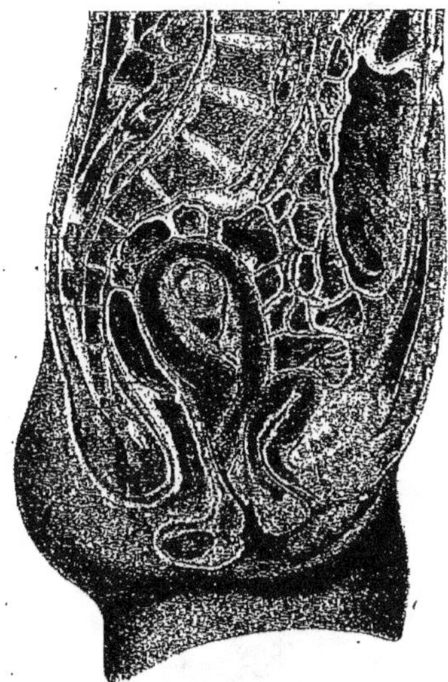

Fig. 2. (BRAUNE).

Coupe sagittale d'une suicidée de 25 ans, probablement primipare, enceinte de 2 mois environ. Utérus en rétroflexion incliné à gauche. 1 = 4.

Vessie vide. Embryon de 28 mm.

Coupe après injection artérielle et congélation dans le décubitus dorsal.

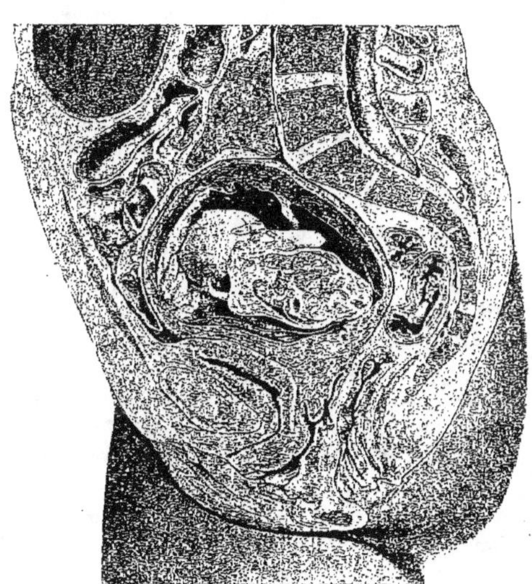

Fig. 3. (WALDEYER).

Coupe sagittale d'une primipare enceinte de 4 mois environ. Utérus en antéflexion, 1 = 4.

1. Promontoire.
2. Symphyse pubienne.
3. Pointe du coccyx.
4. Lèvre antérieure du col.
5. Cul de sac postérieur.
6. Cloison recto-vaginale.
7. Rectum.
8. Utérus.
9. Fœtus.
10. Orif. ext. et int. du col.

se joint souvent une inclinaison latérale en vertu de laquelle le fond de l'utérus est tout entier reporté à gauche, beaucoup plus rarement à droite du plan vertical médian. Reposant avec la vessie sur le plancher pelvien, le fond ne s'élève pas, lorsque la vessie est vide, au-dessus du plan d'entrée du bassin, tandis que le museau de tanche ne descend pas au-dessous du plan sous-sacro sous-pubien. Pour être la plus commune et de beaucoup, l'attitude en antéversion et antéflexion, qui se trouve déjà ébauchée chez le fœtus, n'est pas constante, même chez les nullipares saines et à vessie vide. Il est des utérus qui se tiennent droits,

de son développement, se borne à s'hypertrophier, dans la place et dans l'attitude où l'a surpris la grossesse. L'attitude en antéflexion et antéversion se trouverait donc être, ici encore, la plus commune. Mais ainsi que le remarque Waldeyer (1892) « de nouvelles préparations de femmes mortes au cours des premiers mois de la grossesse sont encore nécessaires pour déterminer l'attitude la plus fréquente de l'utérus gravide jeune. » Nous ne possédons en effet que quatre coupes d'utérus en place de cette période. Or, si l'utérus de Waldeyer (3 à 4 mois, *fig.* 3) et celui de Bayer (3° mois, *fig.* 6) sont en antéflexion, l'utérus de Braune (8° semaine, *fig.* 2), et celui de Pinard et Varnier (2 mois et demi) étaient en rétroflexion. Nous ne voulons donc pas actuellement préciser davantage. Mais nous pouvons ajouter que l'affirmation de Cazeaux et autres que « pendant les trois premiers mois l'utérus, trouvant plus d'espace dans la concavité sacrée, s'y loge, son fond se renversant un peu en arrière et forçant le col à se porter un peu en avant », n'est pas étayée de preuves anatomiques suffisantes et est en contradiction avec les sensations fournies par l'exploration clinique.

Tout aussi peu démontrée pour l'instant est cette autre affirmation classique que « pendant les trois premiers mois la partie inférieure de l'utérus et le col s'abaissent (l'organe devenu plus lourd obéissant aux lois de la pesanteur et à la pression plus largement répartie des anses intestinales sur son corps hypertrophié), pour remonter ensuite à partir du 3e mois ». La planche de Braune (*fig.* 2), montre, il est vrai, le col d'un utérus de 2 mois plus bas situé qu'il ne l'est sur la coupe type de Waldeyer à l'état de vacuité (*fig.* 1); la lèvre antérieure déborde un peu le plan sous-sacro sous-pubien… mais il en est de même pour des utérus gravides de quatre, cinq mois et plus.

Le changement de volume de l'utérus est donc le fait anatomique seul indiscutable et essentiel dont la constatation clinique forme le pivot du diagnostic… de probabilité de la grossesse.

Cette hypertrophie graduelle est lente au début. Chez une femme morte dans le courant du premier mois, 12e au 16e jour (*fig.* 4), Kollmann a trouvé l'utérus mesurant du museau de tanche au fond externe : 80^{mm} ; Coste, au 20e jour, 84^{mm} ; Gottschalk, à la 5e semaine : 89 ^{mm} ; Coste, au cours du 2e mois : 105^{mm} ; Braune, au 2e mois 110 ; Hofmeier et Benckiser 120 (*fig.* 5).

Ce qui croît le plus vite et ce qui par suite sera le plus aisément appréciable en clinique, c'est l'*épaisseur du corps utérin.*

Tandis qu'au cours du premier mois (*fig.* 4), le diamètre vertical s'est accru de quelques millimètres seulement, que le diamètre transverse s'est à peine modifié (66 mm. sur l'utérus de Kollmann), l'épaisseur, le diamètre antéro-postérieur a augmenté d'un tiers (47^{mm}) par suite de l'hypertrophie de la paroi musculaire, du développement de la caduque et de la croissance de l'œuf; elle a plus que doublé vers la fin du 2e mois [Hofmeier 67^{mm} (*fig.* 5) ; Braune 70^{mm}].

Tandis que s'accomplit cette hypertrophie graduelle, l'utérus reste, dit-on, organe pelvien. De fait, à 2 mois, sur la coupe de Braune (*fig.* 2), le fond de l'utérus est notablement au-dessous du

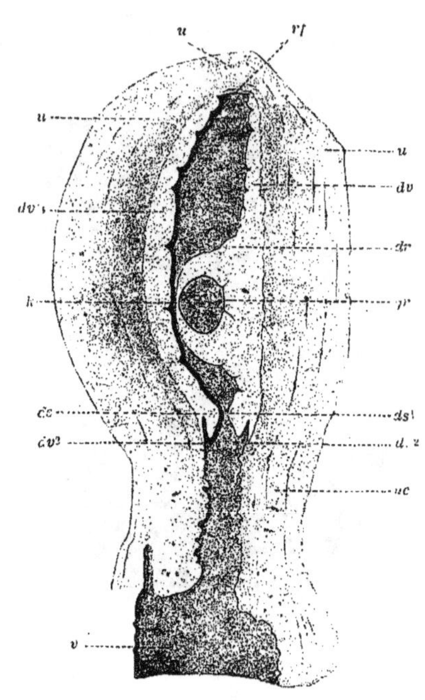

Fig. 4 (KOLLMANN).

Coupe sagittale d'un utérus gravide du 12e au 16e jour ; moitié gauche (tuberculeuse multipare morte subitement), 1 = 1.

u. paroi du corps utérin; **uc** paroi du col; **v.** vagin; **dv, dv'** caduque vraie; **dv**^{2} limite de la caduque à l'entrée du canal cervical marquée par un sillon transversal; **dr**, zone limitante de la capsule du fruit; **gr**, paroi basale de la capsule de l'œuf; **k**, paroi libre de cette capsule, ombilic.

Comparez avec l'utérus normal à l'état de vacuité représenté p. 8, figure **7** *bis.*

plan du détroit supérieur; il en était de même pour un utérus de 2 mois et demi étudié par nous. Mais il ne faut pas oublier que, dans ces deux cas, il s'agissait d'*utérus en rétroflexion*, c'est-à-dire en attitude que nous croyons anormale et exceptionnelle. Ces deux utérus ramenés à l'antéflexion dépasseraient déjà notablement le plan d'entrée du bassin, ce qui n'a rien d'étonnant, puisque l'utérus vide affleure ce plan.

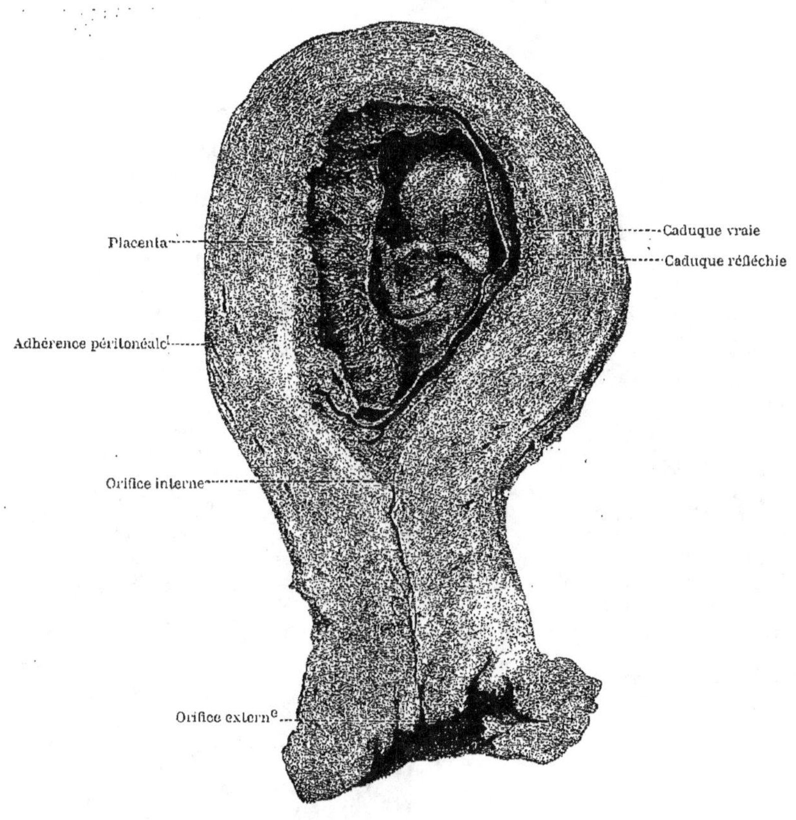

Fig. 5 (HOFMEIER et BENCKISER).

Coupe sagittale d'un utérus gravide de 2 mois, moitié droite, 1 = 1.

La pièce provient d'une femme de 36 ans, III pare, ayant eu ses règles pour la dernière fois au milieu de décembre, perdant du sang depuis la fin de janvier et hystérectomisée par le vagin le 12 février. Le diagnostic de grossesse avait été fait. L'utérus dont on put *voir* les contractions fut immédiatement placé dans le liquide de Müller et la section faite 10 jours plus tard.

Longueur de l'utérus, de l'orifice externe au fond, 120ᵐᵐ; épaisseur maxima, au milieu du corps, 67ᵐᵐ. Epaisseur de la musculeuse 10ᵐᵐ au fond, 15ᵐᵐ au voisinage de l'orifice interne.

Longueur du col 46ᵐᵐ; épaisseur 35 à 40ᵐᵐ. L'orifice externe et 10ᵐᵐ du col sont envahis par le cancer.

La limite inférieure de la caduque est marquée par une collerette de 6ᵐᵐ saillante au niveau de l'orifice interne. Son épaisseur moyenne est de 5ᵐᵐ; celle de la caduque réfléchie de 1ᵐᵐ. La sérotine occupe toute la paroi antérieure; le placenta complètement développé a une épaisseur de 8 à 11ᵐᵐ; il empiète sur la réfléchie. Longueur du fœtus étendu, 70ᵐᵐ.

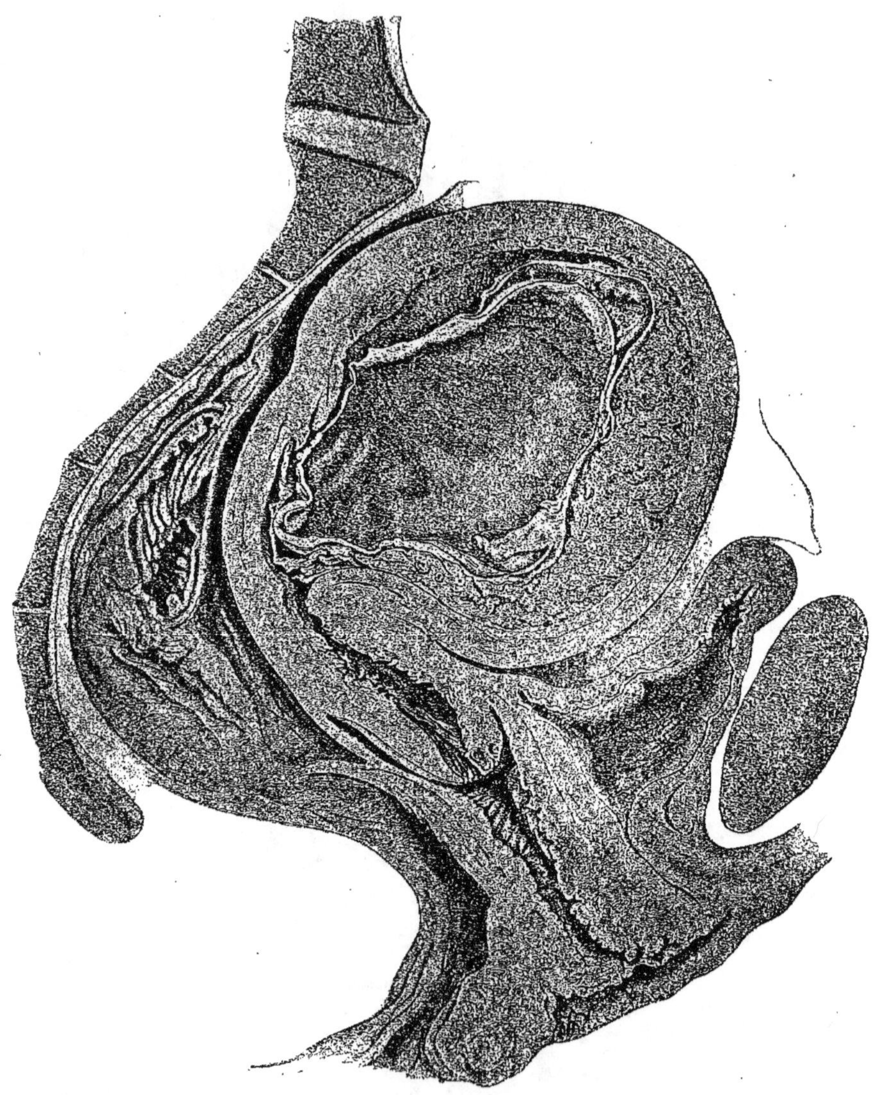

Fig. 6 (BAYER).

Coupe sagittale du bassin d'une primipare suicidée au troisième mois. Antéflexion utérine normale. 1 = 1.

L'utérus dépasse de 70 millimètres le pubis, de 25 millimètres le plan du détroit supérieur; il mesure 95 millimètres de la lèvre antérieure du col au fond.

Longueur du col 40ᵐᵐ; du corps 85. Diamètre antéro-postérieur du corps 75ᵐᵐ. Epaisseur de la paroi utérine au fond 5ᵐᵐ ; paroi postérieure 6 à 7, caduque vraie comprise.

Placenta sur la paroi antérieure empiétant sur le segment inférieur; épaisseur maxima 15ᵐᵐ. La caduque réfléchie est nettement distincte, à distance de la paroi postérieure.

A partir du 3e mois le développement en hauteur s'accuse. De 130 mm. environ au 3e mois, le diamètre vertical passe à 180 au 4e pour dépasser 200 au 5e.

Ces chiffres, comme ceux qui ont trait

fallu les prendre pour dresser notre échelle de croissance, à défaut d'une série complète d'utérus gravides *in situ* qui n'existe pas actuellement. Cette remarque explique l'apparent paradoxe qu'il y a entre ce que nous disons à la page 5

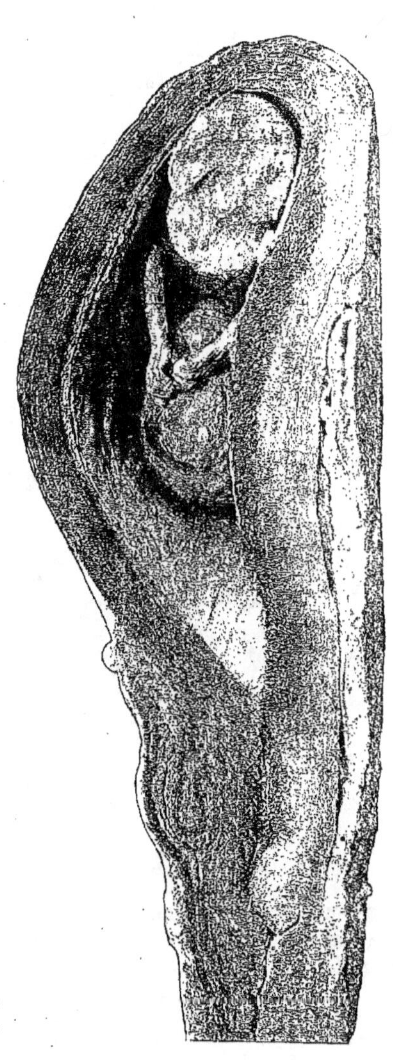

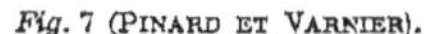

Fig. 7 (PINARD ET VARNIER).

Coupe sagittale, moitié droite, d'un utérus gravide de 3 mois et demi, grandeur naturelle. — Femme morte d'anémie pernicieuse le 13 décembre 94, ayant eu ses règles pour la dernière fois le 30 août.

L'utérus, enlevé avec grand soin par hystérectomie abdominale, a été mis à congeler de telle sorte qu'il ne pût subir aucune pression du mélange réfrigérant et par suite aucune déformation autre que celle résultant de son extraction du ventre. On comprend, en comparant la *figure* 6 à la *figure* 7, la nécessité de congeler l'utérus *in situ* pour en connaître la forme et les dimensions exactes, je veux dire celles qui importent en clinique. L'utérus ci-contre a un diamètre antéro-postérieur considérablement réduit, tandis que son diamètre vertical est considérablement augmenté. C'est le résultat, et de la disparition de l'antéflexion et de l'affaissement antéro-postérieur de l'organe reposant dans un plateau par sa face dorsale.

Voyez de plus la situation singulière du fœtus ; il est comme suspendu au fond de l'utérus. Cela tient à ce que, dans le mélange réfrigérant, le fond s'est trouvé plus déclive que le segment inférieur ; le fœtus obéissant aux lois de la pesanteur, très mobile dans un excès relatif de liquide amniotique, s'est porté vers le point déclive. La pratique du toucher dans la station debout conseillée jadis, pour percevoir nettement le ballottement vaginal, était donc très rationnelle.

Nous avons pu étudier en place, aussitôt après ouverture du ventre et relèvement du grand épiploon, ce même utérus. Légèrement penché à gauche, n'ayant encore subi aucune torsion, il était en antéflexion comme celui de la *figure* 7. Son fond s'élevait à 9 centimètres au-dessus du bord supérieur du pubis, restant encore distant de l'ombilic de 7 centimètres. Globuleux, le corps obturait complètement l'entrée du bassin ; c'est dire que son diamètre antéro-postérieur approchait de 11 centimètres. Le plus grand diamètre transverse entre les origines des trompes ne dépassait pas 93^{mm}. Du museau de tanche au fond externe le compas de Baudelocque accusait 10 centimètres. Comparez avec les 5 centimètres du diamètre antéro-postérieur et avec les 145^{mm} du diamètre vertical de la coupe ici représentée.

précédemment à l'utérus des deux premiers mois, représentent les dimensions de l'utérus étudié *hors du ventre*, reposant par sa face postérieure sur un plan horizontal. Il nous a bien

des dimensions en hauteur de l'utérus de 2 mois *extrait du ventre* (120^{mm}), et à la page 6 des mêmes dimensions de l'utérus de 3 mois *in situ* (95^{mm}). C'est la hauteur de l'utérus *in situ* qu'il faut retenir au point de vue pratique. Sachez donc que le fond de l'utérus *antéfléchi*, sortant franchement du bassin, dépasse le pubis dès le 3e mois d'environ 7 centimètres, c'est-à-dire que dans le décubitus dorsal, il affleure le plan vertical passant par le promontoire. Voyez et mesurez sur la figure 6 ci-contre.

Vers le 4e mois le fond de l'utérus est à 12 centimètres environ au-dessus du pubis (*fig.* 8). A *5 mois il dépassera l'ombilic* (contrairement à une affirmation classique contre laquelle Pinard proteste depuis 15 ans); c'est-à-dire qu'il se trouvera sur le plan vertical (dans le décubitus dorsal) mené par le tiers supérieur de l'avant-dernière lombaire.

L'accroissement rapide que nous venons de signaler porte également sur les autres diamètres.

Le diamètre transverse maximum passe à 90^{mm} au 3e mois, à 120 au 4e. Le diamètre antéro-postérieur atteint 115 aux approches du 4e mois c'est-à-dire qu'il va du pubis au promontoire, qu'il ferme l'entrée du bassin (*fig.* 8).

Piriforme naguère, l'organe devient presque sphérique, ovoïde à fond élargi. L'axe du corps utérin se rapproche peu à peu de l'axe pelvien ; l'inclinaison latérale se corrigeant l'organe devient médian ; ce ne sera que plus tard que se produiront l'inclinaison à droite et la torsion. Le col cependant ne bouge pas. Le fond et une notable partie de la paroi antérieure entrent en connexion avec la paroi de l'hypogastre dont l'épiploon et quelques anses intestinales les séparent encore quelquefois (*fig.* 8 et 3). Les rapports avec la vessie font que la réplétion de celle-ci peut soulever l'utérus et le faire paraître plus développé qu'il ne l'est en réalité, d'où la nécessité de s'assurer de la vacuité de la vessie avant toute exploration au cours de cette période.

L'augmentation de volume d'abord lente, puis assez rapide, en tout cas régulièrement progressive, que nous venons de décrire porte presque exclusivement sur le corps de l'utérus, à l'exclusion du col.

Au début, dans le cours du 1er mois, elle est due surtout à l'hypertrophie de la paroi, et en particulier, pour ce qui est de l'épaisseur, à l'hypertrophie de la muqueuse, qui triple (2 à 6 mill.), et de ses dépendances, caduque sérotine et réfléchie. L'œuf, encore petit (6 mill. de diamètre pour 2^{mm}5 d'embryon à 2 semaines) n'y entre que pour une part bien faible encore (Voyez *fig.* 4).

Plus tard, à 2 mois pleins, l'œuf commence à devenir quantité considérable. Tandis que la paroi n'augmente plus, en épaisseur s'entend, et que même la caduque commence à s'aplatir, l'œuf sur une coupe antéro-postérieure mesure

35 mm. et c'est à lui qu'est dû l'accroissement prédominant de l'épaisseur utérine (*fig.* 5).

Bientôt, vers le 4e mois, l'embryon à son tour qui, à 8 semaines n'avait que 4 c. de long en flexion, prend des proportions telles qu'il ne tardera pas à devenir perceptible à l'exploration (*fig.* 8) ; déjà il mesure, en flexion, près de 12 centimètres ; la tête à elle seule est grosse comme une mandarine. Cette croissance relativement lente de l'embryon jusqu'au 4e mois fait comprendre pourquoi, dans toute la première moitié de la grossesse, il reste inaccessible à l'exploration, pourquoi par suite le diagnostic de grossesse ne peut être alors que probable, *les signes de certitude étant tous fournis par le fœtus.*

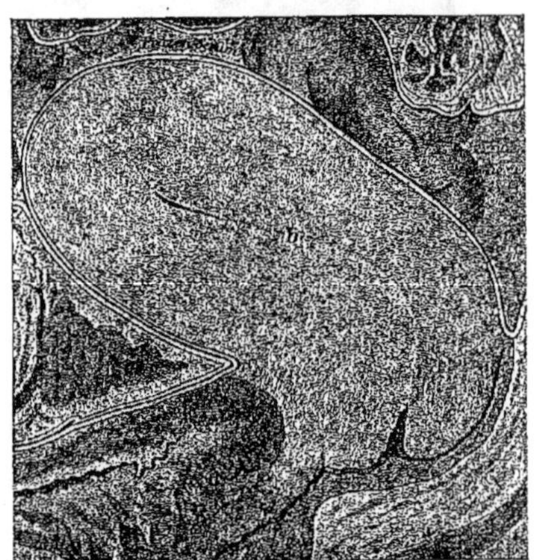

Fig. 7 bis (BERRY HART).

Fragment d'une coupe sagittale juxta médiane (à un pouce à gauche du plan médian) du cadavre d'une femme adulte bien conformée, congelée dans le décubitus dorsal.

b : coupe sagittale médiane de l'utérus à l'état de vacuité, grandeur naturelle, *in situ* en antéversion et antéflexion, partout enveloppé par l'intestin. Hauteur de l'utérus 63^{mm}. Épaisseur maxima 3½^{mm}. — d : paroi antérieure du vagin.

Tandis que le corps subit les profondes modifications ci-dessus signalées, le col augmente à peine de volume. Anatomiquement il reste ce qu'il était avant la conception, et n'était le bouchon muqueux, il serait impossible, sur des pièces, de distinguer à l'œil nu le col gravide du col à l'état de vacuité. Il a simplement changé de consistance, il s'est comme œdématié. Mais ce n'est pas ici le lieu d'étudier ces caractères. Ils seront mieux à leur place lorsque nous parlerons des sensations perçues par le toucher.

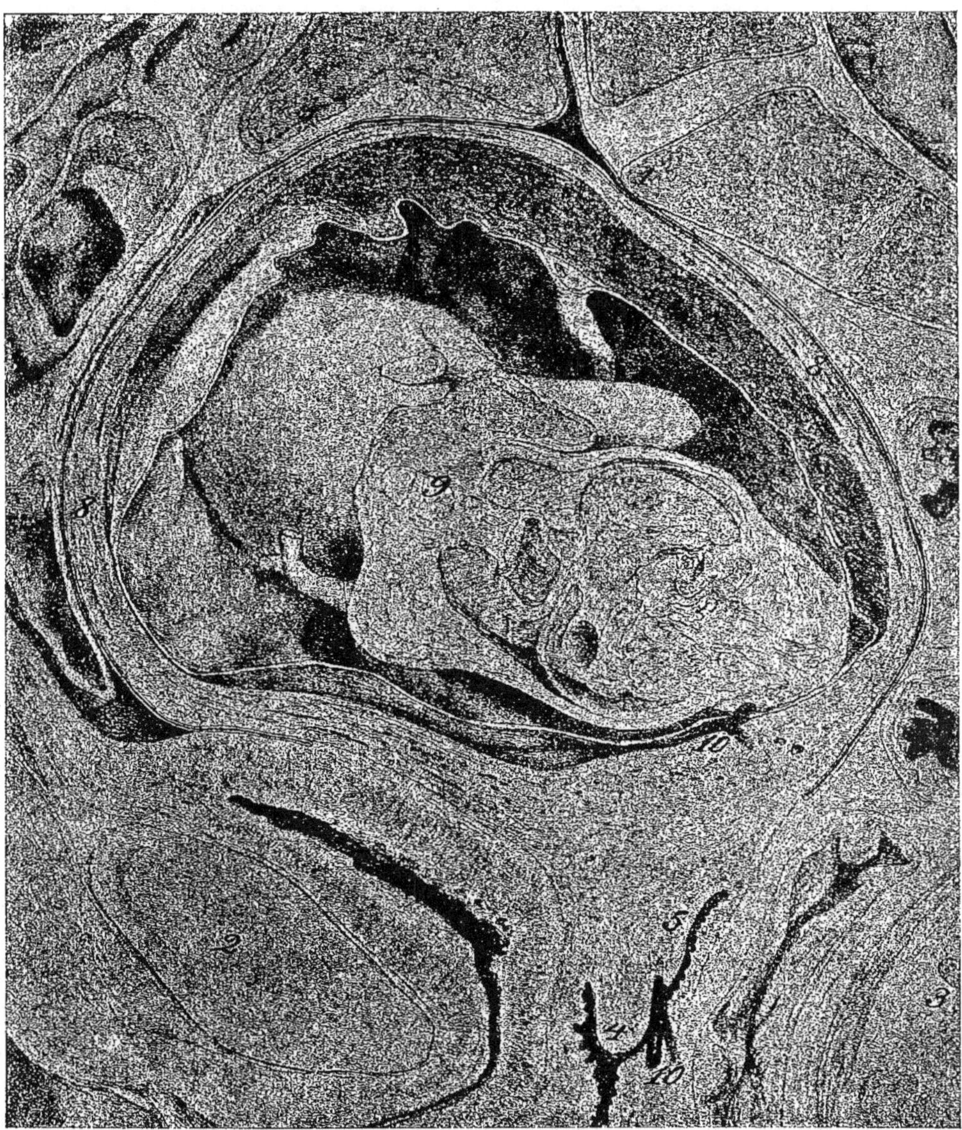

Fig. 8 (WALDEYER).

L'utérus gravide de la figure 3, en vraie grandeur, environs du 4ᵉ mois. Antéflexion normale.

L'utérus dépasse de 120ᵐᵐ le pubis, de 60ᵐᵐ le plan du détroit supérieur; il mesure 150ᵐᵐ de la lèvre antérieure au fond.

Longueur du col 43ᵐᵐ; du corps 120ᵐᵐ. Diamètre antéro-postérieur du corps 115ᵐᵐ. Épaisseur de la paroi utérine au fond 3 à 4ᵐᵐ paroi postérieure 5ᵐᵐ; paroi antérieure de 7 à 10ᵐᵐ, y compris la caduque vraie à peine visible maintenant.

Placenta sur la paroi postérieure; épaisseur maxima 12ᵐᵐ. La caduque réfléchie au contact de la vraie s'en laisse encore aisément séparer en certains points avec les membranes de l'œuf.

Avec les notions anatomiques qui précèdent nous pouvons aborder utilement l'étude pratique de la **recherche** et de la **reconnaissance de l'utérus gravide.**

Jusqu'à 4 mois environ le procédé d'exploration par excellence est la *combinaison du toucher vaginal et du palper hypogastrique*, vulgarisée par Levret (1753), et surtout par Puzos (1759).

Pour pratiquer avec fruit cet examen toujours délicat, il est indispensable que la femme soit complètement déshabillée, qu'elle repose sans oreiller dans le décubitus dorsal parfait, et que la vessie soit vide.

L'index ou mieux l'index et le médius droits introduits dans le vagin iront, comme à l'habitude, à la recherche du col qu'ils trouveront ramolli et comme œdémateux. Outre les caractères connus propres aux cols qui n'ont pas encore ou qui ont déjà subi une dilatation physiologique, il en est un, en effet, qui leur est commun : c'est le *ramollissement*, la diminution de consistance (Galien).

Au lieu de trouver la consistance dure et fibreuse de l'état de vacuité, on note dès la fin du premier mois que la partie la plus inférieure du col, la plus superficielle des lèvres du museau de tanche est molle ; il semble qu'il y ait un boursouflement de la muqueuse au-dessous de laquelle le doigt perçoit la consistance propre du col. La sensation est analogue, dit-on, à celle qu'éprouve le doigt tâtant une table couverte d'un épais tapis de drap. Ce n'est guère que vers la fin du 3e mois ou le commencement du 4e mois que toute l'épaisseur des lèvres du museau serait ramollie dans l'étendue de 2 à 3 mm., le ramollissement progressant de bas en haut, étant moins prononcé et plus tardif chez les primipares que chez les multipares. Cette mollesse est difficile à apprécier au début ; elle peut d'ailleurs se rencontrer en dehors de l'état de grossesse, manquer, par contre, chez des femmes réellement grosses ; c'est assez dire qu'elle est loin d'avoir l'importance diagnostique qu'on lui a trop longtemps attribuée. Notez-la au passage, sans insister. Il y a mieux à faire.

C'est le corps de l'utérus qui doit absorber toute votre attention. Qu'est-il devenu ? Toute la question est là.

Le moment est venu de faire appel à l'aide de la main restée libre. Tandis que l'index de la main droite touche et fixe le col, la main gauche appliquée sur l'hypogastre qu'elle déprime lentement, progressivement, plonge ses doigts fléchis par dessus et derrière, immédiatement derrière la marge antérieure du bassin. Ces doigts perçoivent bientôt, à la place qu'occupe habituellement l'utérus vide difficile à sentir, une tumeur, peu nette au cours du premier mois, franchement accessible et délimitable vers le deuxième. On a alors la notion que la tumeur perçue par le palper, fait corps avec le col ; que sa portion supérieure régulièrement arrondie, sans trace de bosselures, affleure ou mieux dépasse le pubis ; qu'elle saille davantage à l'hypogastre sous la poussée du doigt vaginal et suit tous les mouvements imprimés au col qui, de son côté, obéit lorsqu'on la déplace. Cela suffit déjà à révéler l'hypertrophie utérine ; mais c'est surtout *en portant le doigt vaginal en avant du col*, en déprimant le cul-de-sac antérieur, tandis que la main hypogastrique plonge en arrière de l'utérus antéfléchi qu'on perçoit et apprécie le mieux l'augmentation de volume de l'organe.

Rappelons qu'à 2 mois déjà on aura la sensation d'une tumeur manifestement utérine du volume et de la forme d'une poire, dépassant le pubis de trois travers de doigt, d'une consistance spéciale, mollesse pâteuse rappelant celle du caoutchouc traité par ébullition ou d'un membre très œdématié.

Cette mollesse ne fait que croître pendant les mois suivants. De plus dès le 3e, le volume de la tumeur utérine est suffisant pour que la vue souvent, et le palper toujours, sauf chez les femmes obèses, permettent d'en délimiter le contour hypogastrique à mi-chemin environ entre le pubis et l'ombilic.

A 4 mois 1/2 elle avoisine l'ombilic : C'est assez dire que dans les cas normaux, les seuls que nous ayions en vue pour l'instant, le palper (*fig.* 9 *bis*) et le toucher combinés, la percussion permettront de reconnaître sans peine, à l'hypogastre, l'utérus souvent médian, parfois déjà un peu incliné à droite, régulièrement arrondi, *se contractant et durcissant par intervalles*, mais rarement au point de simuler un fibrome, de consistance ordinairement mollasse, à paroi moins tendue que celle d'un kyste, ne roulant pas sous le doigt ou la pression du stéthoscope qui l'écrase.

Lorsque chez une femme qui se croit ou qu'on a lieu de soupçonner enceinte, on a pu déterminer la présence d'un utérus augmenté de volume et que cette augmentation de volume cadre avec les renseignements recueillis sur la menstruation on ne peut encore dire qu'une chose : « *Il est probable qu'il y a grossesse.* »

« Les signes de la vraie grossesse, » à la période considérée « étant tous capables de nous induire en erreur du moins jusqu'à ce que l'enfant ait remué » (Levret) *le praticien ne devra jamais se laisser aller à une affirmation compromettante.*

niant tout symptôme de grossesse, toute possibilité même de pareil état. Faut-il redire une fois encore que, en pareil cas, *tout utérus augmenté de volume et qui ne dépasse pas l'ombilic doit être considéré comme gravide jusqu'à preuve du contraire et traité comme tel,* c'est-à-dire respecté et mis en observation pendant le temps nécessaire pour s'assurer s'il se développe ou non ; et s'il se développe, pour attendre qu'il ait atteint les

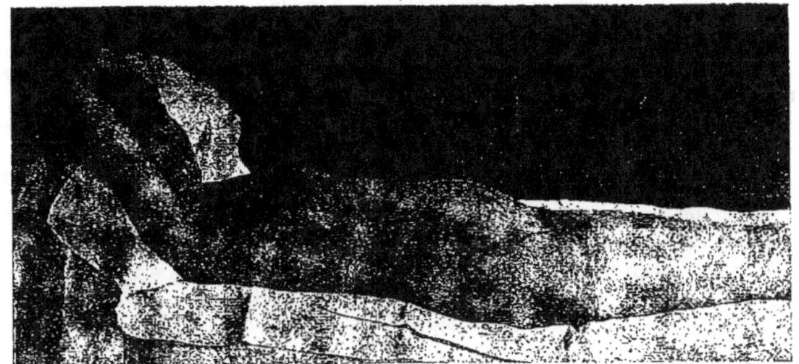

Fig. 9.

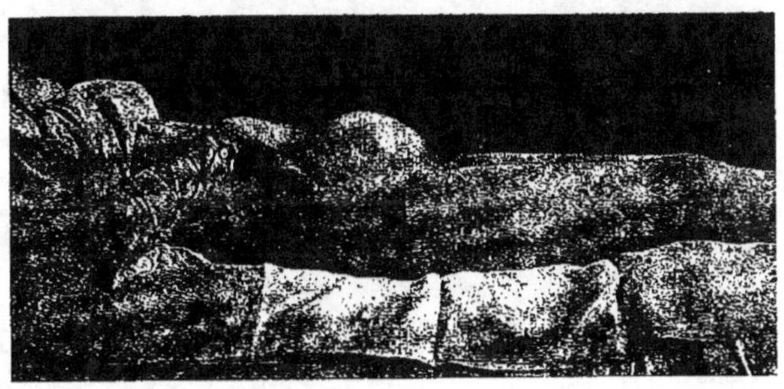

Fig. 9 bis.

Délimitation par le palper abdominal d'un utérus gravide de 4 mois 1/2 environ.
Photographie prise le 8 décembre. — Dernières règles du 6 au 13 juillet. — Le fond de l'utérus est près de l'ombilic que marque le bord radial de la main qui palpe, à 19 centimètres au-dessus du bord supérieur de la symphyse. Comparez avec la figure 0, femme à l'état de vacuité (nourrice).

Par contre, l'absence de développement de l'utérus permet de trancher immédiatement la question pendante par la négative, en faisant toutefois la réserve classique de la possibilité d'une grossesse de 15 jours.

Il est des femmes qui soit qu'elles se trompent de bonne foi, soit qu'elles veuillent tromper dans un but facile à comprendre, viendront consulter pour une « maladie de matrice »,

dimensions contemporaines de l'apparition des signes de certitude.

Que de cathétérismes, de curettages, d'amputations du col, d'ablations des annexes et d'hystérectomies d'utérus gravides méconnus, aurait évité l'observation de ce précepte de Mauriceau : « *Quand il y a quelque doute, il faut mieux patienter un peu que de précipiter son pronostic à la volée.* »

B. DIAGNOSTIC DE LA GROSSESSE PENDANT SA SECONDE MOITIÉ.

De probable qu'il était jusque-là, *le diagnostic va devenir certain par la constatation de la présence d'un fœtus dans l'utérus hypertrophié.*

C'est à l'approche du 5ᵉ mois, vers 4 mois et demi le plus habituellement, alors que l'utérus atteignant l'ombilic renferme un fœtus déjà gros, mais encore très mobile dans une quantité relativement grande de liquide amniotique, qu'apparaissent les signes **dits de certitude.**

Le fœtus en remuant choque, avec plus de force, les parois de sa loge, et par elles la main qui palpe ; son cœur est déjà assez fort pour qu'à l'auscultation de la tumeur soupçonnée d'être l'utérus gravide on perçoive les bruits du cœur.

à l'époque de leur apparition ; c'est alors seulement qu'ils sont d'une recherche délicate. A 6 mois ils deviennent « si grossiers et si évidents qu'il n'est besoin d'aucune étude pour apprendre à les constater » (Pajot).

Seuls, les **mouvements passifs** partiels ou de totalité du fœtus, *perçus par l'accoucheur,* sont déjà un signe de certitude puisque *l'œuf* est la seule tumeur abdominale dans laquelle on puisse percevoir nettement la présence d'un corps solide et mobile, flottant dans un liquide, et donnant la *sensation de ballottement* (Baudelocque).

Cette sensation de ballottement fournie par une partie quelconque du fœtus, au maximum par la tête, quelquefois par le fœtus tout entier,

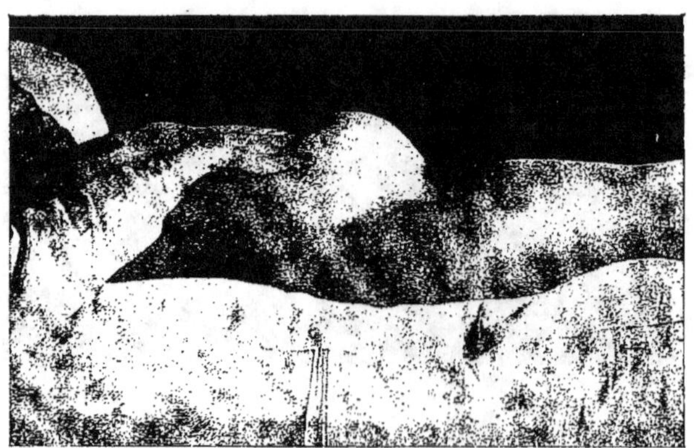

Fig. 10.

Recherche et délimitation par le palper d'un utérus gravide de 5 mois.

Primipare de 22 ans. L'utérus remonte à 21 centimètres au-dessus du bord supérieur du pubis. Diamètre antéro-postérieur maximum du ventre, 24 centimètres. Circonférence abdominale maxima, 85 centimètres. On percevait les bruits du cœur juste au-dessus du pubis à droite de la ligne médiane.

Les mouvements passifs, les mouvements actifs ou soubresauts, les battements cardiaques — perçus par l'accoucheur —, tels sont en effet les trois signes dont un quelconque permet d'affirmer la grossesse. Il nous faut apprendre à les constater

Pajot l'a merveilleusement décrite : elle est la même que celle que l'on éprouve en donnant un coup sec avec l'index sur un morceau de glace flottant dans un verre d'eau. On sent le glaçon quitter le doigt (*ballottement simple*) pour s'abaisser un peu sous l'eau, puis revenir bientôt après frapper le doigt qui l'a déplacé si celui-ci est et reste dans la même position (*Choc en retour, ballottement double*).

On perçoit le ballottement par le palper abdominal et par le toucher vaginal.

Par le palper : « la tumeur soupçonnée d'être l'utérus gravide étant bien délimitée, les mains sont placées de chaque côté de l'utérus comme pour l'empaumer : d'une main on déprime un peu brusquement la paroi utérine, l'autre main gardant son immobilité.

« Le plus souvent les doigts qui dépriment sentent le corps solide contenu dans l'utérus s'éloigner et c'est tout ; ou bien le corps revient et la sensation du choc en retour est perçue ; parfois aussi la main qui déprime ne sent rien ; c'est la main immobile seule qui, du côté opposé, ressent un léger choc produit par le corps déplacé.

« Quand le fond de l'utérus avoisine l'ombilic, mement fréquente à la période de la grossesse que nous envisageons (vers le 5e mois), il s'ensuit que « le lieu d'élection pour rechercher et obtenir le ballottement abdominal par le palper c'est *la région péri-ombilicale* (Pinard). » (Voir *fig.* 11)

Par le toucher : L'index, pulpe en l'air, porté en avant du col, dans le cul-de-sac vaginal antérieur, sent le segment inférieur de l'utérus évasé. Il le déprime d'abord légèrement, sans choc et graduellement jusqu'à ce qu'il prenne contact avec la partie fœtale la plus déclive, tête ou siège habituellement.

C'est alors qu'en déprimant davantage par une brusque poussée de l'index la paroi vagino-utérine en contact avec la partie fœtale, on sent très nettement cette partie quitter le doigt pour remonter dans le liquide amniotique (*sensation de départ*). Restez en place ; bientôt vous sentirez cette même partie retomber sur votre doigt (*choc en retour*) ou s'y déposer avec une telle

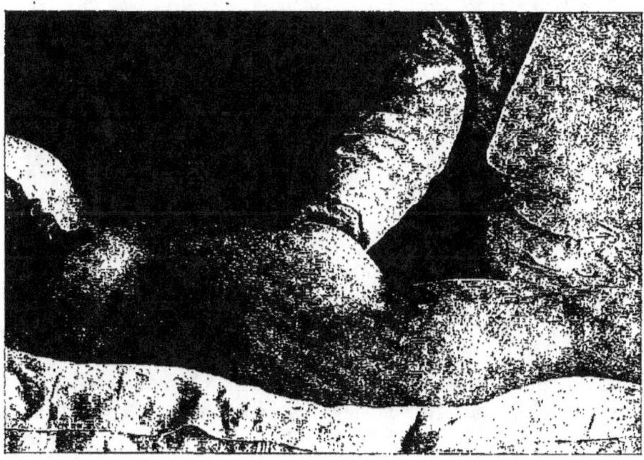

Fig. 11.

Recherche du ballottement céphalique par le palper abdominal, pratiqué au lieu d'élection dans la région ombilicale. La main droite appuie sa paume sur la paroi abdominale et, de la pulpe de l'index, du médius et de l'annulaire, déprime par des mouvements répétés de flexion le fond de l'utérus occupé par l'extrémité céphalique.

en le déprimant d'une seule main avec la pulpe des doigts, on peut, mieux que par la manœuvre précédente, sentir le ballottement avec le maximum de netteté lorsque la tête du fœtus s'y trouve. » Or, cette situation de la tête étant extrê-lenteur, qu'il faudra réitérer la manœuvre pour dissiper votre doute.

Tel est le *ballottement vaginal* ; c'est encore la tête qui le donne avec le plus de netteté aux environs du 6e mois.

Les **mouvements actifs** du fœtus sont également signe de certitude, mais à la condition qu'ils soient *perçus par l'accoucheur*. Le témoignage de la femme doit toujours être tenu pour suspect. « Toutes les femmes n'étant point enceintes qui croient l'être, sentent remuer » (Pajot).

Perceptibles ordinairement entre le 4e et le 5e mois par le palper, ils le sont parfois plus tôt par l'*auscultation*, qui, par suite, est le procédé à employer pour rechercher le *choc fœtal*.

« Sous la pression moyenne de l'instrument, dit Pajot, qui le premier a dégagé la formule, on éprouve, en même temps, à l'instant où le mouvement se produit, une double sensation de choc et de bruit brusque, mais d'une extrême légèreté, et l'oreille, frappée simultanément dans sa sensibilité générale et spéciale, reçoit à la fois une impression tactile et auditive qu'on arrive très vite à distinguer de toutes les autres sensations données par les mouvements et les bruits de la cavité abdominale.

« Pour assurer le succès de la recherche quelques précautions sont indispensables.

« Il faut : 1º Prendre le plus grand soin de placer le stéthoscope tout à fait perpendiculairement à la surface abdominale qu'il recouvre ;

« 2º Appliquer l'instrument sur le centre de la portion accessible de la tumeur qu'on croit être l'utérus ;

« 3º Le stéthoscope, une fois posé, ne doit point être amené vers l'oreille ; au contraire, l'oreille doit aller trouver le stéthoscope immobile dans la position où il a été placé d'abord, toute la circonférence de sa grande ouverture pressant également la paroi de l'abdomen ;

« 4º Enfin, le degré de pression *exercée par la tête seule*, sur l'instrument, doit être modéré mais suffisant ; et il est nécessaire, pour l'atteindre et ne pas le dépasser, de tâtonner un peu et de chercher, comme on fait pour l'œil au microscope, le *point* qui, pour l'oreille, se trouve dans une compression ni trop forte, ni trop faible, mais moyenne, c'est-à-dire justement convenable pour appliquer doucement et exactement le stéthoscope sur la paroi abdominale et celle-ci sur la paroi utérine sans aller au delà.

« Trop forte, la pression empêcherait de sentir ou d'entendre et serait d'ailleurs dangereuse.

« Trop faible et ne faisant pas de l'utérus, des parois du ventre, de l'instrument et de l'oreille un *tout continu*, elle ne permettrait pas au signe d'être transmis. Un court exercice enseigne rapidement la mesure précise. »

Le troisième signe de certitude est également fourni par l'auscultation de la tumeur utérine : c'est la **perception des bruits du cœur fœtal**.

Bien qu'ils aient été dûment constatés par Pflüger sur un embryon de 3 semaines, conservé dans son œuf entre deux verres de montre, bien que quelques auteurs affirment les avoir perçus dès la 16e et même dès la 12e semaine, ils ne sont perceptibles, en général, que de la 17e à la 19e semaine. Encore faut-il pour cela une oreille exercée.

C'est à Lejumeau de Kergaradec (communication à l'Académie, du 26 décembre 1821), et à Mayor, de Genève, qu'on doit la découverte, faite par hasard, de ce bruit intra-utérin « dédoublé, court, sec, se répétant de 143 à 148 fois dans une minute, tandis que le pouls de la mère donne 70 pulsations » et que Baudelocque neveu, qui en niait l'origine cardiaque, a comparé au tic-tac d'une montre enveloppée d'un linge et un peu éloignée de l'oreille. Appuyée, en France, par l'autorité de Laennec, dont le premier stéthoscope fut modifié par Hohl et d'autres, la découverte de Lejumeau fut confirmée en Allemagne par d'Outrepont et vulgarisée en France par Depaul.

Le premier bruit, le plus fort, contemporain de la systole ventriculaire est suivi d'un petit silence. Puis vient un 2e bruit, moins intense, correspondant à la systole auriculaire suivi d'un grand silence. Et ainsi de suite 132 fois en moyenne à la minute. Ce chiffre de 132 peut varier dans l'état normal, c'est-à-dire dans l'état de santé et d'immobilité de 120 à 144, et monter pendant les mouvements à 170. Il est plus élevé chez les filles, sans que, contrairement à l'assertion de Frankenhaüser (1859), on puisse baser sur cette plus grande fréquence un diagnostic du sexe du fœtus. Souvent, en effet, (50 0/0), fille ou garçon battent le chiffre moyen de 135 à 145 ; les chiffres les plus élevés, au-dessus de 145 comprennent toujours environ 1/3 de garçons, et les chiffres les plus faibles, au-dessous de 135, autant de filles.

Les conseils de Pajot, ci-dessus cités, pour l'emploi du stéthoscope sont rigoureusement applicables à la recherche des battements du cœur fœtal.

A partir du 6e mois, c'est-à-dire alors que l'utérus gravide dépasse largement l'ombilic, les différents signes de certitude que nous venons d'énumérer deviennent si aisés à percevoir qu'on s'explique malaisément les erreurs de diagnostic commises au cours des 3 derniers mois de la grossesse. Je ne parle pas ici des cas pathologiques ; nous verrons plus loin que la mort du fœtus, l'excès de liquide amniotique, l'ascite rendent parfois ce diagnostic, non seulement très difficile mais même impossible en masquant ou supprimant les signes de certitude. Cela viendra à son heure. Je fais allusion pour l'instant à ces cas dont je pourrais rapporter de nombreux exemples, où l'utérus gravide normal, au cours des 3 derniers mois, a été pris pour une tumeur, fibrome, kyste de l'ovaire ; de ceux encore, moins communs, où l'erreur a continué *après laparotomie.* Pareilles erreurs, inexcusables, ne peuvent résulter que d'un défaut complet d'examen. On a cru la femme sur parole ; on n'a pas cherché les signes de la grossesse ; si on les avait cherchés on les aurait trouvés.

Non seulement alors on perçoit le ballottement, les mouvements actifs et les bruits du cœur, mais *on peut par le palper abdominal reconnaître les différentes parties du fœtus, la tête, le siège, le dos, les membres,* faire par conséquent le diagnostic de la présentation et de la position du fœtus. C'est ce que nous allons maintenant exposer.

C. DIAGNOSTIC DES PRÉSENTATIONS ET DES POSITIONS DU FŒTUS PAR LE PALPER ABDOMINAL.

De même qu'avant d'aborder le diagnostic de la grossesse nous avons dû étudier et représenter en place l'utérus des premiers mois et son contenu, de même nous ne pouvons aborder le diagnostic des présentations et des positions par le palper, sans étudier d'abord et représenter en place l'utérus gravide des derniers mois, et son contenu.

Nous pouvons prendre pour type de notre description l'utérus gravide aux approches du terme.

a) Etudes anatomiques préliminaires.

1. — L'UTÉRUS GRAVIDE AUX APPROCHES DU TERME

Nous supposerons que nous avons à notre disposition le cadavre d'une femme enceinte ayant eu déjà des enfants et morte subitement quelques jours avant le terme de sa grossesse.

telle que la circonférence maxima qui correspond au plan vertical passant par la dernière vertèbre lombaire mesure de 90 à 95 centimètres en moyenne au lieu de 70 à 75 à l'état de vacuité.

Le diamètre antéro-postérieur maximum du ventre, mesuré à l'aide d'une glissière embras-

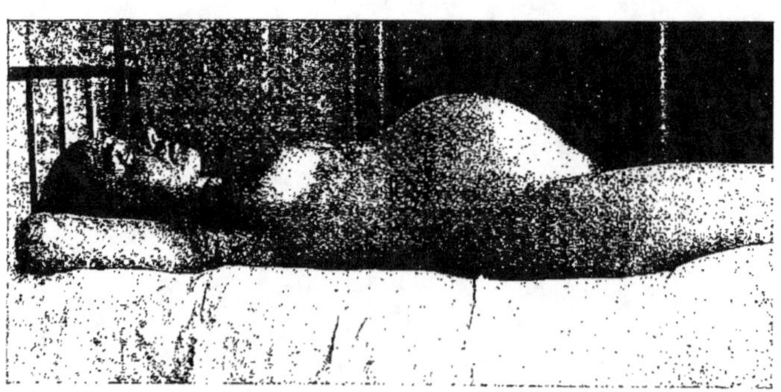

Fig. 12.

Profil d'une femme enceinte à terme (veille de l'accouchement), dans le décubitus dorsal parfait. Paroi abdominale suffisante. — Circonférence abdominale maxima 95 centimètres. — Diamètre antéro-postérieur maximum du ventre 28 centimètres. — Le fond de l'utérus est à 33 centimètres du pubis, l'appendice xiphoïde à 39 centimètres; vessie vide. Présentation du sommet engagé en position gauche, variété antérieure.

Le cadavre étant dans le décubitus dorsal, c'est-à-dire dans l'attitude même où se pratique l'exploration clinique qu'il s'agit pour nous d'apprendre, la première chose qui nous frappe c'est la *saillie de l'abdomen* (*fig.* 12). Cette saillie est

sant l'abdomen au niveau du même plan vertical, est de 28 à 30 centimètres environ au lieu de 20 et même un peu moins à l'état de vacuité.

Pendant cet examen superficiel, vous avez pu

constater en passant le *déplissement de l'ombilic ; la pigmentation de la ligne médiane ; les vergetures de la peau de l'abdomen, des cuisses, des fesses, des seins,* dues à la distension des éléments constituants de la peau (amincissement de l'épiderme, effacement ou disparition des papilles du derme, étirement et rupture définitive des fibres élastiques du derme dans un sens perpendiculaire à la direction de la vergeture).

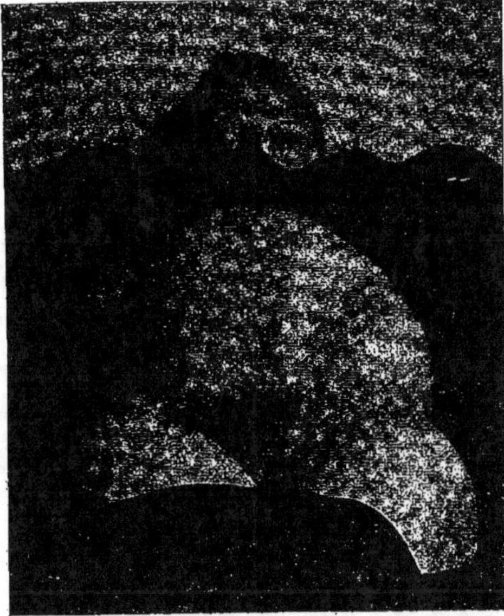

Fig. 13.

Femme enceinte de 8 mois 1/2 environ. Vue du pied du lit.
La tumeur utérine, la tumeur intestinale et le sillon de séparation.
II Pare de 24 ans. Dernières règles du 15 au 20 octobre. Photographie prise le 11 juillet. Accouchement le 2 aout. Hauteur de l'utérus 32 centimètres. Circonférence abdominale maxima 98 centimètres. Diamètre antéro-postérieur maximum 28 centimètres.

Examinant alors le ventre de haut et d'avant, après nous être assurés de la vacuité de la vessie, nous remarquons que la saillie de l'abdomen n'est pas absolument régulière. Il semble que la paroi abdominale soit soulevée par **deux tumeurs** dont l'une pointe davantage à droite et en haut, dans l'hypochondre droit, tandis que l'autre soulève plus particulièrement l'épigastre, l'hypochondre et le flanc gauches (*fig.* 13).

La **tumeur déjetée à droite** est manifestement la principale. Au palper superficiel on s'aperçoit qu'immédiatement appliquée derrière la paroi abdominale, elle est régulière, lisse, sans la moindre bosselure, rénitente comme un kyste incomplètement tendu. On en délimite aisément le fond cerclé par une ligne courbe à convexité supérieure. A la percussion elle donne une matité absolue.

Par contre la *tumeur de l'hypochondre et du flanc gauches,* si visible tout à l'heure, semble s'évanouir sous la main qui la palpe ; elle a une consistance mollasse ; on ne peut en déterminer nettement les limites ; souvent elle gargouille ; toujours elle est sonore à la percussion.

Serrons de près la tumeur principale, celle de droite, et voyons quelles sont ses dimensions.

Pour cela prenons comme points de repère non pas l'ombilic, trop sujet à varier, mais l'*appendice xiphoïde* et le *pubis*.

La tumeur laisse entre son culmen et l'appendice xiphoïde un espace libre de plusieurs travers de doigt de large, au niveau duquel la percussion dénote de la sonorité et du clapotement. Elle ne monte pas non plus ordinairement jusqu'au rebord chondro-costal droit ; une zone sonore la sépare en ce point de la matité hépatique.

La distance entre le dôme de la tumeur et le bord supérieur de la symphyse, mesurée à l'aide d'un ruban métrique appliqué à la paroi abdominale, est d'environ 33 centimètres (moyenne de 100 cas).

En palpant un peu moins superficiellement qu'au début, on constate que la surface extérieure de la tumeur est moins régulière qu'on ne l'avait cru tout d'abord. Au-dessous de l'angle gauche arrondi du fond, dans la région périombilicale et à gauche, on sent naître un cordon ayant le volume d'un crayon, roulant sous le doigt, mobile en travers sur la tumeur, cordon sur lequel la paroi abdominale se déplace et que l'on peut, chez les femmes maigres, suivre sans interruption jusqu'au voisinage de l'anneau inguinal gauche. En arrière de l'extrémité supérieure de ce cordon on en sent un second moins gros, moins dur, moins plein semble-t-il, qui ne tarde pas à s'étaler puis à s'évanouir. Dans son voisinage, un peu au-dessus d'une ligne joignant l'ombilic à l'épine iliaque antérieure et supérieure, on perçoit enfin une tumeur ayant la forme et le volume d'une amande verte, roulant sous le doigt, mais sur place.

Vers l'angle droit de la tumeur, dans le flanc droit, rien de semblable.

La tumeur a, disons-nous, la consistance d'un kyste incomplètement rempli. En déprimant profondément la paroi de ce pseudo-kyste, on y sent des parties volumineuses dures et irrégulières, d'autres petites, toutes mobiles dans un liquide ; il semble qu'avec un peu de patience on arriverait à reconnaître la tête, le siège, le dos, les membres du fœtus. Mais n'anticipons pas.

Et cherchons à interpréter *de visu* les sensations perçues.

Pour cela incisons crucialement la paroi abdominale, de l'appendice xiphoïde au pubis et d'un flanc à l'autre en passant par l'ombilic.

Rabattons les quatre volets ainsi formés ; nous avons la figure ci-contre (*fig.* 15) sur laquelle nous allons trouver l'explication de toutes les apparences et de toutes les sensations ci-dessus décrites.

Voyez l'**utérus gravide** complètement développé, émergeant du bassin dont il obture l'entrée et où reste cachée une partie de son segment inférieur (tout ce qui est accessible par le seul toucher.)

Sa paroi antérieure s'offre à vous sans l'interposition d'aucune anse intestinale ; à peine a-t-on dû relever légèrement le tablier épiploïque et le côlon transverse pour en découvrir le fond, dont le point culminant se trouve *à droite* du plan médian.

Voyez-le penché à droite où seul le côlon ascendant le sépare quelquefois de la paroi abdominale latérale ; débordant relativement peu à gauche du plan médian ; refoulant vers l'hypochondre et le flanc gauches toute la masse intestinale ; séparé du rebord costal droit, du foie et de l'estomac par le côlon transverse ; de l'appendice xiphoïde et du rebord costal gauche par le même côlon transverse, l'estomac et la partie supérieure du paquet intestinal (*fig.* 15, 16, 17, 18).

Notez que l'utérus, en même temps qu'il est *incliné à droite*, a subi une *torsion* sur son axe vertical, torsion telle que le ligament rond, la trompe et l'ovaire du côté gauche font habituellement face en avant et avoisinent la ligne médiane, tandis que les mêmes organes du côté droit sont enfoncés dans la profondeur du flanc et invisibles. Ici la torsion est presque nulle ; mais supposez, ce qui n'est pas très rare, qu'elle soit bien accusée (*fig.* 14), et vous comprendrez de suite

comment, en faisant l'opération césarienne à laparotomie médiane, sans sortir l'utérus du ventre, vous êtes exposés à inciser juste au droit du hile gauche, c'est-à-dire en plein pédicule vasculaire. Vous n'oublierez donc jamais en pareil cas la disposition ici représentée et la nécessité, avant d'inciser l'utérus, d'en ramener le fond sur la ligne médiane et de le détordre de droite à gauche pour éloigner le hile ou son voisinage du champ opératoire.

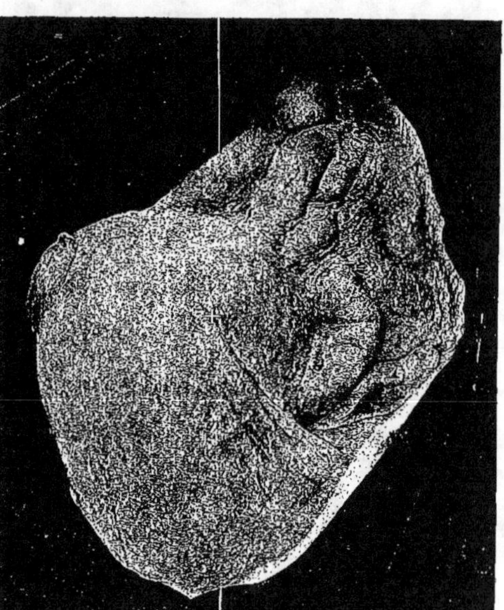

Fig. 14.

Moule en plâtre, après incision cruciale et renversement des quatre volets, du contenu abdominal à 6 mois 1/2 de grossesse) Primipare tuberculeuse (Hôpital NECKER, 1890, service du professeur DIEULAFOY.) 1 = 3,5.

Le trait blanc marque le plan médian ; la croix blanche, l'ombilic.

L'utérus remontant à 22 centimètres au-dessus du pubis, incliné à droite, offre une torsion de gauche à droite si prononcée que l'origine du ligament rond gauche et de la trompe correspondante (très visible jusqu'au pavillon coiffant l'ovaire) répond exactement à l'ombilic. — A gauche et en haut est le paquet intestinal.

La portion du moule correspondant à l'épigastre et à l'hypochondre droit manque.

Remarquez que vous ne voyez pas la *vessie* que nous avons pris la précaution de vider. Elle est en effet tout entière dans le bassin où nous la retrouverons. Mais rien ne serait plus aisé que de la rendre apparente en y injectant de l'eau par l'urèthre.

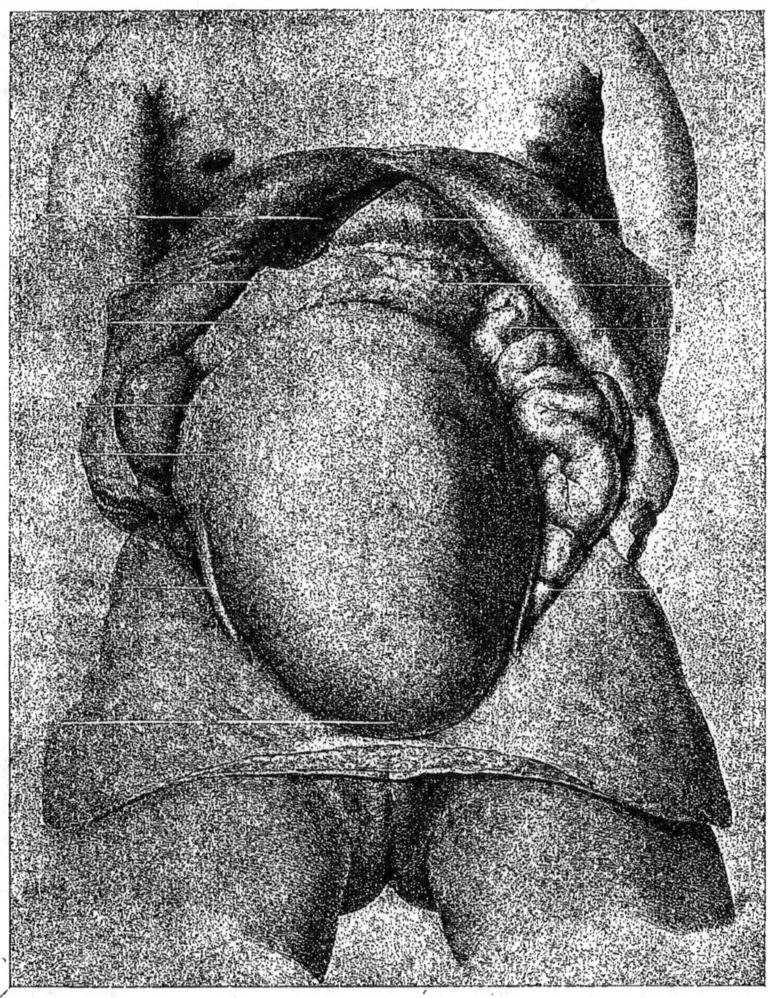

Fig. 15 (Moreau et Jacquemier).

Forme, volume, situation de l'utérus complétement développé par le produit de la conception, et les rapports qu'il offre avec les différents organes contenus dans la cavité abdominale (1=3,7), d'après une femme morte à terme à la maison d'accouchement de Paris. (Tête en bas, non engagée, dos à gauche).

1, 1, 1, 1. Parois abdominales incisées crucialement et renversées en dehors. — **A.** Partie inférieure ou petite extrémité du globe utérin s'engageant dans le détroit supérieur. — **B.** Ligament rond droit. — **C.** Partie supérieure, fond ou grosse extrémité de l'utérus incliné à droite. — **D.** Épanouissement des fibres du ligament rond du côté droit. — **E.** Portion du côlon ascendant. — **F.** Angle droit du côlon transverse. — **G.** Côlon transverse recouvert par le grand épiploon. — **H H.** Circonvolutions de l'intestin grêle. — **J.** L'estomac. — **K.** Le foie. — La torsion de l'utérus à peine marquée s'est faite ici de droite à gauche. C'est l'exception.

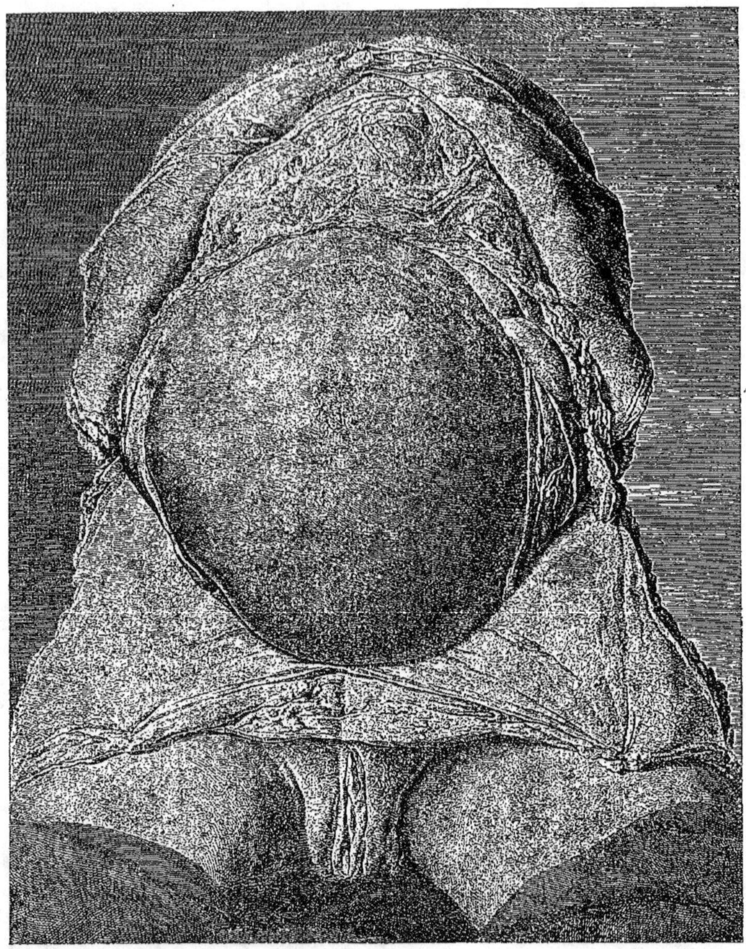

Fig. 16 (W. HUNTER).

Femme au terme de la grossesse, morte subitement. Après injection veineuse et artérielle, les viscères abdominaux ont été mis à nu par une incision cruciale et le rabattement des quatre volets ainsi formés. La pièce est dressée.

A. Partie antérieure du thorax. — **B.** Téguments, muscles, péritoine incisés crucialement ; les deux angles supérieurs repliés au niveau du rebord cartilagineux du thorax. — **C, C.** Les deux angles inférieurs réclinés. — **D.** Appendice xiphoïde. — **E.** Symphyse pubienne. — **F.** Ligament falciforme du foie. — **G.** Artère et veines épigastriques. — **H.** Lobe gauche du foie. — **I.** Epiploon à l'épigastre. — **K.** Sa partie inférieure et médiane relevée. — **L.** Epiploon descendant du côté droit de l'utérus, derrière les annexes. — **M.** Epiploon descendant dans le flanc gauche, devant les annexes mais retroussé pour les montrer. — **N, N.** circonvolutions intestinales.

O. L'utérus remplissant les régions ombilicale et hypogastrique, incliné vers le flanc droit, à surface un peu irrégulière, bossuée. — **P.** Voussure de la paroi utérine correspondant au placenta. — **Q.** Voussure de la paroi utérine correspondant aux fesses du fœtus qui se présentait en occipito-iliaque droite. — Au pourtour de cette saillie l'utérus, un peu déprimé, donnait au palper la sensation d'un sac rempli d'eau. — **R, R.** Ligaments ronds visibles jusqu'à leur entrée dans le canal inguinal. — **S, S.** Trompes ; à droite on en voit seulement l'origine, le reste descendant derrière l'utérus ; à gauche, on n'en voit que la partie moyenne, l'origine étant sous l'intestin et le pavillon caché par les vaisseaux spermatiques qu'on voit assez bien, l'artère petite, les veines grosses, cheminant dans le ligament large.

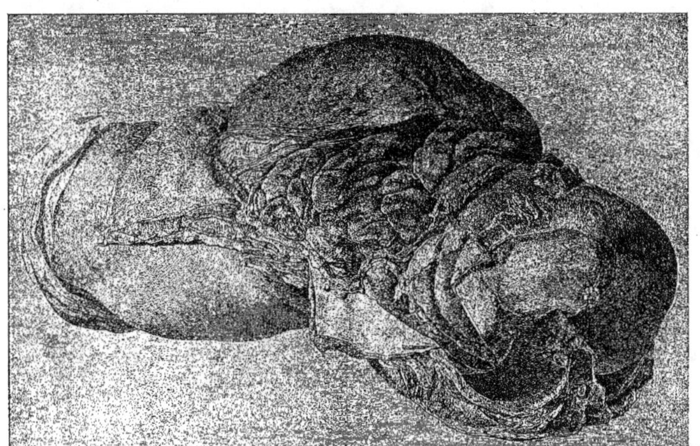

Fig. 17 (W. Hunter).

La pièce précédente vue de gauche et d'arrière et préparée pour montrer tout le paquet intestinal avec le diaphragme dans leur situation naturelle.

A. Cuisse gauche. — **B.** Fesse gauche. — **C.** Lambeau inférieur gauche de la paroi rabattu sur l'aine et la cuisse. — **D, D.** Section des téguments et muscles abdominaux résultat de l'incision transversale. — **E.** Section longitudinale de la paroi parallèle à l'épine pour montrer les viscères de l'hypochondre gauche. — **F.** Section transversale de la paroi postérieure du thorax. — **G.** Corps vertébral. — **H.** Moelle épinière. — **I, I.** Parties postéro-inférieures des cavités thoraciques vidées du poumon. — **K, K.** Le diaphragme recouvrant la face convexe du foie. — **L.** Cartilage ensiforme adhérent encore au diaphragme. — **M,** La grande convexité du diaphragme à droite. — **N.** Surface péricardique. — **O.** Veine cave inférieure. — **P.** Œsophage. — **Q.** Aorte. — **R, S, T, U** Le diaphragme coupé dans l'hypochondre gauche. — **V.** Extrémité gauche du foie. — **W.** Extrémité gauche de l'estomac. — **X, X.** La rate. — **a.** Lobe droit du foie. — **b.** Ligament falciforme. — **c.** Petit lobe. — **d, d, d, d.** Origine de l'épiploon naissant de l'estomac et du côlon entre le foie et l'intestin grêle. — **i, i, i, i.** Circonvolutions intestinales. — **k.** L'utérus. — **l.** Ligament rond. — **m.** Trompe. — **n.** Grosse branche de l'artère spermatique rampant dans le ligament large. — **o, o.** Groupe de grosses veines venant de l'utérus à la spermatique.

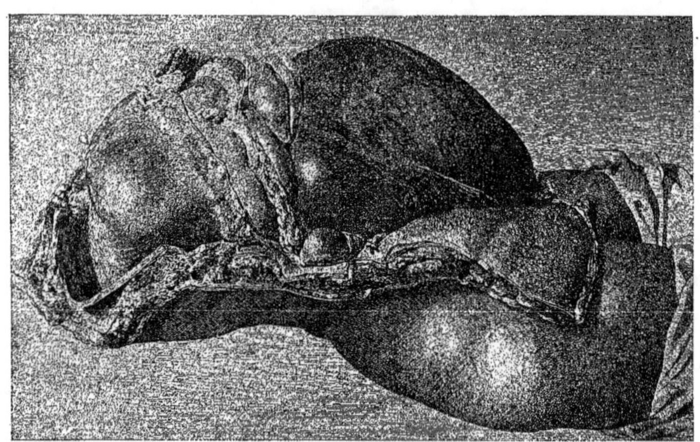

Fig. 18 (W. Hunter).

La pièce précédente, vue de droite dans le décubitus dorsal, après résection de la paroi abdominale et thoracique droites et de la plus grande partie de l'épiploon, ce qui permet de voir les viscères dans leur situation naturelle.

A, A. Cuisses. — B. Section de la colonne vertébrale au-dessus du diaphragme. — C. Partie de la huitième côte. — D, D. Coupe des téguments et muscles de la partie postérieure du thorax. — E. Lambeau inférieur droit de la paroi abdominale renversée sur la cuisse. — F. Mont de Vénus. — G. Les mêmes parties du côté gauche. — H. Le rebord de la cage thoracique à gauche du scrobicule couvert par le péritoine et les muscles abdominaux renversés sur lui. — I. Cartilage ensiforme. — K, K. Côtes inférieures et autres parties contenantes coupées longitudinalement pour montrer les viscères de l'hypochondre droit. — L. Partie postéro-inférieure de la cavité thoracique droite. — M. Aorte descendante. — N. Œsophage. — O. Surface convexe du diaphragme couverte par la plèvre. — P. Portion droite du centre aponévrotique. — Q. Veine cave inférieure. — R. La plèvre coupée à son reflet sur la face interne des côtes. — S, S. Le péritoine coupé à son reflet de la face inférieure du diaphragme à la face interne de la paroi abdominale. — Entre les deux les insertions costales du diaphragme. — T. Face interne du muscle transverse couverte par le péritoine — U. Lobe droit du foie. — V. Lobe gauche. — W. Ligament falciforme. — X. Angle droit du côlon. — Y. Côlon transverse. — Z. Origine du grand épiploon. — a, a, a, a. Circonvolutions de l'intestin grêle. — b. Utérus. — c. Ligament rond. — d. Trompe. — e. Son pavillon. — Entre le ligament et la trompe artère et veines spermatiques.

Vous verriez bientôt la vessie pointer au-dessus du pubis, se faisant place entre lui et le segment inférieur de l'utérus refoulé et soulevé, et s'étaler devant la paroi antérieure de l'utérus en s'inclinant vers la gauche où vous devinez qu'elle trouve plus aisément sa place.

Il suffirait d'y injecter 300 grammes d'eau pour en faire monter le fond jusqu'à 15 centimètres au-dessus du bord supérieur du pubis.

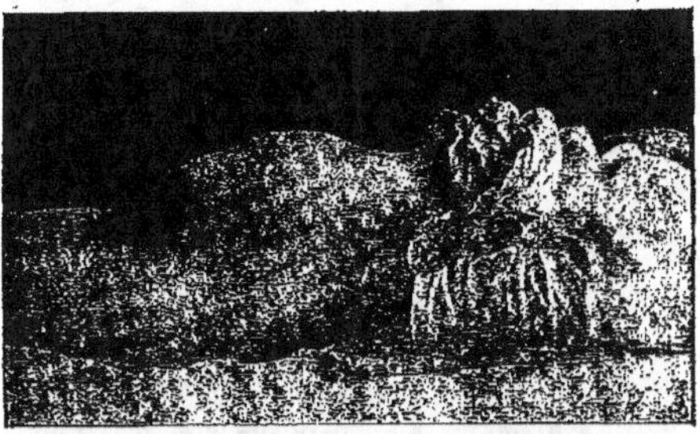

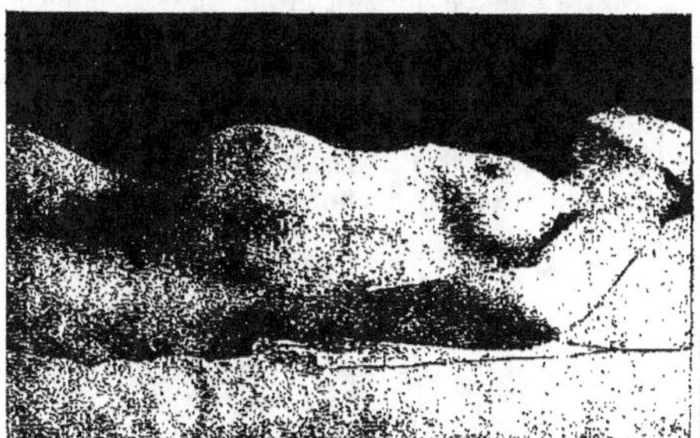

Fig. 19 et 20.

1 pare. Dernières règles du 1ᵉʳ au 5 octobre. Photographiée et accouchée le 1ᵉʳ juillet; fille de 3.300 en O I G A.

Fig. 19; la vessie dont on voit le relief sus-pubien renfermait 520 grammes d'urine. Son fond s'élève à 18 centimètres au dessus du pubis. Hauteur de l'utérus 36 centimètres.

Fig. 20; immédiatement après le cathétérisme; l'utérus abaissé ne remonte plus qu'à 32 centimètres au-dessus du pubis.

Vous verrez souvent de ce chef, chez les femmes enceintes ou en travail, se surajouter, aux deux tumeurs utérine et intestinale précédemment étudiées, une troisième saillie hypogastrique, la vessie, bien visible au jour frisant (*fig.* 19), molle et fluctuante. Il faut savoir la reconnaître et la vider, car elle peut empêcher l'accomplissement normal du premier acte de l'accouchement, la descente de la tête dans le bassin, et conduire par suite à des présentations vicieuses, aux procidences du cordon, etc.

Mais revenons à l'utérus. Rien, une fois enlevée la paroi abdominale qui le sanglait étroitement, ne semble le maintenir solidement dans la situation qu'il occupe. Vous pouvez le porter davantage vers la droite, car la tension du ligament rond gauche n'est point portée à son maximum ; le ramener sur la ligne médiane et le porter vers le flanc gauche sans que le ligament rond du côté droit s'y oppose; ce n'est donc pas la moindre longueur de ce ligament qui maintient l'utérus penché à droite.

Vous pouvez enfin, saisissant le fond à pleines mains, l'attirer à vous, et basculant l'utérus en avant, regarder jusqu'au fond du cul-de-sac de Douglas ; vous constaterez qu'aucune anse intestinale n'est interposée entre la paroi abdominale postérieure et la paroi postérieure de l'utérus, déprimée transversalement pour s'accommoder à la saillie en dos d'âne du promontoire et de la portion lombaire du rachis. (Voyez la *fig.* 21.)

En un mot **dans le décubitus dorsal, la paroi utérine postérieure repose et se moule sur la paroi postérieure de l'abdomen.**

Cette absence de tout ligament solide retenant le corps de l'utérus couché à la place où nous l'avons trouvé, cette possibilité de l'éverser sur le cadavre, de le sortir du ventre, doivent vous amener à cette conclusion : **le seul soutien de l'utérus gravide dans la station debout c'est la paroi abdominale antérieure, la ceinture.**

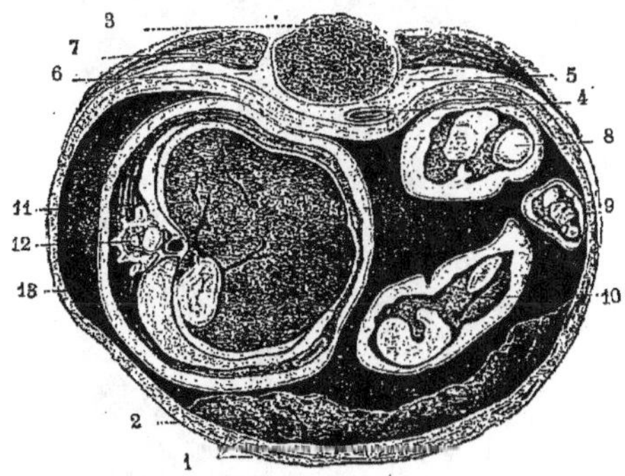

Fig. 21 (BARBOUR).

Coupe horizontale, passant par la 4ᵉ vertèbre lombaire. Femme à terme. 1 = 3,5.

1. Sinus utérins. — 2. Placenta. — 3. 4ᵉ lombaire. — 4. Aorte. — 5, 6. Uretères. — 7. M. Erector spinæ. — 8, 9, 10. Membres pelviens du fœtus. — 11 Coupe de l'abdomen du fœtus, foie. — 12. Colonne vertébrale du fœtus. — 13. Liquide amniotique.

Voyez en effet sur la figure 22 ce qui arrive lorsque ce qui fait la solidité de cette paroi, c'est-à-dire la sangle musculo-aponévrotique, est détruite.

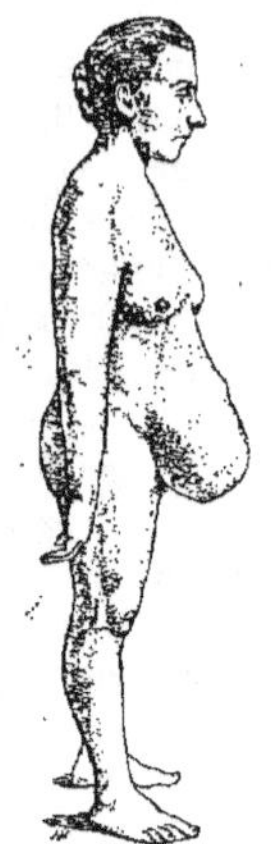

Fig. 22 (SPERLING).

Il s'agit d'une femme de 30 ans, V pare, ayant subi l'opération césarienne lors de son 3e accouchement et ayant gardé, à la suite de cette laparotomie, une énorme éventration.

L'utérus, à 6 mois 1/2, faisait à ce point hernie qu'il dérobait à la vue les organes génitaux externes. Il n'était recouvert que par le péritoine et la peau tellement amincis « qu'on voyait au travers les contractions utérines, les ligaments ronds, les trompes, les ovaires, les gros vaisseaux, comme si le ventre était ouvert. »

Mais sachez bien que même solide la paroi abdominale antérieure est légèrement extensible. Si donc rien ne maintient le corps de l'utérus appliqué en arrière contre la colonne vertébrale, l'utérus dans la station debout doit tomber en avant jusqu'à la limite de l'extensibilité abdominale. La forme du ventre, l'inclinaison du globe utérin par rapport à l'entrée du bassin, ne doivent donc pas être les mêmes quand la femme est couchée ou debout.

En effet ; les figures 25 et 26 représentent une femme approchant du terme, le même jour, à la même heure, dans deux attitudes différentes.

Le diamètre antéro-postérieur maximum du ventre qui était de 26 centim. sur la femme couchée atteint 30 sur la femme debout ; la circonférence abdominale maxima qui ne dépassait pas 91 atteint 98 centimètres.

Entre la paroi *suffisante* que présentait cette femme et la paroi effondrée de la patiente de

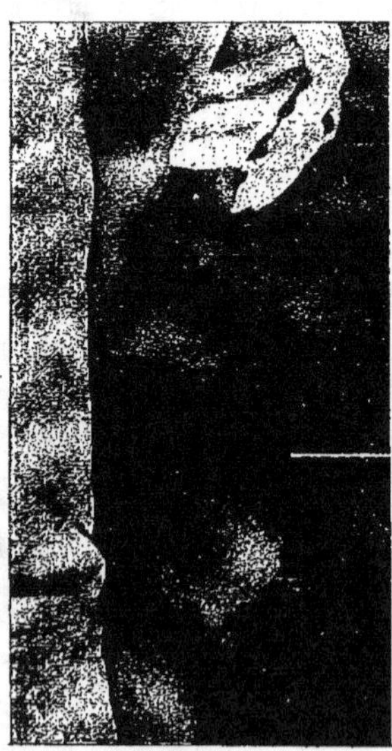

Fig. 23.

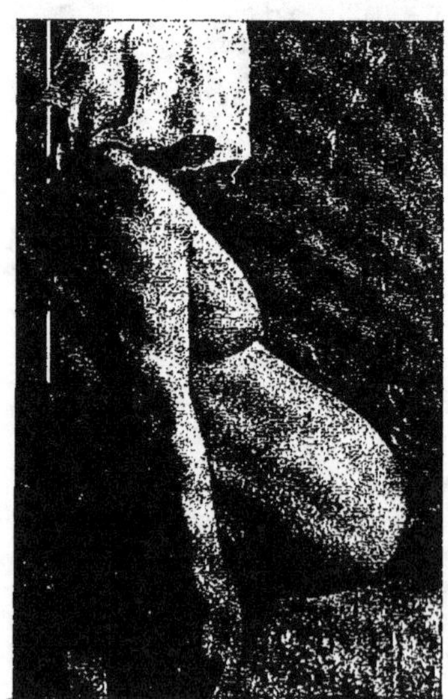

Fig. 24.

I Pare de 22 ans, à terme (D. R. du 15 au 17 décembre, accouchement le 18 septembre, garçon de 3,600.) Ventre en obusier, éventration. Diamètre antéro postérieur maximum, la femme étant couchée, 32 centimètres (*fig.* 23) ; debout, 38 (*fig.* 24) Hauteur de l'utérus, dans le décubitus dorsal, 45^{cm}.

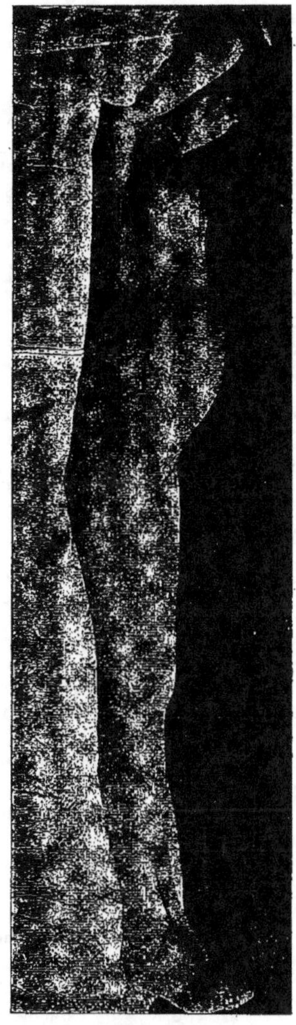

Fig. 25

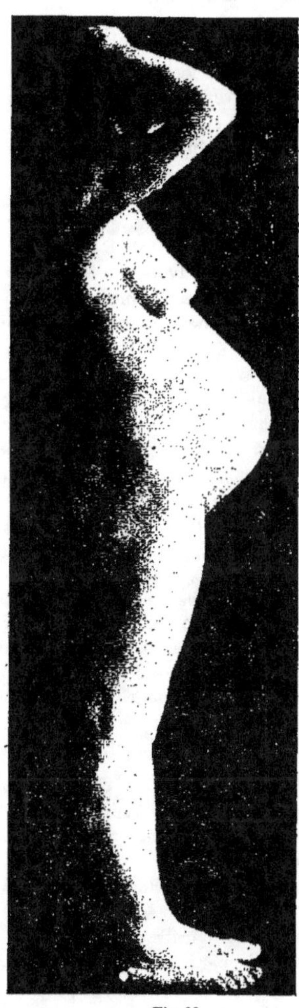

Fig. 26.

Primipare de 18 ans, taille 1ᵐ 68. Dernières règles 28 septembre au 2 octobre. — Paroi abdominale suffisante.
Photographiée le 11 juillet; accouchée le 19 d'une fille de 3.300 gr.
Fig. 25. — Dans le décubitus dorsal : hauteur de l'utérus 31 centimètres; du pubis à l'appendice xiphoïde 34 centimètres.
Circonférence abdominale maxima 91 centimètres; diamètre antéro-postérieur maximum 26 centimètres.
Fig. 26. — Dans la station verticale; circonférence abdominale maxima 98 centimètres; diamètre a. p. maximum 30 centimètres.

Sperling vous pouvez imaginer tous les intermédiaires qu'on observe en clinique, surtout chez les multipares, et qu'on dénomme *ventres pendulums, ventres en obusier* (fig. 23 et 24).

Ce qui précède suffit à bien faire saisir l'influence de la paroi abdominale sur l'attitude de l'utérus gravide. Quand nous aurons montré que l'attitude de l'utérus, par nous décrite comme normale, est un facteur important de l'accommodation normale, c'est-à-dire de la bonne présentation du fœtus, nous aurons du même coup fait comprendre *le rôle capital de l'insuffisance de la paroi abdominale dans l'étiologie des présentations vicieuses.*

Avant de passer à l'étude du contenu de l'utérus il est utile de l'examiner non plus de face, par simple ouverture du ventre, mais sur une coupe de profil après avoir surpris l'organe, par la congélation, dans l'attitude même et dans les rapports où il se trouvait au moment de la mort.

C'est même le seul moyen de voir certains détails importants.

Nous supposerons donc qu'immédiatement après la mort nous avons, en le remuant le moins possible, plongé dans un mélange de glace et de sel le cadavre d'une femme enceinte approchant du terme.

Nous l'y avons laissé 48 heures ; après quoi nous l'avons retiré sous forme d'un bloc de glace que nous avons pu couper et recouper à notre guise. Sur la coupe, sur la tranche frottée à l'alcool nous voyons apparaître, comme les veines du marbre après polissage, les organes dans leurs rapports normaux.

La figure 27 représente, dans l'attitude couchée, la tranche gauche, vue de droite, d'une **coupe médiane, verticale, antéro-postérieure allant de la vulve au vertex et du milieu de la face ventrale au milieu du dos.** On y voit, vide du fœtus, la moitié gauche de l'utérus, dont le segment inférieur, plongeant en partie dans le bassin et que nous n'avions pu étudier jusqu'ici, apparaît nettement.

Revoyons d'abord les rapports de la portion abdominale, sus-pelvienne de l'utérus. *La paroi antérieure* est directement recouverte par la paroi abdominale ; celle-ci étant habituellement peu chargée de graisse, on comprend la netteté des renseignements fournis par le palper ; à voir la minceur de la paroi utérine elle-même on comprend aussi que les différentes parties du fœtus puissent être serrées de près et reconnues par la main qui palpe.

Ce n'est que tout à fait au voisinage du fond, dans le mésogastre, que l'épiploon et le côlon transverse s'insinuent sur une hauteur variable entre la paroi utérine et la paroi abdominale (Dubois incisant haut a failli couper l'intestin.)

En bas on pourrait, après s'être assuré de la vacuité de la vessie, inciser la paroi abdominale presque jusqu'au bord supérieur du pubis sans craindre de léser la vessie qui, vide, je le répète encore, est intra-pelvienne.

Le fond de l'utérus reste éloigné de l'appendice xiphoïde d'un bon travers de main.

Une épée enfoncée perpendiculairement à ce niveau et rasant le culmen utérin irait se ficher dans la 2ᵉ vertèbre lombaire, alors que c'est le disque séparant la 11ᵉ et la 10ᵉ dorsales qui correspond à l'appendice (Voyez *fig.* 28).

Paroi postérieure. — Vous vous rendez mieux compte sur cette coupe des rapports de cette paroi avec la paroi abdominale postérieure. Elle repose, sans l'interposition d'aucune anse intestinale, et se moule sur la colonne lombaire ; elle est loin de pouvoir comprimer les veines rénales comme l'ont dit les inventeurs d'une des nombreuses théories de l'albuminurie. Par contre la veine cave en supporte le poids, d'où l'œdème mécanique si commun des membres inférieurs et de la paroi abdominale.

Si nous envisageons maintenant les rapports de **la portion intra-pelvienne,** en continuant par *l'arrière,* nous voyons qu'à partir du promontoire, qui en marque la limite supérieure et forme encoche à ce niveau, la paroi utérine cesse d'être en contact avec la colonne vertébrale ; elle fuit la face antérieure du sacrum. Joignons par une ligne droite le promontoire et la pointe du coccyx ; la corde ainsi tirée laisse en avant d'elle l'utérus et en arrière une grande *place à louer,* comme dit Farabeuf, et qui loge le rectum dont la cavité se voit ouverte en 2 ou 3 points.

On comprend la gêne que peut apporter à la descente, à l'engagement comme on dit, du *segment inférieur* de l'utérus dans le bassin, la réplétion du rectum par des matières fécales dures.

En avant la portion intra-pelvienne de l'utérus est en rapport avec la vessie qui, vide, se loge aisément entre elle et la symphyse lorsqu'il n'y a pas engagement. La vessie peut en pareil cas se laisser distendre sur place en saillant vers le vagin et en remontant un peu l'utérus.

Au contraire, lorsqu'il y a engagement, la vessie se trouve à l'étroit d'où les fréquentes envies d'uriner ou le développement sus-pelvien.

La *vessie* adhère par du tissu cellulaire lâche à une étendue variable d'utérus. Si le plus souvent elle n'adhère qu'au col, il est des cas où elle adhère à toute l'étendue du segment inférieur de l'utérus ; c'est le cas ici (*fig.* 27).

ATLAS D'ANATOMIE OBSTÉTRICALE

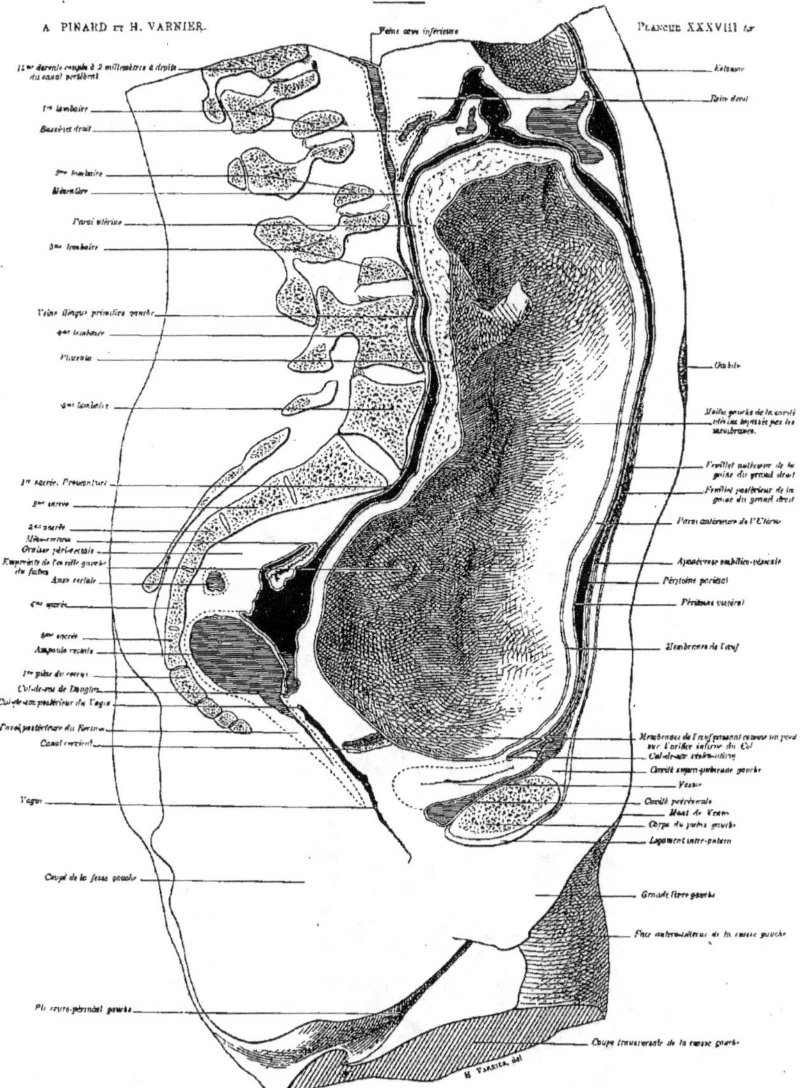

Fig. 27 (PINARD et VARNIER).

Coupe sagittale (moitié gauche) d'une secondipare, morte subitement au 8ᵉ mois 1/2 environ de la grossesse. 1 = 2,2.

Présentation du sommet non engagé, en position gauche; inclinaison sur le pariétal postérieur (voyez plus loin la *fig*. 34). Bassin normal.

Le segment fœtal contenu dans la moitié gauche de la coupe a été extrait pour laisser voir la cavité utérine tapissée par les membranes et le placenta. On doit étudier sur cette planche les rapports des faces antérieure et postérieure de l'utérus gravide ainsi que ceux de la portion intra-pelvienne.

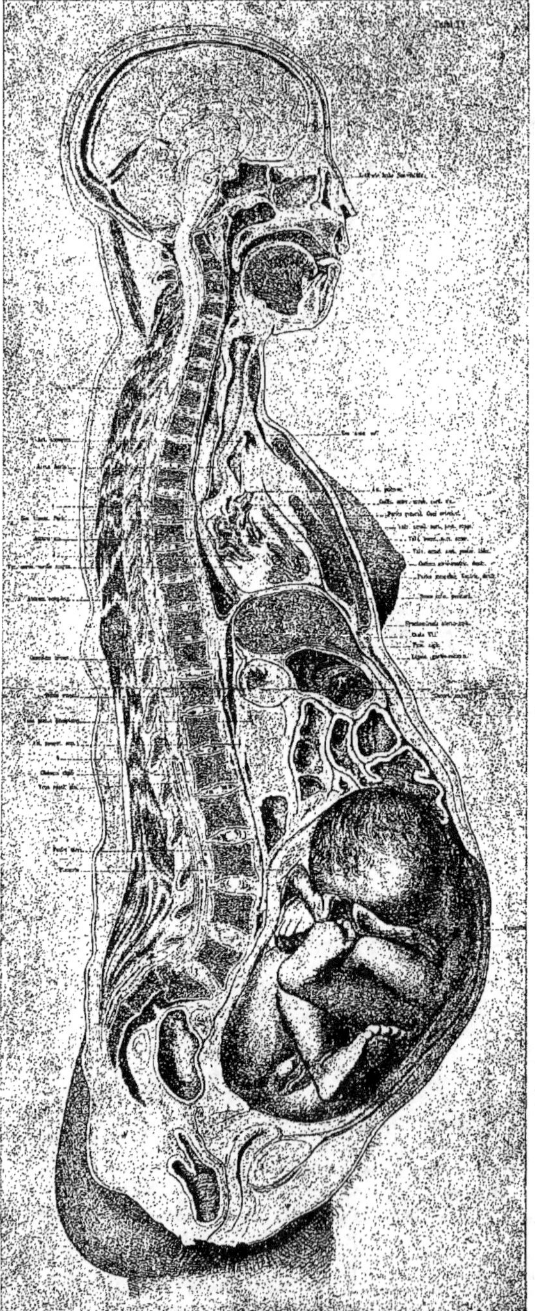

Fig. 28 (WALDEYER).

Coupe sagittale (moitié gauche) d'une multipare de 38 ans amputée des deux cuisses quelques jours avant son terme par une locomotive (suicide) et morte d'hémorrhagie. 1 = 4.

La coupe a été faite après dix jours de congélation dans le décubitus dorsal, et dessinée en grandeur naturelle sous la direction de WALDEYER, par EYRICH (mai 1886).

Le diamètre antéro-postérieur maximum du ventre, passant par l'ombilic, mesure 28 centimètres. L'ombilic correspond au bord inférieur de la 4° vertèbre lombaire.

Les organes de la digestion : foie, estomac, côlon transverse, pancréas, duodenum et circonvolutions de l'intestin grêle, sont tous, dans le plan médian, au-dessus de l'utérus gravide, dont les parois antérieure et postérieure sont en contact direct avec les parois de la cavité abdominale. L'intestin ne réapparait que dans la concavité du sacrum, en arrière de la portion pelvienne de l'utérus (S. romanum).

L'utérus dont la forme représente un ovale assez régulier à petite extrémité inférieur, repose et se moule en arrière sur la convexité de la colonne lombaire. Son fond qu'occupe la tête du fœtus (non engagé) correspond à la 2° vertèbre lombaire ; il est à 30 centimètres au-dessus du pubis, à un travers de main de l'appendice xiphoïde. Son grand axe mesure 21 centimètres ; son diamètre antéro-postérieur maximum environ 15 centimètres.

Le fœtus du poids de 3 kilogs, réduit à 24 centimètres dans son grand axe, se présente à l'entrée du bassin par le siège, en sacro-gauche transversale. Il n'y a pas d'engagement.

Le col de l'utérus est coupé dans toute sa longueur ; on suit le canal cervical de l'orifice interne à l'externe, on voit la muqueuse hypertrophiée et le bouchon muqueux. Noter l'augmentation de volume du col, la largeur de la portion vaginale (40ᵐᵐ) qui affleure le plan sous-sacro-sous-pubien.

La vessie vide est organe pelvien ; son fond ne dépasse pas le bord supérieur du pubis ; là s'arrête le cul-de-sac vésico-utérin.

Aussi les ruptures basses et antérieures de l'utérus tantôt intéressent et tantôt n'intéressent pas la vessie.

Quoi qu'il en soit de ce point, voyez que la portion intra-pelvienne est toujours séparée par la vessie de la face postérieure du pubis et comprenez qu'il est par suite impossible, au cours d'une symphyséotomie, de léser l'utérus si vous respectez la vessie, ce qui est facile.

Enfin les rapports latéraux importants se voient très bien sur une coupe transversale passant par le plan d'entrée du bassin (*fig.* 29).

On remarquera que je laisse complètement de côté le col. Nous n'avons rien à faire avec lui pour l'instant. C'est au diagnostic du travail que son étude trouvera sa place.

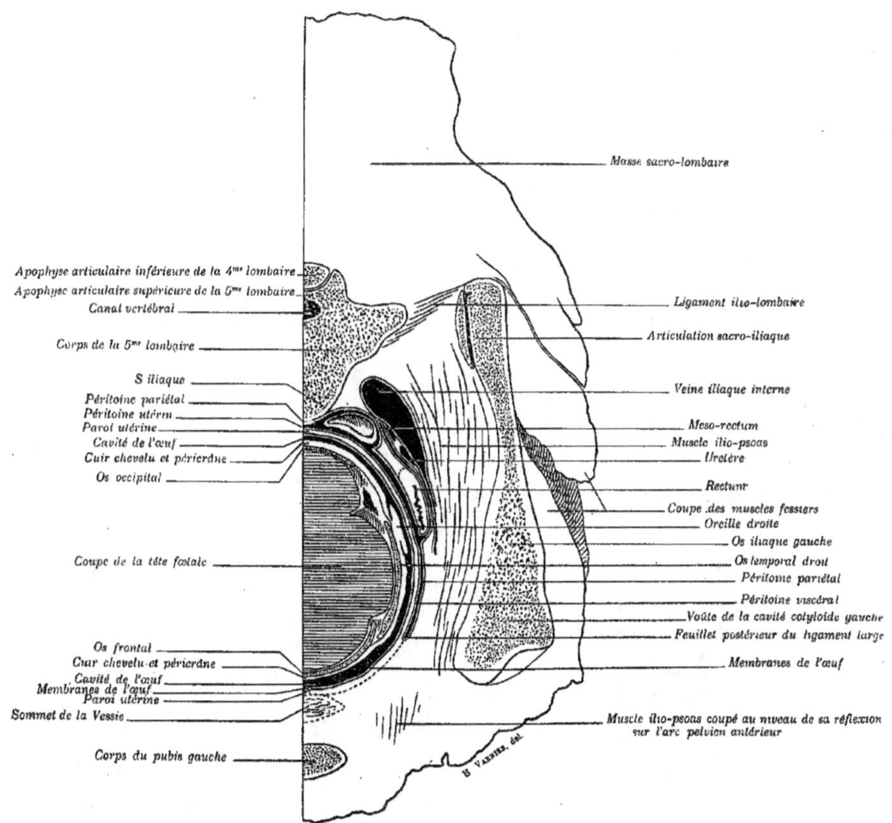

Fig. 29 (PINARD et VARNIER).

Tranche inférieure d'une coupe faite suivant le plan du détroit supérieur (moitié gauche) sur une primipare enceinte de 8 mois, morte d'éclampsie au début du travail prématuré. On étudiera sur cette coupe les rapports latéraux à la limite des portions abdominale et intra-pelvienne de l'utérus. Notez que la rotation de la tête fœtale s'est faite plus tôt que d'ordinaire et exceptionnellement en occipito-sacrée; cela ne change rien aux rapports de l'utérus. 1 = 2.

2. — LE FŒTUS

Pour faire la préparation qui vient de nous servir à compléter l'étude des rapports de l'utérus gravide approchant du terme, nous en avons extrait le fœtus.

La cavité utérine applique si étroitement ses parois sur le fœtus qu'un moule en plâtre du contenant nous permettrait d'obtenir un ovoïde à la surface duquel apparaîtraient les linéaments du fœtus.

Cette cavité nous apparaît, sur la coupe, généralement cylindrique, à grand axe longitudinal allant du fond vers l'orifice interne du col (*fig.* 27 et 28).

Ce grand axe mesure environ 25 centimètres.

Examinons maintenant le fœtus, de poids moyen (3500 gr.), tiré de cet utérus, et essayons de l'y replacer.

Étalé sur la table, ce fœtus mesure 50 centimètres du vertex à la plante du pied ; son bis acromial n'a que 12 et son vertébro-pubien 10.

10 et 12 pourront évidemment se placer à volonté dans la cavité utérine ; par contre 50 ne peut trouver place nulle part.

Il faut, pour que 50 se loge, qu'il se réduise de près de 25 centimètres ; et il ne suffit pas pour cela de fléchir la tête sur la poitrine, les pieds sur les jambes, les jambes sur les cuisses et les cuisses sur le ventre ; il faut un pelotonnement forcé, une flexion outrée sur le plan ventral, flexion dont la figure 30 donne une juste idée.

Vous y voyez le fœtus peletonné, replié sur lui-même de manière à occuper le moins de place possible. Il a, comme le décrit très bien Smellie, « le menton appuyé sur la poitrine, les cuisses repliées le long du ventre, les talons appliqués contre les fesses, *la face placée entre les deux genoux* et les bras croisés autour des jambes. Ainsi replié il forme un ovale dont la plus grande longueur s'étend de la tête aux fesses. »

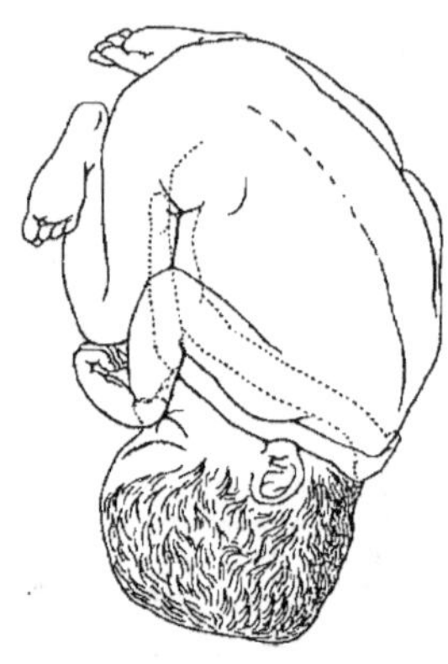

Fig. 31.

Ainsi réduit le grand axe du fœtus mesure 25 centimètres environ. Ce grand axe céphalo-pelvien va donc pouvoir se loger suivant le grand axe de l'utérus et si celui-ci est norma-

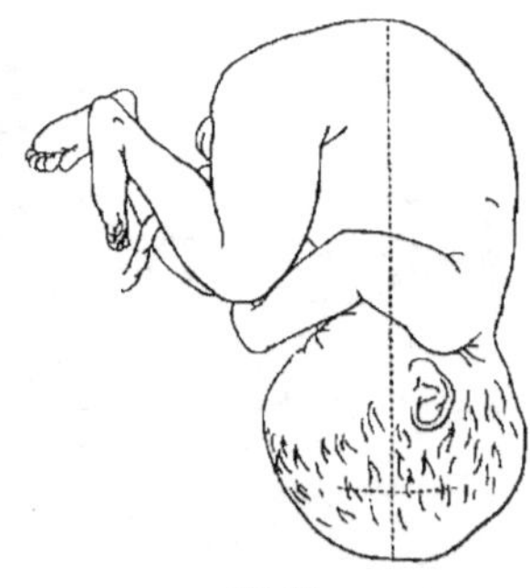

Fig. 32.

lement conformé, bien doublé par une paroi abdominale suffisante, il ne pourra se loger que suivant cet axe.

C'est en effet ce que démontre l'observation.

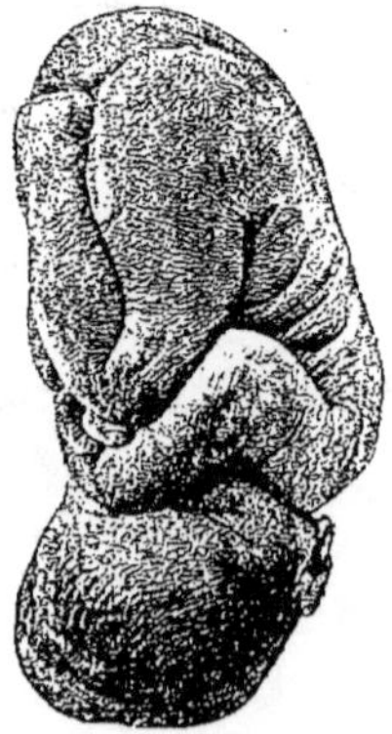

Fig. 30.

Fœtus approchant du terme ; attitude intra-utérine type. Présentation du sommet non engagé en **O I G T**, vue de droite. Photographie prise immédiatement après l'extraction du fœtus d'un utérus de 8 mois 1/2 congelé « in situ ». 1 = 4.

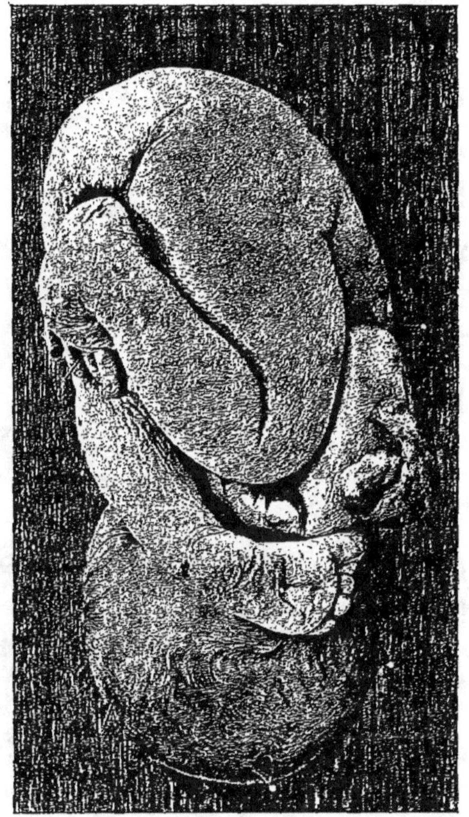

Fig. 33.

Fig. 30. — Fœtus approchant du terme ; attitude intra-utérine type. Présentation du sommet non engagé, en **O I G T**, vue de droite. Photographie prise immédiatement après l'extraction du fœtus d'un utérus de 8 mois 1/2, congelé « in situ ».

Fig. 31. — Fœtus approchant du terme ; attitude intra-utérine type. Présentation du sommet en **O I G T**, vue d'avant. Dessin fai immédiatement après l'extraction du fœtus d'un utérus de 8 mois environ, congelé. Voyez, ce que montre déjà, mais moins nettement, la figure 30, qu'alors que la tête est orientée transversalement le dos peut regarder à gauche et en avant. 1 = 4.

Fig. 32. — Fœtus de 7 mois 1/2 environ. Présentation du sommet en **O I G T**, vue d'avant. 1 = 4.
Dessin fait immédiatement après l'extraction du fœtus d'un utérus gravide de 7 mois 1/2 environ, congelé « in situ ». Remarquez que la flexion est moindre que sur les deux précédents, que les membres inférieurs en particulier jouissaient encore d'une certaine liberté dans la corne droite de l'utérus. Nous sommes au temps d'élection de la version par manœuvres externes. La ligne point tillée verticale indique la ligne blanche ; la ligne pointillée horizontale marque le bord supérieur des pubis.

Fig. 33. — Fœtus approchant du terme. Présentation du sommet en **O I G T**, vue de droite. Il ne diffère des précédents que par l'extension du membre inférieur gauche ; la face dorsale du pied en procubitus s'applique au frontal antérieur. (Voyez plus loin *fig.* 34 le même fœtus en place). 1 = 2.

3. — LOI DE L'ACCOMMODATION. PRÉSENTATIONS

L'adaptation, la présentation longitudinale est la règle. Le fœtus se place dans l'utérus de ces deux façons :

Tête en bas, dans le segment inférieur, *extrémité pelvienne en haut.* (fig. 34).

Siège en bas, tête en haut (fig. 35).

Dans le premier cas on dit qu'il y a *présentation de l'extrémité céphalique ;* dans le second, *présentation de l'extrémité pelvienne.*

Voilà un premier point, d'une importance capitale, puisque nous savons que lorsque le fœtus se présente en travers l'accouchement ne peut aboutir sans le secours de l'art.

Serrons de plus près l'étude comparative de la forme de l'utérus gravide à terme et de celle du fœtus pelotonné sur son plan ventral.

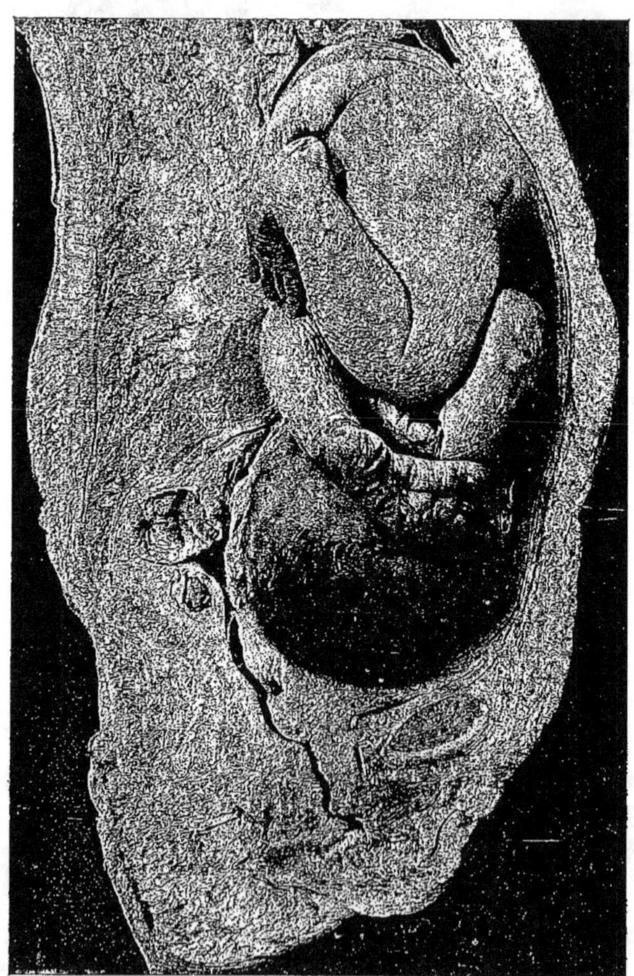

Fig. 34 (PINARD et VARNIER).

Présentation du sommet en **O I G T** ; pas d'engagement. Attitude normale de la tête au détroit supérieur : inclinaison sur le pariétal postérieur ; suture sagittale derrière la symphyse ; bosse pariétale antérieure bien au-dessus du pubis à 3 centimètres ; bosse pariétale postérieure bien au-dessous du promontoire, sur l'axe du détroit supérieur.

Photographie d'une coupe sagittale pratiquée sur le cadavre congelé d'une femme enceinte de 8 mois 1/2 ; moitié gauche sur laquelle on a raccordé le segment fœtal extrait de la moitié droite. Pour les détails de la coupe voyez la figure 27. — 1 = 2.2.

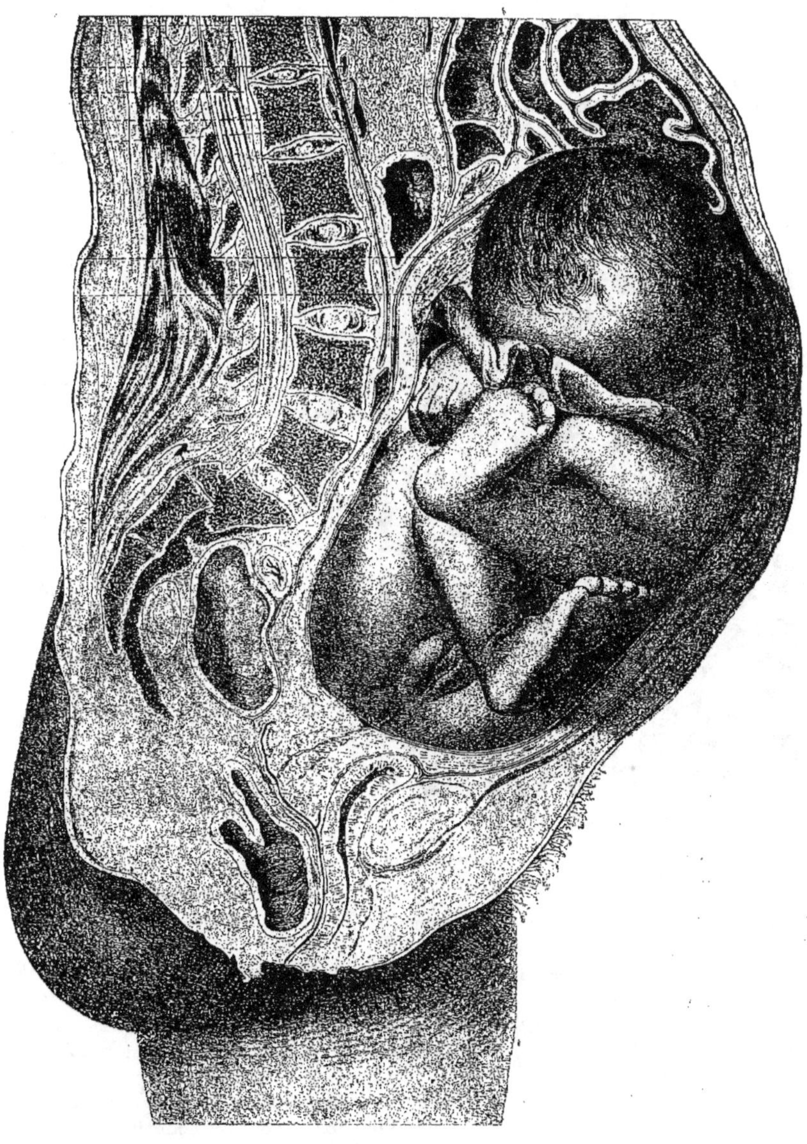

Fig. 35 (WALDEYER).

Présentation du Siège en **S. I. G. T** ; pas d'engagement. Attitude normale du Siège au détroit supérieur : inclinaison sur la fesse postérieure ; sillon interfessier derrière la symphyse ; hanche antérieure bien au-dessus du pubis; fesse et hanche postérieures bien au-dessous du promontoire; pointe de la fesse postérieure sur l'axe du détroit supérieur.

Remarquez l'inclinaison de la tête en arrière; elle est telle que l'oreille droite touche le poignet du même côté; il y a de plus une flexion forcée et une torsion du cou qui portent la face en bas et en avant. Il en résulte une saillie très appréciable et de l'épaule antérieure et de la partie supérieure du dos, accusant nettement au palper le sillon du cou.

Les petites extrémités sont tassées et rassemblées sur le plan ventral ; jambes croisées ; le talon droit appliqué à la fesse gauche. L'anus correspond à l'orifice interne fermé du canal cervical. 1 = 2,3. (Pour les détails de la coupe voyez la *fig.* 28 et sa légende).

Voyez la figure 36 ; elle représente l'attitude intra-utérine d'un fœtus de 5 mois. L'extrémité la plus volumineuse de l'ovoïde fœtal est l'extrémité céphalique. Ne devinez-vous pas que pour être à l'aise dans l'ovoïde utérin, large du haut, étroit du bas, un tel fœtus mettra sa tête au fond de l'utérus et son pelvis en bas ? C'est ce qui se passe en effet aux environs du 5e mois. (Revoyez la pl. de Waldeyer, *fig.* 8.)

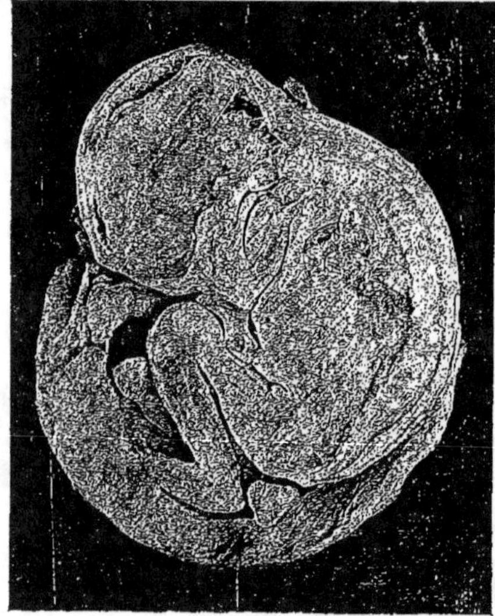

Fig. 36

Coupe sagittale d'un fœtus de 5 mois expulsé dans l'œuf intact. Flexion maxima ; le genou touche le front. 1 = 2.

Mais à terme l'observation clinique montre que dans les conditions où nous nous plaçons (et qui sont les conditions normales) pour étudier **l'accommodation**, les choses ne sont pas ainsi. C'est le contraire qui se produit : l'extrémité céphalique occupe le segment inférieur de l'utérus. Pourquoi donc ?

Parce qu'à terme, ainsi que vous le montre la figure 31, c'est l'extrémité pelvienne qui forme le gros bout de l'ovoïde fœtal. Par conséquent, pour être à l'aise dans l'utérus normalement conformé, le fœtus met sa tête en bas et son siège en haut — 95 fois sur 100. C'est le triomphe de *l'accommodation*.

Mais, direz-vous, les cinq fois restantes ? Le fœtus met son siège en bas et sa tête en haut. Que devient alors cette fameuse accommodation ? Elle triomphe encore mais... il y a un des facteurs, le contenant ou le contenu, qui n'a pas la forme habituelle.

Ou bien c'est l'utérus qui, en raison d'une conformation « spéciale » congénitale ou *acquise* (par suite par exemple de la présence d'un fibrôme du fond), a renversé son gros bout, commandant une culbute correspondante du fœtus. Il est des femmes chez lesquelles à toutes les grossesses, y compris la première, vous trouverez le siège fœtal en bas.

Ou bien c'est le fœtus qui, en raison d'une conformation anormale, a l'extrémité céphalique plus grosse que l'extrémité pelvienne. Supposez un hydrocéphale ; l'observation prouve que, bien plus souvent que les fœtus normalement conformés, les hydrocéphales présentent le siège.

Supposez d'autre part un fœtus dont les membres pelviens soient non pas fléchis, mais *étendus* sur le plan ventral (*fig.* 37) ; les jambes et les pieds, accolés à l'extrémité céphalique, accroissent le volume du pôle céphalique qu'on trouve en pareil cas au fond de l'utérus.

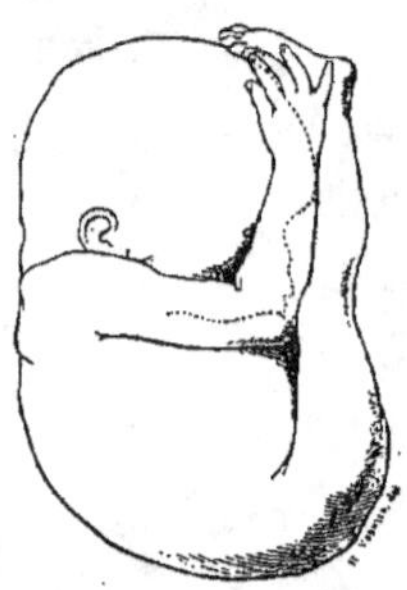

Fig. 37.

Fœtus de 5 mois expulsé dans l'œuf intact. Type de présentation du siège décomplété, mode des fesses. Gros orteil sur le bregma. 1 = 3.

Voilà donc qui est surabondamment prouvé : l'attitude du fœtus dans l'utérus et par suite la présentation se trouvent régies par une loi, dite **loi de l'accommodation**, que Pajot a formulée comme suit :

« Quand un corps solide est contenu dans un autre, si le contenant est le siège d'alternatives de mouvements et de repos, si les surfaces sont glissantes et peu anguleuses, le contenu tendra sans cesse à accommoder sa forme et ses dimensions aux formes et à la capacité du contenant. »

Mais, direz-vous encore, le fœtus se présente parfois, exceptionnellement il est vrai, en travers, par le flanc : *présentation du tronc ou de l'épaule.*

C'est une nouvelle preuve du rôle de l'utérus dans l'étiologie des présentations. Si le plus souvent l'utérus a son grand axe vertical, il est des cas où ce grand axe est transversal. Dans cette dernière catégorie rentrent les utérus dits cordiformes, à éperon. Chez les femmes ayant de tels utérus le fœtus se présente et ne peut se présenter que par l'épaule.

En résumé nous connaissons, chez la femme enceinte approchant du terme, **trois présenta·tions** qui sont, par ordre de fréquence :

La présentation de l'extrémité céphalique ;
— *de l'extrémité pelvienne ;*
— *de l'épaule.*

Ces trois présentations, régies, commandées par la loi de l'accommodation, sont dites *franches* ou *définitives.* Cela veut dire que si, par les procédés d'exploration que nous étudierons bientôt, nous examinons tous les jours l'attitude du fœtus pendant le dernier mois de la grossesse, nous trouverons tous les jours la tête en bas, tous les jours le siège en bas, tous les jours la tête dans la fosse iliaque ou dans le flanc, le fœtus en travers.

Comment voulez-vous en effet que dans l'utérus normalement développé et à forme définie que nous avons jusqu'à présent considéré, alors que la paroi s'applique comme un gant sur le fœtus au point d'en conserver l'empreinte, qu'il existe assez peu de liquide pour que, sur une coupe, vous ayiez de la peine à en découvrir la trace, le fœtus évolue spontanément ?

Au seul examen de nos coupes (revoyez les figures 34 et 35) vous comprenez l'extrême difficulté, sinon l'impossibilité de ces *mutations de présentation*, qui vont au contraire devenir aisées et quotidiennes dans les conditions anormales où nous allons nous placer maintenant.

Supposez un instant que l'utérus puisse jamais ressembler, vu sur une coupe, à ces espèces de ballons que représentent habituellement les classiques, ballons dans lesquels le fœtus nage à son aise dans des flots de liquide amniotique et qui illustrent les chapitres où le texte dit : c'est la forme de l'utérus qui régit l'attitude fœtale ! Ne devinez-vous pas que le fœtus, libre d'évoluer, va changer d'attitude autant de fois qu'il lui plaira, non seulement d'un jour à l'autre, d'une heure à l'autre, mais d'une minute à l'autre. Dans ce va et vient perpétuel vous le trouverez tantôt en présentation de l'extrémité céphalique, tantôt en présentation de l'extrémité pelvienne, tantôt en présentation de l'épaule : *présentation fortuite* ou *accidentelle.*

J'ai exagéré à dessein les conditions favorables à la production de ces présentations transitoires. Mais sachez-le : il n'est pas besoin que la chambre soit si vaste, le liquide si abondant. Il suffit que l'utérus au lieu d'être comme un gant neuf soit comme un vieux gant ; que sa paroi fatiguée par des grossesses successives, non soutenue par la paroi abdominale effondrée, ait perdu et sa forme normale et sa tonicité. Voilà qui vous explique pourquoi chez les multipares les présentations *vicieuses*, siège, épaule, sont beaucoup, beaucoup plus fréquentes que chez les primipares ; pourquoi vous avez d'autant plus à redouter une mauvaise présentation que la femme a accouché plus de fois, même normalement.

Il est encore une autre raison qui fait que les multipares sont plus exposées que les primipares aux présentations vicieuses.

C'est que non seulement chez ces dernières la forme de l'utérus force naturellement la tête à se mettre en bas, mais que la tonicité de la paroi utéro-abdominale, sa résistance à la distension, fixe cette tête bien avant le début des douleurs, dès 7 mois 1/2 environ, en *l'amorçant* dans le bassin, d'où elle ne pourra plus sortir que par en bas, au moment de l'accouchement.

Qu'il s'agisse au contraire d'une grande multipare à parois utérine et abdominale flasques, la tête a beau se mettre en bas, la paroi abdominale ne forçant plus l'utérus à descendre dans le bassin, la tête ne descend pas, ne s'engage pas, ne se fixe pas. Elle va rester mobile au détroit supérieur jusqu'au moment de l'accouchement. Survienne alors une contraction mal dirigée : la tête file, manque la passe, glisse dans la fosse iliaque, et voilà votre présentation de l'extrémité céphalique transformée en présentation du tronc, voire en présentation de l'extrémité pelvienne.

Il n'y a pas lieu d'insister davantage actuellement sur cette notion capitale de l'engagement de la tête chez les primipares à la fin de la grossesse. Qu'il vous suffise de savoir que seule l'extrémité céphalique fléchie, *le sommet*, s'engage ainsi avant le début du travail.

En résumé : qu'elles soient franches et définitives ou accidentelles et fortuites, les trois seules présentations que vous pouvez rencontrer au cours de la grossesse sont :

La présentation de l'extrémité céphalique : engagée ou non ;

La présentation de l'extrémité pelvienne : jamais engagée ;

La présentation de l'épaule : jamais engagée.

Le terme présentation est employé en obstétrique dans deux acceptions : il indique soit la façon dont le fœtus se présente, soit la région fœtale qui s'engage ou tend à s'engager au détroit supérieur du bassin.

Abordons un second chapitre : celui des **Positions**.

Jusqu'ici en effet nous ne nous sommes occupés de placer dans l'utérus que les deux bouts de l'ovoïde fœtal ; il nous faut maintenant *orienter* cet ovoïde dans l'utérus, c'est-à-dire rechercher quelle est *la position habituelle du dos* ou du ventre par rapport aux parois antérieure et postérieure de l'utérus.

Prenons pour point de repère le dos, surface résistante et large, aisée sans doute à sentir par le palper.

A priori nous concevons que ce dos puisse se placer dans quatre positions cardinales, c'est-à-dire que, l'utérus étant considéré en place, dans le ventre, le dos du fœtus regarde :

> Directement en avant ;
> Directement à gauche ;
> Directement en arrière ;
> Directement à droite.

En est-il réellement ainsi ? Pour trancher cette question, comparons d'abord la forme et les dimensions de la cavité utérine sur une coupe médiane et sagittale (*fig.* 27) avec la forme et les dimensions du fœtus sur une coupe de même direction.

L'utérus, c'est un haricot dont le hile est creusé par la saillie de la colonne lombo-sacrée ; le fœtus fléchi est aussi un haricot dont le hile correspond à la face ventrale et toujours à la face ventrale (*fig.* 36).

Si nous essayons, sur la coupe médiane, de placer le dos du fœtus, c'est-à-dire la surface convexe de l'ovoïde fœtal, sur la paroi postérieure également convexe de l'utérus soulevé par la colonne lombo-sacrée, la loi de l'accommodation s'oppose à ce qu'il tienne en place.

De fait jamais, pendant la grossesse, vous ne trouverez le fœtus ayant son dos ainsi placé, en position postérieure directe.

Mais retournez-le, dos sur ventre, et opposez à la paroi postérieure de l'utérus convexe, soulevée par la colonne vertébrale, la face ventrale concave du fœtus ; les choses vont tout de suite mieux, d'autant mieux que la face dorsale convexe du fœtus vient naturellement s'adapter à la paroi antérieure concave de l'utérus doublée par la paroi abdominale.

Il semble donc que si la première position, dorso-postérieure directe, est impossible, la seconde position, antérieure directe, que nous venons d'examiner, soit possible.

Et cependant l'observation clinique moderne, corroborée par les études anatomiques, a montré que jamais, pendant la grossesse, on ne trouvait le dos du fœtus ainsi placé, c'est-à-dire directement en avant.

Toujours on trouve le dos d'un côté, le ventre de l'autre, c'est-à-dire puisque nous avons pris le dos comme point de repère : toujours le dos directement à gauche, toujours le dos directement à droite. (*fig.* 34 et 35).

C'est encore une conséquence de la loi d'accommodation.

Reprenons en effet le fœtus fléchi et considérons-le successivement de profil et de dos.

Nous verrons ce que Smellie a très bien indiqué : « il y a beaucoup moins de distance d'un côté à l'autre que du devant au derrière, parce que ses cuisses et ses jambes sont repliées le long de son ventre et de son estomac et qu'il a la tête repliée en avant sur la poitrine. »

Sur une coupe transversale cela saute aux yeux (*fig.* 38).

Or faisons une coupe également transversale de l'utérus en place, et nous verrons que la matrice a moins de diamètre de derrière en devant que d'un côté à l'autre (*fig. 38*).

Conclusion : pour être à l'aise, le fœtus tourne le dos d'un côté ou de l'autre. Et cela qu'il s'agisse d'une présentation de l'extrémité céphalique ou d'une présentation de l'extrémité pelvienne.

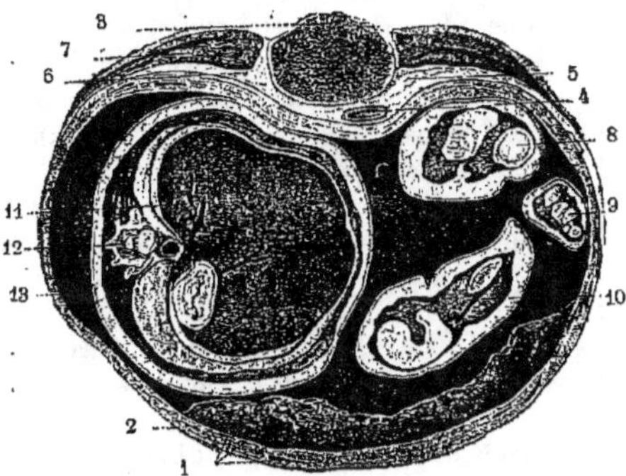

Fig. 38 (BARBOUR).

Coupe horizontale passant par la 4ᵉ vertèbre lombaire. 1 = 3,5. Voyez que l'utérus a moins de diamètre de derrière en devant que d'un côté à l'autre : le fœtus s'y loge au mieux en tournant son dos de côté, ce qui donne aux membres plus de place.
Revoyez page 23, figure 21, la légende explicative.

Il n'y a donc *pendant la grossesse,* pour les présentations longtitudinales, que deux positions à considérer : une *position gauche,* une *position droite;* comme le dos est toujours à une des extrémités du diamètre transverse de l'utérus nous ajouterons : il n'y a qu'une variété de position, la *variété transversale.*

Il ne nous reste à orienter que la présentation du tronc ou de l'épaule.

En considérant cette même coupe transversale de l'utérus (*fig. 38*), vous pouvez préjuger que quand, pendant la grossesse, le fœtus se présente par le tronc, il ne le peut faire qu'en orientant sa face ventrale concave en rapport avec la paroi postérieure convexe de l'utérus, et sa face dorsale en rapport avec la paroi an-

térieure de celui-ci. C'est en effet ce qu'a démontré l'observation ; *pendant la grossesse on ne rencontre que des positions dorso-antérieures dans les présentations du tronc ;* si la tête peut se mettre tantôt dans la fosse iliaque gauche, tantôt dans la fosse iliaque droite, toujours le dos se tourne en avant, collé à la paroi abdominale.

Résumé :

Pendant les trois derniers mois de la grossesse aussi bien qu'à terme, avant tout début de travail, le fœtus réduit par pelotonnement (pelotonnement qui du fait des faibles contractions de l'utérus gravide ne peut exister qu'en flexion) ne saurait être et n'est rencontré que dans les attitudes ou **présentations** suivantes :

Extrémité céphalique, engagée ou non.
    — *pelvienne, non engagée.*
Epaule, non engagée.

Vous remarquerez que je dis extrémité céphalique et non sommet; j'ajoute seulement extrémité céphalique plus ou moins fléchie. *Cela exclut la face ;* celle-ci résulte en effet d'une déflexion anti-naturelle, que sont seules capables de produire les contractions énergiques du travail mal dirigées sur une tête mal fléchie et restée mobile à l'entrée du bassin.

Les **positions** sont :
Pour la présentation de l'extrémité céphalique : *dos à gauche ou à droite.*
Pour la présentation de l'extrémité pelvienne : *dos à gauche ou à droite.*
Nous ne tenons pas compte de l'obliquité légère qui oriente souvent le dos un peu en arrière ou un peu en avant. Cette obliquité n'a d'importance qu'au cours du travail et nous l'avons longuement étudiée par ailleurs.
Pour la présentation du tronc : *dos toujours en avant, mais tête à gauche ou tête à droite.*

b) *Pratique du palper abdominal.*

1. AVANTAGES DU PALPER ABDOMINAL

Les présentations, positions et variétés de positions du fœtus nous étant connues, nous pouvons faire un pas en avant, et retenant exclusivement ce que nous savons des présentations (abstraction faite des positions), nous dire en songeant au point de vue pratique :

Si nous laissons la nature libre d'agir à sa guise, nous aurons sur 250 accouchements, c'est-à-dire sur ce qu'on peut voir en deux mois environ à la clinique Baudelocque

> 243 accouchements par le *sommet.*
> 4   —   *siège.*
> 1   —   *tronc.*

Devons-nous donc nous laisser imposer ces sièges et cette épaule ?

Oui, si ces présentations sont bonnes, exemptes de dangers pour la mère et pour l'enfant ; non, si, à un degré quelconque, elles menacent la vie du fœtus, la santé ou la vie de la mère.

Or voici ce qu'à ce sujet disent les statistiques du temps où on laissait la nature agir à sa guise :

Tandis qu'il ne meurt pas, qu'il ne doit pas mourir, lorsque le bassin est normal, un seul enfant sain, bien proportionné, se présentant par l'extrémité céphalique, nous voyons, au temps de Mme Lachapelle, mourir 1 enfant sur 10 dans la présentation du siège. Et, remarquez-le, à la Maternité de Paris où se trouvaient réunies les conditions les plus favorables, au point de vue de l'accomplissement de l'acte mécanique s'entend.

Que deviendrait ce chiffre dans la pratique rurale ? Hegar a fait, en 1866, la statistique de la terminaison des accouchements par l'extrémité pelvienne dans le Haut-Rhin badois et trouvé les chiffres suivants :

35 0/0 d'enfants morts pendant le travail.

5 0/0   —   morts le premier jour.

Soit un total de 40 0/0 de morts !

Mais les chiffres ci-dessus expriment la mortalité globale de la présentation du siège, toutes observations réunies (fœtus macérés, difformes ou abortifs — bassins viciés — albuminurie ; syphilis, hémorrhagies, etc. etc.)

Il en est sans doute de même de ceux de Velpeau (27,8 0/0 de morts dans la présentation du siège contre 9,7 0/0 dans celle du vertex). Ces chiffres sont certainement trop forts.

Sur mon conseil, mon élève Cocagne a étudié le pronostic de la présentation du siège *dépourvue de toutes complications indépendantes de cette présentation,* l'enfant étant vivant et viable et pesant au moins 2.500 grammes, l'accouchement ayant lieu dans une clinique, dans les conditions les plus favorables.

Tandis que mon élève et ami Bataillard, en se plaçant dans les mêmes conditions d'observation, avait relevé pour la présentation du sommet, toutes variétés de positions réunies, une mortalité fœtale de 1,38 0/0, Cocagne note pour le siège 3,57 0/0 c'est-à-dire autant que pour la présentation de la face.

C'en est assez pour ranger avec les anciens le *partus Agrippinus* (*in ægre partos*) dans les accouchements laborieux ou contre nature, sans qu'il soit besoin d'invoquer contre lui la mémoire de Néron et de Richard d'Angleterre. Si nombre d'auteurs ont réagi contre le discrédit de la présentation des fesses ou des pieds, c'est qu'ils n'ont considéré que le point de vue mécanique, la durée relativement courte du travail, et le pronostic pour la mère moins sombre en effet que ne l'avaient dit quelques anciens. Ceux-ci étaient dans le vrai quant à l'enfant.

Mais encore si, au prix de dangers très grands pour le fœtus, l'accouchement peut se terminer spontanément et sans grand risque pour la mère, quand le fœtus se présente par l'extrémité pelvienne au lieu de se présenter par l'extrémité céphalique, il n'en est pas de même lorsqu'il présente l'épaule.

Si le fœtus est surpris par le travail de l'accouchement en présentation du tronc, vous ne pourrez vous tirer d'embarras que par une opération sérieuse, en admettant que vous soyiez appelés à temps.

Et si vous tardez, comme l'accouchement, vous le savez, ne peut aboutir spontanément, le fœtus succombe et la mère court les risques d'une rupture utérine.

De ce qui précède nous devons conclure : Si vous avez un moyen de prévenir, d'empêcher ces présentations de l'extrémité pelvienne et du tronc, que nous pouvons dès maintenant appeler *présentations vicieuses*, vous seriez bien coupables de n'y pas recourir.

Ce moyen vous l'avez et nous l'étudierons sous peu. Ce sera la conclusion pratique de ce chapitre.

Mais pour l'employer, il faut reconnaître à temps la présentation vicieuse, en faire le diagnostic, et c'est ce dont nous allons tout d'abord nous préoccuper.

Pour faire le **diagnostic des présentations pendant la grossesse**, vous avez à votre disposition, comme vos anciens, le plus vieux des procédés d'exploration, **le toucher vaginal**.

Il s'agit, je suppose, d'une femme enceinte et à terme, mais non en douleurs. Le toucher vous permet de sentir, à travers le segment inférieur profondément descendu dans le bassin, jusqu'à en toucher presque le plancher, une région fœtale qui, par conséquent est, elle aussi, *engagée* dans l'excavation pelvienne (*fig.* 39).

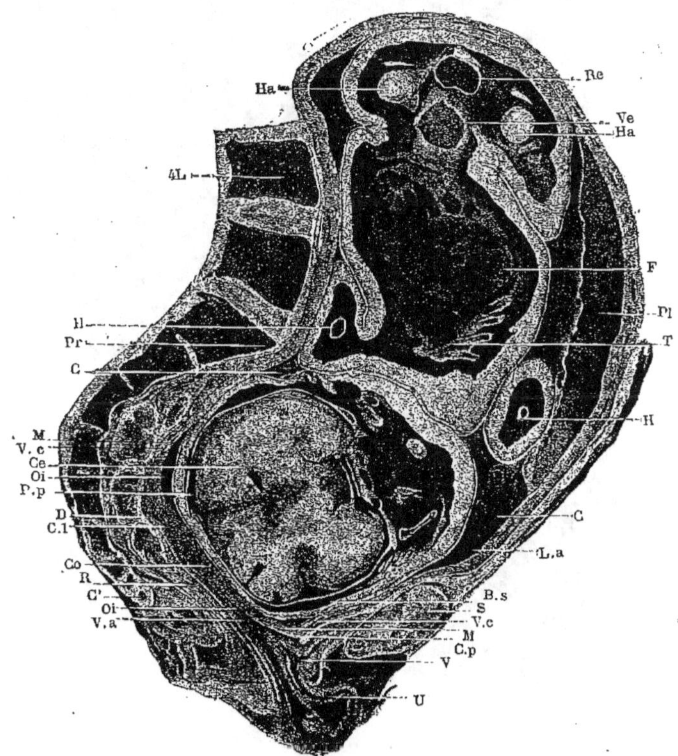

Fig. 39 (BARBOUR).

Coupe sagittale (moitié gauche) d'une VI pare, morte d'entérite au début du travail, col presque complètement effacé. La tête profondément engagée est inclinée sur le pariétal antérieur (asynclitisme de Nægele). 1 = 2,5.

Lorsqu'on rencontre par le toucher cet engagement au cours de la grossesse il s'agit à coup sûr d'une présentation du sommet.

U. Urèthre.— **V.** Vessie. — **C.p** Cul-de-sac péritonéal vésico-utérin.— **M.** Limite du décollement des membranes.— **V.c.** Veine coronaire. — **S.** Symphyse. — **Pl.** Placenta. — **4.L.** 4ᵉ lombaire. — **Pr.** Promontoire. — **Oi.** Orifice interne du col effacé. — **D.** Douglas. — **Cl.** Cul-de-sac latéral du vagin. — **C'.** Coccyx. — **Co.** Col divisé à côté du canal cervical. — **Va.** Vagin. **C.** Cordon. — **L.a.** Liquide amniotique. — **H.** Humérus fœtal. — **T.** Thorax. — **F.** Foie. — **Ha.** Hanche. — **Ve.** Vessie. — **Re.** Rectum. — **P.p.** Pariétal postérieur. — **Ce.** Cerveau. — **B.s.** Bosse séro-sanguine.

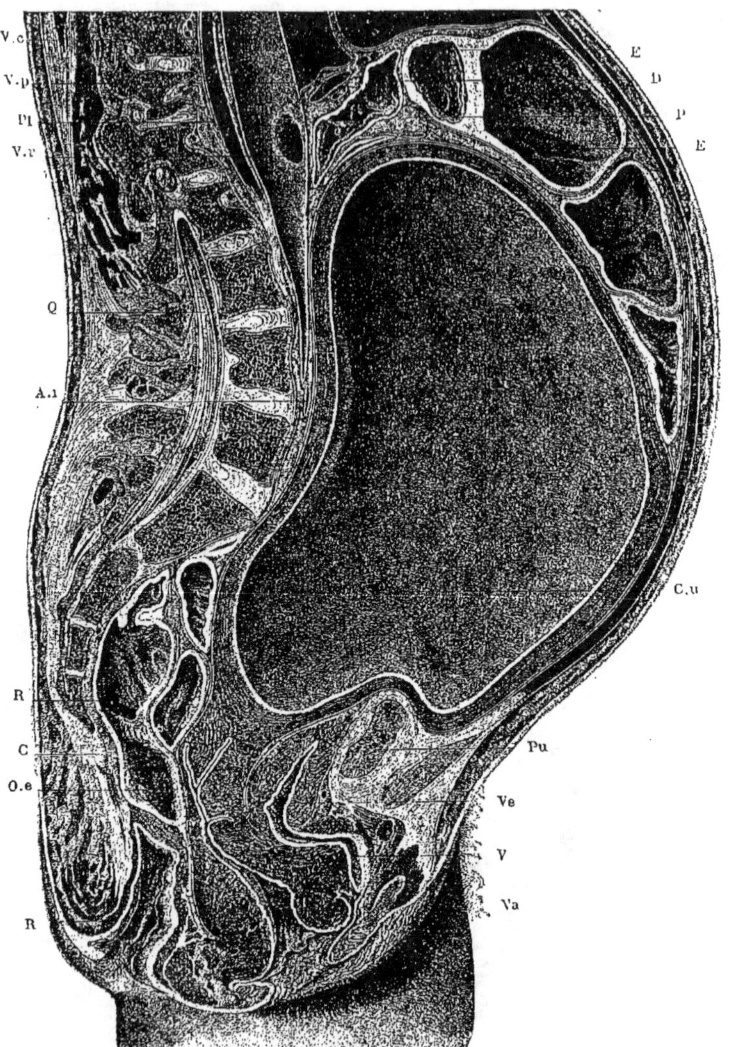

Fig. 40. (BRAUNE).

Coupe sagittale (moitié gauche) d'une suicidée de 25 ans environ, approchant du terme. Bassin rétréci dans le diamètre antéro-postérieur du détroit supérieur qui mesure 87 millimètres. 1 = 2,5.

Le Fœtus a été extrait de la cavité utérine, peu profonde à gauche du plan médian. On voit le peu de saillie que fait le segment inférieur dans le bassin, lorsqu'un obstacle osseux ou autre empêche l'engagement du pôle fœtal inférieur. Il est aisé de comprendre, au seul examen de cette planche, l'impossibilité de se renseigner exactement par le toucher vaginal, uni ou bi-digital, sur les caractères du pôle fœtal inférieur.

Va. Vagin. — **V.** urèthre. — **Ve.** Vessie. — **Pu.** Pubis. — **C.u.** Cavité utérine. — **R.** Rectum. — **O.e.** Orifice externe. — **C.** Coccyx. — **E.** Estomac. — **P.** Pancréas. — **D.** Duodenum. — **A.i.** Artère iliaque droite. — **Q.** Queue de cheval. — **V.r.** Veine rénale gauche. — **Pl.** Plèvre. — **V.p.** Veine porte. — **V.c** Veine cave inférieure.

Rappelez-vous ce que nous avons dit : *la tête seule s'engage ainsi avant les douleurs.* Vous voilà donc entièrement rassurés.

Cette tête engagée, vous voudriez bien savoir peut-être si elle est en position droite ou en position gauche ? C'est trop demander au toucher ; au travers du segment inférieur on ne peut sentir nettement les fontanelles repères, et nous vous interdisons formellement à cette période le toucher intra-utérin.

Mais *s'il n'y rien d'engagé ?* Rien d'engagé (*fig.* 40), cela peut être une présentation de l'extrémité céphalique, une présentation de l'extrémité pelvienne, une présentation du tronc.

C'est ici que le toucher va vous être d'un bien faible secours. Il est difficile, car il faut pousser le doigt très haut ; il est douloureux, car il faut refouler ferme la commissure vulvaire postérieure et le périnée. La femme crie, et vous vous arrêtez avant d'avoir pu serrer d'un peu près la région fœtale à explorer, bien avant d'avoir pu faire un diagnostic.

Est-ce parce que vous êtes inexpérimentés, dans des conditions défavorables ? Non, car les plus habiles s'y méprennent, témoin Mme Lachapelle, maîtresse ès toucher, disant après trente années de la pratique la plus étendue qu'on puisse avoir :

« Ce n'est qu'après la rupture des membranes (par conséquent pendant le travail) que l'exploration au moyen du doigt peut donner une certitude complète à toute personne expérimentée. »

Le second procédé d'exploration en date, **l'auscultation**, ne peut non plus nous donner cette certitude *absolue*, nécessaire pour que nous nous permettions de modifier l'attitude du fœtus sans courir le risque de transformer une bonne présentation en une mauvaise.

Voyons, en effet, sur quelles données Depaul étayait son diagnostic des présentations par l'auscultation.

Il cherchait, *en tâtonnant*, le foyer maximum des battements du cœur fœtal et marquait ce point. Il va de soi, disait-il, qu'à ce foyer correspond le cœur fœtal. Or, *le cœur du fœtus étant plus rapproché de l'extrémité céphalique que de l'extrémité pelvienne*, la localisation du foyer maximum au-dessous d'une ligne horizontale passant par l'ombilic ou par le milieu de la distance du pubis au culmen utérin, indiquera une présentation de l'extrémité céphalique ; la localisation au niveau ou au-dessus de cette ligne indiquera une présentation de l'extrémité pelvienne.

La conclusion de Depaul est fausse, car les prémisses le sont. Les coupes par congélation de Ribémont prouvent, ce que montrent mieux encore les coupes du fœtus *en place*, que le cœur est au moins aussi rapproché de l'extrémité pelvienne que du sommet (*fi..* 41).

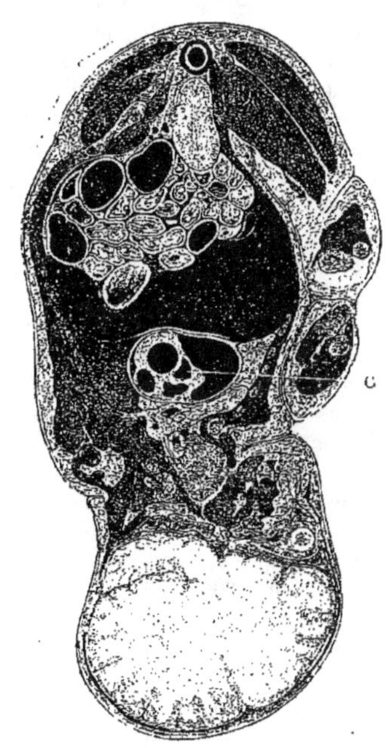

Fig. 41 (BRAUNE).

Coupe d'un fœtus à terme *dans l'utérus* (poids 3320 grammes). Le cœur C se trouve à 16 centimètres du pôle céphalique et à 14 centimètres 1/2 seulement du pôle pelvien. 1 = 3.

Il en résulte que la localisation inférieure, sous-ombilicale, n'indique une présentation du sommet que lorsque la tête est engagée. Et nous savons, en pareil cas, faire le diagnostic sans avoir besoin de l'auscultation ; par contre, dans les cas où le toucher ne nous renseigne pas, c'est-à-dire lorsqu'il n'y a pas d'engagement et que nous avons besoin d'être renseignés, l'auscultation nous laisse en plan. Tête ou siège donnent en pareille circonstance un foyer d'auscultation voisin de la ligne de Depaul.

Inutile de poursuivre cette démonstration pour la présentation du tronc. L'aveu de Tarnier nous suffit : « Nous ne craignons pas de dire que les présentations du tronc seraient presque toujours méconnues si, pour leur diagnostic, on en était réduit à se servir uniquement de l'auscultation. »

Reste donc le **palper abdominal.**

C'est une des grandes conquêtes de ce siècle en obstétrique que l'application du palper abdominal au diagnostic des présentations du fœtus pendant la grossesse ; et cette conquête est due presque tout entière à l'École de Paris, pour tout dire, à Pinard.

« Le véritable inventeur n'est pas, en effet, seulement celui qui découvre quelque chose d'absolument nouveau. A ce titre, il n'y aurait guère d'inventeurs. C'est aussi celui qui, rassemblant des matériaux épars et sans emploi, les façonne, les coordonne, en fait un tout auquel il fait produire ce que ce tout est seul capable de donner » (Cruveilhier).

Certes on pratiquait le palper abdominal depuis longtemps déjà lorsque parut en 1878 le *Traité* de Pinard. Mais quel palper !

Le premier qui ait compris ce qu'on pouvait tirer de ce procédé d'exploration, au point de vue spécial qui nous occupe, est le Finlandais J. H. Wigand (1769-1817) médecin praticien à Hambourg, puis à Mannheim, et ami de Nægele. C'était vers 1812. Dans un opuscule soumis à l'approbation des Facultés de Médecine de Paris et de Berlin sur « *une nouvelle méthode de pratiquer la version* » — traduit par F. J. Herrgott en 1857 — Wigand conseillait la transformation, par *manœuvres externes*, des présentations de l'épaule en présentations du sommet. Il avait donc été naturellement conduit à insister d'abord sur la nécessité de reconnaître par le palper « dans quel côté de la matrice sont logés la tête et les pieds. » Mais cette exploration « qui lui a été souvent facile » il ne la décrit pas. Et ce n'est que bien des années après qu'on trouve soit dans les Traités allemands d'obstétrique, en particulier ceux de Schrœder et de Spiegelberg, soit dans les écrits de quelques américains voyageurs, l'indication plus que sommaire des manœuvres traditionnelles usitées dans quelques cliniques allemandes pour reconnaître « dans certains cas » la présentation du fœtus sans recourir au toucher et à l'auscultation.

Il y a loin de ce palper fruste, sorte de massage abdominal rudimentaire et très imprécis, que j'ai vu faire en Allemagne à titre de hors-d'œuvre en 1889 et 1890, au palper perfectionné usité en France depuis bientôt vingt ans. Ce n'est que tout récemment que mus par le désir de se passer le plus souvent possible du toucher vaginal pendant le travail, et d'éviter ainsi l'infection, Léopold et quelques autres ont enfin, longtemps après nous, mis, au delà du Rhin, le palper au premier rang des procédés d'exploration. Le manuel opératoire qu'ils décrivent aujourd'hui est en progrès manifeste, et pour cause, sur celui de Schrœder et de Spiegelberg.

Après Wigand il faut citer ici Hubert père (de Louvain) qui enseignait dès 1837 et décrivait en 1843, en huit lignes, la façon quelque peu rudimentaire dont il reconnaissait « le mode de présentation et même la position du fœtus ».

Ce n'est qu'en 1855 que, grâce à notre compatriote Mattei, le palper et la version de Wigand commencent à faire quelque progrès. Mattei apporte dans la description du manuel opératoire plus de précision que ses devanciers. Mais que de lacunes encore et que d'erreurs ! que ne parviennent à combler ni à effacer Danyau et ses élèves.

Lorsqu'on a lu les auteurs que je viens de citer, on ne saurait s'étonner d'apprendre qu'il y a vingt ans, en France comme partout, le palper était peu connu, exceptionnellement employé, et assez mal pour que son corollaire obligé, la version par manœuvres externes, fût considérée comme une opération d'exception même par les maîtres en accouchement.

C'est alors que sur les conseils de Tarnier et de Guyon, Pinard remit complètement la question à l'étude et donna « des indications très nettes pour obtenir, par un mode d'exploration connu depuis longtemps, des résultats plus saisissants et plus complets que tous ceux indiqués dans nos cours et dans nos traités modernes (Pajot) ».

Après avoir étudié à fond et codifié le palper, de 1873 à 1876, Pinard l'a vulgarisé par son enseignement : enseignement particulier, enseignement à la clinique, à l'école, dans les hôpitaux, *Traité du palper*. Aujourd'hui tout le monde s'en sert ; et il faut bien dire que tous les accoucheurs de Paris et de province qui savent se servir du palper « réformé » sont, qu'ils le veuillent ou non, les élèves de Pinard.

2. MANUEL OPÉRATOIRE DU PALPER.

En appliquant les mains sur le ventre du cadavre d'une femme enceinte, et en explorant attentivement le contenu de l'utérus, on arrive très aisément à reconnaître les différentes parties du fœtus : tête, extrémité pelvienne, dos. C'est qu'on se trouve là dans des conditions particulièrement favorables : pas de tension de la paroi abdominale, relâchement parfait de la paroi utérine.

Il faut donc, pour nous rapprocher le plus possible, dans la pratique, de ces conditions idéales, mettre la paroi abdominale à nu et dans le relâchement.

Pour cela :

a) La seule attitude de la patiente qui puisse convenir est le décubitus dorsal et le décubitus dorsal parfait, sans oreiller ;

b) Les mains de l'accoucheur ne doivent pas être froides ; sinon la femme contracte immédiatement ses muscles abdominaux.

c) Il faut que le palper soit fait d'une main très légère, qu'il ne détermine pas l'ombre de douleur, sinon la patiente se défend immédiatement en tendant ses muscles.

Ces précautions prises, la femme étant très rapprochée du bord du lit, le droit ou le gauche *ad libitum*, occupé par l'accoucheur, celui-ci commence par délimiter du bord cubital de la main le contour de l'utérus, la situation du fond et la forme générale de l'organe dont il pourra tirer une indication précieuse. Un utérus à grand axe longitudinal doit faire penser jusqu'à nouvel ordre à une présentation en long ; un utérus à grand axe transversal fera soupçonner une présentation du tronc.

Après quoi, avant de chercher à découvrir les parties du fœtus, la main qui palpe s'assurera qu'existe la deuxième condition favorable, disons plus indispensable à cette découverte, savoir le relâchement de la paroi utérine.

Sent-elle la paroi molle et flasque, c'est le moment de pousser plus avant ! L'utérus est-il dur, donnant la sensation d'un kyste bien tendu, il faut avant d'aller plus loin trancher la question suivante : Cette tension est-elle passagère et due à une contraction utérine indolore excitée par la sensation de froid qui succède à l'enlèvement des couvertures ou par l'appli-

cation de la main ? Ou bien est-elle permanente et due à un excès de parties solides ou de parties liquides dans l'utérus ?

Laissez donc votre cliente tranquille pendant quelques instants ; détournez son attention en lui parlant, puis replacez doucement votre main sur le ventre. S'il s'agissait d'une contraction passagère, vous allez trouver la paroi flasque ; si, au contraire, l'utérus reste dur, c'est qu'il y a tension permanente. Vous devez alors immédiatement soupçonner un excès de liquide amniotique et redoubler de douceur, sous peine de voir le fœtus très mobile se dérober à la main qui palpe.

Restons pour l'instant dans notre hypothèse didactique ; la tension est normale. C'est le moment de commencer la **recherche et l'exploration méthodique du fœtus.**

L'utérus étant normalement conformé, c'est-à-dire à grand axe parallèle ou à peu près au plan sagittal (*fig.* 41 *bis*), vous avez déjà soupçonné que le fœtus y est longitudinalement placé, c.-à-d.

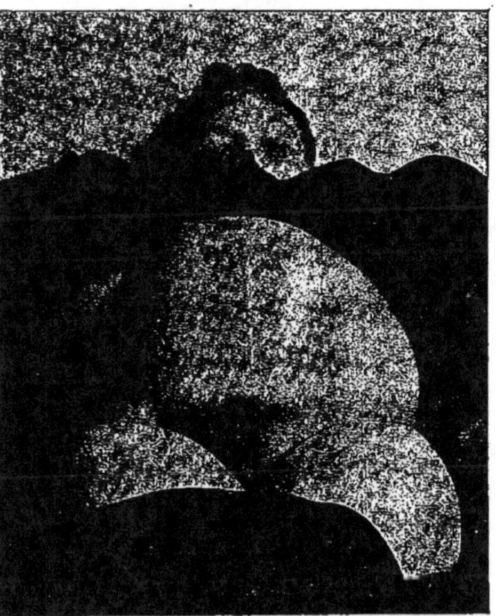

Fig. 41 bis.

qu'il se présente, à l'entrée du bassin, soit par l'extrémité céphalique, soit, par l'extrémité pelvienne. Assurez-vous d'abord qu'il en est ainsi.

Mettant les mains à plat sur le ventre, une de chaque côté de l'hypogastre, les ongles en bas, appuyez la pulpe des doigts à 5 centimètres au-dessus des pubis préalablement sentis. Cherchez, en déprimant la paroi abdominale et utérine, à rapprocher vos mains l'une de l'autre. Vous sentirez qu'elles prennent bientôt contact avec une grosse région fœtale, mobile à l'entrée du bassin, qui de par son volume ne peut être qu'un des pôles de l'ovoïde fœtal (*fig.* 43).

Laissez votre main droite en place et portez la main gauche à plat sur le fond de l'organe comme pour l'empaumer ; vous allez trouver là une autre région fœtale également volumineuse qui ne peut être que l'autre pôle fœtal (*fig.* 44).

C'est donc bien une *présentation longitudinale.*

Mais, est-ce une présentation de l'extrémité céphalique ou de la pelvienne ? C'est ici que le diagnostic devient plus délicat.

Reprenons à deux mains le palper de l'hypogastre, du grand bassin.

La région fœtale inférieure saisie entre les deux mains (*fig.* 43) est dure, arrondie, régulière, ballottante ; on dirait bien la tête. On le dirait d'autant plus que la région fœtale supérieure, également serrée de plus près, est moins dure, plus volumineuse, irrégulière, non ballottante, et qu'à son voisinage immédiat se trouvent des irrégularités mobiles qui ressemblent singulièrement aux membres inférieurs.

Il y a, en effet, avec des sensations pareilles, des probabilités pour une présentation de l'extrémité céphalique. Mais vous ne pouvez l'affirmer et *c'est affirmer qu'il faut.* Vous ne pouvez l'affirmer, car tous les signes que nous venons d'énumérer sont trompeurs. Ainsi, la tête peut être assez solidement fixée au fond de l'utérus pour ne pas ballotter ; si les pieds sont à son voisinage, elle peut en imposer pour le siège qui, souvent, ballotte dans la perfection Est-ce la tête

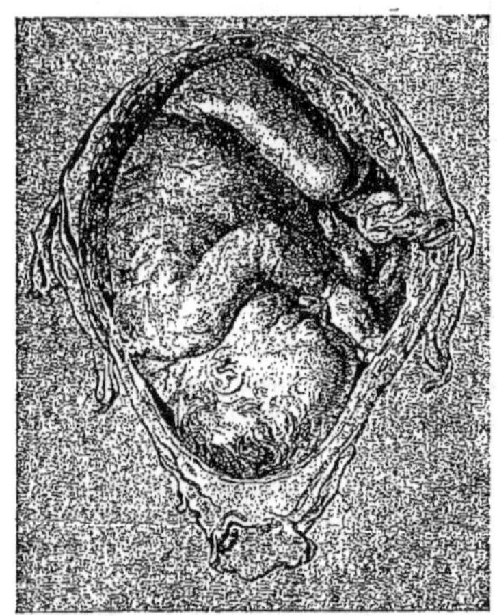

Fig. 42.

ou le siège qui est en bas ?

Pour trancher la question, il faut chercher *le dos.* Vous savez où ; soit à gauche, soit à droite. La main qui déprime la paroi utéro-abdominale sentira un plan uni et résistant joignant les deux pôles fœtaux. (*fig.* 44). Avez-vous quelque doute ; explorez de même le côté opposé (*fig.* 45), vous le sentirez dépressible et rempli d'irrégularités mobiles, les membres fléchis dans la concavité ventrale.

Fig. 43.

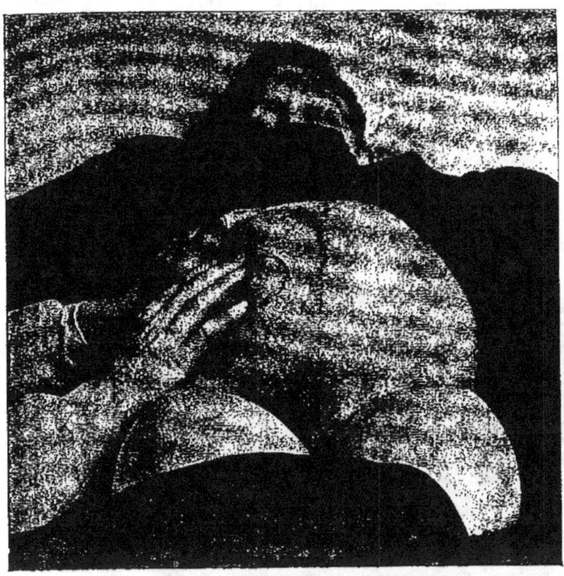

Fig. 44.

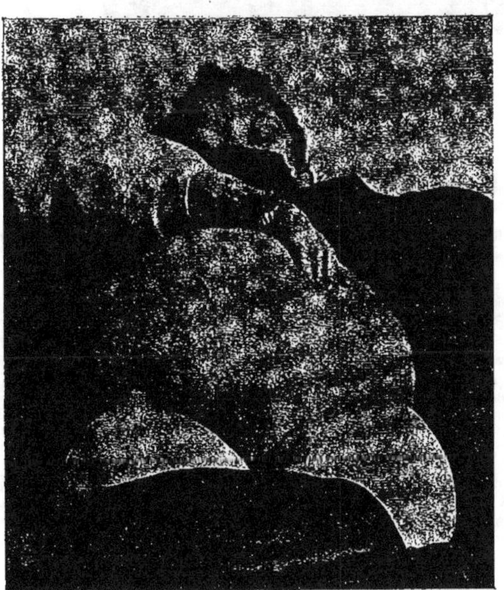

Fig. 45.

Fig. 42 (HUNTER). — Utérus gravide à terme dont on a enlevé la paroi antérieure, réduit aux dimensions des trois figures suivantes et vu de face. On y voit tout ce que sentent les mains figurées en 43, 44 et 45.

Fig. 43. — Diagnostic de la présentation du sommet (en position droite). II pare, dernières règles du 15 au 20 octobre; photographie faite le 11 juillet; accouchement le 2 aout.

La main droite de l'accoucheur, placé à droite du lit, plonge derrière l'arcade pubienne et palpe sans doute l'occiput, tandis que la gauche est depuis longtemps arrêtée, probablement par la saillie fronto-faciale.

Le dos serait donc à droite. Voyons.

Fig. 44. — La main gauche sent et indique le pôle fœtal supérieur.

La main droite a suivi le plan résistant dorsal depuis en bas, et se rend compte que ce plan résistant dorsal se continue de pleine main, sans sillon, avec le pôle fœtal supérieur.

Nous ne nous étions donc pas trompés. C'est bien le siège qui est en haut.

Conclusion : Présentation du sommet en position droite. Les petites extrémités doivent se sentir en haut et à gauche. Voyons !

Fig. 45. — La main gauche déprime aisément la tumeur utérine en haut et à gauche, où elle perçoit nettement de petites parties solides mobiles dans le liquide amniotique, les pieds du fœtus.

Le foyer d'auscultation (indiqué sur toutes les figures par le cercle noir laissé par le pavillon du stéthoscope enduit d'encre) est très au-dessous de l'ombilic, à droite et près de la ligne médiane ; car au-dessus de l'épaule antérieure, épaule *gauche*, on aborde presque directement la région précordiale.

Le dos trouvé, rendez-vous compte de la façon dont il se continue avec le pôle fœtal supérieur.

Si ce pôle se continue sans sillon, sans dépression, de pleine main, avec le plan résistant dorsal, c'est le siège (*fig.* 44).

Si, au contraire, votre main, suivant le dos depuis en bas, perd le contact avant d'arriver au pôle fœtal supérieur, tombe dans le vide, saute un fossé, un sillon au delà duquel elle retrouve la résistance du pôle supérieur, ce pôle est la tête (*fig.* 46 et 49).

La présence ou l'absence de **sillon** entre le pôle fœtal supérieur et le dos, tel est le seul signe caractéristique, **pathognomonique**. Tant que vous ne l'aurez pas perçu, revenez à la charge, au besoin dans une séance ultérieure.

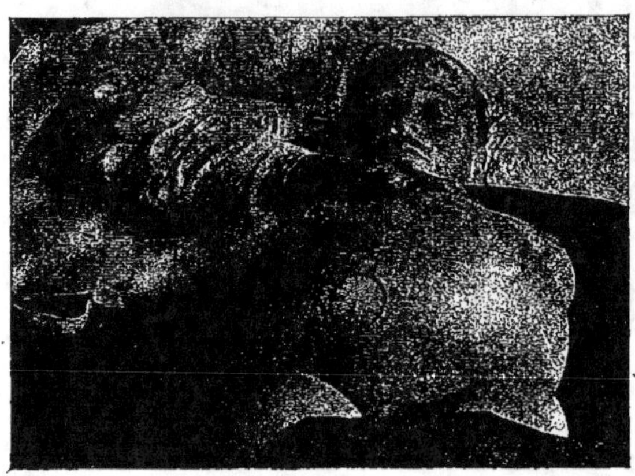

Fig. 46.

Fig. 46. — Diagnostic de la présentation du siège par le palper abdominal.

II pare de 29 ans, grossesse de 8 mois environ. Hauteur de l'utérus 30 centimètres.

La main gauche de l'accoucheur, placé à droite du lit, est appliquée sur le pôle fœtal supérieur dont on voit nettement la saillie. La main droite, après avoir suivi le plan résistant dorsal dans tout le flanc droit, porte à faux ; la pulpe des doigts tombe dans le sillon du cou, un peu au-dessus du foyer d'auscultation maximum juxta ombilical qu'on voit en fuite. Le rond inférieur marque le point suspubien où l'on perçoit encore les bruits du cœur fœtal. Voyez plus loin la figure 53, page 49.

Fig. 47. (WALDEYER) — Coupe sagittale d'une emme à terme dans le décubitus dorsal. Moitié droite vue de gauche, le fœtus en place, présentant le siège en sacro-iliaque gauche. La coupe met à découvert le plan dorsal dans toute sa hauteur, jusqu'au sillon du cou. On devine, au delà, la tête cachée sous le placenta dans la moitié droite de l'utérus. Ne perdez pas cette figure de vue en étudiant les deux suivantes. Revoyez également la figure 35, page 33.

Fig. 48. — III pare à terme, vue de profil dans le décubitus dorsal. Présentation du siège en sacro-gauche. On voit à l'épigastre, immédiatement au-dessus des deux traits noirs parallèles qui marquent le sillon du cou, le léger relief formé par la tête. Les deux ronds noirs indiquent : le supérieur, le foyer maximum ; l'inférieur le point sus-pubien où l'on perçoit encore les bruits du cœur. (D. R. 31 Janvier au 3 février. Accouchement le 5 novembre ; photographiée le 4 novembre. Enfant de 3.480).

Fig. 49. — La même femme. Diagnostic de la présentation du siège. La main droite de l'accoucheur, placé à gauche du lit, est appliquée sur le pôle fœtal supérieur. La main gauche rencontre et rend visible le sillon qui sépare le plan résistant dorsal du pôle fœtal supérieur. Donc c'est la tête qui est en haut.

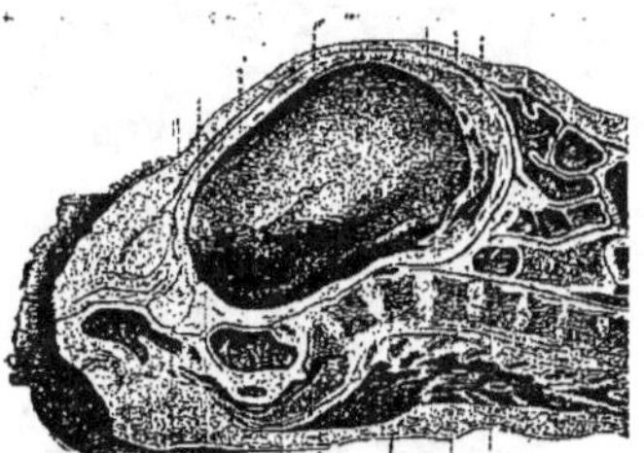

Fig. 47.

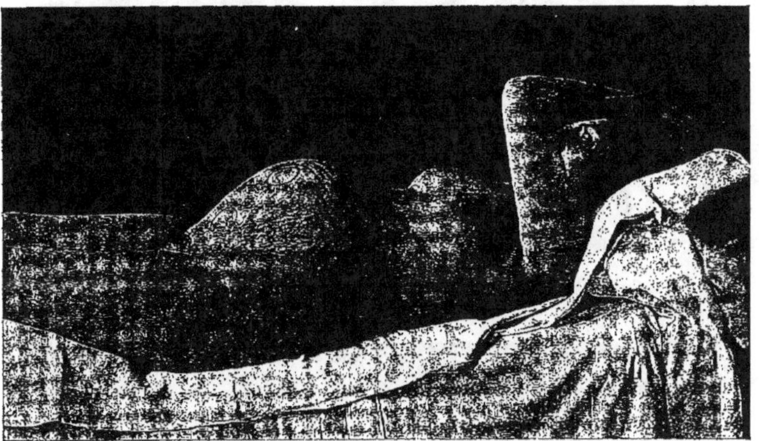

Fig. 48.

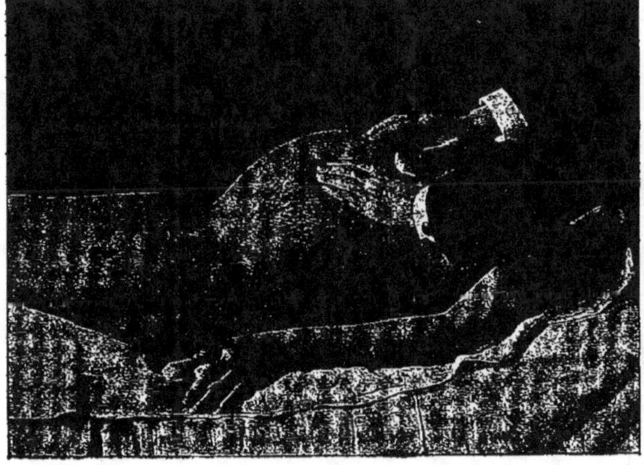

Fig. 49.

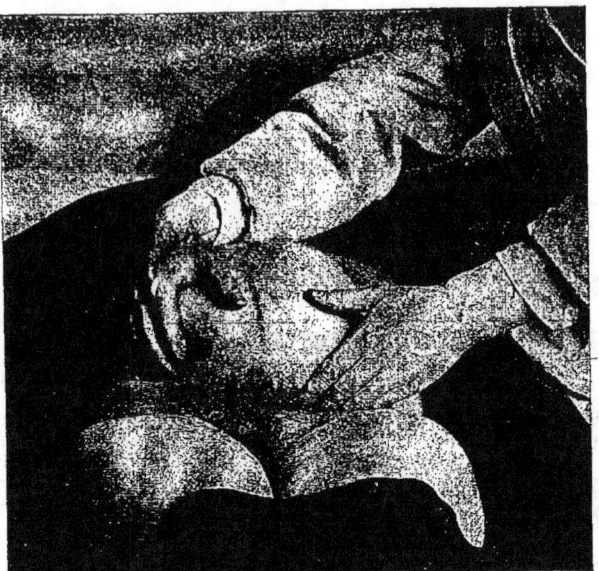

Fig. 50.

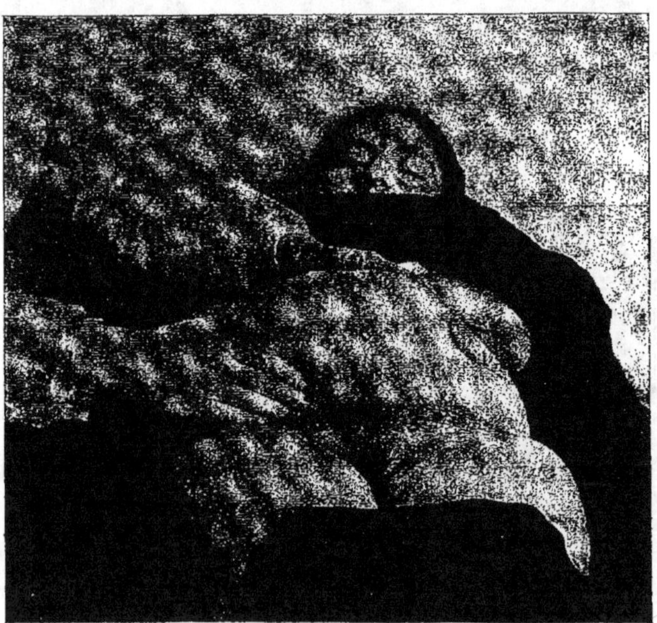

Fig. 51.

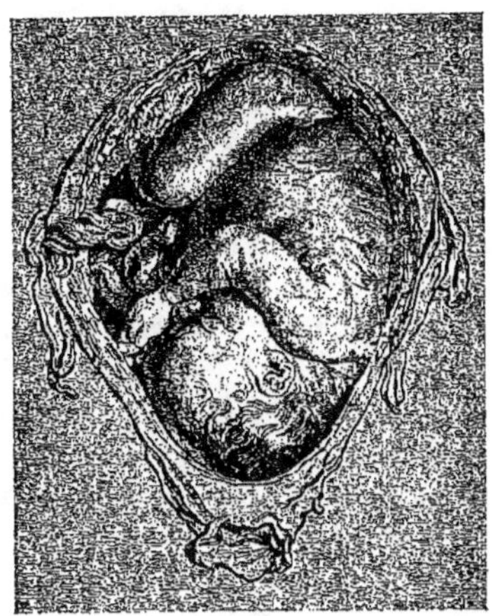

Fig. 52 (HUNTER).

Fig. 50. — Diagnostic de la présentation du sommet en position gauche.

Il pare de 20 ans. Dernières règles du 10 au 15 octobre. Photographie faite le 11 Juillet. Accouchement le 13.

La main gauche de l'accoucheur, placé à gauche du lit, plonge derrière l'arcade pubienne et palpe l'occiput, tandis que la droite est depuis longtemps arrêtée par la saillie fronto-faciale.

Front à droite ; donc dos à gauche.

Fig. 51. — Contrôle du diagnostic de position. La main droite de l'accoucheur, placé à droite du lit, délimite et accuse la saillie supposée fronto-faciale. La main gauche, appuyant son talon sur le pôle fœtal supérieur, sent de toute la paume le plan résistant continu dorso-pelvien. La pulpe des doigts arrive à moitié du dos. Le foyer d'auscultation est très au-dessous de l'ombilic, à gauche et loin de la ligne médiane, car on le trouve en arrière de l'épaule antérieure, épaule droite.

Fig. 52. — (HUNTER). Utérus gravide à terme dont on a enlevé la paroi antérieure, réduit aux dimensions des deux figures précédentes et vu de face. On y voit tout ce que sentent les mains figurées en 50 et 51.

Par le palper de la région fœtale inférieure, s'il s'agit à votre sens d'une présentation de l'extrémité céphalique, vous pourrez constater encore que cette région fœtale est beaucoup plus accessible, plus saillante, plus élevée par rapport à la margelle du bassin, du côté opposé au dos. La flexion de la tête, en effet, abaisse l'occiput, relève le front (*fig.* 52). Lorsque vous aurez une grande habitude du palper, la perception de ce signe vous permettra de faire d'un coup le diagnostic de la présentation et celui de la position, c'est-à-dire de l'orientation du dos (*fig.* 50).

S'agit-il, au contraire, d'une **présentation du siège**, votre diagnostic n'est pas terminé. Il faut savoir si la présentation du siège est *complète* ou *décomplétée, mode des fesses.*

Cela importe surtout au point de vue de la correction de la présentation par version externe. Nous verrons en effet plus loin que, chez les primipares surtout, la présentation du siège décomplété, mode des fesses, est moins aisément transformable par manœuvres externes que la présentation du siège complet; sans doute parce que les membres inférieurs étendus, relevés le long du plan ventral, empêchent, en formant attelles, l'exagération de pelotonnement qui aide singulièrement l'évolution du fœtus. En pareil cas les tentatives de version devront être faites avec grande douceur.

Palpez donc du côté du ventre du fœtus. Si le siège est décomplété (*fig.* 53), vous sentirez mon-

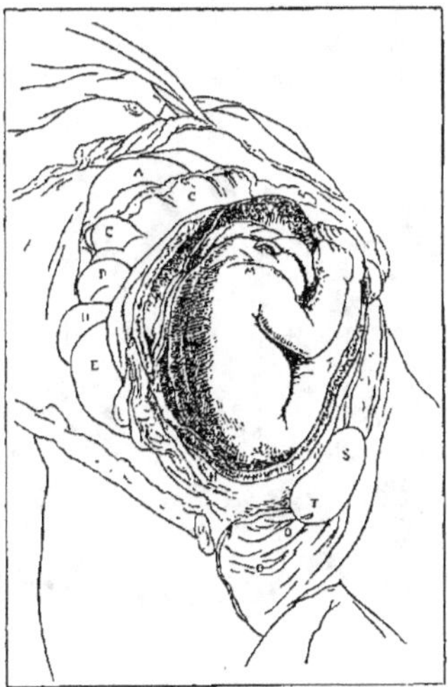

Fig. 53 (JENTY).

Vue de droite de l'abdomen d'une multipare à terme, morte de la rupture d'un anévrysme de la crosse aortique.

Présentation du siège décomplété mode des fesses, dos à droite. Le gros orteil droit touche le bregma.

A. Estomac. — **E, C.** Côlon.— **D.** Intestin grêle.— **F.** Trompe et ligament large droits. — **H.** Ligament rond droit coupé. — **I.** Utérus. — **K.** Placenta. — **M.** Amnios, le fœtus est vu par transparence. — **O.** Vagin. — **S.** Vessie renversée à gauche. — **T.** Uretère. — **U.** Symphyse.

tant le long de cette face ventrale *deux bâtonnets parallèles*, les membres pelviens étendus, que vous pourrez suivre sans discontinuer jusqu'aux inégalités constatées au voisinage de la tête et qui, maintenant vous en êtes sûrs, sont les pieds.

Telle est la méthode de diagnostic pour les présentations longitudinales.

4

Lorsque, au début de l'examen, vous avez diagnostiqué un utérus à grand axe transversal ou très obliquement dirigé d'une fosse iliaque vers l'hypochondre opposé (*fig.* 54), vous avez immédiatement, vous vous le rappelez, dû penser à une **présentation de l'épaule.**

Pour vérifier cette hypothèse, palpez l'hypogastre comme plus haut.

1° Ce palper sus-pelvien ne vous permet de rien saisir à pleine main qui ressemble à un pôle fœtal ; il semble qu'il n'y ait rien sur l'entrée du bassin. Palpez alors successivement la fosse iliaque droite et la fosse iliaque gauche (*fig.* 54). Vous trouverez dans l'une ou l'autre une tumeur mobile ayant les caractères de la tête.

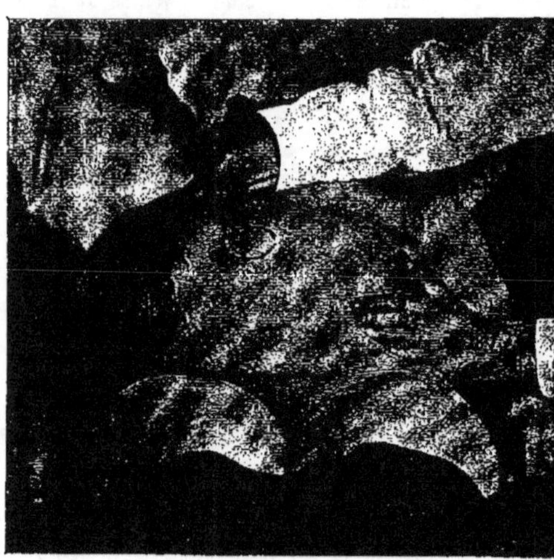

Fig. 54.

Diagnostic d'une présentation de l'épaule. Épaule droite, dos en avant.

La main gauche de l'accoucheur palpe la tête dans la fosse iliaque gauche ; la main droite est sur le siège vers l'hypochondre droit. Le cercle médian et voisin de l'ombilic indique le foyer d'auscultation maximum (plan latéral gauche).

Où porter la main pour sentir l'autre pôle ? Vers l'hypochondre (*fig.* 54) ou le flanc opposés. L'autre pôle est trouvé, c'est déjà quelque chose ; mais le diagnostic de présentation du tronc n'est pas encore fait pour cela ; vous verrez quelquefois, en effet, des sièges très inclinés à l'entrée du bassin prendre une attitude semblable.

Voici le moyen de sortir d'embarras. Le dos, dans les présentations de l'épaule de la grossesse, est toujours en avant, sous la paroi abdominale, vous vous en souvenez. Vous savez, d'autre part, constater le sillon de la nuque et par lui distinguer la tête du siège.

2° Le second cas qui peut s'offrir à vous dans la présentation du tronc, cas plus rare que le premier, est celui-ci :

Le palper sus-pelvien vous a démontré non seulement qu'il n'y avait pas de pôle fœtal au-dessus de l'entrée du bassin, mais que les fosses iliaques elles aussi étaient vides.

Ce n'est que dans les flancs, sur le même plan transversal, que vous avez rencontré les deux extrémités de l'ovoïde fœtal : *Présentation franchement transversale.* Le dos ici encore étant antérieur, en procédant comme ci-dessus, vous distinguerez aisément la tête du siège.

Ainsi le palper, méthodiquement pratiqué suivant les préceptes de Pinard, vous a conduits au diagnostic, non seulement de la présentation, mais de la position ; il vous a permis, de plus, de vous rendre compte de la mobilité ou de la fixité du fœtus, de son volume, de la quantité de liquide que contient l'utérus, de la tonicité de sa paroi.

Devez-vous vous déclarer satisfaits ? Pas encore. Ne négligeons rien de ce qui peut éviter une chance d'erreur, si minime soit-elle.

Contrôlons une fois de plus le diagnostic porté ; et pour cela **adressons-nous à l'auscultation** que nous avons si peu considérée naguère comme moyen de diagnostic isolé. Si, employée seule, elle n'était bnone qu'à nous tromper, elle peut, unie au palper, nous rendre de réels services.

Voici comment. Etant donné un diagnostic fait par le palper, vous pouvez, *a priori*, indiquer le point de l'utérus où doit se trouver le foyer maximum des battements du cœur fœtal, deviner même l'intensité forte ou faible qu'ils doivent avoir.

Si donc, appliquant le stéthoscope en ce point, votre *a priori* se confirme, soyez absolument tranquilles. Sinon, défiez-vous, recommencez plusieurs fois de suite votre examen ; il vous arrivera de reconnaître que vous vous êtes trompés lors de votre première exploration. Si vos sensations de palper restent ce qu'elles étaient d'abord, c'est-à-dire paradoxales par rapport aux résultats de l'auscultation, restez sur le qui-vive.

Les notions théoriques qui vous sont indispensables pour l'emploi ainsi raisonné du stéthoscope, sont les suivantes :

1° Sur le fœtus, fléchi comme il l'est dans l'utérus, le cœur se trouve à hauteur des épaules.

2° Les bruits du cœur s'entendent au maximum lorsqu'on applique le stéthoscope sur la région précordiale.

On les perçoit encore nettement, mais moins éclatants, vers le plan dorso-latéral gauche du fœtus ; le plan dorso-latéral droit les transmet, mais assourdis.

3° Du foyer maximum, les bruits du cœur se propagent vers le siège ; quand on ausculte la tête, on n'entend rien.

Donc, étant donnée l'attitude du fœtus dans l'utérus, voici quels sont, pour chaque cas, la région accessible au stéthoscope, le siège du foyer maximum et son intensité relative :

		Région accessible	Siège du foyer	Intensité
A. Extrémité céphalique	*dos à gauche*	plan latéral dr. (1)	au-dessous mais près de { l'ombilic à gauche en arr.	moyenne
non engagée	*dos à droite*	plan latéral g. (2)	au-dessous mais près de { l'ombilic à droite en av.	intense
B. Extrémité pelvienne	*dos à gauche*	plan latéral g. (3)	à hauteur et au voisin. de l'ombilic à gauche	intense, se propageant jusqu'au-dessus des pubis
	dos à droite	plan latéral dr. (4)	à hauteur et au voisin. de l'ombilic à droite	faible, se propageant jusqu'au-dessus des pubis
C. Tronc. dos en avant	*tête à droite* (épaule gauche)	moitié gauche du dos	au-dessus des pubis sur la ligne médiane	intense
	tête à gauche (épaule droite)	moitié gauche du dos (5)	près de l'ombilic sur la ligne médiane	intense

(1) Voyez figures 51 et 52, pages 48 et 49.
(2) Voyez figures 42 et 43, page 44.
(3) Voyez figures 47 et 48, page 47.
(4) Voyez figure 46, page 46 et figure 53, page 49.
(5) Voyez figure 54, page 50.

D. CORRECTION DES PRÉSENTATIONS VICIEUSES PAR VERSION EXTERNE

Le diagnostic est ferme. Vous devez, maintenant, faire tous vos efforts pour mettre votre cliente et son enfant à l'abri des dangers que peuvent leur faire courir les présentations vicieuses.

La tête, l'extrémité céphalique, est en bas, mais elle n'est pas engagée.

Immédiatement, sachant qu'à l'époque où vous examinez, si tout était normal, *l'extrémité céphalique devrait être engagée* (primipare), ou tout au moins très solidement *fixée* (multipare) à l'entrée du bassin, vous allez chercher la cause qui s'oppose à l'engagement, à la fixation.

Ce sera le plus souvent un rétrécissement du bassin ou l'insertion du placenta sur le segmen inférieur qui seront étudiés plus loin.

Mais surtout vous allez chercher si cette tête, quoique non engagée, est cependant solidement posée sur l'entrée du bassin, bien d'aplomb, non mobile ou au contraire mobile, c'est-à-dire s'il s'agit d'une présentation franche ou d'une présentation accidentelle.

Si la tête est mobile, craignez ce que vous montre la figure ci-contre de Braune (*fig.* 56), le glissement de la tête et la présentation de l'épaule avec procidence du cordon. Surveillez-la de près, de très près. Glisse-t-elle, vous êtes ramenés au cas suivant :

a) Présentation de l'épaule

La tête est dans une fosse iliaque, le fœtus présente l'épaule.

Qu'il s'agisse d'une présentation franche ou d'une accidentelle, il faut sans tarder ramener la tête à l'entrée du bassin ; il faut faire, *par manœuvres externes*, c'est-à-dire par pressions abdominales, une *version céphalique*.

C'est de toutes les versions par manœuvres externes la plus simple et la plus facile : *la réduction* de Mattei.

La femme étant dans l'attitude du palper, l'utérus souple, placez-vous à droite si la tête est à gauche (*fig.* 55), à gauche si la tête est à droite, face au chevet du lit.

Empaumez la tête fœtale d'une main, le siège de l'autre ; simultanément attirez la tête vers l'entrée du bassin, poussez le siège à l'épigastre (*fig.* 55) et au delà vers l'hypochondre, lentement, doucement, sans arrêt. Cette manœuvre est infaillible pendant la grossesse, et au début du travail quand la poche des eaux n'est pas rompue. Je l'ai vu faire et je l'ai faite avec succès à la dilatation complète. Il n'est pas de médecin, pas de sage-femme qui ne puisse l'exécuter du premier coup au temps d'élection, c'est-à-dire avant tout début de travail.

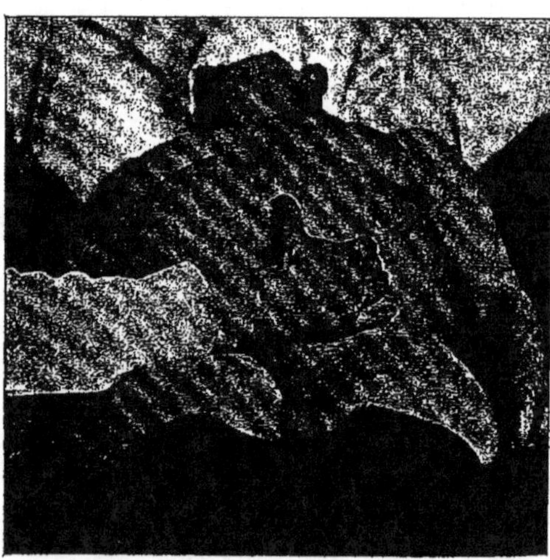

Fig. 55.

Rectification manuelle d'une présentation de l'épaule. Il s'agit d'une céphalo-iliaque gauche (Revoyez *fig.* 54). Le pouce est dans le sillon du cou.

La main droite de l'accoucheur, placé à droite du lit, *attire* la tête vers l'entrée du bassin, tandis que la main gauche *pousse* le siège *vers* l'hypochondre gauche.

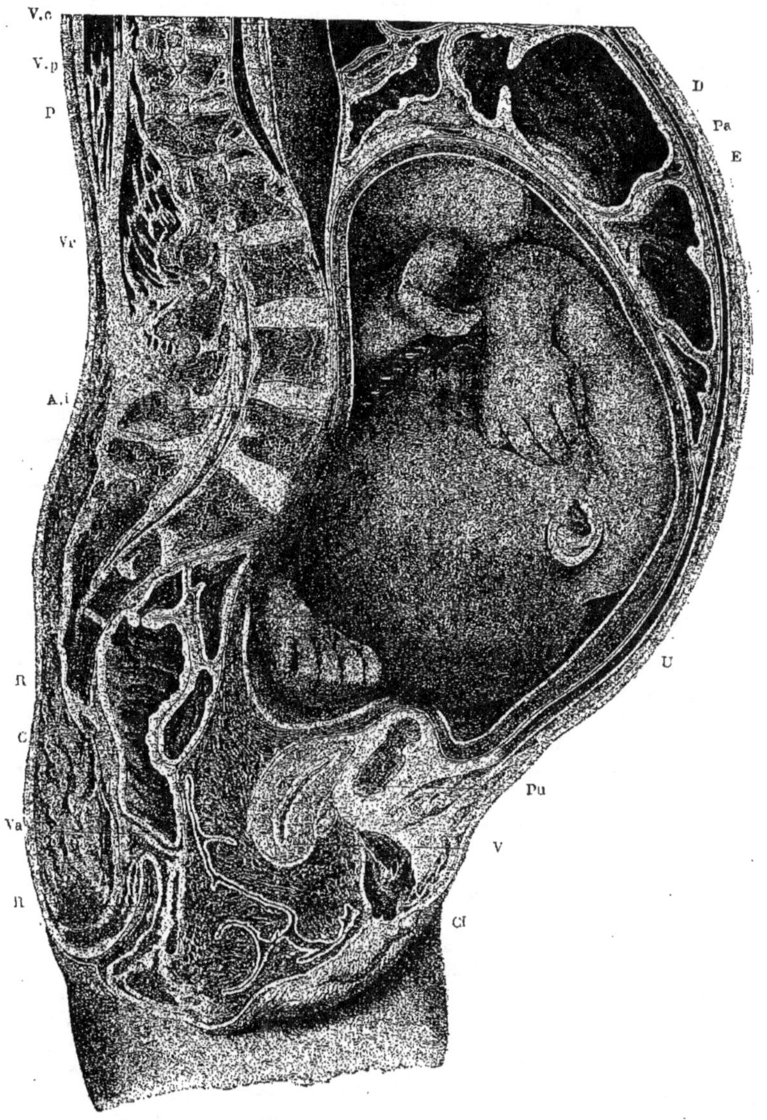

Fig. 56. (BRAUNE).

Coupe sagittale (moitié gauche) d'une suicidée de 25 ans environ (pendaison), probablement primipare, approchant du terme. 1 = 2,5.

Présentation de l'extrémité céphalique *mobile au-dessus du détroit supérieur*, ce qui a permis la procidence d'un membre supérieur. Fille de 3,195 gr.

Bassin rétréci dans le diamètre antéro-postérieur du détroit supérieur qui mesure 92ᵐᵐ de promonto sus-pubien. Diamètre utile, 87ᵐᵐ.

R. Rectum. — **Va.** Vagin. — **C.** Col de l'utérus coupé latéralement. — **Cl.** Clitoris. — **V.** Vessie. — **Pu.** Pubis. — **U.** Utérus. **E.** Estomac. — **Pa.** Pancréas. — **D.** Duodenum. — **Ai.** Artère iliaque. — **Vr.** Veine rénale. — **Vp.** Veine porte. — **Vc.** Veine cave. — **P.** Plèvre.

La facilité, l'efficacité de la manœuvre sont incontestables et incontestées.

Quant à son utilité, il n'y a plus aujourd'hui à la discuter. On a dit naguère : « Mais en laissant agir la nature, vous auriez de grandes chances de voir la réduction se faire *souvent* spontanément. »

A quoi nous répondons : nous aimons mieux l'assurer *toujours*. Tandis qu'en laissant faire toujours la nature vous auriez des présentations de l'épaule, nous sommes sûrs, en la corrigeant toujours, de supprimer radicalement de notre pratique cette présentation vicieuse. En voici la preuve :

Sur 6000 accouchements observés à Lariboisière en 1885, 1886 et 1887, pendant mon internat chez Pinard, 16 seulement se firent en présentation de l'épaule.

Ces 16 accouchements donnèrent *11 enfants morts*.

Toutes ces présentations vicieuses venaient de la ville ; *les femmes n'avaient point été surveillées pendant leur grossesse ;* la nature avait agi à sa guise, fort mal comme on voit.

16 présentations de l'épaule sur 6000 accouchements, c'est peu. Sur 15000 accouchements, Mme Lachapelle comptait 68 de ces présentations. A ce taux, c'est donc environ 30 présentations de l'épaule qu'il nous aurait fallu. Où sont donc celles qui manquent à l'appel ? Elles ont disparu grâce à la version céphalique par manœuvres externes pratiquée :

    9 fois au début du travail,

    19 fois *dans le courant du dernier mois de la grossesse*.

Ces 28 présentations de l'épaule transformées en présentations de l'extrémité céphalique ont donné *28 enfants vivants*.

Voilà qui vaut bien que vous preniez la peine de ramener et de fixer en bas, avant le travail, toute tête qui glisse dans une fosse iliaque.

Je dis ramener *et fixer* la tête, c'est-à-dire maintenir jusqu'au temps de l'accouchement la bonne présentation substituée à la mauvaise. Il ne suffit pas, en effet, de faire d'une épaule un sommet au huitième mois de la grossesse, ou même au début du travail, pour que la femme accouche en présentation du sommet. Car, pour

avoir supprimé la présentation vicieuse, on n'a pas fait disparaître les causes qui l'avaient produite ; lorsque ces causes seront libres d'agir à nouveau sur le fœtus, elles tendront naturellement à reproduire la mauvaise présentation.

C'est ce qu'avait bien vu Wigand qui, créateur de la version par manœuvres externes, ne la pratiquait jamais qu'au moment du travail. Il courait ainsi le risque de se laisser surprendre et prévenir par une rupture prématurée des membranes, capable de rendre son intervention difficile ou même impossible. Hubert de Louvain, Mattei s'accordaient également à reconnaître et à déplorer la tendance que présente le fœtus à perdre, l'accoucheur une fois parti, la bonne attitude qu'on lui avait momentanément imposée. Si bien que Schrœder pouvait écrire, en 1876, ce qui suit et ce qui était, à l'époque, l'opinion générale et classique, quoi qu'on ait pu dire depuis : « Il ne faut pas espérer tirer grand avantage de la version céphalique pratiquée pendant la grossesse, car précisément dans le cas où, à la fin de la grossesse, la tête ne se présente pas, la présentation de l'enfant offre d'habitude une grande variabilité, et, par conséquent, la présentation céphalique que l'on a ainsi produite a peu de chance pour se maintenir. » C'est presque mot pour mot l'appréciation de Tarnier, en 1862.

Ce n'étaient pourtant pas les « procédés » qui manquaient pour remédier à cette variabilité, car on avait successivement recommandé : « le décubitus dorsal ou latéral, l'immobilité, la compression latérale, l'application d'un bandage de corps simple, d'une ceinture pourvue d'une double pelotte, et enfin la pression constante exercée sur la tête, soit par les mains d'une sage-femme, soit par celles du mari ! » sans pouvoir, d'ailleurs, faire entrer ces procédés dans la pratique. Il restait donc beaucoup à faire dans cette voie. Ses recherches sur le palper, les lois de l'accommodation et la version par manœuvres externes, devaient conduire Pinard à trouver la solution du problème.

Pour empêcher la reproduction de la présentation vicieuse, il faut, cela va de soi, en supprimer les causes.

Les 16 femmes dont j'ai parlé plus haut étaient des multipares. Sur une statistique de 100,000 accouchements, Pinard a noté 886 présentations de l'épaule, dont 656 chez des multipares. Donc, répétons-le une fois encore, « plus une femme a eu d'enfants, plus on a chez elle à redouter la présentation vicieuse », et cela quoique le fœtus soit bien développé et bien conformé, le liquide amniotique en quantité normale, le placenta non inséré sur le segment inférieur, le bassin normal.

Le fœtus, les annexes et le bassin ainsi mis hors du débat, la cause de la présentation vicieuse doit donc nécessairement résider dans le relâchement de la paroi utérine qui, sous l'influence de la distension à laquelle l'ont soumise une ou plusieurs grossesses, a perdu sa tonicité, son élasticité et en même temps la propriété de conserver à l'organe sa forme ovoïde à grand axe vertical, à grosse extrémité supérieure. Le fœtus n'est plus sollicité comme naguère à se mettre en long, le siège (grosse extrémité), en haut.

sous l'influence de causes diverses et souvent légères, à glisser dans une fosse iliaque.

Il fallait donc, pour fixer le fœtus en présentation du sommet, après correction d'une présentation vicieuse, *refaire les conditions de l'accommodation utérine et de l'accommodation pelvienne;* redonner à l'utérus sa forme ovoïde à grand axe longitudinal, à grosse extrémité supérieure; forcer le segment inférieur de l'utérus et son contenu, en les mettant à l'étroit dans la cavité abdominale, à pénétrer dans l'excavation.

Pour cela, Pinard a fait fabriquer, en 1878, par M. Raoul Mathieu, une **ceinture** dite **eutocique**.

Cette ceinture abdominale est composée de 2 pièces ou moitiés séparables, dont les parties ventrale et dorsale sont en coutil baleiné, et la partie latérale en tissu élastique. Les deux moitiés peuvent être réunies par leur segment dorsal,

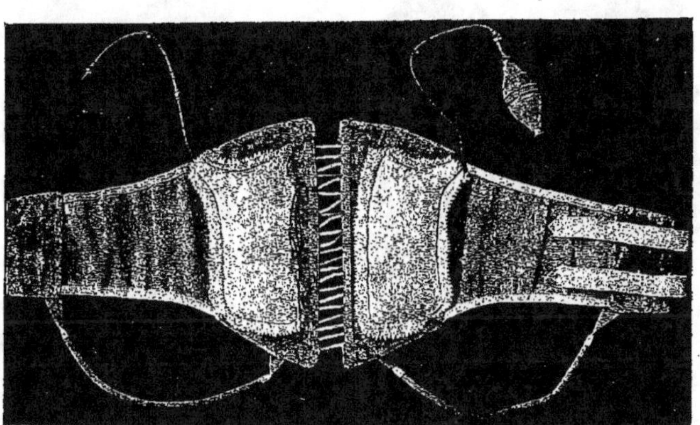

Fig. 57.

Mais ce n'est pas tout; en admettant que l'utérus ait encore conservé sa forme, en admettant que le fœtus soit sollicité à se mettre en long et la tête en bas, la paroi abdominale fatiguée (comme en témoignent les vergetures, la tendance à l'éventration, le ventre pendulum) ne bride plus comme jadis l'utérus; la cavité abdominale devient à chaque grossesse plus spacieuse; l'utérus et son contenu s'y trouvent à l'aise jusqu'à la fin, et n'ont nul besoin de demander à la cavité pelvienne le surcroît de place qui leur manque chez les primipares.

La tête, si elle est en bas, reste au-dessus du détroit supérieur, dans le grand bassin, et tend,

et plus ou moins rapprochées suivant le volume du ventre à entourer, à l'aide de boucles avec courroies en tissu (*fig.* 59). Les deux moitiés, une fois rapprochées par devant, se lacent comme des bottines, à l'aide d'œillets américains (*fig.* 58).

La figure 57 montre la ceinture eutocique vue par sa face interne ou d'application, après qu'on a débouclé l'arrière et étalé les deux moitiés maintenues lacées sur l'avant. On voit, à la face interne de chaque segment ventral, un coussin à air, fait de caoutchouc et enveloppé de flanelle, coussin qu'on peut insuffler, à l'aide d'une poire, par un tube de caoutchouc muni d'un ajutage de cuivre à robinet. Ces coussins, qui ne sont gonflés qu'après l'application exacte de la ceinture, servent à augmenter à volonté la pression des parties antéro-latérales de l'appareil, à remplacer l'action des muscles fatigués, à rétrécir et même

en insufflant l'un plus que l'autre, lutter efficacement contre la tendance que montre parfois la tête à glisser toujours d'un même côté. Il est prudent, lorsque la pression doit être forte, de doubler les coussins à air d'une couche d'ouate,

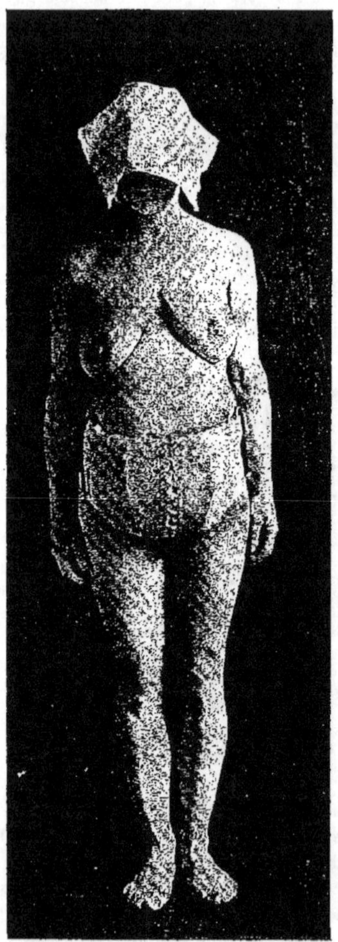

Fig. 58.

Ceinture eutocique en place, vue d'avant.

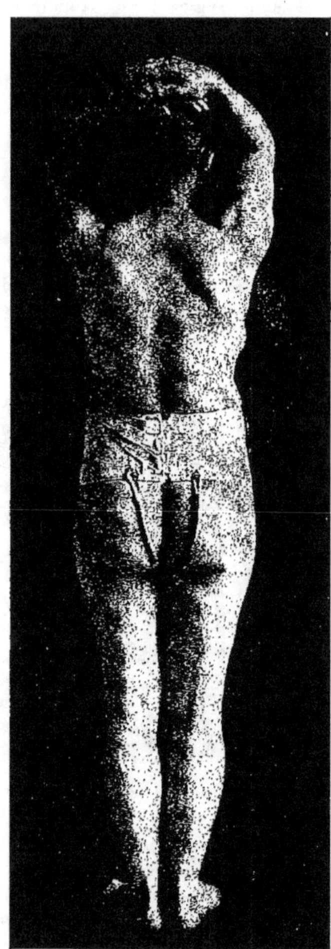

Fig. 59.

Ceinture eutocique en place, vue d'arrière.

fermer la brèche de la ligne blanche, à réduire les diamètres transverses de l'utérus, et à rendre par suite à cet organe sa forme normale, facteur essentiel de la bonne accommodation. On peut,

d'égale épaisseur, faute de quoi l'on a vu se produire à la longue une sorte de vésication.

Les figures 58, 59 et 60 qui représentent la ceinture en place vue de face, de dos et de profil, me dispenseront de décrire le mode d'application. Qu'il me suffise de dire que, pour la placer, les deux moitiés, délacées du devant, mais provisoirement maintenues réunies par les boucles dorsales, sont étalées sur le lit, sous les lombes de la

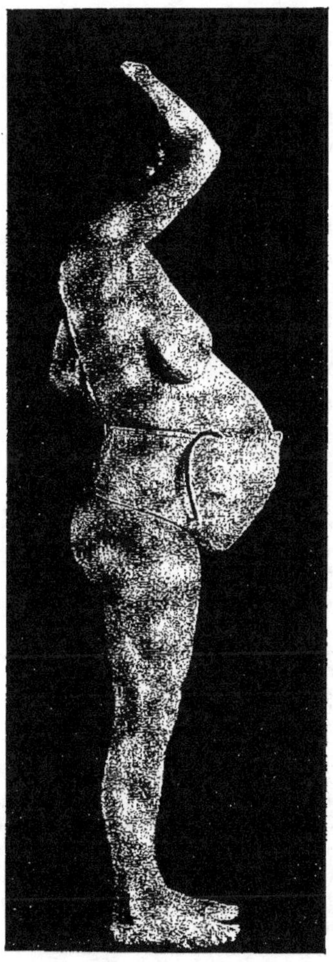

Fig. 60.

Ceinture eutocique en place, vue de profil.
On voit le tube de caoutchouc à robinet qui a permis le gonflement du coussin à air de droite.

patiente en décubitus dorsal et en position de version. La tête fœtale étant maintenue en bonne place par les deux mains de l'opérateur, un aide ramène en avant les portions baleinées ventrales, qu'il lace ensuite au degré convenable. Cependant l'opérateur, lâchant la tête fœtale déjà maintenue par le simple rapprochement des segments antéro-latéraux de l'appareil, presse latéralement les flancs. Les sous-cuisses sont mis en place pour empêcher la ceinture de remonter (*fig.* 59). Enfin l'insufflation des coussins, dont une de vos mains glissée dans l'appareil surveille le gonflement et la tension, termine l'opération qui n'a rien de compliqué.

Mais, direz-vous, comment faire acheter une telle ceinture par de modestes clientes ?

L'objection est spécieuse. Tout praticien qui se destine aux accouchements doit avoir dans son arsenal *sa* ceinture eutocique, comme il a *son* forceps, *son* ballon dilatateur, *ses* embryotomes, etc. Une ceinture « roulante » suffit amplement. C'est assez de 3 pour maintenir réduites les nombreuses présentations vicieuses qu'un an voit passer à la Clinique Baudelocque, sur 2400 accouchements.

Ainsi lorsqu'après avoir reconnu, dans le courant du dernier mois de la grossesse, une présentation de l'épaule et l'avoir corrigée, on voit la tête rester mobile au détroit supérieur, sans aucune tendance à l'engagement, il faut fixer cette tête et solliciter l'accommodation pelvienne en appliquant la ceinture eutocique. On laissera la ceinture en place jusqu'à ce que la tête s'engage, c'est-à-dire pendant un temps variable de un mois à quelques jours.

Vous entendrez dire, vous lirez peut-être que l'application de la ceinture eutocique détermine une gêne telle qu'on ne saurait l'imposer pendant un mois..... à une femme qui, durant toute sa vie, n'hésite pas à se soumettre au supplice du corset.

La gêne en réalité n'est pas grande ; le fût-elle qu'elle ne saurait faire perdre de vue le très grand avantage qui doit résulter, pour la mère, pour l'enfant, pour l'accoucheur, de la substitution définitive d'une présentation du sommet à la présentation vicieuse.

b) Présentation du siège.

Il ne nous reste plus qu'à envisager le cas d'une présentation du siège.

C'est la transformation, par pressions abdominales, de cette présentation en présentation de l'extrémité céphalique qui constitue, à proprement parler, *la version céphalique par manœuvres externes.*

C'est sur ce point (que Mattei n'avait fait qu'ébaucher) que Pinard a fait porter tout son effort ; c'est le chapitre auquel il a imprimé son cachet le plus personnel. Nous appuyant sur les statistiques citées plus haut qui démontrent les dangers que fait courir au fœtus la présentation de l'extrémité pelvienne, nous considérons ladite présentation comme une *indication formelle* à la version par manœuvres externes. Les objections des adversaires de Mattei : impossibilité d'une pareille transformation, danger de rompre l'utérus, de décoller le placenta — sont allées rejoindre les vieilles neiges. Une expérience hospitalière de 15 années en a fait justice et prouvé l'inanité.

N'hésitez donc pas à faire, dans votre pratique, ce que nous faisons quasi journellement à la Clinique :

Essayez toujours de transformer le siège en sommet.

C'est qu'en effet la seule contre-indication à la transformation d'un siège en sommet, *l'impossibilité de faire évoluer le fœtus*, ne peut vous apparaître qu'après plusieurs essais loyaux restés infructueux.

Nous allons donc d'emblée étudier le manuel opératoire.

Pratique de la version par manœuvres externes.

La Version céphalique par manœuvres externes proprement dite, est une opération qui consiste à faire virer complètement le fœtus dans l'utérus, à l'aide de pressions manuelles méthodiquement exercées sur le ventre.

Elle comprend deux temps qui sont :

1° La mobilisation du fœtus.

2° L'évolution ou mutation.

1er Temps : Mobilisation. — Elle a pour but et pour effet d'enlever le siège de dessus le bassin maternel et de l'amener dans la fosse iliaque. Facile chez les multipares, cette mobilisation l'est un peu moins chez les primipares. Cela tient à la tonicité plus grande de la paroi utérine chez ces dernières, c'est-à-dire à l'accommodation plus parfaite.

Supposons d'abord le cas facile : il s'agit d'empaumer le siège d'une main, la tête de l'autre et de les déplacer en sens inverse (*fig.* 62), abaissant celle-ci, remontant celui-là, à petits coups mais sans jamais lâcher prise, afin de ne pas perdre le terrain gagné. L'attitude de l'opérateur n'est pas indifférente. Il faut, en effet, ramener la tête par le plus court chemin, en faisant évoluer le fœtus dans le sens de sa flexion naturelle. La pratique a montré qu'on réussit d'autant plus vite et mieux qu'on *attire* le siège et qu'on *pousse* la tête.

Donc, s'il s'agit d'une *dorso-droite*, mettez-vous à droite de la femme très rapprochée du bord droit du lit (*fig.* 62);

(S'il s'agit d'une *dorso-gauche*, mettez-vous à gauche de la femme rapprochée du bord gauche du lit.)

Empaumez le siège à pleine main droite, la tête à pleine main gauche.

Attirez le siège vers la fosse iliaque droite, tandis que vous poussez la tête du fond de l'utérus vers le flanc gauche.

Dès que le fœtus est mobilisé, c'est-à-dire dès que vous l'avez mis en diagonale, vous le sentez prêt à virer. Allez, allez toujours dans le même sens ; ne lâchez plus jusqu'à ce que la tête soit revenue au-dessus du détroit supérieur.

La manœuvre est si rapide et si simple que souvent mobilisation et évolution se confondent (*fig.* 62, 63, 64).

Il n'en est pas de même dans les cas *difficiles.* Vous les reconnaîtrez du premier coup à ceci: la tentative de mobilisation bipolaire, faite comme ci-dessus, vous fait percevoir de la résistance ; la tête bouge bien et vous paraît descendre, mais le siège ne se déplace pas d'un centimètre. Qu'arrive-t-il ? vous augmentez momentanément la flexion de la tête sur la poitrine ou mieux son inclinaison sur une épaule, mais le tronc reste immuable.

N'hésitez pas à lâcher momentanément la tête, afin de *concentrer l'effort de vos deux mains unies sur le siège* pour le mobiliser. Sans mobilisation rien à espérer : il faut d'abord déloger le siège et l'amener dans la fosse iliaque.

Enfoncez donc vos mains profondément dans la fosse iliaque gauche ; essayez, manœuvrant comme pour évider le bassin (comme on fait pour creuser un trou dans le sable), de glisser l'extrémité des doigts au-dessous du siège, dans l'étage supérieur du petit bassin, où sans doute plonge une fesse qui fait cale, et tirez à vous vers la fosse iliaque droite (*fig.* 61).

détroit supérieur dans l'attitude représentée plus haut (*fig.* 35 et 47), qui n'est pas l'engagement, il s'en faut de beaucoup. En pareil cas la saillie que fait la fesse postérieure seule au-dessous de la margelle du bassin me paraît incapable d'empêcher la mobilisation.

J'ai voulu en avoir le cœur net. Dans les cas où la manœuvre bimanuelle hypogastrique ne m'avait pas permis de mobiliser le siège, et où l'on pouvait penser que la saillie de la fesse postérieure, l'engagement (!) des classiques, était l'obstacle à la mobilisation, j'ai tenté cette mobilisation *sans chloroforme*, par manœuvres mixtes ; c'est-à-dire que j'introduisais toute la main dans le vagin, et qu'à son aide je soulevais le segment

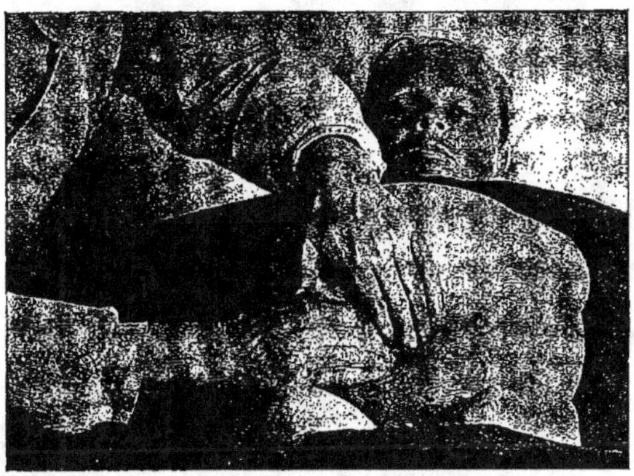

Fig. 61.

Version par manœuvres externes. Présentation du siège en sacro-iliaque droite transversale ; secondipare de 29 ans, accouchée 30 jours plus tard d'un garçon de 3,400, présentant le sommet.

1er temps : Mobilisation. L'opérateur placé à droite du lit a, de ses deux mains manœuvrant comme pour évider le bassin, attiré le siège du fœtus dans la fosse iliaque droite et l'y maintient quelques instants avant de commencer l'évolution.

Le plus souvent le siège cèdera à l'action bimanuelle, et dès lors vous serez assurés du succès.

Supposons maintenant le cas tout à fait rare où, malgré la manœuvre bimanuelle unipolaire, vous ne pourrez déloger le siège. Prenez garde : vous touchez à la *contre-indication*.

On a cru qu'en pareil cas l'obstacle à la mobilisation tenait à l'engagement du siège qu'on a dit se rencontrer surtout dans les cas de présentation du siège décomplété, mode des fesses. Or, nous l'avons dit déjà : le siège, même décomplété mode des fesses, ne *s'engage pas* pendant la grossesse ; tout ce qu'il peut faire c'est de se fixer au

inférieur et son contenu jusqu'à le déloger du petit bassin, cependant qu'un opérateur habile pratiquait la mobilisation bimanuelle hypogastrique. Or jamais nous n'avons pu, de cette façon, pendant la grossesse, réussir là où les manœuvres externes bien faites avaient échoué.

Cela veut dire que l'obstacle n'est pas dans ce pseudo-engagement du siège. Il réside tout entier dans la tonicité utéro-abdominale, dans l'adaptation à ce point étroite de l'utérus au fœtus, surtout chez les primipares, que, du fait de la pression subie, le fœtus présente à la naissance des difformités caractéristiques heureusement passagères.

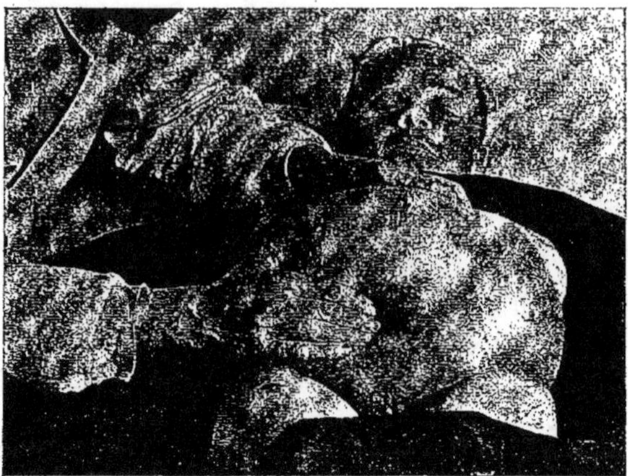

Fig. 62.

Suite de la version par manœuvres externes. 2ᵉ temps : Évolution. Tandis que la main droite de l'opérateur, qui n'a pas lâché siège fœtal mobilisé, continue à l'attirer à droite et en haut, sa main gauche, du bout des doigts appliqués à la nuque, repousse gauche et en bas la tête fœtale dont on voit maintenant le relief dans l'hypochondre gauche, au-dessous du sein. Le fœtus est te près de la situation transversale.

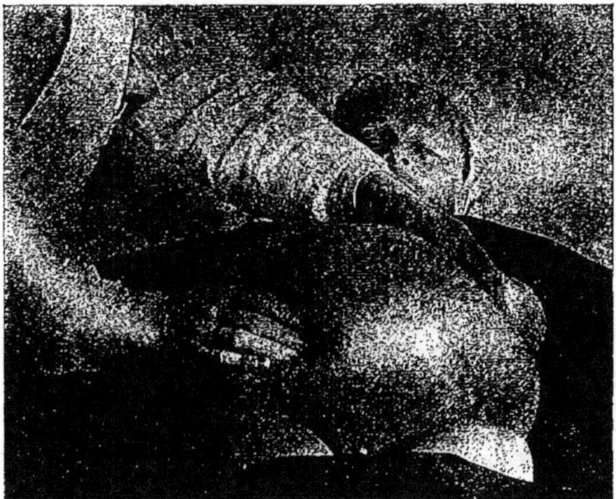

Fig. 63.

2ᵉ temps de la version par manœuvres externes : Evolution (suite). La main droite de l'opérateur a amené le siège fœtal dans flanc droit; sa main gauche a poussé la tête dans le flanc gauche. Le fœtus est en situation transversale, ses deux pôles à l'éq teur utérin. Encore un effort de la main droite et le siège va passer au fond de l'utérus.

Vous verrez cela principalement, je pourrais dire exclusivement, avec des présentations franches, surtout décomplétées mode des fesses. Le *Traité du palper* de Pinard renferme les observations de 7 femmes chez lesquelles il n'avait pu pratiquer la Version : dans quatre de ces cas la pression supportée par le fœtus avait été telle que les enfants présentaient à la naissance des attitudes vicieuses ; chez l'un il y avait renversement d'un pied en dehors simulant un pied-bot, qui ne disparut que 9 jours

ciencieuses de mobilisation bi-manuelle vous ont démontré l'impossibilité de la mobilisation. résignez-vous sans plus à laisser le siège en bas. C'est ce que Pinard fait et enseigne. Ne soyez pas plus royalistes que le roi.

2e Temps : Mutation. — La mobilisation une fois obtenue il ne reste plus qu'à exécuter la mutation. Ceci n'est qu'un jeu.

L'opérateur, toujours placé comme il a été dit, ayant repris la tête d'une main, le siège de l'autre,

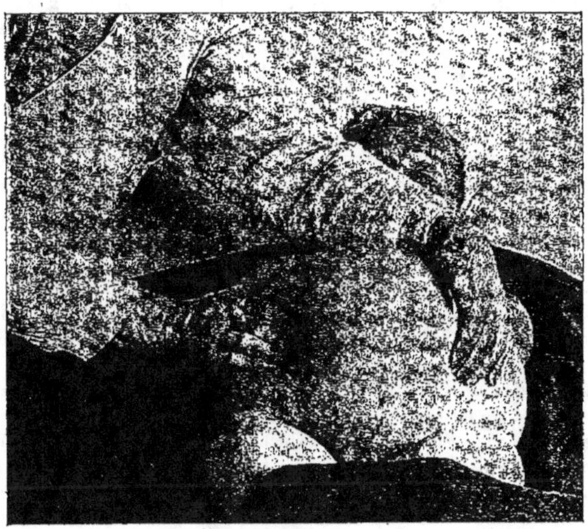

Fig. 64.

2e temps de la version par manœuvres externes : Évolution (suite et fin). La main droite de l'opérateur a amené le siège fœtal dans l'hypochondre droit ; sa main gauche a poussé la tête dans la fosse iliaque gauche (les doigts gauches sont sur la nuque). Remontez encore le siège, poussez encore la tête, et vous aurez la présentation du sommet cherchée, dos à gauche.

après la naissance; chez trois il existait une flexion latérale de la tête sur l'épaule (*fig.* 35) à ce point appuyée que la région parotidienne comprimée présentait l'empreinte persistante du moignon. J'ai vu plus que cela dans deux cas : la pression de l'épaule au niveau de la région parotidienne avait été telle que les fœtus sont nés avec une *paralysie faciale périphérique d'origine intra-utérine* qui ne disparut qu'après 3 semaines d'électrisation.

Que devons-nous conclure de ces faits ? Ceci : *à partir du moment où plusieurs tentatives cons-*

exerce des pressions douces et soutenues, saccadées s'il le faut, aux deux bouts de l'ovoïde fœtal qu'il déplace en sens inverse, poussant la tête en bas, attirant le siège en haut (*fig.* 62, 63, 64).

Vous avez maintenant une présentation du sommet.

Il importe d'empêcher la reproduction de la présentation du siège. Fixez donc la tête, au moins pendant quelques jours, à l'aide de la ceinture eutocique ; son emploi est d'autant plus nécessaire que la mobilisation et l'évolution du fœtus ont été plus faciles.

E. DIAGNOSTIC DE L'AGE DE LA GROSSESSE ET FIXATION DE LA DATE PROBABLE DE L'ACCOUCHEMENT.

Ces deux questions, si communément posées au médecin au cours de la grossesse ou aux approches du terme, ne comportent ni l'une ni l'autre une solution rigoureuse ; il s'en faut.

Pour y répondre, il faudrait, en effet, connaître et la date du début de la grossesse, c'est-à-dire de la fécondation, et la durée normale de la grossesse, en admettant que cette durée soit invariable.

Or, nous sommes aussi peu fixés sur **la durée normale de la grossesse** qu'à l'époque où Harvey la calculait d'après le temps pendant lequel « le Christ, le plus parfait des hommes, resta dans le sein de sa mère », c'est-à-dire en comptant de l'Annonciation jusqu'au jour de Noël, une période de 275 jours.

D'autre part, si le plus souvent **la fécondation** se fait dans *les jours* qui suivent immédiatement les règles, elle est possible et fréquente à une époque éloignée de celles-ci, *dans les derniers jours d'une période intermenstruelle*, dans ceux qui précèdent les règles qui manquent. On sait que Sigismund, Lœwenhardt, Williams ont même prétendu que c'est toujours l'ovule de ces dernières qui est fécondé.

Enfin, pour exceptionnelle qu'elle paraisse être à la suite d'un coït pratiqué dans le dernier tiers, et même dans la deuxième moitié d'une époque intermenstruelle, la conception est possible alors, grâce peut-être à la déhiscence intempestive, prématurée, d'un ovule d'une ponte supplémentaire et provoquée. Il n'y a donc pas, au cours de la période intermenstruelle, de période agénésique comme l'a soutenu jadis Avrard qui fixait d'autorité à 14 jours juste après les règles le temps de la fécondabilité. **Il est, par suite, impossible de savoir exactement quand la grossesse débute.**

Il est tout aussi impossible de déterminer d'une façon *indirecte* pour chaque cas particulier la date de la fécondation, puisqu'il n'y a pas de caractéristique du fœtus à terme. Rien ne peut permettre de distinguer à coup sûr un enfant de 8 mois d'un autre de 9.

Si Baudelocque a écrit : « Il y a toujours dans l'extérieur d'un fœtus de huit mois, quoique plus gros qu'un autre parfaitement à terme, un *caractère d'immaturité* qui ne se voit pas dans ce dernier et *qu'il serait trop long de décrire ici* », c'est apparemment qu'il eût été fort embarrassé de préciser ce caractère d'immaturité.

Ce qui n'était pas possible de son temps ne l'est pas davantage actuellement.

Ce n'est ni le poids qui peut varier de 2.000 et au-dessous à 5.000 et au-dessus ; ni la longueur qui oscille entre 40 et 60 centimètres ; ni l'insertion du cordon au milieu de la longueur du corps, car elle se fait aussi bien au-dessus et au-dessous ; ni l'aspect de la surface extérieure du corps, poils follets limités aux régions scapulaires, coloration blanc rosée de la peau, épiderme solide, cheveux longs et forts, ongles solides s'avançant jusqu'au niveau de la pulpe des doigts ; ni la présence des testicules dans le scrotum, ni le début d'oblitération du canal vaginal ; ni même le signe de Béclard (1819), présence dans l'épiphyse inférieure des fémurs d'un noyau d'ossification d'environ 5^{mm}, qui peuvent être le critérium cherché.

Il est d'observation courante que ces signes peuvent, isolés ou réunis, se rencontrer chez des fœtus qui semblent ne pouvoir pas être à terme, et manquer chez d'autres qu'on a des raisons de croire mûrs.

On ne saurait qu'en « déduire à *deux ou trois semaines près* (et davantage), l'âge réel d'un fœtus » (Jacquemier). De là l'impossibilité de déterminer par l'observation d'un grand nombre de cas la durée normale de la grossesse.

Comment donc arriver à une approximation pratique pour la **date probable de l'accouchement ?**

Supposons d'abord le cas, rare, où l'on connaît la date du coït fécondant.

Voici ce qu'a appris à ce sujet l'observation :

En réunissant les cas de Reid, Duncan, Hecker, Veit, Stadfeldt, Faye et Vogt, Schlichting, Depaul, Pinard, etc., soit environ 900, on trouve que l'accouchement s'est fait en moyenne 271 jours *après le coït fécondant* ; et, pour mieux dire, du 271ᵉ au 275ᵉ jour. Ce sont les chiffres mêmes du Talmud.

Qui dit moyenne, dit chiffres au-dessous et au-dessus de celle-ci. En effet, il est commun de voir la grossesse se terminer avant le 271ᵉ jour, sans qu'il soit possible de dire quelle est la limite inférieure de l'accouchement à terme et supérieure de l'accouchement prématuré ; il est non moins commun de voir l'accouchement se faire après le 270ᵉ jour, la limite la plus reculée, d'après les auteurs cités ci-dessus, étant le 294ᵉ jour. Cette limite est rarement atteinte, il est vrai, mais la loi française admet qu'elle peut être dépassée, puisqu'elle dit à l'article 315 du Code civil :

« La légitimité de l'enfant *né 300 jours* APRÈS la dissolution du mariage *pourra être contestée.* »

Cette fixation à 300 jours de l'*ultimum tempus pariendi* que Fourcroy, le rapporteur au Conseil d'État, voulait moindre (286) paraît fort sage. Il résulte, en effet, d'observations faites par les éleveurs (Tessier, lord Spencer, etc.), et beaucoup moins sujettes à caution par conséquent que celles touchant l'espèce humaine, que les naissances retardées sont communes à toutes les espèces : si, par exemple, la vache vêle le plus souvent du 283ᵉ au 286ᵉ jour après la saillie, on a vu le chiffre de 308 atteint ; si la jument pouline le plus souvent du 343ᵉ au 346ᵉ jour, on a noté parfois le chiffre de 394, etc.

Nous pouvons donc, en nous appuyant sur la date du coït fécondant, fixer la date **probable** de l'accouchement **au 271ᵉ jour**, sauf réserve d'un accouchement que nous dirons prématuré s'il survient avant cette date, et en prévenant qu'il peut y avoir une différence de 1 mois en plus.

Pour les cas ordinaires, ceux où **l'on connaît non pas la date du coït fécondant, mais celle des dernières règles**, voici sur quoi l'on s'appuie pour fixer la date probable de l'accouchement :

L'observation d'un très grand nombre d'accouchements a prouvé que si, le plus souvent, l'enfant naît du 270ᵉ au 280ᵉ jour après la fin des règles, il est très fréquent de voir l'accouchement ne se faire que du 280ᵉ au 300ᵉ jour,

et qu'il n'est pas très exceptionnel de noter au delà de 300 jours, jusqu'à 315. (Voyez le tableau graphique p. 64).

Rien ne paraît plus facile à certains que d'expliquer la différence de 30 jours qui sépare 270 de 300.

270, c'est sans doute, disent-ils, la fécondation de l'ovule des dernières règles.

300, c'est sans doute celle de l'ovule des règles qui n'ont pas paru.

De 280 à 300, c'est, si l'on veut, la fécondation d'un ovule supplémentaire ?

Au delà de 300, on ferait intervenir la possibilité, dûment constatée chez certaines femmes, d'intervalles menstruels de 6 semaines, s'il était démontré que la grossesse a une durée étroitement limitée, ce qu'on ignore encore une fois.

Quoi qu'il en soit de cette glose, en pratique, *il faut*, on le voit, *compter avec une erreur possible et relativement fréquente de 30 jours et plus.*

La sagesse nous semble donc vouloir que l'on fixe comme **date probable de l'accouchement : un peu avant le milieu de cette période d'aléa**, soit le **280ᵉ jour**, en prenant la précaution de dire (toujours sauf réserve d'un accouchement que nous dirons prématuré), qu'il faut se tenir prêt à partir du 270ᵉ jour et qu'il ne faudrait pas s'étonner si l'enfant ne naissait que vers le 300ᵉ jour et même plus tard.

Le calcul précédent exige l'emploi d'un calendrier ordinaire ou celui d'un des innombrables calendriers dits de grossesse qui courent tous les livres d'accouchement.

En pratique, lorsqu'il faut répondre sans tant de façons, et surtout sans hésitation, à une question posée par une femme dont il est nécessaire de gagner la confiance sans désemparer, voici ce qu'il faut faire :

A la date de la fin des dernières règles, ajoutez 10 jours; cela fait, comptez 3 mois en reculant : c'est votre date probable.

Exemple : fin des dernières règles : 20 janvier + 10 jours = 30 janvier, moins 3 mois = fin octobre.

Accouchement probable fin octobre, possible à partir du 15 octobre, et dans la première quinzaine de novembre.

Ce calcul très approximatif est suffisamment exact, car :

270 jours après le 20 janvier font : 18 octobre.
280   —   — : 27 octobre.
300   —   — : 16 novembre

Et si nous supposons une **grossesse laissant en dehors février**, nous avons par le calcul rapide : 15 mars $+$ 10 $=$ 25 mars, moins 3 mois $=$ 25 décembre.

Accouchement probable vers le 25 décembre, possible à partir du 10 décembre et dans les premiers jours de janvier, car

270 jours après le 15 mars font : 18 décembre.
280   —   —   : 28 décembre.
300   —   —   : 9 janvier.

Supposons enfin le cas, rare heureusement, où **nous n'avons aucun des renseignements précédents** : il s'agit d'une femme devenue enceinte au cours d'une période d'aménorrhée. Le calcul de l'âge de la grossesse au moment où l'on est consulté et, par suite, la fixation de la date probable de l'accouchement devient encore plus aléatoire.

Pas plus, en effet, que le poids du fœtus ou ses dimensions le **volume de l'utérus** n'est rigoureusement fixe et déterminé pour un temps donné de grossesse.

Les chiffres que nous avons donnés pour la hauteur de l'utérus au-dessus du pubis :

2 mois $=$ · 5 centim.
3 à 4 mois $=$ 10 centim.
5 mois $=$ 20 centim.
à terme $=$ 33 centim.

ne sont que des moyennes, établies elles-mêmes sur des chiffres approximatifs.

Quant aux **mouvements actifs**, s'il est vrai que lorsqu'ils sont perçus par la mère, c'est le plus souvent vers 4 mois 1/2, il est des différences possibles de 1 mois 1/2 en moins (fin du 3e mois) à 1 mois 1/2 en plus (6 mois).

C'est pourtant sur ces données très douteuses qu'il faudra tabler en faisant, est-il besoin de le dire, les plus expresses réserves, à moins qu'on n'ait la puissance divinatrice, malheureusement peu répandue, des accoucheurs qui diagnostiquent l'âge d'une grossesse au degré et à l'étendue du ramollissement du col !

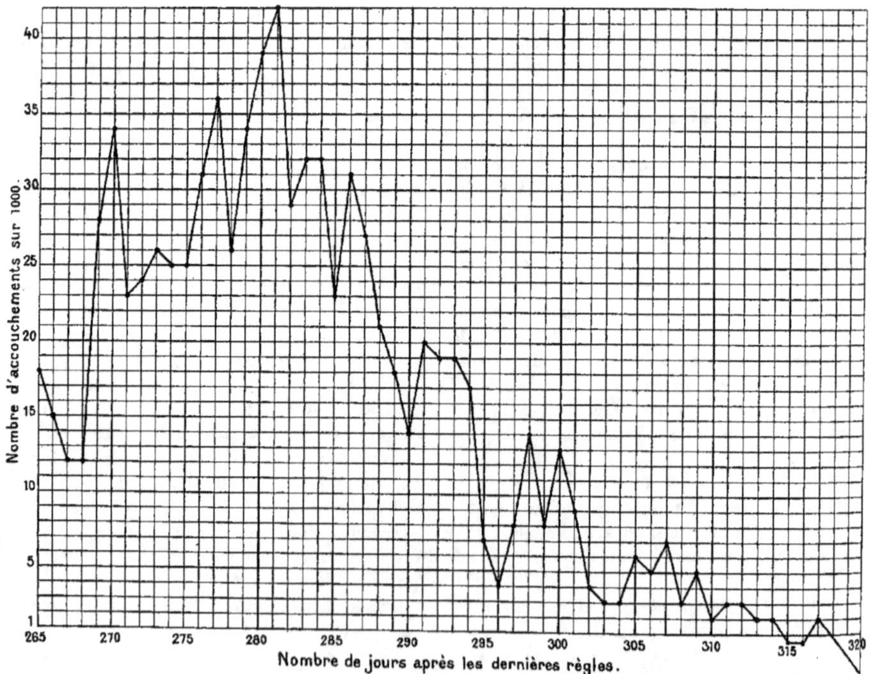

Tableau graphique de la durée de la grossesse comptée à partir de la fin des dernières règles ; résumé de 1000 observations.

F. HYGIÈNE DE LA GROSSESSE.

Les auteurs de nos premiers Traités d'accouchements, j'entends les accoucheurs du xviie et du xviiie siècles, ont rassemblé pêle-mêle sur ce sujet maints conseils empiriques touchant : l'alimentation, l'habillement, les déplacements, les bains et les injections, les rapports conjugaux, les soins de la bouche, la préparation des mamelons, etc., etc., des femmes enceintes. Mauriceau ne consacre pas moins de 11 pages in-folio à ce qu'il appelle le « gouvernement des femmes grosses. » Nombre d'accoucheurs contemporains sacrifient à cette coutume, résumant et mettant au goût du jour les aphorismes traditionnels, dont la plupart se trouvent déjà dans Soranus d'Éphèse.

Nous pensons, avec Pinard, que c'est d'autres objets plus importants que l'accoucheur se doit préoccuper.

Il lui faut :

1° Écarter tout ce qui pourrait entraîner l'expulsion prématurée de l'œuf;

2° Surveiller attentivement les différents appareils et la régularité de leurs fonctions, en particulier les appareils et fonctions d'assimilation et de désassimilation ;

3° Préparer à l'enfant une sortie facile et sans danger ; à la mère un accouchement et des suites de couches physiologiques.

Examinons successivement chacun de ces chapitres.

1° Écarter tout ce qui pourrait entraîner l'expulsion prématurée de l'œuf.

« En thèse générale on conseillera d'éviter toute fatigue générale de l'organisme, toute fatigue de l'organe gestateur, tout traumatisme général ou local. Il est nécessaire de faire prendre pour les femmes enceintes, les précautions et les soins que prennent les éleveurs pour les femelles en état de gestation. » (Pinard).

Mais l'accoucheur sera contraint d'entrer dans le détail. Il ne lui suffira malheureusement pas de dire une fois pour toutes, ce qui est pourtant la sagesse : « Il faut sur toutes choses que la femme grosse observe un bon régime de vivre, qui soit convenable à son tempérament, à sa coutume et à sa condition et qualité. » (Mauriceau).

Essayons donc de préciser.

C'est surtout à propos des exercices physiques, des déplacements, des voyages, de la continuation des rapports conjugaux que le médecin pourra se trouver fort embarrassé, car autant d'accoucheurs, autant d'avis.

Les *déplacements* à courte ou longue distance! Les uns les défendent, les autres les tolèrent ; d'autres enfin les permettent. Je suis de ces derniers, lorsque l'évolution de la grossesse en cause et des grossesses précédentes a été normale. En cas contraire, nous les interdisons... lorsqu'ils ne sont pas indispensables.

Ce n'est pas que nous soyions convaincu que la trépidation de la voiture ou du chemin de fer ait la puissance abortive qu'on lui attribue souvent. Que de femmes sont montées à cheval, à bicyclette, en bateau, en chemin de fer, en voiture, et pour de longs trajets, au début ignoré d'une grossesse ou au cours d'une grossesse reconnue et déjà avancée, sans en éprouver le moindre inconvénient. Que de femmes ont appris à leur dépens combien solide est à l'utérus l'adhérence de l'œuf sain. Qued'autres, par contre, avortent ou accouchent prématurément quoique condamnées au lit ou à la chaise longue ! Pourquoi dès lors faire des réserves ? C'est que le préjugé de l'action abortive des voyages est à ce point enraciné, que ce serait folie, de la part du médecin, sauf le cas de nécessité, de s'exposer dans un cas douteux aux récriminations venant du *post hoc ergo propter hoc.*

Pinard résume ainsi ses conseils sur ce sujet :

« Pendant la grossesse pas de surmenage pour les femmes qui sont obligées de travailler; pas d'équitation, de bicyclette, de natation pour les femmes qui peuvent se distraire.

« Se rappeler, lorsqu'on permet les déplacements ou les voyages, qu'à chaque période correspondant à celle des règles de plus grandes précautions doivent être prises, en raison de l'état congestif de l'appareil génital. Par conséquent, éviter autant que possible que le voyage, les longues stations debout coïncident avec les époques en question. »

Pour la seconde moitié de la grossesse, Pinard recommande au médecin de ne pas oublier que l'utérus devient pelvien par son segment inférieur. Il conseille d'éviter le surmenage et surtout les longues stations debout qui pourraient, en exagérant l'accommodation pelvienne, jouer le rôle du coup de vent qui fait se détacher de l'arbre le fruit encore vert et pourtant sain — surtout en combinant leur action à celle de l'insertion si souvent basse du placenta que nous ne pouvons diagnostiquer.

Pour ce qui est des *rapports sexuels*, Pajot avait coutume de répondre, et c'est peut-être la sagesse : « Maintenant que vos vœux sont exaucés, ne les poussez pas trop loin. » Qui pourrait cependant trancher ferme la question du rôle du coït dans la genèse de l'avortement ou de l'accouchement prématuré, avec ou sans rupture prématurée des membranes ? Dionis n'écrivait-il pas (1721), après vingt campagnes heureuses :

« Mauriceau défend à la femme les approches de son mari les premiers jours de la conception (!) et encore les deux derniers mois de la grossesse, prétendant que le corps en est extrêmement agité, et même le ventre comprimé dans l'action..... Mauriceau ne peut point avoir fait ces observations par lui-même, n'ayant jamais pu avoir un seul enfant en quarante-six années de mariage. Pour moi qui ai une femme qui a été grosse vingt fois, et qui m'a donné vingt enfants dont elle est accouchée à terme et heureusement, je suis persuadé que les caresses du mari ne gâtent rien. »

Au sujet des *bains*, du « tub » nous répondons : « Ni plus, ni moins qu'avant la grossesse », ne croyant ni à l'action abortive de l'hydrothérapie dans les premiers mois, ni à l'action ramollissante sur le périnée des bains prolongés et fréquents pris au cours des derniers mois.

Les inconvénients de l'hydrothérapie ne sont pas démontrés ; il est des médecins qui la prescrivent sans crainte lorsqu'en surgit l'indication au cours d'une grossesse.

Dans les pays où les femmes grosses prennent des bains de mer quotidiens, l'accouchement prématuré n'est pas plus commun qu'ailleurs.

Ce n'est pas seulement la fatigue et le surmenage physique qu'il faut proscrire ; le médecin doit se souvenir que l'annonce brusque d'une catastrophe a été souvent suivie d'hémorrhagie utérine et d'avortement ou d'accouchement prématuré.

2° Surveiller attentivement, et cela pendant toute la durée de la grossesse, les différents appareils et la régularité de leurs fonctions, en particulier les appareils et fonctions d'assimilation et de désassimilation.

Voici, résumées en quelques lignes, d'après l'enseignement de Pinard, les idées directrices qui doivent présider à cette surveillance.

« L'état fonctionnel particulier dans lequel se trouve la femme, pendant toute la durée du développement normal de l'œuf, peut et doit être résumé ainsi : suractivité de tous les organes par nécessité d'hypernutrition. Cette suractivité entraîne fréquemment le surmenage, l'impotence fonctionnelle de certains organes qui, suffisant à la tâche en dehors de la grossesse, sont au-dessous de leur rôle pendant la gestation.

« On sait que parmi les organes d'élaboration le plus grand rôle est dévolu au foie et aux reins ; on sait aussi que lorsque foie et reins fonctionnent d'une façon insuffisante, on ne tarde pas à voir apparaître des accidents *d'auto-intoxication* dont l'éclampsie est la manifestation la plus nette et la plus grave.

Il est, dit le professeur Bouchard, « des produits excrémentitiels imparfaits qui résultent d'une élaboration insuffisante du foie, et beaucoup d'autres substances toxiques dont je ne connais ni le nom ni la constitution, mais dont j'ai démontré *physiologiquement* la présence dans les urines. Toutes ces matières sont capables de produire des intoxications, parmi lesquelles nous citerons l'Eclampsie, le Coma diabétique. »

Pinard observant que, parmi ces poisons du sang résultant d'une élaboration insuffisante, il en est à l'aide desquels on a pu produire expérimentalement des vomissements, de la salivation etc., se demande si l'auto-intoxication n'est pas capable de causer, au moins pour une grande part, tous ces accidents que les anciens réunissaient sous le nom de Pica, et qu'on observe si souvent pendant la première moitié de la grossesse.

Sans nier absolument l'influence pathogénique des réflexes utérins, dont le rôle a certainement été exagéré, cette conception plus large de *l'auto-intoxication gravidique par insuffisance des organes d'élaboration* (qui n'ont pas encore trouvé le moyen de faire face au surcroit de besogne à eux imposé(, nous paraît une hypothèse très rationnelle.

Elle a en tout cas incité à étendre, pour le plus grand bien des femmes grosses, l'action évidemment salutaire du régime lacté à des accidents (nausées, vomissements, sialorrhée), jusqu'ici rebelles à tout traitement.

On connaît depuis longtemps l'action prophylactique de ce régime, empirique à ses débuts, contre les manifestations plus graves de l'insuffisance des émonctoires (urémie, éclampsie). Des observations déjà nombreuses de Pinard montrent le même effet salutaire du lait sur les vomissements graves, la salivation, etc.

Pinard a été conduit à cette thérapeutique par l'étude d'expériences de Hahn, Massen, Pawlow (1892), expériences sur lesquelles je reviendrai longuement par la suite. Ces auteurs ont prouvé qu'on pouvait, grâce au régime lacté, faire disparaître les accidents (assez semblables à ceux que nous venons de passer en revue) qu'entraîne l'alimentation ordinaire chez les animaux dont on a supprimé expérimentalement la fonction hépatique antitoxique (fistule d'Eck, abouchement direct de la veine porte dans la veine cave.)

De tout ce qui précède, Pinard conclut qu'il est bon, par un régime approprié, d'éviter le surmenage du foie ; qu'il faut être constamment à l'affût des moindres signes d'insuffisance des organes d'élaboration.

Comme l'apparition de l'albumine dans les urines reste, actuellement, le signe clinique de cette insuffisance le plus aisé à dépister il faut, au cours de la grossesse la plus normale en apparence :

Examiner les urines pour s'assurer qu'elles ne contiennent pas *d'albumine ;* les examiner de parti pris, en dehors de tout signe d'insuffisance rénale ; les examiner non seulement tous les quinze jours à partir du septième mois, mais à maintes reprises dès les premiers mois.

Coupable est le médecin qui néglige ce point essentiel ; il expose à l'éclampsie la femme qui s'est confiée à ses soins.

Il faut de plus, cela va de soi, rechercher la présence du sucre.

L'intestin sera également surveillé de près, car il est lui aussi une source d'auto-intoxication. On ne doit pas redouter de le faire fonctionner énergiquement si besoin est. Jamais un purgatif, même drastique, n'a interrompu le cours d'une grossesse.

La *constipation,* si communément exacerbée, opiniâtre, sera combattue avec persistance. D'ordre mécanique souvent, elle est heureusement atténuée par les lavements, soit simples, soit additionnés de glycérine (de 1 à 3 cuillerées à soupe) ou de gros miel (1 à 2 cuillerées), etc. Il y a là une question de susceptibilité individuelle qui exige souvent de longs tâtonnements. A défaut des lavements, on usera des purgatifs salins à petite dose, de l'huile de ricin en capsules, du *cascara sagrada* en cachets de 25 centigrammes (1 ou 2 cachets le soir suffisent souvent à procurer une selle le lendemain matin) etc., etc. Mais l'accoutumance vient assez vite ; aussi doit-on varier souvent le médicament.

3° **Préparer à l'enfant une sortie facile et sans danger, à la mère un accouchement et des suites de couches physiologiques.**

L'enfant naissant d'autant plus facilement et sans danger qu'il se présente franchement par le sommet, l'accoucheur doit :

a). **S'assurer à 7 mois 1/2 chez les primipares, à 8 mois chez les multipares que la présentation du fœtus est régulière;** c'est-à-dire non seulement que la tête est en bas, mais qu'elle est sinon engagée au moins *solidement fixée* à l'entrée du bassin. La tête est-elle mobile ? La fixer à l'aide de la ceinture eutocique. Transformer par manœuvres externes les présentations de l'épaule et du siège en présentation de l'extrémité céphalique.

b). **Chaque fois qu'au 8e mois la tête reste mobile au-dessus du détroit supérieur, examiner méthodiquement d'abord le** squelette en totalité, puis **le squelette pel-vien**, puis le **segment inférieur de l'utérus** et les **parties molles du bassin**, afin de dépister, longtemps à l'avance, les *obstacles* qui de ces divers chefs pourraient gêner l'accouchement, et de se préparer à tête reposée à y parer. L'improvisation thérapeutique en plein travail est périlleuse pour la mère et pour l'enfant.

c). **Assurer de bonne heure,** à tout événement, **l'asepsie du vagin.** Loin de proscrire comme naguère les injections vaginales, l'accoucheur doit s'efforcer d'obtenir qu'elles soient faites quotidiennement, avec un liquide antiseptique. Il n'est pas douteux que le vagin, en apparence le plus sain, renferme souvent des micro-organismes pathogènes : streptocoques, gonocoques, etc. Il importe de détruire ou au moins d'atténuer ces micro-organismes, avant tout début de travail tempestif ou prématuré. On met ainsi l'accouchée à l'abri de l'auto-infection ; on prémunit le fœtus contre l'ophthalmie.

CHAPITRE II

LE TRAVAIL

II. LE TRAVAIL DE L'ACCOUCHEMENT NORMAL

A. DIAGNOSTIC ET ÉTUDE CLINIQUE DU TRAVAIL.

L'ouverture de l'orifice utérin et l'expulsion du fœtus et des annexes, d'abord par cet orifice ouvert, puis par le canal vulvo-vaginal, tel est le but et le résultat final de ce que l'on dénomme *Travail de l'accouchement.*

Les divisions de ce travail en périodes, l'étude analytique de l'accouchement, reposent, au moins pour la plus grande part, sur les modifications subies par le col utérin.

Le diagnostic du travail ne peut se faire avec quelque certitude que par l'examen du col.

Toutes ces raisons nous commandent de commencer ce chapitre par l'étude anatomique du col de l'utérus à la fin de la grossesse et pendant le travail. Après quoi rien ne sera plus aisé que de faire le diagnostic du passage de l'état de grossesse à l'état d'accouchement, et de suivre pas à pas le travail, d'en faire l'étude clinique.

I. Le Col et le Segment inférieur de l'Utérus gravide à terme.

Tandis que le corps de l'utérus subissait les modifications profondes de volume, de forme, de rapports que nous avons étudiées au cours de la grossesse, le col, avons-nous dit, se modifiait à peine. Sauf le ramollissement et les caractères spéciaux qu'il tire de l'état de primiparité ou de multiparité, il reste à peu de chose près ce qu'il était avant la grossesse.

Ce que nous venons de dire s'applique surtout à ses dimensions, à l'occlusion de ses orifices externe et interne, à la longueur du canal cervical mesurée entre ces deux orifices.

Cela étant en contradiction avec des données longtemps classiques, et qui pour beaucoup d'accoucheurs le sont encore, il est indispensable d'exposer brièvement les principales erreurs qui ont eu cours sur ce sujet, et longuement, avec figures à l'appui, les données anatomiques sur lesquelles nous nous appuyons pour les réfuter.

Les **sensations fournies par le toucher,** pendant la deuxième période de la grossesse, présentent certaines différences, suivant que l'on examine une primipare ou une multipare.

Chez la *primipare,* le toucher fait reconnaître un col conique, moyennement ramolli, conservant encore, quant à sa portion vaginale, seule bien explorable par le toucher, un certain relief.

A son sommet, on sent un orifice arrondi, fermé ou admettant à peine la pulpe de l'index, et limité dans ce dernier cas par un anneau mince et résistant qui, si l'on ne force pas, arrête le doigt à l'entrée du canal cervical fermé.

Il semble que la portion vaginale soit plus courte qu'elle ne l'est habituellement à l'état de vacuité; c'est ce que les accoucheurs anciens exprimaient d'un mot : *effacement,* effacement *de la portion vaginale,* la seule encore une fois qui soit explorable.

Chez la *multipare,* on trouve le col large, comme en massue, boursouflé. Il est ramolli au point qu'il semble souvent qu'il n'y ait plus de portion vaginale, que celle-ci soit *effacée* (*fig.* 35).

L'orifice externe, large, perméable, transverval, déchiré quelquefois en coup de sabre, permet à l'index d'entrer dans le canal cervical, qu'on trouve perméable et court, jusqu'à un orifice profond qui est fermé et s'oppose à l'accès de la cavité occupée par l'œuf.

C'est, disait Pajot, un véritable *éteignoir*.

Cette occlusion de l'orifice profond est la règle, mais à une condition : c'est qu'il n'ait pas été forcé ; il cède sous une poussée digitale peu considérable, de telle sorte que, sur une femme touchée par plusieurs élèves, on le trouve ouvert ; on peut alors arriver sur les membranes. Sur un col ainsi *préparé*, il semble que la portion vaginale ait disparu, et même qu'il n'y ait plus ou très peu de canal cervical. Aussitôt l'orifice externe franchi, on arrive sur les membranes de l'œuf, c'est-à-dire dans la cavité utérine. C'est ce que les anciens auteurs ont exprimé en disant : *Effacement du col — le col s'efface à la fin de la grossesse.*

Bref, soit dans sa portion vaginale lorsqu'elle est seule explorable, soit dans sa totalité lorsque le canal cervical est perméable, **le col semble effacé.**

Tel est le résumé des sensations perçues par le toucher digital du col, à la fin de la grossesse.

L'interprétation de ces sensations, sur lesquelles tout le monde est d'accord, a conduit depuis deux siècles et plus, c'est-à-dire depuis 1668, à une cacophonie qui dure encore — au grand détriment du praticien.

Il ne s'agit pas là, en effet, comme quelques-uns affectent de le croire, d'une discussion byzantine, sans intérêt pratique.

Que le col s'efface ou ne s'efface pas pendant la grossesse, cela semble au premier abord oiseux au praticien.

Mais voici qui l'intéresse : sa cliente accouchera-t-elle entre ses mains ou entre celles d'un confrère qu'on aura dû quérir en hâte pour le remplacer?

Car au point de vue pratique, voici comment la question se pose : Y a-t-il entre le col d'une femme *à terme et non en douleurs*, et celui d'une femme *à terme et en travail*, une ressemblance parfaite?

Si oui, l'état du col ne peut servir à diagnostiquer le début du travail ; et c'est très grave. Car les autres signes que nous étudierons

sont trompeurs. Rappelez-vous ces histoires courantes de médecins ou de sages-femmes s'installant 24, 48 heures au lit d'une pseudo-parturiente qui n'accouchera que 15 jours plus tard, mais qui, pressée d'accoucher, ayant fixé son terme à jour fixe, a « des douleurs » et le ventre dur quand on y applique la main. Il y a plus : on voit des femmes qui, de bonne foi, simulent la période d'expulsion ; j'en ai vu une, primipare, arrivée à la clinique « en douleurs, toute prête d'accoucher » disait-elle. Dès qu'elle fut sur le lit, on la vit plier les jambes et faire de violents efforts d'expulsion ; le travail ne commença que quatre jours après. Enfin il est des femmes chez qui le travail se fait presque sans douleurs. Comment s'y reconnaître ?

Si, au contraire, et c'est ce que nous prouverons tout à l'heure, **le col de la grossesse et le col du travail ont chacun une physionomie propre, tranchée**, rien ne sera facile comme de résoudre la question de pratique ; vous ne courrez pas le risque soit de manquer votre cliente, soit de faire auprès d'elle un stage prolongé, inutile et quelque peu ridicule.

De la cacophonie à laquelle j'ai fait allusion plus haut, il y a trois grands coupables : Mauriceau, Stoltz, Braune.

Mauriceau, dès 1668, et dans les éditions multiples de son *Traité* qui précédèrent et suivirent sa mort (1709), inondant le monde entier pendant tout le xviiie siècle, écrivit :

« Le col grandit, grossit et s'amollit jusqu'au sixième mois, après quoi il commence à diminuer dans toutes ses dimensions, à proportion que la matrice s'étend, tellement que quand la femme approche du terme, il est tout aplani et presque confus avec le globe de la matrice, ne faisant pour lors qu'un petit bourrelet ou cercle un peu épais à son entrée, dont le couronnement est fait au temps de l'accouchement. »

La doctrine est encore vague ; mais les élèves vont préciser la pensée du maître, les uns en la figurant comme Levret (voyez *fig.* 65), les autres comme Rœderer (1759), en écrivant :

« Vers le sixième mois, le col commence à s'élargir, de manière que la partie de sa cavité placée au-dessus de son orifice externe, se confond avec la cavité commune de l'utérus ; et c'est alors que *la partie du col dilatée qui porte sur le vagin commence à prendre le nom de segment inférieur de l'utérus.* »

A mesure que les commentateurs multiplient, *la doctrine de l'effacement du col à partir du sixième mois* se précise de plus en plus, et voici ce qu'elle est devenue vers 1840, pour deux des classiques français du temps — Velpeau et Mme Boivin :

« Vers le sixième mois, dit **Velpeau**, l'organe gestateur offre la figure d'un vase sphéroïde, terminé par un goulot très court.

« On pourrait le comparer à une vessie dont l'extrémité uréthrale ou le col serait ficelé dans l'étendue d'un pouce ou deux (27 à 54^mm). En imaginant alors que quelqu'un relâche avec lenteur et de haut en bas, les cercles du lien qui le ferme, pendant qu'une autre personne souffle par son fond, pour la distendre, on aura une idée assez nette de l'effacement graduel du sommet de l'utérus, c'est-à-dire du col. »

Et **Mme Boivin**, dégageant dans toute leur netteté les conséquences logiques de cette formule, de dire :

« *Le col, à lui seul, forme donc plus du tiers de la cavité de l'utérus à l'époque de la grossesse à terme.* L'orifice interne est complètement effacé depuis longtemps. L'orifice externe dont les bords sont alors plus ou moins épais, fait communiquer directement la cavité utérine avec le vagin. *C'est le col de la matrice qui enveloppe la tête du fœtus.* »

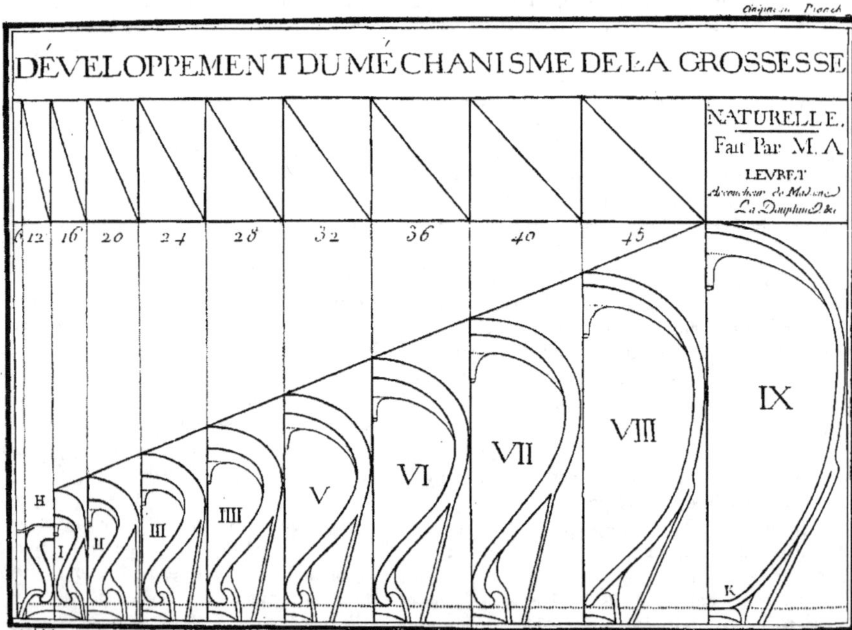

Fig. 65 (LEVRET).

« J'ai fait cette planche à dessein d'inculquer de plus en plus les idées que j'ai sur le méchanisme des progrès successifs de la grossesse..... depuis le premier mois jusqu'au dernier. — Chacune des figures de la carte sont une coupe verticale de la matrice dont elles exposent le quart.

« Les lignes obliques qui sont au haut de la planche représentent les degrés de l'inclinaison de la matrice de devant en arrière de son fond à son col.

« La figure inférieure de gauche (H) représente la matrice en vacuité parfaite; les autres représentent les différents degrés de dilatation pendant la grossesse dont chacun est marqué de son numéro.

« Les changements du col de la matrice sont frappants surtout dans les deux derniers mois; puisque l'on voit que le col est encore très considérable à la fin du 7e mois, qu'il commence à être évasé du 8 au 9, qu'il l'est beaucoup à la fin du dernier mois et que l'orifice est souvent béant aux approches du travail comme on le voit en **K**. » (LEVRET — 1766.)

Vers 1840 commence à se substituer à cette doctrine de Mauriceau celle que **Stoltz** avait formulée à la fin de son internat à Strasbourg, dans sa thèse inaugurale (1826). C'est que, vers 1840, Stoltz s'affirme comme un des maîtres de l'École française, et traite sur le pied d'égalité avec l'École de Paris, à laquelle il vient déjà d'imposer l'accouchement prématuré artificiel venu d'Angleterre par l'Allemagne.

Stoltz disait, s'appuyant exclusivement lui aussi sur les sensations fournies par le toucher :

Si le col, après s'être hypertrophié jusqu'au sixième mois, se raccourcit à partir de cette époque, c'est seulement *pendant la dernière quinzaine* que l'orifice interne s'ouvrant, le col se perd dans le segment inférieur de l'utérus.

Le raccourcissement se fait par le mécanisme suivant : l'orifice interne se rapproche de l'externe pendant que le canal cervical se dilate. « Lorsque les deux orifices ne sont plus guère éloignés l'un de l'autre, l'orifice interne s'entr'ouvre le premier » ; puis très rapidement le col disparaît tout entier, et nous arrivons toujours — un peu plus tard il est vrai, mais avant tout début de travail — à l'effacement de Mauriceau.

« C'est ainsi que lorsque le fond et le corps de l'utérus sont distendus au point que leur substance est assez développée et offre une plus grande résistance, le tour en est venu au col qui, étant déjà ramolli, disparaît peu à peu et *forme, à la fin de la gestation, le segment inférieur de l'utérus.* »

De 1840 à 1872, les cliniciens adoptent ces idées, que développent dans leurs traités Jacquemier, Cazeaux, P. Dubois et Pajot, Scanzoni, Spiegelberg, Schrœder. Je laisse à dessein de côté les discussions d'importance très secondaire sur cette autre question : l'effacement se fait-il de haut en bas ou de bas en haut ?

Le col s'efface pendant la grossesse, voilà le point capital ; seulement, tandis que, jusqu'en 1840, tous les cliniciens l'avaient « vu », par les yeux de Mauriceau, s'effacer à partir du sixième mois, depuis lors, jusqu'en 1876 et sur la foi de Stoltz, ils n'en « constatent » plus l'effacement que dans la dernière quinzaine.

Mais voici qu'à partir de 1876 jusqu'en 1886, pour l'École allemande, et de 1882 jusqu'à nos jours, pour une partie de l'École française, le col recommence à s'effacer à partir du septième mois.

Rien n'est plus curieux que de comparer à ce sujet les pages 197 et 579 du Traité de MM. Tarnier et Chantreuil.

A la page 197 on lit : Stoltz a fait justice en 1826 des assertions *inexactes* des accoucheurs les plus autorisés touchant l'effacement du col à partir du sixième mois. « C'est à lui que revient le mérite d'avoir *démontré* que *le col ne change pas de longueur avant les quinze derniers jours de la grossesse...* Dans la dernière quinzaine de la grossesse le col s'efface réellement, c'est-à-dire qu'il diminue de longueur en s'évasant *de haut en bas* de sorte que finalement il est réduit à son orifice externe... Lorsque l'effacement est complet, l'utérus tout entier, corps et col, ne circonscrit plus qu'une cavité unique de forme ovoïde, percée en bas et un peu en arrière d'un orifice qui n'est autre que l'orifice externe. *Le segment inférieur* de cette grande cavité *est, à cette époque, constitué par le col,* dont les parois amincies et distendues se sont étalées de manière à prendre la forme d'une petite sébile dont le diamètre aurait environ 1 décimètre de large. On en distingue facilement le pourtour chez une femme enceinte morte au terme de la grossesse,..

« Chez certaines primipares, l'effacement du col commence *seulement* quelques jours avant le début du travail, et dans ces cas il n'est pas rare qu'au moment de l'apparition des contractions douloureuses, le col présente encore au fond du vagin un petit moignon légèrement saillant.

« Chez d'autres femmes l'effacement débute trois semaines, *un mois même,* avant le terme de la grossesse. »

« Jusqu'à 8 mois 1/2 les orifices du col sont au nombre de deux : l'externe et l'interne..... Pendant l'effacement l'orifice interne disparaît et se trouve remplacé par un anneau du col situé immédiatement au-dessous de la portion qui vient de s'évaser. Après l'effacement du col l'orifice externe persiste (p. 200). »

A la page 579 par contre : « Nous nous sommes ralliés nous-mêmes au début de cet ouvrage (1878) à l'opinion de Stoltz. Depuis, *les recherches de Bandl,* d'A. Martin, et de Braune sur les modifications du col pendant la grossesse et l'accouchement *sont venues appuyer l'opinion de Levret.* »

Le col va s'effacer derechef, en partie du moins, à partir du septième mois, pour former le segment inférieur de l'utérus et envelopper la tête du fœtus.

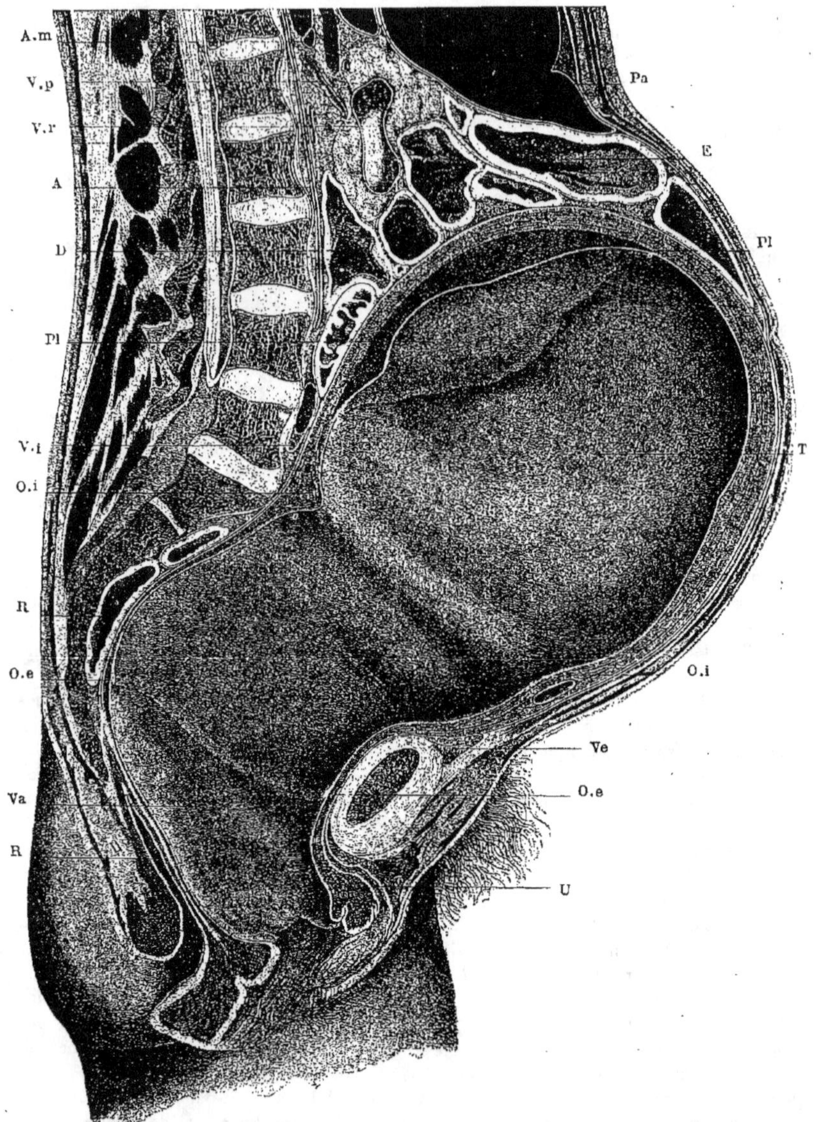

Fig. 66 (BRAUNE).

Coupe sagittale d'une femme morte (suicide par immersion) à terme et en travail, à la dilatation complète. Moitié gauche vide du fœtus. (Voyez *fig.* 87 et 88 deux autres aspects de la même pièce). 1 = 2,5.

R. Rectum. — **U.** Urèthre.

Va. Vagin que dilatait la poche des eaux intacte. — **Ve.** Vessie.

O. e. Orifice externe du col complètement dilaté.

O. i. L'anneau de contraction ou limite supérieure du segment inférieur désigné par BRAUNE comme l'*orifice interne du col* (à 11 centimètres de l'orifice externe!). A ce niveau, dans la paroi utérine antérieure, on voit la coupe d'une grosse veine (c'est la Kranzvene des Allemands, la coronary vein des Anglais).

T. Orifice tubaire. — **Pl.** Placenta.

E. Estomac. — **Pa.** Pancréas. — **D.** Duodenum.

V. i. Veine iliaque gauche. — **A.** Aorte. — **V. r.** Veine rénale. — **V. p.** Veine porte. — **A. m.** Artère mésentérique supérieure.

Cette fois, c'est la faute de **Braune**, professeur d'anatomie à Leipzig.

Braune avait publié en effet, en 1872, la coupe ci-jointe (*fig.* 66), et sans penser à mal, voyant ce que vous voyez, se bornant à l'examen macroscopique, ne trouvant rien de choquant entre ce qu'il constatait et ce que lui avait enseigné son professeur d'obstétrique aux environs de 1849, il avait écrit, à 11 centimètres au-dessus de l'orifice externe, ce qu'auraient écrit Velpeau lui-même et Mme Boivin : *orificium internum.*

Cela fait, sans commentaires, Braune était retourné à ses chères études, sans se douter du brandon de discorde qu'il venait de jeter parmi les accoucheurs.

Le premier qui donna l'alarme (1876) fut un jeune accoucheur viennois, **Bandl.**

Jugeant au seul examen de la planche de Braune, qui n'était pourtant que l'illustration *ad naturam* d'une théorie acceptée sans discussion depuis plus de 30 ans, qu'il était impossible qu'une pareille élongation du col se fît en 15 jours, Bandl examina 1,000 femmes enceintes, disséqua et figura tous les utérus gravides qu'il put se procurer, et conclut : « *le col doit commencer à s'effacer à partir du septième mois, mais il ne s'efface pas complètement;* une partie seulement, la portion sus-vaginale, contribue à former pendant la grossesse le segment inférieur; il ne reste plus à la fin de la grossesse que la portion vaginale, c'est-à-dire un petit moignon qui disparaît pendant le travail (*fig.* 67 et 68). »

Ce mémoire eut un grand retentissement. Il fut analysé ou copié dans tous les traités parus depuis, et l'on vit bientôt les cliniciens revenir à la vieille doctrine de Mauriceau, de Levret et de madame Boivin.

C'était celle qu'on enseignait à Paris quand j'y commençai mes études obstétricales.

Seules deux voix discordantes troublaient ce *consensus omnium* des cliniciens.

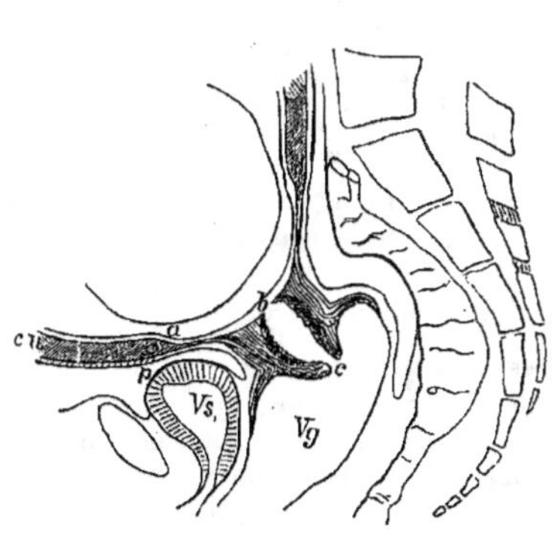

Fig. 67 (BANDL).

« **C u.** Corps de l'utérus. — **a b.** Segment inférieur de l'utérus — **b c.** Muqueuse cervicale. — **p.** Limite de l'adhérence du péritoine. — **Vs.** Vessie. — **Vg.** Vagin.
En **a** est l'orifice interne de la planche de BRAUNE; en **b** est l'orifice interne du mémoire de MULLER. » (BANDL.)

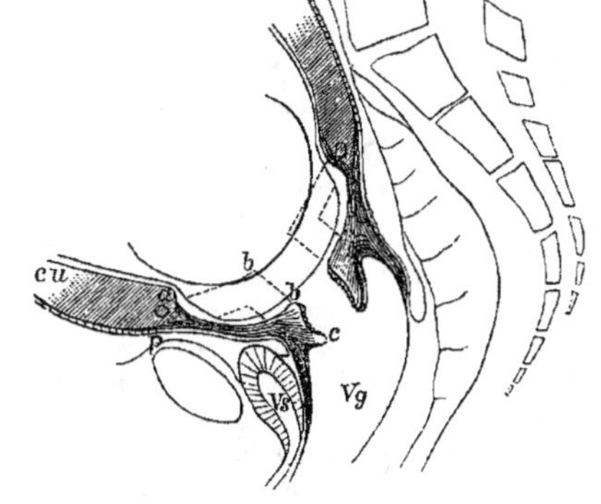

Fig. 68 (BANDL).

Cette figure résume la théorie de BANDL sur la formation du segment inférieur par effacement précoce, à partir du 6e mois, de la portion *sus-vaginale* du col marquée en pointillé. Ce qui reste du col à la fin de la grossesse (**b c**) c'est la portion vaginale.

Je reproduis les figures schématiques du mémoire de BANDL : « *Uber das Verhalten des Uterus und Cervix in der Schwangerschaft und während der Geburt nach klinischen Beobachtungen und anatomischen Untersuchungen*, par LUDWIG BANDL, privat docent d'obstétrique et de gynécologie et assistant à la Clinique obstétricale du professeur Carl von Braun ». Je les reproduis au même titre que celle de LEVRET : ce sont des documents historiques. La légende de la figure 67 est la légende de BANDL; celle de la figure 68 est le résumé du texte qui accompagne sa figure 7.

Dès 1868, **Müller**, aujourd'hui professeur à Berne, observant et *mesurant* le col sur 100 femmes enceintes, soutenait avoir, toujours par le toucher, constaté ceci : quelles que fussent les conditions d'observation, tête haute ou profondément engagée, le col restait *jusqu'à la fin* de la grossesse ce qu'il était dans les premiers mois ; dans de très nombreux cas, il en était encore de même au moment du début du travail tempestif (*fig.* 69).

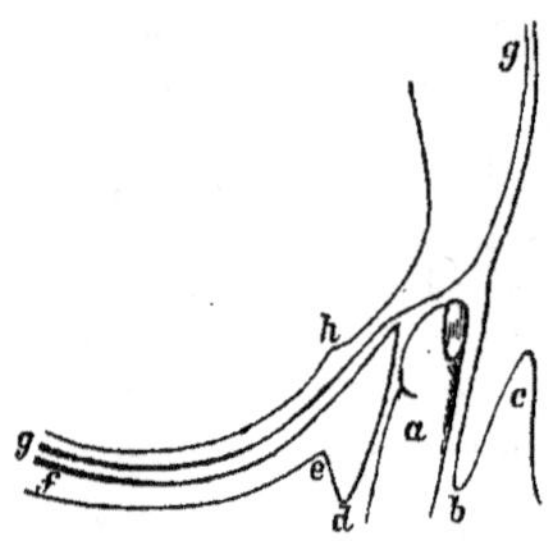

Fig. 69 (MULLER).

Portion vaginale d'une primipare, tête engagée.

a. Doigt explorateur dans la cavité cervicale. — **b.** Lèvre postérieure. — **c.** Cul-de-sac postérieur du vagin. — **d.** Lèvre antérieure. — **e.** Cul-de-sac antérieur du vagin. — **f.** Segment inférieur. — **g.** Membranes. — **h.** Tête.

La portion vaginale mesure en avant 1/3" ; en arrière 1". — Le canal cervical a 5/4".

L'orifice supérieur du canal cervical est l'orifice interne vrai, celui du début de la grossesse.

En novembre 1885, dans les conférences qu'il faisait à la Faculté, **Pinard** disait :

« Pendant toute la durée de la grossesse, la portion vaginale du col, loin de s'effacer, s'hypertrophie.

« Les nombreuses recherches que j'ai faites avec le doigt et les instruments me font admettre que *la portion sus-vaginale ne s'efface pas plus pendant la grossesse que la portion vaginale, et qu'elle ne disparaît qu'au début du travail.* »

Ai-je besoin d'ajouter qu'à l'époque il fut taxé d'hérésie ?

Et, cependant, qu'enseignaient, durant cette longue période de la fin du xviie siècle jusqu'à nos jours, et tandis que les cliniciens raisonnaient sur de vagues sensations, les anatomistes examinant *de visu* ?

Tous s'accordaient à nier l'effacement du col pendant la grossesse.

C'est d'abord **Régnier de Graaf** (1672) qui, s'appuyant sur quelques autopsies et surtout sur l'anatomie comparée, affirme que le « col ne suit pas la dilatation de l'utérus. »

C'est **Verheyen** (1693) qui fait la même constatation chez la vache, et en tire argument pour la femme, au grand scandale des accoucheurs du temps, « car il est naturel, dit Deventer, que la femme étant l'image de Dieu qui l'a faite, soit en cela différente des quadrupèdes » (1701).

C'est **Weitbrecht** qui, en 1750, confirme les données de de Graaf.

C'est **Taylor**, de New-York, qui, de 1852 à 1862, ne cesse de montrer à ses confrères des pièces anatomiques prouvant tout le contraire de ce qu'ils croient sentir et enseignent. « J'ai été assez heureux, dit-il, pour assister à 25 autopsies de femmes mortes pendant la grossesse. De ces 25 femmes, 16 étaient à terme, quelquesunes même au début du travail. Dans tous les cas, aussi bien au huitième qu'au neuvième mois, nous avons trouvé que le col avait conservé sa longueur normale. Dans quelques cas même il était allongé, et cet allongement était dû à une hypertrophie physiologique qui existe avant tout début de travail. »

C'est **Pinard** qui, en 1885, alors que j'étais son interne, faisant trois autopsies de femmes mortes à la fin de la grossesse, trouve dans les 3 cas le col non effacé.

C'est **Hofmeier** qui, en 1886, à l'instigation de son maître Schrœder, reprend dans un mémoire très documenté l'étude du segment inférieur de l'utérus au double point de vue anatomique et physiologique. S'appuyant sur l'examen macroscopique et microscopique de six utérus gravides des 3 derniers mois, d'un utérus parturient et de plusieurs utérus puerpéraux, il conclut : le col nettement différencié par sa texture et sa muqueuse reste intact jusqu'au début du travail. « Le segment inférieur par sa texture et son revêtement muqueux appartient au corps de l'organe. »

C'est **Waldeyer** enfin (1886) qui décrit et figure, avec sa précision habituelle, une coupe après congélation d'une multipare à terme tuée par un train de chemin de fer. Le col, nettement différencié du segment inférieur, ne présente pas la moindre trace d'effacement; son orifice interne est fermé; sa longueur est de 42 millimètres (*fig.* 77).

vaginale, ni dans sa portion sus-vaginale, mesure en moyenne 4 centimètres. Il oscille il est vrai, de 3 à 5, mais ne fait que suivre en

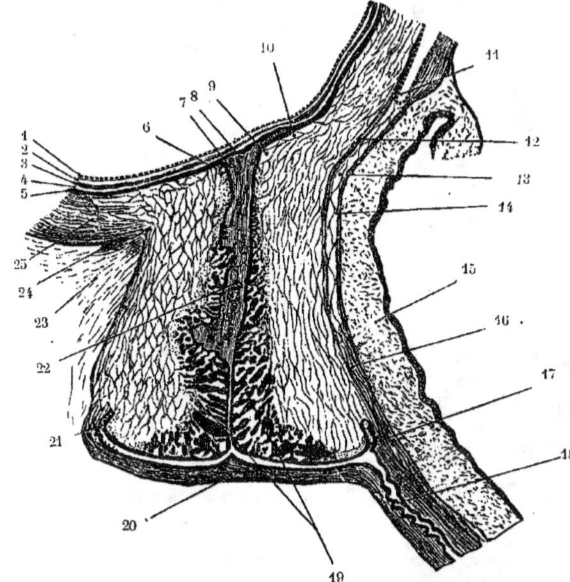

Fig. 70 (WALDEYER).

Coupe du col avec une partie du segment inférieur de l'utérus, de la vessie et du vagin de la multipare à terme représentée figure 35 — un peu plus grand que nature.

Les glandes des 2/3 inférieurs du col (**19**), très hypertrophiées, se prolongent à l'extérieur sur les deux lèvres du museau de tanche; dans le 1/3 supérieur elles sont plus petites et plus rares, mais encore distinctes jusqu'aux points marqués **7** et **9**. Elles cessent au delà, sur la partie de la coupe comprise entre **9** et **10** qui ne fait donc plus partie du col de l'utérus. Les points marqués **7** et **9** correspondent à l'orifice interne proprement dit. L'épithélium, conservé par places à la surface du canal cervical, reste intact dans les cryptes glandulaires y compris celles qui sont au voisinage de l'orifice interne. Nulle part on ne distinguait de cils vibratiles. Dans les 2/3 supérieurs du canal cervical, épais bouchon muqueux (**22**). Les membranes de l'œuf qui tapissent le segment inférieur et passent sur l'orifice interne, sans faire la moindre hernie dans le canal cervical, se voient bien. Ce sont, en allant de dedans en dehors : **1** et **2**. L'épithélium de l'amnios et l'amnios. — **3**. La couche intermédiaire de l'amnios et du chorion. — **4**. Le chorion. — **5**. La couche épaisse de cellules qui représentent l'épithélium chorial, la caduque réfléchie et la caduque vraie.

11. Cul-de-sac péritonéal vésico-utérin. — **12, 13, 14, 16**. Cloison cervico-vésicale.

15. Vessie. — **17**. Cul-de-sac antérieur. — **21**. Cul-de-sac postérieur du vagin. — **18-20**. Paroi postéro-inférieure du vagin. — **23**. Tissu conjonctif. — **24**. Veine. — **25**. Musculeuse utérine.

A l'étude macroscopique Waldeyer joint l'étude microscopique qui ne laisse plus le moindre doute sur la conservation du col dans sa totalité (*fig.* 70).

Moi-même j'ai pu, la même année 1886, rassembler aisément 52 observations dans lesquelles le col de l'utérus gravide avait été examiné, mesuré, figuré sur la table d'autopsie. J'ai montré par là qu'au début, au milieu, à la fin **de la grossesse, jusqu'au début du travail, le col nullement effacé, ni dans sa portion**

cela les oscillations du col à l'état de vacuité qui mesure, comme l'ont montré Aran et Guyon, de 26 à 30ᵐᵐ.

Le segment inférieur n'est donc pas d'origine cervicale.

L'effacement du col est un phénomène du travail; c'est le premier phénomène du travail.

Il suffit pour s'en convaincre d'examiner les figures ci-jointes : (*fig.* 71 à 77, pages 78 et 79).

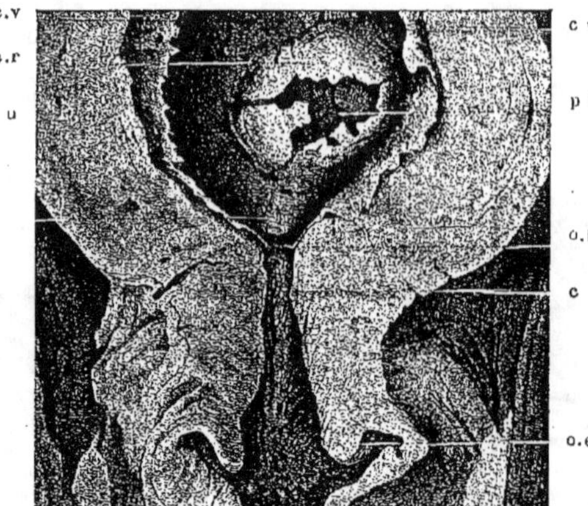

Fig. 71 (KOLMANN).

Utérus gravide de 12 à 16 jours ouvert sur la ligne médiane postérieure.

Le col mesure 32⁻⁻.

O. e. Orifice externe.

O. i. Orifice interne, limite de la caduque.

c. Paroi antérieure du canal cervical.

u. Corps utérin.

o. v. Caduque vraie.

c. r. Caduque réfléchie.

p. b. Paroi basilaire de la capsule ovulaire, vue au travers d'une déchirure de la réfléchie.

(Cette figure, comme les 6 suivantes, est en grandeur naturelle).

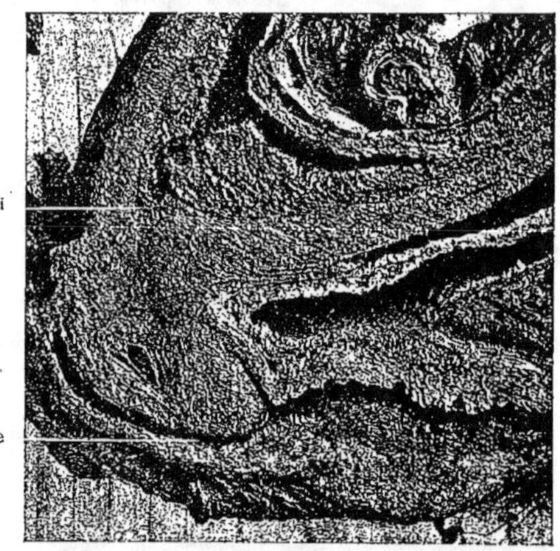

Fig. 72 (PINARD et VARNIER).

Col et partie inférieure d'un utérus gravide de 2 mois 1/2; coupe sagittale (moitié gauche).

Le col mesure 32⁻⁻.

O. e. Orifice externe.

O. i. Orifice interne, limite de la caduque qui, très hypertrophiée, remplit seule le futur segment inférieur. On voit bien, en avant, le point de séparation de la caduque vraie, de la sérotine (futur placenta) et de la réfléchie.

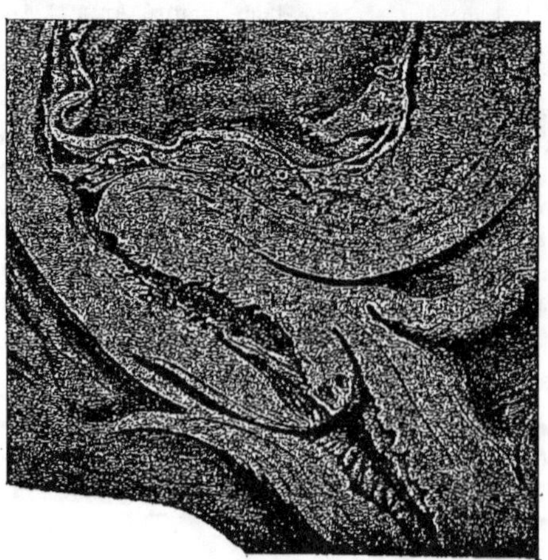

Fig. 73 (BAYER).

Vagin, col et partie inférieure du corps d'un utérus gravide de 3 mois; coupe sagittale (moitié gauche).

Le col mesure 42⁻⁻; les membranes de l'œuf arrivent jusqu'à l'orifice interne tapissant, avec le placenta inséré en avant, la paroi du segment inférieur qui commence à s'évaser.

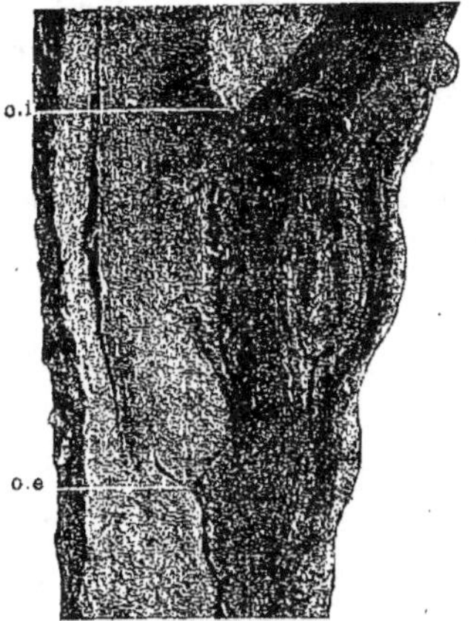

Fig. 74 (PINARD et VARNIER).

Col et partie inférieure du corps d'un utérus gravide de
3 mois 1/2; coupe sagittale (moitié gauche).
Le col mesure 40ᵐᵐ.
O. e. Orifice externe.
O. i. Orifice interne, limite de la caduque; au-dessus est le
futur segment inférieur tapissé par les membranes ovulaires.

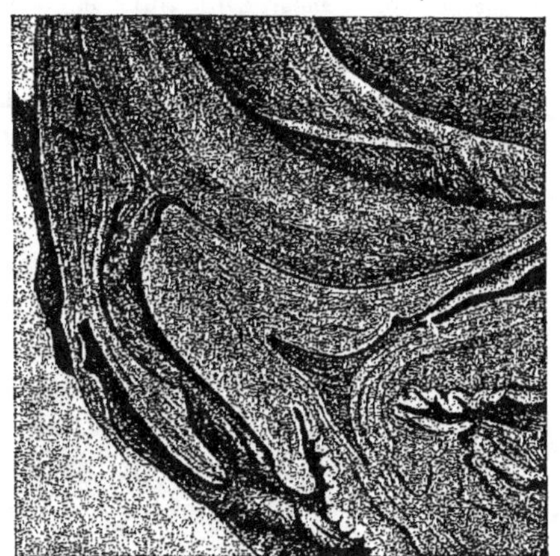

Fig. 75 (BAYER).

Vagin, col et partie du segment inférieur d'un utérus gravide
de 7 mois; coupe sagittale, moitié gauche.
Le col mesure 40ᵐᵐ.
Au-dessus on voit le segment inférieur évasé, dont on a
décollé les membranes de l'œuf qui s'y appliquaient étroitement,
pontant l'orifice interne fermé.

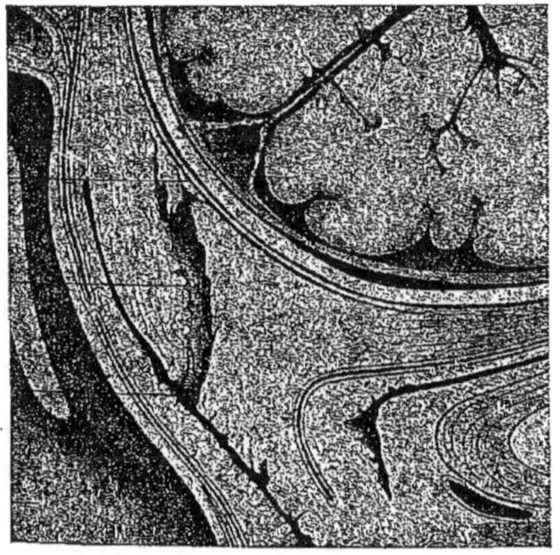

Fig. 76 (BRAUNE et ZWEIFEL).

Vagin, col et partie du segment inférieur d'un utérus gravide
de 8 mois; coupe sagittale (moitié gauche).
Le col mesure 32ᵐᵐ.
O. e. Orifice externe.
C. Canal cervical.
O. i. orifice interne fermé, ponté par les membranes que la
tête applique au segment inférieur. En o i cesse la caduque.

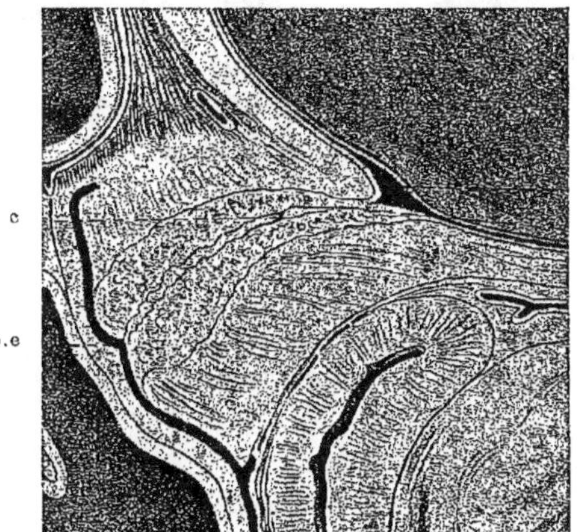

Fig. 77 (WALDEYER).

Vagin, col et partie du segment inférieur d'un utérus gravide
à terme; coupe sagittale (moitié gauche).
Le col mesure 42ᵐᵐ.
O. e. Orifice externe.
C. Canal cervical et bouchon muqueux.
O. i. Orifice interne fermé, ponté par les membranes m que le
siège applique au segment inférieur. En o i cesse la caduque.

Quelques mots encore sur le corps de l'utérus au moment où le travail va commencer.

Pour comprendre ce qui sera dit plus loin du mécanisme de l'effacement du col et de la dilatation de son orifice, il faut savoir que **le corps de l'utérus gravide est divisible et divisé en 3 zones :**

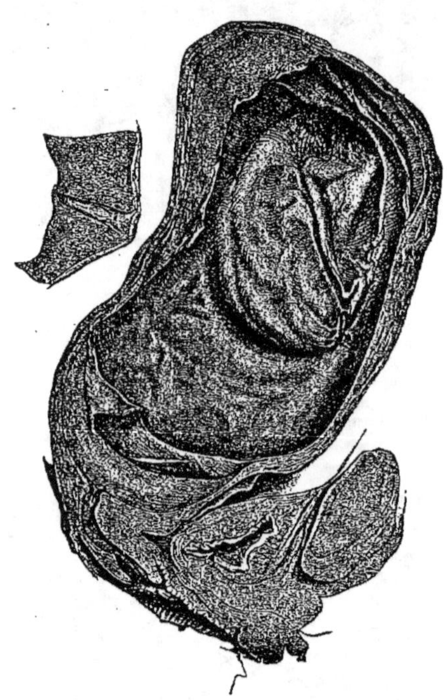

Coupe sagittale (moitié gauche) d'un utérus gravide de 7 mois, en place. 1 = 2,5.

On voit que le col n'étant nullement effacé, 40ᵐᵐ, ni dans sa portion vaginale ni dans sa portion sus-vaginale, le segment inférieur est cependant déjà formé, par conséquent aux dépens du corps. La limite inférieure de ce segment inférieur saute aux yeux ; c'est l'orifice interne du col. La limite supérieure est rendue très visible par le décollement des membranes, à près de 6 centimètres au-dessus de l'orifice interne. Elle correspond en avant : 1° à un changement assez brusque d'épaisseur de la paroi qui passe de 2 à 6ᵐᵐ ; 2° à la coupe de la « veine circulaire » ; 3° à l'adhérence du péritoine qui se sépare au-dessous pour aller former le cul-de-sac vésico-utérin. Notez l'épaisseur plus grande du corps, surtout en avant, là où n'est pas le placenta (10ᵐᵐ) ; la minceur du fond (3ᵐᵐ).

Une zone supérieure ou fond ;

Une zone inférieure ou segment inférieur ;

Une zone moyenne, le tiers moyen.

La différenciation macroscopique de ces trois zones est justifiée par leur épaisseur différente.

Voyez (*fig.* 78) que le fond (en moyenne 3ᵐᵐ), et le segment inférieur (en moyenne 2ᵐᵐ), sont plus minces que la zone intermédiaire (en moyenne 10ᵐᵐ).

En pratique, nous ne retiendrons que la division du corps en deux zones :

a) La zone supérieure et moyenne réunies, formant le *corps proprement dit ;*

b) La zone inférieure ou *segment inférieur.*

Leur rôle physiologique est en effet absolument distinct, comme on le verra tout à l'heure.

On a cherché à délimiter avec précision, sur l'utérus gravide à terme, **la limite supérieure du segment inférieur,** dont la limite inférieure est nettement marquée par l'orifice interne.

La *différence d'épaisseur,* qui frappe tout d'abord, ne peut servir à faire cette délimitation précise ; c'est en effet le plus souvent par une gradation insensible que, sur l'utérus non parturient, on passe des 2ᵐᵐ du segment inférieur aux 10ᵐᵐ du segment moyen (*fig.* 78).

Il n'en est pas de même sur l'utérus parturient où le changement d'épaisseur se fait parfois brusquement, au niveau d'un anneau vu et figuré par Braune, par Chiari, par Zweifel, et auquel Schrœder a donné le nom **d'anneau de contraction** (*fig.* 66).

On a vu qu'il correspondait à une *grosse veine, dite circulaire (Kranzvene),* que Demelin (1888) a baptisée, à contre sens, du nom de « veine de Kranz » ; ou mieux, ainsi que l'a établi Hofmeier, *au point où le péritoine cesse de se laisser décoller (de bas en haut) de la face antérieure de l'utérus (fig. 78).*

Ce point se trouve à 6 centimètres environ de l'orifice interne sur l'utérus à terme.

La paroi musculaire de ce segment inférieur, sur des coupes minces, se présente avec une texture plus lâche que celle du segment moyen; elle est caractérisée par un nombre moindre, un

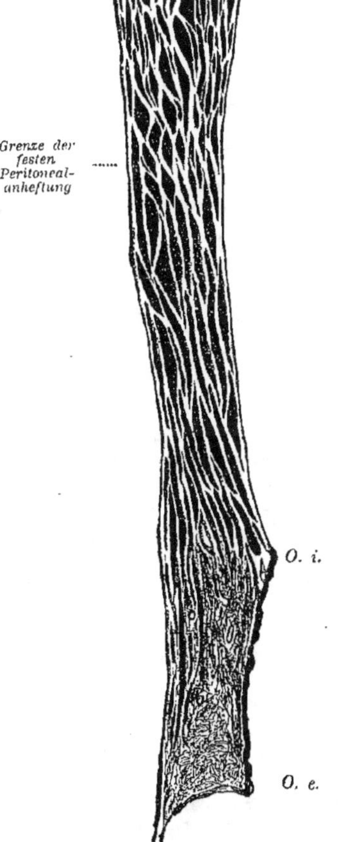

Fig. 79 (HOFMEIER).

Tranche mince de la paroi (col, segment inférieur et segment moyen) d'un utérus gravide à terme. Oe, Oi, orifices du col. — *Grenze der festen* etc., limite sup^{re} du segment inférieur. — Voyez la différence de texture du col et du segment inférieur; ce dernier offre la même texture que le segment moyen. Il appartient donc bien, par là encore, au corps utérin.

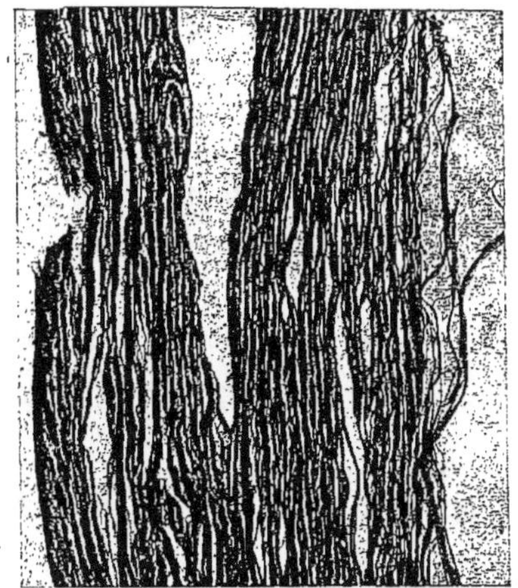
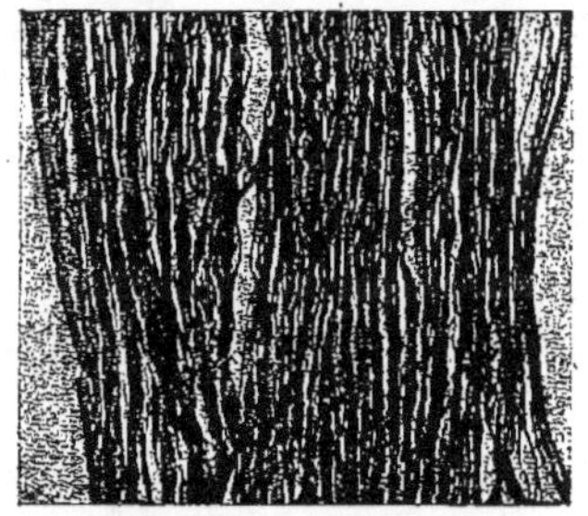
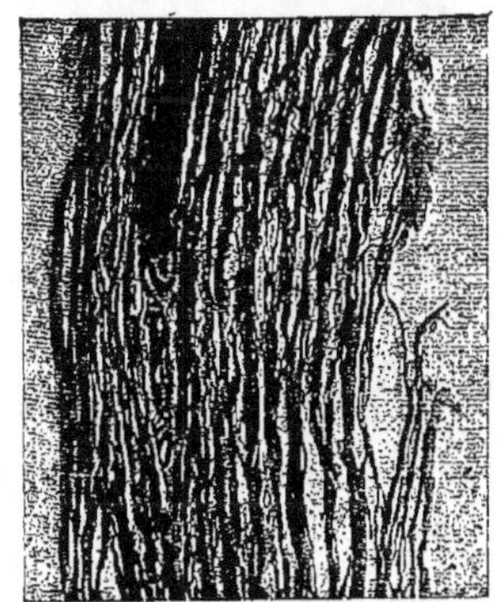

Fig 80.

Coupe en 3 fragments (phothographiée à la loupe) de la paroi du corps et du segment inférieur d'un utérus gravide de 8 mois 1/2. On distingue de gauche à droite : 1° la mince couche sous-péritonéale formant une ligne noire bordante de 2^{mm}; — 2° la musculeuse utérine qui devient moins épaisse et plus dissociable à mesure qu'on s'éloigne de la veine dite circulaire, dont on voit en partie l'énorme lumière béante dans le fragment supérieur. L'aspect feuilleté se retrouve sur les 3 fragments; — 3° dissociées sur le fragment supérieur, en partie arrachées du fragment inférieur, bien visibles sur le fragment moyen (sous forme d'une bande partie grise, partie noire de 2^{mm} décollée un peu en haut et en bas, adhérente par son milieu), les membranes de l'œuf confondues avec la caduque.

volume plus faible, une dissociation plus facile des faisceaux de fibres cellules séparables comme les feuillets d'un livre, et s'anastomosant, s'enchevêtrant en tous sens *(fig.* 79 et 80).

Nous en savons assez maintenant pour comprendre ce qui va se passer pendant le travail.

II. Le Col et le Segment inférieur de l'utérus parturient. — Effacement.

Le travail, vous aurez dû en prévenir vos clientes, peut commencer brusquement, sans prodrômes, avec ou sans douleurs, par une soudaine perte d'eau.

Vous avez fixé d'autre part, peut-être d'une façon un peu trop précise, la date probable de l'accouchement.

Tout cela n'est pas tombé dans l'oreille d'une sourde, et voici qu'une nuit on vient vous chercher en hâte : votre cliente a éprouvé quelques coliques, et en même temps « *elle a perdu les eaux.* » Souvent une sage-femme, appelée avant vous, a trouvé « le col *dilaté* », et annoncé que l'événement était proche.

A votre arrivée, on vous recommence l'histoire. Mais c'est comme un fait exprès ; depuis que vous êtes là les douleurs « qui duraient pourtant depuis une heure » ont complètement cessé. La chemise est en effet un peu mouillée.

Est-ce le début du travail? N'est-ce pas une de *ces fausses alertes* si fréquentes dans les 8 ou 15 jours qui précèdent l'accouchement ?

Il n'y a qu'un moyen de trancher la question : l'examen du col.

Est-il plus ou moins ouvert à l'orifice externe et dans le canal cervical, mais *long et fermé à l'orifice interne ?* Vous avez du temps devant vous. Il est probable que c'est une fausse alerte, et que le liquide perdu n'était que de l'urine.

Le col, bien qu'*encore long,* est-il ouvert, *perméable à l'orifice interne ?* Soulevez légèrement la tête et regardez le creux de votre main ; aucun liquide ne s'écoule. Même conclusion. Mais gardez-la pour vous ; ne la formulez pas, car les vraies douleurs peuvent commencer dans quelques heures, comme dans huit jours, et si vous avez dit que le travail n'était pas commencé, on pensera que vous n'y avez rien vu.

Dites : « Il n'y a encore aucune modification appréciable du col; si c'est le début, c'est tout à fait le début. Au surplus, pour accoucher, il faut des douleurs, et vous n'en avez plus. Je reviendrai demain matin. »

Le lendemain matin, rien de nouveau. Votre cliente s'est endormie presque aussitôt après votre départ. Le linge que vous avez fait placer sous elle est absolument sec. Décidément, c'était une fausse alerte.

Cela peut se renouveler plusieurs fois avant le début vrai du travail. Le plus souvent, cependant, comme on a été un peu vexé de vous avoir dérangé pour rien, et qu'on craint pareille mésaventure, on attendra davantage avant de vous envoyer chercher ; et à votre arrivée vous trouverez réunis les différents signes que nous allons passer en revue, et qui vous permettront de faire un diagnostic ferme.

Votre cliente vous raconte en effet que cette fois les **douleurs** ont un tout autre caractère.

D'abord elle a éprouvé une sensation intérieure assez semblable à celle du ténesme et, dans les reins ou dans le bas-ventre, une douleur si faible qu' « on aurait dit la piqûre d'une mouche. » Cela passait vite et revenait toutes les demi-heures.

« Puis ces douleurs se sont accentuées ; elles ont pris le caractère des coliques qui précèdent souvent les règles et elles ne reviennent plus..... »

Votre cliente qui se tient debout en vous racontant son histoire, s'arrête net au milieu de sa phrase. Son visage se crispe, et la voilà qui s'accoude à un meuble, redresse les lombes, et porte sa main gauche dans la région des reins, tandis que sa physionomie exprime une souffrance croissante.

Puis, brusquement, elle se détend, sourit et vous dit : « C'est fini ; cela revient maintenant plus souvent, tous les quarts d'heure. »

Voilà qui est caractérisque du travail à son début.

Faites coucher la patiente et pratiquez votre examen, car, encore une fois, **il ne suffit pas qu'il y ait douleur.**

Il faut que cette douleur coïncide avec une contraction de l'utérus; il faut sur-

tout que ces contractions douloureuses soient efficaces, c'est-à-dire produisent des modifications du col.

L'examen de la chemise, pan postérieur, vous montre que la femme *marque,* comme on dit; c'est-à-dire qu'au lieu de l'écoulement blanchâtre et peu visqueux de la fin de la grossesse, vous constatez sur le linge des **glaires collantes striées de sang**, quelquefois même complétement sanguinolentes. C'est le bouchon gélatineux du canal cervical, le mucus épais et visqueux accumulé dans la cavité cervicale et dans les glandes distendues de sa muqueuse, que désagrège peu à peu le travail d'effacement du col.

Les mêmes flocons glaireux, sanguinolents, collants au doigt sont à l'entrée de la vulve; le vagin est humide, au point que vous pourriez introduire le doigt sans vaseline.

En pratiquant le **toucher** pour vous rendre compte de l'effet produit par les contractions douloureuses qui n'ont pas cessé, vous heurtez plus ou moins tôt la tumeur que vous connaissez bien pour l'avoir sentie pendant la grossesse; c'est le *segment inférieur* coiffant la tête, plus descendue encore, semble-t-il.

Le col est difficile à atteindre; il y a là pour le débutant une cause d'ennui et d'erreur.

Sachez donc que lorsque la tête est profondément engagée, le col est *sur le versant postérieur* du segment inférieur. Au lieu de pousser droit en arrière à l'aide du seul index déprimant douloureusement la fourchette, touchez avec l'index et le médius bien vaselinés et simultanément introduits. Le médius va plus loin que l'index, sans que vous soyiez obligé de déprimer autant la fourchette.

Malgré tout, vous n'arrivez encore qu'à effleurer le col; un rien et vous l'atteindriez à souhait.

Ce rien, demandez-le à la patiente elle-même; priez-la de soulever le siège et de se reposer sur votre poing gauche fermé. Vous sentirez le col s'avancer à la rencontre de votre médius qui doit immédiatement l'accrocher ferme, en s'implantant dans son orifice, et l'attirer en avant.

Le col saisi et ramené, redoublez d'attention : c'est là qu'est le critérium.

Vous pouvez le trouver encore long en ramenant votre doigt de l'orifice profond, au-dessus duquel vous sentez la tête, à l'orifice externe; mais quelle différence avec ce que vous aviez perçu lors de la fausse alerte ! A l'appréciation clinique, il vous apparaît **diminué de moitié**, n'ayant plus qu'un centimètre. **Donc il est en voie d'effacement; donc les contractions douloureuses sont efficaces.**

Vous allez en être plus sûr, en même temps que vous pourrez frapper l'esprit de votre cliente et gagner encore un peu de sa confiance. Tandis que vous maintenez la pulpe du doigt explorateur à l'orifice supérieur du bout de canal cervical qui reste, vous sentez tout à coup cet orifice, qui n'enserrait pas votre doigt, se resserrer un peu, durcir. En même temps une poche que vous ne sentiez pas jusque là (car vous croyiez arriver directement sur la tête), se forme, se tend et vous fait perdre le contact de la région fœtale. Tout en continuant à surveiller ces phénomènes importants, annoncez à la parturiente qu'elle va avoir une douleur. « Non, répondra-t-elle d'abord, je ne sens rien. » Puis, tout à coup : « Ah ! oui, cela commence. » Et en même temps le bourrelet cervical devient plus dur et la poche se tend de plus en plus, arrivant presque jusqu'à l'orifice externe. Caressez-la cette poche, n'appuyez pas, car vous pourriez la rompre, et elle est très utile; nous le verrons bientôt.

En résumé, il y a des contractions douloureuses, efficaces, effaçant peu à peu le col : la femme est en travail.

J'insiste sur la nécessité qu'il y a à **toucher non pas seulement dans l'intervalle des contractions, mais pendant la contraction.** Tel diagnostic qui restait en suspens avant la contraction, devient de la plus grande netteté pendant la douleur.

A ce propos, faites cette exploration en une fois et pas en deux. Si vous retirez votre doigt pour attendre une contraction, il arrivera souvent que vous ne pourrez plus le remettre. La femme, tout à sa douleur, vous en empêchera, se défendra; et quand, avec beaucoup de peine et en lui faisant très mal (au moins le croit-elle, car elle vous attribue toute la douleur de la contraction), vous serez arrivés à saisir le col, la contraction sera passée. Tout sera à recommencer, et votre cliente, que vous venez de faire souffrir pour rien, va vous opposer une mauvaise volonté plus grande.

Au contraire, pendant qu'il n'y a pas de douleur, on vous laisse à votre guise chercher le col. Survienne alors la moindre contraction, ses effets ne sauraient vous échapper. Vous aurez tout terminé d'un coup et on vous en saura gré.

Il y a bien encore à cela un petit écueil : il arrive souvent que le seul fait de faire coucher la femme et de pratiquer le toucher suspende les contractions pendant quelques minutes. Si la pause se prolonge, votre situation va devenir quelque peu ridicule.

Palpez de votre main gauche, *ad aliquid fa-ciendum ;* posez quelques questions, et cependant accrochez le bord de l'orifice et tirez ferme dessus. Habituellement, l'utérus excité se contractera.

Donc, votre diagnostic est fait : votre patiente est au début du travail, au milieu ou à la fin de la période d'effacement.

Pratiquez une toilette et une injection, et laissez la parturiente, si elle n'a pas perdu les eaux, continuer à aller et venir. Après quoi, allez-vous-en ; vous reviendrez dans deux ou trois heures.

Étude d'après nature de l'Effacement du Col.

(*Fig.* 81, 82, 83, 84 et 85)

Afin de permettre au praticien de se rendre compte *de visu* de ce qu'il doit sentir, dans la profondeur du vagin, au cours de la période d'effacement (la seule pendant laquelle le diagnostic du travail est véritablement difficile), j'ai rassemblé, dans les pages suivantes, les coupes en grandeur naturelle de Winter, de Schröder et Stratz, de Pinard et Varnier et de Säxinger. On y peut suivre le travail d'effacement depuis le début jusqu'à la fin.

De ces coupes, toutes sagittales, j'ai représenté exclusivement la région pelvi-périnéale. S'il restait au lecteur quelque doute au sujet de l'orientation de chacune d'elles, il lui suffirait de se reporter à la coupe totale correspondante qu'il trouvera plus loin au chapitre poche des eaux (pages 111 et suivantes).

Ces coupes partielles doivent être étudiées dans deux attitudes : 1° dans l'attitude debout, c'est-à-dire dans le sens indiqué par la légende ; 2° dans le décubitus dorsal, c'est-à-dire dans l'attitude même où se pratique le toucher explorateur, et qui est aussi celle de la congélation. Le plan d'appui de la coupe, dans cette dernière attitude, est parallèle au bord inférieur de la page pour les *fig.* 81, 82, 83 et 85.

La 1re coupe (WINTER, *fig.* 81) est celle d'une femme de 32 ans, apportée dans le coma éclamptique à la Clinique de Berlin et morte 17 heures après son entrée. Cette femme avait des contractions utérines toutes les dix minutes, de peu de durée, il est vrai. Le toucher vaginal permettait de reconnaître la perméabilité de l'orifice externe, la conservation du canal cervical et la poche des eaux commençant à ouvrir l'orifice interne.

La 2e coupe (SCHRÖDER et STRATZ, *fig.* 82) est celle d'une IV pare de 28 ans, apportée moribonde à la Clinique de Berlin où elle succomba, quatre heures plus tard, à une affection cardiaque non compensée. Le travail était à son début, les contractions douloureuses énergiques. L'enfant, fille de 2650 grammes, se présentait par le sommet en position gauche.

La 3e coupe (WINTER, *fig.* 83) est celle d'une primipare de 27 ans, apportée à la Clinique de Berlin dans le coma éclamptique, morte 26 heures après l'entrée. Début du travail. Contractions utérines nettement perçues par le palper. Au toucher, on trouvait le col conservé sur une longueur de un centimètre, perméable au doigt. Poche des eaux intacte. Présentation du siège non engagé dos à droite.

La 4e coupe (PINARD et VARNIER, fig. 84) est celle d'une primipare de 19 ans, apportée à l'hôpital Tenon en état de mal éclamptique, morte dans le coma 24 heures après. Avant la mort on a pu constater des contractions utérines revenant à intervalles rapprochés, réguliers. Col presque entièrement effacé. Membranes intactes, accessibles, se tendant et effaçant le col pendant la contraction. Présentation du sommet en position droite, variété postérieure.

La 5e coupe (SÄXINGER, *fig.* 85) est celle d'une primipare de 17 ans, morte, 16 jours après son entrée à la Clinique de Tübingen, de septicémie consécutive à une mastite phlegmoneuse. Début du travail quelques heures avant la mort.

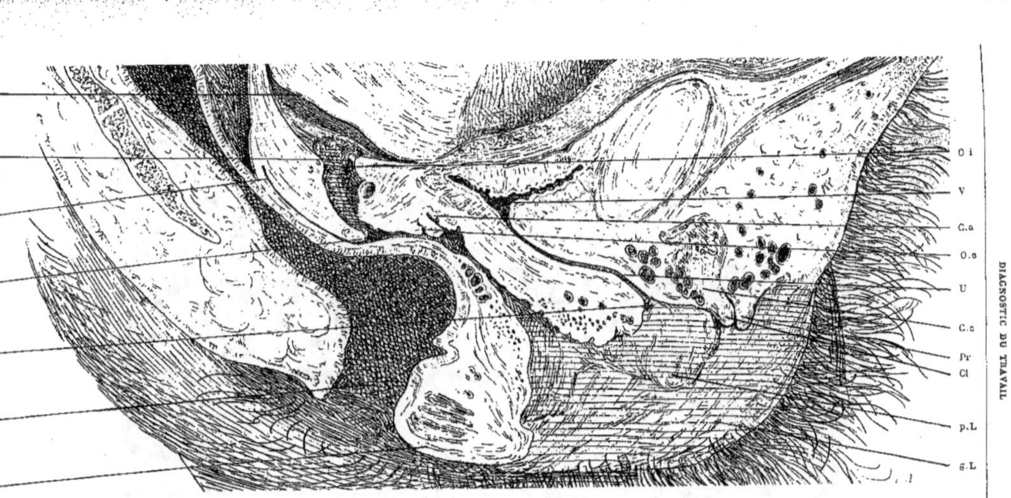

Fig. 81 (WINTER).

Coupe sagittale (moitié gauche) de la région pelvi-périnéale. Femme de 32 ans, morte dans le coma éclamptique, au début du travail. Présentation du sommet, engagée.

g. L. Grande lèvre. — p. L. Petite lèvre. — Cl. Clitoris. — Pr. Son prépuce. — C. o. Corps caverneux. — U. Urèthre. — O. e. Orifice externe. — O. i. Orifice interne. — C. a. Cul-de-sac antérieur du vagin. — V. Vessie. — Pe. Périnée. — A. Anus. — C. p. Cul-de-sac postérieur du vagin. — P. Poche des eaux.

Nous sommes au début, tout au début du travail. Le col n'est pas effacé. L'index explorateur arriverait, en suivant la paroi antérieure du vagin, dans le peu profond cul-de-sac antérieur; contournerait la lèvre antérieure, épaisse et peu saillante, du museau de tanche; franchirait l'orifice externe et n'arriverait sur les membranes, à peine découvertes au niveau de l'étroit orifice interne, qu'après avoir parcouru un long canal de 3 centimètres, le canal cervical « non effacé ». C'est surtout au retour qu'on en apprécierait bien la longueur.

Conclusion : « Il n'y a pas encore de modifications caractéristiques du col. Si c'est le travail, c'est tout à fait le début. On vous préviendrait si les douleurs s'accentuaient. »

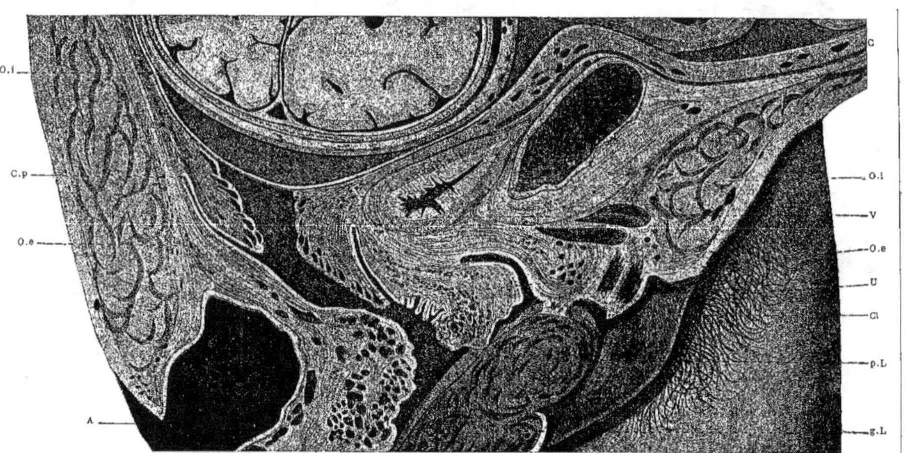

Fig. 82 (SCHRÖDER et STRATZ).

Coupe sagittale (moitié gauche) de la région pelvi-périnéale d'une IV pare de 28 ans, morte en travail, à terme (éclampsie).

g L. Grande lèvre. — p L. Petite lèvre. — Cl. Clitoris. — U. Urèthre. — V. Vessie. — C. Anneau de contraction. — C p. Cu-lde-sac vaginal postérieur. — A. Anus. — O e. Orifice externe. — O i. Orifice interne.

Nous sommes au début de la période d'effacement. L'index explorateur arriverait, en suivant la paroi antérieure du vagin, dans le profond cul-de-sac antérieur; contournerait la lèvre antérieure saillante et amincie du museau de tanche; entrerait dans l'orifice externe largement perméable et, après avoir coloyé la paroi antérieure non effacée du canal cervical, toucherait la poche des eaux à découvert dans l'étendue de près de deux centimètres. En la suivant jusqu'à la paroi postérieure du canal cervical, et en revenant du point où elle la touche jusqu'à l'orifice externe, le doigt se rendrait aisément compte qu'en arrière le canal cervical n'a plus que deux centimètres, que le tiers supérieur est « effacé », perdu dans le segment inférieur, pénétré par la poche des eaux à l'état de repos. C'est en pareil cas que le toucher pratiqué « pendant la contraction » éclaire singulièrement le diagnostic, en décelant la saillie des membranes jusqu'à l'orifice externe.

Conclusion : femme en travail, au début de la période d'effacement qui vraisemblablement ne durera pas longtemps.

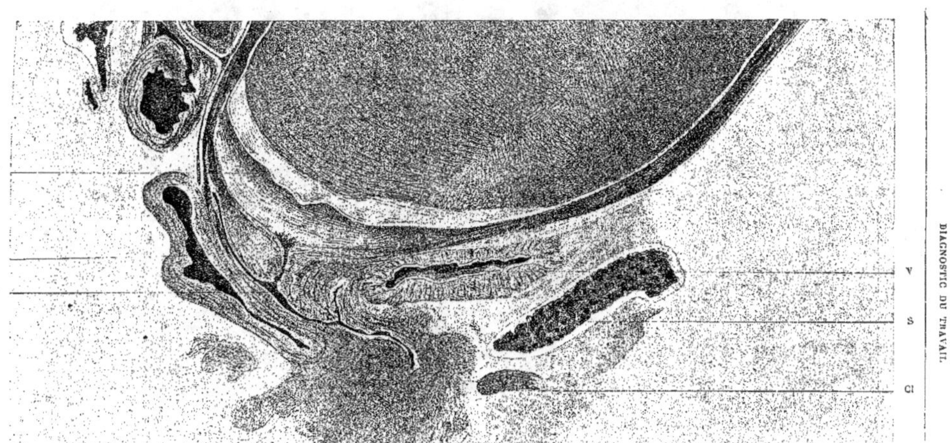

Fig. 83 (WINTER).

Coupe sagittale (moitié gauche) de la région pelvi-périnéale d'une primipare de 27 ans, morte en travail prématuré (7 mois), d'éclampsie.

Présentation du siège non engagé; le fœtus a été extrait de la coupe pour laisser voir les membranes. Bassin normal. — R. Rectum vide. — V. Vessie vide intra-pelvienne. Cul-de-sac péritonéal vésico-utérin au niveau du pubis. — Cl. Corps caverneux du clitoris. — S. Pubis.

Nous sommes au milieu de la période d'effacement. L'index explorateur arriverait, en suivant la paroi antérieure du vagin (Va), dans le cul-de-sac antérieur; contournerait la lèvre antérieure saillante et épaisse du museau de tanche; se glisserait dans l'orifice externe perméable et, après avoir traversé un canal cervical court (un centimètre), se rendrait aisément compte que les deux tiers supérieurs du canal cervical sont « effacés », perdus dans le segment inférieur ; que la poche des eaux (P) y a pénétré et arrive à l'état de repos à un centimètre de l'orifice externe. Au retour l'index se rend encore mieux compte de la brièveté de la portion de canal cervical conservée. *Conclusion* : femme en travail, au milieu de la période d'effacement.

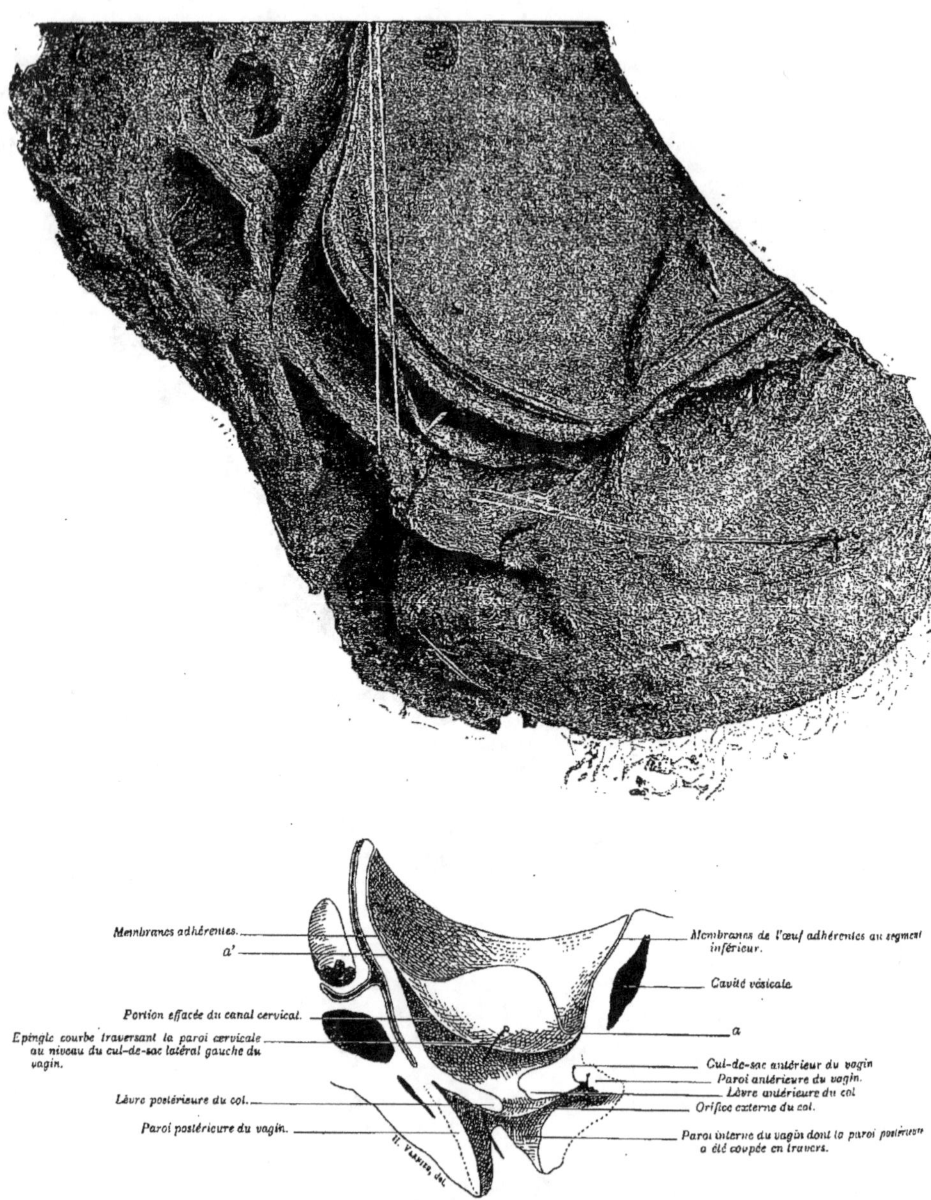

Fig. 84 et 84 *bis* (PINARD et VARNIER).

Coupe sagittale (moitié gauche) de la région pelvi-périnéale d'une primipare de 19 ans, morte en travail, éclamptique, à la fin de la période d'effacement. La figure inférieure remplace avantageusement la légende ; on a enlevé, pour bien montrer la poche des eaux a a', arrivant jusqu'à l'orifice externe, le segment de tête, vidé du cerveau, qu'on voit occuper sur la pièce le segment inférieur utérin.

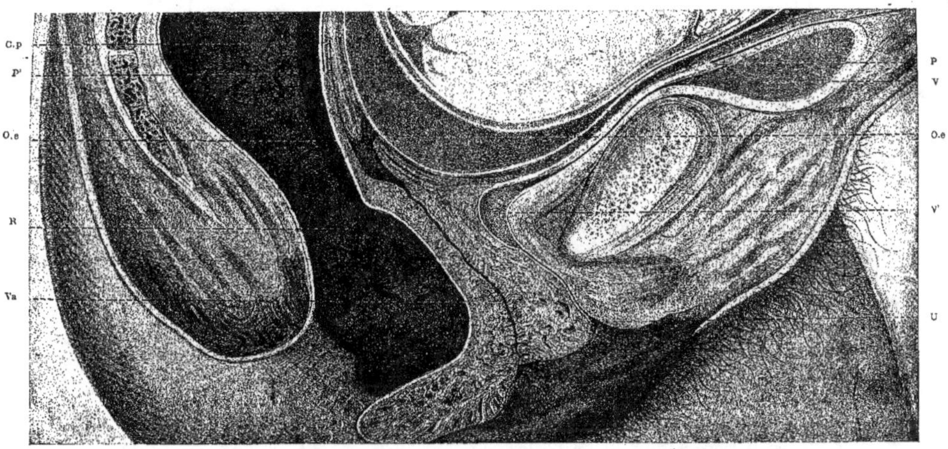

Fig. 85 (J. VON SALXINGER).

Coupe sagittale (moitié gauche) de la région pelvi-périnéale d'une primipare de 18 ans, morte en travail prématuré (8 mois), de septicémie chirurgicale. Présentation du sommet, engagée, position gauche, variété transversale. Garçon de 2,300 gr. Bassin viclé (92ᵐᵐ).

R. Rectum plein. — **V V'**. Vessie en bissac dont le sommet dépasse la symphyse de 45ᵐᵐ. — **P**. Cul-de-sac péritonéal vésico-utérin à 12ᵐᵐ au-dessus du pubis.

Nous sommes à la fin de la période d'effacement. L'index explorateur arriverait au fond du vagin (Va), en suivant la paroi antérieure qui se continue insensiblement avec la paroi antérieure de la portion vaginale, sur l'orifice externe (Oe) ouvert de 5ᵐᵐ; passant outre il irait, à 28ᵐᵐ plus loin, au fond du cul-de-sac postérieur (Cp), à près d'un centimètre au delà du Douglas (P').Revenant à l'orifice et y pénétrant, le doigt explorateur se rendrait aisément compte que le canal cervical est « effacé », qu'il s'est perdu dans le segment inférieur et que la poche des eaux, dont la flèche est de 15ᵐᵐ, arrive jusqu'à l'orifice externe. *Conclusion* : femme en travail, à la fin de la période d'effacement. Les contractions ultérieures vont opérer la dilatation.

III. La Dilatation.

Quand vous revenez, la scène a changé. La femme que vous aviez laissée debout et vaillante, vaquant encore à ses préparatifs, est affalée dans un fauteuil, les traits défaits. C'est que les douleurs non seulement sont devenues plus fortes et plus répétées, mais qu'elles ont pris un tout autre caractère. Elles sont *écœurantes*, accompagnées de nausées et de vomissements, énervantes, *décourageantes*, car la femme qui en est à chaque instant reprise, toutes les cinq minutes, ne sent rien avancer. Ces douleurs sont surtout pénibles lorsqu'elles siègent dans la région lombo-sacrée. « Mes reins, mes reins, » est la plainte que vous entendrez le plus souvent.

Outre les plaintes d'abord légères, puis de plus en plus se rapprochant du cri, voire du hurlement, qui les accompagnent, ces douleurs déterminent une agitation caractéristique de cette seconde période ; vous verrez souvent des femmes prendre à chaque douleur des attitudes bizarres : à genoux sur leur lit, rejetant toute couverture, oubliant toute pudeur, balançant la tête de droite et de gauche, mordant, griffant, s'exaspérant de ne trouver aucune posture qui les soulage.

Le toucher, facilement accepté tout à l'heure, devient difficile. Faites coucher la parturiente et exigez qu'elle ne quitte plus son lit.

Attendez une période de franc repos. Vous constatez que l'orifice externe du col, si difficilement accessible tout à l'heure, est maintenant à portée du seul index, au centre du segment inférieur. Alors qu'à votre précédent toucher son bord avait encore une certaine épaisseur, il a minci. Il s'est plus largement ouvert; la portion des membranes découverte et accessible au moment de la contraction, est large comme une pièce de 20 sous *(fig. 86).*

Deux heures plus tard, les douleurs ont toujours ce même caractère écœurant et énervant; l'indocilité et l'agitation ont encore augmenté. Vous trouvez l'orifice dilaté de la largeur d'une pièce de 40 sous, de 5 francs.

Pour peu que votre cliente soit multipare il ne faut plus vous éloigner; car l'observation a prouvé qu'il faut en général plus de temps et plus de travail pour ouvrir l'orifice de la matrice « de la largeur d'un petit écu », que pour opérer ensuite le reste de la dilatation nécessaire au passage de l'enfant.

Il vous a fallu six heures au moins pour en arriver là où vous êtes ; il vous en faudra peut être seulement deux pour que tout soit terminé.

Restez donc, mais pas dans la chambre de travail, car vous perdriez bientôt toute autorité et toute liberté d'action. Votre examen terminé, le fœtus ausculté, affirmez que tout marche régulièrement; et aux questions répétées qu'on vous pose sur l'heure probable de l'accouchement, répondez que vous ne pouvez encore préciser, mais qu'on voit bien que la fin approche puisque vous ne vous en allez plus.

Ne touchez plus qu'à des intervalles éloignés. Respectez la poche membraneuse qui, à chaque douleur, devient plus considérable « si bien que chaque fois aussi la tête paraît remonter. De sorte, dit Baudelocque, qu'elle n'est jamais moins accessible au doigt que dans ce moment. » Dans l'intervalle des douleurs les bords de l'orifice se détendent, la poche devient flasque, la tête paraît redescendre et s'appliquer aux membranes.

Priez qu'on vous prévienne quand votre cliente éprouvera un violent besoin d'aller à la garde robe ou si elle perd les eaux. Ce sera bientôt après que vous n'aurez plus senti par le toucher qu'un petit bourrelet de col encerclant la poche et la tête, et que vous aurez jugé la dilatation égale à une « petite paume de main. »

Tout à coup, au milieu d'une forte douleur, la femme se sent mouillée ; il lui semble qu'une poche vient de claquer dans le vagin ; parfois même la garde a entendu l'éclatement. En même temps la parturiente éprouve « une sensation de pesanteur en bas, tout à fait comme pour aller à la selle » et qui la sollicite à faire valoir ses douleurs.

« J'accouche », crie-t-elle le plus souvent.

Pas encore ; mais vous entrez dans une troisième période, la période finale, qui va aboutir à l'expulsion *(fig. 87 et 88).*

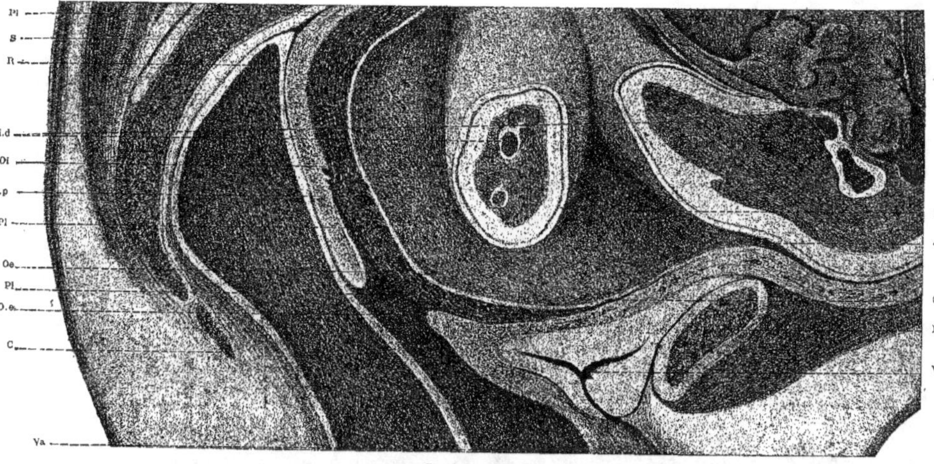

Fig. 86 (TIBONE).

Coupe sagittale (moitié gauche) de la région pelvi-périnéale d'une II pare de 36 ans morte en travail, d'hémorrhagie par insertion vicieuse du placenta. Présentation du siège complet non engagé, position gauche.

C. Coccyx. — **S.** Sacrum. — **Pv.** Pubis. — **R.** Rectum.—**Ve.** Vessie. — **A.** c. Anneau de contraction. — **L.** a. Liquide amniotique. — **C.** p. Cul-de-sac postérieur du vagin. — **M.** i. d. Membre inférieur droit du fœtus.

Nous sommes au début de la période de dilatation. L'index explorateur arriverait au fond du vagin (**Va**), ici distendu par des caillots, sur la lèvre antérieure de l'orifice externe (**Oe**); il y arriverait en suivant la paroi antérieure du vagin qui se continue, sans démarcation, avec la paroi antérieure de la portion vaginale; il toucherait immédiatement, au delà de son bord aminci et sur une étendue d'un centimètre et demi, le pôle inférieur de l'œuf, ici le placenta (**Pl.**), ailleurs les membranes; rencontrerait à nouveau le bord mince de l'orifice externe (lèvre postérieure) et reviendrait, en le suivant par la droite ou la gauche, à la lèvre antérieure. L'index aurait, ce faisant, pénétré entre l'œuf et la paroi cervicale jusqu'au voisinage de l'orifice interne (**Oi**) maintenant méconnaissable. *Conclusion* : Dilatation commencée, égale à une pièce de 20 sous.

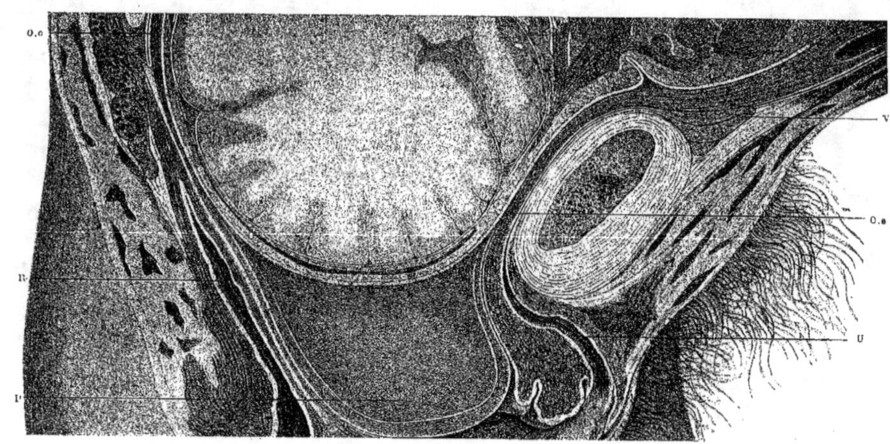

Fig. 87 (BRAUNE).

Coupe sagittale (moitié gauche) de la région pelvi-périnéale d'une femme morte à terme, en travail, à la dilatation complète. (Voyez pour l'ensemble les figures 66 et 88). Présentation du sommet, position gauche, variété antérieure. Poche non rompue.

Oe, orifice externe du col complètement dilaté. — **P.** Poche des eaux volumineuse dilatant le vagin au devant de la tête qui, engagée dans l'orifice utéro-vaginal, commence à solliciter le détroit inférieur musculaire. — **R.** Rectum aplati par la tête et la poche vaginale. — **U.** Uréthre. — **V.** Vessie dont le sommet déborde le pubis de 25mm, et dont le corps et le bas-fond sont comprimés par la tête sur le pubis.

Nous sommes à la fin de la période de dilatation, et au temps d'élection de la rupture de la poche membraneuse qui a achevé son rôle.

L'index explorateur, après avoir senti la poche non tendue à l'entrée du vagin, pourrait, en se glissant entre elle et la paroi antérieure du canal maternel, arriver au contact de la tête. Continuant sa route entre celle-ci et la paroi antérieure du canal maternel, il arriverait jusqu'au voisinage du bord supérieur du pubis sans trouver trace de l'orifice externe, si nettement senti quelques instants auparavant. L'index a donc passé, sans s'en apercevoir, du vagin dans l'utérus. Il en est de même sur tout le pourtour de la tête fœtale. *Conclusion* Dilatation complète.

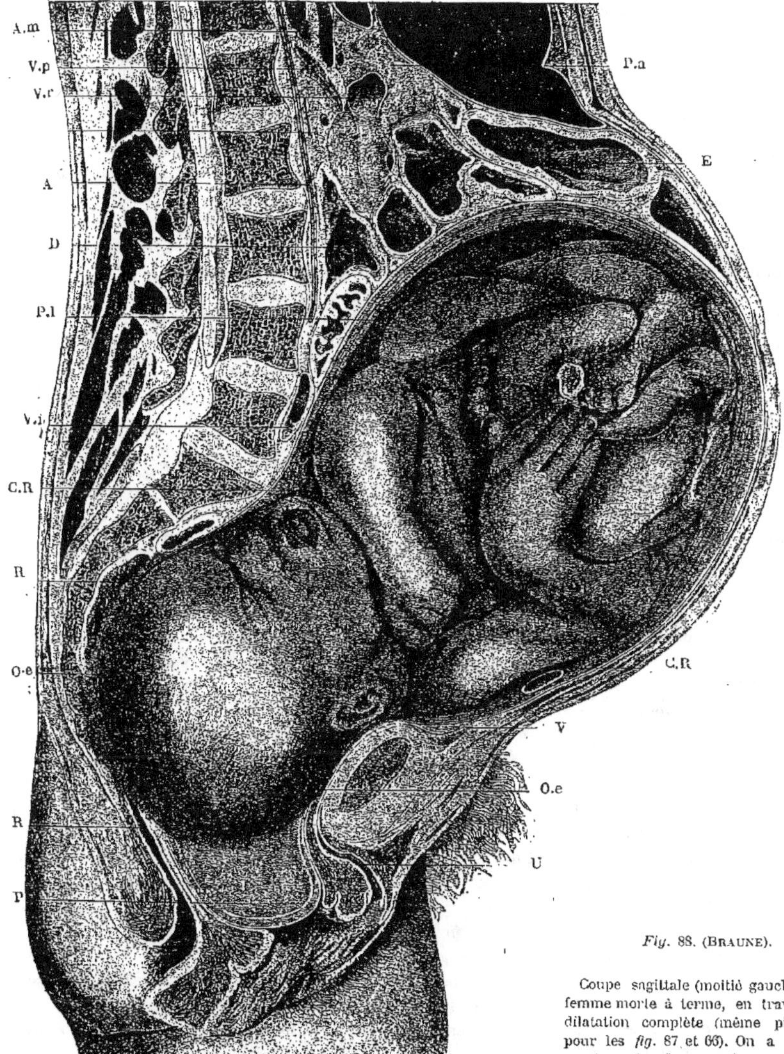

Fig. 88. (BRAUNE).

Coupe sagittale (moitié gauche) d'une femme morte à terme, en travail, à la dilatation complète (même pièce que pour les *fig.* 87 et 66). On a rapporté, sur la surface de coupe, le segment fœtal contenu dans la moitié droite de la cavité utérine. **R, U, V, P, Oe.** Comme dans la figure précédente. — **CR.** Anneau de contraction. — **Pl.** Placenta. — **E.** Estomac. — **Pa.** Pancréas. — **D.** Duodenum. — **V.i** Veine iliaque gauche. — **A.** aorte. — **Vr.** Veine rénale. — **Vp.** Veine porte. — **Am.** Artère mésentérique supérieure.

Présentation du sommet, engagé à fond, en position gauche, variété antérieure. La tête est « au couronnement », c'est-à-dire que *la circonférence sous-occipito-bregmatique est engagée dans l'orifice complètement dilaté.* Dès que la poche des eaux sera rompue, la période d'expulsion commencera franchement. D'abord la rotation se complètera en occipito-pubienne *(3e Temps).* Ce n'est qu'après, grâce à l'engagement de l'occiput dans l'arcade pubienne et à la rétropulsion du coccyx, que s'exécutera le *4e Temps : Engagement de la circonférence* **SOB**, *dégagement de la circonférence* **SOF** *au détroit inférieur musculaire,* par déflexion. (Voyez page 94 et suivantes).

IV. L'Expulsion.

La poussée par en bas indique que la tête, que ne retient plus le bord de l'orifice, vient de descendre à fond de bassin, sur le plancher pelvien et presse en arrière sur le rectum (*fig.* 88).

A chaque contraction la femme a du ténesme; il faut lui expliquer que le besoin d'aller à la selle est illusoire, que c'est la tête qui demande à sortir, qu'il dépend de la patiente de l'y aider.

Celle-ci d'ailleurs est soudain devenue plus calme et plus docile. Comme chaque douleur porte, bien qu'elles soient plus aiguës et plus longues, la femme les supporte mieux que celles de la fin de la période de dilatation, et d'autant mieux qu'elles sont moins subintrantes, séparées par de francs intervalles de repos.

De là une différence tranchée entre ces deux périodes : l'une toute d'agitation et de cris; l'autre de calme et de silence.

En même temps qu'elle éprouve sa douleur la femme sent le besoin de pousser, de faire effort. Mais elle peut ou non résister en partie, et il faut lui expliquer qu'elle a intérêt à ne pas résister. Sinon, retenue par la honte de laisser échapper les matières fécales qui lui semblent vouloir sortir, elle retiendra l'effort et retardera l'issue.

Mais ce ne sera pas pour longtemps. Vite en effet vient le moment où, malgré elle, la sangle abdominale va, à chaque contraction, intervenir activement. On le voit bien sous le chloroforme.

Cet **effort** est en tout semblable à ceux que fait la femme dans un état de constipation opiniâtre. Il détermine la sortie de l'urine, des gaz et des matières fécales; il produit le refoulement du sang vers les parties supérieures, d'où la rougeur de la face, la pesanteur de tête, les vertiges, l'assoupissement qui sépare si souvent les douleurs de cette période.

Pour que les muscles abdominaux agissent bien sur l'utérus, et en expriment le contenu à travers le diaphragme pelvien, il faut que les parties osseuses auxquelles ils sont attachés deviennent fixes et immobiles; c'est pourquoi la contraction d'un grand nombre d'autres muscles est également nécessaire à l'accouchement; mais ils n'y coopèrent que d'une façon très indirecte. Cette participation explique la courbature générale qui suit l'accouchement.

Pendant que les sterno-mastoïdiens, les scalènes, les grands et les petits pectoraux, les dentelés etc., retiennent la poitrine et l'empêchent d'obéir à l'action des muscles abdominaux expirateurs, la plupart de ceux qui sont destinés aux mouvements des cuisses et des jambes immobilisent le bassin.

Voyez d'ailleurs l'attitude instinctive de la femme livrée à elle-même pendant cette période (*fig.* 89); il est facile de voir que tous les muscles agissent en même temps.

Dès qu'elle éprouve le resserrement intérieur qui lui annonce la douleur, la parturiente cherche à s'appuyer les reins ; elle renverse en arrière le tronc et la tête, accroche ses mains aux barreaux du lit, s'arcboute des pieds et des mains contre les corps solides qu'elle rencontre et se raidit en poussant de toutes ses forces, d'autant plus, encore une fois, qu'elle sent que « cela avance ».

Et vous, vous en êtes sûr. Car peu après que les douleurs ont pris ce caractère *expulsif*, vous voyez **le périnée bomber, s'étendre à chaque douleur, se développer sous la poussée de la tête** que votre doigt sent avancer. Bientôt, s'il s'agit d'une multipare, après 3 ou 4 efforts, la vulve s'entrouvre largement. D'un coup et brusquement l'accouchement se termine, c'est-à-dire que la tête est dehors, sans que vous ayiez eu le temps de vous en douter; le périnée est déchiré.

Mais lorsqu'il s'agit d'une primipare, que le périnée est épais et solide, et que toutes les parties molles du plancher pelvien résistent, le terme de la délivrance peut encore être éloigné de plusieurs heures.

Il vous faut donc aviser pour empêcher la parturiente de se refroidir, car il importe d'avoir la région périnéale découverte à portée de l'œil et du doigt, pour surveiller et aider les progrès de l'enfant.

Enveloppez les membres inférieurs de jambières et de cuissards de flanelle, ou à l'aide de langes ou de serviettes drapés avec des épingles de nourrice.

Placez sous le siège de la parturiente deux gros draps, pliés en forme de coussin résistant et haut, afin que le coccyx et le périnée postérieur portent à faux, dans le vide.

Entre les jambes ou au pied du lit mettez une cuvette à moitié pleine de solution antiseptique, pour vos mains ; ayez de l'ouate à portée pour essuyer et baigner souvent la vulve.

Asseyez-vous (la courbature sans cela vient vite) à droite du lit, face à la vulve ; et observez.

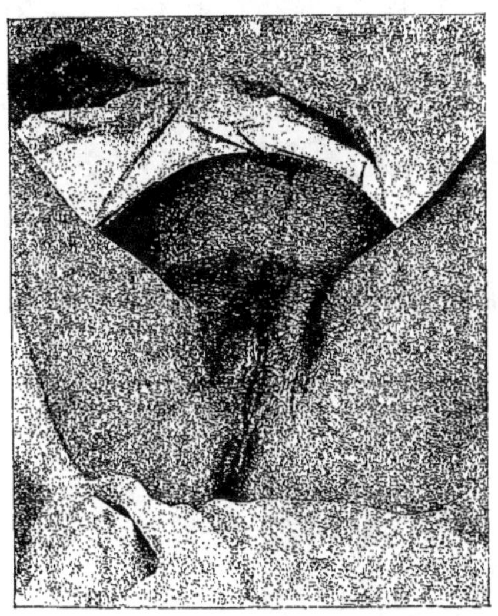

Fig. 89.

Femme en période d'expulsion, au début, lors des premiers efforts qui suivent la rupture des membranes à la dilatation complète, jusqu'à ce que la tête, ayant exécuté sa rotation, occupe la situation représentée *fig.* 90.

Tout d'abord, pendant un temps variable, parfois assez long, il vous semble que les efforts ne portent pas, que rien n'avance. Le périnée bombe à peine en arrière, la vulve ne s'entr'ouvre pas (*fig.* 89). La parturiente ne sent rien avancer et se décourage. C'est que *la rotation n'est pas faite*. Avant que la progression commence franchement, il faut que la tête passe de l'attitude que montre la figure 88 à celle que montre la figure 90. A chaque effort on sent la

fontanelle postérieure se rapprocher du plan médian ; la contraction passée, cette fontanelle recule vers la gauche jusqu'à ce qu'enfin elle s'immobilise dans l'arcade pubienne, la suture sagittale directement antéro-postérieure (*fig.* 90), le front face au sacrum. Nous avons rarement réussi, chez les primipares, à accélérer la rotation en attirant vers le plan médian, à l'aide de la pulpe de l'index appliquée aux rebords de la suture lambdoïde, la fontanelle postérieure attardée en oblique gauche ou droite antérieure. Le terrain qu'on croit avoir gagné par cette manœuvre, au cours d'une poussée, est perdu, quoiqu'on fasse, après l'effort. Il faut donc s'armer de patience. La rotation qu'on désespérait déjà de voir s'accomplir se complète brusquement. C'est alors seulement que l'expulsion va commencer franchement, c'est-à-dire que *la tête va concentrer son effort sur le détroit inférieur musculaire* pour l'ouvrir de la quantité nécessaire à l'engagement, lent, des circonférences **S.O.B.** (30ᵉ) et

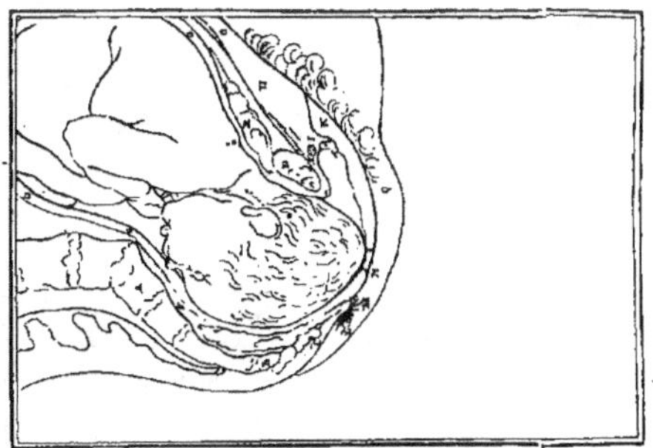

Fig. 90 (SMELLIE).

Coupe sagittale d'une femme au cours de la période d'expulsion. La tête fœtale, orientée en occipito-pubienne, engage sa circonférence **SOB** dans le détroit pubo-coccygien. Le 3ᵉ temps (rotation) est achevé ; le 4ᵉ va commencer.

A, B, C. Sacrum et coccyx. — **D.** Pubis. — **E.** Vessie. — **F.** Rectum. — **G.** Utérus. — **H.** Mons Veneris. — **I.** Clitoris et nymphe *gauche*. — **X.** Corps caverneux. — **L.** Anus. — **K.** Gr. lèvre *gauche*. — **M, N.** Périnée. — **O.** Paroi abdominale. — **Q.** fesse et cuisse *gauches*.

S.O.F. (31,5 à 32ᵉ). Rien à faire durant la rotation qu'apprendre à la parturiente à bien diriger son effort « en bas et en arrière », à faire valoir ses douleurs.

Vous voyez alors **le périnée bomber et se développer pendant la douleur** (*fig.* 91 et 92), **puis s'affaisser aussitôt après, en même temps que la tête, qui s'était montrée à la vulve, remonte et rentre dans le bassin** (*fig.* 93) au grand désespoir de la parturiente. Ces efforts se répètent dans le même ordre, la tête gagnant chaque fois quelques millimètres, jusqu'à ce que la vulve présente une circonférence d'environ 25 centimètres. Elle rentre toujours mais comme à regret. Encore un effort : la tête ne rentre plus (*fig.* 94).

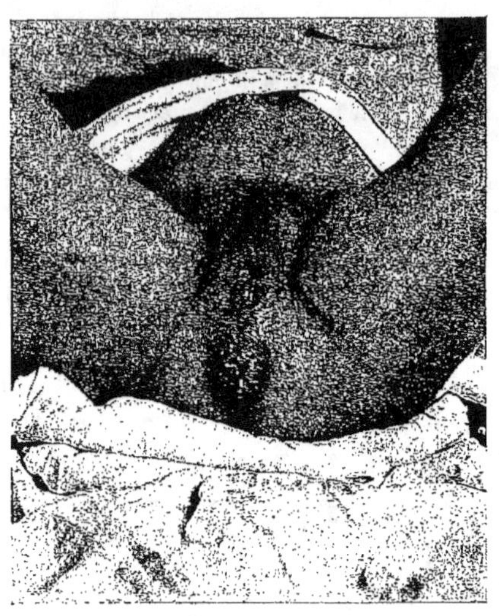

Fig. 91.

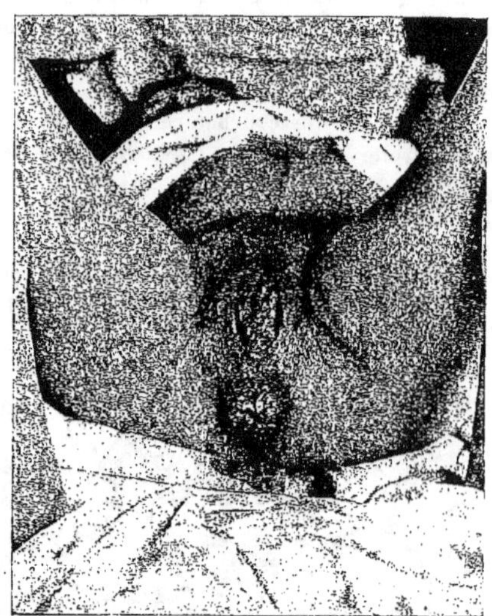

Fig. 92.

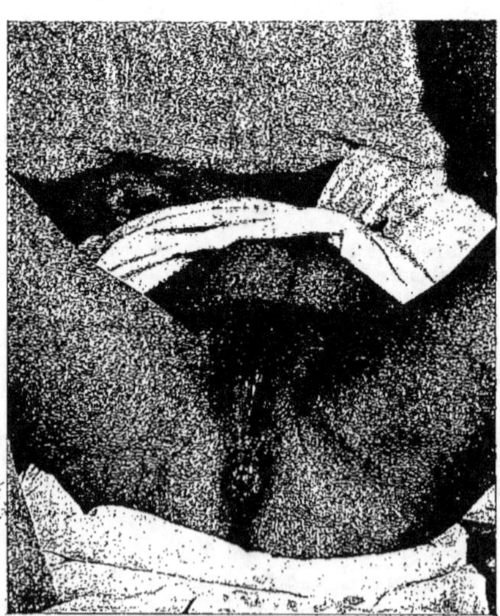

Fig. 93.

Alors **le périnée reste distendu après la contraction, et la tête**, qui en paraît presque entièrement enveloppée, **ne remonte plus après la douleur.** Tout cela vous est familier car vous connaissez à fond le mécanisme.

C'est à ce moment qu'il vous faut redoubler d'attention : **la fin est proche ; il la faut retarder.**

Si vous laissiez faire à ce moment, en un ou deux efforts la résistance *faible* de l'orifice vulvo-hyménéal, qui seul maintenant retient la tête, serait vaincue : d'abord par la circonférence sous-occipito bregmatique, et aussitôt après par la sous-occipito frontale. La tête, lancée en déflexion brusque (*fig.* 100), déchirerait du front la fourchette et le périnée. Il faut empêcher cette déflexion finale brusque.

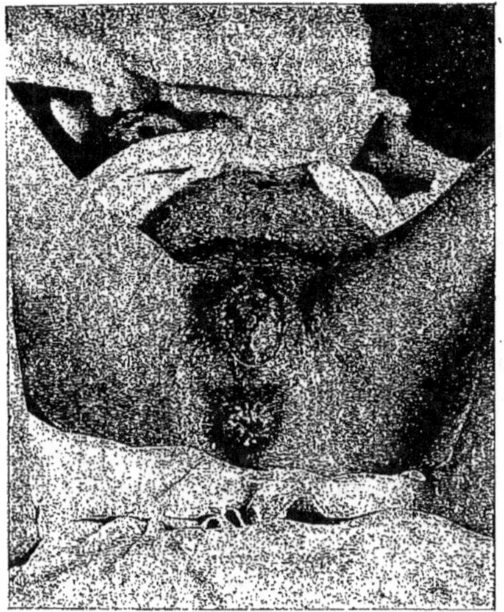

Fig. 94.

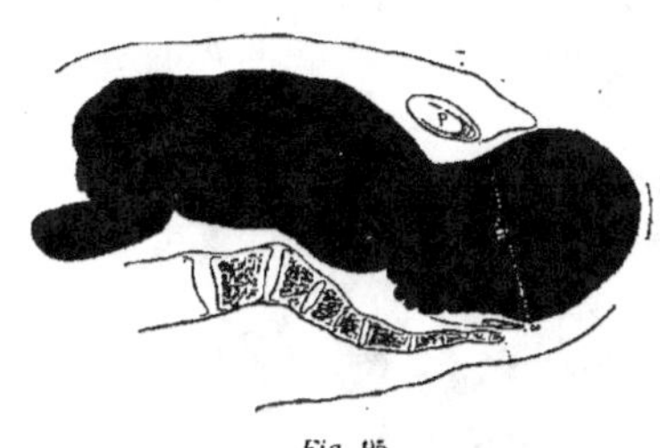

Fig. 95.

Fig. 91 (Période d'expulsion, suite). A l'acmé d'une des poussées qui suivent l'achèvement de la rotation. Vous sentez le travail que fait, dans la profondeur, la tête qui engage sa circonférence **SOB** dans le détroit pubo-coccygien. Tandis qu'elle entr'ouvre à peine la vulve et qu'elle ne tend pas encore notablement le périnée ano-vulvaire, vous devinez, à la dilatation et à la turgescence hémorrhoïdaire de l'anus, l'effort que développe en arrière, sur le coccyx et le périnée postérieur, la déflexion commençante de la tête, l'engagement dans le détroit musculaire.

Fig. 92 (Période d'expulsion, suite). A l'acmé d'une des poussées suivantes (un quart d'heure après). Même saillie du périnée postérieur ; mais quelle différence dans le périnée antérieur qui maintenant bombe et s'allonge à son tour tandis que, dans la vulve largement ouverte, s'engage déjà une circonférence céphalique de près de 25 centimètres. Ce n'est pas encore, il s'en faut, la **SOB**. C'est maintenant le front que la déflexion pousse à refouler le coccyx jusqu'à 11ᵉ environ du pubis ; il y arrive presque ; il semble que tout va se terminer cette fois-ci. Néanmoins — comme après l'effort dont on voit l'effet sur la figure 91 — une fois la contraction passée, la tête va rentrer soit brusquement, soit peu à peu, et les parties revenir à l'état représenté figure 93. La tête qui tout à l'heure était *presque* dans l'attitude que montre la figure 95, est encore une fois revenue, sous l'influence de l'élasticité du plancher pelvi-périnéal, à son point de départ, c'est-à-dire à l'attitude de la figure 90.

Fig. 93. (Période d'expulsion, suite). La région périnéo-vulvaire au repos, après la poussée que montre la figure 92, et avant celle que montre la figure 94.

Fig. 94. (Période d'expulsion, suite). A l'acmé de l'effort qui met fin au 4ᵉ temps de l'accouchement : dégagement de la circonférence **SOF** au détroit coccy-pubien. La seule différence avec la figure 92, c'est que la tête ne rentrant plus, les parties vont rester en l'état après l'effort, au lieu de revenir à l'état de la figure 93.

Le détroit inférieur est vaincu (4ᵉ temps). Les efforts ultérieurs vont, rapidement, s'employer à vaincre par déflexion croissante de la tête le détroit vulvaire (5ᵉ temps). C'est le moment de s'occuper de la protection du périnée.

Fig. 95. (Période d'expulsion, suite). Coupe sagittale d'une femme morte au cours de la période d'expulsion, au moment où se trouve la femme représentée figure 94. Le front a dépassé le coccyx qui le cale et qui empêche la production du retrait par flexion. — Tracé calqué *ad naturam* par M. Champetier de Ribes et publié par moi en 1888.

La paroi postéro-inférieure du bassin mou mesure 15ᶜ 1/2 ; savoir 75ᵐᵐ pour le périnée coccy-anal que distend le front ; 40ᵐᵐ pour l'anus, 40ᵐᵐ pour le périnée ano-vulvaire. Diamètre antéro-postérieur du détroit vulvaire 75ᵐᵐ.

C'est pour faire passer la tête de la position de figure 90 à la position de figure 95 qu'on fait dans la pratique, en particulier chez les primipares, le plus grand nombre des applications de forceps.

C'est ce que se sont proposés de tout temps, depuis de La Motte et Puzos, les accoucheurs qui, pendant la douleur, soutenaient de la paume d'une main le périnée plus ou moins distendu, afin d'en prévenir la déchirure ou d'empêcher la tête de sortir trop brusquement. « Lorsque l'extrémité postérieure de la tête est engagée dans la vulve, comme dans une espèce de couronne, si le frein ou la fourchette n'est pas trop distendu, on permet à la femme de satisfaire au besoin qui la presse de pousser en bas; et pendant ce temps, sans discontinuer de soutenir le périnée, on favorise l'issue de cette tête, en la pressant en dessous et vers l'anus de la femme comme pour obliger l'occiput à s'élever du côté du mont de Vénus ». (Nægele, *fig.* 96).

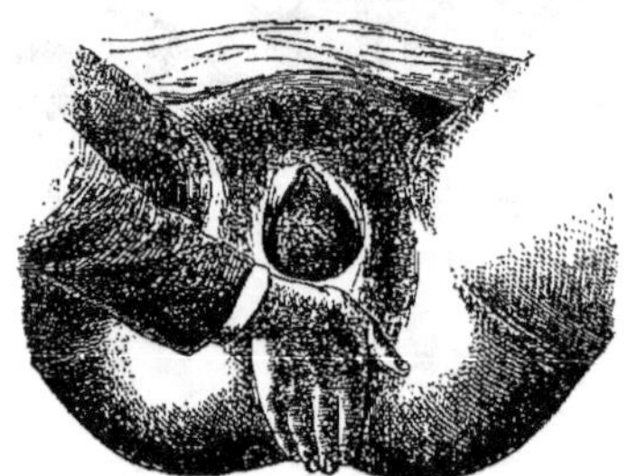

Fig. 96. Nægele).

Renoncez à cette pratique.

Ce soutien est inutile; le périnée déchire sous la main qui le cache.

Ce n'est pas soutenir le périnée qu'il faut; ce soutien est nuisible; il empêche le retrait et applique étroitement les parties menacées sur le front menaçant. **Ce qu'il faut c'est empêcher le front de sortir avant que le passage des bosses pariétales et le dégagement de la nuque aient diminué la tension postérieure de l'orifice vulvaire.** Comment y arriver ?

Voici la méthode que j'emploie et que j'enseigne depuis dix ans, et à laquelle m'a conduit l'étude attentive d'un grand nombre de faits à l'époque où, pour ma thèse sur le détroit inférieur, j'eus à refaire l'analyse clinique de la période d'expulsion.

La parturiente en posture d'expulsion (*fig.* 97, 98, 99) est très rapprochée du bord droit du lit. L'accoucheur, assis sur une chaise placée tout contre ce même bord, appuie sur le lit son coude droit et le bord cubital de son avant bras et de sa main (*fig.* 98 et 99). Son pouce en abduction forcée s'applique solidement, par la pulpe, à la portion de la tête située immédiatement au-devant de la fourchette. L'appui solide du coude donne une puissance considérable à la contre-pression de résistance que le pouce sera appelé à exercer pendant les efforts. Les autres doigts, fléchis dans la paume de la main, ne touchent pas le périnée. Celui-ci reste tout entier accessible à la vue, et vous pouvez sans cesse surveiller sa distension, son amincissement, etc. Vous voyez de même la calotte crânienne et tout l'anneau vulvaire.

La figure 97 vous montre le pouce en place, guettant l'arrivée du bregma à la fourchette, au cours de la poussée qui suit l'immobilisation de la tête dans le bassin mou. Le pouce laisse s'accomplir la première partie du 5ᵉ temps, c'est-à-dire l'engagement de la circonférence **S O B** dans le détroit vulvaire. Mais il se tient prêt à résister, si besoin est, à toute progression ultérieure.

C'est ce qu'il fait sur la figure 98. Le pouce s'est abattu comme un taquet sur le bregma qui vient d'apparaître; sa poussée d'avant en arrière arrête net la déflexion et par suite la progression de la tête. Il s'agit de ne plus laisser avancer le front qui distend le périnée antérieur, et d'appeler à l'aide votre main gauche. Celle-ci, par dessus la cuisse droite, agit à son tour comme suit. Du petit doigt elle refoule vers la nuque la commissure antérieure; d'où un premier soulagement pour l'anneau vulvaire que sollicitait un diamètre plus voisin de l'**O F** que de l'**S O F** (revoyez *fig.* 97); en même temps du pouce et de l'index votre gauche repousse l'une après l'autre, par dessus la bosse pariétale correspondante, les lèvres droite et gauche de l'orifice vulvaire; d'où pour celui-ci un nouveau et plus considérable soulagement.

Et maintenant attention, c'est le moment critique. Laissez se faire un peu, très peu de déflexion. Voici le front prêt à sortir (*fig.* 99 et 100). Tâchez de faire suspendre l'effort, et en tout cas arrêtez de nouveau la déflexion, de toutes vos forces. Patientez ainsi quelques secondes. Vous allez voir millimètre à millimètre d'abord, puis vite, le demi-anneau vulvaire postérieur *se retirer*, avec le périnée qui l'attire, par dessus le front, les yeux, le nez, la bouche et enfin le menton qu'il faudra souvent *dégager* d'un coup de doigt car il sera resté, ou à peu près, là où le montre la figure 100.

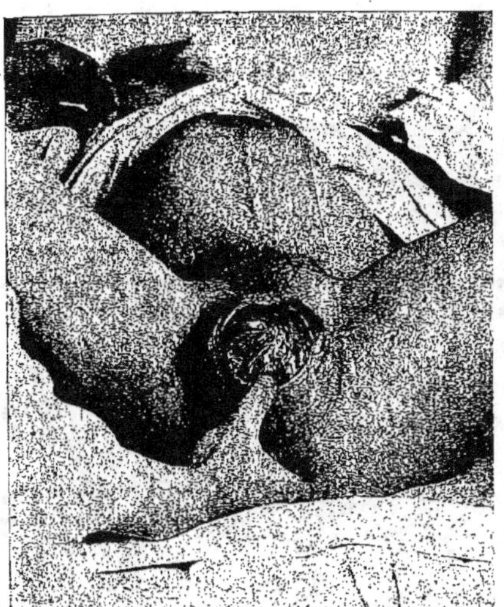

Fig. 97.

La région périnéo-vulvaire au cours de la poussée qui suit l'entrée du front dans le bassin mou. Le bregma, encore caché par le périnée antérieur, approche de la commissure où votre pouce l'attend.

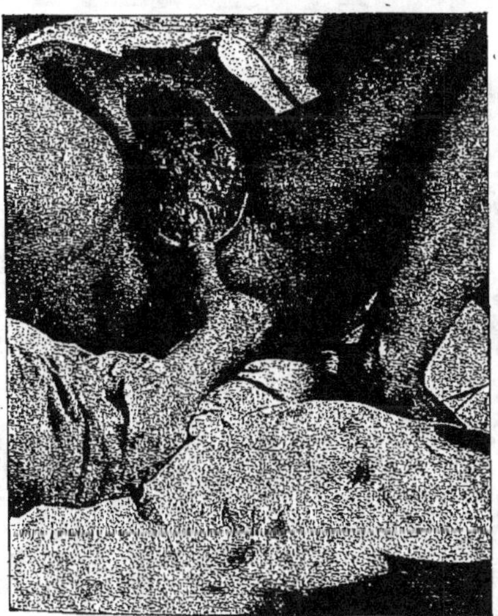

Fig. 99.

Au moment où le front approche de la commissure distendue au maximum, votre pouce arrête encore une fois la déflexion. Le dégagement (fin du 5ᵉ temps) va se faire, non par progression du front mais par retrait du périnée.

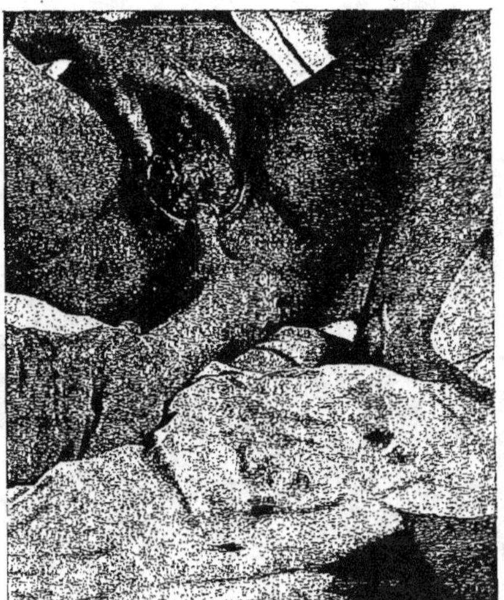

Fig. 98.

La première partie du 5ᵉ temps est achevée : la circonférence sous-occipito-bregmatique est engagée dans le détroit vulvaire. Votre pouce arrête la déflexion ; l'auriculaire gauche dégage bien l'occiput ; le pouce et l'index gauches libèrent les bosses pariétales.

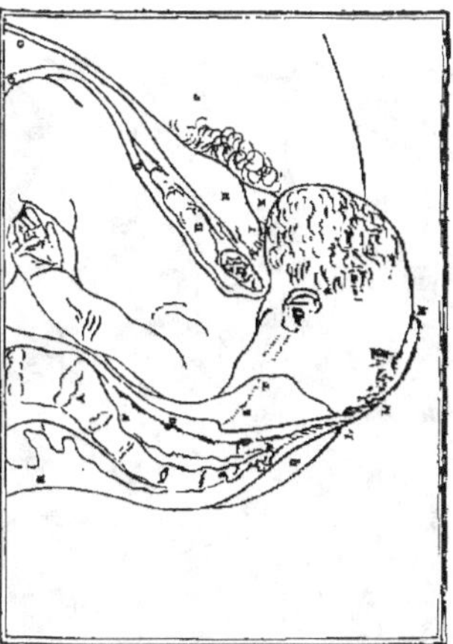

Fig. 100. (SMELLIE).

Coupe sagittale d'une femme au cours de la période d'expulsion, au moment où se trouve la femme représentée fig. 99. La tête fœtale engage sa circonférence sous-occipito-frontale dans le détroit vulvaire. La fin du 5ᵉ temps est proche, et si elle est trop brusque, par déflexion, la commissure va sauter et le périnée déchirer. (Pour l'explication des lettres, voir la fig. 90 — ST, le côté gauche de l'orifice de la matrice).

La tête sortie, rapidement si vous n'y prenez garde, vous avez en mains, avec un tas d'autres choses, un gros enfant de 3500 gr. qui incontinent se met à crier.

Mais assez souvent la tête, complètement dégagée, s'immobilise un instant « face en dessous ». Si vous laissez faire, et si le siège de la mère est bien soulevé par le coussin, vous

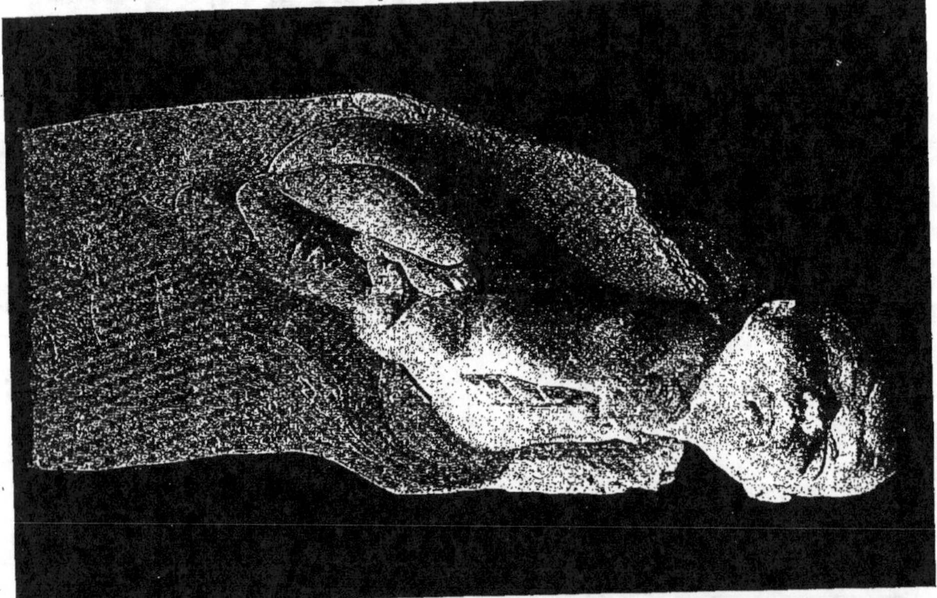

Fig. 101. (ZWEIFEL).

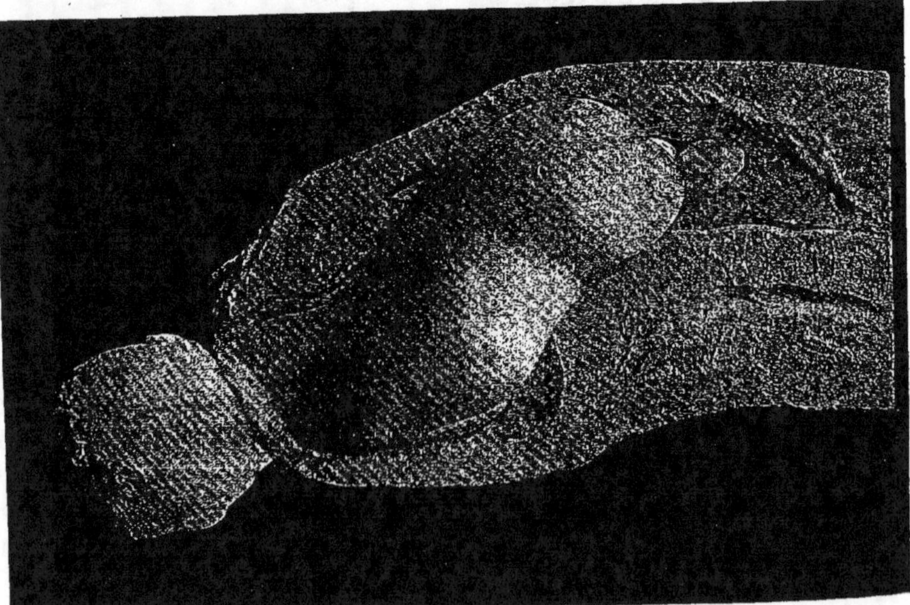

Fig. 102. ZWEIFEL).

allez, au cours de la poussée suivante, voir la tête tourner lentement. Cette *rotation externe* de la tête reporte l'occiput vers le côté de la mère qu'il occupait avant le 3ᵉ temps, avant la *rotation interne*. Ainsi lorsque, comme dans le cas ici figuré (cas ordinaire) l'occiput s'est engagé en O 1 G, la face se tourne vers la cuisse droite (*fig.* 101) et le sommet vers la cuisse gauche (*fig.* 102).

vulvaire. Voyez : c'est l'antérieure qui, marchant la première, va apparaître d'abord et s'engager à la commissure antérieure. Elle s'y fixera tandis que l'épaule postérieure, parcourant et distendant le plancher du bassin mou en forçant le tronc à s'incurver sur son plan latéral droit, va se dégager à la fourchette en agrandissant, si vous ne l'attardez, la déchirure qu'a pu commencer la tête. — Le reste sort sans mécanisme.

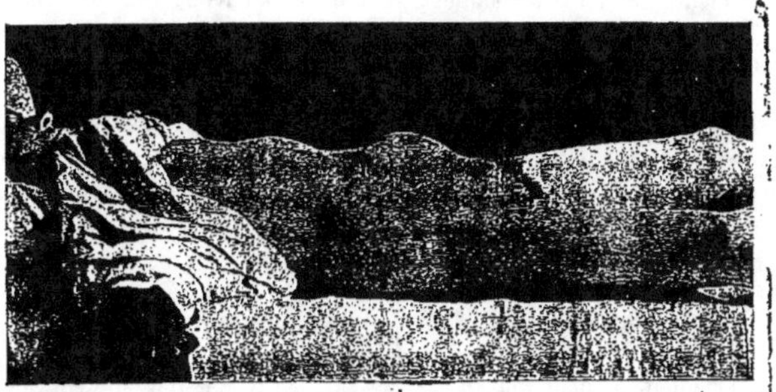

Fig. 103.

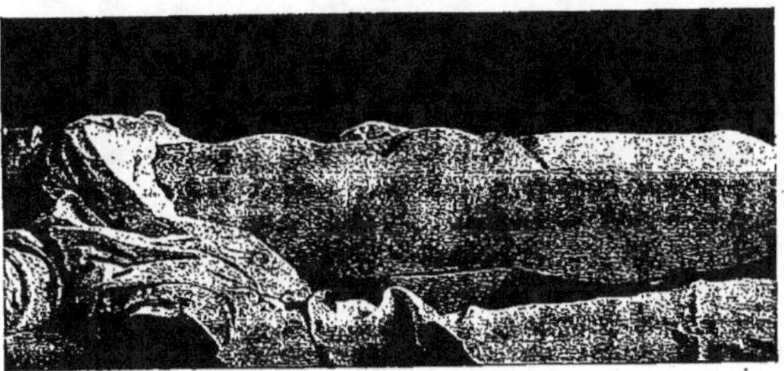

Fig. 104.

Il est certain que, au moins pour la plus grande part, comme l'a montré Gerdy, la rotation externe de la tête ne fait que révéler à l'accoucheur l'accomplissement du 6ᵉ *temps* qui se passe *dans la profondeur,* c'est-à-dire *la rotation interne des épaules* et du tronc, aboutissant à l'orientation antéro-postérieure, à l'adaptation du diamètre maximum bis-acromial au diamètre coccy-pubien du détroit inférieur et du bassin mou (*fig.* 101 et 102; comparez avec la *fig.* 100, rotation non faite). Tout en tournant, les épaules ont franchi le détroit inférieur musculaire ; elles s'apprêtent à franchir, fin du 6ᵉ temps, le bassin mou et le détroit

Le cordon lié, coupé, l'enfant séparé de la mère, l'accouchement proprement dit est terminé.

L'utérus est dur, bien revenu sur lui-même ; rien ne saigne (*fig.* 103).

Bientôt les douleurs reprennent ; puis tout à coup la femme éprouve le besoin de pousser, « d'accoucher une seconde fois ». Elle pousse, et vous trouvez, entre ses jambes, le délivre spontanément expulsé : placenta et membranes.

La délivrance est faite ; l'accouchement complètement terminé (*fig.* 104).

B. ÉTUDE ANALYTIQUE DU TRAVAIL.

Il m'a paru indispensable de faire d'abord l'étude clinique et synthétique de l'accouchement depuis le début jusqu'à la fin, — c'est la méthode des auteurs du commencement de ce siècle — plutôt que de commencer, comme les modernes, par les définitions, divisions et subdivisions du travail de l'accouchement, c'est-à-dire par l'Étude analytique.

De la description précédente ressort tout d'abord ceci : l'accouchement comprend deux actes distincts :

1er acte : accouchement de l'enfant ou *Accouchement proprement dit.*

2e acte : accouchement du placenta et des membranes ou *Délivrance.*

Le 2e acte méritant à lui seul un chapitre spécial, nous n'étudierons ici que le 1er : *l'accouchement proprement dit.*

Partant de la description synthétique, nous pouvons diviser ce premier acte en plusieurs scènes ou périodes.

La 1re période, de la première contraction douloureuse efficace, c'est-à-dire de l'ouverture de l'orifice interne à la disparition complète du canal cervical : c'est la **période d'effacement**.

La seconde, de la disparition complète du canal cervical à la disparition complète des bords de l'orifice utérin d'abord lenticulaire, terminée par la rupture spontanée de la poche des eaux : c'est la **période de dilatation**.

La troisième, de la dilatation complète de l'orifice utérin à la dilatation complète de l'orifice vulvaire, terminée par l'issue du fœtus : c'est la **période d'expulsion**.

Au cours de ces 3 périodes et des explorations qui nous ont permis cette division, nous n'avons guère exploré le fœtus ; nous l'avons tenu pour ce qu'il est, c'est-à-dire pour un projectile, et une seule chose nous a arrêtés : sa progression de plus en plus marquée pendant la 3e période.

Si nous l'avons négligé à ce point c'est que nous avons longuement étudié par ailleurs, les péripéties de cette progression ; c'est surtout qu'il n'est pour rien dans le résultat final. Qu'il soit vivant, qu'il soit mort il est chassé et c'est tout : acte mécanique, passif. **La mère seule travaille**, et ce sont les phénomènes par lesquels se traduit son travail, que nous nous proposons d'étudier ici.

Ces phénomènes sont appelés par les Auteurs **phénomènes physiologiques** de l'accouchement, par opposition aux **phénomènes mécaniques** qui seraient les différents mouvements imprimés au fœtus dans sa traversée des voies génitales.

Ces phénomènes dits physiologiques, toujours d'après les auteurs, sont au nombre de 5 :

1° *Les contractions de l'utérus et des muscles abdominaux.*

2° *La dilatation de l'orifice utérin.*

3° *La formation de la poche des eaux et sa rupture.*

4° *L'écoulement des glaires sanguinolentes.*

5° *L'ampliation du vagin, du périnée et de la vulve.*

Cette division établie, les auteurs étudient successivement chacun de ces phénomènes, presque sur le même plan.

Il y a là quelque chose de choquant.

Décrire sur le même plan, classer dans la même catégorie :

la cause : la contraction utérine ;

l'effet : la dilatation de l'orifice utérin, du vagin, du périnée et de la vulve ;

le moyen : la poche des eaux ;

enfin un phénomène aussi accessoire que l'écoulement des glaires sanguinolentes, voilà qui me paraît illogique.

En quoi la dilatation de l'orifice utérin, l'ampliation du vagin et de la vulve, la rupture de la poche des eaux sont-ils des phénomènes moins *mécaniques* que ceux que subit le fœtus ? Est-ce que ce sont là *des phénomènes actifs* comme la contraction utérine ? N'est-il pas évident que ce sont des *phénomènes passifs* comme les mouvements de descente, de rotation etc., qu'exécute le fœtus ?

Nous laisserons donc de côté ces divisions surannées et nous dirons :

Les phénomènes du travail de l'accouchement peuvent et doivent être divisés en 2 grandes classes :

1° **Les phénomènes actifs** : c'est à dire *la contraction utérine*, cause de tout, qui commence et termine le travail, aidée à la fin par les *contractions volontaires ou involontaires des muscles abdominaux*.

2° **Les phénomènes passifs** qui sont :

Pendant le temps qui s'écoule du début du travail au commencement de la dernière période, *la formation de la poche des eaux qui efface le col et dilate l'orifice utérin*, d'où résulte fatalement le détachement du bouchon cervical sous forme de glaires sanguinolentes.

Pendant la dernière période : *le modelage et l'expulsion du fœtus qui distend le vagin, le périnée et la vulve.*

On voit que nous faisons rentrer dans la deuxième catégorie, celle des phénomènes passifs, ce que les auteurs ont distingué sous le nom de *phénomènes plastiques*. A quoi bon en effet cette nouvelle division ? Est-ce que le chevauchement des os, la déformation de la tête, la bosse séro-sanguine ne sont pas des phénomènes passifs ou mécaniques au même titre que les différents mouvements d'inclinaison, de rotation, de progression, de déflexion que nous avons vu s'exécuter sous l'action combinée de la contraction utérine et de la résistance du canal à parcourir ?

Ceci posé, reprenons plus en détails que nous n'avons pu le faire dans notre exposé clinique, l'étude analytique :

1° Des phénomènes actifs ;
2° Des phénomènes passifs.

1. Phénomènes actifs.

Laissant de côté la discussion des problèmes, actuellement insolubles, de la cause qui met l'utérus en branle au terme de la grossesse, de celle qui rend sa contraction intermittente, de celle enfin qui la rend douloureuse, nous parlerons seulement de ce qui est bien acquis et comporte des applications pratiques.

La contraction utérine du travail, qui se traduit par les caractères cliniques étudiés plus haut, est *douloureuse, involontaire, intermittente.*

Sa durée, généralement moindre au début qu'à la fin du travail, varie entre 30, 60 et 100 secondes, chiffres moyens.

Son intensité, qui en général aussi augmente à mesure que le travail avance, est le plus souvent en rapport direct avec la douleur ; il y a toutefois des exceptions nombreuses qui tiennent à la susceptibilité nerveuse individuelle.

Considérée pour chaque contraction isolée, cette intensité n'est pas non plus la même au début, au milieu et à la fin ; il y a un stade de croissance, un stade d'acmé et un stade de décroissance, pouvant se figurer par le graphique ci-joint de Polaillon (*fig.* 105).

La douleur suit habituellement la même progression ; mais elle n'est pas exactement superposable à la contraction qui commence un peu avant et finit un peu après (*fig.* 105 *bis*).

Fig. 105 et 105 *bis*. (Polaillon).

Fig. 105. — Tracé d'une contraction utérine.

Fig. 105 *bis*. — **MN**. Durée de la contraction. — **ZS**. Durée de la douleur. — **O**. Point où commence la douleur. — **O'**. Point où elle finit. — **AC**. Acmé de la contraction.

Il est impossible actuellement de chiffrer cette intensité. Les évaluations des auteurs sont très dissemblables, soit qu'avec Poppel, Matth. Duncan et Ribemont on ait recours au calcul indirect de la force nécessaire pour rompre les membranes (2 à 20 livres ; 4 à 40 livres ; 10 à 20 livres) ; soit qu'avec Schatz, Poullet, Polaillon on ait recours au calcul direct à l'aide de toco-dynamomètres (17 ; 55 ; 88 kilogrammes). — Il se pourrait que les chiffres maxima ci-dessus soient au-dessous de la réalité ; la contraction utérine est en effet capable de rompre la symphyse pubienne.

Mais voici une question beaucoup plus importante : possédons-nous des moyens pratiques de réveiller ou d'activer la contractilité de l'utérus en travail? Y a-t-il des *agents ocytociques?* Et si oui, quels sont ceux auxquels on a recours en pratique ?

On peut classer les excitants utérins en :

    excitants mécaniques ;
        —   thermiques ;
        —   électriques ;
        —   médicamenteux.

Parmi les excitants mécaniques, je rappelle simplement, pour mémoire : la traction digitale sur les bords de l'orifice si vantée naguère sous le nom de *petit travail*, les instruments dits *excitateurs*, les pressions et les frictions abdominales.

Comme tous les muscles lisses l'utérus est *thermosystaltique* (Cl. Bernard). Le mode d'emploi pratique de la chaleur ce sont les injections d'eau chaude portées dans le col, et mieux jusque dans le segment inférieur, entre la paroi utérine et les membranes.

Cohnstein a montré que l'eau chaude à la température de 45 à 55 degrés est un stimulant très énergique des contractions utérines. Pinard a repris cette étude en 1885 et a montré (thèse de Gauvry) que si l'eau chaude à 48° ne peut mettre l'utérus gravide en branle, elle a du moins une action excitante manifeste sur les contractions de l'utérus en travail.

L'excitation électrique n'est pas entrée dans la pratique, bien qu'elle paraisse, d'après les expériences à peu près concordantes de Saint-Germain, Ranvier, Onimus, Bumm, avoir une certaine action sur la fibre utérine *déjà excitée* par ailleurs.

S'il est en effet difficile (Onimus), voire impossible (Ranvier), de déterminer par ce moyen des contractions de l'utérus à l'état de vacuité, cela devient plus aisé sur l'utérus gravide, mais n'est réellement facile que quand les contractions physiologiques du travail existent déjà.

Des excitants médicamenteux le seul qui, malheureusement d'ailleurs, soit encore employé, trop souvent employé, est l'ergot de seigle soit en poudre, soit sous forme d'ergotine ou d'ergotinine. Je n'en parle que pour recommander de *ne jamais en user* ; c'est un agent meurtrier que nous avons banni de notre pratique.

On ne sait guère au surplus comment ces différents agents actionnent l'utérus. Il est possible, d'après ce que l'on sait de l'action directe de l'ergotine sur les éléments musculaires des vaisseaux, qu'elle se comporte de même vis-à-vis de la fibre utérine ; ainsi s'expliquerait le temps nécessaire (8 à 10 minutes) pour que l'action ocytocique se fasse sentir quand on injecte de 30 à 60 centigr. d'extrait aqueux de seigle ergoté.

La chaleur agit probablement de même, c'est-à-dire directement sur la fibre musculaire.

Quant aux agents mécaniques, il y a sans doute 1° action nerveuse centripète, 2° action centrifuge, c'est-à-dire *réflexe*. Mais la physiologie des nerfs utérins est encore trop vague pour qu'on puisse actuellement en dire plus long sur ce sujet.

Les nerfs qui actionnent l'utérus, étudiés surtout par Kilian (1851) et Frankenhaeuser (1867), émanent de deux sources :

    Le grand sympathique ;
    Le système cérébro-spinal.

Pour ce qui est du grand sympathique l'utérus puise :

    1° *au plexus ovarique* ;
    2° *au plexus hypogastrique.*

Chacun de ces plexus correspond à un pédicule vasculaire distinct : l'ovarique, au pédicule vasculaire utéro-ovarien ou supérieur ; l'hypogastrique, au pédicule utérin ou inférieur.

Le *plexus ovarique* qui tire son origine des plexus rénal, solaire et lombo-aortique, suit, en l'enlaçant, l'artère utéro-ovarienne. Il pénètre avec elle dans le ligament large, donne un grand nombre de filets à l'ovaire, quelques-uns à la trompe, et se perd par ses dernières ramifications dans le corps de l'utérus (*fig.* 106).

Le *plexus hypogastrique*, beaucoup plus compliqué, naît du lombo-aortique qu'il quitte avec l'artère hypogastrique, se renforce de tous les filets antérieurs venus de la portion sacrée du grand sympathique et de filets *moins nombreux* empruntés aux 1re, 2e 3e et 4e paires sacrées. Le tout forme un fouillis presque inextricable de fils croisés dans tous les sens et portant des renflements gangliformes (*fig.* 106 et 107).

De chaque plexus hypogastrique on voit naître plusieurs groupes de filets plexiformes, destinés aux organes contenus dans le petit bassin, organes qu'ils abordent également par leurs pédicules vasculaires, de telle sorte qu'il y a

un plexus hémorrhoïdal,

un plexus vésical,

un plexus vaginal,

et enfin le *plexus utérin*, le seul que nous voulions étudier ici, et qui va aborder l'utérus par son col comme l'ovarique l'a abordé par le fond.

D'abord confondu avec le plexus vaginal, il chemine, avec l'artère utérine qu'il accompagne,

dans le pied du ligament large où il se partage bientôt en un grand nombre de filets pénétrant l'utérus par les parties latérales. Ils y laissent un grand nombre de leurs divisions et se prolongent ensuite les uns vers la partie antérieure, les autres vers la partie postérieure de l'utérus. Là ils forment, comme sur les côtés, de riches réseaux intra-musculaires. De ces réseaux partent les ramifications terminales qui président aux contractions utérines.

Parmi les filets de ce plexus utérin, les plus élevés, dirigés presque verticalement en haut, s'anastomosent, au niveau de l'origine des trompes, avec les dernières divisions du plexus ovarique (29, 31, 32 *fig.* 106).

Les inférieurs, unis aux rameaux les plus reculés du plexus vaginal, pénètrent dans la partie correspondante du col de l'utérus, et s'avancent jusqu'au pourtour du museau de tanche auquel ils sont destinés (*fig.* 107).

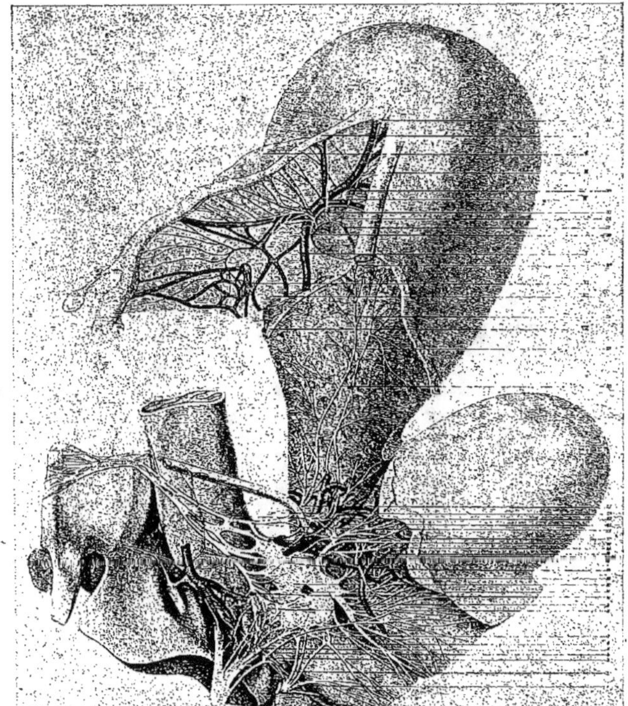

Fig. 106 (FRANKENHAEUSER).

Ganglion cervical, nerfs sacrés et nerfs utérins du côté droit. — Utérus gravide.

La pièce qui comprend le sacrum, une portion du rectum, le vagin, la vessie distendue et l'utérus attiré en haut, est vue de droite, le sacrum presque horizontal.

I. Trompe. — II. Ovaire. — III. Ligament rond. — IV. Anastomose des veines utér. et ovar. — V. Veine ovarique. — VI. Plexus veineux ovarique. — VII. Feuillet postérieur du ligament large. — VIII. Péritoine.

30. Entrée des nerfs ovariens dans le ligament large. — 29, 31, 32. Leur anastomose avec les nerfs utérins, anastomose d'où partent les rameaux ascend. du ligament rond, 34, du fond, 35, de la trompe, 33.

25, 26, 27, 28. Ramifications superficielles des nerfs utérins venant : du plexus hypogastrique, 10, 21, et du ganglion cervical 12.

Ce dernier est anastomosé par 18 et 19 avec les rameaux les plus internes, par 10 avec les rameaux les plus externes du plexus hypogastrique, par 4 avec le 3e nerf sacré, par 2 avec le 4e nerf sacré.

Pour les détails voir fig. 107.

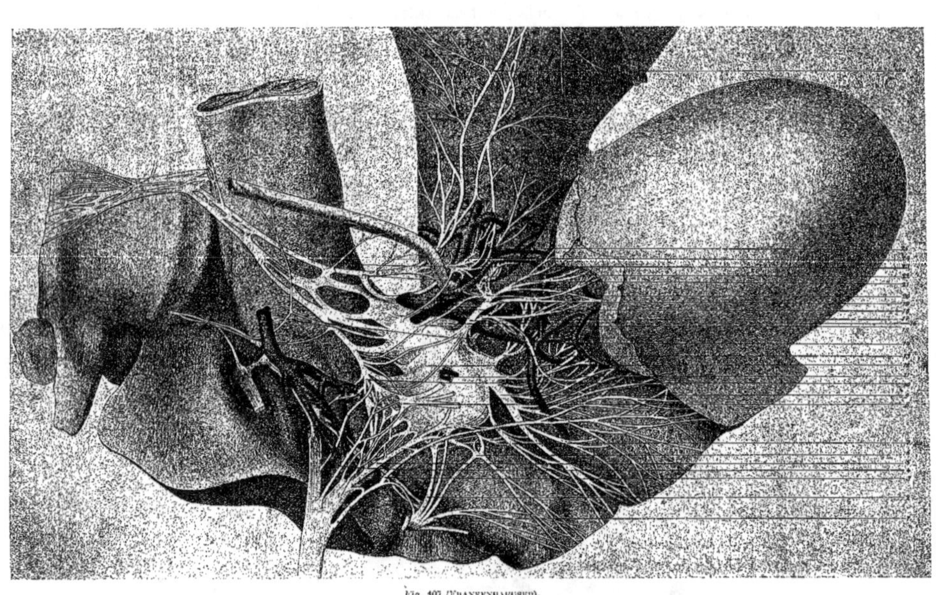

Fig. 107 (FRANKENHAUSER).

Plexus hypogastrique, ganglion cervical, nerfs sacrés, nerfs utérins du côté droit, l'utérus étant gravide. *(Voir ci-contre la légende.)* 1×1.

Sur le trajet des nerfs de l'utérus, dans le plexus utérin, on remarque, de chaque côté du col, un ganglion dit *ganglion cervical*. Ce ganglion qui aurait un rôle très important, nous allons le voir, est situé au niveau de la partie postérieure de la voûte du vagin, dans la paroi latérale de l'espace de Douglas, en avant du rectum, en partie entre le péritoine et le fascia pelvien. C'est de lui que naissent les divisions utérines ci-dessus décrites.

Quant aux filets terminaux ils seraient de 3 ordres : vasculaires, musculaires, muqueux.

Les filets musculaires se termineraient, toujours d'après Frankenhaeuser, comme dans les autres organes à fibres lisses, c'est-à-dire que les réseaux, formés de fibres pâles sans myéline, seraient pourvus de renflements ganglionnaires, et que les fibrilles terminales pourraient être suivies (1867) jusque dans le nucléole des noyaux des fibres cellules (?) Les recherches récentes (1880 à 1892) de Gavronsky, Clivio, Köstlin, Patenko, Rasumowsky, v. Herff (méthode au chlorure d'or et méthode de Golgi), laissent encore en suspens la question du mode de terminaison des nerfs utérins sensitifs, glandulaires, moteurs et vaso-moteurs.

Enfin d'après W. Hunter (1802), Tiedemann (1820), Remak (1850), v. Herff (1892), les nerfs de l'utérus gravide participeraient à l'hypertrophie de l'organe.

LÉGENDE DE LA FIGURE 107.

1. Nerf hémorrhoïdal venant du 4e nerf sacré. — 2. Rameau du 4e nerf sacré allant au ganglion cervical (12).

3. Rameau du 3e nerf sacré allant directement, en croisant le ganglion cervical, au vagin et à la vessie.

4, 5. Rameaux du 3e nerf sacré au ganglion cervical.

6. Dépendance du ganglion cervical donnant des rameaux du plexus hémorrhoïdal.

7. Nerfs se ramifiant entre le vagin et le rectum.

8. Petit ganglion superposé au ganglion cervical et dont les rameaux vont directement à la vessie.

9. Nerfs vaginaux.

10. *La branche la plus externe du Plexus hypogastrique* (plexus qu'on voit naître du lombo-aortique au droit du promontoire) pénétrant dans le ganglion cervical (12).

11. Veine et artère perforant le ganglion cervical.

12. *Le Ganglion cervical.*

13. Rameaux se distribuant entre le vagin et la vessie.

14. Nerf allant du premier ganglion sacré du sympathique à l'uretère.

15, 17. Rameaux anastomotiques pour le ganglion cervical.

16. Paquet de nerfs pénétrant dans l'épaisseur du col utérin.

18, 19. Anastomose entre le ganglion cervical et *les branches les plus internes du Plexus hypogastrique* (21)

20. Ganglion vésical.

22. Rameaux de ce ganglion vésical les uns pénétrant le tissu utérin, les autres s'unissant avec les branches les plus internes du plexus hypogastrique.

23, 24. Nerfs que le plexus hypogastrique envoie à l'uretère.

25, 26. Branches superficielles des nerfs utérins nés du plexus hypogastrique et du ganglion cervical et dont l'une va s'anastomoser, au voisinage du pédicule vasculaire supérieur, avec le plexus ovarique. (Revoyez la *fig.* 106).

Voilà ce qu'on sait anatomiquement des nerfs de l'utérus gravide. Voyons ce à quoi est arrivée la physiologie, pour ce qui est de l'origine centrale des nerfs utérins.

1° On a pu produire des contractions utérines par l'excitation électrique de tous les points de l'encéphale, contractions réflexes assimilables à celles que détermine toute excitation sensitive. Ainsi s'explique l'influence des émotions morales violentes sur l'avortement.

2° L'utérus continue à se contracter après la section de la moelle au-dessous du bulbe.

Nasse a vu un accouchement spontané chez une primipare paraplégique par compression de la moelle à la suite d'une fracture des 3e et 4e cervicales.

Donc le centre principal de la motilité utérine est sans doute spinal.

3° Chaussier a vu accoucher spontanément une femme ayant une compression de la moelle par des échinocoques de la 1re dorsale; Von Renz a fait la même observation dans un cas de néoplasme d'une vertèbre dorsale.

D'où il faut conclure que le centre spinal utérin se trouve dans la moelle lombaire.

En effet V. Goltz a sectionné la moelle au niveau de la 1re lombaire, Masius et Heidenhain au niveau de la dernière dorsale, chez des chiennes qui ont pu néanmoins entrer en travail et accoucher spontanément.

Ces expériences célèbres furent considérées comme démonstratives du centre utérin lombaire.

4° Mais voici qu'après la destruction de la partie inférieure de la moelle chez la truie (Simpson), la chatte (Reimann), le lapin (Cohnstein) la femelle pleine accouchait néanmoins.

D'où la conclusion de Simpson et de Scanzoni: la fonction musculaire de l'utérus dépend du grand sympathique.

5° Cependant Rein a pu séparer l'utérus, sans altérer sa puissance contractile, du ganglion mésentérique inférieur.

Il faudrait donc croire qu'il existe des centres moteurs juxta-utérins, par exemple *ce ganglion cervical de Frankenhaeuser* qui jouerait le rôle des ganglions moteurs du cœur et de l'intestin. Car on n'a pu, jusqu'à présent, démontrer l'existence de ganglions intra-musculaires ou sous-muqueux. Les prétendues « cellules ganglionnaires » décrites par Gavronski sont pour Köstlin des « cellules conjonctives ».

En résumé, il se passe pour l'utérus ce qui se passe pour tous les viscères. Presque tous les viscères, sinon tous, ont des sources d'innervation multiples. De même l'utérus emprunte à la moelle, au sympathique, au ganglion périphérique de Frankenhaeuser, peut-être à des ganglions intra-viscéraux. Quelques physiologistes ont admis que les fibres d'arrêt seraient surtout de provenance sympathique et les motrices de provenance spinale.

B. CONTRACTION DES MUSCLES ABDOMINAUX

Les contractions volontaires et réflexes des muscles abdominaux, et pour mieux dire des muscles de l'effort, ne sont pas un facteur indispensable de l'accouchement.

Harvey, lorsqu'il eut découvert les contractions péristaltiques de l'utérus gravide chez la chienne, institua des expériences pour démontrer que l'expulsion du fœtus devrait être exclusivement attribuée à la « vis uteri propria. » Il ouvrit le ventre à des chiennes à terme qui, néanmoins, expulsèrent leurs petits. Régnier de Graaf a fait la même démonstration sur des lapines.

Haller a vu chez les femelles gravides l'expulsion spontanée des petits, peu de temps après la mort, par les seules contractions utérines. Il rapporte des observations cliniques de Harvey, de la Motte, de la Mettrie, Smellie, Storch qui ont assisté à l'accouchement spontané de femmes paraplégiques. Des faits semblables sont notés par Brachet, Nasse, Merrimann, Chaussier, Scanzoni, Benicke, etc., etc.

Ces observations sont plus concluantes que celles de Horst, Hildau, de la Motte, Rolfink, Salmuth, etc., ayant trait à des accouchements survenus quelque temps après la mort de la mère (un ou plusieurs jours). Aveling et Reimann ont réuni un grand nombre de ces faits extraordinaires. Schrœder pensait, et je suis de cet avis, que lorsque cette expulsion posthume est tardive, elle est due à la pression des gaz de la putréfaction.

Mais, pour n'être pas indispensables, les contractions volontaires des muscles de l'effort n'en ont pas moins un rôle très important dans le phénomène de l'expulsion qu'elles *accélèrent*. Il est certain que bien des applications du forceps sont rendues nécessaires par la faiblesse de l'effort, (chez les femmes à éventration par exemple), ou par la mauvaise direction imprimée à la poussée volontaire.

2. *Phénomènes passifs.*

A. EFFACEMENT ET DILATATION.

Quand l'utérus parturient se contracte, il se redresse *un peu*, exagérant la saillie de la paroi abdominale antérieure ; ce redressement dû en grande partie à la contraction des ligaments ronds ne va d'ailleurs jamais, contrairement à une opinion classique, jusqu'à ramener l'axe utérin, la femme étant dans le décubitus dorsal, dans l'axe du détroit supérieur. (Voyez *fig.* 108 et 109).

point, qu'il trouve à se loger ailleurs. Il tend naturellement à se porter là où il rencontre le moins de résistance. Ce point de moindre résistance c'est, l'étude anatomique nous l'a montré, le *segment inférieur* pour les raisons suivantes : il présente au voisinage de son centre une solution de continuité : l'orifice interne du col et le canal cervical ; ses parois sont moins riches en fibres musculaires ; ces fibres musculaires sont elles-mêmes plus grêles.

Ainsi le pôle inférieur de l'œuf, formé de mem-

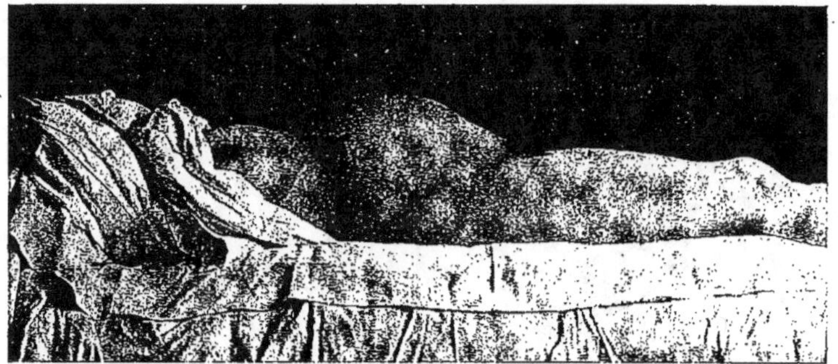

Fig. 108.

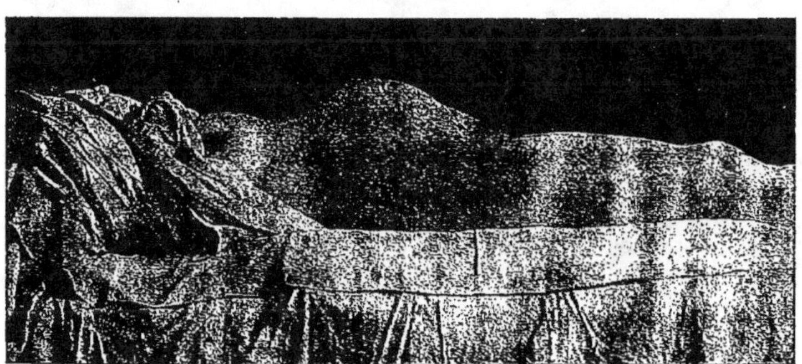

Fig. 109.

Profils d'une primipare en travail, à terme, pendant (*fig.* 109) et en dehors (*fig.* 108) d'une contraction utérine. Les deux silhouettes sont à peu de chose près superposables.

Comme tout muscle creux qui se contracte, l'utérus tend à diminuer sa capacité ; il fait effort sur son contenu, il presse l'œuf dont il augmente la tension. Le liquide amniotique étant incompressible il faut, s'il est chassé d'un

branes extensibles, étant soumis à un excès de tension, tend à se hernier dans le canal cervical dont il ouvre, dilate, efface l'orifice interne jusque-là fermé.

Cette tension, cette hernie du pôle inférieur

de l'œuf, de *la poche des eaux*, comme on dit, dilate d'autant plus aisément l'orifice et la partie supérieurs, puis la totalité du canal cervical, que la contraction utérine n'est pas aussi totale qu'on le dit généralement.

La portion qui se contracte et pousse l'œuf s'arrête à la limite supérieure du segment inférieur, là où l'on voit sur les planches de Braune (*fig.* 66) Chiara et Zweifel, se dessiner *l'anneau dit pour cela de contraction* (Contractionring). Il suffit pour s'en assurer de répéter à l'occasion l'expérience d'Hofmeier : on pratique le toucher intrautérin chez une multipare ayant un rétrécissement du bassin et en travail depuis plusieurs heures déjà ; la tête est au-dessus du détroit supérieur.

L'orifice externe est largement perméable ; le

Laissez le doigt en place. Dès qu'une contraction se produit vous la sentez se traduire par une augmentation de saillie et de tension de l'anneau de contraction avant même que vous puissiez la percevoir par le palper. Ce n'est que quand la poche des eaux se tend à son tour que le segment inférieur cesse d'être flasque et qu'on sent l'orifice interne former un second anneau distinct au dessous du premier, à 4 centimètres au dessus de l'orifice externe. Au-dessous le col reste flasque.

À mesure que la contraction faiblit on sent disparaître l'orifice interne, puis la tension de la poche et celle du segment inférieur ; mais l'anneau de contraction reste encore distinct à 4 ou 5 centimètres au-dessus de l'orifice interne.

Conclusion : le segment inférieur, comme le

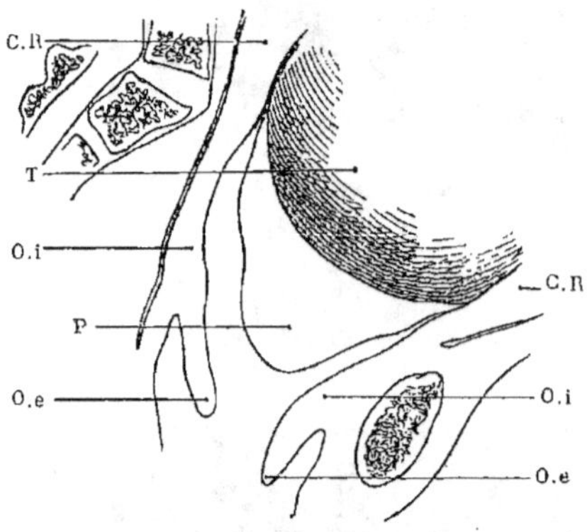

Fig. 110. (HOFMEIER).

Le segment inférieur et le col *dans l'intervalle des contractions* lorsque la tête est retenue au-dessus du détroit supérieur.

T, tête. — **P**, poche des eaux flasque.

C. R, anneau de contraction, limite supérieure du segment inférieur passif. — **O, i** ; orifice interne du col. — Oe, orifice externe.

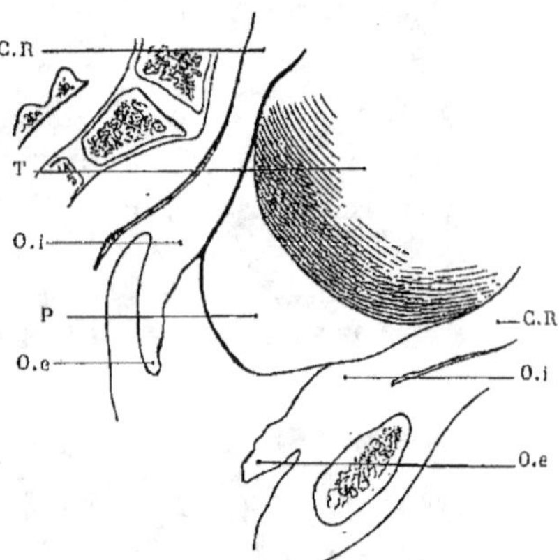

Fig. 111. (HOFMEIER).

Le segment inférieur et le col *pendant la contraction*.

Les lettres ont la même signification que dans la figure 110.

Coupe sagittale, moitié gauche.

col pend lâchement dans le vagin, traversé par une poche en boudin (*fig.* 110).

Dans l'intervalle des contractions, il est impossible de sentir la limite supérieure du col, c'est-à-dire l'orifice interne qui est confondu avec le segment inférieur aussi flasque que le col. Si l'on pousse l'index plus haut, le long de la paroi antérieure de l'utérus, on arrive, à trois travers de doigt au-dessus du bord supérieur de la symphyse, sur la saillie de l'anneau de contraction faiblement tendu.

col, est passif pendant l'accouchement ; seules les zones supérieure et moyenne du corps se contractent pour chasser l'œuf qui agit sur le reste à la façon d'un coin dilatateur.

Il est une preuve plus nette encore de cette *activité du corps* et de cette *passivité du segment inférieur et du col*. Lorsque, dans les conditions que nous venons d'étudier, la poche se rompt, la tête est retenue par le bassin et empêchée de venir remplacer la poche des eaux dans son action de coin dilatateur ; vous pouvez alors, même

en pleine contraction, introduire les doigts, parfois la main à l'aise dans le col et le segment
inférieur non tendus, tandis que l'anneau de contraction ferme hermétiquement l'entrée de la
cavité utérine, tant que dure la contraction.

Cette division, si nette ici, de l'utérus en portion active et en portion passive va nous aider
à bien comprendre le mécanisme de la dilatation
par l'action du coin membraneux ; sachez cependant qu'elle n'est absolument vraie que quand
le travail dure depuis un certain temps déjà.

Au début du travail, en effet, le segment inférieur se contracte lui aussi comme le reste ; il
résiste à la pression excentrique qu'exercent sur
lui les zones moyenne et supérieure, par l'intermédiaire du coin fœtal ; la preuve c'est qu'à ce
moment lorsque vous pratiquez le toucher vous
sentez, au moment de la contraction, l'orifice
interne *se resserrer*.

Mais la lutte est inégale entre la musculature
puissante des zones moyenne et supérieure et
la faible musculature du segment inférieur et du
col.

Peu à peu l'action prédominante des premières s'accuse ; la zone inférieure s'épuise :
l'orifice ne se rétrécit plus au moment de la contraction, mais il résiste encore et c'est en vain
que les doigts ou le forceps voudraient le con-
traindre à s'ouvrir extemporanément. Sa résistance n'est pas complètement vaincue ; *il n'est
pas encore dilatable*.

Enfin les zones supérieure et moyenne triom-
phent ; segment inférieur et col sont devenus
passifs, paralysés. C'est le moment où, bien que
les bords de l'orifice n'aient pas complètement
disparu, bien que la dilatation ne soit pas beaucoup plus grande que 5 francs, ils sont néanmoins extemporanément dilatables. Si le coin
fœtal est là, l'orifice s'ouvre rapidement au
maximum sous l'effort d'une seule contraction ;
on a remarqué depuis longtemps, vous le savez,
qu'il fallait bien plus de temps pour amener la
dilatation à 5 francs, que pour la porter de
5 francs à la dilatation complète.

Si le coin fœtal n'agit pas pour dilater l'orifice,
par suite d'inertie du corps utérin fatigué, le
forceps va pouvoir l'attirer sans difficultés ; au
besoin le ballon de Champetier complètera la
dilatation *en quelques instants*.

C'est alors seulement que non plus d'une
façon relative, comme au début, mais d'une façon
absolue l'utérus est divisé en 2 portions :

L'une qui pousse,

L'autre qui se laisse pousser et ouvrir ;

L'une contractile et énergiquement contractile, (fond et corps),

L'autre flasque et paralysée, (segment inférieur et col).

Nous sommes loin de la doctrine ancienne qui
faisait de la dilatation de l'orifice « le résultat des
tiraillements exercés sur les fibres circulaires
du col par les fibres longitudinales et obliques
du corps ». Les fibres du corps et du fond pouvaient être, disait Hubert de Louvain, comparées à des arcs de cercle qui viennent se continuer par leurs extrémités avec les fibres circulaires du col ; et comme la cavité utérine, occupée
par l'œuf, est renflée à sa partie moyenne, « ce
tiraillement s'exerce en haut et en dehors, et tend
par conséquent à ouvrir l'orifice utérin ».

S'il en était ainsi, l'orifice devrait s'ouvrir
aussi bien et aussi vite dans les cas de rétrécis-
sements très prononcés du bassin, alors que la
poche se rompt au début du travail. Et cependant l'orifice ne s'ouvre pas ; s'il s'ouvre c'est
lorsque la bosse séro-sanguine agit sur lui ; en
tout cas la dilatation n'est jamais complète.

Ce qui revient à dire qu'*il n'y a pas de dilatation possible sans coin transmettant excentriquement à l'orifice la pression intra-utérine*.

Le coin physiologique c'est la poche des eaux.

B. LA POCHE DES EAUX.

Il y a longtemps déjà que nous parlons de la
poche des eaux et nous ne l'avons pas encore
définie. C'est que nous ne savions rien de son
anatomie sans laquelle nous ne pouvions choisir
entre la définition de Baudelocque et celle des
modernes.

Pour Baudelocque la poche des eaux est une
tumeur plus ou moins large et tendue dans le
moment de la douleur *que forment, à mesure que
l'orifice se dilate, les membranes qui s'y présentent
et s'y engagent ;* ce qui implique que c'est une
descente, *une hernie des membranes* au travers
d'un orifice qui s'ouvre sur place ou à peu
près.

Pour les modernes, au contraire, c'est *la portion des membranes que l'orifice met à nu en se reti-
rant* ce qui implique que l'œuf ne bougeant pas
c'est l'orifice qui se retire en haut pour le découvrir d'après le mécanisme ci dessus indiqué
d'Hubert de Louvain.

Ni Baudelocque ni les modernes n'apportant de preuves à l'appui de leur dire restons pour le moment dans le vague et disons :

La poche des eaux est la portion de l'œuf intact, accessible au doigt pendant le travail, c'est à dire *le pôle inférieur de l'œuf*.

Par quoi peut être constitué ce pôle inférieur de l'œuf ?

1° Prenons d'abord le type de beaucoup le plus commun, celui que représentent les figures 112 et 113; le placenta, c'est à dire le chorion villeux, est inséré non pas au fond de l'utérus comme on le dit ordinairement (c'est une exception), mais partie sur le fond et partie sur les parois antérieure ou postérieure du segment moyen de l'utérus, n'empiétant pas ou empiétant peu sur le segment inférieur.

C'est cette insertion que vous montrent éga-

lement les figures 5, 6, 7, 8, 35, 39, 66, 78 et que vous retrouverez plus loin aux figures 123, 124, 127, 131, 167. Dans tous ces cas le pôle inférieur de l'œuf est exclusivement constitué par les membranes; la poche des eaux sera exclusivement **membraneuse**. (*fig.* 113).

2° Supposons maintenant que, comme dans la figure 114, le placenta empiète largement sur le segment inférieur sans que cependant il arrive au voisinage de l'orifice interne. Le bord du placenta est tout près du pôle inférieur de l'œuf. Or

si, dans ces cas comme dans les précédents, l'insertion du cordon se fait le plus souvent au centre même du gâteau placentaire (*fig.* 114), il arrive assez fréquemment qu'elle se fasse vers la périphérie, plus ou moins près du bord, sur ce bord même, en un mot, qu'elle soit excentrique.

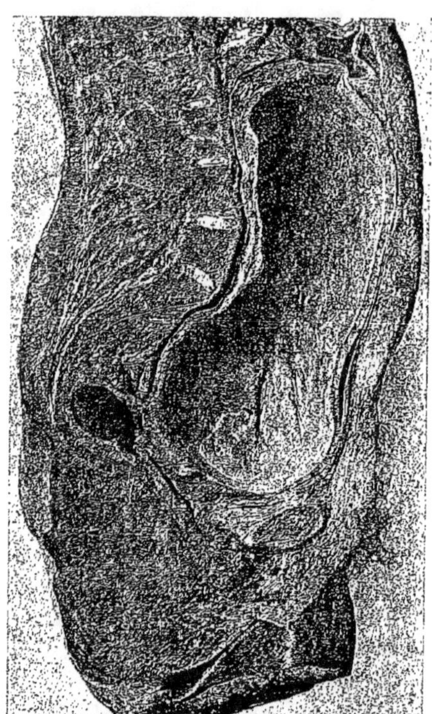

Fig. 112.

Coupe sagittale (moitié gauche vide du fœtus) d'une secondipare morte subitement au 8ᵉ mois 1/2 environ de la grossesse.

(Pour les détails de la coupe, revoyez la figure 27, p. 2ᵉ, et pour l'ensemble la figure 34, p. 32).

Le placenta est inséré sur la paroi postérieure du corps de l'utérus, empiétant de 5 centimètres sur le fond, n'atteignant pas le segment inférieur. Son bord déclive reste distant de 10 centimètres de l'orifice interne du col; il correspond au promontoire.

Le segment inférieur est en totalité tapissé par les membranes, partout adhérentes à la caduque et passant comme un pont sur l'orifice interne fermé. Amnios et Chorion intimement unis ne se révèlent que par une ligne blanche très mince et très régulière; la caduque ne se distingue pas, même à la loupe, de la musculeuse utérine.

Ce mode d'insertion du placenta sur le corps utérin, avec empiétement partiel sur le fond, est la règle; il implique comme règle aussi la formation d'une poche des eaux exclusivement membraneuse.

Sur 36 pièces anatomiques étudiées par Pinard et moi, à ce point de vue, en 1892, l'insertion placentaire se trouvait :

 22 fois sur la paroi postérieure comme ici;

 12 fois sur la paroi antérieure,

  1 fois sur le fond,

  1 fois sur la paroi latérale droite.

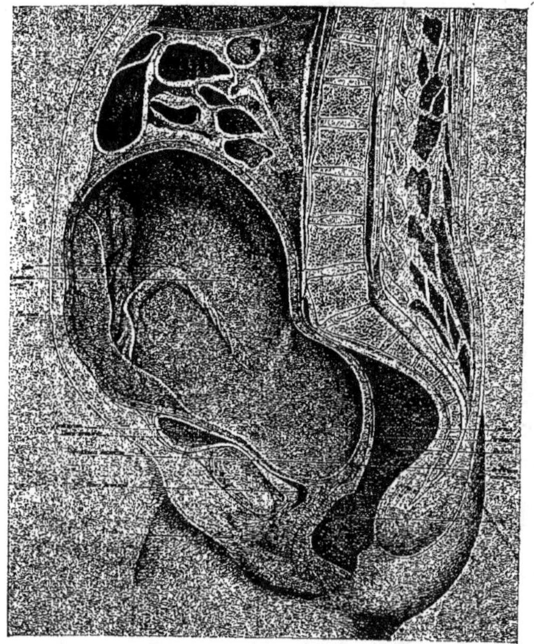

Fig. 113. (VON SÆXINGER).

Coupe sagittale (moitié droite, vide du fœtus) d'une primipare de 18 ans, morte en travail prématuré (8 mois), de septicémie chirurgicale. Le bassin est vicié ; diamètre conjugué 92 mm. Présentation du sommet, engagée, position gauche, variété transversale. Garçon de 2300 gr. (voy, *fig.* 124, p. 119.) — 1 = 4.

Nous sommes à la fin de la période d'effacement. A travers l'orifice externe perméable le doigt explorateur sent la poche des eaux. Cette poche est ici exclusivement *membraneuse*. Voyez *le placenta inséré sur la paroi antérieure du corps de l'utérus*, n'empiétant ni sur le fond ni sur le segment inférieur que tapissent seules les membranes.

C'est le cas le plus fréquent. La poche est moyenne : 13ᵐᵐ de flèche. (Revoyez-la en grandeur naturelle, *fig.* 85. p. 89.)

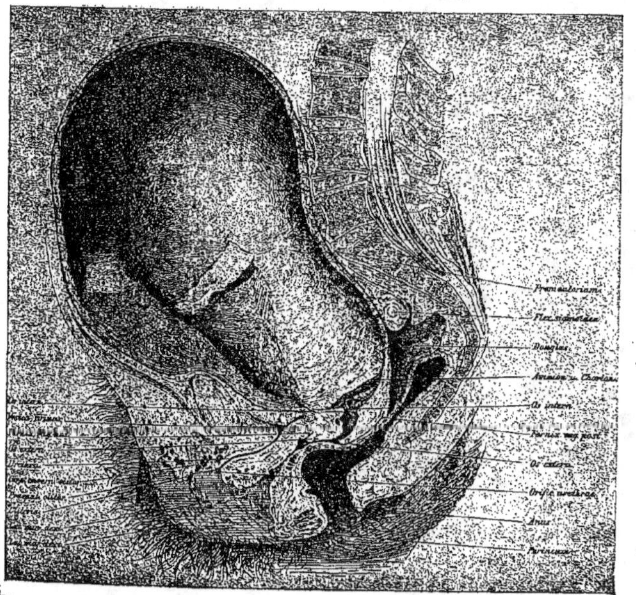

Fig. 114. (WINTER)

Coupe sagittale (moitié droite, vide du fœtus), d'une femme de 32 ans, morte dans le coma éclamptique, au début du travail. — 1 = 3, 7.

Bassin normal. Présentation du sommet, engagée, position droite.

Nous sommes au début de la période d'effacement. Voyez la poche des eaux en voie de formation ; l'amnios et le chorion, adhérents entre eux, sont décollés de la caduque jusqu'à 1 cent. en avant et 25ᵐᵐ en arrière de l'orifice interne du col qui commence à s'ouvrir.

Le placenta s'insère sur la paroi antéro-latérale droite de la partie inférieure du corps de l'utérus ; il empiète largement sur le segment inférieur. Son bord déclive n'est qu'à 2 centimètres de l'orifice interne. Revoy. la fig. 81 p. 85.

Un pas de plus et on a le placenta dit en raquette (*fig.* 115). On voit même, rarement il est vrai — 133 cas sur 15,000 accouchements, — les éléments vasculaires du cordon se dissocier, diverger longtemps avant d'atteindre le bord placentaire (*fig.* 116.)

Les vaisseaux, divergents à partir du point **a**, courent, en formant comme les nervures d'une feuille palmée, dans les membranes du pôle inférieur de l'œuf **m**, entre l'amnios et le chorion ; il en résulte de **a** vers **c**, une fourche ou patte d'oie. La poche des eaux en pareil cas sera

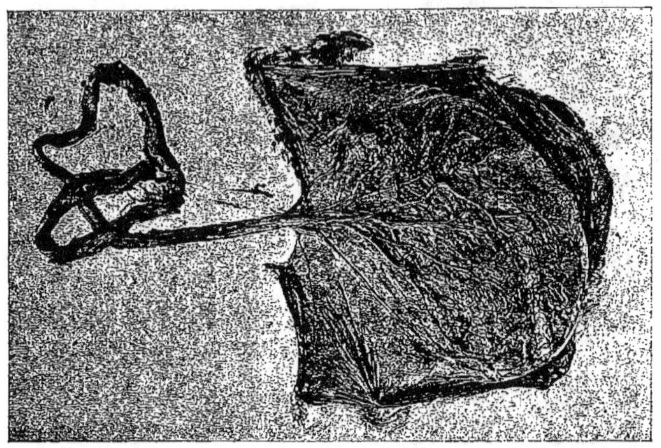

Fig. 115.

1er degré de l'insertion vélamenteuse du cordon.

Placenta dit en raquette. *Insertio furcalis.*

Le cordon, au lieu de s'insérer comme à l'ordinaire sur le placenta, s'insère sur les membranes à 2 centimètres environ du bord du placenta. De ce point les vaisseaux dissociés gagnent le placenta, les uns, et ce sont ici les plus nombreux, par le plus court chemin, les autres en divergeant et en courant un certain temps à distance du bord placentaire, entre l'amnios et le chorion.

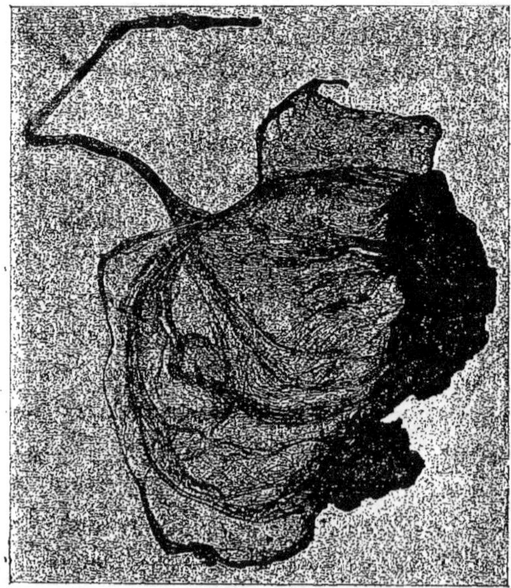

Fig. 116.

Insertion vélamenteuse type.

Le cordon s'insère à 10 c. du bord du placenta dont on n'a conservé qu'une portion. On voit par transparence (la pièce a été photographiée entre deux plaques de verre) les vaisseaux funiculaires largement dissociés, diverger et ramper longtemps entre les membranes avant d'aborder le placenta à la partie moyenne et aux deux extrémités de son bord le plus rapproché.

L'ensemble de la région membraneuse ainsi sillonnée ressemble assez à une fourche ou à une patte d'oie.

Notez que si le placenta était inséré comme dans la figure 117 ci-contre, une partie des vaisseaux fœtaux sillonnerait la poche des eaux.

Le cordon s'insère alors sur les membranes (*in velamenta*), l'insertion est dite vélamenteuse (Wrisberg, 1770). Dans certains cas exceptionnels, l'insertion vélamenteuse se fait en **a** (*fig.* 117) pour gagner de là le bord déclive du placenta en **c**.

donc à la fois **membraneuse** et **vasculaire**. (*Fig.* 117.)

C'est là une disposition qu'il faut bien connaître malgré sa grande rareté. Signalée d'abord par notre compatriote de Strasbourg, **Lobstein**

(1801), elle a été depuis bien étudiée par Benckiser (1831). E. Martin en a figuré (*fig.* 41 p. 61 de Nægele et Grenser) un très bel exemple ; Ahlfeld de même (*fig.* 118). Lefèvre en a relevé 6 cas sur les 15,000 observations des archives de Pinard.

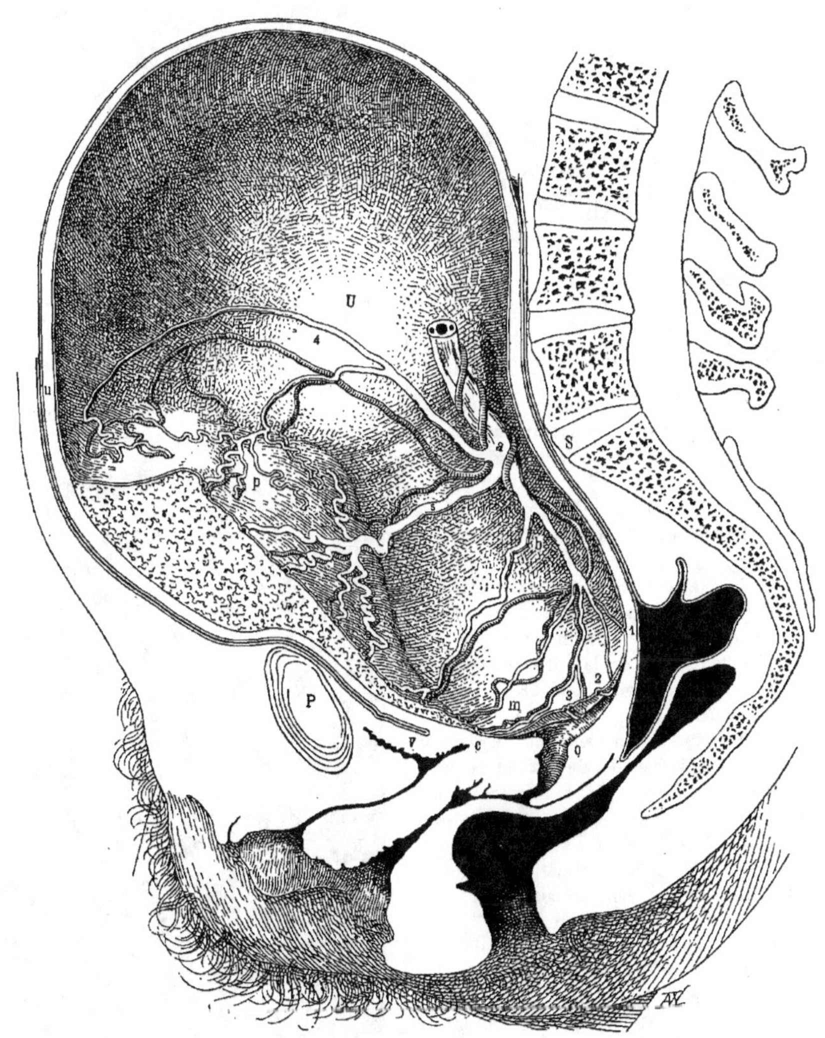

Fig. 117.

Insertion vélamenteuse du cordon ; poche des eaux en voie de formation sillonnée de vaisseaux fœtaux : **P**, Pubis. — **S**, Promontoire. — **V**, Vessie. — **U**, Utérus. — **u**, coupe de sa paroi. — **P**, face fœtale du placenta inséré bas. — **c**, son bord déclive. — **o**, orifice interne du col. — **a**, Point où le cordon s'insère aux membranes. — **4, 5, b**, les trois branches de la veine ombilicale se rendant à la périphérie du placenta accompagnées à distance par les artères. — **1, 2, 3**, Rameaux de la branche **b**, se rendant à la portion déclive du placenta en sillonnant le pôle inférieur membraneux ; **m**, la poche des eaux. — 1 = 2.

Vous voyez sur la figure 118 que les vaisseaux
ombilicaux, les vaisseaux du fœtus, étaient prævias, dans la poche, et que fort heureusement *la
déchirure des membranes* qui a donné issue au
fœtus s'est faite *le long d'un de ces vaisseaux.*

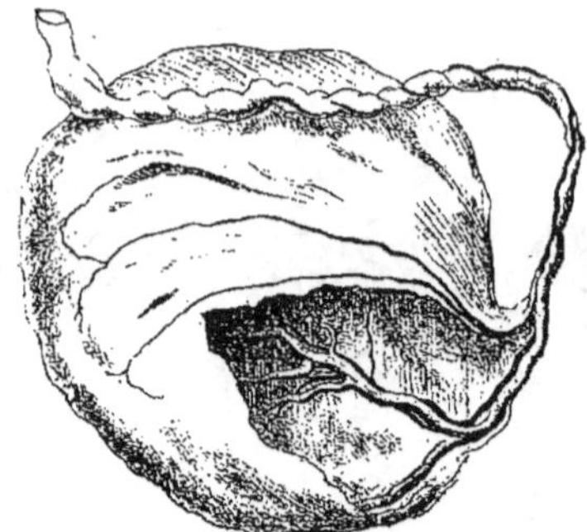

Fig. 118. (AHLFELD).

Insertion vélamenteuse. *Vasa funiculi ombilicalis prævia.* La
rupture des membranes s'est faite entre les vaisseaux. Artères
en noir, veines en blanc.

Mais vous comprenez que la déchirure, qu'elle
soit spontanée ou artificielle, puisse intéresser un
vaisseau, l'ouvrir, d'où une hémorrhagie mortelle pour le fœtus.

Nægele en 1830 a vu un cas de ce genre à la
Clinique d'Heidelberg. C'est le cas classique dit
de Benckiser.

On sentit dans la poche, qui était très résistante,
un cordon privé de pulsations, de la grosseur
d'une plume d'oie, dirigé d'arrière en avant.

A partir de la rupture de la poche il s'écoula
continuellement du sang (150 à 180 gr.), jusqu'après l'accouchement qui fut terminé à l'aide
du forceps. L'enfant était exsangue et ne donnait
plus que quelques signes de vie qui ne tardèrent
pas à s'éteindre tout à fait. Le cordon ombilical
se ramifiait sur les membranes de l'œuf à une distance de près de 7 cent. du bord du placenta ; une
branche de la veine, dont le trajet passait juste
au-dessus de l'orifice utérin, s'était déchirée au
moment de la rupture de la poche.

Il existe plusieurs observations analogues de
Ricker, de Meyer, de Hecker, de Valenta, de Pa-
nis, de Langerhans, de Léopold (*fig.* 119), etc.
Mais le plus souvent, et c'est ce que j'ai vu six
fois sur sept à Lariboisière et à Baudelocque, ce
qui est représenté dans la figure d'Ahlfeld (*fig.*
118), la rupture se fait parallèlement au vaisseau.
C'est ce qu'il ne faudra pas oublier lorsqu'on
aura à pratiquer en pareil cas la rupture artificielle des membranes.

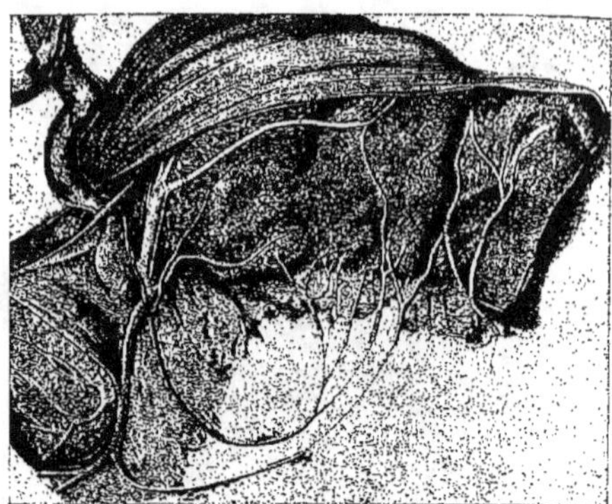

Fig. 119 (LÉOPOLD).

Insertion vélamenteuse prævia, placenta bilobé. Déchirure
de 4 branches artérielles (A) et d'une veine (V) au moment de la
rupture spontanée des membranes. Liquide amniotique mélangé de sang. Modification lente, puis cessation des bruits du cœur,
12 heures après. Expulsion de l'enfant mort 24 heures après la
rupture.

3° Enfin, dans d'autres cas, heureusement très
rares aussi, ce ne sont plus les membranes avec
ou sans vaisseaux qui forment le pôle inférieur

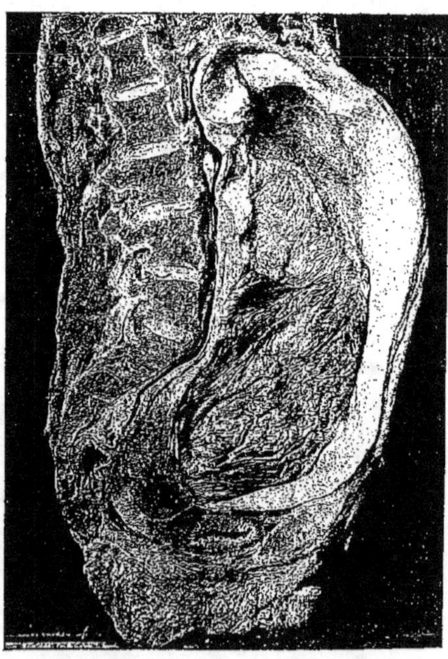

Fig. 120 (CHAMPETIER DE RIBES et VARNIER).

Coupe sagittale (moitié gauche, vide du fœtus) d'une femme
morte d'hémorrhagie. Insertion vicieuse du Placenta, Placenta
prævia. La poche était *membraneuse* dans sa portion accessible
(2 francs) lors de l'entrée à l'hôpital, quelques heures avant la
mort.

de l'œuf, c'est *le placenta* lui-même (*fig.* 120) derrière lequel ou à côté duquel se trouve la poche membraneuse. C'est en pareil cas que le placenta est dit prævia. Cette anomalie sera longuement étudiée par la suite ; je ne la signale ici que pour mémoire. Sauf ce dernier cas, dont l'interprétation doit être actuellement réservée, **la poche des eaux est donc anatomiquement formée des membranes de l'œuf, renfermant exceptionnellement les vaisseaux du cordon.**

Cette indépendance relative des membranes ovulaires et de la membrane maternelle est prouvée par ces cas assez fréquents d'avortements dans lesquels l'œuf amnio-chorial est expulsé seul, la caduque restant dans l'utérus (*fig.* 130, p. 123).

Etant donné cette indépendance que va-t-il se passer lors de la première poussée du liquide amniotique en en-bas ?

Revoyons où en sont les choses avant le début des douleurs (*fig.* 121).

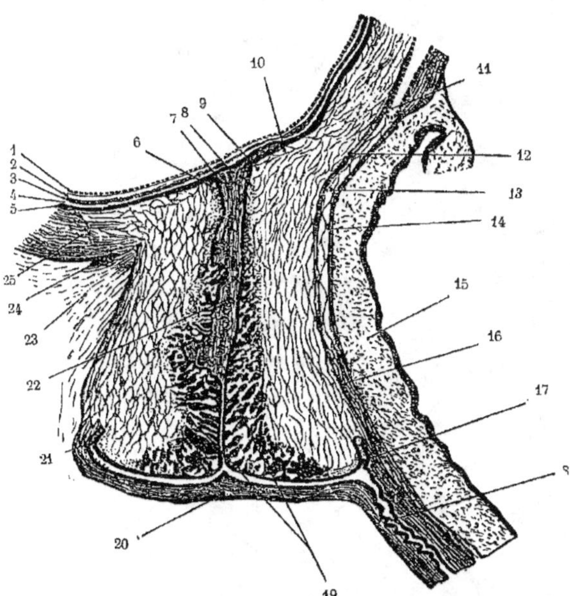

Fig. 121 (WALDEYER).

Coupe du col avec une partie du segment inférieur de l'utérus, de la vessie et du vagin de la multipare à terme représentée figure 35 — un peu plus grand que nature.

Les glandes des 2/3 inférieurs du col (19), très hypertrophiées, se prolongent à l'extérieur sur les deux lèvres du museau de tanche ; dans le 1/3 supérieur elles sont plus petites et plus rares, mais encore distinctes jusqu'aux points marqués 7 et 9. Elles cessent au delà, sur la partie de la coupe comprise entre 9 et 10 qui ne fait donc plus partie du col de l'utérus. Les points marqués 7 et 9 correspondent à l'orifice interne proprement dit. L'épithélium, conservé par places à la surface du canal cervical, reste intact dans les cryptes glandulaires y compris celles qui sont au voisinage de l'orifice interne. Nulle part on ne distinguait de cils vibratiles. Dans les 2/3 supérieurs du canal cervical, épais bouchon muqueux (22). Les membranes de l'œuf qui tapissent le segment inférieur et passent sur l'orifice interne, sans faire la moindre hernie dans le canal cervical, se voient bien. Ce sont, en allant de dedans en dehors : 1 et 2. L'épithélium de l'amnios et l'amnios. — 3. La couche intermédiaire de l'amnios et du chorion. — 4. Le chorion. — 5. La couche épaisse de cellules qui représentent l'épithélium chorial, la caduque réfléchie et la caduque vraie.

11. Cul-de-sac péritonéal vésico-utérin. — 12, 13, 14, 16. Cloison cervico-vésicale.

15. Vessie. — 17. Cul-de-sac antérieur. — 21. Cul-de-sac postérieur du vagin. — 18-20. Paroi postéro-inférieure du vagin. — 23. Tissu conjonctif. — 24. Veine. — 25. Musculeuse utérine.

Les *membranes de l'œuf* sont, en allant de dedans en dehors, du liquide amniotique vers l'extérieur, l'*amnios*, le *chorion*, une portion de *la caduque*.

L'amnios ou agnelette et le chorion sont plus adhérents entre eux que le chorion ne l'est à la caduque (voyez *fig.* 114) laquelle par contre est très adhérente à la paroi utérine, dont elle fait en réalité partie. Je parle de la caduque vraie, car de la caduque réfléchie il n'est plus question à terme ; elle est méconnaissable.

Le canal cervical ne présente qu'une cavité virtuelle de 3 à 4 centimètres de long ; l'orifice interne est fermé ; l'amnios est accolé au chorion, lequel adhère lui-même mais plus lâchement à la caduque, étroitement unie à la paroi du segment inférieur jusqu'au bord de l'orifice interne punctiforme.

Que va faire la première contraction ? Presser l'œuf et son contenu en tous sens ; le liquide amniotique, incompressible, est chassé vers le point de moindre résistance que nous savons être le segment inférieur et surtout le voisinage de l'orifice interne. Le pôle inférieur de l'œuf, ainsi soumis à un excès de tension, tend à bomber, à se hernier dans le col dont il ouvre l'orifice interne et la partie supérieure du canal. Mais en ce point il n'y a pas de caduque formant pont;

membrane se continue avec la muqueuse du col. Par conséquent **la poche saillante dans l'orifice n'est formée que par l'amnios et le chorion qui peu à peu se décolle de la caduque.**

C'est ce que montrent bien les coupes de Bayer, de Schrœder et Stratz, de Winter, de Sœxinger, de Pinard et Varnier (*fig.* 122 à 126).

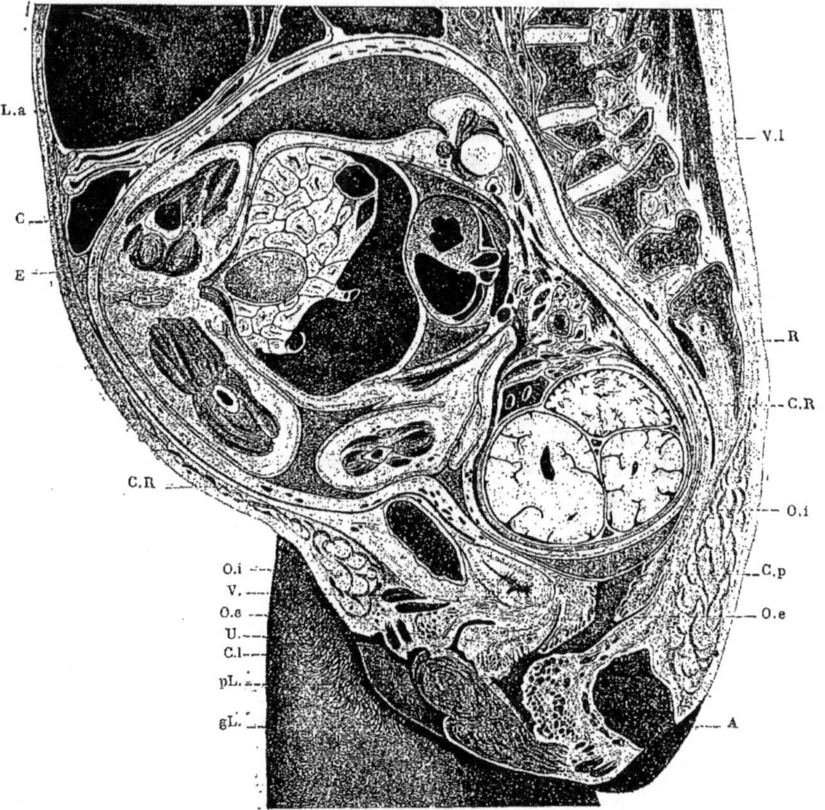

Fig. 122. (Schrœder et Stratz)

Coupe sagittale (moitié droite) d'une multipare morte au début de la période d'effacement. Paroi abdominale insuffisante (ventre pendulum) utérus en antéversion. Présentation du sommet, engagée, position gauche. **gL**, grande lèvre. — **pL**, petite lèvre. — **Cl**, clitoris. — **U**, Urèthre. — **V**, vessie. — **E**, Epiploon. — **C**, Côlon transverse. — **R**, Rectum. — **A**. Anus. — **Vl**, 5ᵉ Lombaire. **Oe**, orifice externe du col. — **Oi**, orifice interne. — **Cp**. cul-de-sac postérieur du vagin — **CR**, anneau de contraction — **La**, liquide amniotique; — 1 = 2, 6.

La poche des eaux, en voie de formation, pénètre déjà dans l'orifice interne et la partie supérieure du canal cervical, surtout en arrière où elle entre en contact avec 35 ᵐᵐ de muqueuse cervicale. Cette hernie membraneuse se produit par distension de l'amnios et du chorion décollés de la caduque jusqu'à 30 mm. en arrière et 20 mm en avant de l'orifice interne. La poche ainsi formée a 8 mm de flèche. (Revoyez-la en grandeur naturelle, *fig.* 82, p. 86).

il y a un trou, un orifice de la caduque vraie qui s'ouvre avec l'orifice interne au niveau duquel cette

Les stries sanguinolentes des glaires proviennent de ce décollement chorio-décidual.

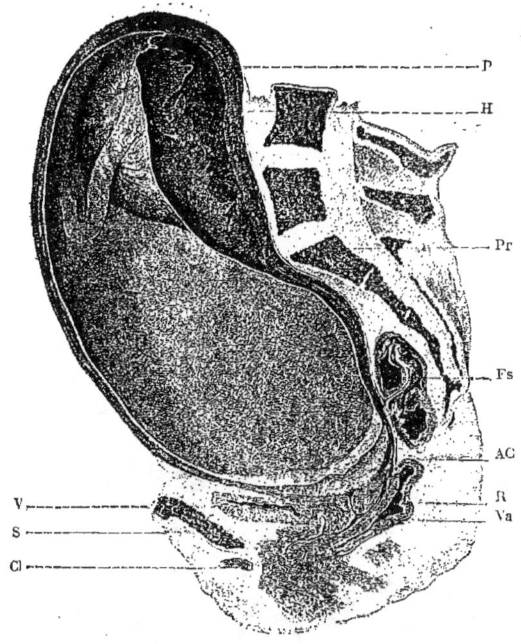

Fig. 123. (WINTER)

Coupe sagittale (moitié droite vide du fœtus) d'une primipare de 27 ans morte en travail prématuré (7 mois), d'éclampsie. Présentation du siège non engagé, dos à droite. — Hémorrhagie rétro-placentaire. — 1 = 3.

Col en voie d'effacement : le canal cervical ne mesure plus que 1 centimètre ; sa portion évasée forme une cupule ayant en avant 15 mm, en arrière 45 mm., cupule surajoutée au segment inférieur et dans laquelle pénétrait, pendant les contractions, la poche des eaux.

Cette poche est, on le voit bien sur la coupe, formée aux dépens de l'amnios et du chorion (AC) décollé de la caduque du segment inférieur dans une faible étendue : 10 mm. en arrière, 40 mm. en avant, au-dessus de l'orifice interne. (Revoyez la fig. 88, p. 87). C'est grâce à l'extensibilité de cette minime surface membraneuse décollée que la poche des eaux pénètre dans le col et l'efface.

V. Vessie, — **S.** Symphyse, — **Cl.** Corps caverneux du clitoris, — **Va.** Vagin, — **R.** Rectum, — **Fs**, Flexura sigmoïdea, — **Pr.** Promontoire, — **P.** Placenta, — **H.** Hématome rétro-placentaire.

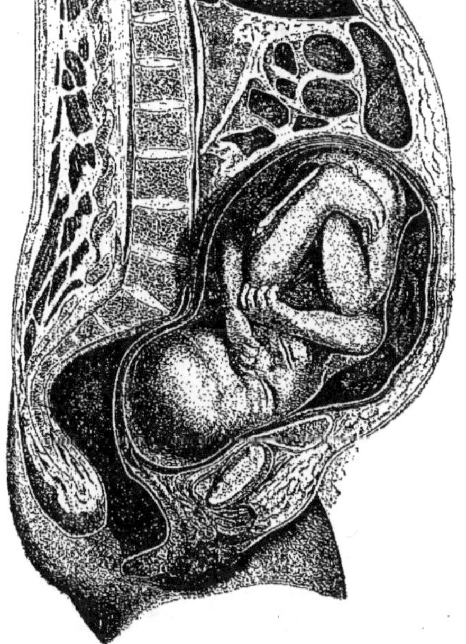

Fig. 124. (VON SÆXINGER)

Coupe sagittale (moitié gauche) d'une primipare de 17 ans morte à la fin de la période d'effacement. Présentation du sommet, engagée, en position gauche.

La hernie membraneuse, la poche des eaux, remplit et efface tout le canal cervical ; son effort va maintenant porter sur l'orifice externe dont elle va produire la dilatation. — 1 = 4.

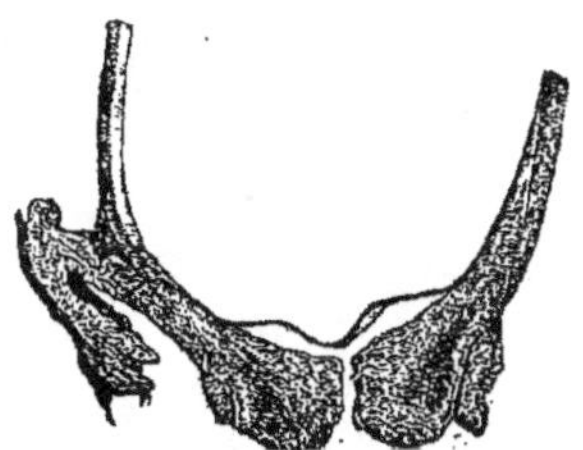

Fig. 125. (BAYER)

Coupe sagittale (moitié droite) du segment inférieur et du col de l'utérus d'une multipare morte, au 9ᵉ mois de la grossesse, de pneumothorax tuberculeux. Présentation du sommet, tête engagée. Début de travail. La portion non effacée du col ne mesure plus que 15 mm. Voyez combien minime est le décollement des membranes relativement au volume déjà considérable de la poche qu'elles forment. — 1 = 3.

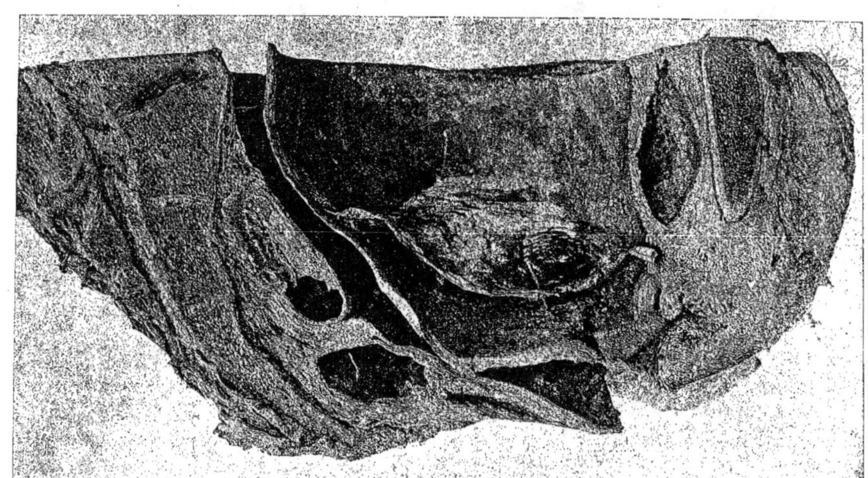

Fig. 126.

Coupe sagittale (moitié gauche vide du fœtus) de la région pelvi- périnéale d'une primipare morte d'éclampsie à la fin de la période d'effacement. (Même pièce que pour la *fig.* 84, p. 88).— 1 = 1.

Pendant la contraction la poche des eaux descendait jusqu'à l'orifice externe. On voit bien sur cette pièce que le décollement de l'amnios et du chorion ne s'est effectué que dans une faible étendue du segment inférieur (85ᵐᵐ en arrière, 35ᵐᵐ en avant au-dessus de l'orifice externe). La saillie de la poche dans le canal cervical effacé n'a donc pu se produire que grâce à l'extensibilité de la faible région membraneuse décollée, dont les limites sont indiquées en avant par un fragment d'allumette, latéralement par une épingle. En arrière la limite du décollement saute aux yeux.

Aux contractions suivantes la poche va augmenter et en saillie et en surface ; elle peut atteindre des proportions telles qu'elle arrivera jusqu'à l'orifice externe, l'ouvrira à son tour, le franchira, pourra venir enfin faire saillie à la vulve ! comme dans la coupe ci-jointe de Braune (*fig.* 127).

Examinons successivement chacune de ces hypothèses.

La première n'est pas contestable dans l'avortement, puisque l'on voit souvent l'œuf être expulsé en bloc, intact (*fig.* 36, p. 34).

Mais à terme, voire même dans les trois derniers mois, les choses ne se passent pas ainsi ; le

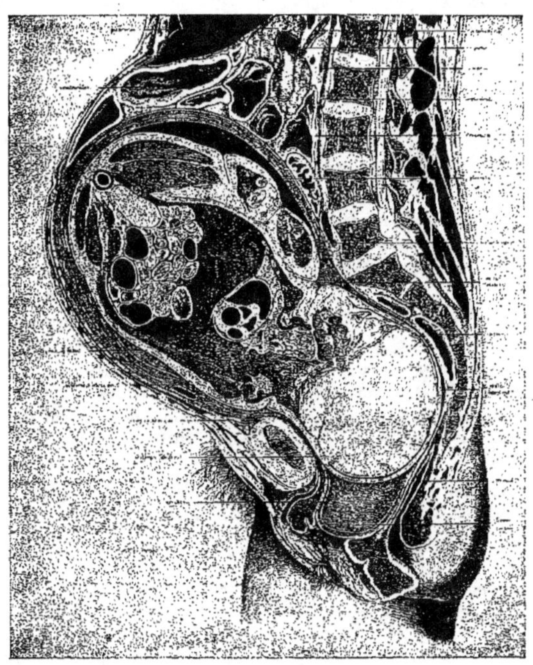

Fig. 127 (BRAUNE)

Coupe sagittale (moitié droite) d'une femme morte à terme, en travail, à la dilatation complète (même pièce que pour les figures 87, 88 et 66.)

Tête engagée, au couronnement. Dilatation complète. Poche des eaux volumineuse distendant le vagin et dilatant l'orifice vulgo-vaginal.

Remarquez que l'orifice externe correspond, comme avant dilatation, au plan sous-sacro sous-pubien. La poche des eaux, formée par l'amnios et le chorion, est donc bien une hernie du pôle inférieur de l'œuf. Voyez que l'amnios et le chorion commencent à se séparer ; du liquide amniotique a filtré à travers l'amnios et une poche *interchorio-amniotique* est en voie de formation.

Cette énorme hernie membraneuse ne peut s'expliquer que de trois façons :

1° Ou bien l'œuf, décollé en totalité et poussé par le rétrécissement progressif de l'utérus, glisse et se trouve peu à peu énucléé ;

2° Ou bien, l'œuf restant en place, les bords de l'orifice remontent le long du pôle inférieur de l'œuf, le découvrant ainsi de plus en plus ;

3° Ou bien enfin le pôle inférieur de l'œuf présente une extensibilité considérable qui permet aux membranes qui le forment de se hernier isolément, de pousser un prolongement vaginal.

placenta tient trop solidement. Seul le fœtus est expulsé au travers des membranes qu'il fait crever. Voyez les coupes ci-jointes (*fig.* 125 et 126) : le décollement des membranes fœtales, amnios et chorion, qui forment la poche, est limité à une surface minime ; il ne dépasse jamais la limite supérieure du segment inférieur.

Quand on examine l'utérus après l'accouchement à terme, alors que la délivrance n'est pas faite, on voit les membranes encore *partout adhérentes sauf au niveau du segment inférieur.*

Il ne saurait donc être question de glissement de l'œuf à la suite d'un décollement total.

D'ailleurs Schrœder n'a - t - il pas prouvé qu'alors que la poche des eaux est à la vulve le fond de l'utérus reste au même niveau que lorsque cette poche commence à se former ?

La seconde hypothèse n'est pas plus admissible. L'ascension de l'orifice est trop insignifiante, si tant est qu'elle existe, pour découvrir à ce point le segment inférieur de l'œuf. A l'état normal, avant l'effacement du col, les bords de l'orifice correspondent au plan sous-sacro-sous-pubien. C'est encore là qu'on les trouve sur la coupe de Braune avec poche à la vulve (*fig.* 127).

Reste donc uniquement la troisième hypothèse, celle de la *hernie du pôle inférieur décollé de l'œuf.* Elle implique une extensibilité considérable des membranes qui tapissent le segment inférieur.

Cette extensibilité est prouvée par l'expérimentation, par l'anatomie, par la clinique.

1° *Par l'expérimentation :* Tarnier et Pinard, en 1873, ont pris des membranes provenant d'une délivrance à terme, faite depuis quelques instants. Ils les ont fixées à l'extrémité d'un long tube de verre de 7 centimètres de diamètre. L'opercule membraneux ainsi formé étant maintenu à l'aide d'anneaux de caoutchouc, le tube était rempli de liquide amniotique formant une colonne liquide de 20 centimètres. Toujours, après un laps de temps plus ou moins long, l'opercule formait une poche hémisphérique convexe vers le bas. Donc les membranes sont extensibles.

2° *Par l'anatomie.* Dans la pièce ci-jointe (*fig.* 126), que nous avons étudiée Pinard et moi dans notre Atlas, la formation de la poche, qu'on sentait nettement au toucher, ne peut s'expliquer que par une extension considérable de la minime surface membraneuse décollée.

3° *Par la clinique.* La poche dite en boudin ou en sablier ne peut se produire que grâce à l'extensibilité des membranes.

Cette extensibilité du faisceau membraneux chorio-amniotique a une limite. La rupture habituelle spontanée des membranes à la dilatation complète le prouve.

Si donc elle explique bien la possibilité de la formation des poches de volume moyen, elle ne suffit pas toujours à expliquer la descente de la poche jusqu'à la vulve. Le chorion, en effet, l'expérience le prouve, ne saurait habituellement se prêter à pareille extension.

Il faut ici faire intervenir un autre mécanisme. *Lorsque la poche des eaux arrive à la vulve elle n'est ordinairement formée que d'une seule membrane, l'amnios.* On est d'autant plus étonné de la voir apparaître qu'on croyait bien avoir rompu les membranes, qu'on est sûr d'avoir crevé une poche d'où s'est écoulée une certaine quantité de liquide.

La poche rompue n'était donc qu'une *poche choriale, amnio-choriale* comme on dit. Grâce à le perméabilité plus grande de l'amnios, démontrée expérimentalement par Pinard, il s'est accumulé une certaine quantité de liquide amniotique transsudé entre l'amnios et le chorion (*fig.* 127). Bientôt le chorion, à bout d'élasticité, s'est rompu ou a été rompu artificiellement. L'amnios resté seul, plus extensible, plus résistant fait alors hernie au travers de l'orifice chorial comme le chorion avait fait hernie au travers de l'ouverture déciduale. La poche continue à descendre.

Bientôt cependant l'élasticité de l'amnios serait elle-même à bout, et il faudrait qu'il cédât à son tour, s'il n'existait une disposition anatomique à lui spéciale rendant possible : d'une part la répartition de la distension membraneuse sur une plus grande surface que le pôle inférieur de l'œuf, d'autre part le glissement de l'œuf amniotique et son expulsion partielle avec le fœtus hors de l'œuf chorial. *L'amnios en effet peut être facilement décollé de la totalité de la face interne du chorion, y compris le chorion placentaire* (*fig.* 128). Lorsque ce décollement est réalisé la distension porte sur une surface membraneuse telle que la poche amniotique peut sans crever arriver à la vulve.

Là le plus souvent elle se rompt ; *l'enfant naît coiffé* du pôle inférieur de l'œuf amniotique qu'il emporte avec lui.

Mais cela n'est pas fatal, au moins dans l'accouchement avant terme. J'ai vu l'œuf amniotique être expulsé entier, non rompu à 6 mois 1/2 ; Winckel a vu la même chose à 7 mois 1/2. Dans ces deux cas l'amnios s'était rompu circulairement au niveau de l'attache placentaire du cordon à laquelle il adhère intimement ; l'œuf amniotique et son contenu avait glissé le long du cordon comme le gymnaste le long d'une corde (*fig.* 129 et 130).

C'est là un fait exceptionnel lorsque l'accouchement a lieu à terme ou près du terme ; le plus habituellement, encore une fois, il y a rupture simultanée à la dilatation complète des deux membranes non encore dissociées.

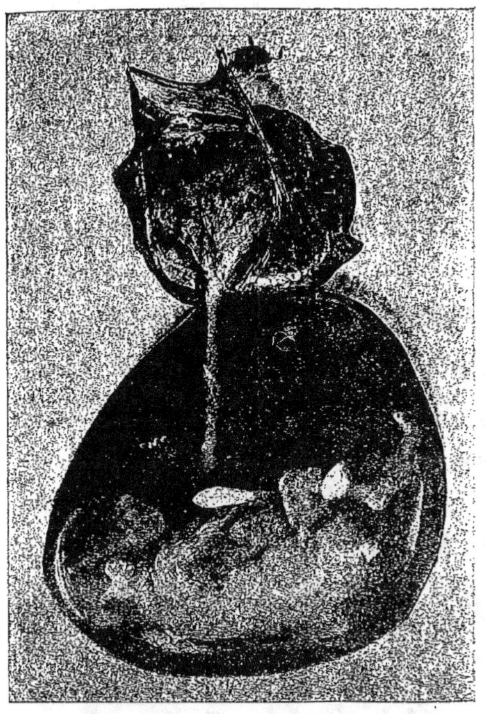

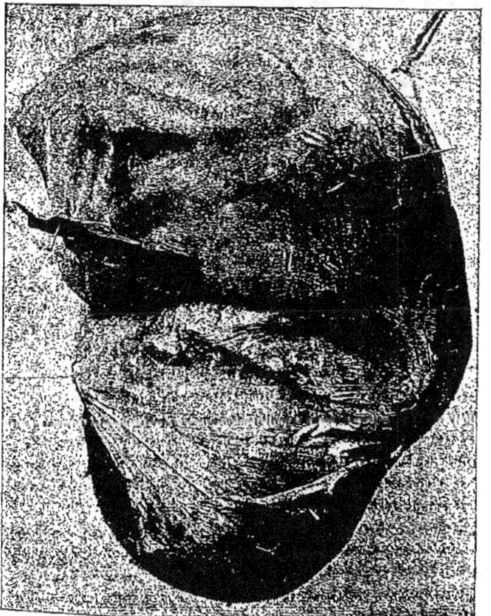

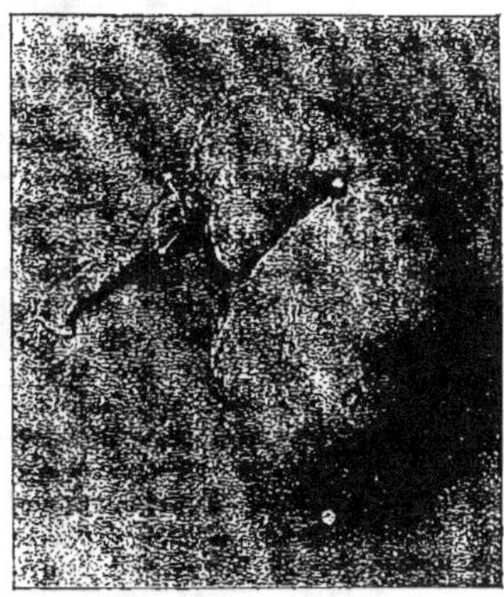

Fig. 128.

Avortement de 3 mois 1/2 provoqué (naine rachitique). Expulsion en un temps :

1° de l'amnios, rempli de liquide, complètement décollé du chorion membraneux et placentaire jusqu'à sa réflexion sur la tige funiculaire.

2° du chorion membraneux resté adhérent au placenta.

Supposez une contraction violente se produisant alors que les parties ainsi dissociées sont encore dans l'utérus. L'amnios se rompt à son point de réflexion sur le cordon et est expulsé seul ; le liquide amniotique s'écoule par l'orifice funiculaire et vous avez ce que vous montre la figure 129 ci-dessous.

Fig. 129.

Fœtus de trois mois environ expulsé dans son enveloppe amniotique seule, complètement décollée du chorion membraneux et placentaire, et séparée de la gaine du cordon par arrachement au niveau de son insertion placentaire. On voit, tendus par deux épingles, les bords de l'orifice de rupture ; on voit le cordon sortir par cet orifice de la chemise amniotique qui laisse deviner par transparence le fœtus tête en bas, dos à gauche.

Fig. 130.

Fœtus de 6 mois 1/2 expulsé vivant dans son enveloppe chorio-amniotique. Tête en bas dos à gauche (voy. l'observation, p. 130). — 1 = 2.

On voit l'orifice et la languette membraneuse laissés par l'arrachement de l'amnios, complètement décollé du chorion placentaire, au niveau du point d'implantation du cordon. Partout ailleurs, le chorion accompagne l'amnios. Il s'est séparé de la périphérie du placenta qui seul est resté dans l'utérus.

De tout ce qui précède nous pouvons conclure que c'est Baudelocque qui a raison et définir la poche des eaux : **une hernie de l'amnios et du chorion, c'est-à-dire des membranes fœtales, au travers de l'orifice utérin aux lèvres duquel elle transmet excentriquement l'effort développé par la contraction utérine.**

Son rôle achevé, la dilatation étant complète, elle se rompt à son tour, s'ouvre sous la poussée du fœtus, car elle est devenue le point de

La rupture se fait assez souvent *avant l'apparition des premières douleurs* : elle est dite *prématurée*. Elle l'est souvent doublement en ce sens qu'elle se fait avant terme et entraine ordinairement l'expulsion du fœtus dans les 48 heures qui suivent.

Elle se fait encore *après le début des douleurs mais avant la dilatation complète* : c'est la rupture dite *précoce (fig. 131)*.

La rupture prématurée ne nous arrêtera pas. Nous ne faisons que la signaler, car son étude

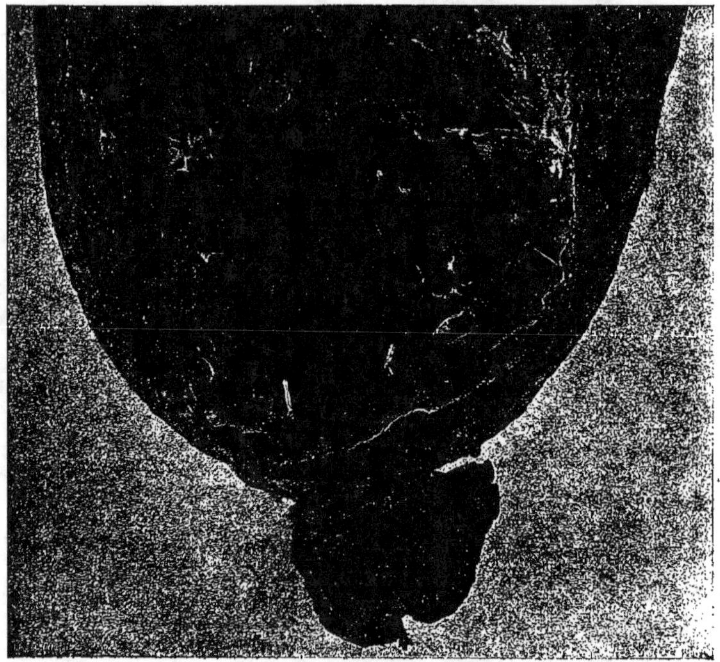

Fig. 131.

Coupe sagittale (moitié droite, vide du fœtus) du segment inférieur d'un utérus de 8 mois. Multipare morte d'hémorrhagie par décollement prématuré du placenta ; brièveté du cordon. — 1 = 1.
Rupture artificielle des membranes quelques instants avant la mort. On voit 1° que le pôle inférieur de l'œuf est seul décollé, et sur une faible étendue en avant, là où n'a pas passé le flot hémorrhagique ; 2° qu'après la rupture, qui n'a pas entraîné de perte de substance des membranes, celles-ci ont, en vertu de leur élasticité, repris la place qu'elles occupaient avant l'ouverture de l'orifice interne et qu'elles auraient conservé pendant l'expulsion.

moindre résistance de l'œuf, comme le segment inférieur était le point de moindre résistance de l'utérus.

Lorsque **la rupture des membranes** se fait à ce moment, elle est dite *tempestive*. Mais les choses ne se passent pas toujours ainsi.

doit se faire au chapitre insertion vicieuse du placenta dont elle est une conséquence, heureuse à plus d'un point de vue. Bornons-nous à dire ici que, d'après les recherches de Pinard, « *la rupture prématurée des membranes est causée le plus souvent par l'insertion du placenta sur le segment inférieur de l'utérus.* » Les autres causes incriminées par les auteurs sont : fragilité des membranes, hydropisie de l'amnios, grossesse gémellaire, rétrécissement du bassin, mauvaises présentations, insertion vélamenteuse du cordon, efforts, coït, multiparité, hérédité, chaleur du lit, mauvaise alimentation, voire chagrin, etc. ! J'en passe et des meilleures.

Revenons au cas le plus ordinaire, à la **rupture tempestive.**

Elle se fait en général au point le plus déclive de la poche, par éclatement. Quelquefois cependant elle a lieu au-dessus de la portion découverte des membranes, dans l'utérus ; la poche des eaux peut alors, momentanément au moins, persister, l'orifice excentrique jouant le rôle d'une soupape de sûreté.

La rupture de la poche donne lieu à l'**écoulement** plus ou moins considérable et bruyant **du liquide amniotique.**

Parfois cet écoulement passe inaperçu ; cela s'observe surtout dans les cas de *poches plates,* à peine saillantes, ces poches que ne craignait pas madame Dugès parce qu'elles indiquent une adaptation étroite de la tête au segment inférieur.

Le plus souvent l'écoulement est nettement perçu par la parturiente qui éprouve la sensation d'un éclatement suivi de l'issue par la vulve de liquide chaud, le tout à l'acmé d'une contraction. Cela s'observe surtout avec les poches de moyen volume, et il n'est pas rare que le liquide qui s'écoule alors soit coloré en vert par du méconium.

C'est que la *poche moyenne* se rencontre dans les cas où la tête n'est pas encore engagée, et s'adapte par suite assez lâchement au segment inférieur pour permettre *le procubitus* et la compression intermittente du cordon.

Dans ces cas, jusqu'à ce que la tête, s'engageant profondément, fasse bouchon parfait, une petite quantité de liquide amniotique s'échappe au début mais surtout à la fin de chaque contraction.

Parfois enfin la rupture des membranes se traduit par l'issue bruyante d'un véritable flot de liquide amniotique qui souvent entraîne le cordon. C'est ce qui se passe toujours avec les *poches volumineuses,* remplissant tout le vagin, alors que la tête reste mobile au-dessus du détroit supérieur : *poches à procidences.*

En pareil cas il faut toujours faire immédiate-ment coucher la femme, si elle était encore debout, et pratiquer le *toucher manuel.*

Le plus habituellement, fort heureusement, la tête que rien n'arrête plonge, s'engage de suite. Elle franchit l'orifice membraneux puis l'orifice utérin largement ouvert.

L'expulsion commence ; la tête profite du passage que lui a créé la poche.

Et même, dans les cas où la rupture a été prématurée ou précoce, *la tête va à son tour devenir agent dilatateur,* faire acte de coin. Elle va même, comme la poche membraneuse, pousser un prolongement vaginal, faire hernie dans l'orifice par suite de la formation, au point le plus déclive, au point découvert par l'orifice dilaté, d'une bosse séro-sanguine. C'est là un autre phénomène passif dû aux mêmes causes que la hernie membraneuse, et que je ne fais que signaler en passant, me proposant d'y revenir.

Pour en avoir fini il nous reste à étudier **comment l'accoucheur se doit comporter envers la poche des eaux.**

Ce que nous avons dit de l'importance de la poche des eaux comme agent de dilatation doit vous faire prévoir que vous devrez la respecter autant que possible.

Votre conduite peut se résumer dans cette phrase de madame Lachapelle : « laisser agir la nature ; l'aider quand elle est insuffisante ; la remplacer si elle n'agit pas ».

Donc, dans les cas les plus communs, lorsque la poche est intacte, la tête engagée, et que la dilatation suit son cours régulier, ne rompez jamais les membranes avant la dilatation complète. Respectez la poche et pour cela, dès que vous la sentez se tendre, au début d'une contraction, fuyez-la, car la seule résistance du bout de l'index pourrait en amener la rupture.

Vous n'êtes autorisés à rompre les membranes avant la dilatation complète que dans deux cas :

1° Quand il y a hémorrhagie. Nous y reviendrons au chapitre placenta prævia.

2° Quand la dilatation reste stationnaire.

Vous verrez parfois l'orifice atteindre assez rapidement les dimensions d'une pièce de 1 fr., 2 fr., 5 fr.; puis la dilatation reste au même point : 6 heures, 12 heures se passent sans qu'elle fasse de progrès.

En examinant de près, en dehors de la contraction, vous constaterez souvent au palper un excès de tension de la paroi utérine ; ce n'est pas la sensation habituelle de kyste incomplètement rempli que donne l'utérus normal ; ce n'est pas non plus la dureté ligneuse que prend la paroi utérine pendant la contraction ; c'est quelque chose d'intermédiaire, comme la sensation qu'on éprouve en palpant un ballon de caoutchouc surdistendu ou un kyste ovarique.

Les contractions sont espacées, faibles, comme avortées.

On dit souvent en pareil cas qu'il y a de *l'inertie utérine*. Mais l'inertie est une conséquence et non une cause. Faites disparaître la cause, et cet utérus que vous déclariez inerte va vous donner immédiatement le plus beau des démentis.

Bien convaincu de « l'inertie », vous partez en disant que vous reviendrez dans quelques heures ; à peine êtes-vous rentré chez vous qu'on vient vous chercher en hâte, en vous annonçant que votre cliente accouche. De fait vous trouvez l'enfant sur le lit et l'on vous raconte ceci : quelques instants après votre départ « les eaux ont percé » ; presqu'aussitôt votre cliente a éprouvé le besoin de pousser, et, comme elle était multipare, à la première ou à la seconde poussée l'accouchement s'est terminé.

Cela vous dicte la conduite à tenir en présence d'une dilatation stationnaire ; il faut rompre la poche que vous sentez par le toucher constamment tendue, même dans l'intervalle des contractions, et ne pas quitter la parturiente. Il s'écoulera une quantité très variable de liquide amniotique, quelquefois beaucoup, dans les cas d'hydropisie de l'amnios ; quelquefois très peu, dans l'accouchement gémellaire, autre cause de cette suspension du travail de dilatation, ou dans l'accouchement simple et normal par ailleurs. Mais presque toujours cette déplétion rend à l'utérus son ressort. Il semble que la surdistension agisse ici comme sur la vessie.

En dehors de ces circonstances rares il est donc bien entendu que **la poche doit être respectée jusqu'à ce que la dilatation soit complète**. A ce moment il faut la rompre sans hésitation bien qu'il y ait encore eu à ce sujet, il y a quelques années, des discussions passionnées.

En 1885 un accoucheur américain, Byford, dans un mémoire intitulé « *de la Dilatation præfœtale de la vulve par la poche des eaux* » — traduit par Dumas de Montpellier dans les Annales de Gynécologie — Byford soutint qu'il fallait faire tout le possible pour conserver la poche des eaux même après la dilatation complète, pendant la période d'expulsion, afin que cette poche pût continuer à frayer la voie au fœtus en faisant une dilatation præfœtale du vagin et de la vulve.

Byford conseillait dans ce but de faire coucher la femme sur le côté dès le début du travail, de lui administrer même une potion opiacée si les douleurs étaient très intenses ; lorsque les membranes arrivaient à la vulve il engageait la parturiente à ne pas pousser, et même il lui donnait un peu de chloroforme à chaque douleur. Ainsi jusqu'au dégagement de la tête qui, disait-il, se produisait alors en une douleur ou deux.

Le but poursuivi par Byford était d'éviter les résultats de la distension toujours un peu brutale faite par la tête fœtale, moins élastique que la poche des eaux, c'est-à-dire les congestions hémorrhoïdaires, les déchirures du périnée ou de la vulve.

Byford était si convaincu de l'excellence de ce procédé que lorsque les membranes se rompaient malgré lui, avant d'avoir pu faire la dilatation præfœtale, il conseillait d'introduire dans le vagin, au devant de la tête, une poche en caoutchouc gonflée d'air ou d'eau, sorte de poche des eaux artificielle.

Les objections que nous faisons à ce procédé sont : 1° que les moyens préconisés par l'auteur sont impuissants à empêcher les membranes de se rompre au temps d'élection, c'est-à-dire à la dilatation complète ; 2° et surtout que la poche ne peut acquérir les dimensions nécessaires à la dilatation præfœtale que grâce au décollement total de l'amnios qui, nous le verrons plus loin, rend la délivrance plus difficile.

Nous n'avons par contre rien à objecter à la dilatation præfœtale à l'aide d'une poche artificielle ; lorsque nous devons faire un accouchement *artificiel* chez des primipares à vulve étroite et à périnée résistant nous prenons, Pinard et moi, la précaution de faire la dilatation præfœtale avec le ballon de Champetier.

Donc il faut rompre les membranes à la dilatation complète. C'est une opération souvent délicate qui mérite d'être ici étudiée en détails.

Vous pouvez vous trouver, à la dilatation complète, en présence des 3 variétés de poches que nous avons énumérées ci-dessus : poche absolument plate ; poche moyenne ; poche volumineuse.

La *poche plate* est embarrassante ; il est des cas où il est très difficile de savoir si les membranes sont rompues ou si l'on a affaire à une poche plate coiffant étroitement la tête. Car alors même que les membranes sont rompues il n'y a pas toujours écoulement de liquide, la tête pouvant faire l'effet d'un bouchon hermétique. Combien de fois n'a-t-on pas eu, en introduisant la main — et par conséquent en déplaçant la tête — pour une application de forceps commandée par une profonde modification des bruits du cœur, la surprise de voir s'écouler, *pour la première fois*, un flot de liquide amniotique vert et épais ?

Comment donc faire le diagnostic ? Lorsque les membranes sont intactes, la poche fût-elle absolument plate, vous sentez, au moment de la contraction, une surface lisse et régulière. Le doigt promené sur cette surface lisse éprouve une sensation semblable à celle que lui donne une vitre mouillée.

Au contraire lorsque les membranes sont rompues et que vous touchez la tête à nu, vous sentez se former, au moment de la contraction, des plis saillants du cuir chevelu. La boîte osseuse se réduisant alors par chevauchement des os, le cuir chevelu, momentanément trop large pour son contenu, se plisse. Avec de la pratique, en dehors même de la contraction, on arrive à sentir les cheveux ; mais il faut pour cela une assez longue expérience. Le meilleur signe est donc le *plissement du cuir chevelu.*

Malheureusement il est des cas où ce signe lui-même fait défaut ; c'est lorsque, le travail durant depuis longtemps quand on est appelé pour la première fois, il existe une bosse séro-sanguine énorme qui peut, pendant la contraction, se tendre comme une poche des eaux.

Les difficultés sont parfois telles qu'on peut s'expliquer des méprises comme celles que rapportent Baudelocque et M. Tarnier. Dans ce dernier cas l'erreur a été commise « par un médecin instruit, attaché comme externe pendant deux années entières à un grand service d'accouchement de Paris. » Ce médecin assistait une femme en travail depuis un temps assez long, la dilatation était complète, la tête se présentait ; il résolut de terminer l'accouchement par une application de forceps ; mais auparavant il voulut rompre les membranes qui paraissaient intactes. Il ne put y parvenir avec l'ongle, et cependant

il avait conscience de toucher une tumeur fluctuante qu'il croyait être la poche des eaux. Il plaça le spéculum et ne vit, assure-t-il, qu'une membrane lisse et tendue. Prenant alors un bistouri il incisa et fut stupéfait de ne voir sortir que quelques gouttes de sérosité sanguinolente. L'enfant extrait portait sur la tête, au niveau de la bosse séro-sanguine, une plaie large de 3 à 4 centimètres. Quatre jours plus tard l'enfant mourait d'un érysipèle du cuir chevelu.

J'ai vu à la Maternité de Lariboisière un cas ayant quelque analogie avec le précédent ; je trouvai un jour, à la salle de travail, un élève s'escrimant à l'aide d'un perforateur à rompre une poche des eaux. Celle-ci résistait à ce point que depuis un quart d'heure bientôt il n'avait pu l'entamer. Je soupçonnai quelque erreur semblable à celle dont je viens de parler et je pratiquai le toucher : il y avait, remplissant le vagin, une poche tendue, rénitente, n'offrant pas en effet la résistance d'une tête, sans plis, et à la surface de laquelle je crus bien sentir quelques inégalités formées par les cheveux. Mais de là à une certitude il y avait loin.

J'appliquai un speculum ; l'élève m'assura qu'il ne voyait pas de cheveux et j'avoue qu'après avoir regardé j'hésitai encore à me prononcer. Prenant alors une pince à forcipressure longue, je saisis la partie la plus superficielle de la pseudo-poche et fis quelques mouvements de torsion ; je ne ramenai pas le plus petit fragment de membranes mais quelques cheveux qui permirent de parfaire le diagnostic : il s'agissait d'un hydrocéphale macéré.

En cas de doute, l'introduction de la main tout entière, en soulevant légèrement la tête, permettrait de trancher la difficulté grâce à l'écoulement du liquide amniotique.

Le diagnostic fait, et ce diagnostic est, nous l'avons vu, généralement facile, il est souvent difficile de rompre une poche plate. Mieux qu'avec l'ongle ou le perce-membranes on y arrive avec une pince à griffe ou à forcipressure longue ; il faut pincer et tordre.

La *poche moyenne* ne comporte guère la possibilité d'erreurs semblables à celles signalées ci-dessus ; elle peut être aisément rompue, et sans grandes précautions, soit à l'aide du doigt, soit avec le perforateur classique. Il suffit seulement que vous n'oubliiez pas les poches amnio-choriales, et que vous vous souveniez qu'il y a parfois des vaisseaux dans les membranes, pour passer à côté.

La *poche volumineuse*, la plus facile à diagnostiquer, est celle dont la rupture exposerait aux accidents les plus graves si l'on ne prenait quelques précautions fort simples. On disait naguère, avant qu'on sût faire le diagnostic des présentations par le palper, « il n'y faut jamais toucher avant la dilatation complète ». Aujourd'hui nous sommes moins réservés. Vous pouvez être appelés à rompre les membranes avant l'heure, dans ces cas comme dans les autres et pour les mêmes causes, par exemple une hémorrhagie par insertion vicieuse du placenta. De plus c'est le meilleur moyen d'assurer la fixation de la tête à l'entrée du bassin chez les femmes à bassin normal après réduction d'une présentation de l'épaule (Wigand).

En tout cas, que ce soit avant ou après la dilatation complète, *vous ne devez jamais rompre* une pareille poche *qu'après avoir pratiqué le toucher manuel et vous être ainsi assurés qu'il n'existe pas de procidence.* S'il en existe une vous la réduirez d'abord.

Vous avez constaté qu'il n'y en avait pas ou qu'il n'y en avait plus. Mais prenez-garde. Si vous rompez brutalement les membranes et que vous fuyiez immédiatement devant le flot de liquide, il pourrait encore se faire ou se reproduire une procidence à ce moment.

N'hésitez donc pas, pour rompre une pareille poche, à introduire *toute la main* dans le vagin dans l'intervalle de deux contractions ; saisissez la poche à pleine main, serrez-la du pouce et de l'index qui, au moment de la contraction, la rompront non pas à sa partie déclive mais à sa base. Le liquide sortira plus doucement, sans coup de balais, surtout si vous ne retirez la main qu'au fur et à mesure que la tête descend et vous chasse.

La troisième et dernière indication que nous ayions à considérer eu égard à la poche des eaux est celle-ci : remplacer la nature en défaut. L'emploi d'une *poche des eaux artificielle,* comme agent dilatateur au cours du travail, s'explique assez par les considérations qui précèdent. Nous traiterons ultérieurement des indications et du manuel opératoire de cette dilatation artificielle.

Nous avons à plusieurs reprises déjà signalé la coloration verdâtre du liquide amniotique.

Il nous faut revenir sur les **indications que l'on peut tirer de l'aspect du liquide amniotique** au moment de la rupture ou plus tard, pendant la période d'expulsion.

Le *liquide amniotique normal* du fœtus à terme ou près du terme, recueilli dans un verre au moment de la rupture des membranes, ou plus ou moins longtemps après celle-ci par soulèvement manuel de la région fœtale en présentation, est opalescent, d'un blanc sale, quelquefois laiteux. Il n'a donc pas l'aspect de l'urine claire, comme on le dit trop souvent. On y voit nager en plus ou moins grand nombre des flocons blanchâtres, comme caséeux : ce sont des fragments détachés du smegma ou *vernix caseosa,* mélange de graisse pure et de cellules épidermiques desquamées qui revêt habituellement la peau du fœtus là où les glandes sébacées sont particulièrement abondantes, c'est-à-dire au niveau du dos et des plis de flexion.

Lorsque le liquide amniotique présente à la rupture de la poche, et conserve au cours du travail cet aspect, soyez tranquilles, *même si vous n'entendez pas les bruits du cœur.* Ceux-ci, dans quelques cas exceptionnels, peuvent être masqués par le placenta, par l'existence d'un souffle maternel intense, par le défaut de diagnostic de présentation, par l'adipose de la paroi abdominale, l'excès de liquide amniotique, la respiration serratique de la mère dyspnéique etc. Non seulement cet aspect du liquide vous permet de penser que le fœtus est vivant, mais encore qu'il ne souffre pas, qu'il n'a pas souffert. Jusqu'à nouvel ordre je me refuse à croire à la *mort subite* intra-utérine, au cours du travail ; m'appuyant sur l'observation de plus de 20.000 accouchements je crois fermement que la mort intra-utérine, pendant le travail, est toujours précédée d'une période de souffrance assez longue pour que la coloration du liquide ait le temps de se modifier à la suite de l'expulsion du méconium. Cette expulsion, la souffrance même légère et passagère suffit à la produire ; *a fortiori* la souffrance capable d'entraîner la mort.

Ma conviction est à ce sujet si ferme que l'issue de liquide amniotique *normal* au moment où une intervention s'impose, dans un cas où l'on a des doutes sur la vie de l'enfant, suffit à me faire *rejeter l'embryotomie* et à décider mon choix en faveur d'une *intervention conservatrice.* Si malgré tout, ce qui est bien rare, l'enfant est extrait mort ou mourant, j'en conclus qu'il a été tué « au passage », au cours de l'extraction. C'est au passage aussi et « subitement », de compression cérébrale, que meurent ces fœtus dont on a pu percevoir nettement les battements du cœur, nullement modifiés, quelques secondes avant l'expulsion ou l'extraction : « Remarquez, disait Mme Lachapelle, qu'on voit des enfants bien constitués succomber à des manœuvres faciles, promptes et mesurées ».

Il est une autre coloration qui elle aussi a une valeur séméiologique presque absolue : c'est la *coloration sanguinolente sale*, marc de café. Lorsqu'on a, par une injection préalable et une toilette, débarrassé le canal vaginal du sang maternel qu'il pouvait contenir, cette coloration indique que *le fœtus est macéré*, que la mort remonte à quelques jours déjà. La coloration en question tient en effet à un mélange, avec le liquide amniotique, du liquide sanglant renfermé dans les phlyctènes crevées du *fœtus sanguino-lentus*. Il n'y a qu'une exception à cette règle ; on a vu le liquide amniotique s'écouler rouge à l'ouverture des membranes dans quelques cas où peu d'instants auparavant on avait perçu nettement les bruits du cœur. L'examen du délivre a permis de retrouver en un point quelconque des vaisseaux ombilicaux, dans leur trajet ovulaire, une rupture cause de l'hémorrhagie fœtale intra-amniotique. Je ne fais que signaler ici ce point qui sera plus longuement étudié par la suite.

Il est une troisième coloration du liquide amniotique, très souvent observée au cours du travail, même dans les cas en apparence les plus normaux, qui doit nous arrêter davantage : c'est **la coloration verte** qui peut aller depuis le vert bouteille jusqu'au vert sombre, presque noir. Dans certains cas le liquide forme une bouillie ayant la consistance et l'aspect de la purée de pois, exhalant parfois une odeur fétide, voire de putréfaction.

Ces différents aspects n'ont, *considérés seuls*, aucune valeur séméiologique absolue. Dans un cas où, chez une femme que l'on n'a pas suivie au cours du travail, l'on n'entend pas les bruits du cœur fœtal, l'aspect purée de pois, l'odeur fétide ne peuvent permettre de prononcer, à coup sûr, sur la mort, ni même sur l'état de souffrance actuelle du fœtus. On a vu maintes fois en pareille circonstance le fœtus expulsé

respirer et crier de suite et survivre ; le fœtus né en état de mort apparente, être aisément ranimé ; le fœtus né avec quelques battements cardiaques ne pouvoir être ranimé ; le fœtus né sans battements cardiaques et déjà en rigidité cadavérique.

Il suffit en effet, je l'ai dit plus haut, d'une souffrance légère et passagère du fœtus (souffrance qui peut avoir disparu depuis longtemps lorsqu'on en constate l'effet) pour amener l'expulsion du méconium qui va verdir le liquide amniotique.

On sait que dès le 5e mois on trouve régulièrement dans le rectum du fœtus une sorte de purée d'un jaune vert clair ; dès le 7e mois elle remplit complètement le gros intestin. Cette substance devient de plus en plus abondante, visqueuse, vert foncé, brunâtre à mesure que se développe la fonction hépatique, d'où les noms de méconium que lui donnait Aristote à cause de sa ressemblance avec le suc de pavot (μηχω-νιον) et de *poix de l'enfant* que lui donnent les vieux accoucheurs français. C'est le *kindspech* des Allemands, c'est-à-dire les fèces de l'enfant.

La partie colorante est formée de grumeaux de biliverdine ou de bilifulvine, solubles dans l'eau de l'amnios à laquelle ils communiquent, après expulsion du méconium, la coloration verte que nous étudions. Cette coloration est instantanée ; il suffit de délayer une goutte de méconium dans 200 grammes d'eau pour voir apparaître en quelques secondes la coloration vert bouteille.

Tant que le fœtus ne souffre pas, tant que, la circulation fœto-maternelle s'exécutant régulièrement, l'apport d'oxygène et le départ d'acide carbonique se font normalement au niveau du poumon fœtal c'est-à-dire du placenta, le fœtus ne fait dans l'œuf aucun mouvement respiratoire ; ou s'il en fait, ce que soutient Ahlfeld et ce qui demande à être contrôlé à nouveau, ce sont des mouvements ébauchés et faibles ne changeant en rien la pression intra-abdominale normale.

Dès que le fœtus souffre, dès qu'il se produit un trouble même léger de sa respiration placentaire, dès qu'il *asphyxie*, il fait des **mouvements respiratoires intra-utérins** qui dilatent le thorax *à fond;* la contraction et l'abaissement saccadé du diaphragme augmentent brusquement la pression intra abdominale; l'ampoule rectale et le gros intestin comprimés se vident comme se vide la vessie à la première respiration extra-utérine, comme se vide le rectum lorsque, le siège venant premier, le ventre se trouve comprimé par le détroit inférieur musculaire.

Ces mouvements respiratoires saccadés et spasmodiques on les sent par le palper, on les perçoit par l'auscultation, on les voit se dessiner sous la paroi abdominale.

Il y a longtemps qu'ils ont attiré l'attention des physiologistes. C'est leur constatation qui a permis à Vésale de donner les preuves de la respiration placentaire que Longet niait cependant encore dans la première moitié de ce siècle.

Vésale enlevait à une chienne ou à une truie, à la fin de la gestation, un fœtus renfermé dans ses enveloppes intactes. Il voyait ce fœtus, dont l'opération venait de troubler l'*apnée physiologique*, « faire vainement des mouvements respiratoires par lesquels il aspirait de l'eau de l'amnios jusqu'à ce que, ayant ouvert les membranes de l'œuf, la respiration atmosphérique commençât avec vivacité. » Et Vésale concluait que l'embryon séparé de la mère et maintenu dans l'œuf, à l'abri de l'air, « a besoin d'air ».

Une autre expérience lui servit à établir que ce « besoin d'air » naissait du trouble apporté à la respiration placentaire par l'opération. Au lieu de séparer le fœtus de la mère, il l'observait dans l'œuf intact et maintenu en connexion avec le placenta adhérent. Si l'opération avait été conduite de façon à ne troubler en rien les échanges fœto-maternels, le fœtus ne faisait pas d'efforts inspirateurs. Mais dès qu'on interrompait la circulation placentaire le fœtus se mettait à faire des mouvements d'inspiration « d'autant plus rapides et plus énergiques, dit Béclard qui a repris les expériences de Vésale, que le trouble de la circulation placentaire était plus grand. »

Ces mouvements sont bien des mouvements respiratoires avec dilatation thoracique et par suite exagération de la pression intra-abdominale. Les expériences de Preyer d'Iéna sur les embryons de cobaye prouvent avec la dernière évidence que non-seulement les fœtus « *liquorem amnii respirare videntur* » comme disait Winslow en 1787, mais le respirent réellement comme le soutenait P. Scheel dès 1798. « Dans l'utérus, l'eau de l'amnios peut être aussi pleinement aspirée que l'air est inspiré après la naissance, s'il se produit des mouvements respiratoires suffisamment forts » (Preyer).

Que ces mouvements respiratoires intra-utérins soient la cause mécanique de l'expulsion du méconium c'est ce que j'ai constaté nettement, il y a dix ans, dans un cas clinique qui a la valeur d'une expérience.

Le 10 septembre 1887 à 8 h. du matin entrait à la Maternité de Lariboisière, où j'étais alors interne, une femme de 22 ans, primipare, en pleine évolution de syphilis contractée au début de la grossesse. Les dernières règles dataient du 15 au 20 février.

Cette femme enceinte de 6 mois 1/2 environ était en travail depuis le 7 septembre à midi ; la dilatation était grande comme 5 francs, la poche des eaux intacte. Le fœtus vivant présentait le sommet, dos à gauche.

A 3 h. 10 du soir la dilatation était complète et à 3 h. 20 la femme expulsait vivant, dans l'œuf rempli de liquide amniotique *normal*, un fœtus peu fléchi mesurant 28 centimètres du sommet à l'anus et 7 cent. 1/2 de diamètre occipito-frontal.

L'enveloppe membraneuse était formée de deux membranes : le chorion extra placentaire, circulairement arraché du bord du placenta, et laissant à découvert l'amnios placentaire complètement décollé de la face fœtale du placenta et arraché de la gaîne du cordon. Au point où s'était fait cet arrachement, qui avait permis à l'œuf membraneux de descendre le long du cordon, se voyait un orifice circulaire de la largeur d'une pièce de 50 centimes, oblitéré par la tige funiculaire et par un lambeau d'amnios enlevé à la base de la gaine amniotique du cordon (*fig.* 130).

Le liquide amniotique était normal au moment de l'expulsion; le fœtus ne faisait aucun mouvement d'inspiration. Cinq minutes après le placenta était expulsé. Quelques instants auparavant, c'est-à-dire *lors du décollement placentaire*, le fœtus fit dans le liquide amniotique *un mouvement respiratoire spasmodique*; ce mouvement respiratoire fut *suivi de l'expulsion d'un peu de méconium* et immédiatement le liquide commença à prendre une teinte verte qui ne fit qu'augmenter jusqu'au moment où cessèrent les mouvements respiratoires, soit 20 minutes après l'expulsion de l'œuf.

Le seul point qui reste obscur et discuté dans cette question de la respiration dans l'œuf est celui-ci :

Le trouble, l'arrêt de la circulation et par suite de la respiration placentaire, quelle qu'en soit la cause (compression du cordon, décollement prématuré du placenta, contractions utérines subintrantes, contracture par ergot, asphyxie maternelle, etc.) suffisent-ils à produire la respiration intra-utérine ? Soit qu'il en résulte pour le fœtus « un sentiment de manque d'air », un « besoin de respirer » comme disaient les anciens ; soit que le sang fœtal surchargé d'acide carbonique (Vulpian, Schultze) ou pauvre d'oxygène (Lahs) suffise à exciter le centre respiratoire...?

Ou bien, comme le soutient Preyer, est-il nécessaire, pour qu'il y ait respiration prématurée, qu'une excitation cutanée, si légère soit-elle, agisse sur le centre respiratoire devenu plus excitable par suite de la diminution d'oxygène dans le sang fœtal.

La question n'est pas résolue. Ce qui est certain, et ce qu'il importe de retenir en clinique, c'est que si l'excitation cutanée n'est pas indispensable, elle peut cependant provoquer des mouvements respiratoires prématurés *dans les cas où il existe un commencement d'asphyxie fœtale.*

Schwartz a pu dans quelques cas de rétropulsion manuelle du cordon et dans quelques cas de versions, sans troubles apparents de la respiration placentaire, frotter et malaxer le fœtus sans provoquer de mouvements respiratoires ; j'ai par contre constaté à plusieurs reprises la production de ces mouvements au cours des mêmes manœuvres pratiquées sur des fœtus à battements modifiés. En pareil cas il faut donc se garder autant que possible de multiplier les pressions et les frottements sur la peau de l'enfant.

Si en effet, tant que le fœtus est dans l'utérus, les inspirations prématurées de liquide amniotique, mélangé de méconium, ne peuvent par elles-mêmes aggraver la situation et n'ont de valeur que comme signe de la souffrance, il faut bien savoir, et nous y reviendrons en étudiant la mort apparente, que comme le disait Herholdt « avant que cette eau soit vidée la respiration (extra-utérine) ne peut s'accomplir normalement. L'asphyxie des nouveaux-nés tient plus souvent qu'on ne le croit à cette cause ; non seulement la bouche doit être expurgée du mucus, mais le nouveau-né doit être placé ensuite dans une position qui permette au liquide de s'écouler. »

C. ACCOMMODATION DE LA TÊTE FŒTALE
AU BASSIN MATERNEL.

Dans l'étude synthétique que nous avons faite de l'accouchement, nous ne nous sommes occupés de la tête fœtale qu'après la rupture de la poche des eaux au temps d'élection, c'est-à-dire à la dilatation complète, au moment où, arrivant au fond du bassin, elle s'orientait en occipito-pubienne au détroit inférieur musculaire (*fig.* 90 p. 95).

On peut dire que jusque-là la plupart des accoucheurs, suffisamment édifiés par le palper sur la présentation et la position, se bornent à vérifier par le toucher que c'est bien la tête *seule* qui se présente, et à noter qu'elle est plus ou moins basse dans le bassin. Leur attention se concentre ensuite tout entière sur la formation de la poche des eaux et sur la dilatation de l'orifice utérin. Tant que la dilatation n'est pas complète à quoi servirait en effet de préciser la *variété de position?*

Lorsque la dilatation est complète et la poche rompue, le moment est venu — en vue d'une intervention par le forceps qui d'un instant à l'autre pourrait s'imposer — de préciser par le toucher l'orientation céphalique. Le palper ne saurait, en effet, donner que des renseignements imparfaits vu l'indépendance relative du tronc et de la tête (revoyez les figures 30 à 34 p. 30 à 32). Alors seulement on peut sentir nettement et par suite distinguer les fontanelles repères, faire le diagnostic ferme de la variété de position (*oblique antérieure, transversale, oblique postérieure*), suivre et noter, à l'aide de points de repère maternels aisément accessibles au doigt explorateur (coccyx, arcade pubienne, anus, commissures vulvaires), les différents mouvements passifs de la tête qui constituent les 3e, 4e et 5e temps de l'accouchement normal (p. 95 à 100).

Cependant, **tandis que se faisait la dilatation de l'orifice utérin on a déjà pu percevoir une progression plus ou moins marquée de la tête fœtale : phénomène passif** au même titre que la formation de la poche et que la dilatation de l'orifice — dilatation à laquelle la tête contribue efficacement à défaut de la poche prématurément ou précocement rompue. Ce phénomène passif n'est-il qu'une simple progression ? N'est-ce pas, au contraire, comme l'expulsion, le résultat d'une accommodation de la tête fœtale au bassin maternel, **accommodation nécessitant des actes mécaniques**

complexes? Telle est la question qu'il nous reste à étudier si nous voulons être capables de juger dans quels cas il faut laisser faire la nature, dans quels cas il faut l'aider et par quels moyens, dans quels cas et de quelle façon il la faut suppléer.

Comme dans nos études anatomiques antérieures (p. 16 à 37) nous avons, à la fin de la grossesse, laissé la tête au détroit supérieur, *non encore engagée*, nous avons à la suivre maintenant *depuis le détroit supérieur jusqu'au moment où elle aborde franchement le détroit inférieur*. Et pour tout voir en une fois, nous supposerons un de ces cas, communs chez les secondipares, où la tête d'un gros enfant étant encore au détroit supérieur au moment de la rupture des membranes — sans qu'il y ait, cela va sans dire, rétrécissement du bassin — pénètre assez lentement dans le bassin pour que nous puissions étudier à loisir **le mécanisme de la progression**.

1° L'ENGAGEMENT.

Comment s'engage la tête au détroit supérieur ou abdominal?

Voyons d'abord ce que disent les **livres classiques** — que beaucoup d'entre vous ont encore en mains — sur **l'attitude de la tête avant l'engagement**. (Il s'agit bien entendu de la femme *couchée*, quoique je vous la présente, souvent encore, debout pour que vous vous y retrouviez mieux).

Le point de départ des classiques est celui-ci :

Au détroit supérieur, avant l'engagement, la tête qui se présente serait :

1° *En position gauche ou droite et en variété transversale*, front et face d'un côté, occiput de l'autre, une oreille en avant vers le pubis, l'autre en arrière vers le sacrum.

2° La tête serait en *attitude indifférente, intermédiaire entre la flexion et l'extension*, c'est-à-dire qu'on arriverait plus aisément par le toucher sur le bregma d'un côté que sur la fontanelle postérieure du côté opposé.

3° La tête serait *synclitique*, c'est-à-dire que la suture sagittale se trouverait à égale distance du pubis et du promontoire, que l'axe de la tête se confondrait avec l'axe du bassin.

4° *L'axe du tronc et de la tête fœtale coïncideraient entre eux ; l'axe de l'utérus, l'axe du fœtus coïncideraient avec l'axe pelvien* c'est-à-dire avec « la ligne qui joindrait l'ombilic à la 2e pièce du coccyx. » *(Fig. 132 à 140)*.

Pourquoi la tête, ainsi orientée, n'est-elle pas engagée avant le travail, pourquoi n'est-elle pas engagée dans nombre de cas à la dilatation complète ?

C'est, dit-on d'abord, parce qu'elle est *transversale* au détroit supérieur *(fig.* 132) dont les diamètres maxima utilisables sont les diamètres obliques.

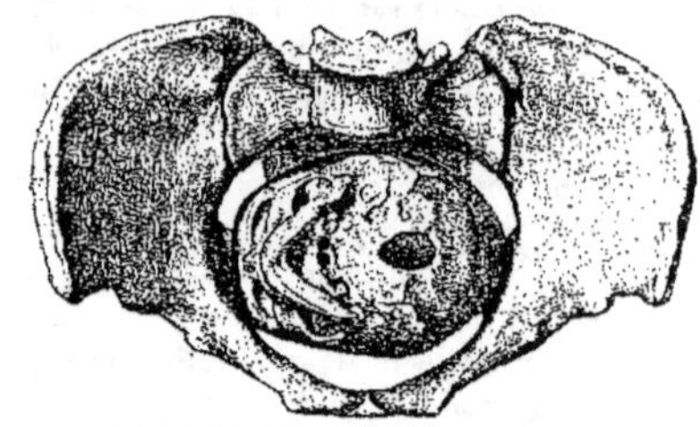

* *Fig.* 132 (MOREAU et JACQUEMIER) (1).

« Rapports de la tête du fœtus avec le détroit abdominal du bassin dans la 1re position directe — ou occipito-ilium gauche. »

Pour que la tête s'engage il faut que l'occiput tourne un peu en avant (variété oblique antérieure *fig.* 133), ou un peu en arrière (variété oblique postérieure *fig.* 134), afin que le grand diamètre de présentation de la tête, l'*occipito-facial*, vienne se présenter à l'un des diamètres obliques maximum.

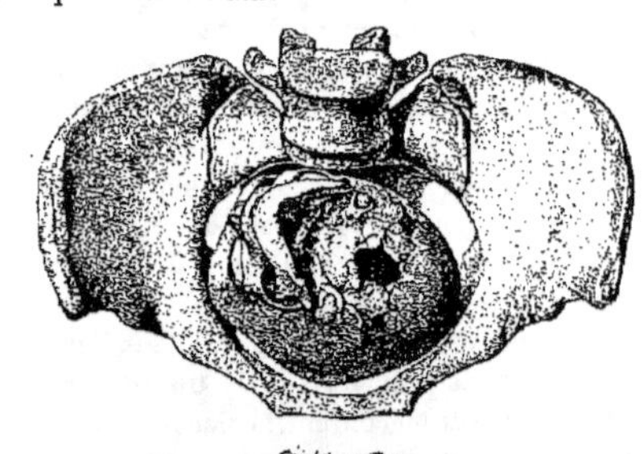

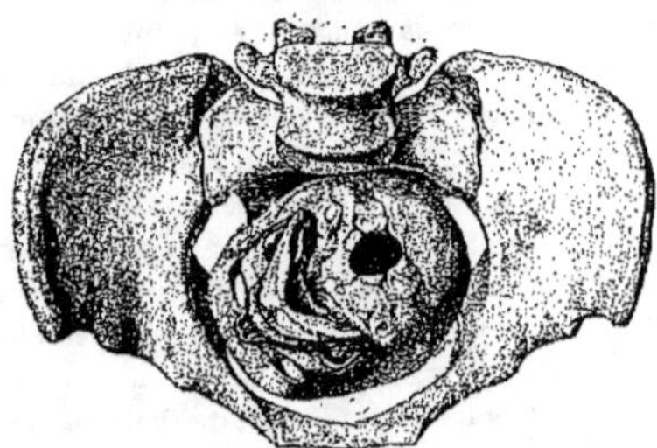

* *Fig.* 133 et 134 (MOREAU et JACQUEMIER).

« Rapports de la tête du fœtus avec le détroit abdominal du bassin dans les positions obliques gauches antérieure et postérieure. »

____

(1) L'astérique précédant le numéro de la figure vous rappellera qu'il ne s'agit pas de dessins d'après nature.

Or, voyez sur les figures ci-jointes : l'orientation oblique est faite et néammoins l'engagement ne se produit pas.

C'est, s'empressent d'ajouter vos classiques, que *l'obstacle maximum* persiste, à savoir *le défaut de flexion* de la tête (*fig.* 135). Il y aurait en effet, dans cette attitude, présentation d'un diamètre céphalique trop grand (l'occipito frontal, 12c) au diamètre maximum pelvien qui n'atteint 12c qu'avec peine, grâce à la rétropulsion des parties molles.

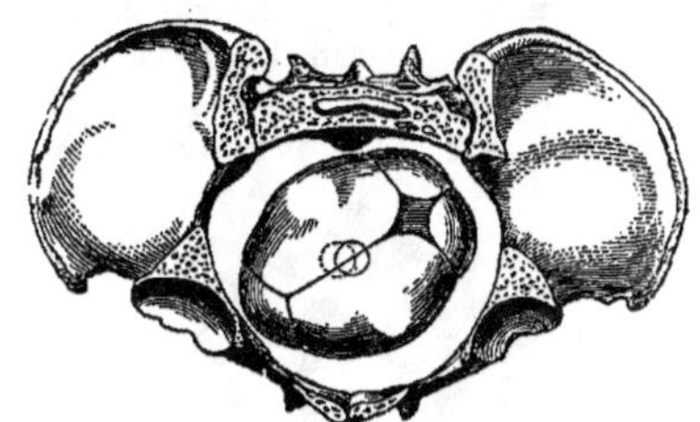

* *Fig.* 135 (LEISHMANN).

« Le plancher du bassin a été enlevé par une section (horizontale) avec la plus grande partie des parois de la cavité. La tête est représentée (vue d'en bas, orientée en oblique et encore défléchie) descendant directement dans l'axe du détroit supérieur — la suture sagittale équidistante du pubis et du sacrum. »

Mais, disent encore les classiques, le premier effet des contractions utérines, transmises par la tige rachidienne rigidifiée, sur une tête en cet état d'indifférence est de lui faire exécuter un *mouvement de flexion* (mouvement de « rotation de Rœderer ») qui abaissant l'occiput applique le menton contre le sternum (*fig.* 136 à 138).

* *Fig.* 136 (ZWEIFEL).

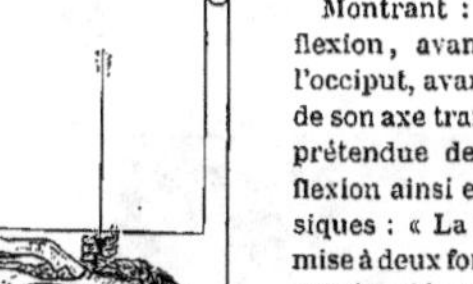

Montrant : 1° la tête avant la flexion, avant l'abaissement de l'occiput, avant la rotation autour de son axe transversal ; 2° la cause prétendue de ce mouvement de flexion ainsi exposée par les classiques : « La tête se trouve soumise à deux forces opposées : l'une représentée par la résistance des os pelviens agissant de bas en haut ; l'autre représentée par les contractions utérines dont l'action transmise par la colonne vertébrale (ici représentée par la flèche) s'exerce de haut en bas sur la base du crâne au niveau même de l'articulation atloïdo occipitale, c'est-à-dire beaucoup plus près de l'occiput que du menton. Si ce point d'appui était au milieu de la base, la tête resterait en équilibre. Mais comme le bras de levier antérieur (du trou occipital à la face) est plus long, la contre pression du bassin agit plus tôt et plus efficacement sur lui. Le menton doit donc s'élever tandis que l'occiput s'abaisse. »

Quand il y a contact, *la* **flexion** *est complète et le* **premier temps** *du mécanisme classique est accompli.*

Dès lors l'engagement va pouvoir se produire. Pourquoi ? Parce que cette flexion (voy. les figures 137 et 138) a pour résultat de placer la tête de telle sorte qu'elle présente à l'entrée du bassin non plus l'occipito-frontal trop grand (12c) mais le *sous-occipito bregmatique* (9c.1/2). En se fléchissant la tête subirait donc une réduction (indirecte) de volume qui rendrait son engagement possible. C'est comme si elle perdait 2c.1/2.

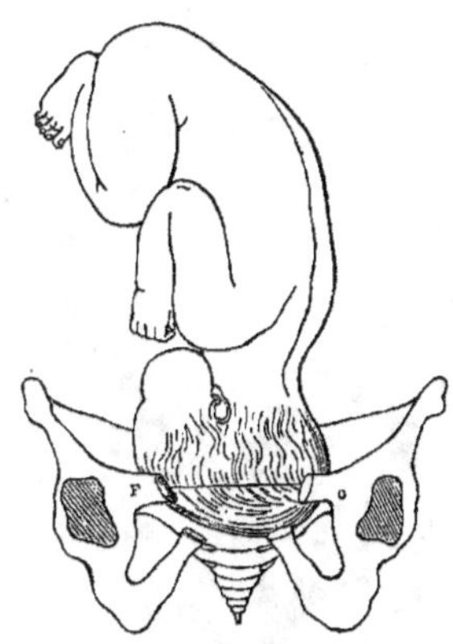

* *Fig.* 137 (CHAILLY-HONORÉ).

« Avant la flexion ».

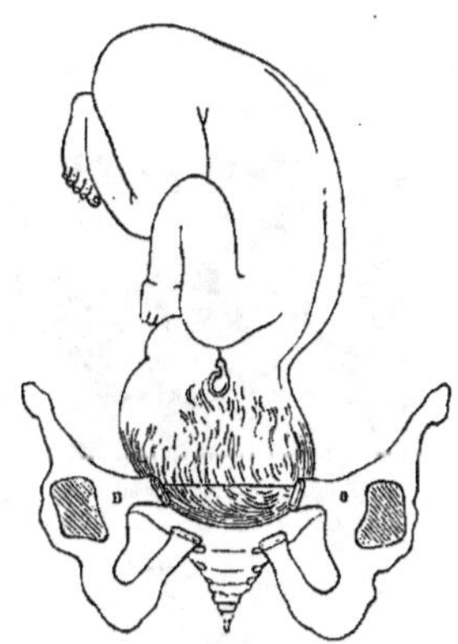

* *Fig.* 138 (CHAILLY-HONORÉ).

« Après la flexion ».

A partir de ce moment rien ne s'oppose plus à l'accomplissement du **deuxième temps** : *Engagement ou mouvement de descente*. En effet, disent les classiques, l'axe céphalique, l'axe utérin et l'axe pelvien *coïncident depuis longtemps*, et le projectile est maintenant réduit à des dimensions inférieures à celles de la pièce (*fig*, 139).

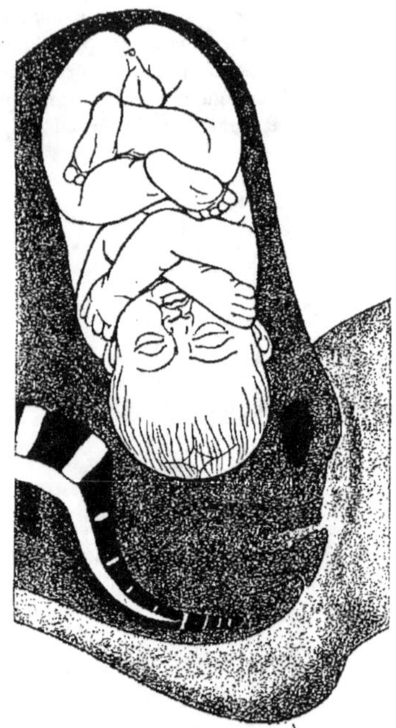

* *Fig*. 139 (DÖDERLEIN).

« Engagement de la tête dans le bassin en 1re position de l'occiput. La suture sagittale dans le diamètre transverse ».

Aussi, d'après les classiques, le sommet poussé par la contraction utérine, aidée ou non de l'effort, descendrait immédiatement dans l'excavation sans plus de peine, « la suture sagittale *se maintenant à égale distance du pubis et du sacrum*, les deux bosses pariétales descendant en restant dans le même plan par conséquent à la même hauteur, d'aplomb, de façon que *le diamètre bipariétal* soit *parallèle au plan du détroit supérieur* et aux différents plans de l'excavation qu'il traverse de haut en bas (*fig*. 140) ». La tête s'engagerait comme le piston dans son corps de pompe, comme l'obus dans la culasse.

Pour tout dire d'un mot, avec **Künecke**, l'engagement, la descente seraient **synclitiques**.

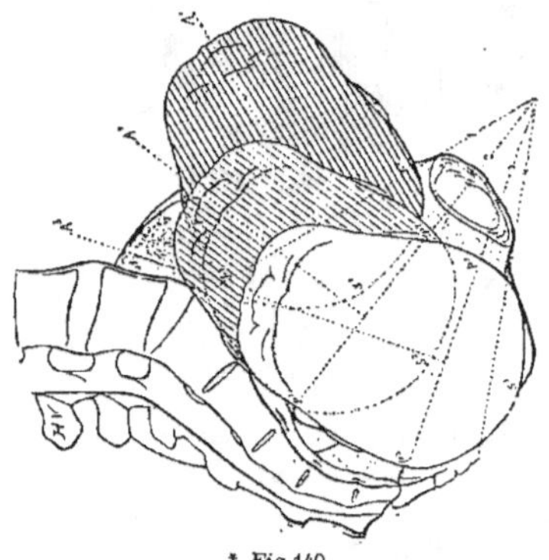

* *Fig*.140.

Attitude de la tête au Détroit supérieur et mécanisme de l'engagement et de la descente d'après la description de Künecke — Synclitisme pendant tout le temps d'engagement et de descente.

A1 Axe du détroit supérieur, A2 axe du plan de passage de la moitié supérieure à la moitié inférieure de l'excavation; A3 axe du plan de sortie de l'excavation. — 1, 2, 3, 4, plans des détroits. — P1, P2, P3, Bosses pariétales. — S1, S2, S3, suture sagittale.

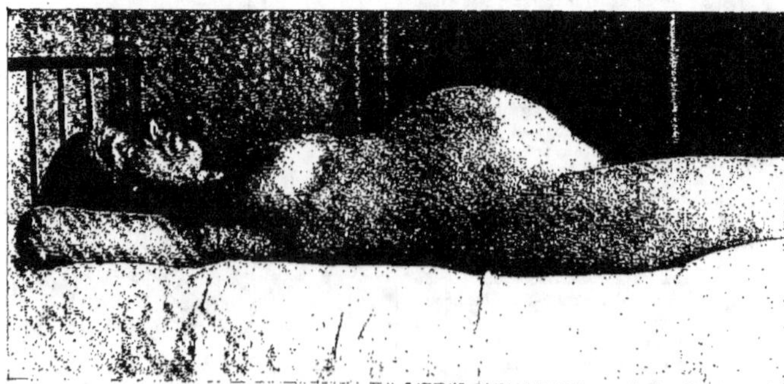

Fig. 141.

Femme à terme, dans le décubitus dorsal. Présentation du sommet, non engagé, en position gauche, variété transversale. Comparez avec la figure de Döderlein et comprenez l'impossibilité de la doctrine classique : coïncidence des axes utérin, pelvien, fœtal, que la fig. 139 représente fidèlement. Même debout, la femme à paroi normale ici représentée ne pourrait avoir l'antéversion utéro-fœtale à laquelle a mené fatalement, dans la figure 139, la conception classique.

Vous en savez déjà assez, grâce à nos études cadavériques antérieures et aux figures que j'ajoute ici, pour apercevoir les erreurs mères sur lesquelles, au XVIIIe siècle, **Rœderer** (de Strasbourg), **Solayrès de Renhac** et **Baudelocque** ont étayé cette doctrine de l'engagement que nos maîtres nous ont transmise presque sans retouches.

Vous savez que la coïncidence des axes utérin, pelvien, fœtal, figurée ci-contre, n'existe pas. — Vous savez que la tête est fléchie dès avant le 7e mois et que pourtant elle ne s'engage le plus souvent que pendant le travail — Vous savez qu'elle ne se présente pas d'aplomb, *qu'elle est inclinée sur l'axe*, qu'elle est pour tout dire d'un mot *asynclitique*. (Revoy. *fig.* 34 et suivantes), et que l'une de ses bosses pariétales est seule retenue dans le ventre par le rebord pubien du détroit supérieur.

Et ceux d'entre vous qui connaissent un peu leurs auteurs disent déjà : « Alors c'est **Nægele** qui a raison contre Rœderer, Solayrès, Baudelocque et leurs nombreux commentateurs. »

Oui et non. Vous allez le voir.

En 1819, en effet, dans ses recherches, si remarquables à d'autres titres, sur le mécanisme de l'accouchement, Nægele — partant de ce point de départ (évidemment faux, il suffit de se rappeler les chiffres du bi-pariétal et du conjugué) que « la plus grande largeur de la tête, d'une tubérosité pariétale à l'autre » 9 c. 1/2, « ne peut passer en coïncidant avec le diamètre antéro-postérieur du bassin » 11 c. — Nægele, dis-je, étaya, sur une interprétation erronée des sensations fournies par

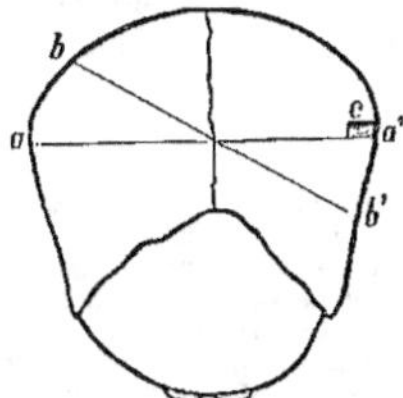

* *Fig.* 142 (Fritsch).

Tête fœtale vue d'arrière.

« L'obliquité de Nægele, la présentation du pariétal antérieur, a une grande importance au point de vue de l'engagement de la tête parce que c'est alors non pas le bipariétal qui sollicite le conjugué, mais un diamètre dont les extrémités se trouvent en bas et en avant (c. a. d. vers l'oreille) et en arrière et en haut (c. a. d. vers le sommet). — En examinant la figure nous voyons que la ligne *aa¹* qui va d'une bosse pariétale à l'autre est plus longue (de CA¹) que la ligne *bb¹*. Ainsi, grâce à l'engagement du pariétal antérieur, un diamètre céphalique plus petit que le bipariétal s'offre au diamètre conjugué ».

le toucher *digital* et non manuel, la théorie longtemps souveraine en Allemagne et ailleurs de **l'inclinaison ou obliquité sur le pariétal antérieur**, ou si vous voulez de la **présentation habituelle du pariétal antérieur**.

« A l'entrée du bassin, disait-il, en prenant pour exemple la position la plus commune, l'iliaque gauche, la tête ne prend pas une direction perpendiculaire, mais une direction *parfaitement oblique* (fig. 143), de telle sorte que la partie qui est située le plus bas, le plus profondément n'est ni le vertex ni la suture sagittale (comme on le soutenait déjà de son temps) mais le pariétal droit (pariétal antérieur *p*).

« La suture sagittale *(s)* est beaucoup plus rapprochée du promontoire que du pubis, et, croisant le col de l'utérus qui est dirigé un peu en arrière et généralement un peu à gauche, elle le divise en deux segments inégaux.

« Plus la tête est élevée, plus oblique est sa direction ; pour ce motif on peut généralement arriver à sentir sans difficultés l'oreille droite (oreille antérieure) derrière le pubis, ce qui ne saurait être si la tête avait une direction perpendiculaire. »

Je figure cette **inclinaison de Nægele** (fig. 143). Mais direz-vous, vous l'exagérez pour mieux nous en faire sentir l'invraisemblance.

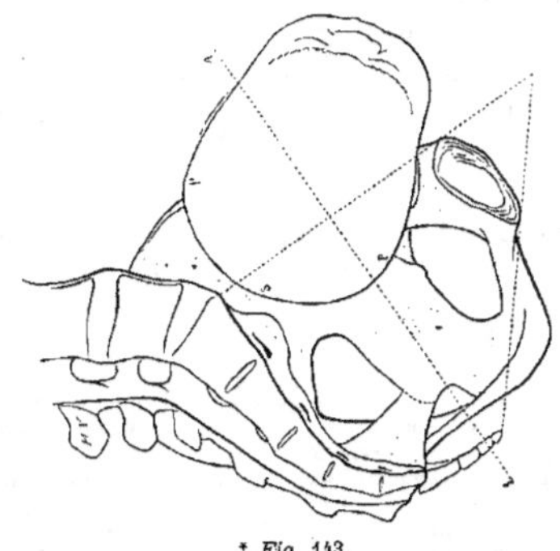

* *Fig.* 143.

Voici donc, pour lever vos doutes, une autre description plus détaillée de Nægele qui pourrait servir de légende à ma figure.

« Au début de l'accouchement, la tête se trouve placée de la façon suivante dans la première position crânienne :

« La suture sagittale est presque transversale. Le vertex est tourné vers le sacrum, de telle façon que la partie moyenne de la suture sagittale *(s)* regarde *le corps de la première ou de la deuxième vertèbre sacrée,* selon que la tête est plus ou moins élevée ; le pariétal droit est la partie la plus basse, et sa tubérosité (bosse pariétale *p*) occupe à peu près le milieu de l'entrée du bassin (marqué par la ligne AA, axe du détroit supérieur).

« Plus la tête est élevée et plus son diamètre droit (sagittal) se rapproche du diamètre transverse du bassin, plus aussi son attitude est inclinée, de sorte que l'on peut le plus souvent, dans ces cas, sentir sans difficultés l'oreille droite derrière les os pubiens. »

Madame Lachapelle, qui tenait pour le synclitisme, eut beau soutenir qu'il y avait erreur d'interprétation, ce en quoi elle avait raison ; que la tête s'offrait *perpendiculairement* c'est-à-dire axe dans axe, centre sur centre, ce en quoi elle avait tort ; la doctrine de Nægele fut adoptée partout et fut seule enseignée en France jusque vers 1865. Actuellement encore vous la retrouverez dans tous les traités allemands, mais non plus comme naguère pour le bassin normal (sauf exceptions rares, Fristch par exemple et Döderlein, *fig.* 144 et 146). Elle a rencontré son dernier refuge dans les bassins viciés où nous la retrouverons.

Comment expliquer que Nægele ait pu faire partager par tant d'accoucheurs son opinion, aujourd'hui presque unanimement reconnue fausse au moins pour les bassins normaux.

Il s'est passé là quelque chose d'analogue à ce qui s'est passé pour l'effacement du col de Mauriceau.

Nægele a été, en mécanisme, *l'autorité* de la première moitié de ce siècle et voici pour quelles raisons :

Le premier, parmi les accoucheurs, il étudia scientifiquement le bassin au point de vue de son inclinaison, de ses plans, de ses axes ; le premier il en donna une représentation exacte dans une remarquable monographie publiée en 1825.

Dans son mémoire de 1819, il poussa l'étude du mécanisme de l'accouchement plus loin que ses devanciers ; ce mémoire fut immédiatement traduit en français et en anglais.

Il se montra en 1839 observateur de premier ordre dans un travail sur le bassin oblique ovalaire, traduit en 1840 par Danyau, chirurgien adjoint de la Maternité.

Son *Traité d'accouchement*, qui eut 8 éditions de 1843 à 1872, fut en la matière une révolution ; c'est encore aujourd'hui un des meilleurs.

On venait voir et entendre Nægele de tous les points de l'Allemagne (1).

Il n'y avait pas que ses collègues allemands qu'attirât la réputation de Nægele. En 1836 Deneux alla le visiter. P. Dubois « si peu voyageur du reste » comme dit Stoltz, fit, lui aussi le pélerinage d'Heidelberg, et il en rapporta la doctrine de l'inclinaison sur le pariétal antérieur qu'il imposa à son tour à Paris, en la corrigeant un peu.

Pour lui, en effet, et pour ses élèves, « la tête s'offre à l'entrée du bassin dans une direction *légèrement* oblique. La suture sagittale est *un peu en arrière* de l'axe ; elle regarde la dernière ou l'avant-dernière pièce du sacrum » et non plus la première ou la seconde ; enfin il n'est plus question de l'oreille sentie derrière le pubis.

Peu à peu, avec **Duncan, Cazeaux** et **Leishman,** vers 1860, la tête s'est redressée et est revenue à la situation qu'elle occupait au début

---

(1) Rien ne permet mieux de comprendre l'influence exercée sur ses contemporains par cet homme de premier ordre que ce passage des lettres de son collègue von Siebold, professeur à Marbourg, et l'un des grands accoucheurs allemands du début de ce siècle :

« Je relus à plusieurs reprises le classique mémoire de Nægele sur le mécanisme de la parturition. Ce travail fit naître en moi le désir de faire la connaissance personnelle de cet éminent accoucheur. Je mis ce projet à exécution pendant les fêtes de la Pentecôte en 1830. Notre voyage avait pour but de faire une visite *au Coryphée* de l'art des accouchements. Dès le lendemain de notre arrivée nous nous transportâmes chez l'illustre Nægele... Il mit la conversation sur les accouchements. Il s'adressa tout d'abord à mon compagnon de voyage (un des élèves de Siebold) et entreprit avec lui un examen approfondi sur divers points de l'art, absolument comme s'il avait voulu lui faire subir l'examen *rigorosum.* Je compris parfaitement où le rusé compère voulait en venir ; l'examen me concernait. Il développa dans cet entretien ses idées sur le bassin, sur le mécanisme de l'accouchement spontané. Chaque fois que mon élève lui faisait des réponses évasives ou en désaccord avec ses principes (réponses qu'il avait naturellement apprises de moi) il s'écriait : « Comment pouvez-vous avancer cela en présence de deux professeurs d'accouchement ? » On s'enfonça tellement dans la science obstétricale que la vue de cette belle contrée (nous parcourions la vallée de Neckarsteinach) fut perdue pour nous. Nægele vivait surtout pour sa spécialité et toutes ses préoccupations s'y rattachaient sans cesse. Il possédait une telle facilité d'élocution qu'on l'écoutait avec bonheur ; aussi dans ses lectures publiques il entraînait irrésistiblement ses élèves par son esprit critique et pétillant... Il a tant fait pour l'art obstétrical que son nom ne sera jamais oublié aussi longtemps que la science existera.

« Pendant les quelques jours que je passai à Heidelberg je jouis tous les soirs de la société de cet homme aimable. Avec quelle assiduité j'écoutais ses communications ! Il trouvait toujours moyen de parler de feu son ami Wigand. J'aimais surtout ses remarques littéraires et historiques, ou ses panégyriques sur le vieux Deventer, sur Rœderer de Göttingue qu'il estimait au-dessus de tous. Il me parla aussi du français Solayrès de Renhac qui fut le maître de Baudelocque et qui est mort si jeune ; de Boër (de Vienne), de l'excellente madame Lachapelle, etc... » Traduct. A. Morpain.

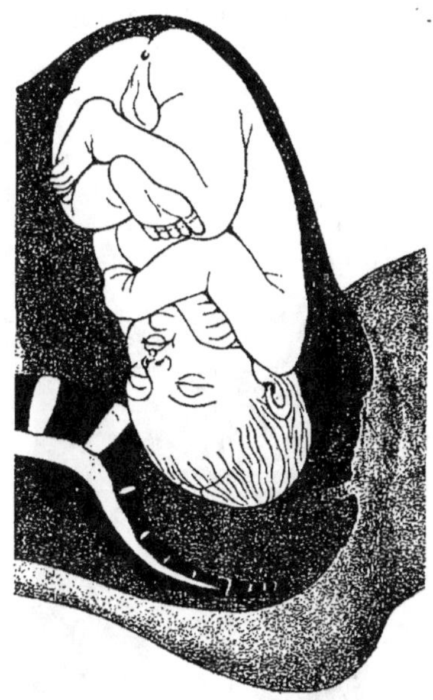

* *Fig.* 144 (Döderlein).

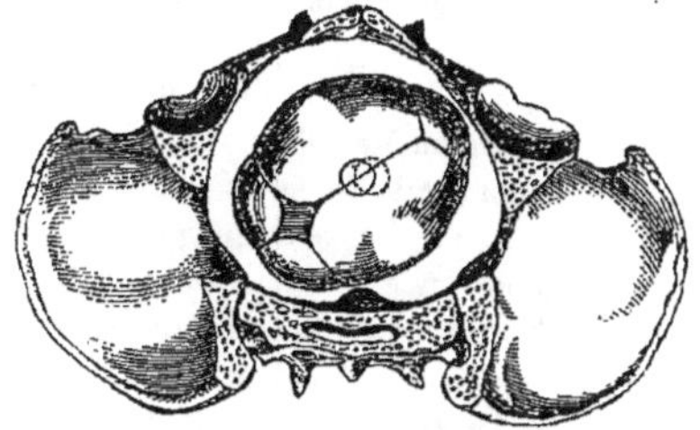

* *Fig.* 145 (Leishman).

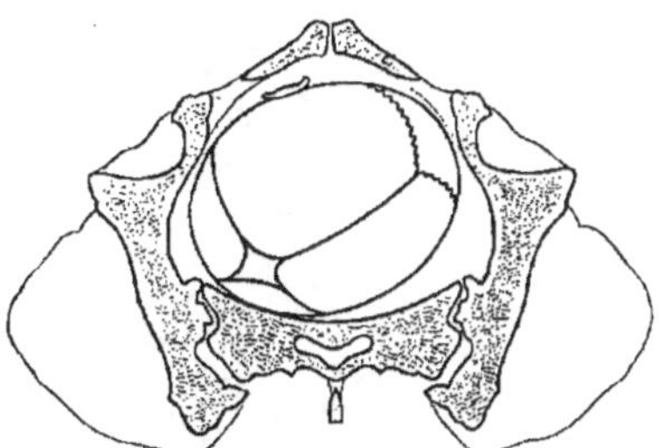

* *Fig.* 146 (Fritsch).

« La tête est souvent légèrement inclinée, de sorte que la suture sagittale n'est pas exactement au milieu du bassin mais plus rapprochée du promontoire (obliquité de Nægele). Comme la tête est habituellement inclinée en arrière, dans le cas particulier sur l'épaule gauche, le pariétal antérieur, ici le droit, est plus descendu que le postérieur. »

« Attitude de la tête au début du travail — Occipito-iliaque gauche antérieure — Présentation du pariétal antérieur. On sent souvent l'oreille antérieure ».

C'est l'obliquité de Nægele. — Comparez avec la figure 145 de Leishman représentant la tête se présentant d'aplomb, synclitique.

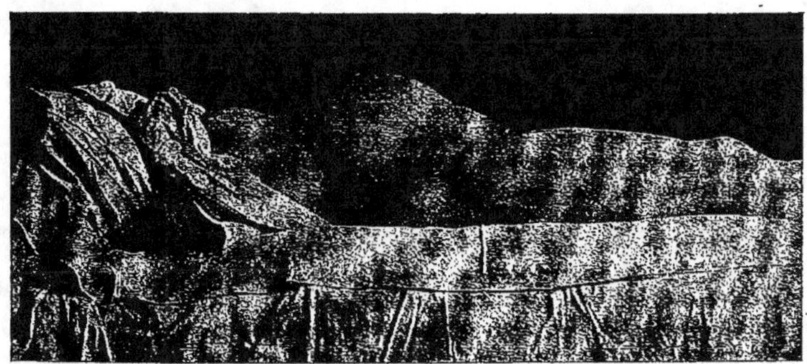

Fig. 147.

Femme à terme et en travail, dans le décubitus dorsal, *pendant une contraction*. Présentation du sommet, en position gauche, variété antérieure. Tête fléchie en voie d'engagement. Comparez avec la figure de Döderlein qui représente l'obliquité de Nægele, atténuée, corrigée, celle qu'admettent Dubois et ses élèves ; et comprenez l'impossibilité de placer le fœtus de la figure de Döderlein dans le ventre de la femme ici représentée d'après nature. Si vous donnez à ce fœtus de Döderlein et à l'utérus qui le contient la rétroversion que leur impose la paroi abdominale, vous détruisez du coup la présentation du pariétal antérieur, l'obliquité de Nægele. Vous êtes menés fatalement à la présentation du pariétal postérieur. C'est ainsi que les choses se passent sur la parturiente normale. Vous le verrez bientôt.

du siècle et que nous avons exposée en commençant, c'est-à-dire au **synclitisme**.

Pourquoi, à ce moment, s'est-elle de nouveau arrêtée *sur l'axe* au lieu de passer franchement en avant comme elle le fait sur nature ? C'est une histoire bien curieuse et qui prouve une fois de plus l'importance de l'anatomie obstétricale.

La doctrine du synclitisme repose tout entière sur une proposition erronée échappée en 1766 à la plume de **Levret** : la coïncidence des axes utérin, fœtal, pelvien.

Vous allez voir, par cet exemple, comment par la copie et la recopie d'un texte, séparé de la figure pour laquelle il était fait, s'est transmise jusqu'à nous cette conception fausse sur laquelle les modernes ont posé en grande partie les assises de leur théorie mécanique.

La figure 148 montre, d'après Stein qui copie son maître Levret, « un squelette de femme bien conformé ; et en profil une matrice dans divers temps de la grossesse.

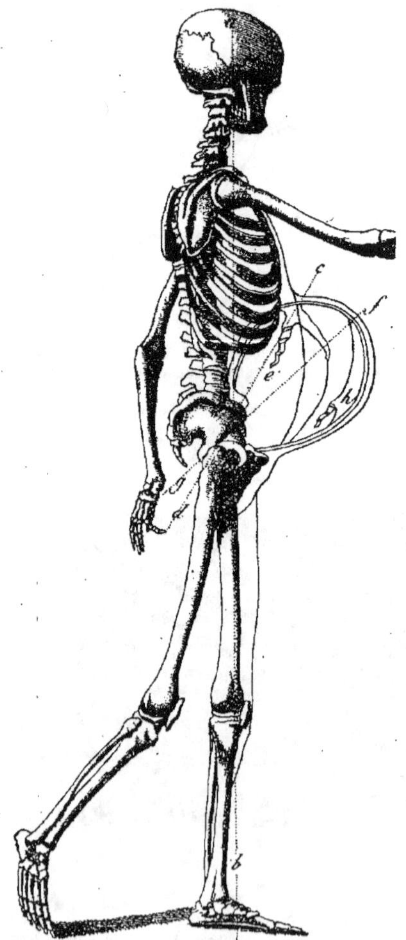

Fig. 148 (STEIN).

Copiée mais simplifiée de Levret, cette figure était destinée à montrer le changement qu'apportent, dans l'attitude de l'utérus gravide et dans ses rapports avec « la ligne centrale du bassin », la station debout *(h* et *fg)* et le décubitus dorsal *(e* et *cd)*.

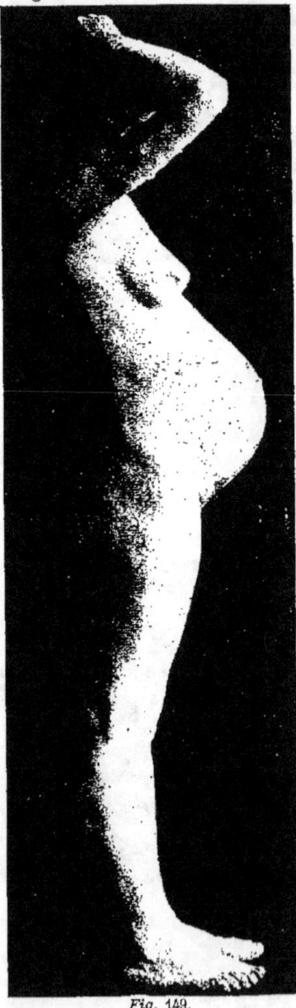

Fig. 149.

Primipare à terme, paroi abdominale suffisante. Profil normal dans la station debout. — D. R. du 28 septembre au 2 octobre — photographiée le 11 juillet ; accouchée le 19 d'une fille de 3,300 grammes.

Voyez que Stein et Levret avaient, question d'axe pelvien mise à part, regardé et bien vu.

« On voit la ligne centrale du corps **a b** ; *la ligne centrale du bassin, de la matrice dans l'état de grossesse et du fœtus dans la même ligne* **c d** et comme la même ligne prolongée passe en avant et près du coccyx quand le placenta **e** a, comme c'est l'ordinaire, son siège naturel au fond de la matrice, *la femme étant couchée sur le dos ; par conséquent la ligne centrale du bassin, de la matrice et du fœtus se confondent presque entr'elles.*

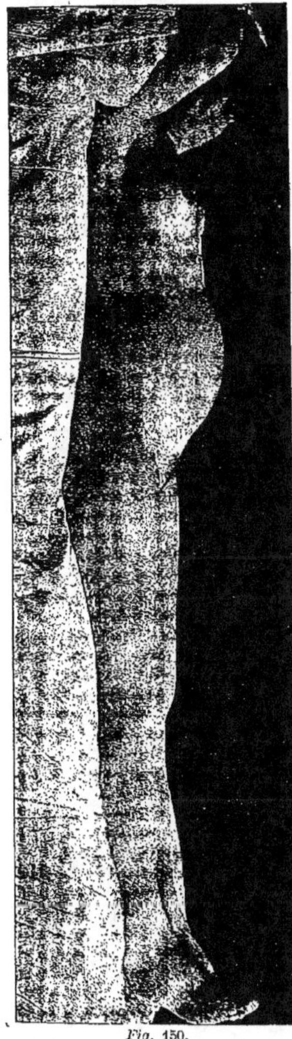

Fig. 150.

Même primipare dans le décubitus dorsal ; profil normal de l'attitude obstétricale. L'utérus et son contenu sont retombés en arrière sur la colonne vertébrale. Voyez le profil e de Levret de Stein. Il a été pris sur nature. Seule la figuration de l'axe du détroit abdominal y est fausse.

« On voit encore en même temps combien la ligne centrale de la matrice **f g** *s'écarte* de l'axe du bassin **c d** en se portant en avant *conjointement avec l'axe du fœtus,* toutes les fois que le placenta **h** a un siège contre nature, principalement *si la femme est debout* ».

Etudions d'un peu plus près cette figure 148. Elle est, vous le voyez en la comparant à nos deux profils 149 et 150, la représentation assez exacte du changement d'attitude qu'impose à l'utérus le décubitus dorsal (*e*) et la station debout (*h*). C'est l'interprétation qu'en donnent Levret et Stein qui seule est fausse et qui seule sera copiée.

Cette ligne **c d** qu'ils appellent la ligne centrale du bassin, l'axe comme nous dirions aujourd'hui, et qui d'après eux coïnciderait, dans le décubitus dorsal, avec la ligne centrale de la matrice dans l'état de grossesse et du fœtus, voyez-la ! Prolongée en bas elle passe très « en avant du coccyx ». Ce n'est donc pas — les partisans modernes de la doctrine de Levret ne s'en sont pas inquiétés — l'axe du bassin qu'ils décrivent et figurent et qui « joint l'ombilic à la moitié du coccyx ».

Par contre la ligne **f g** qui, d'après Levret, montre la ligne centrale de la matrice « s'écartant de l'axe du bassin **c d** en se portant en avant conjointement avec l'axe du fœtus, principalement quand la femme est debout » est, ou peu s'en faut, l'axe du détroit supérieur tel que le conçoivent les modernes depuis Nægele.

De telle sorte que, contrairement à l'assertion de Levret et de Stein et de leurs disciples actuels, cette figure prouve ce que nous soutenons après étude sur nature. :

1° Que quand la femme est couchée l'utérus gravide est incliné en arrière, en rétroversion par rapport à l'axe du détroit supérieur *fg*.

2° Que c'est seulement quand la femme est debout — c'est-à-dire dans l'attitude qui ne nous intéresse pas au point de vue de l'étude du mécanisme — que l'axe de l'utérus tend à s'incliner en avant et à *se rapprocher* de l'axe du bassin *fg* ».

Le texte manifestement erroné de Levret et de Stein — il suffisait pour s'en apercevoir de regarder la figure qu'il accompagnait — a été reproduit depuis par tous les accoucheurs ; c'est à lui qu'il faut faire remonter l'origine de la doctrine invraisemblable dont je m'efforce une fois encore de perpétrer la ruine : la doctrine de la coïncidence des axes pelvien, utérin et fœtal appliquée à l'étude d'un mécanisme qui se passe et qu'on étudie dans le décubitus dorsal ou latéral.

« *Fig.* 151 (Burton).

« Elle représente le bassin de côté :
les lombes et la matrice d'une femme
avant son accouchement.

aa les pièces de l'os sacrum.

b l'os coccyx.

c l'os ilium.

d les éminences antérieures de la
crête de l'os ilium.

e une partie de l'os ischium.

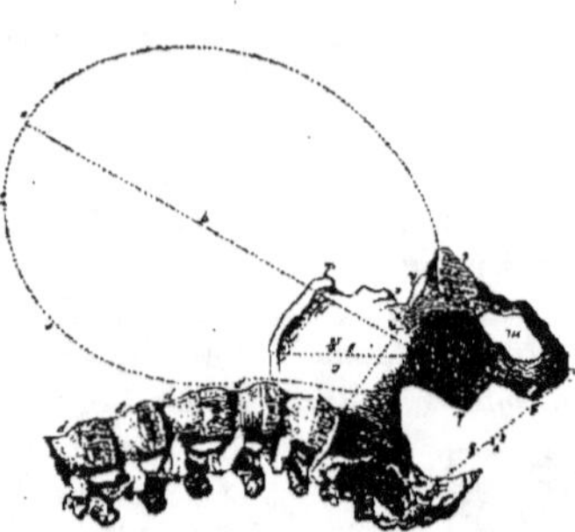

h la ligne interne ou saillante du
même os.

i la tubérosité de l'os ischium.

k l l'os pubis.

m le trou ovalaire.

o o o le volume de la matrice lorsqu'elle est aussi étendue qu'elle peut
l'être.

pp les vertèbres des lombes.

*oq une ligne tirée du centre du
bassin au fond de la matrice* ».

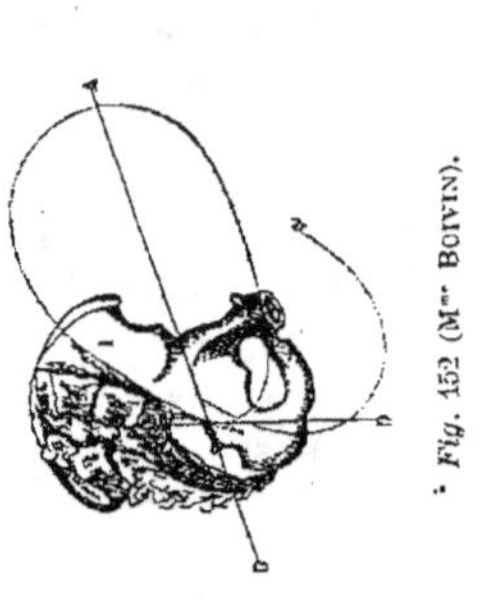

* *Fig.* 152 (Mme Boivin).

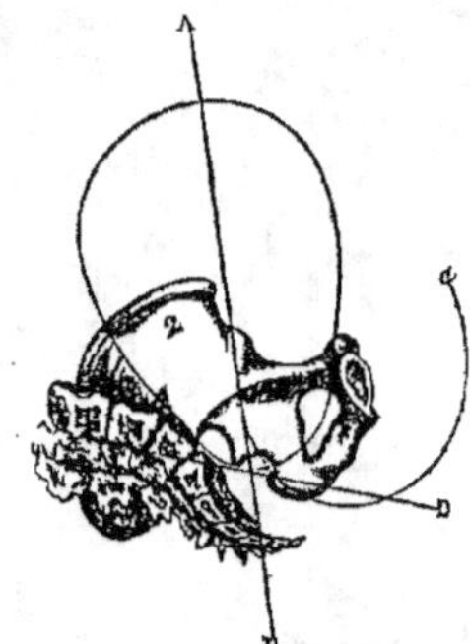

* *Fig.* 153 (Mme Boivin).

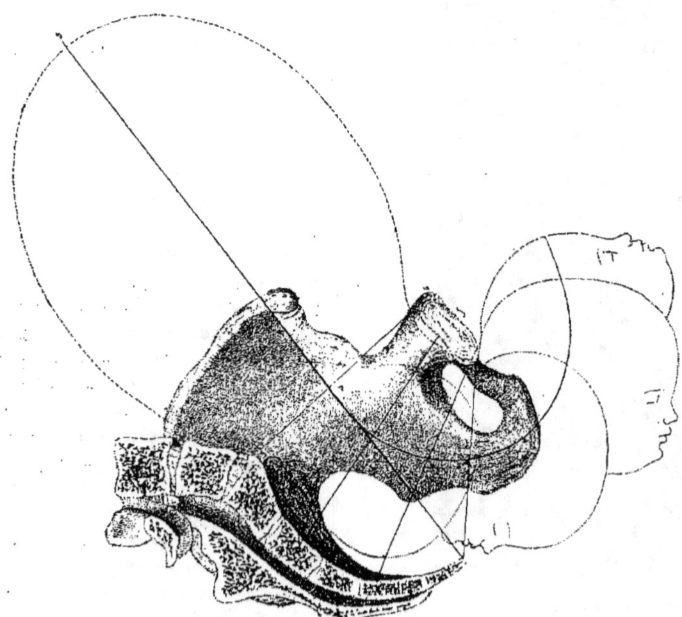

* *Fig.* 154 (Krause)

Nous allons voir peu à peu disparaître la distinction qu'avait faite Levret dans son texte et sa figure : station debout, décubitus dorsal.

C'est ainsi que Burton (voyez la figure 151 et sa légende) ne donne plus qu'un seul profil destiné à montrer la coïncidence des axes pelvien et utérin. C'est cette figure qui va servir de modèle aux auteurs qui suivront Burton. Ils n'ont pas pris garde qu'elle est fausse de tous points, sauf pour l'attitude de l'utérus (qu'ils corrigeront!), que l'inclinaison du bassin n'y est ni d'un squelette debout, ni d'un squelette couché, et que la ligne *oq* prolongée (l'axe utérin) n'est pas ce que nous appelons depuis Naegele l'axe du détroit supérieur, car elle passe très en avant du coccyx.

Mme Boivin donne encore deux figures : Ecoutez-la commenter la première (*fig.* 152). « C'est une coupe verticale du bassin, vu de profil, intérieurement, du côté gauche, *le squelette supposé debout*. L'ovale pointé indique la forme de l'utérus dans l'état de grossesse à terme, ses rapports et sa direction à l'égard du bassin. *La ligne AB indique l'axe de l'utérus qui forme une même ligne avec l'axe du détroit abdominal.* La ligne CD indique l'axe du détroit périnéal du bassin. La ligne courbe terminée par *a* indique le trajet que suit la tête lorsqu'elle franchit l'ouverture extérieure du bassin. »

Il y a erreur : la ligne AB n'est pas l'axe du détroit abdominal; celui-ci serait bien moins incliné sur l'horizon, construisez-le et vous le verrez. Autre erreur : AB n'est pas non plus l'axe de l'utérus, c'est-à-dire la ligne qui partant du milieu du fond doit, comme dans la figure de Burton, tomber au centre du segment inférieur. Que nous voilà loin de la figure presque exacte de Levret.

Mais il y a pire : la planche 6 ! « C'est (*fig.* 153) une coupe verticale du bassin, vu à l'intérieur et du côté gauche. Ici le bassin est renversé en arrière comme lorsque *le sujet est couché sur le dos*. Ainsi l'axe AB est presque perpendiculaire (voyez la figure de Döderlein) au lieu de se diriger obliquement de devant en arrière comme dans la figure précédente. »

Et il n'y a pas de doute que Mme Boivin croie ici encore à la coïncidence des axes, car elle dit ailleurs, décrivant l'attitude du fœtus dans la présentation du sommet au cours du travail : « Par cette situation du fœtus *l'axe de son corps coïncide avec l'axe de l'utérus et celui du détroit abdominal, coïncidence indispensable* pour l'éduction facile et prompte du fœtus à travers la filière du bassin. »

Or le bassin a beau avoir passé de l'attitude debout à l'attitude couchée, la direction de la ligne AB « qui indique l'axe de l'utérus » est à peu près la même : c'est la prétendue ligne axile du détroit abdominal. Levret et Stein sont oubliés; l'unification est faite en représentation comme dans le texte. Cette unification donnera naissance en 1895 à la figure de Döderlein (*fig.* 139) où l'utérus sur la femme couchée et le fœtus qu'il contient sont presque perpendiculaires au plan du lit, c'est-à-dire dans une attitude qu'interdit la ceinture abdominale suffisante.

Sautons maintenant à 1853 et nous verrons Krause (de Dorpat) dessinant un bassin plus correct, dont l'axe du détroit abdominal est *presqu'exactement* figuré cette fois (*fig.* 154), faire

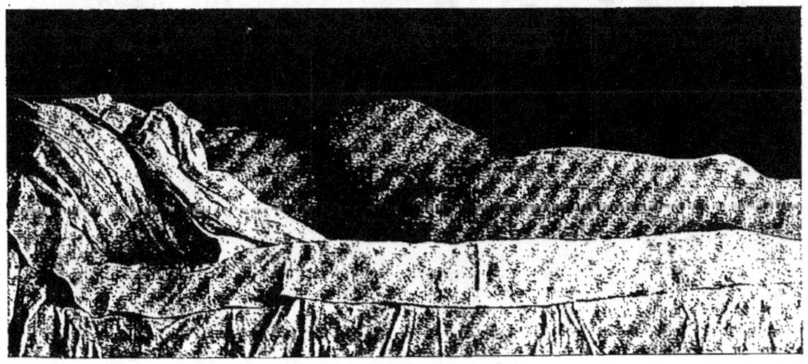

Fig. 155.

Profil normal d'une femme à terme. Comparez avec les figures de Mme Boivin et de Krause ci-jointes et jugez à quel point elles sont en contradiction avec la nature.

coïncider avec cet axe l'axe utéro-fœtal. Que dis-je coïncider ! C'est pire encore, car si vous rectifiez la figure « qui représente la ligne axile du canal parturient », par conséquent la femme sur le dos, l'axe de l'utérus y est en réalité incliné *en avant* par rapport à l'axe du détroit abdominal !

Mais voici qui est plus extraordinaire encore. Le même Krause, qui vient de dessiner cet utérus parturient en antéversion, figure (pl. 5) d'après Jacquemier et Moreau — qu'il ne cite pas — la coupe d'une femme au 9e mois (*fig.* 156). Qu'y voit-on ? Que l'utérus y est en inclinaison postérieure

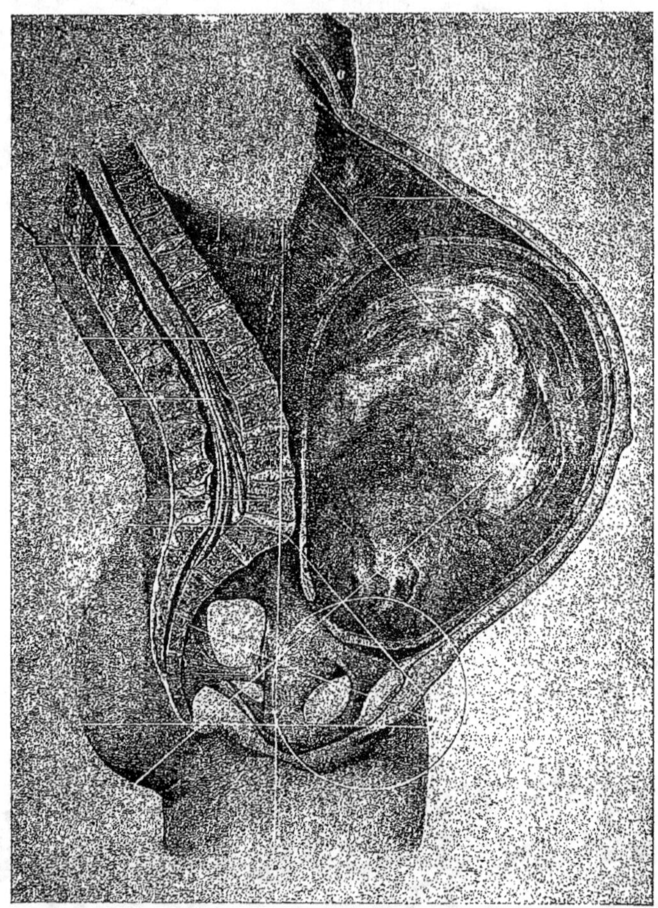

* *Fig.* 156 (MOREAU et JACQUEMIER).

« Direction et axes du bassin. — *aa*, portion gauche de la région lombaire — *b*, région fessière gauche — *cc*, face interne et supérieure de la cuisse gauche — *dd*, coupe de la paroi abdominale antérieure, par la ligne blanche — *e*, région thoracique antérieure gauche — *f*, cicatrice ombilicale — *g*, les 5 dernières dorsales sciées par le milieu — *g¹*, leurs apophyses épineuses — *h¹* à *h⁵*, les 5 vertèbres lombaires — *i*, sternum — *j*, son appendice — *k*, 8ᵉ côte — *l*, extrémité inférieure de la moëlle épinière — *m*, queue de cheval — *n*, muscle transverse de l'abdomen — *o*, coupe du diaphragme — *p*, muscles intercostaux internes gauches — *q*, coupe de l'utérus par sa partie moyenne — *r*, sa face interne et gauche — *s*, moitié gauche de l'orifice du col — *t*, angle sacro-vertébral.

AB, axe du détroit abdominal — *CD*, axe du détroit périnéal — *E*, plan du détroit abdominal ; *GF*, plan du détroit périnéal — *H*, diamètre antéro-postérieur de l'excavation — *I*, cercle de Carus, décrit autour de la symphyse pubienne, en prenant pour centre le milieu de la symphyse elle-même au point où vient aboutir le diamètre antéro-postérieur de l'excavation, et pour rayon la moitié de ce diamètre ; la portion du cercle qui passe par le bassin fait connaître la direction que doit suivre le fœtus en parcourant l'excavation pelvienne. » La femme est debout. Comparez avec notre figure 149 et voyez que les deux profils se ressemblent.

par rapport à l'axe du détroit abdominal et qu'il engage son segment inférieur bien plus en arrière qu'en avant.

Or cette figure, Jacquemier dit expressément qu'elle représente la femme *debout*. Si la femme étant debout il n'y a pas encore parallélisme des axes, que sera-ce sur la femme couchée !

Jacquemier ne s'est pas davantage préoccupé d'être logique, car tandis que son dessinateur

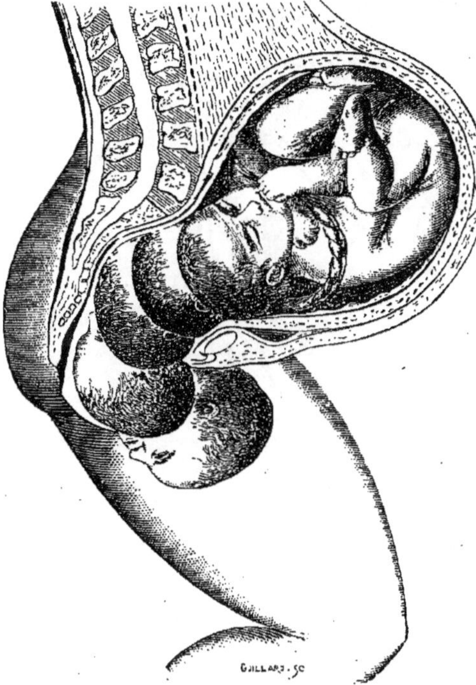

* *Fig.* 157 (TARNIER et CHANTREUIL).

Imitée de Schultze d'Iéna, cette figure « montre *l'engagement*, la rotation de la tête dans une présentation du sommet en occipito-iliaque gauche antérieure et son dégagement en occipito-pubienne ». La femme est supposée couchée ; j'ai disposé la figure de façon à vous permettre de constater que le ventre y est plus pendulum que dans l'attitude debout bien figurée ci-contre par Moreau et Jacquemier.

travaillait *d'après nature*, il écrit lui, recopiant le mauvais texte de Levret, de Stein, de Mme Boivin :

« Lorsque l'extrémité pelvienne se présente à l'entrée du bassin, *comme dans la présentation de la tête, le diamètre vertical du fœtus est à peu près parallèle à l'axe du détroit supérieur* et le siège correspond assez exactement à l'entrée du bassin. — Dans *quelques cas* cette région se trouve dans un état d'inclinaison par rapport à l'entrée du bassin. — Les présentations sont ordinairement *franches*, ou irrégulières. Dans le premier cas la région se présente *d'aplomb* à l'entrée du bassin ; dans le second elle est plus ou moins inclinée et correspond en partie à l'entrée du bassin par un de ses côtés ».

Ailleurs Jacquemier admet *l'asynclitisme* de Nægele « comme une nécessité de l'inclinaison qui résulte du *parallélisme de l'axe du détroit supérieur avec l'utérus* ». Ailleurs encore il décrit le synclitisme ; et l'asynclitisme antérieur (qu'il vient de proclamer nécessaire) va devenir une exception. Cacophonie !

Ces contradictions entre texte et figures ne sont pas spéciales à Jacquemier. Plus près de nous Tarnier et Chantreuil écrivent :

« L'axe du détroit supérieur est représenté par une ligne perpendiculaire élevée sur le milieu du plan de ce détroit. Cet axe est oblique de haut en bas et d'avant en arrière ; il coïncide à peu près chez une femme placée debout avec une ligne qui partirait de l'ombilic et aboutirait entre la 3e pièce du coccyx et sa pointe. *Telle est la direction que doit suivre la partie fœtale pour pénétrer dans le petit bassin* ».

Or, ils admettent et figurent ailleurs que « l'axe de l'utérus passe en arrière de l'axe du détroit supérieur dans le décubitus dorsal ».

Enfin, page 462, les mêmes auteurs qui ont montré (d'après Schrœder) l'inclinaison de l'utérus *en arrière* dans le décubitus dorsal, figurent (d'après Schultze, *fig.* 157) une inclinaison en avant — dans le décubitus dorsal, pendant l'accouchement ! — égale à celle qu'ils disent être l'attitude debout ! Il le fallait bien pour présenter la tête synclitique au détroit abdominal et faire coïncider les axes !

Tel était hier encore l'enseignement courant, non seulement en France, (Crouzat et Budin 1892) ; mais en Amérique (Lusk, 1892) ; en Belgique (Charles, 1887) ; en Allemagne (Müller 1889, Winckel 1889, Döderlein 1895).

Cependant il y a dix ans (1886), dans son cours d'ouverture d'anatomie à la Faculté, le professeur **Farabeuf**, qui venait de me choisir pour être son collaborateur en accouchements, disait : « Plus je regarde le bassin de la femme et la tête du fœtus, plus il me semble que l'attitude de la tête à l'entrée du bassin ne peut être ni le synclitisme des classiques, ni l'obliquité de Nægele.

« La tête doit se présenter par son pariétal postérieur, le pariétal antérieur arrêté par le pubis, la suture sagittale en avant de l'axe. La tête

Smellie, collaborant lui aussi avec un anatomiste, **Camper** (plus tard professeur d'anatomie à Amsterdam), et étudiant, lui aussi, *sur nature*, avait du premier coup décrit et figuré, à l'aurore de l'étude du mécanisme : la flexion et l'orientation transversale de la tête au détroit supérieur,

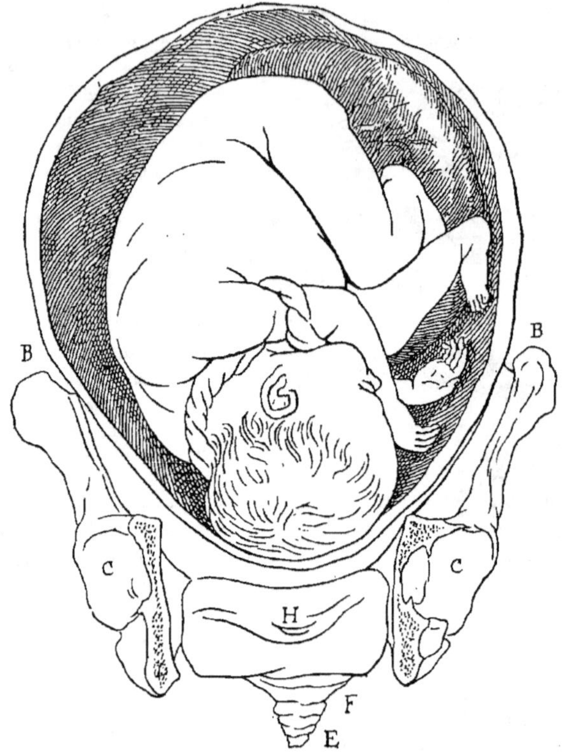

Fig. 158 (Smellie).

« La matrice dilatée jusqu'au dernier point par les eaux avec le fœtus qui y est contenu, entortillé du cordon et la tête placée à la partie inférieure du bassin (grand bassin) — **BB**, la partie supérieure des os des îles — **CC**, les cavités cotyloïdes — **DD**, les parties postérieures des os ischium — **E**, le coccyx — **F**, la partie inférieure du rectum — **H**, l'orifice de la matrice ». « *Le fœtus est ici représenté dans sa situation naturelle, le vertex appliqué à la partie supérieure des os pubis.* »

doit s'engager par un mouvement de battant de cloche qui porte le pariétal postérieur dans la concavité sacrée. »

Cette proposition, rejetée d'emblée et sans discussion par les accoucheurs contemporains, nous l'avons **Pinard et moi** démontrée par la clinique et l'étude cadavérique, comme je vais le faire voir dans un instant.

Ce faisant, avons-nous fait une découverte ? Non. Car un accoucheur anglais du XVIIIe siècle,

son inclinaison sur le pariétal postérieur au moins quand les eaux sont rompues, inclinaison portée au point que le vertex est appliqué à la partie supérieure des pubis (*fig.* 158 et 159); l'obliquité postérieure de l'utérus et du fœtus par rapport à l'axe du détroit supérieur; enfin le mécanisme de l'engagement tel que vont vous le montrer les pièces naturelles recueillies un peu partout, et que notre seul mérite est d'avoir synthétisées.

Avant d'aller plus loin, revoyez celles de ces pièces qui déjà vous ont passé sous les yeux et que je ne veux pas reproduire ici. Ce sont, en particulier, notre coupe d'une secondipare à 8 mois 1/2 (*fig.* 27, 34 et 112); la coupe de Waldeyer (*fig.* 28 et 35); les deux coupes de vide ou parturient, congelé dans le décubitus dorsal, ne confond pas son axe avec celui du détroit supérieur. Il s'en faut. Constatez que la partie fœtale qui se présente n'est pas synclitique; qu'elle n'est pas non plus asynclitique au sens de Nægele.

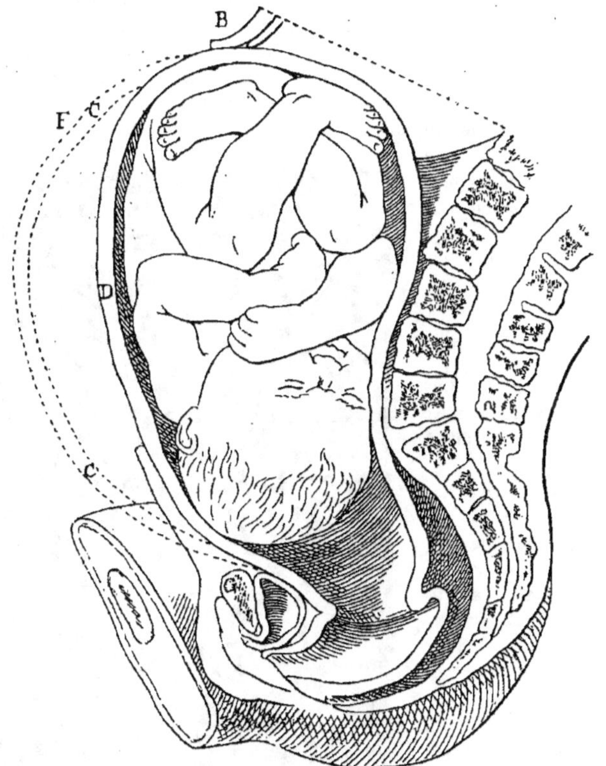

Fig. 159 (SMELLIE).

« Elle représente dans une vue latérale, au moyen d'une coupe longitudinale des parties, la matrice d'une femme enceinte quand le travail est un peu avancé. — **B**, le creux de l'estomac. — **CC**, l'épaisseur et la figure ordinaires de la matrice quand elle est distendue par les eaux, au dernier terme de la grossesse. — **D**, la matrice contractée et devenue plus épaisse après l'évacuation des eaux. — **G**, l'os pubis gauche. — Le fœtus est ici représenté dans sa situation naturelle, le vertex appliqué à la partie supérieure des os pubis, et le front vers l'os des îles gauche. Aussitôt que la matrice est contractée sur le corps du fœtus, la tête est forcée de se porter en arrière vers l'os sacrum, en suivant la ligne de l'abdomen **BG** et celle du bassin prise depuis le haut **F** jusque proche l'extrémité du coccyx et par degrés l'enfant vient à être poussé plus bas. »

Braune (*fig.* 40 et 56; *fig.* 66 et 88); celles de Bayer (*fig.* 78); de Von Sæxinger (*fig.* 113 et 124); de Winter (*fig.* 114 et 123). Et constatez que quelle que soit la présentation et la position, que le bassin soit normal ou vicié, l'utérus gra- Bref, assurez-vous que la nature est en contradiction formelle aussi bien avec Levret et ses successeurs qu'avec Nægele et ses disciples, et qu'elle est au contraire en parfait accord, et pour cause, avec Smellie et avec nous.

10

Ainsi que vous le voyez sur nature, (*fig.* 161, 162, 163) **contrairement aux opinions de Nægele et des classiques :**

L'axe du corps de l'utérus, c'est-à-dire de la portion active de l'organe, celle qui pousse le fœtus dans le bassin, ne coïncide pas, à l'état statique, avec l'axe du détroit supérieur. Les figures 108 et 109 (p. 109) montrent que cette coïncidence ne se produit pas même pendant la contraction du travail.

Le corps utérin reste couché sur la colonne vertébrale ; il est en inclinaison postérieure, en *rétroversion* par rapport à l'axe du détroit supérieur.

On a donc propagé et l'on propage une grossière erreur lorsque l'on a parlé et que l'on parle de coïncidence des axes utérin, fœtal, pelvien.

Les prémisses classiques étant fausses, les conclusions qu'on en prétend tirer, quant à l'attitude de la tête au détroit supérieur, doivent l'être également.

Et en effet, vous le voyez (*fig.* 160, 161), **la tête à l'entrée du bassin** se présente bien comme l'avait dit et figuré Smellie :

1° Elle est en **position transversale.**

2° Elle est **fléchie** (dès le 5e mois !) fléchie au point que le menton touche le sternum. De sorte que si, la tête étant déposée au détroit supérieur, nous pouvions voir d'en bas ce qui se présente, nous apercevrions *le sommet*, c'est-à-dire tout ce qui se trouve compris entre la bosse occipitale et l'angle postérieur du bregma. (Voyez plus loin, *fig.* 175).

3° Enfin elle n'est pas synclitique ; elle est **asynclitique, mais dans un asynclitisme inverse de celui de Nægele.** Car *a/* son axe bucco-occipital croise très obliquement l'axe du détroit supérieur ; la suture sagittale est en avant, le menton en arrière de cet axe.

b/ Le pariétal postérieur est déjà tout entier saillant, descendu dans le bassin, alors que le pariétal antérieur y pointe à peine. La bosse pariétale postérieure est déjà au droit de l'union de la 2e et de la 3e sacrée alors que la bosse pariétale antérieure est encore au dessus de l'entrée du bassin.

c/ La tempe postérieure, région éminemment dépressible, correspond à l'angle sacro-vertébral (*fig.* 161).

Remarquez enfin qu'il reste, en arrière du pariétal postérieur, un grand espace libre, la concavité sacrée, qui ne demande qu'à se laisser remplir, après aplatissement du rectum.

Vous vous expliquez fort bien maintenant pourquoi la tête, bien que fléchie et par conséquent de dimensions acceptables, reste néanmoins élevée jusqu'à une période avancée du travail : elle est arrêtée par l'appui de son pariétal antérieur sur la barre pubienne (*fig.* 160).

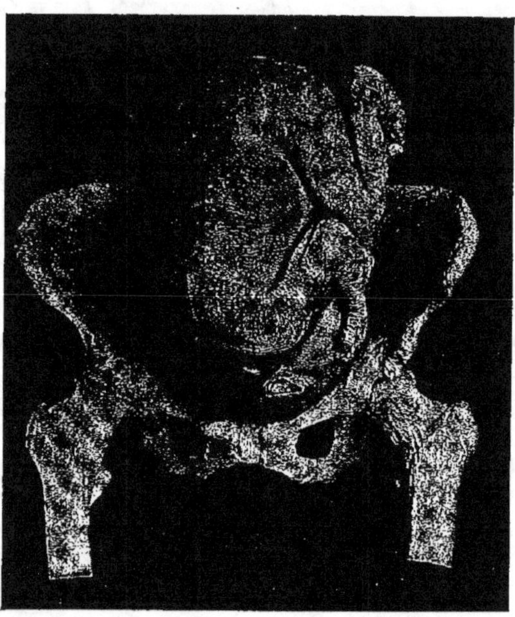

Fig. 160.

Le fœtus au détroit supérieur, photographié d'avant et de haut, la pièce étant dans le décubitus dorsal. Le bassin est normal et dépourvu de parties molles. Le fœtus petit, vient d'être extrait d'un utérus gravide de 8 mois, séjournant dans l'alcool depuis 6 mois. Le durcissement l'a fixé pour toujours dans son attitude vraie. Déposé à l'entrée du bassin, il s'y tient dans la situation du fœtus photographié *in situ* dans la figure 161. Bien que la tête soit fléchie et de dimension largement acceptable par le détroit supérieur osseux, si on l'y présentait synclitiquement, elle se tient au détroit supérieur où l'arrête l'appui de son pariétal antérieur sur la barre pubienne. Voyez l'oreille antérieure bien au-dessus du pubis. Devinez l'engagement, la présentation du pariétal postérieur, car le promontoire est à la hauteur de la ligne qui joint les épines iliaques antérieures et supérieures. Les choses étant ainsi, il me suffit d'appuyer, de haut et d'avant, l'index sur la bosse pariétale antérieure pour que la tête s'engage en basculant vers le sacrum et tombe d'un coup au fond du bassin. — 1 = 4.

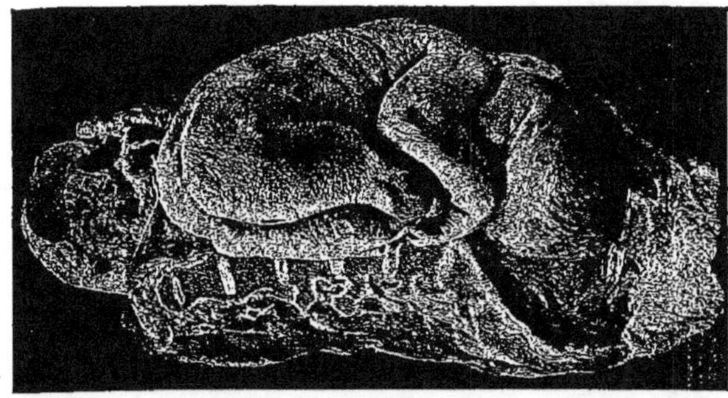

Fig. 161.

Coupe sagittale, moitié gauche, d'une femme morte d'insertion vicieuse du placenta, à 8 mois 1/2. On a rapporté sur la coupe le segment fœtal contenu dans la moitié droite. — 1 = 4, 5.

Vous y voyez : 1° le corps de l'utérus, comme le tronc fœtal, couché sur la colonne lombaire, en rétroversion par rapport à l'axe du détroit supérieur; 2° la tête au détroit supérieur en position transversale, fléchie, asynclitique, engageant son pariétal postérieur tandis que l'antérieur se trouve retenu par la barre pubienne. Voyez la suture sagittale très près du pubis.

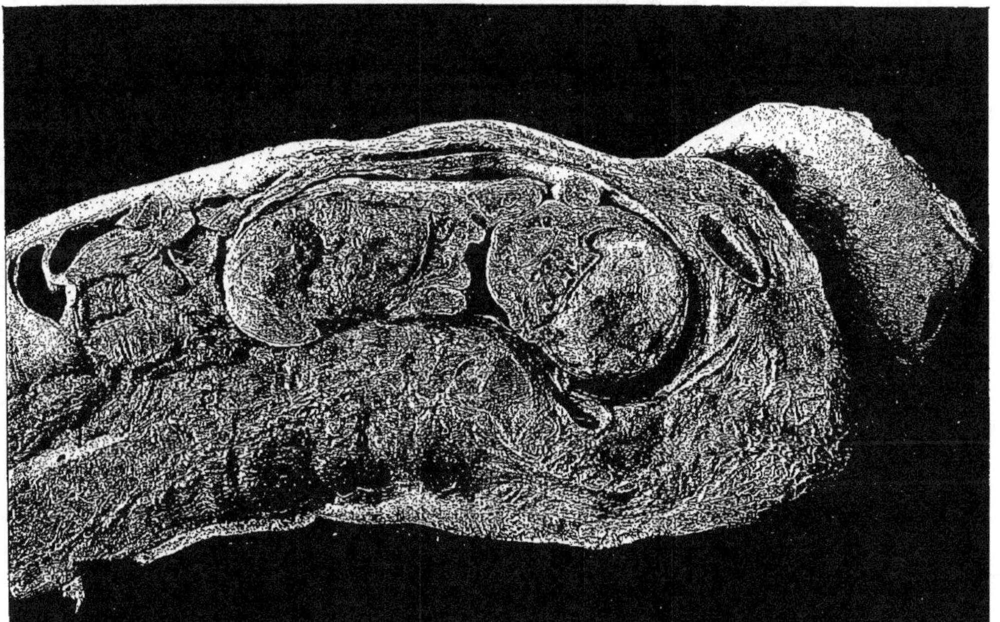

.Fig 162.

Coupe sagittale, moitié gauche, d'une femme morte d'urémie à 7 mois 1/2 environ. Vous y voyez : 1° la rétroversion du tronc fœtal et du corps utérin; 2° la tête engagée, puisque la bosse pariétale antérieure est au-dessous de l'extrémité pubienne du diamètre utile du détroit supérieur, et pourtant encore asynclitique. La suture sagittale reste en avant de l'axe du détroit abdominal. Voyez au voisinage de l'oreille postérieure l'angle sacro-vertébral. Le recul du pariétal postérieur vers la concavité sacrée est très prononcé. — 1 = 3.

Fig. 163 (BARBOUR).

Coupe sagittale, moitié gauche, d'une femme morte en travail. — 1 = 4, 5.

Les contractions utérines ont porté l'engagement plus loin qu'il ne l'est sur la pièce précédente. L'inclinaison sur le pariétal postérieur a disparu; la suture sagittale ayant dépassé l'axe regarde maintenant la dernière pièce du sacrum. L'asynclitisme de Nægele est constitué. Il est terminal et non initial. La croix blanche marque le plan et l'axe du détroit supérieur. (Revoyez la légende *fig.* 39).

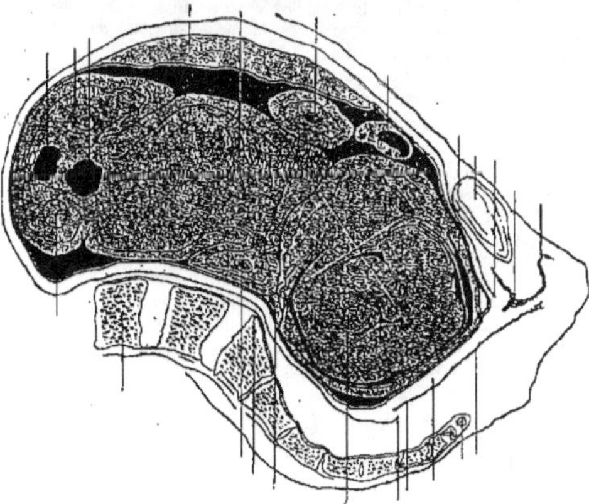

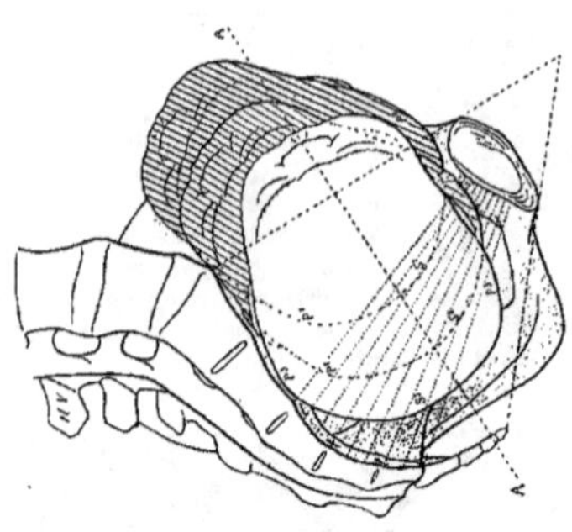

Fig. 164.

Synthèse de l'engagement et de la descente *d'après nature*.

A A. Axe du détroit abdominal et de la partie supérieure de l'excavation.

La tête la plus élevée est celle de la figure 161. Elle est *amorcée* au détroit supérieur, car déjà sa bosse pariétale postérieure P¹ est au droit de la 2ᵉ vertèbre sacrée. — La bosse pariétale antérieure P¹, et *a fortiori* l'oreille antérieure sont encore dans le ventre, au-dessus du pubis. La suture sagittale S¹ est en avant de l'axe pelvien. Le sommet se trouve à 6 centimètres du plancher coccy-sacré.

La tête médiane est celle de la figure 162. Elle est *enclavée* au détroit supérieur, car sa bosse pariétale antérieure P² est arrivée *dans* le détroit. Le pariétal postérieur P² se rapproche du sacrum. La suture sagittale S² s'éloigne du bord inférieur du pubis, mais reste encore en avant de l'axe du détroit abdominal. La distance du sommet au plancher coccy-sacré n'est plus que de 4 centimètres.

La tête n° 3 (tête blanche) est *engagée à fond*, car sa bosse pariétale antérieure P³ correspond au détroit sous-sacro-sous-pubien. Le pariétal postérieur P³ a basculé en arrière au point de toucher la paroi sacrée. La suture sagittale est en arrière de l'axe du détroit abdominal. L'asynclitisme de Nægele est constitué, mais nous sommes à fond de bassin et non plus au détroit supérieur. L'engagement se fait « par correction progressive de l'inclinaison sur le pariétal postérieur. »

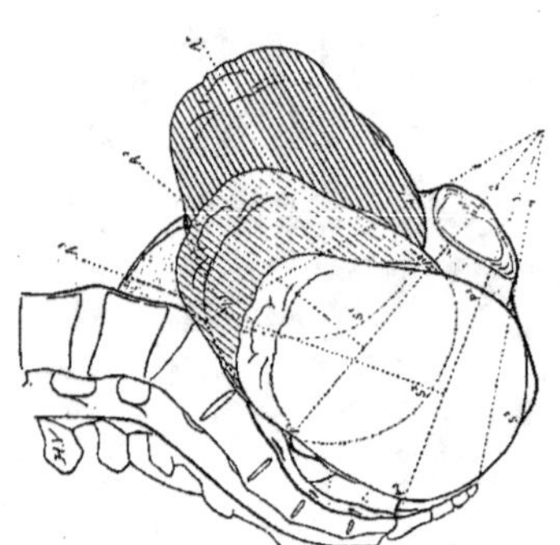

* *Fig.* 165.

Elle représente l'engagement et la descente synclitiques des classiques.

A¹, axe du détroit abdominal et de la partie supérieure de l'excavation ; — 1, plan du détroit abdominal — **A²**, axe du plan de passage 2 de la moitié supérieure à la moitié inférieure de l'excavation ; — **A³** axe du plan de sortie 3 de l'excavation. — « La tête s'engage, la suture sagittale se maintient à égale distance du pubis et du sacrum, les deux bosses pariétales descendant en restant dans le même plan, par conséquent à la même hauteur, d'aplomb, de façon que le diamètre bi-pariétal soit parallèle au plan du détroit supérieur et aux différents plans de l'excavation qu'il traverse de haut en bas. »

Revoyez la nature (p. 147) et la synthèse de la fig. 164 ci-dessus, et vous serez convaincus que la doctrine de l'engagement synclitique est fausse. A ceux qui continuent à l'enseigner demandez la photographie des pièces qui leur ont servi à l'édifier.

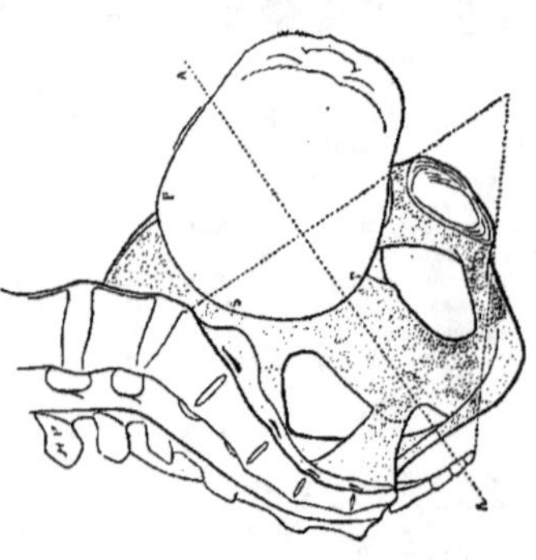

* *Fig.* 166.

Attitude de la tête au détroit supérieur, avant l'engagement, d'après la description de Nægele : « Au début de l'accouchement, la tête se trouve placée de la façon suivante dans la première position crânienne (O I G).

« La suture sagittale **S** est presque transversale. Le vertex est tourné vers le sacrum, de telle façon que la partie moyenne de la suture sagittale regarde le corps de la première ou de la deuxième vertèbre sacrée, selon que la tête est plus ou moins élevée ; le pariétal droit est la partie la plus basse, et sa tubérosité (bosse pariétale **P**) occupe à peu près le milieu de l'entrée du bassin (marqué par la ligne **AA**, axe du détroit supérieur). »

Comparez avec la tête n° **1** de la figure 164 qui vous montre, d'après nature, l'attitude normale au détroit supérieur ; avec les têtes des figures 161 et 162, et jugez par là de la confiance que l'on doit accorder aux descriptions de mécanisme qui sont exclusivement fondées sur l'étude clinique, quelle que soit l'expérience et la valeur de l'observateur.

Surviennent là-dessus (*fig.* 161) les contractions utérines du travail :

L'engagement se fait plus ou moins vite **par correction progressive de l'inclinaison sur le pariétal postérieur, par descente du pariétal antérieur attardé**, descente que rend possible le recul du pariétal postérieur, déjà engagé, dans la concavité sacrée.

La suture sagittale, votre seul guide en clinique, s'éloigne peu à peu de la symphyse pour se rapprocher de l'axe (*fig.* 162) qu'elle n'atteindra qu'*après* l'engagement accompli.

Ne croyez pas qu'à partir de ce moment la tête va continuer à descendre dans l'axe, synclitiquement.

Non pas ; bientôt la suture sagittale dépasse l'axe et lorsque la descente est achevée, mais alors seulement, elle regarde la dernière pièce du sacrum (*fig.* 163).

Ainsi, vous le voyez, pendant l'engagement et la descente, c'est la bosse pariétale antérieure qui d'abord, contrairement aux descriptions classiques (*fig.* 165), marche seule, descend seule (*fig.* 164). Si plus tard la postérieure évolue quelque peu, c'est encore la descente de la bosse pariétale antérieure qui l'emporte jusqu'à ce que la tête subisse la réaction périnéale qui va la diriger en avant. (Voyez la figure de Barbour, *fig.* 163).

Avec les notions qui précèdent, rien ne vous est plus facile que de comprendre et de vous figurer la signification précise de termes longtemps employés à l'aveugle :

tête amorcée ;

tête enclavée ;

tête engagée.

La figure 161 vous montre une tête amorcée ;
La figure 162   —   enclavée ;
La figure 163   —   engagée.

Ce qui vous guide c'est la situation de la bosse pariétale antérieure que vous ne pouvez malheureusement pas sentir sur la femme vivante. Mais voyez la situation de la sagittale que vous pouvez toucher ; elle est sur la *fig.* 161 à 35ᵐᵐ ; sur la *fig.* 162 à 54ᵐᵐ ; sur la *fig.* 163 à 80ᵐᵐ en arrière du bord inférieur de la symphyse.

Voyez en même temps qu'à mesure qu'elle s'éloigne, l'espace qui sépare le sommet du plancher coccy-sacré diminue.

M. Farabeuf a traduit, à l'usage du praticien, en une formule saisissante, les différentes pièces recueillies, étudiées et publiées par Pinard et par moi en 1892 :

« La tête est-elle depuis peu attardée au-dessus du détroit supérieur : explorez attentivement. Vous sentirez ordinairement que le pôle descendant est encore *à 3 doigts* en hauteur, au-dessus du plan coccy-sacré, c'est-à-dire que vous pouvez introduire trois doigts de champ entre ce pôle et le plancher osseux.

« Quant à la suture sagittale, elle sera à environ 35ᵐᵐ du bord inférieur du pubis. Il faut la toucher, bien entendu, dans le plan médian, au pôle même, car la moindre diagonalisation en rapproche l'extrémité occipitale, en éloigne l'extrémité bregmatique, *aut vice versa*.

« Si la tête s'engage, autrement dit, si elle commence sa bascule en arrière, le pôle descend, la suture s'éloigne. Lorsque l'engagement de la bosse antérieure est accompli, la suture sagittale est à 55ᵐᵐ du sous-pubis et le pôle à 2 doigts seulement au-dessus du plan coccy-sacré.

« Quand la bascule est achevée, la descente faite, mais non appuyée sur le périnée, la suture est à 75ᵐᵐ du sous-pubis et le pôle tout près ou à un doigt seulement du plancher. »

Vous saurez donc distinguer entre une tête au détroit supérieur et une tête engagée. C'est pour avoir laissé perdre l'enseignement si clair et si vrai de Smellie, pour n'avoir pas étudié comme lui le cadavre que Duncan, Cazeaux et Leishman d'une part, Nægele d'autre part et leurs disciples ont — leurs ouvrages, texte et figures, le prouvent assez — tout confondu : présentation, engagement, descente. Si j'ai insisté aussi longuement sur cette question de l'engagement c'est qu'elle est, en pratique, d'une importance capitale. Vous verrez en effet plus loin (p. 194 à 196) que l'intervention de choix, lorsqu'une intervention s'impose, ne doit pas être la même pour une tête engagée et pour une tête au détroit supérieur.

2° LA ROTATION DE DESCENTE.

Vous vous souvenez qu'au détroit supérieur les diamètres obliques sont plus aisément perméables que les transverses. C'est pourquoi nous avons vu qu'en même temps que la tête fléchie s'engageait par bascule, par correction de son inclinaison postérieure, elle exécutait un autre mouvement, beaucoup moins important que le précédent, autour de son axe syncipito-mentonnier.

Ce mouvement de **rotation sur l'axe** tend à présenter le diamètre maximum de la tête fléchie, le sous-occipito-frontal, aux diamètres maxima obliques du bassin (Saxtorph et Solayrès).

Or, sur le sommet qui s'engage, la suture sagittale dessine précisément la direction de ce diamètre **S O F**; aux deux extrémités de cette suture se trouvent, comme la queue et la pointe d'une flèche, les deux fontanelles principales : la fontanelle bregmatique et la fontanelle postérieure. Suture et fontanelles permettent au doigt explorateur de noter, dans le bassin, l'orientation de la tête par rapport aux différents diamètres pelviens, reconnaissables eux aussi à des points de repères osseux (éminences ilio-pectinées et symphyses sacro-iliaques).

L'observation clinique a montré que, **pendant la descente, on trouve la tête toujours dans les deux positions d'en haut ou initiales — gauche ou droite — mais dans deux variétés nouvelles pour chacune d'elles.**

Ces **variétés obliques** sont, par ordre de fréquence, en prenant pour repère fœtal l'occiput, c'est-à-dire la fontanelle postérieure :

Notez que pendant le travail la fréquence relative de l'*OIGA* s'accuse, et que l'*OIDA* — qui était une exception au cours de la grossesse — devient très fréquente. C'est que, pendant le travail, intervient un *mouvement de rotation* très important qui transforme les *OIGP* en *OIGA* et les *OIDP* en *OIDA*.

Il en résulte que, pendant le travail toujours, vous pourrez rencontrer encore les *variétés transversales* droite et gauche. Mais au lieu d'être primitives comme naguère au détroit supérieur, elles sont *secondaires* et ne s'observent que comme transition nécessaire entre les obliques postérieures en train de tourner et les obliques antérieures.

Vous remarquez que dans tout cela il n'est toujours pas question de positions antérieure directe ou pubienne, postérieure directe ou sacrée.

L'expérience prouve en effet que ce sont des positions *terminales* qu'on ne rencontre qu'au détroit inférieur. Nous allons les étudier dans le paragraphe suivant.

Occipito-iliaque gauche antérieure (fig. 167 et 190).
Occipito-iliaque droite postérieure (fig. 169).
Occipito-iliaque droite antérieure (fig. 168).
Occipito-iliaque gauche postérieure (fig. 170).

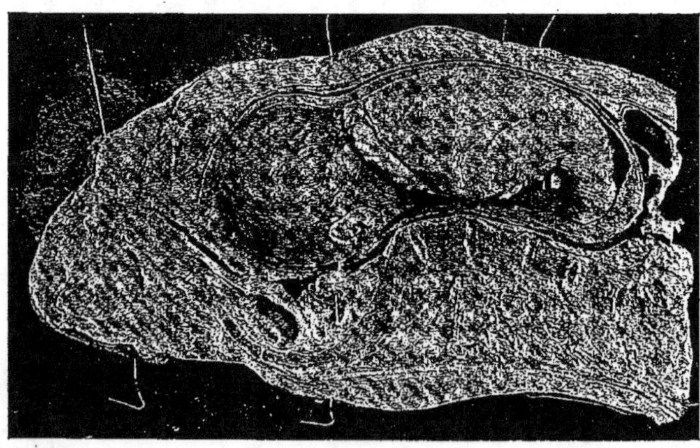

Fig. 167.

Coupe sagittale (moitié droite) d'une primipare morte à 8 mois 1/2. Bassin normal. Placenta normalement inséré. Présentation du sommet amorcée, en position gauche, variété oblique antérieure. Voyez l'oreille gauche (postérieure) au droit de la symphyse sacro-iliaque gauche. La suture sagittale dessine le diamètre oblique gauche. A l'extrémité antérieure de ce diamètre votre doigt sentirait la fontanelle occipitale. Notez la situation profonde de l'épaule gauche vers laquelle il faut chercher le foyer d'auscultation maximum.

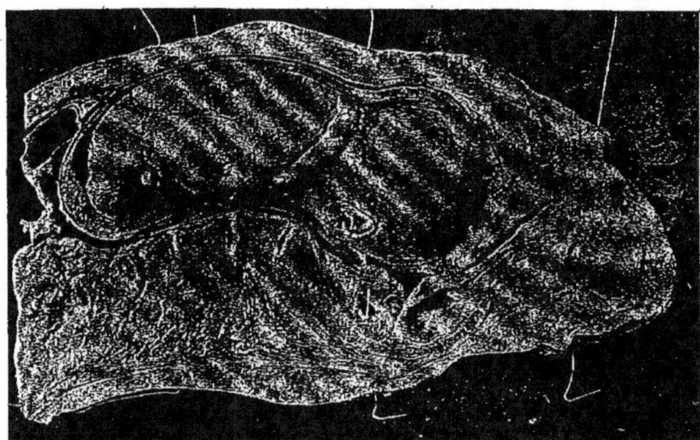

Fig. 168

La pièce précédente, retournée, pour montrer la présentation du sommet amorcée, en position droite variété oblique antérieure (exceptionnelle pendant la grossesse, commune pendant le travail). Voyez l'oreille droite (postérieure) au droit de la symphyse sacro-iliaque droite. Suture sagittale dans le diamètre oblique droit, fontanelle occipitale en avant. Devinez, *à gauche du plan médian*, l'épaule gauche à laquelle correspond le foyer maximum d'ausculation. — 1 = 3.

Fig. 169 (SMELLIE).

Elle représente la *tête du fœtus* — engagée à fond en **OIDP**.

Coupe sagittale, moitié droite, sur laquelle on a rapporté le segment fœtal contenu dans la moitié gauche de l'utérus.

Le front et la face regardent en avant et à gauche; l'occiput est tourné vers la symphyse sacro-iliaque droite. La tête est fléchie bien qu'on sente très aisément la fontanelle bregmatique.

« **K.** Tumeur formée sur le vertex.

L. Le forceps (appliqué comme nous ne l'appliquons plus, c'est-à-dire, concavité vers le front).

M. La vessie urinaire très distendue par une grande quantité d'urine retenue par la longue pression de la tête de l'enfant contre l'urèthre. — **O O** l'orifice utérin. »

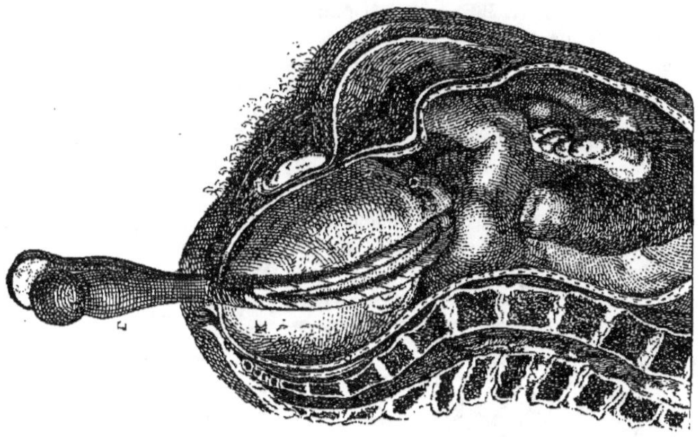

Fig. 170 (SMELLIE).

« Elle représente, dit Smellie, la tête du fœtus — engagée à fond en **OIGP** — le front tourné vers l'os pubis (droit). La tête a été allongée pendant le travail et a pris une forme oblongue; on y voit sur le vertex une tumeur occasionnée par la longue compression de cette tête dans le bassin. Si la tête ne peut être chassée par le travail, il faut appliquer le forceps et le tirer comme il est marqué dans la présente figure. Mais si l'on craignait, en faisant l'extraction de la tête de déchirer le périnée, le vagin et le rectum de la femme, il faudrait retourner le front en arrière sur l'os sacrum. »

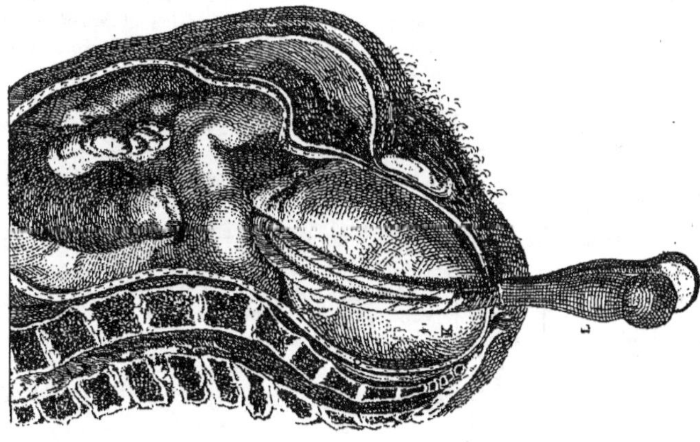

3° LA ROTATION FINALE OU DE DÉGAGEMENT.

Quelle que soit la position (gauche ou droite), quelle que soit la variété de position (oblique postérieure, transversale, oblique antérieure) que le toucher vous ait fait reconnaître au cours de la descente, *vous verrez toujours le fœtus sortir du bassin dans les deux positions suivantes* que nous n'avons pas encore rencontrées :

Position occipito-pubienne ou antérieure directe (99, 46 0/0).

Position occipito-sacrée ou postérieure directe (0, 56 0/0).

C'étaient les deux seules positions connues des accoucheurs du XVIIe siècle qui les dénommaient :

Face en dessous (*fig.* 171).

Face en dessus (*fig.* 172 et 173).

Qu'est-ce à dire ? C'est qu'évidemment il s'est passé au fond du bassin, à son orifice inférieur, entre la descente et l'expulsion, un nouveau mouvement de la tête, **mouvement de rotation finale**, en vertu duquel nos positions droite et gauche *primitives* et leurs variétés *secondaires* obliques se sont transformées en positions directes *terminales*, antérieure pubienne ou postérieure sacrée.

C'est à **Nægele** que revient l'honneur d'avoir établi la **loi qui régit cette rotation.**

Jusqu'à Smellie, c'est-à dire jusqu'en 1750, les positions face en dessous et face en dessus étaient

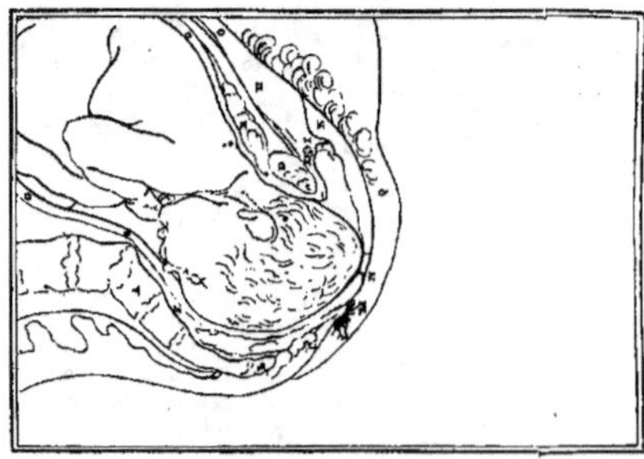

Fig. 171 (SMELLIE).

Position occipito-pubienne ou antérieure directe au détroit inférieur, face en dessous.

Elle représente « le front du fœtus, qui (suivant sa progression en bas) se porte en arrière sur l'os sacrum pendant que l'occiput se trouve sous le pubis ».

La suture sagittale, fontanelle postérieure en avant, est dans le plan médian. « S'il n'est pas possible de distinguer la situation de la tête au moyen des sutures on peut le plus souvent la reconnaître en cherchant l'occiput ou le cou du fœtus avec un doigt qu'on introduira entre l'occiput et le pubis ». Le toucher manuel renseignerait mieux encore. Notez (en comparant avec la figure 167) l'abaissement, la descente des épaules, et comprenez qu'à cette période du travail c'est immédiatement au-dessus du pubis D et à gauche qu'il faut chercher les bruits du cœur.

considérées comme primitives. Tel le fœtus entrait au détroit supérieur, tel il sortait au détroit inférieur

Smellie établit le premier que ces *positions de dégagement* étaient *terminales* et résultaient d'une transformation de ses positions gauche et droite du détroit supérieur.

Mais il ajoutait : dès que la tête descend, s'engage, elle prend son parti final soit pour l'occipito-sacrée, soit pour l'occipito-pubienne. Une fois qu'elle a choisi elle ne se dédit plus. Elle sortira en occipito-sacrée, face en dessus, si elle s'engage en oblique postérieure ; en occipito-pubienne si elle s'engage en oblique antérieure. Smellie ne dit nulle part qu'il ait vu jamais une oblique postérieure tourner spontanément à la fin en occipito- pubienne. Mais sa connaissance anatomique et clinique du mécanisme lui fait entrevoir la possibilité de cette grande rotation et le sens dans lequel elle doit s'exécuter. Il propose en effet dès 1750, 70 ans avant Nægele, de transformer à l'aide du forceps la face en dessus, plus difficile à mener à bien, en face en dessous dont le mécanisme de dégagement est si simple et le pronostic si bénin (revoyez *fig*. 169 et 170)

Vingt-ans plus tard (1771), Solayrès étudie les *variétés obliques* au cours de l'engagement et de la descente et croit encore qu'elles aboutissent : les obliques postérieures en occipito-sacrées ; les obliques antérieures en occipito-pubiennes.

Cependant, dit-il (en parlant de l'oblique postérieure droite qui est pour lui la plus commune), si l'OIDP se réduit le plus habituellement en occipito-sacrée, « la rotation *spontanée* peut la transformer en antérieure ».

Solayrès entrevoit donc la possibilité de la transformation spontanée des obliques postérieures en face en dessous, mais il la croit exceptionnelle et, erreur plus grosse, il se méprend à fond sur le sens de cette rotation. Pour lui, en effet, l'OIDP se transforme en OIGA en passant par les étapes suivantes : occipito-sacrée, occipito-iliaque gauche postérieure, occipito-iliaque gauche antérieure qui aboutit enfin à la position face en dessous, à l'occipito-pubienne ou antérieure directe.

La méprise est si étrange de la part de ce grand observateur que je crois volontiers Deneux quand il soutient qu'il y a sur ce point, dans la thèse inachevée de Solayrès, une faute d'impression.

En voici la preuve. Baudelocque (1781), l'émanation directe de Solayrès, continue à considérer la transformation des postérieures obliques en postérieures directes comme la règle ; leur transformation en antérieure comme l'exception. Mais, pelle (1821) qui malheureusement ajoute : « Ce n'est que par un mouvement de rotation *extraordinaire* qu'on peut observer la réduction d'une position occipito-postérieure en position occipito-pubienne. »

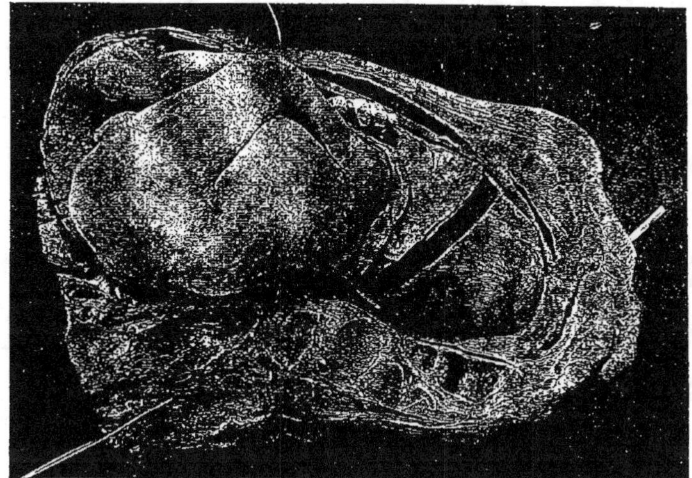

Fig. 172.

Coupe sagittale d'une primipare de 19 ans morte d'éclampsie, en travail. Moitié gauche sur laquelle on a rapporté le segment fœtal contenu dans la moitié droite. — Présentation du sommet, face en dessus, occipito-sacrée ou postérieure directe. L'orientation du dos est restée postérieure droite. Rotation précoce, car le front est encore au-dessus du pubis. — 1 = 3.

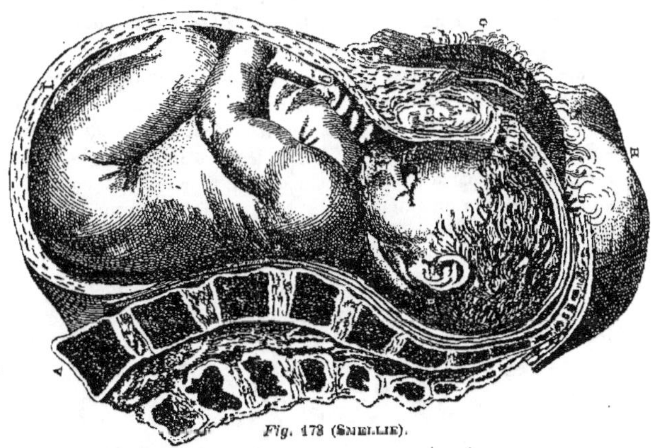

Fig. 173 (SMELLIE).

« Le vertex se trouve ici dans la concavité de l'os sacrum et le front tourné vers l'os pubis. Lorsque la tête de l'enfant est petite et le bassin large, les os pariétaux et le front dilatent par degrés l'orifice externe et étendent les parties comprises entre cet orifice et le coccyx en forme d'une large tumeur, jusqu'à ce que la face soit descendue sous le pubis, et alors la tête sort facilement. »

au rebours de son maître, il décrit les étapes de transformation de l'OIDP comme suit : OIDT, OIDA ; OP. Il en est de même de Madame Lacha-

Si j'insiste sur ces doctrines, c'est qu'elles ont eu sur les règles de l'emploi du forceps, comme *agent de rotation,* une influence fâcheuse qui a persisté jusqu'au milieu de ce siècle, plus tard encore même, jusque dans l'enseignement de mon vénéré maître Pajot.

C'est en s'appuyant sur la conception mécanique de Solayrès et de Baudelocque que Madame Lachapelle a proclamé la méthode de Smellie (rotation artificielle des postérieures) capable de tordre le cou du fœtus, le tronc ne suivant pas le mouvement anti-naturel imposé à la tête. La pratique a depuis longtemps fait justice de cet *a priori*.

Enfin vint Nægele (1819). Après avoir observé des centaines de cas avec une patience que rien ne put lasser, il prouva que **la rotation en antérieure directe ou à peu près était la règle, non seulement pour les obliques antérieures mais pour les obliques postérieures.**

La rotation en occipito-sacrée est l'exception; elle constitue une anomalie.

Donc la tête tourne lorsqu'elle arrive au fond du bassin et elle tourne en avant.

Pourquoi tourne-t-elle ? Ici les théories ne manquent pas ; il n'est guère d'accoucheur qui ne se soit cru tenu de proposer la sienne.

Ne craignez rien, je serai bref.

Les plus en vogue de ces théories ont été :

    1° la théorie dite des plans inclinés ;

    2° la théorie dite des épines sciatiques.

La théorie des plans inclinés remonte à Solayrès ; elle a été plus ou moins modifiée depuis. Mais en voici l'essence : la tête tourne sous l'influence des plans inclinés de la paroi pelvienne latérale. Il y a deux plans inclinés : un antérieur, un postérieur, séparés l'un de l'autre par une ligne verticale passant à la base des épines sciatiques. Suivant que, dans son orientation oblique d'engagement et de descente, l'occiput se place en avant ou en arrière de cette ligne de partage il tourne définitivement en avant ou en arrière.

Déjà, avant que l'exposé de la théorie soit achevé, vous en avez fait justice, puisque vous savez que les postérieures obliques tournent, elles aussi, en avant, remontant par conséquent le plan incliné postérieur que la théorie les contraint à descendre.

La théorie des épines sciatiques n'est qu'une variante de la précédente. Elle a surtout été soutenue et l'est encore par les Anglais.

Si, disent-ils, l'occiput descendant est placé en avant de la saillie des épines sciatiques (obliques antérieures) il ne peut tourner en arrière et se porte en avant, etc.

Je vous fais grâce du reste. Les classiques raisonnables se bornent à invoquer la loi de l'accommodation, si nettement formulée par Pajot, et dont nous avons déjà vu l'application aux attitudes fœtales pendant la grossesse :

« Quand un corps solide est contenu dans un autre, si le contenant est le siège d'alternatives de mouvement et de repos, si les surfaces sont glissantes, le contenu tendra sans cesse à accommoder sa forme et ses dimensions aux formes et à la capacité du contenant. »

Si la tête tourne, disent vos classiques, c'est pour accommoder sa forme et ses dimensions à la forme et aux dimensions du détroit inférieur du bassin qu'elle doit traverser.

Comparons donc successivement, dans les classiques, la forme et les dimensions du détroit inférieur à la forme et aux dimensions de ce qu'ils appellent : « le sommet »

Ouvrez de vos livres celui que vous voudrez (à l'exception du Précis de Ribemont-Dessaignes et Lepage qui se sont ralliés à notre description), et vous y verrez que le **détroit inférieur**, pour lequel se ferait cette rotation est : « cette région du bassin, encore appelée détroit périnéal ou sommet du bassin dont le contour est formé par la partie inférieure de la symphyse du pubis, la branche descendante de l'ischion et sa tubérosité, le bord inférieur du grand ligament sacrosciatique et le bord et la pointe du coccyx. »

Or, quels sont, pour les classiques les diamètres de ce détroit ?

Là-dessus, accord parfait !

Depuis Baudelocque jusqu'à nos jours en passant par Madame Boivin, Velpeau, Jacquemier, Cazeaux, P. Dubois et Pajot, Lenoir, Sée et Tarnier, Depaul, etc., vous trouverez les chiffres suivants :

1° *Au repos :*

    Antéro-postérieur ou coccy-pubien, 11 centimètres.
    Transverse ou bi-ischiatique,   11 centimètres.
    Obliques,   11 centimètres.

« Onze partout », disait Pajot.

2° *A l'état dynamique, pendant l'accouchement :*

L'égalité des diamètres ne s'observe, ajoutent-ils aussitôt, que quand le bassin est à l'état sta-

tique. Lorsqu'il fonctionne, pendant l'accouchement, le coccyx peut se laisser rétropulser et se
laisse rétropulser de 2 c. 1/2 en moyenne, ce qui
fait qu'en réalité le Détroit inférieur (*fig*. 174),
mesure au point de vue obstétrical :

Antéro-postérieur ou coccy-pubien 13 c. 1/2.
Transverse   11 c.
Obliques   + 11 c.

Même description, mêmes chiffres dans vos
anatomistes : Sappey, Cruveilhier.

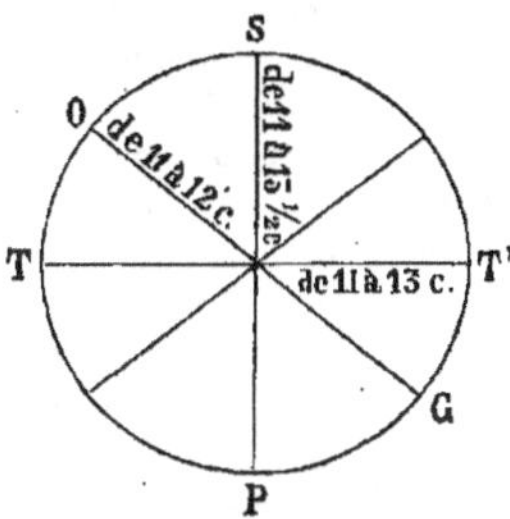

* *Fig*. 174 (HUBERT DE LOUVAIN).

« Détroit inférieur.
« Tous les diamètres sont égaux = 11 centimètres, mais ils
peuvent s'allonger ».

Voilà pour l'un des facteurs : le contenant.
Voyons l'autre, le contenu, **la tête fœtale.**
Le sommet, d'après les classiques, est ovale et
non pas rond, car son diamètre sous-occipito-
bregmatique mesure 95^mm, et son bi-pariétal
..... 92^mm !

Mais alors, si les classiques ont bien mesuré
et si la loi de l'accommodation devant laquelle
tous s'inclinent est vraie, ne comprenez-vous pas
qu'ils déraisonnent, et que la rotation ne peut à
aucun titre être nécessitée par la forme de leur détroit ostéo-ligamenteux ? Quelque soit le sens
dans lequel 95^mm se présente au chenal de sortie
il doit passer, puisque tous les diamètres du
détroit inférieur mesurent 11 centimètres à l'état
statique !

Il y a forcément une erreur quelque part.
Revoyons donc le sommet. Il suffit de le regarder pour s'apercevoir qu'en effet il est ovale,
mais à une condition : c'est que l'on examine non
pas la circonférence sous-occipito bregmatique
(*fig*. 175 et 176) dont les diamètres sont égaux,
mais la circonférence sous-occipito-frontale (*fig*.
176 et 177) dont vos classiques ne parlent pas.
Mais même en nous plaçant à ce point de vue
nouveau, si le détroit inférieur a véritablement

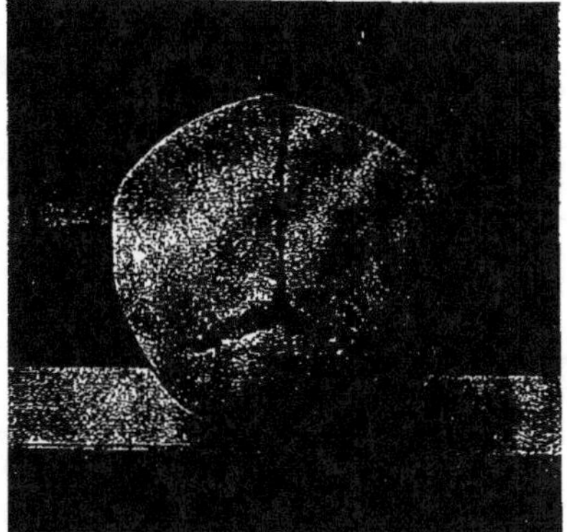

Fig. 175.

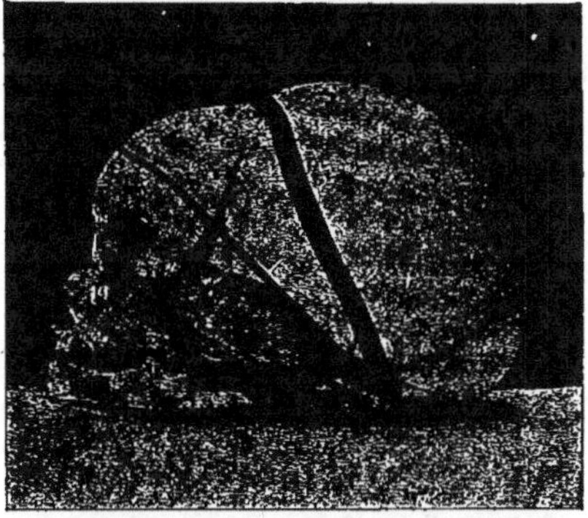

Fig. 176.

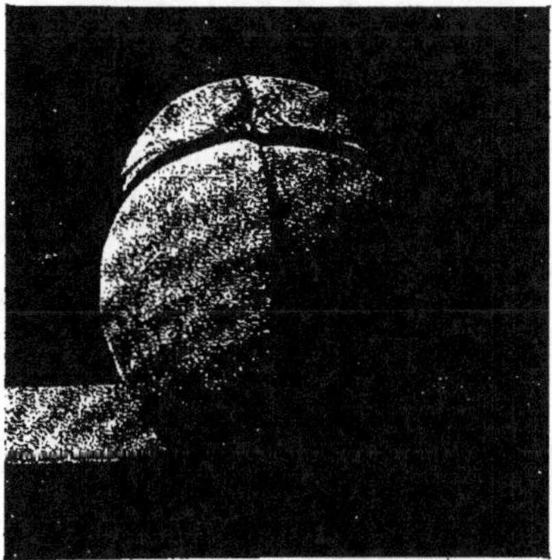

Fig. 177.
Tête d'un fœtus de 3.500 grammes. Les circonférences **SOB**
et **SOF** sont marquées par des anneaux de caoutchouc. La
fig. 175 vous montre que le sommet des classiques est rond et
non pas ovale. L'ovale de présentation et de dégagement vous
en voyez nettement l'extrémité frontale et vous en devinez
l'extrémité sous-occipitale sur la *fig*. 177. — 1 = 3.

les dimensions que lui donnent les classiques, il est impossible de comprendre, d'expliquer la rotation de dégagement.

J'ai mesuré le diamètre sous-occipito-frontal sur 221 enfants, immédiatement après la naissance, et voici les chiffres moyens que j'ai obtenus :

enfants de 2.000 à 3.000 — 102 ^{mm}.
enfants de 3.000 à 3.500 — 105 ^{mm}.

Donc le diamètre maximum de l'ovale de dégagement, **le sous-occipito frontal**, est inférieur à 11e· pour les enfants de 2 à 3 kilogr. 1/2, c'est-à-dire pour la très grande majorité.

D'où cette conclusion :

105^{mm} pouvant se loger partout dans le détroit inférieur ostéo-ligamenteux classique, ce n'est point la forme ni les dimensions de ce détroit qui nécessitent la rotation de dégagement.

On a beau dire qu'après la rétropulsion du coccyx le diamètre antéro-postérieur du détroit peut égaler 13^{cm}.1/2, et que la tête étant allongée du front à la nuque passera plus aisément dans ce sens.

Le coccyx ne recule pas de peur ! S'il recule, ce ne peut être que contraint et forcé par la tête, c'est-à-dire par le diamètre maximum de celle-ci le SOF. Or, le SOF est plus petit (105) que le coccy-pubien des classiques à l'état statique (110). Comment refoulerait-il le coccyx ? C'est ce que faisait très logiquement observer Baudelocque il y a tantôt un siècle.

Conclusions : Si le détroit inférieur ostéo-ligamenteux a les dimensions que lui attribuent vos livres :

1° Le coccyx n'est pas rétropulsé par la tête.

2° La rotation de la tête est absolument inutile pour son passage au détroit inférieur.

3° La rotation ne devient nécessaire que pour la vulve.

Si donc la loi qui, d'après les auteurs, régit le mécanisme de l'accouchement est vraie (ce que nous croyons), la rotation ne devrait se faire qu'au-dessous du détroit inférieur, après que la circonférence sous-occipito-frontale l'a franchi.

Or le coccyx, tout le monde l'accorde et vous pouvez vous en assurer aisément, est repoussé lors du passage de la tête ; il l'est, dit-on, de 15 à 30^{mm} ; il l'est au point que s'il faut en croire quelques accoucheurs on l'aurait vu luxé ! Dans tous les cas où j'ai mesuré après l'accouchement 105 de SOF j'avais pu noter nettement pendant l'expulsion la rétropulsion du coccyx.

Chaque fois la rotation s'est complétée avant que le front eût dépassé le coccyx. Et nous sommes contraints de conclure : Les classiques se trompent ; il est impossible que le Détroit inférieur mesure 11 centimètres de coccy-pubien.

De fait quand, stupéfiés par ces contradictions étranges et n'ayant à notre disposition que des bassins ostéo-ligamenteux qui n'avaient pas les dimensions *classiques*, nous avons, M. Farabeuf et moi, envoyé chercher toute la collection de Tramond, il nous fut impossible de trouver un coccy-pubien de 11 centimètres. Et Tramond de répondre à une nouvelle demande d'un bassin, d'un seul, ayant les dimensions classiques : «Je ne tiens pas cet article-là, mais j'en fais sur commande, en carton ».

Certes, il ne pouvait tenir « cet article-là ». Tous les auteurs qui se sont occupés de mesurer le coccy-pubien, si litigieux, sur le bassin sec (Devilliers, Pinard, etc.) sont arrivés à la moyenne suivante : 85 ^{mm} (*fig.* 178).

Savez-vous ce qu'on répondait ? Devilliers va vous le dire. Il est tellement étonné de la différence qui existe entre ses mensurations et celles des classiques, et si éloigné de penser que ceux-ci ont pu se tromper à ce point, qu'il attribue cette infériorité si notable dans ses mesures « à l'incurvation souvent très prononcée en dedans qu'éprouve le coccyx sous l'influence de la traction qu'exercent sur lui les ligaments sacro-sciatiques desséchés. »

Nouvelle erreur, car la mensuration du coccy-pubien sur un grand nombre de cadavres frais donne la même moyenne : 85 ^{mm}.

Pour ceux qui voudraient arguer des « altérations cadavériques » j'ai mesuré le diamètre coccy-sous-pubien sur 38 femmes venues accoucher en 1887 à la maternité de Lariboisière : moyenne 85^{mm}.

À ceux d'entre vous qui trouveraient que c'est trop insister, et enfoncer une porte ouverte, je répondrai par cette citation de Charles (de Liège) qui montre à quel degré d'aveuglement peut conduire le respect de la tradition :

« D'avant en arrière le diamètre droit ou antéro-postérieur, ou coccy-pubien mesuré de la pointe du coccyx au sommet de l'arcade pubienne est de 11 centimètres. Schrœder et Nægele ne lui donnent que 9 1/2 centimètres, *ce qui pourrait faire croire que les bassins allemands diffèrent des autres* » !

J'ajouterai qu'en 1896 (j'ai fait la statistique) sur dix élèves de la Faculté de Paris à qui

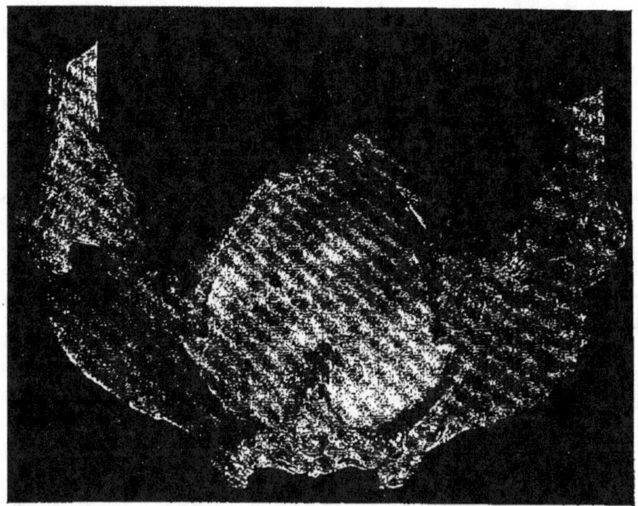

Fig. 178.

Bassin normal photographié en position obstétricale, l'objectif plongeant perpendiculairement au plan de l'orifice inférieur. L'excavation est remplie d'ouate pour faire ressortir les limites et la forme du détroit inférieur osseux. Voyez la prédominance des diamètres transverse et oblique sur le diamètre antéro-postérieur ou coccy-pubien qui mesure 85ᵐᵐ. — 1 = 3.

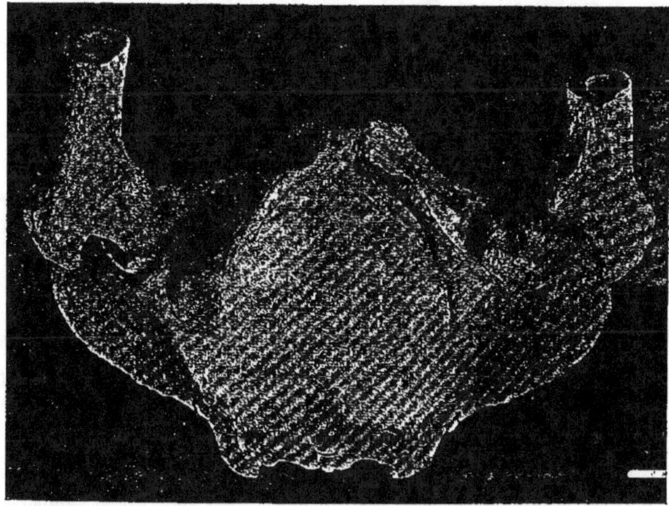

Fig. 179

Le même bassin, dans la même attitude, après rétropulsion du coccyx à 105ᵐᵐ du bord inférieur du pubis, rétropulsion ordinaire, normale, pendant le passage d'une tête normale représentée fig. 175, 176 et 177. C'est toujours le coccy-pubien qui demeure le plus petit. Et pourtant la tête tourne et va lui présenter son diamètre maximum.

j'ai demandé les dimensions du coccy-pubien, 8 m'ont répondu « 11 centimètres au repos, 13 1/2 pendant le travail ». Il fallait bien qu'ils l'aient lu ou entendu quelque part !

Le coccy- pubien mesurant en moyenne 85^{mm}· il est nécessaire, indispensable que le coccyx soit rétropulsé communément de 30^{mm}· pour laisser passer, *après rotation*, un diamètre sous-occipito-frontal de 105 ^{mm}·, diamètre moyen d'un enfant de poids moyen.

Et vous comprenez de moins en moins.

Car si faible que vous supposiez l'effort nécessaire pour produire cette rétropulsion, comment admettre qu'une tête qui est en OIGT à fond du bassin, et qui a largement ouvert devant elle un diamètre de 110 ^{mm}· auquel elle n'a à offrir qu'un diamètre de 105 ^{mm}·, s'en aille faire le grand tour que vous savez pour mettre son plus grand diamètre en rapport avec le plus petit diamètre (même après rétropulsion il n'aura que 105) du détroit inférieur des auteurs ?

N'est-il pas évident que si c'était la forme du Détroit inférieur ostéo-ligamenteux qui nécessitât la rotation, la tête devrait se dégager du bassin en transversale ou en oblique ?

Or elle tourne en occipito-pubienne. Quel singulier mécanisme !

La rotation en question devient une erreur de mécanisme encore bien plus grande, pour le Détroit inférieur osseux, s'il faut un effort considérable pour rétropulser le coccyx de la quantité nécessaire à l'admission du sous-occipito-frontal. Et c'est ce que démontre l'observation clinique, contrairement encore aux affirmations classiques.

Les accoucheurs disent en effet : le coccyx ne compte pas : « on peut dire que grâce à sa grande mobilité sur le sacrum, il *devient partie molle* au moment de l'expulsion (Budin et Crouzat) ». Sa rétropulsion, dit Tarnier, « est rendue facile par le ramollissement des ligaments sacro-sciatiques que produit la gravidité. »

Double erreur.

La rétropulsion du coccyx n'est ni plus facile ni plus difficile chez une femme enceinte que chez une femme à l'état de vacuité. Vous pouvez vous en convaincre par le toucher rectal et externe combinés; vous sentirez le coccyx jouer aussi aisément chez l'une que chez l'autre.

Les ligaments sacro-sciatiques ne sont pas ramollis chez la femme enceinte, mais durs et tendus.

Qu'importerait d'ailleurs leur ramollissement ? Ce sont des ligaments *sacrés* et non pas coccygiens. Ils sont *sacro-épineux* et *sacro-tubérositaires* comme disent les anatomistes allemands.

Enfin, et c'est là qu'est l'erreur la plus grande : le coccyx ne présente cette mobilité, égale ou à peu près je le répète chez les femmes enceintes et non enceintes, que sur le bassin non fonctionnant.

Partie molle à l'état statique, il devient partie dure et résistante pendant l'expulsion. C'est ce que prouve le toucher rectal pratiqué pendant cette période, surtout chez les primipares.

Ainsi :

1° Le détroit inférieur, tel qu'on l'a décrit jusqu'ici, présente à l'état statique une prédominance marquée de ses diamètres transverse et obliques sur le diamètre antéro-postérieur.

2° Lorsque le bassin fonctionne, lorsqu'il est sollicité par la circonférence sous-occipito-frontale pour laquelle se fait la rotation, le diamètre coccy-pubien reste encore, dans la très grande majorité des cas, inférieur au transverse et aux obliques.

3° Il est nécessaire pour lui donner cette étendue, inférieure à celle des autres diamètres, que la tête peine longtemps contre le coccyx qui loin d'être partie molle résiste, et ferme, à la poussée. Cette résistance n'est pas due aux ligaments sacro-sciatiques qui ne s'insérent pas au coccyx. Elle semble se constituer pendant la période d'expulsion, à mesure des progrès de la tête.

Conclusion : Ce n'est pas le détroit inférieur jusqu'ici décrit qui nécessite la rotation.

Il nous faut dès lors chercher s'il n'existe pas des dispositions anatomiques, méconnues des classiques, qui expliquent la nécessité de la rotation et la résistance du coccyx à la rétropulsion.

C'est ce que nous avons fait, M. Farabeuf et moi, en 1886.

Lorsque sur le cadavre d'une femme adulte, ayant eu plusieurs enfants, on a fait l'éviscération pelvienne (extirpation du rectum, de l'utérus et du vagin), il est aisé d'introduire dans le bassin vidé, par la plaie abdominale, un estomac complétement distendu par du liquide et ligaturé à ses deux extrémités. On s'arrange pour que la grosse tubérosité vienne appuyer sur le fond de l'excavation, sur le plancher pelvien largement ouvert par l'éviscération préalable.

Poussez alors légèrement sur la portion de l'estomac non engagée dans l'excavation.

Vous allez voir, en regardant par-dessous, une portion de la grosse tubérosité venir faire une hernie à travers l'ouverture laissée au plancher pelvien par la disparition du rectum et du vagin.

La portion herniée forme une saillie, une calotte nettement ovalaire, à petit diamètre transversal, *à grand diamètre antéro-postérieur très prédominant*. Quelle que soit la pression exercée sur l'estomac vers le détroit supérieur du bassin, la portion herniée conserve toujours sa forme ovalaire ; tandis que le diamètre transverse augmente relativement peu, le diamètre antéro-postérieur augmente de 10 à 20^{mm}.

Il existe donc, au niveau du plancher pelvien, une sorte de boutonnière à grand diamètre antéro-postérieur, dilatable, mais dilatable en conservant toujours la prédominance antéro-postérieure. Les bords de cette boutonnière brident fortement la portion herniée de l'estomac ; ils sont d'autant plus tendus et résistants que la pression exercée sur l'estomac est plus considérable.

Enfin la boutonnière finit par s'ouvrir assez pour laisser passer l'estomac tout entier, mais en le forçant à s'aplatir transversalement, les brides latérales ne prêtant jamais assez pour qu'elles puissent être appliquées contre la face interne des tubérosités ischiatiques. Si bien que pendant toute la durée de l'expérience la boutonnière a conservé sa forme nettement ovalaire, à grand diamètre coccy-pubien (*fig.* 180).

Pendant cette expulsion simulée, l'index placé à l'arrière sent très nettement, sous l'action de la poussée, le coccyx céder lentement en reculant ; et plus le coccyx recule plus aussi se tendent et résistent les lèvres de la boutonnière.

L'estomac sorti, le coccyx revient en place, à 85^{mm} du bord inférieur de la symphyse ; les deux lèvres de la boutonnière se rapprochent au point de ne plus laisser entre elles qu'un écartement de 40 à 45 ^{mm}, de quoi passer deux doigts.

Recommencez l'expérience avec un ballon bien distendu, du volume d'une tête de fœtus mais absolument *sphérique*. Il faudra tirer plus fort pour le faire passer à travers la boutonnière et il ne passera qu'en devenant ellipsoïde, en s'aplatissant d'un côté à l'autre, en s'allongeant dans le sens antéro-postérieur.

Par quoi est formée cette boutonnière extensible et ovalaire qui manifestement est le Détroit inférieur que nous cherchons.

Disséquez comme l'ont fait Savage et Farabeuf (*fig.* 180 et 181) et vous verrez quelle est formée par les **fibres pubo-coccygiennes du mus-**

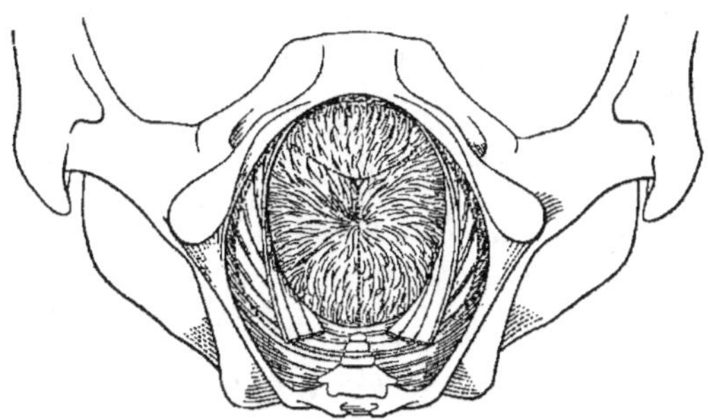

Fig. 180 (FARABEUF).

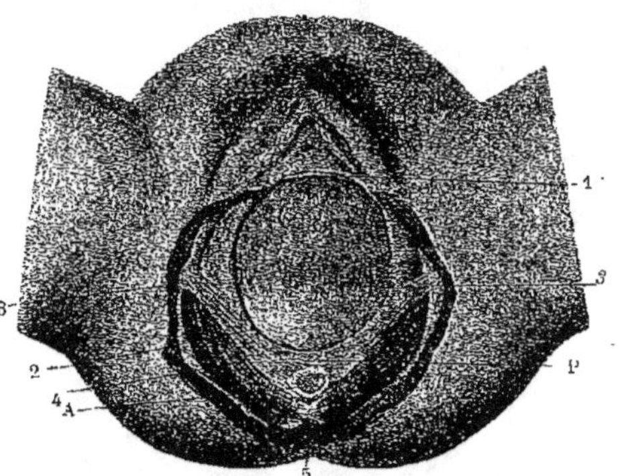

Fig. 181 (SAVAGE).

« Le plancher musculaire du bassin à la dernière période de l'accouchement.

1, Commissure supérieure de l'anneau vaginal — **2**, Ligament ischio-périnéal et muscle transverse superficiel repoussés en bas par la tête — **3**, Leur attache ischiatique. — **4**, Face inférieure des muscles pubo-coccygien et obturato-coccygien. — La tête fœtale passe à travers la boutonnière longitudinale que forment les faisceaux pubo-coccygiens. — **P**, Corps périnéal très distendu et aminci en proportion. — **A**, Anus, laminé et refoulé vers le coccyx. »

cle releveur coccy-périnéal, — releveur de l'anus et ischio-coccygien.

Vous allez achever de comprendre en étudiant ce muscle un peu plus complètement sur les figures ci-jointes de Luschka de Savage et de Henle.

Le releveur dit de l'anus se présente à vous, quand vous le regardez par le détroit supérieur, comme une sorte de *diaphragme* formant le plancher concave du bassin, percé de deux orifices médians, un pour le passage du conduit uro-génital, un pour le passage de l'extrémité inférieure ou anale du rectum (*fig.* 182).

Il forme une sorte *d'entonnoir* dont la partie large ou orifice supérieur s'attache à l'orifice inférieur de l'excavation, rasant en avant le dessous de la symphyse, en arrière la pointe du sacrum, sur les côtés le bord inférieur des épines sciatiques (*fig.* 183). C'est là que finit le bassin osseux par un cadre immuable duquel naissent les faisceaux du *diaphragme ou plancher musculaire du bassin.*

De chaque côté en effet, sur la ligne intérieure étendue de l'épine sciatique à la partie basse du

ainsi que du sommet du petit ligament sacrosciatique, elles vont en divergeant s'attacher à toute l'étendue des bords du coccyx et un peu aussi à la face antérieure de cet os. Elles forment de chaque côté *l'ischio-coccygien* des auteurs (c, *fig.* 183).

Voyez d'autre part les autres faisceaux (*releveur de l'anus proprement dit* e) s'insérer d'arrière en avant 1° sur une longue arcade fibreuse, bandelette de l'obturateur interne (**g**), qui s'étend de l'épine sciatique vers le pubis ; 2°, à la partie inférieure du corps du pubis et à la partie correspondante de sa branche horizontale.

Les faisceaux nés de la bandelette fibreuse, *obturato - coccygiens*, convergent, comme les ischio-coccygiens, en arrière et en bas, vers la pointe et les bords latéraux du coccyx.

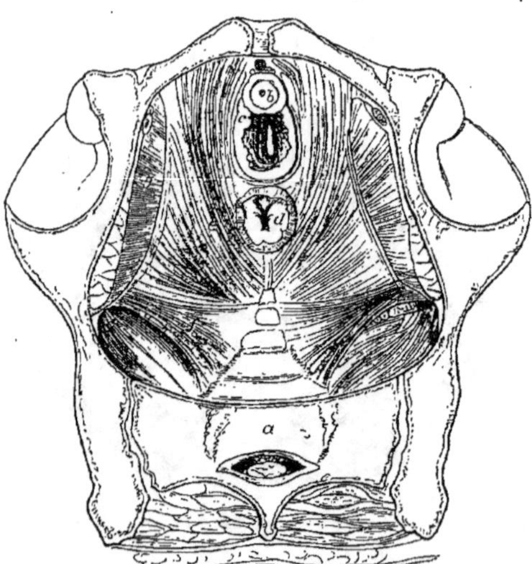

Fig. 182 (SAVAGE).

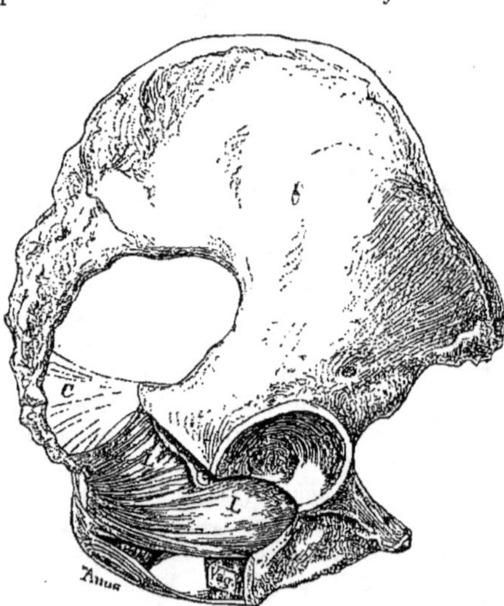

Fig. 183 (LUSCHKA).

pubis, des faisceaux musculaires s'insèrent qui se portent, en arrière et en bas, vers les bords du coccyx, la pointe du coccyx et le raphé périnéal pré-coccygien ou ano-coccygien.

Ces faisceaux du releveur coccy-périnéal, ainsi vus de haut, doivent, au point de vue de leurs insertions et de leur rôle physiologique, être divisés en plusieurs groupes.

Voyez d'abord (*fig.* 182) un certain nombre de fibres (**f**), à peine distinctes des autres au point de vue anatomique, s'insérer à l'épine sciatique. Nées de la face interne et des bords de cette épine,

Les faisceaux pubiens, de beaucoup les plus solides, peuvent être divisés en trois groupes :

1° les *faisceaux pubo-coccygiens* (**7**, *fig.* 184) qui vont, par deux tendons, s'insérer devant la 4° pièce du coccyx ;

2° les *faisceaux pubo-précoccygiens* (**6**, *fig.* 185) qui vont s'insérer à un petit carré fibreux précoccygien qui les rend indissociables.

Nous verrons les autres plus tard.

Il résulte de cette description que la plus grande partie des nombreux faisceaux pubiens solides convergent vers la pointe du coccyx qui se trouve être ainsi le rendez-vous général des deux tiers des faisceaux du releveur de l'anus, faisceaux coccygiens (*fig.* 185).

Ce sont les faisceaux pubo-coccygiens qui limitent la large fente médiane antéro-postérieure que présente le plancher périnéal, fente où passent l'urèthre, le vagin, le rectum (*fig.* 182 à 186) et que doit nécessairement forcer et traverser le fœtus bien avant d'aborder la vulve.

Cette *fente est appelée pubo-coccygienne* par Farabeuf.

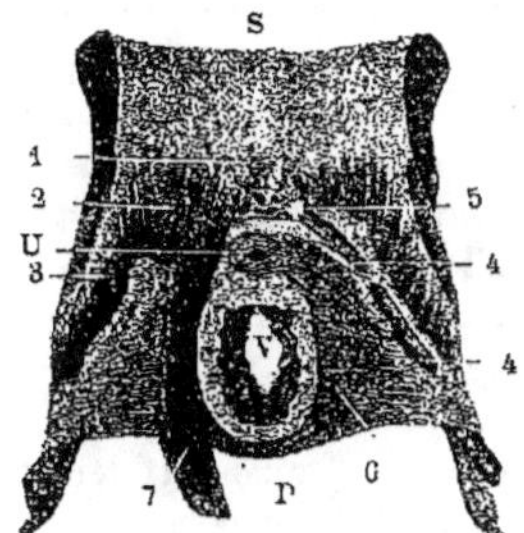

Fig. 184 (SAVAGE).

Le septum périnéal vu d'arrière avec les insertions pelviennes des muscles pubo et obturato-coccygiens (releveur de l'anus).
S, Symphyse pubienne, face supéro-interne — U, Urèthre — V, Coupe du vagin.
1, Insertion pubienne de la couche musculaire externe ou longitudinale de la vessie — 2, Insertion pubienne du muscle pubo-coccygien — 3, Ligne d'insertion du muscle obturato-coccygien — 4, Veine honteuse dans la gaine que lui forment les aponévroses du septum, en communication avec le plexus veineux pubo-uréthral, 5 — 6, Face postéro-supérieure du septum — 7, Le muscle pubo-coccygien dont quelques fibres internes contournent le vagin pour se porter dans le corps périnéal.

Fig. 182 (p. 160).

Le plancher pelvien vu d'en haut, d'après une dissection de Savage.
Le bassin a été scié horizontalement du haut du pubis à la partie supérieure du sacrum a. Le rectum d, le vagin c, l'urèthre b, ont été réséqués au ras du plancher.
L'obturateur interne et son aponévrose g sont tranchés au niveau de la coupe osseuse.
On voit la face supérieure concave du diaphragme ou plancher musculaire du bassin que forment le releveur de l'anus e, et l'ischio-coccygien f.

Fig. 183 (p. 160).

Les muscles releveur de l'anus LL, et ischio-coccygien C de droite vus de l'extérieur du bassin, après ablation du corps et de la branche ascendante de l'ischion et évidement de la fosse ischio-rectale. Vag., vagin.

Reconnaissez-y celle que nous avons démontrée devoir, dans l'étude du mécanisme de l'accouchement, être considérée comme le *Détroit inférieur*.

Voyez-la limitée de chaque côté (*fig.* 186) par les faisceaux pubo-coccygiens du releveur qui amarrent la pointe du coccyx à la symphyse. Elle mesure au repos 85 ᵐᵐ· en moyenne dans son diamètre antéro-postérieur ou coccy-sous-pubien. Ses dimensions transversales sont au contraire très faibles (30 à 40ᵐᵐ·).

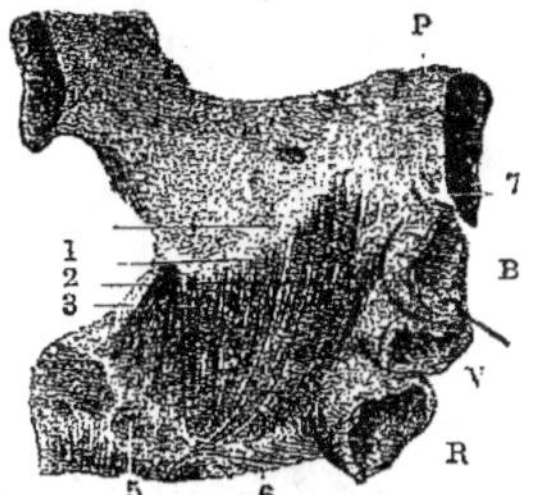

Fig. 185 (SAVAGE).

Muscles pubo, obturato et ischio-coccygiens du côté gauche, vus par leur face supéro-interne, de profil.
P, Symphyse pubienne — B, vessie — V, vagin — R, rectum attiré vers la droite.
1, Muscle pubo-coccygien — 6, Raphé médian — 5, Coccyx — 2, Muscle obturato-coccygien — 3, Muscle ischio-coccygien — 7, *Arcus tendineus* de Luschka donnant attache à quelques-uns des prolongements antérieurs de la couche longitudinale de la vessie.

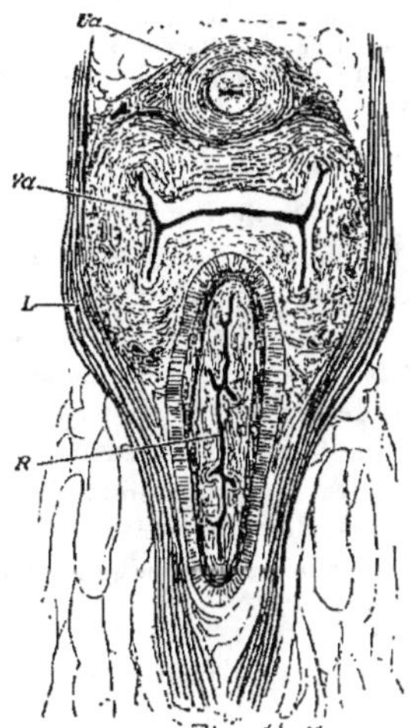

Fig. 186 (HENLE).

Coupe horizontale du plancher pelvien passant par le Détroit inférieur. Tranche inférieure. Ua, Urèthre — Va, Vagin — R Rectum — L, Releveur de l'anus, fente pubo-coccygienne.

Nous avons donc bien là et là seulement, à l'état statique, cette prédominance très marquée du diamètre antéro-postérieur qui, en vertu de la loi de l'accommodation, doit nécessiter la rotation. Distendue au maximum cette boutonnière peut acquérir au besoin plus de 11 centimètres dans le sens antéro-postérieur ou coccy-pubien, tandis qu'elle n'en atteint jamais 11 dans le diamètre transverse. Il existe en effet, entre la face inféro-externe des fibres du releveur et la face interne des tubérosités de l'ischion, un coussinet graisseux considérable. Il suffit d'ailleurs que la boutonnière atteigne transversalement 95 $^{mm \cdot}$ en moyenne pour laisser passer le diamètre transverse de la tête d'un enfant de poids moyen.

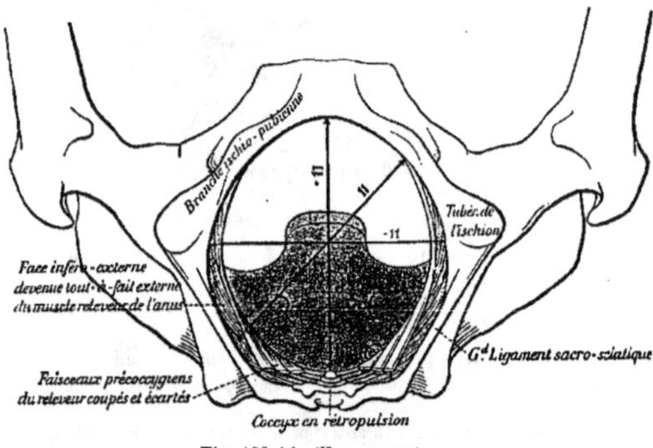

Fig. 186 *bis* (FARABEUF).

Le détroit inférieur musculaire dilaté au maximum pour le passage d'une tête très volumineuse. Le diamètre coccy-pubien, prédominant, peut dépasser 11 centimètres ; les obliques peuvent à la rigueur atteindre 11 ; le transverse reste au-dessous de 11.

Et il vous suffit de considérer les dimensions de cette boutonnière au repos et de songer à ce qu'elle doit devenir (*fig.* 186 *bis*) en long et en large jusqu'à laisser passer la grande circonférence (315 $^{mm \cdot}$) et le grand diamètre (105 $^{mm \cdot}$) d'une tête de fœtus de poids moyen, pour comprendre que là est l'explication de cette rétropulsion si lente et si pénible du coccyx qui pourra vous aider à comprendre d'autres particularités de la période terminale ou d'expulsion.

En résumé :

Oui la rotation de la tête est commandée par la loi de l'accommodation, mais à condition que l'on considère la circonférence sous-occipito-frontale et non pas la sous-occipito-bregmatique des classiques ; le Détroit inférieur *musculaire* et non pas l'ostéo-ligamenteux.

Non seulement c'est ce détroit *musculaire* qui rend nécessaire la rotation : mais c'est peut-être lui aussi qui impose le sens de cette rotation, occiput en avant. Voici en effet une expérience suggestive de P. Dubois, expérience qu'il n'a pas su rendre féconde et qui aurait dû le mener à la découverte du Détroit musculaire :

« Chez une femme morte peu de temps après être accouchée, l'utérus resté flasque et volumineux fut largement ouvert jusqu'auprès de l'orifice. Le fœtus de cette même femme fut placé à l'orifice utérin très béant et très mou, en position OIDP du sommet.

« Plusieurs élèves sages-femmes, comprimant et poussant le fœtus de haut en bas, le firent pénétrer sans peine dans l'excavation du bassin ; il fallut beaucoup plus d'efforts pour que la tête parcourût le périnée et franchît la vulve ; mais ce ne fut pas sans surprise que nous vîmes, *pendant trois essais successifs*, que, quand la tête traversait les voies génitales externes, l'occiput était revenu en avant et à droite, et que la face s'était reportée en arrière et à gauche.

« Nous répétâmes une quatrième fois l'expérience ; mais cette fois la tête franchit la vulve, l'occiput était resté en arrière. Nous prîmes alors un fœtus mort de la veille, mais *beaucoup plus volumineux* que le précédent ; nous le plaçâmes dans les mêmes conditions que le premier, et deux fois de suite la tête franchit la vulve après avoir exécuté son mouvement de rotation ; au troisième essai et aux suivants elle se dégagea sans qu'il eût été exécuté !

« Ainsi le mouvement de rotation n'a cessé d'avoir lieu que lorsque le périnée et la vulve ont perdu la résistance qui le rendait nécessaire ou qui, du moins, en provoquait l'accomplissement. »

La rotation étant faite, j'arrête ce résumé du mécanisme et je renvoie le lecteur, d'une part à ce que j'ai dit plus haut de l'expulsion, d'autre part à notre « *Introduction à l'Etude Clinique et à la pratique des accouchements.* » [1]

____

(1) FARABEUF ET VARNIER. — 1891. G. Steinheil.

4°. MODELAGE ACCOMMODATEUR DE LA TÊTE FŒTALE.

Il arrive parfois (une dizaine de fois par an à la Clinique Baudelocque) que chez une primipare à parties molles extérieures très résistantes, la période d'expulsion ayant marché jusque là d'une façon à peu près régulière, le détroit inférieur musculaire s'étant laissé forcer, la tête butte contre l'orifice vaginal, s'immobilise à la vulve et y reste un quart d'heure, vingt minutes, une demi-heure. Elle est sortie du bassin mou; le front a dépassé le coccyx qui le cale en appuyant à la racine du nez; elle ne rentre plus dans l'intervalle des contractions (*fig.* 187). La vulve largement dilatée laisse constamment accessible au doigt et à l'œil une circonférence sous-occipito-rétro-bregmatique, la pointe de l'occiput et les deux bords pariétaux; la suture lambdoïde et la partie postérieure de la sagittale.

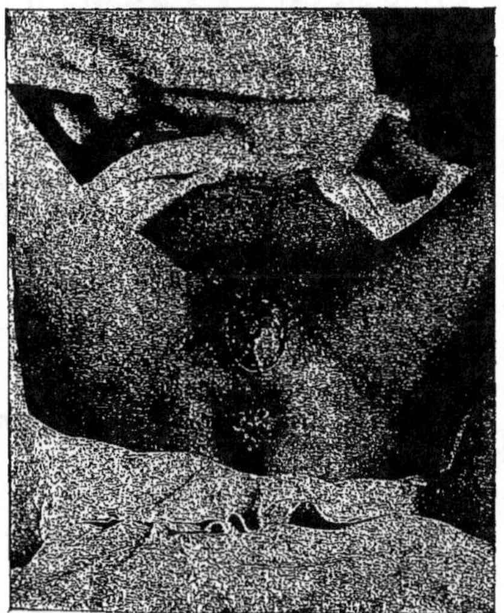

Fig. 187.

Temps d'élection pour l'étude du chevauchement et de la formation d'une bosse séro-sanguine médiane. La tête est arrêtée au détroit vulvo-vaginal après le passage du détroit inférieur.

En observant de près on voit et on sent à chaque poussée *la pointe de l'occipital s'enfoncer sous les pariétaux*, tandis que sur la ligne sagittale se forme un pli cutané très saillant de près d'un demi-centimètre. Il semble que le cuir chevelu devienne trop large pour les os qu'il enveloppe; et de fait, au dessous du repli cutané, on distingue le bord coupant ou crénelé formé par *l'un des pariétaux en saillie sur celui du côté opposé.* On peut même constater que ce bord empiète davantage à l'acmé de la contraction. A mesure que celle-ci décroît on voit et on sent s'effacer le pli cutané et le **chevauchement** du bord pariétal qui pourtant, lui, ne disparaît pas complètement.

Les mêmes phénomènes se reproduisent à chaque effort; et cependant la lutte continue entre l'anneau vulvo-vaginal inextensible et la tête malléable qui peu à peu se réduit, s'accommode, cherche à passer à la filière. Si la réductibilité de la tête ne peut donner assez et que l'anneau résiste toujours, on assiste à la production d'une *déchirure dite centrale du périnée.*

Bien que la tête — il est facile de le constater par les repères osseux et la mensuration — ne bouge pas d'une ligne, bien qu'elle ait toujours la même circonférence engagée, il semble, après vingt minutes, une demi-heure de ces efforts infructueux, que la saillie de sa portion découverte augmente. La peau qui ne se plisse plus comme tout à l'heure semble se soulever des os; tendue, rénitente, violacée, œdématiée, quelquefois couverte de phlyctènes lenticulaires, elle semble recouvrir une collection liquide qui croît à vue d'œil; elle ne tarde pas à former un bourrelet saillant immédiatement en dehors de l'orifice vulvaire On croirait voir s'élever dans une ventouse la peau soulevée par l'afflux sanguin; on croirait assister à la formation d'une de ces *bosses sanguines* du front qui s'élèvent rapidement après un traumatisme limité.

Si à ce moment l'anneau vulvo-vaginal cède quelque peu, on voit s'engager une circonférence plus grande, et l'on aperçoit alors sur la partie maintenant découverte : 1° **la bosse sanguine** formant à la portion de tête nouvellement sortie comme une calotte hémisphérique juchée sur le sommet (*caput succedaneum*); 2° à sa base un sillon circulaire au delà duquel la peau n'est ni soulevée ni ecchymosée, sillon qui témoigne de la constriction subie, en ce point jusqu'alors frontière, par les téguments du crâne bridés sur les os comme par une jarretière.

Dès lors on s'explique aisément la formation de la bosse séro-sanguine : gêne, obstacle à la circulation en retour de toute la portion tégumentaire mise à nu et cerclée, comme par une jarretière, par l'orifice inextensible.

Si l'issue tardait encore, on verrait à la bosse sanguine première s'en ajouter une seconde concentrique jusqu'aux limites de la nouvelle circonférence engagée et immobilisée.

Enfin la résistance une fois vaincue et la tête expulsée, vous serez frappés de la différence de forme qu'elle présente avec les têtes vite sorties. Cette différence tient d'une part à la bosse séro-sanguine, d'autre part à une sorte de **modelage de la tête** qui a diminué les diamètres sagittaux et transversaux au profit de l'occipito-mentonnier. C'est ce que vous pourrez constater au bout de 48 heures, alors que la bosse aura disparu, en reprenant les diamètres de la tête.

Ainsi, grâce à la dystocie vulvaire, vous avez pu assister à la production sous vos yeux des **phénomènes dits plastiques** :

> *le chevauchement des os;*
>
> *la bosse séro-sanguine;*
>
> *la déformation ou mieux le modelage de la tête fœtale.*

Reprenons avec quelques détails l'étude de ces phénomènes mécaniques.

Vous comprenez sans peine que les phénomènes en question puissent et doivent se produire non seulement à la vulve, mais *à tous les étages du canal parturient,* car partout se retrouvent les conditions causales :

Absence de compression d'une région plus ou moins large du pôle fœtal, qui s'engage par sa pointe, au delà d'une résistance opposée par la filière à la circonférence limitant la région découverte.

C'est ainsi que vous trouverez le plus habituellement chez les primipares la **bosse sanguine ou séro-sanguine** *sur le pariétal droit dans les gauches, sur le pariétal gauche dans les droites* (*fig.* 188), au lieu de la voir médiane comme dans le cas que nous venons d'étudier.

Pourquoi? Parce que la tête, engagée avant le début du travail, est restée assez longtemps en transversale ou en oblique antérieure au *détroit inférieur,* offrant au vide du canal vaginal la peau du *pariétal antérieur,* alors qu'en-deçà la tête est serrée par les os ou le détroit inférieur musculaire qui l'attarde (*fig.* 189 et 190).

« C'est dans le deuxième temps du travail, dit Mᵐᵉ Lachapelle, c'est quand la tête est dans l'excavation, avant d'avoir exécuté sa rotation horizontale que l'ecchymose s'opère principalement : la tête est alors serrée de toutes parts, excepté du côté de l'arcade du pubis : or, dans ses positions diagonales, comme dans les transversales, c'est son côté, c'est sa partie latérale qui correspond plus ou moins directement à cette arcade. Là, il n'y a pas de résistance, là les

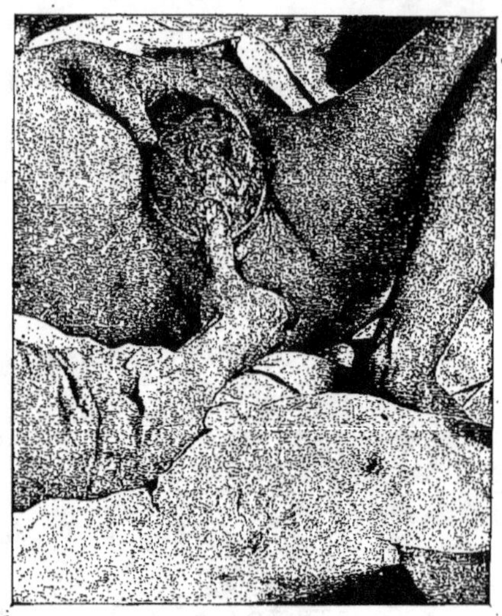

Fig. 188.

Engagement au détroit vulvaire de la circonférence sous-occipito frontale. Remarquez entre le pouce et l'index gauches l'asymétrie du sommet de la tête. C'est l'angle postéro-supérieur du pariétal gauche qui porte la bosse séro-sanguine. La tête n'ayant fait que traverser le bassin mou, après sa rotation finale de dégagement, la bosse séro-sanguine que vous voyez s'est formée dans la profondeur, avant la rotation, pendant que la tête stationnait en occipito droite (*fig.* 189). C'était alors le pariétal gauche qui se présentait à la filière. S'il s'était agi d'une occipito gauche (*fig.* 190) la bosse sanguine serait sur le pariétal droit.

humeurs, le sang peuvent s'accumuler; ces humeurs y séjournent, parce que leur passage dans les vaisseaux voisins est gêné par la compression des parois du bassin; là donc, il doit se former une tumeur, une ecchymose, et, si cela dure davantage un thrombus. Qu'on se représente une ventouse soustrayant à la pression atmosphérique une portion de la peau et on aura l'idée de l'arcade du pubis dont l'aire vide et libre soustrait un côté de la tête à la pression du bassin. »

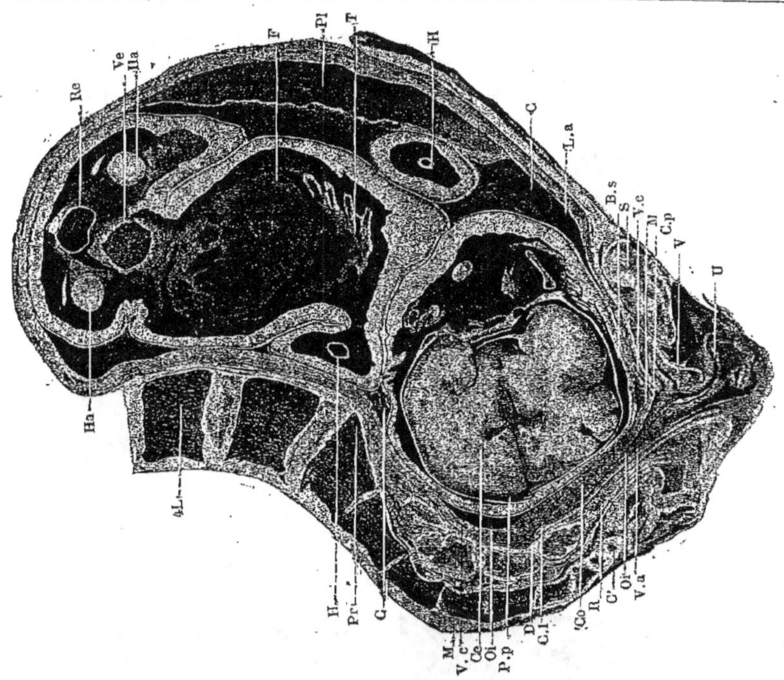

Fig. 189 (BARBOUR).

Coupe sagittale (moitié gauche) d'une VI pare morte d'entérite au début du travail, col presque complètement effacé, membranes intactes. La tête profondément engagée en position droite, variété transversale, est inclinée sur le pariétal antérieur, le gauche, qui, se présentant à la filière, porte la bosse séro-sanguine **B S**. (Revoyez la *fig.* 39 et sa légende).

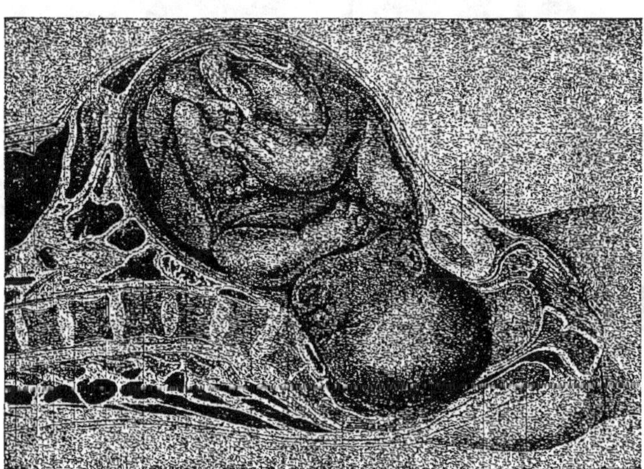

Fig. 190 (BRAUNE).

Coupe sagittale (moitié gauche) d'une femme morte à terme, en travail, à la dilatation complète, membranes intactes. Présentation du sommet, engagé dans le détroit inférieur, en position gauche, variété antérieure. C'est le pariétal droit qui s'offre à la filière dilatée; c'est lui qui porte la bosse séro-sanguine en voie de formation.

C'est ainsi encore que, s'il s'agit d'une multipare chez laquelle la tête a posé longtemps au *détroit supérieur* (*fig.* 191), puis s'est engagée d'un coup et a été expulsée en une contraction, vous le pariétal postérieur, au fond du bassin en inclinaison sur le pariétal antérieur, on trouvera deux bosses sanguines, l'une à l'état de vestige, l'autre, la dernière en date, plus marquée. Si

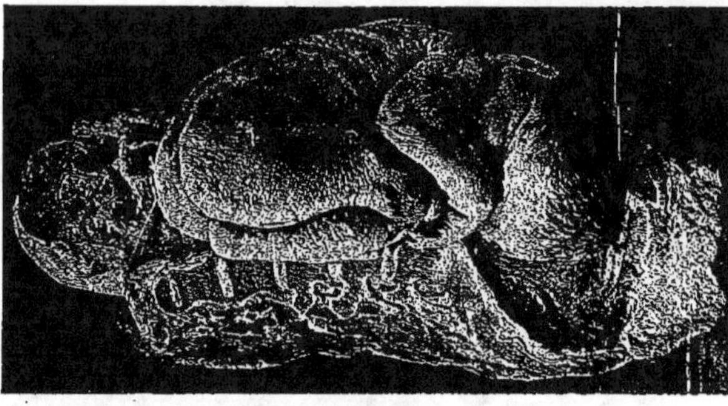

Fig. 191.

Coupe sagittale, moitié gauche, d'une femme morte d'hémorrhagie par insertion vicieuse du placenta quelques instants après la rupture artificielle des membranes. Présentation du sommet en position gauche, variété transversale. La tête est inclinée au détroit supérieur sur son pariétal postérieur, pariétal gauche. C'est lui qui se présente à la filière, lui qui porte la bosse séro-sanguine. Vous la verrez mieux sur la *fig.* 30, p. 30 et sur la *fig.* 195, p. 168.

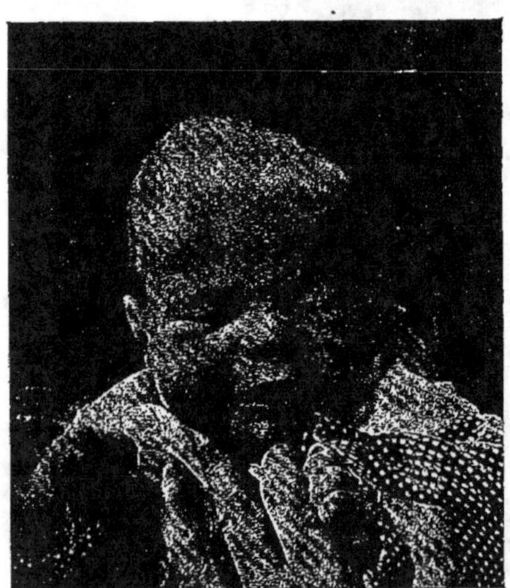

Fig. 192.

Tête ayant séjourné au détroit supérieur pendant 10 heures, après rupture des membranes et dilatation presque complète, en position droite, variété transversale. Expulsion immédiate après symphyséotomie. C'est le pariétal droit qui porte la bosse séro-sanguine.

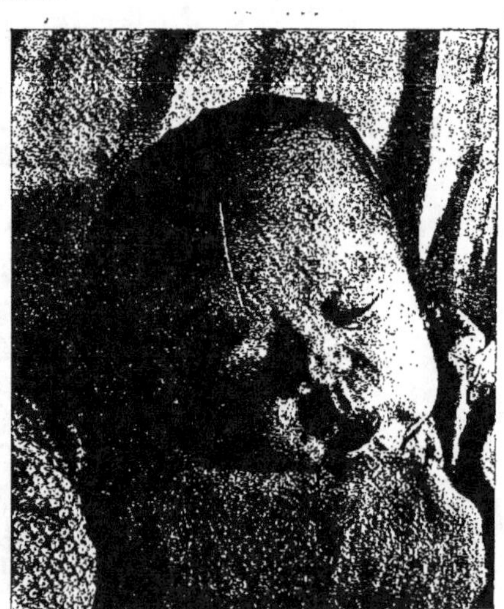

Fig. 193.

Tête ayant séjourné au détroit supérieur après rupture artificielle des membranes pendant 7 heures, en position gauche, variété transversale. Extraction immédiate par version après symphyséotomie. C'est le pariétal gauche qui porte la bosse séro-sanguine.

trouverez la bosse séro-sanguine sur le *pariétal postérieur* (*fig.* 191, 192, 193).

S'agit-il d'un cas où la tête s'attarde successivement au détroit supérieur en inclinaison sur enfin la tête fait une troisième station au détroit inférieur ou vulvaire après rotation, il se superposera aux deux bosses sanguines pariétales, latérales, une troisième bosse médiane occipitale.

Il faut donc dire : **les bosses séro-san-guines** et non la bosse séro-sanguine.

Alors même que la tête ne s'attarde qu'au détroit supérieur, il se forme deux bosses successives : une avant, l'autre après la rupture des membranes.

Schröder, d'accord en cela avec les classiques de tous les pays, a écrit : « La bosse sanguine surer si la bosse séro-sanguine existait avant la rupture des membranes. »

Nous avons pu examiner à ce point de vue cinq coupes par congélation, dont trois personnelles, de femmes en travail, et nous assurer que dans toutes il existait une bosse sanguine très prononcée. Or, chez trois de ces femmes les membranes étaient intactes ; chez deux autres, la

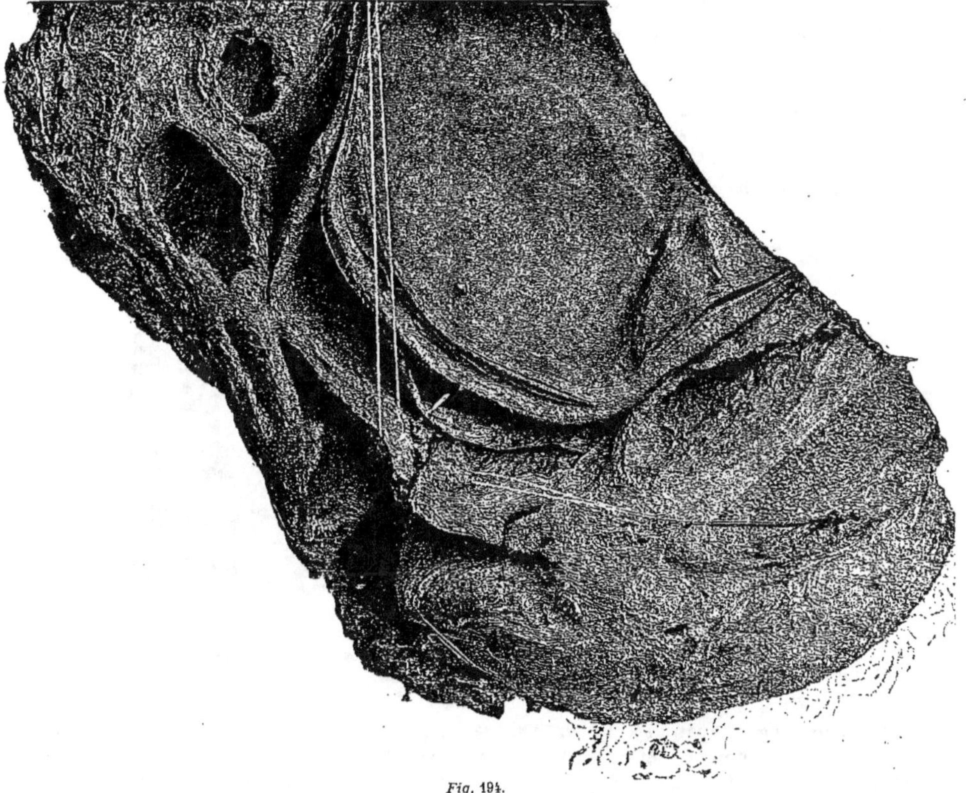

Fig. 194.

Coupe sagittale (moitié gauche) de la région pelvi-périnéale de la femme représentée en coupe (*fig.* 172, p. 153.) Voyez sur le segment céphalique resté en place, mais vidé du cerveau, la bosse séro-sanguine déjà très prononcée, bien que la poche des eaux soit intacte et le col incomplètement effacé comme vous pouvez vous en assurer sur la *fig.* 126. p. 120. Remarquez que cette bosse occupe exactement toute la portion du sommet sous-tendue par la poche des eaux, et à laquelle ne s'adapte plus la paroi résistante du segment inférieur utéro-cervical.

est extrêmement rare avant la rupture de la poche des eaux, si bien que les cas dans lesquels on a observé une bosse sanguine, la poche des eaux étant intacte, appartiennent aux plus grandes exceptions. »

Il faut modifier ainsi la phrase classique : « On a eu exceptionnellement l'occasion de s'as-mort est survenue par anémie aiguë *immédiatement après* (quelques minutes) la rupture des membranes.

Il suffit d'examiner la pièce ci-jointe (*fig.* 194) pour comprendre que si, comme le dit Schröder et comme j'en suis convaincu, « cette tumeur résulte de ce que la partie du crâne sur laquelle

elle se forme est soumise à une pression moindre que le reste du corps fœtal », elle doit se former, comme ici, avant la rupture des membranes, dans toute la portion de la tête sous-tendue par le coussinet élastique de la poche des eaux, soit sur toute la portion où ne s'adapte pas la résistante paroi du segment inférieur.

Vienne alors la rupture des membranes ; la bosse sanguine primitive va s'exagérer là où existent un nouveau vide et une nouvelle pression minima, dans l'étendue de la surface découverte par l'orifice dilaté. A mesure que la dilatation progresse, la bosse seconde, croît en largeur ; elle sera très large si la tête reste attardée longtemps au-dessus d'un orifice dilaté comme une petite paume de main (*fig.* 192).

Elle sera plus large encore si, à la dilatation complète, la tête s'immobilise.

est un phénomène précoce, antérieur à la rupture des membranes. Il n'est pas besoin pour le commencer d'une compression bien énergique.

Cette plasticité du crâne fœtal est, comme l'a bien indiqué Künecke, un facteur important du travail. L'anneau pelvien, au-dessus duquel se trouve le plus souvent la tête au début du travail, est immuable dans ses dimensions ; les parties molles qui le doublent ne tardent pas à être réduites autant qu'elles en sont capables. Tout s'arrêterait là souvent, vu les dimensions respectives du mobile et de la filière, si la tête fœtale n'était pas susceptible de se modeler au passage, de se rétrécir dans certains diamètres.

La tête est réductible et capable de subir un modelage qui accommode sa forme et ses dimensions à celles du canal à parcourir.

Il suffit de saisir et de comprimer transversa-

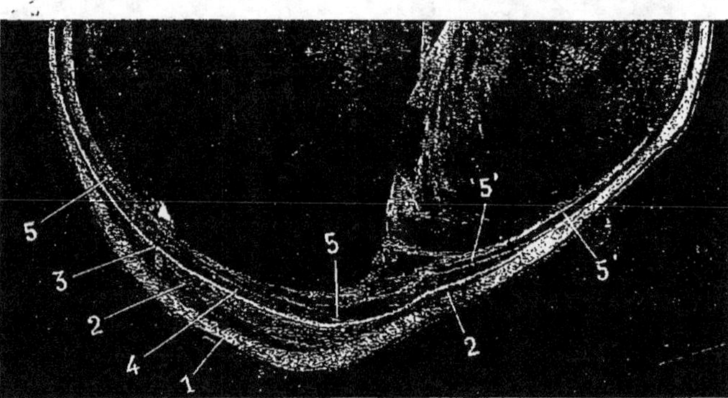

Fig. 195.

Coupe sagittale (moitié gauche) du sommet de la tête représentée en place dans la *fig.* 191. La substance cérébrale a été enlevée. — 1, Cuir chevelu. — 2, Épanchement séro-sanguin sus-périostique. — 3, Périoste. — 4, Épanchement sanguin sous-périostique. — 5 5, Pariétal postérieur. — 5′ 5′, Pariétal antérieur. — Grandeur naturelle.

Les auteurs ne sont pas d'accord sur le **siège exact de l'épanchement séreux ou séro-sanguin.** Tarnier lui donne pour origine « *l'infiltration du tissu cellulaire sous-cutané.* »

Dans les coupes que j'ai pu étudier, il est aisé de voir que l'épanchement séro-sanguin siège non seulement dans le tissu cellulaire sous-cutané mais entre l'aponévrose péricrânienne et le périoste. Celui-ci est congestionné et l'on trouve, au-dessous de lui, une nappe hémorrhagique, sorte de premier degré du céphalématome. Il n'y a pas d'épanchement sanguin franc, collecté sous la dure-mère (*fig.* 195).

De même que la bosse sanguine, **le chevauchement des os et le modelage** qui en résulte,

lement une tête d'enfant nouveau né, mort ou vif, entre le pouce et les autres doigts appliqués sur les bosses pariétales pour constater que, sans y mettre de force, le diamètre bi-pariétal diminue de cinq millimètres, en même temps que la suture sagittale se rétrécit et que l'un des pariétaux monte, *chevauche* sur celui du côté opposé.

Il suffit d'autre part d'appuyer légèrement sur l'occipital au niveau de sa pointe pour sentir celle-ci s'enfoncer sous les pariétaux qui l'encapuchonnent ; de même en serrant les tempes, ou en déprimant le frontal d'avant en arrière, on perçoit nettement le chevauchement de ses deux moitiés l'une sur l'autre et de toutes les deux sur ou sous les pariétaux.

Tout cela se comprend aisément lorsqu'on se souvient de la conformation anatomique du crâne fœtal, de l'indépendance des os de la voûte, de leur union à distance par des bandelettes membraneuses élastiques comblant des sutures et des fontanelles de largeur variable. Très limité pour les têtes à sutures étroites et à os durs, le chevauchement, le jeu des différentes pièces osseuses, devient monstrueux sur les têtes hydrocéphales dont les pariétaux donnent au palper une sensation analogue au choc rotulien dans l'hydarthrose. C'est pire encore après l'évacuation du liquide (voyez la *fig.* 196).

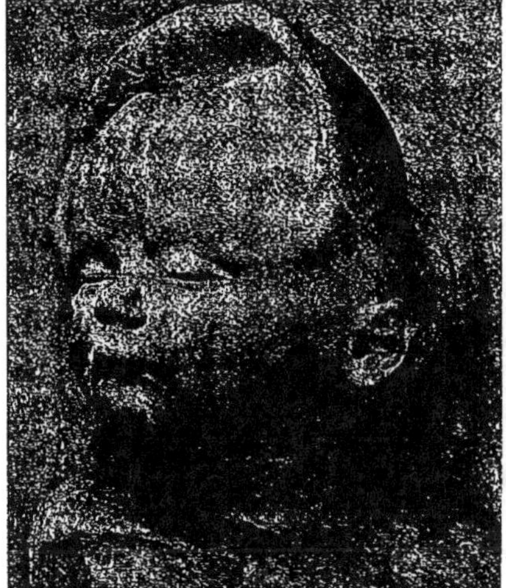

Fig. 196.

Hydrocéphalie, 1,690 gr⁰⁰ de liquide. Fille de 4,330 grammes, présentant le siège. Evacuation par le canal vertébral. — 1 = 3.

Dans les conditions normales, ce chevauchement est bien moins marqué. C'est au niveau de la suture sagittale qu'il se voit le mieux sur une tête préparée, dépourvue de parties molles ; on le voit sur la pièce ci-jointe (*fig.* 197) mesurer cinq millimètres ; si l'on suppose avant le chevauchement une suture de cinq millimètres de large, ce qui est commun, on voit que du fait du chevauchement bi-pariétal le diamètre transverse peut diminuer sans grande peine de près de un centimètre.

Les deux figures ci-jointes (*fig.* 197 et 198) font bien voir le chevauchement occipital et frontal et le mécanisme de l'effacement de la fontanelle postérieure et du rétrécissement de la fontanelle bregmatique.

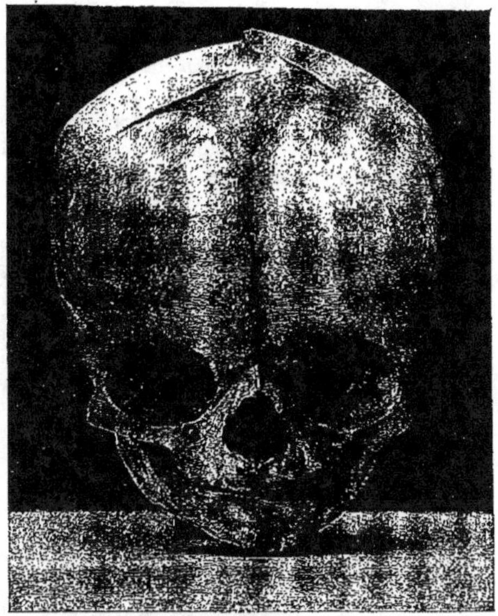

Fig. 197.

Tête d'un enfant mort-né de 3,320 grammes. Présentation du sommet en gauche transversale. Le pariétal gauche chevauche de 5 millimètres sur le droit. Les frontaux chevauchent sur les pariétaux. 2/3 de nature.

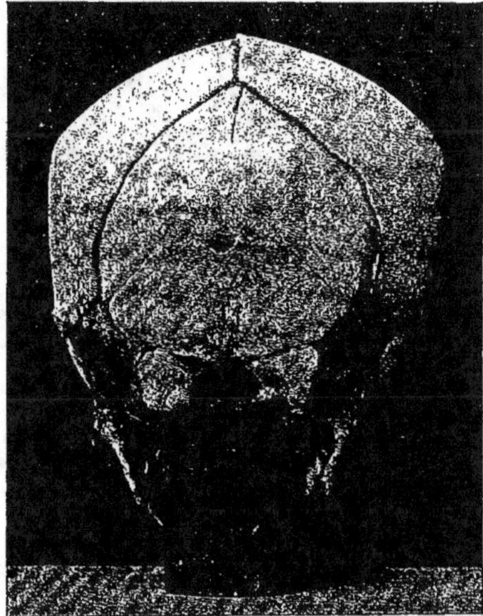

Fig. 198.

La même tête, vue d'arrière pour montrer le chevauchement de l'occipital sous les pariétaux et l'effacement de la petite fontanelle qui en résulte.

A quel moment du travail se produit ce chevauchement accommodateur ? Dès le début. Il est même probable que, commencé aux premières contractions et pour l'engagement, le chevauchement ne fera, par la suite, que s'accuser *dans le sens primitif*. C'est au moins ce qui ressort des nombreuses constatations que j'ai faites pour le pubis. Dans les cas exceptionnels à inclinaison sur le pariétal antérieur, c'est ce pariétal qui chevauche sur l'autre retenu et enfoncé par le promontoire.

Comme la bosse séro-sanguine, ce chevauchement, en tous sens, se produit dès avant la rupture des membranes ; — c'est ce que prouve la

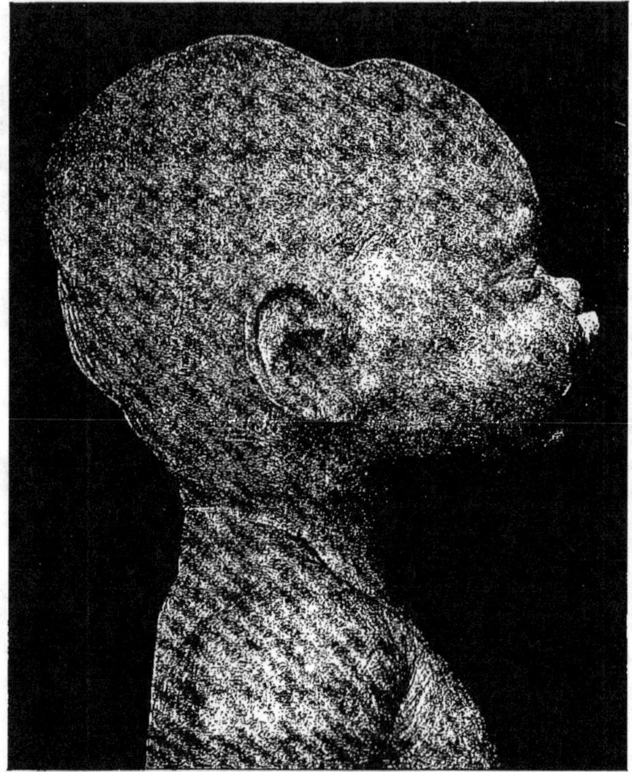

Fig. 199.

Moulage (pris immédiatement après l'extraction) de la tête d'un fœtus de 3,450 grammes extrait par l'opération césarienne *post mortem*. Il s'agissait d'une femme éclamptique, en travail ; dilatation du diamètre d'une pièce de 2 francs, poche intacte Le fœtus dont on entendait nettement les battements cardiaques, quelques minutes avant la mort de la mère, présentait le sommet, engagé en droite postérieure. Il ne put être ranimé. Voyez le chevauchement marqué de l'occipital et des frontaux sous les pariétaux, celui du frontal gauche sur le droit. — 2/3 de nature.

chevauchement des pariétaux lors de l'engagement au détroit supérieur. Lorsque l'inclinaison au détroit supérieur était sur le pariétal postérieur, ce qui est la règle, c'était ce pariétal qui chevauchait sur l'autre une fois l'enfant sorti ou extrait. L'autre est retenu et enfoncé, relevé par pièce ici reproduite : la tête d'un fœtus à terme extrait par l'opération césarienne chez une femme morte au cours du travail. — Le chevauchement augmente après la rupture de la poche et on le sent alors aller et venir sous l'influence des contractions.

Une fois produit il faut quelque temps pour qu'il disparaisse alors que la compression a cessé ; si le fœtus succombe pendant l'extraction ou quelques instants après, la tête préparée montre le même chevauchement que celui qu'on a noté avant la préparation ; de sorte qu'on peut, à l'examen d'une tête osseuse, dire quelle a été l'inclinaison d'engagement, la position étant connue.

dans les jours qui suivent la naissance, et longtemps après parfois, aussi caractéristiques que celles que certains peuples produisent après la naissance en comprimant la tête latéralement à l'aide de planchettes, d'instruments, d'appareils *ad hoc*.

Voyez les figures ci-jointes (*fig.* 199 à 209) qui montrent la forme de la tête dans les présentations du sommet, du siège, de la face et surtout du front.

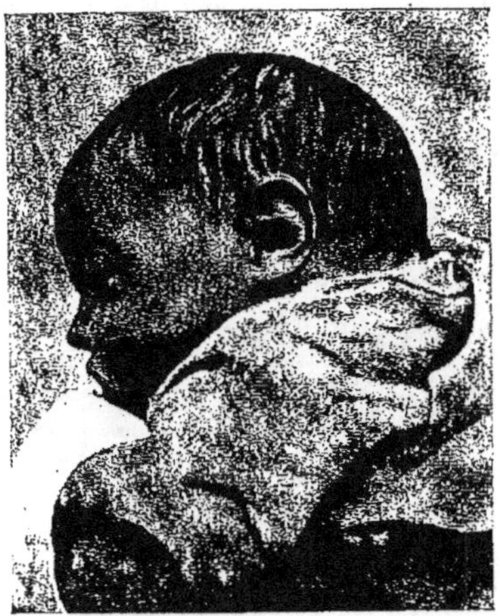

Fig. 200.

Enfant de 3,500 grammes, né en présentation du siège. — Primipare. — O F, 116 — S O B, 98 — S O F, 104 — B P, 98. — 1 = 4.

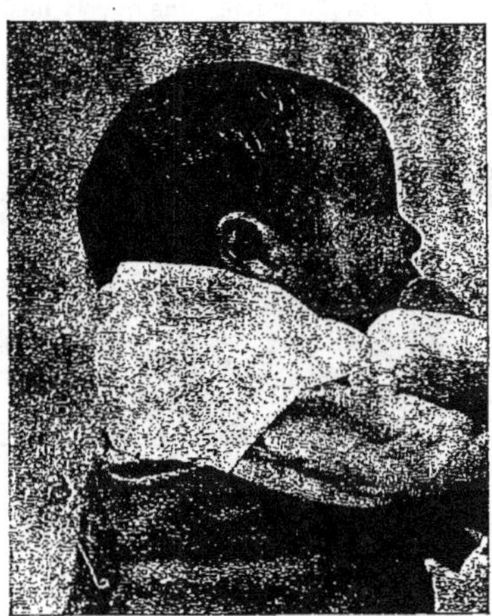

Fig. 201.

Enfant de 3,440 grammes, né en présentation du siège. — Primipare. — O F, 100 — S O B, 102 — S O F, 107 — B P, 95. — 1 = 3.

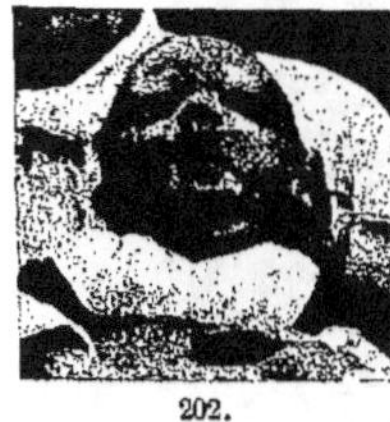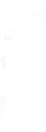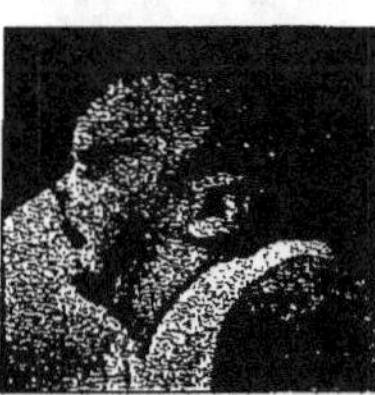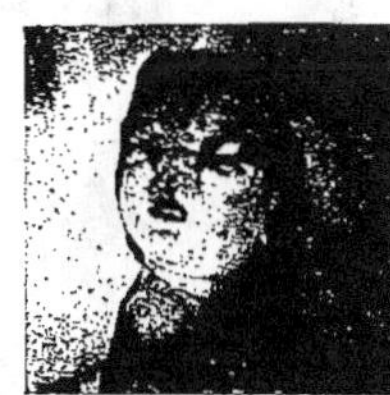

202.   203.   204.

Enfant de 3,810 grammes, né en présentation de la face (M. I. G.). Déformation résultant et du modelage des os et de la bosse séro-sanguine qui porte ici au maximum sur le front et les paupières. Remarquez sur les *fig.* 203 et 204 la déflexion persistante de la tête qui n'avait pas encore disparu le 20° jour. — **OF, 140.**

Nous avons insisté sur la réduction du bi-pariétal que peut produire le chevauchement ; mais ce que la tête perd dans un sens elle le gagne dans un autre, car elle n'est que bien peu réductible absolument parlant.

C'est à cette compensation, régie par une loi, que la tête doit de prendre une **forme caractéristique pour chaque présentation.**

Les « déformations » qui en résultent sont,

La tête qui se rapproche le plus du type *antepartum* — qu'on a pu établir à l'aide de têtes extraites par l'opération césarienne pratiquée *pendant la grossesse*, avant tout début de travail — est celle de l'enfant né en présentation du siège (*fig.* 200, 201 et 205).

C'est surtout en la prenant comme point de repère qu'on est frappé de la déformation qui résulte de la présentation du sommet (*fig.* 199).

La tête est comprimée, d'une part, d'une bosse pariétale à l'autre ; d'autre part, du front à la nuque ; elle subit un allongement compensateur de ses diamètres occipito-mentonnier et occipito-frontal. Il se produit là quelque chose d'analogue à l'allongement de l'œuf dur décoquillé que la pression atmosphérique fait pénétrer dans une carafe où on a fait le vide. Le front se déprime tandis que l'occiput s'allonge en pain de sucre (*fig.* 206), d'autant plus que la bosse sanguine est plus prononcée.

en arrière (*fig* 207 et 208). Il y a ici encore allongement des diamètres occipito-mentonnier et, en compensation de l'aplatissement de la nuque au bregma, une augmentation frappante du bi-pariétal (*fig.* 207 bis).

On a le type de la tête dolichocéphale ; c'est un effet que Hecker a pris à tort pour la cause de la déflexion, ainsi que l'ont prouvé par leurs mensurations Breisky et Kleinwächter.

Dans la présentation du front (variété frontale de la face) la déformation caractéristique est

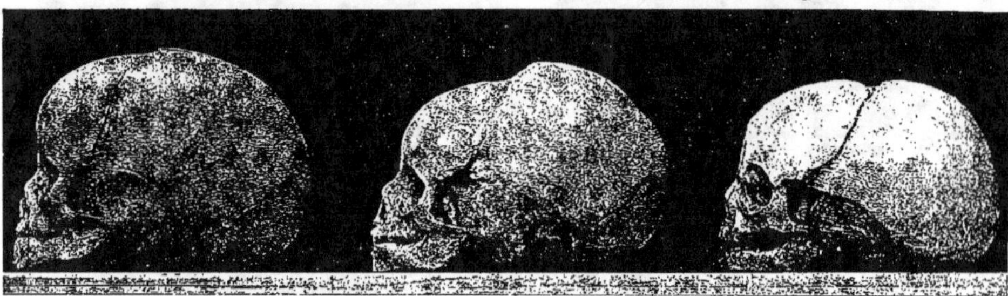

Fig. 205.   Fig. 206.   Fig. 207.

Tête d'un fœtus de 3,350 gr., né en présentation du siège. 1 = 3.

Tête d'un fœtus de 3,020 gr., né en présentation du sommet.

Tête d'un fœtus de 2,950 gr., né en présentation de la face.

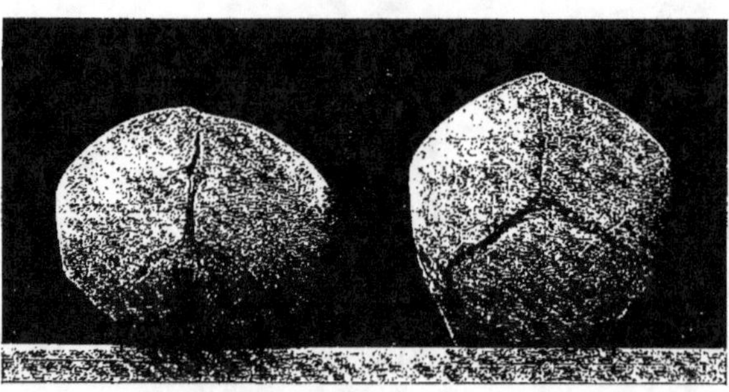

Fig. 207 bis.   Fig. 206 bis.
La tête de la *fig.* 207, vue d'arrière.   La tête de la *fig.* 206, vue d'arrière.

Dans la présentation de la face, la déformation caractéristique tient, d'une part à la présence sur la face d'une bosse séro-sanguine volumineuse (*fig.* 202 à 204), d'autre part et surtout à l'énorme réduction que doivent subir le crâne du bregma à la nuque et l'arrière tête dans le même sens pour pouvoir entrer avec le cou et les épaules. Il existe souvent dans la région bregmatique une véritable ensellure. L'occiput est comme étiré

due : 1º à la présence sur le front d'une bosse séro-sanguine ordinairement volumineuse, s'étendant de la grande fontanelle à la racine du nez ; 2º à l'aplatissement du crâne dans la direction sus-occipito faciale, aplatissement qui augmente notablement les diamètres sous-mento-bregmatique, et occipito-frontal, déprime brusquement les pariétaux en arrière et porte très bas vers la nuque la voussure de l'occiput (*fig.* 209 et 210).

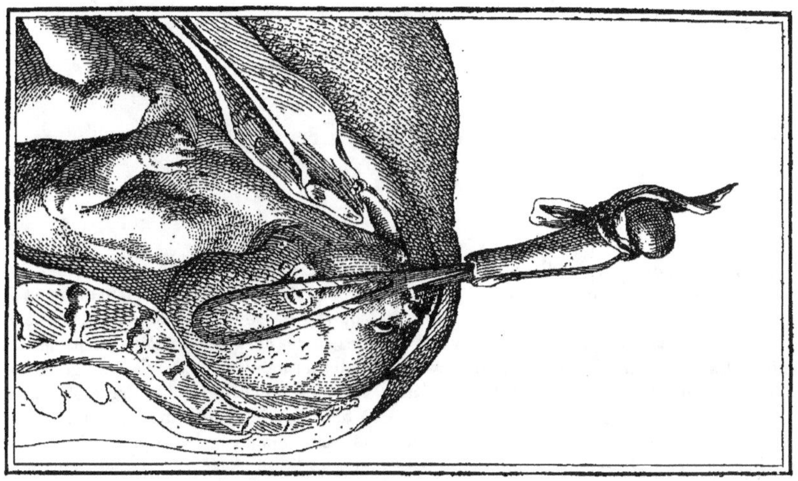

Fig. 208 (Smellie).

« Cette planche représente dans une vue latérale, la tête de l'enfant qui se présente par la face et qui est forcée vers la partie inférieure du bassin. — Le menton est sous le pubis et le vertex dans la concavité de l'os sacrum. On suppose que l'accouchement est retardé par le volume de la tête et l'étroitesse du bassin. Il faut l'extraire avec le forceps afin de sauver l'enfant. Cette situation de la tête de l'enfant au pubis est un des cas les moins dangereux de ceux où la face se présente et où on délivre plus facilement la mère avec le forceps. On voit dans cette planche la manière de le porter sur les oreilles, etc. » On y voit aussi, et c'est pour cela que je la donne, la déformation caractéristique dont on saisit sur nature le mode de production.

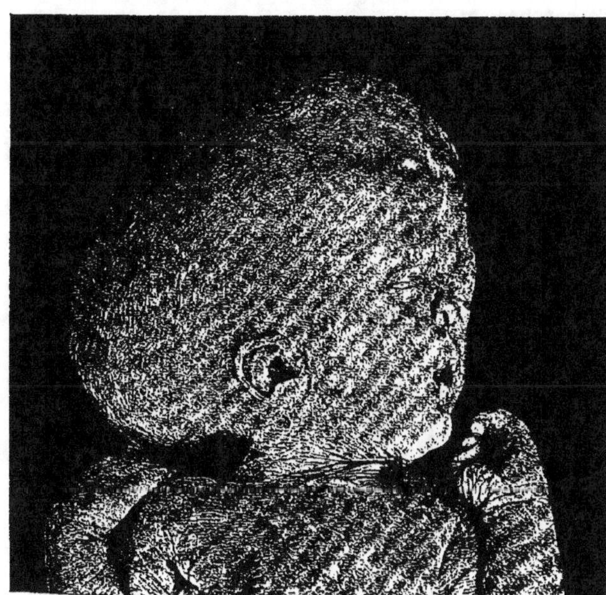

Fig. 209.

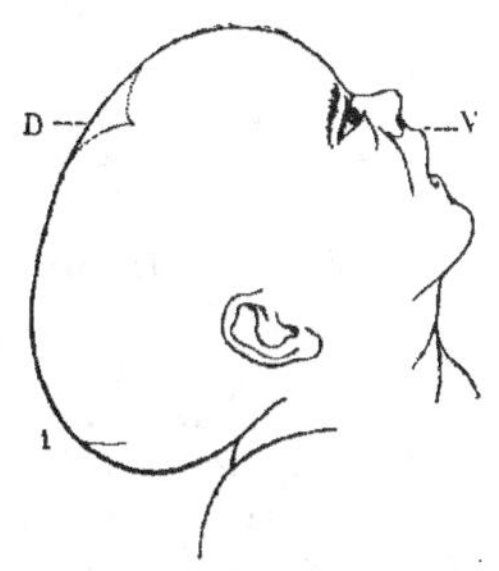

Fig. 210.

Déformation et attitude de la tête dans la présentation de la face, variété frontale. Enfant vivant de 3,810 grammes. — 1 = 4.

f, petite fontanelle — **DV**, rapports du détroit vulvaire avec le diamètre sous-naso-bregmatique au début du dégagement, le maxillaire inférieur butant sur la symphyse.

Déformation de la tête dans la présentation de la face, variété frontale. La déformation est d'autant plus frappante qu'elle est exagérée par l'excès de volume de la tête. Il s'agit d'un hydrocéphale mort-né *expulsé* spontanément. Poids : 3,300 grammes. OF : 160ᵐᵐ. Bi-pariétal, 120ᵐᵐ. Spina bifida et pied bot. — 1 = 3.

C. PRONOSTIC ET CONDUITE DU TRAVAIL.

Lorsque vous aurez fait le diagnostic du travail, il vous faudra répondre encore à maintes questions.

Combien de temps cela va-t-il durer ? L'accouchement sera-t-il naturel ou exigera-t-il l'emploi des fers ? La mère et l'enfant courent-ils des dangers, lesquels ?

Plus le travail se prolongera, plus les douleurs et l'agitation seront vives, plus pressantes deviendront les questions — et plus il faudra vous garder d'une réponse aventurée qui risquerait de compromettre votre autorité dans le moment même où vous en avez le plus grand besoin, pour résister aux suggestions de la parturiente et de son entourage.

Combien de temps dure l'accouchement ?

Rien n'est plus variable que cette durée. Il faut donc éviter de préciser et vous cantonner dans les généralités.

Le travail, dans son ensemble, est en général plus long chez les **primipares** que chez les **multipares**. Ne faut-il pas, disait Dionis, plus de temps et plus de peine pour mettre des gants neufs que des gants ayant déjà servi ?

Les moyennes que j'ai obtenues en calculant sur 2.000 accouchements physiologiques sont, pour la durée totale du travail, de la première douleur à l'expulsion du fœtus :

13 heures 1/2 pour les primipares,

7 heures 1/2 pour les multipares.

De ces 13 heures 1/2, les primipares emploient en moyenne 1 heure 15 à la période d'expulsion. Sur leurs 7 heures 1/2 les multipares ne mettent en moyenne que 35 minutes à triompher de la résistance affaiblie des parties molles du plancher pelvien.

C'est donc sur la période d'effacement et de dilatation que l'écart porte au maximum : 12 heures contre 7. Voilà ce que disent les moyennes.

Mais que de primipares qui se comportent comme des multipares, restant même et de beaucoup au-dessous de la moyenne de ces dernières. Les quatre dernières primipares que je viens d'assister au moment où j'écris ces lignes, ont accouché en 1 heure 10, 2 heures 30, 4 heures et 5 heures 1/2. Que de multipares aussi se comportent comme des primipares, dépassant même, et parfois de beaucoup, la moyenne de 13 heures 1/2 de ces dernières.

C'est ce dont le lecteur pourra se convaincre en étudiant les graphiques ci-joints (p. 175) qui résument 2.000 accouchements spontanés par le sommet dont 1.000 chez des primipares et 1.000 chez des multipares.

Ces écarts fréquents de la moyenne ont poussé les accoucheurs à rechercher **quelles pourraient être les causes**, indépendantes de l'état de primiparité ou de multiparité, **capables d'influer sur la durée du travail**, de le prolonger surtout et par là d'assombrir le pronostic.

Il semble en effet actuellement bien démontré que les inconvénients attribués par la tradition au travail très rapide, à l'accouchement dit précipité, ont été singulièrement exagérés. Cela est indiscutable pour les périodes d'effacement et de dilatation. Plus tôt fait, plus tôt quitte. Et plût à Dieu que le travail ne dure jamais plus d'une heure ! Ni la parturiente ni l'enfant n'auraient lieu de s'en plaindre.

En est-il de même pour la période d'expulsion ? N'y a-t-il pas inconvénient au point de vue de l'intégrité des parties molles, vagin, vulve, périnée, à une distension trop rapide ?

A priori, il semble que oui. Mais si l'on réfléchit un peu, on s'aperçoit bien vite que chez les multipares l'expulsion précipitée, en 2 ou 3 douleurs, est chose très commune, presque la règle, et que cela ne compromet pas l'intégrité

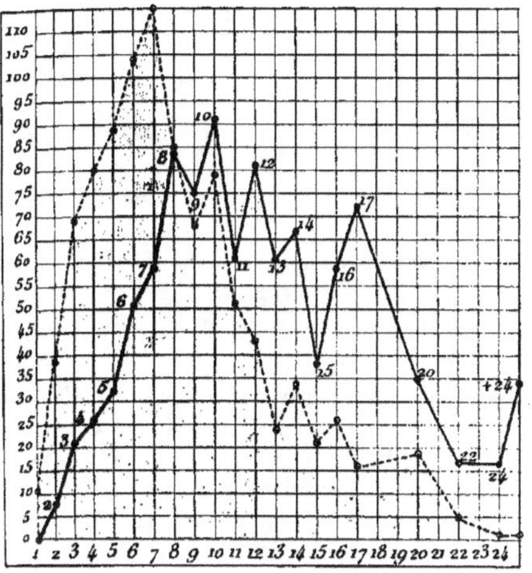

Tableau graphique de la durée totale du travail chez 1.000 primipares (trait plein) et chez 1.000 multipares (trait pointillé).

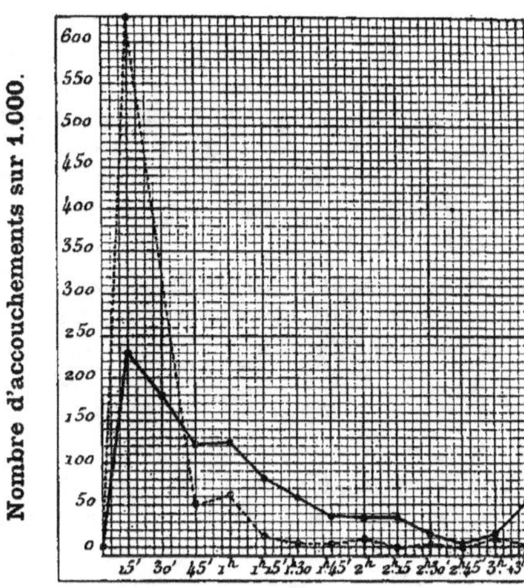

Tableau graphique de la durée de la période d'expulsion chez 1.000 primipares (trait plein) et chez 1.000 multipares (trait pointillé).

du périnée. Que si la même précipitation peut s'observer chez une primipare, c'est que son plancher pelvien, son périnée, sa vulve ont les mêmes propriétés et peuvent prêter de la même façon que chez une multipare. Que si au contraire le périnée est de ceux qui résistent, peu importe la force et la précipitation des douleurs et des efforts expulsifs réflexes ou volontaires ; il faudra toujours quelque temps pour triompher de cette résistance, et ce temps s'écartera bien peu des minima qui rentrent dans le calcul de la moyenne générale et qui sont nombreux. J'entends, cela va de soi, que l'accoucheur est présent et maître d'opérer, pour retarder le dégagement, comme il a été dit ci-dessus.

La prolongation du travail a, par contre, **des inconvénients indiscutables.**

Pour la mère c'est le surmenage que trahissent l'accélération du pouls, la sécheresse de la langue, la pulvérulence des narines, les fuliginosités des lèvres et des dents, la dépression des forces, l'abattement, le délire, l'élévation de la température qui peut aller de 38 à 40°. Il y a une « fièvre du travail » qu'on ne peut mieux comparer qu'à celle qui suit les excès sportifs, et qui semble devoir être attribuée à une auto-intoxication. Cette fièvre est éphémère et tend,

comme l'albuminurie du travail qui parait être un phénomène de même ordre, à la terminaison par lysis dans les 12 heures qui suivent l'accouchement.

Le trouble organique profond que révèlent les différents symptômes que nous venons d'énumérer, diminue à coup sûr la résistance de la parturiente à l'auto ou à l'hétéro-infection. De plus, la prolongation du travail, augmentant fatalement le nombre des explorations digitales et ralentissant le zèle de l'entourage, multiplie les occasions de fautes involontaires contre l'antisepsie.

Outre ces inconvénients qui sont communs à la prolongation du travail quelle que soit la période envisagée, il en est qui sont propres à la période d'expulsion. Ce sont ceux qui résultent de la compression ischémiante qu'exerce la tête, engagée et arrêtée au détroit inférieur, sur les parties molles de l'excavation et du bassin mou: escharres du vagin et de la vulve, escharres de la cloison recto-vaginale et vésico-vaginale aboutissant aux fistules, œdème du périnée favorisant les déchirures étendues. A vrai dire, on a singulièrement exagéré lorsqu'on a fixé à 2 ou 3 heures la durée de la période d'expulsion compatible avec l'intégrité des cloisons vésicale et rectale. Nous avons vu maintes fois la période en question durer 4, 5, 6, 7 et même 8 heures sans qu'il en résultât d'eschares perforantes. La seule fistule que j'aie vue, attribuable *au séjour prolongé de la tête engagée dans un bassin normal,* s'est produite chez une primipare laissée 12 heures en période d'expulsion par une sage-femme.

Pour l'enfant la prolongation des périodes d'effacement et de dilatation n'a pas, en général, d'inconvénients graves, en dehors de certaines dispositions anormales des annexes impossibles d'ailleurs à prévoir et à diagnostiquer.

Il faut cependant faire ici une réserve : les troubles de la circulation, l'asphyxie du fœtus avec les conséquences indiquées plus haut (respiration prématurée, expulsion du méconium) sont à redouter lorsque le travail de dilatation se prolonge après rupture prématurée ou précoce des membranes et disparition du tampon hydrostatique qui protège le fœtus et ses annexes contre la compression résultant de l'application directe et brutale de la contraction utérine. On sait que, dans les conditions les plus physiologiques, lorsque l'œuf est intact, la contraction utérine produit un trouble passager de la circulation fœtale. Ce trouble se traduit à l'oreille de l'accoucheur par une modification du rythme cardiaque (accélération puis diminution dans l'intensité et le nombre de battements à l'acmé de la contraction, retour progressif à la normale). Le fait est d'observation courante. On discute sur sa cause (augmentation de la pression intra-cardiaque, asphyxie légère par compression du placenta, compression cérébrale). *A fortiori* ces troubles doivent s'accentuer et s'accentuent en effet souvent lorsque les eaux sont écoulées.

C'est pour le fœtus et non pour la mère que les « couches dites sèches » méritent jusqu'à un certain point leur mauvaise réputation. Cette façon d'en comprendre l'action — au cas où, pour une cause quelconque, le travail traîne en longueur — diffère de l'ancienne qui plaçait dans la rupture prématurée ou précoce des membranes la cause de la difficulté et de la lenteur de l'accouchement. Certes, quand la présentation, le bassin ou les parties molles s'opposent à ce que le fœtus joue le rôle dilatateur de la poche des eaux absente, la rupture des membranes est une cause de dystocie. Mais non dans les conditions normales que nous envisageons seules ici.

Voici en effet les résultats auxquels est arrivé Bataillard en étudiant la durée du travail dans 198 cas où la poche des eaux s'était rompue au début du travail :

Positions obliques postérieures	Primipares..	15 h. 32.
	Multipares..	5 h. 59.
Positions obliques antérieures	Primipares..	11 h. 27.
	Multipares..	6 h. 16.

Il suffit de comparer ces chiffres à ceux de la page 174 pour s'assurer de l'innocuité des couches sèches pour la mère, au point de vue mécanique.

C'est surtout pendant la période d'expulsion que la prolongation du travail agit en mauvaise part sur le fœtus : c'est alors que le trouble de la circulation, produit par la contraction utérine, atteint son maximum, et qu'il suffit à créer par sa répétition les différents degrés de la mort apparente que nous aurons à étudier par la suite, voire la mort du fœtus.

On sait qu'il est extrêmement commun de trouver le cordon enroulé une ou plusieurs fois autour du cou du fœtus. Cette disposition qui, sauf le cas rare où elle produit une brièveté marquée de la tige funiculaire, n'a pas d'inconvénient sérieux tant que le fœtus est encore dans l'utérus, peut devenir une cause de souffrance et même de mort lorsque la nuque vient, après la rotation finale, prendre appui sur le pubis. Le cordon peut être comprimé en ce point, et c'est là une cause de souffrance et de mort du fœtus propre à la période d'expulsion.

Les inconvénients ci-dessus énumérés de la prolongation du travail, l'assombrissement du pronostic qui en résulte pour la mère et pour l'enfant expliquent assez le nombre incalculable de travaux dans lesquels on s'est attaché à dégager les causes qui peuvent influencer la durée du travail.

C'est ainsi que pour les primipares, par exemple, on a cru trouver une de ces causes dans **l'âge avancé de la parturiente.**

C'était chez les cliniciens français du xviiᵉ et du xviiiᵉ siècles, une croyance presque générale et de tradition que l'accouchement des **primipares âgées** était plus difficile. De Soranus d'Éphèse (iᵉʳ siècle) à Mauriceau (xviiᵉ), en passant par Avicenne (xᵉ) et les compilateurs de la Renaissance, la même phrase revient sans cesse : « Mulieres annis confectae...

mulier post annum quintum et vigesimum primo concipiens... mulier nimis annosa, ut cum excessit 40 annos... mulier annosior... senescentes mulieres difficillime pariunt ».

Et cela s'explique aisément : « Senescentes autem mulieres, ob id difficulter pariunt quia (ut inquit Galenus, Cap. 7) collum matricis habent durum, cartilaginosum et prope osseum ».

Reconnaissez-là l'origine de l'aphorisme fameux et classique de Mauriceau : « Les difficultés qui se rencontrent aux accouchements arrivent de la part de la mère si elle est trop vieille étant grosse de son premier enfant; d'autant que, pour lors, les parties qui sont trop sèches et plus dures ne peuvent pas prêter à la dilatation nécessaire; et outre cela, les vieilles ont l'articulation du coccyx ou croupion plus ferme ».

Et Dionis d'ajouter dans son langage pittoresque : « Si l'on prend deux peaux de brebis, savoir d'une jeune et d'une vieille, et que l'on en fasse des gants, ceux qui seront faits de la peau de la jeune brebis se ganteront aisément, et s'accommoderont à la grosseur de la main; mais ceux qui seront faits de la peau de la vieille auront de la peine à se ganter, parce que les fibres étant plus dures et plus desséchées, ne pourront point s'étendre ».

Deventer, Puzos, Smellie, Deleurye, etc., adoptent la proposition et l'explication de Mauriceau.

Dès le xviii⁰ siècle, cependant, s'accuse chez de La Motte, Mesnard et Rœderer, une opposition qui va grandir avec Mᵐᵉ Lachapelle.

« Il a de tout temps, dit-elle, régné une opinion que je ne puis partager. Tout le monde croit que la dilatation des passages est plus difficile chez les femmes avancées en âge; il n'est pas un accoucheur qui ne redoute un premier accouchement chez une femme de 30, 35 à 40 ans; il n'est pas une femme de cet âge qui ne voit avec effroi arriver le moment de sa première couche. L'expérience m'a trop souvent prouvé la fausseté de ces préventions pour que je puisse les adopter. Sans doute, on voit souvent le travail lent et pénible chez une femme âgée et qui n'a point eu d'enfant; mais n'en est-il pas de même des plus jeunes ? La proportion, j'ose l'assurer, est parfaitement égale. Si quatre sur dix ont, parmi les jeunes primipares, un accouchement facile, quatre sur dix, parmi les plus âgées accouchent avec promptitude et facilité ».

Mais la tradition est tenace, et tandis que Cazeaux et Depaul se rangent du côté de Mᵐᵉ Lachapelle, Dubois, Stoltz, Jacquemier, Wigand, Michaelis, Nægele, etc., adoptent et propagent les idées de Mauriceau. Pajot, dans ses cours, invoque encore, après Galien, le racornissement des tissus, tout en déclarant que sa pratique n'est pas d'accord avec la théorie.

En présence de ces affirmations contradictoires, les accoucheurs modernes ont fait appel à la statistique. Les monographies de Cohnstein (1872), d'Ahlfeld, d'Aschenborn, de Schramm, de Bidder, etc., firent de l'accouchement chez les primipares âgées un tableau si sombre, si manifestement exagéré, qu'elles suscitèrent en particulier de la part de Mangiagalli et de notre compatriote Coccio, une réaction tendant à dénier tout caractère spécial à l'accouchement en question.

De fait, il est impossible d'accepter les conclusions de Cohnstein dont le relevé de 393 cas comporte 27 0/0 de mortalité maternelle (avant l'antisepsie); 44,8 0/0 de mortalité fœtale et 73 0/0 d'interventions dont 55 0/0 par le forceps ! Pour réduire à sa juste valeur ce travail partout cité de Cohnstein, il suffit de remarquer que sa statistique est composée de faits hétérogènes recueillis dans les journaux et les revues, et que l'auteur y a tout confondu depuis les bassins viciés (43 0/0), jusqu'aux présentations anormales et vicieuses (12,5 0/0).

Si la statistique d'Ahlfeld, établie dans des conditions plus rationnelles (Clinique et Polyclinique de Leipzig), est moins effrayante, elle indique néanmoins un chiffre éncore énorme d'interventions (68 0/0), une mortalité élevée pour les mères et les enfants, la fréquence des déchirures périnéales, et enfin une prolongation moyenne de 7 heures dans la durée du travail.

Les accoucheurs allemands, acceptant ces données générales, cherchent alors qui dans la prédominance des garçons, qui dans l'augmentation du poids de l'enfant avec l'âge de la mère, les causes de la difficulté de l'accouchement chez les primipares de 30 à 40 ans et plus.

Avec Hecker (1875), Coccio (1875), on fait retour à l'opinion de Mᵐᵉ Lachapelle. On parle à nouveau « de l'innocuité relative des accouchements chez les primipares âgées », sauf une légère prolongation du travail portant pour les uns sur la dilatation, pour les autres sur l'expulsion. Mangiagalli va plus loin ; s'appuyant à son tour sur la statistique de la Maternité de Milan, de 1871 à 1880, il conteste l'importance des causes supposées de la difficulté de l'accouchement, telles que l'ankylose du coccyx, la rigidité des parties molles, « hypothèse gratuite et *a priori* », le développement plus considérable du fœtus.

Certes il relève, comme ses prédécesseurs, chez les primipares âgées prises en bloc, des interventions plus nombreuses, une mortalité maternelle et fœtale plus grande ; mais parce que, dit-il, il y a dans les faits par lui rassemblés une énorme proportion de viciations pelviennes. « Le plus grand nombre de ces femmes, précisément par suite de leur difformité, échappent plus longtemps que les autres à la loi de l'amour légal ou non qui fait de l'homme un chercheur d'épouse ou d'amante. C'est leur difformité et non leur âge qui chez elles aggrave le pronostic lorsqu'elles deviennent enfin justiciables de l'accoucheur ».

Il y a du vrai dans cette thèse de Mangiagalli. Il s'y trouve surtout une indication précieuse pour les statisticiens. Si l'on veut dégager la formule de l'influence de l'âge, il faut comparer des choses comparables et la question doit être posée comme suit :

« Lorsque, chez une primipare ayant dépassé la trentaine, existent les conditions physiologiques : présentation du sommet, fœtus de poids moyen, bassin normal, utérus sain au moins en apparence, l'accouchement et le pronostic diffèrent-ils de ce qu'ils sont chez une primipare avant 30 ans ? »

Le travail de Mangiagalli suscita une nouvelle levée de travaux de contrôle. Rumpe (1882), Dieterlen (1882), Steinmann (1884), Kleinwächter (1884), Courtade (1884), Ekard (1885-87), tendent à confirmer la réputation fâcheuse des primipares âgées, mais en atténuant cependant les conclusions de Cohnstein, d'Ahlfeld, d'Aschenborn, etc.

C'est la conclusion à laquelle arrive également mon collègue et ami Truzzi. Après avoir réuni 266 cas de 1852 à 1888 (Maternité de Milan, la même où Mangiagalli avait opéré), mettant à part les bassins viciés (30,8 0/0), les semi-crétines, crétines ou idiotes (4,8 0/0), ne prenant que les accouchements à terme et les bassins normaux,

il trouve que la prolongation du travail est en moyenne de 7 heures.

J'ai tenu à résumer dans ses grandes lignes l'historique de cette question si controversée. Certes, ainsi que le dit Truzzi, il faut tenir compte de ce quasi consensus des statisticiens. Mais comment d'autre part ne pas être influencé par le dire de Mme Lachapelle ?

L'impression qui m'était restée de onze ans de pratique hospitalière étant à peu de chose près la même que celle de Mme Lachapelle, j'ai voulu l'étayer de chiffres. Sur mon conseil et sous ma direction, mon élève et ami Dubé s'est occupé de chercher dans les faits recueillis à la Clinique Baudelocque quelle était « *toutes choses égales d'ailleurs* » l'influence de l'âge avancé sur la durée d'un premier accouchement.

J'insiste sur ce point « toutes choses égales d'ailleurs ». Lorsque j'ai évalué ci-dessus la durée moyenne de l'accouchement chez la primipare en général, dans les conditions physiologiques, normales, qui seules doivent nous intéresser ici, il va sans dire que j'ai éliminé de parti pris : présentations vicieuses, bassins viciés, placentas prævias, fibrômes utérins, etc., etc. Il faut agir de même pour les primipares âgées.

Eh bien, **la présentation étant celle du sommet, la tête engagée ou fixée, le bassin normal, etc., bref les conditions physiologiques paraissant exister toutes, quelle est la durée moyenne du travail avant 20 ans, de 20 à 30 ans, après 30 ans ?**

Vous allez pouvoir, en examinant les quatre tableaux ci-joints (p. 179 et 180), vous convaincre que si Mme Lachapelle avait de sérieuses raisons pour parler comme elle a fait, Mauriceau, privé du secours du forceps, en avait de bonnes aussi pour redouter l'accouchement chez une femme « trop vieille étant grosse de son premier enfant ».

Les calculs qui m'ont permis d'établir les tableaux graphiques ci-joints portent : 1° sur les primipares âgées de plus de 30 ans accouchées à Lariboisière et à Baudelocque de 1883 à 1896 c'est-à-dire dans un même service, sous la même direction, par les mêmes assistants. (J'entends les primipares âgées qui, se trouvant dans les conditions indiquées plus haut, ont accouché spontanément) ; 2° sur deux séries semblables de primipares jeunes et de primipares d'âge moyen.

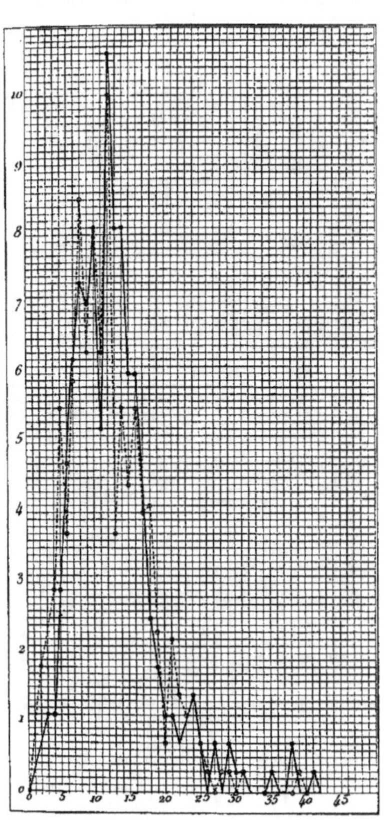

Durée totale du travail en heures.

Tableau graphique de la durée totale du travail :

1° Chez 100 primipares de 20 à 30 ans (trait pointillé);

2° Chez 100 primipares de moins de 20 ans (trait plein).

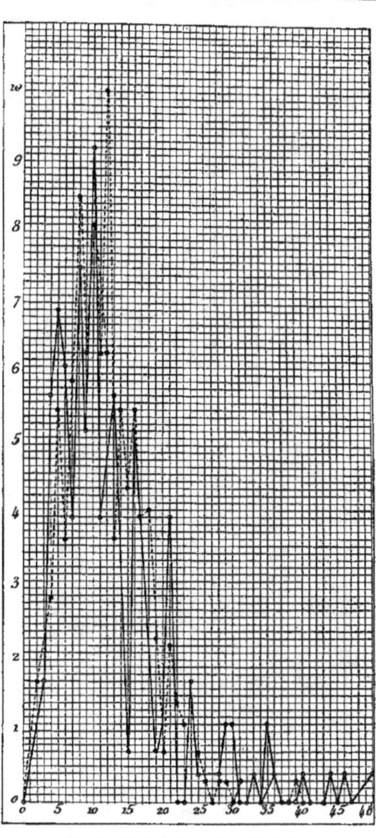

Durée totale du travail en heures.

Tableau graphique de la durée totale du travail :

1° Chez 100 primipares de 20 à 30 ans (trait pointillé);

2° Chez 100 primipares de 30 à 46 ans (trait plein).

Les moyennes obtenues pour ces trois séries sont les suivantes :

	Durée totale du travail.	Durée de l'expulsion.
Primipares jeunes	13 h. 5	1 h. 15
» d'âge moyen	13 h. 28	1 h.
» âgées.	13 h. 19	1 h.

C'est-à-dire *qu'à ne considérer que les moyennes en question toutes les primipares se valent.*

En examinant les tableaux on note encore que, quel que soit l'âge, 60 °/₀ environ des accouchements sont terminés dans les 13 premières heures; et que la période d'expulsion ne dure pas plus d'une heure chez 66, 7°/₀ des primipares jeunes, chez 66, 8°/₀ des primipares d'âge moyen, chez 51 °/₀ des primipares âgées.

Voilà qui légitime la proposition optimiste de Mme Lachapelle. Et pourtant les mêmes tableaux vous montrent déjà une légère tendance à plus de lenteur chez les primipares âgées. Voyez en effet qu'après la 20ᵉ heure la courbe de ces dernières reste un peu plus élevée, plus traînante aussi que celle des primipares jeunes et d'âge moyen.

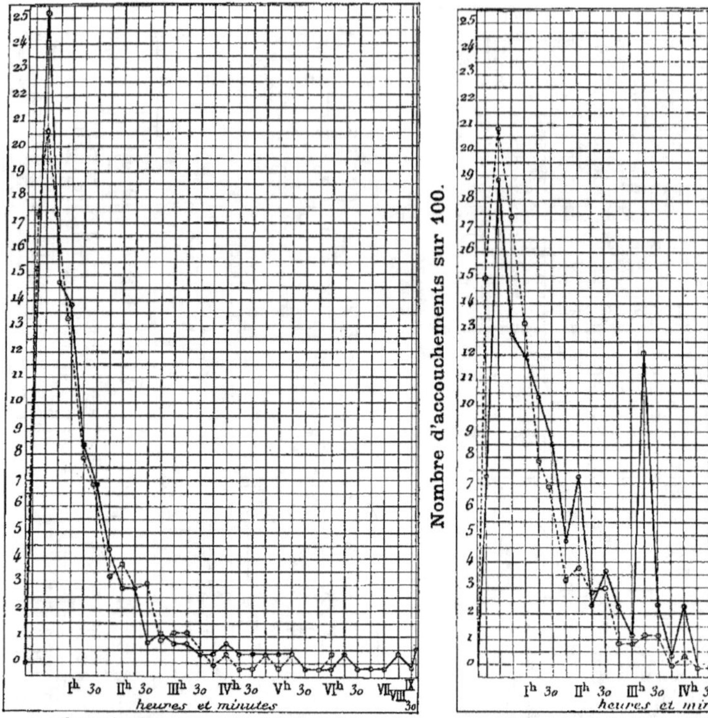

Temps écoulé depuis la dilatation complète.   Temps écoulé depuis la dilatation complète.

Tableau graphique de la durée de la période d'expulsion :

1° Chez 100 primipares de 20 à 30 ans (trait pointillé);
2° Chez 100 primipares de moins de 20 ans (trait plein).

Tableau graphique de la durée de la période d'expulsion.

1° Chez 100 primipares de 20 à 30 ans (trait pointillé);
2° Chez 100 primipares de 30 à 46 ans (trait plein).

Remarquez de même que pour la période d'expulsion, tandis qu'on ne relève plus après la 3ᵉ heure que 5, 2 % de primipares jeunes et que 4, 3 % de primipares d'âge moyen, on reste encore en présence de 14, 5 % de primipares âgées.

D'où l'on doit conclure que *s'il y a des traînardes à tous les âges il y en a environ 10 % de plus chez les primipares âgées*, et que le ralentissement du travail, dans ces cas exceptionnels, porte à la fois sur les deux périodes, dilatation et expulsion.

Mais voici qui est encore plus caractéristique et va vous expliquer le pessimisme de Mauriceau *qui n'avait pas de forceps.*

Si pour nos trois séries de primipares réunissant les conditions physiologiques et normales, au moins en apparence, nous recherchons la fréquence des terminaisons artificielles par forceps, nous avons :

Sur 301 prim^res jeunes..... 5 forceps = 1,6 %
Sur 288 » d'âge moyen 5 forceps = 3,1 %
Sur 219 » âgées... 55 forceps = **25** %

Je répète qu'il ne s'agit ici, pour les 3 séries, que de femmes à bassin estimé normal, accouchant d'un enfant de 2.500 grammes au moins présentant le sommet sans procidence, en dehors de toute complication telle que placenta prævia à hémorrhagies ou fibromes capables, en dehors de la question d'âge, de troubler la marche du travail.

Pour ces 55 cas qui expriment bien la **dystocie spéciale aux primipares âgées** la durée totale moyenne du travail est de 28 h. 30 et celle de la période d'expulsion est de 3 h. 30.

23 femmes ont dépassé 30 heures de durée totale (savoir 12 de 30 à 40; 4 de 40 à 50; 4 de 50 à 60; 1 de 62; 1 de 72 et 1 de 111 heures.)

17 femmes ont dépassé 3 heures 30 de période d'expulsion (savoir 10 de 4 à 5 heures, 3 de 5 à 0 heures; 3 de 7 heures; 1 de 15 heures.)

En étudiant de près ces 55 observations de forceps on s'aperçoit bien vite que *ce n'est pas du côté du sexe ou du poids de l'enfant qu'il faut chercher l'explication de la difficulté d'accoucher.*

Il y a en effet 28 filles pour 27 garçons et, quant au poids, 42 n'atteignent pas 3.500 et 1 seul atteint 4.000.

On remarque encore que *dans aucun cas on n'a reconnu l'ankylose du croupion* invoquée par Mauriceau.

Force est donc de chercher l'explication de cette lenteur d'une part dans cette coriacité plus grande des tissus qu'invoquait Pajot après tant d'autres, sorte de modification régressive impossible à déceler anatomiquement; **d'autre part dans la fréquence de la dégénérescence myomateuse du muscle utérin à partir de la trentaine.** Il est en effet digne de remarque, et Pinard y insiste dans ses leçons, que tandis que nos deux séries de primipares jeunes et d'âge moyen ne nous présentent pas un seul cas où l'on ait noté au palper ou au toucher la présence de fibromes, ceux-ci ont été dûment constatés 13 fois, soit dans près de 4 °/₀ des cas chez nos primipares âgées. On est en droit de se demander si, dans les cas en apparence normaux, que nous avons seuls fait servir à nos calculs, il n'y aurait pas à incriminer des dégénérescences de même ordre, encore trop peu marquées pour se révéler à l'exploration superficielle, mais cependant capables déjà de troubler la contraction du muscle utérin.

Quoi qu'il en soit de l'explication, le fait est là, brutal, et il se traduit par une **légère surélévation de la mortalité fœtale** en connexion avec le travail, mortalité qui dans notre statistique atteint (accouchements spontanés et artificiels) 5 °/₀ au lieu de 1,32 °/₀ chez les primipares jeunes et de 1,38 °/₀ chez les primipares d'âge moyen.

A côté de cette question d'âge des primipares, il en est une autre qui, depuis le xviie siècle, préoccupe fort les accoucheurs aussi bien chez les primipares que chez les multipares.

C'est celle des **variétés obliques postérieures,** des **occipito-postérieures,** comme on dit encore.

Il s'est établi à leur sujet, graduellement, par répétition quelque peu routinière d'un aphorisme de Mauriceau, une sombre légende sur la longueur de l'accouchement, les dangers que courent et la mère et l'enfant, les interventions multiples tant manuelles qu'instrumentales qu'elles nécessiteraient.

Lorsqu'on serre la question d'un peu près on s'aperçoit bien vite qu'à l'origine de cette légende il y a une connaissance insuffisante du mécanisme. Vous vous souvenez que, pour les accoucheurs du xviie siècle, les postérieures se dégagent toujours face en dessus, occiput en arrière. D'où cette conclusion que les *accouchements des postérieures sont contre nature.* De là à les proclamer *difficiles* il n'y a qu'un pas, car un accouchement baptisé contre nature est *a priori* considéré comme imposant une intervention... qui souvent crée la dystocie. Il y a d'autres exemples à l'appui de la proposition qui précède. Rappellerai-je que l'accouchement par la face, si redouté et si maltraité des anciens, est devenu relativement simple à partir du jour où Bœr (de Vienne) l'a abandonné aux soins de la nature ?

Au discrédit jeté par Mauriceau, Puzos, de la Motte, Rœderer, Smellie, Baudelocque, Mme Boivin, sur les postérieures en général « parce qu'un nageur avance plus vite sur le ventre, face en dessous, que sur le dos, face en dessus » est venu se joindre depuis Capuron, qu'ont suivi Velpeau et Depaul, un discrédit spécial aux **obliques postérieures gauches.** Elles seraient les moins favorables de toutes « à cause que l'intestin rectum gêne la rotation en arrière »; même alors que cette rotation se fait « l'accouchement est très difficile et même impossible sans le secours de l'art; il ne faut jamais compter sur la nature; le forceps est toujours indispensable pour assurer le salut de la mère et de l'enfant. »

Chose curieuse, mais qui ne vous surprendra plus, *le pronostic sombre des postérieures a survécu à la doctrine erronée de la rotation habituelle en occipito-sacrée* qui lui avait donné naissance. Même après que Nægele eut démontré que les postérieures se transformaient en face en dessous, Mme Lachapelle écrivait encore (2 ans après seulement il est vrai): « On ne peut nier que dans ces cas l'accouchement spontané soit possible; des multitudes d'exemples le prouvent tous les jours ; mais *le simple raisonnement nous indique assez quelles nombreuses sources de difficultés découlent d'une semblable position.* » Scanzoni, Cazeaux, Hubert, Hyernaux, Depaul, Sentex, etc., font encore à ce sujet de grandes réserves.

Et Tarnier écrit en 1876 : « Les positions postérieures font à juste titre le désespoir des accoucheurs. Dans ces positions, en effet, l'accouchement est presque toujours long et pénible lorsqu'il s'effectue naturellement, et sa terminaison artificielle par le forceps est difficile et parfois même dangereuse ».

Et en 1889 : « La vérité est que les accouchements en occipito-postérieure — que la tête tourne correctement ou que l'occiput se place vis-à-vis le sacrum — sont des accouchements longs, pénibles, dont l'issue est incertaine, compromettant les enfants, exposant les mères, par suite de la prolongation inusitée du travail, à des compressions dangereuses et à des opérations.

« Cette révolution fort étendue, plaçant la tête en OIDP, OIDT, OIDA et enfin en occipito-pubienne s'accomplit cependant intégralement dans l'immense majorité des cas — 96 % d'après M. West — mais douloureusement, péniblement, avec des arrêts, des reculs, un va et vient désespérant, lentement par conséquent, en 5 ou 6 heures de plus que si l'occiput eût été primitivement placé en position antérieure ».

Elevé théoriquement dans cette crainte des postérieures et des interventions complexes qu'elles nécessiteraient, je n'ai pas été médiocrement surpris, au cours de mes deux années d'internat chez Pinard (1885 et 1887), de voir avec quelle aisance la nature, laissée à elle-même, se tirait habituellement de ce pas prétendu difficile.

Et pour prendre tout de suite des postérieures celles qui le sont le plus, les 6 **occipito-sacrées** que j'ai pu observer à cette époque, sur 311 occipito-postérieures, se terminèrent spontanément, par l'expulsion de 5 enfants vivants et d'un macéré. Les enfants pesaient 2.640, 2.900, 2.980, 3.150 et 3.270 grammes. La durée du travail n'avait pas dépassé la moyenne ordinaire.

De 1890 à 1895 je relève sur les registres de la clinique Baudelocque 35 accouchements face en dessus dont 30 spontanés et 5 artificiels : 35 enfants vivants à la naissance.

Je résume dans le tableau ci-contre (p. 183) les points principaux de ces 35 accouchements.

La durée moyenne du travail est :

Pour les primipares de. . . 12 h. 57

Pour les multipares de . . . 7 h. 30

La durée moyenne de la période d'expulsion est :

Pour les primipares de. . . . 1 h. 37

Pour les multipares de. . . . . » h. 29

L'intervention par le forceps est exceptionnelle. Si l'on veut en effet réfléchir que les deux forceps chez les multipares (n°s 34 et 35) ont été faits sur des têtes *en transversale* qu'on a volontairement ou non dégagées en occipito-sacrées; que l'un des forceps de primipare (n° 33) a été fait sur une tête *en gauche postérieure oblique,* c'est-à-dire concavité des cuillers tournée vers le front (ce qui est une faute), on voit qu'en réalité il n'a été fait que deux applications de forceps pour des occipito-sacrées (n°s 31 et 32). Une seule était vraiment indiquée (32).

Que l'accouchement ait été spontané ou artificiel *tous les enfants sont nés vivants.* 5 sont morts dans les heures ou jours suivants. Un pesait 860 grammes; 2 étaient syphilitiques; 1 pesant 2.080 grammes, né après 6 heures de travail et 15 minutes d'expulsion a succombé 4 jours après; 1 pesant 2.560, né après 1 h. 40 de travail et 5 minutes d'expulsion est mort le lendemain. Donc : *mortalité nulle du fait de la position occipito-sacrée.*

Si j'ajoute que les suites de couches ont été normales et les lésions périnéales de même fréquence et de même étendue que pour les occipito-pubiennes, je me crois autorisé à répéter avec plus d'assurance ce que je faisais écrire en 1889 par mon élève et ami Bataillard : « **Le dégagement face en dessus est une terminaison fort rare** de l'accouchement dans les variétés postérieures. Sa fréquence peut être évaluée à **moins de 2 %.** Toutes les causes naturelles ou artificielles troublant ou entravant l'accommodation sont favorables à sa production (multiparité, faible volume du fœtus, erreurs de manœuvres manuelles ou instrumentales). Il est des détroits inférieurs pour lesquels la rotation en OS semble le mécanisme normal ainsi qu'en témoigne la répétition de ce mode de dégagement au cours de plusieurs accouchements. **Cette terminaison ne prolonge pas nécessairement la durée du travail qui peut marcher très rapidement** ».

35 OCCIPITO-SACRÉES (Clinique Baudelocque 1890 à 1895)

PRIMIPARES : 8.   MULTIPARES : 27.

ACCOUCHEMENTS SPONTANÉS 30.

No	AGE	Durée totale du Travail.	Durée de l'expulsion.	Poids et sexe.	Etat de l'enfant à la naissance.	Etat de l'enfant à la sortie.	OBSERVATIONS
1	22	20^h	$2^h25'$	f. 2^k110	V	M	Morte qq. heures après. Syphilis.
2	26	12^h	$1^h25'$	f. 2^k310	V	V	
3	26	$5^h30'$	3^h	f. 3^k080	V	V	
4	22	$16^h30'$	$0^h30'$	g. 3^k300	V	V	
5	20	$10^h45'$	$0^h45'$	f. 2^k300	V	M	Morte qq. min. après. Syphilis.

No	PARITÉ	Durée totale du Travail.	Durée de l'expulsion.	Poids et sexe.	Etat de l'enfant à la naissance.	Etat de l'enfant à la sortie.	OBSERVATIONS
6	II p.	$7^h30'$	$0^h15'$	f. 0^k860	V	M	Morte le lendemain.
7	II	$6^h10'$	$0^h5'$	f. 3^k020	V	V	
8	II	7^h	$0^h20'$	g. 3^k150	V	V	
9	VII	$4^h50'$	$0^h30'$	f. 3^k220	V	V	
10	VII	$7^h35'$	$0^h25'$	f. 3^k350	V	V	
11	II	$21^h30'$	$0^h35'$	f. 3^k350	V	V	
12	II	6^h	$0^h15'$	g. 2^k080	V	M	Mort 4 jours après.
13	IV	$5^h30'$	$0^h20'$	g. 3^k800	V	V	
14	II	$10^h35'$	$0^h5'$	f. 2^k950	V	V	
15	III	14^h	$0^h25'$	f. 3^k250	V	V	
16	II	$9^h30'$	$0^h10'$	f. 3^k100	V	V	
17	VIII	$8^h10'$	$0^h10'$	g. 2^k980	V	V	
18	II	$8^h30'$	$0^h30'$	f. 4^k740	V	V	
19	III	1^h	$0^h30'$	f. 2^k650	V	V	
20	X	$5^h5'$	$0^h30'$	f. 3^k630	V	V	
21	II	$12^h15'$	$0^h15'$	f. 3^k060	V	V	
22	IX	$9^h25'$	$0^h15'$	f. 3^k820	V	V	
23	III	6^h	$0^h45'$	g. 2^k710	V	V	
24	II	$9^h35'$	$2^h5'$	g. 3^k450	V	V	
25	II	$2^h25'$	$0^h10'$	f. 2^k880	V	V	
26	II	8^h	$2^h5'$	f. 3^k050	V	V	
27	V	$4^h20'$	$1^h50'$	f. 2^k800	V	V	
28	II	$6^h10'$	$0^h25'$	g. 3^k350	V	V	
29	III	$6^h30'$	$0^h23'$	f. 2^k600	V	V	
30	II	$1^h40'$	$0^h5'$	g. 2^k560	V	M	Mort le lendemain.

ACCOUCHEMENTS PAR LE FORCEPS 5.

No	AGE	Durée totale du Travail.	Durée de l'expulsion.	Poids et sexe.	Etat de l'enfant à la naissance.	Etat de l'enfant à la sortie.	OBSERVATIONS
31	17	$0^h55'$	$1^h25'$	g. 3^k030	V	V	Forceps d'ext'. « la tête progr. peu. »
32	19 1/2	$24^h30'$	$7^h25'$	g. 3^k400	V	V	Forceps pour défaut de progression.
33	34	$7^h35'$	$2^h20'$	f. 3^k280	V	V	Forceps d'externe en GP ; dégag. OS.

No	PARITÉ	Durée totale du Travail.	Durée de l'expulsion.	Poids et sexe.	Etat de l'enfant à la naissance.	Etat de l'enfant à la sortie.	OBSERVATIONS
34	IV p.	$9^h50'$	2^h	f. 2^k980	V	V	Forceps pour DT élevée et défléchie, après rotation manuelle en OS.
35	II p.	$9^h50'$	$3^h30'$	g. 3^k300	V	V	Forceps en gauche transvers. pour une tête en droite ; rotation spont. et dégagement en OS.

Pour les **obliques postérieures gauche et droite**, voici le résumé du travail que j'ai fait faire par Bataillard, sur 3 années de la Mater- nité de Lariboisière, et qu'ont confirmé depuis 8 années d'observation suivie à la clinique Baudelocque :

	Occipito-postérieures 400	Occipito-antérieures 660	DIFFÉRENCE au passif des postérieures
DURÉE TOTALE du travail	Primipares..... $14^h\cdot 27$. Multipares...... $8^h\cdot 32$.	$11^h\cdot 11$ $6^h\cdot 42$	$3^h\cdot 16$ $1^h\cdot 50$
DURÉE DE LA PÉRIODE d'expulsion	Primipares...... $1^h\cdot 12$. Multipares....... $0^h\cdot 37$.	$0^h\cdot 51$ $0^h\cdot 26$	$0^h\cdot 21$ $0^h\cdot 11$
TERMINAISON SPONTANÉE	$359 = 89{,}75\ \%$	$634 = 96{,}37\ \%$	$6{,}62\ \%$
FORCEPS	$41 = 10{,}25\ \%$	$26 = 3{,}65\ \%$	$6{,}62\ \%$
MORTALITÉ FŒTALE totale	$3{,}28\ \%$	$2{,}76\ \%$	$0{,}52\ \%$
MORTALITÉ FŒTALE pendant le travail	$2\ \%$	$0{,}78\ \%$	$1{,}22\ \%$
MORTALITÉ MATERNELLE totale	$2 = 0{,}50\%$ { 1 Eclampsie. 1 Septicémie, suite de tamponnement.	$3 = 0{,}46\%$ { 1 Tuberculose. 1 Fièvre typhoïde. 1 Péritonite.	$0{,}04\ \%$

Je suis donc en droit de dire : reprenant mes conclusions de 1889 :

La durée du travail est un peu plus considérable dans les variétés postérieures que dans les variétés antérieures. En moyenne cette différence au profit des antérieures est de 3 h. 1/4 pour les primipares et de 1 h. 50 pour les multipares.

Ce retardement du travail porte presque exclusivement sur la période de dilatation ; ceci tend à prouver que c'est le degré plus ou moins marqué de **déflexion** de la tête (l'horizontalité de Mme Lachapelle) constatée pendant la période de dilatation, bien plutôt que le défaut de rotation — laquelle s'effectue aisément lorsque la tête fléchie repose sur le périnée — qui prolonge l'accouchement.

Lorsque, la dilatation étant complète, la rotation ne se fait pas, on constate la persistance de cette horizontalité de la tête offrant au bassin un diamètre voisin de l'occipito-frontal, les deux fontanelles presque à la même hauteur. Et c'est le plus souvent dans le diamètre transversal que s'attarde la tête incomplètement fléchie qui ne doit pas achever spontanément son mouvement de rotation.

Au point de vue de la survie et de la santé de la mère et de l'enfant, le pronostic du travail de l'accouchement dans les variétés postérieures n'est guère moins favorable que dans les antérieures, à condition que le travail ne soit pas contrarié dans sa marche par des interventions intempestives et soit éventuellement terminé, en temps opportun, par une application de forceps suivant les règles que nous avons formulées par ailleurs et que nous rappellerons bientôt.

J'ai dit qu'on avait également cherché dans **le poids de l'enfant** une des causes capables d'influencer la durée du travail. A vrai dire ce n'est pas tant le poids de l'enfant qui importe que **le volume** et surtout **la réductibilité de la tête.**

Certes, en thèse générale, les dimensions de la tête fœtale croissent avec le poids. J'ai entrepris à ce point de vue sur 300 nouveau-nés, mesurés immédiatement après leur expulsion, des recherches qui me permettent d'établir les moyennes suivantes :

Diamètres	2500 à 3000	3000 à 3500	3500 à 4000	4000 à 4500	4500 à 5000	Différence de 2500 à 5000
Bi-pariétal.	90	93	96	97	99	9mm
Sous-occipito-bregm.	93	95	98	101	103	10mm
Sous-occipito-frontal.	102	105	109	112	117	15mm
Circonférences						
Sous-occipito-bregm.	291	301	305	317	333	42mm
Sous-occipito-frontale	302	314	321	335	357	55mm

Il est à remarquer que c'est à partir de 4.000 grammes que l'augmentation devient frappante. J'ajoute ici, à titre de documents, 5 observations de nouveau-nés pesant au delà de 5.000 grammes, nombre insuffisant pour permettre l'établissement d'une moyenne.

Poids et Sexe	Bi-pariétal	Diam. SOB	Diam. SOF	Circ. SOB	Circ. SOF	Longueur
5.100 g.	96	100	130	320	355	53
5.150 f.	105	110	123	340	370	55
5.170 f.	96	102	113	?	?	54
5.275 g.	97	105	115	330	350	55
5.970 f.	102	108	117	?	?	56

Ces derniers chiffres montrent assez que la règle de l'accroissement des diamètres avec le poids est sujette à de nombreuses exceptions. Il ne faut pas chercher longtemps, dans une statistique de 300 cas, pour trouver des enfants de 3.500 grammes atteignant les dimensions moyennes d'enfants de 4.500 à 5.000 et inversement. C'est là qu'il faut chercher l'explication de ces faits en apparence paradoxaux observés chez des femmes atteintes de rétrécissement moyen du bassin : après avoir permis l'accouchement spontané d'un ou de plusieurs enfants volumineux le rétrécissement nécessite ultérieurement une symphyséotomie pour l'extraction d'un enfant de poids inférieur aux précédents. La mensuration de la tête, l'examen de sa réduc-

tibilité nous ont montré en pareils cas des différences de près de 1 centimètre, dans l'étendue du bi-pariétal, à l'actif des enfants de moindre volume, différences qui donnent la clef de ces apparents paradoxes.

Il y a donc là une grande inconnue : le volume et le degré de réductibilité de la sphère céphalique.

Au delà du poids de 5.970 grammes ci-dessus relaté on entre dans le domaine des exceptions infiniment rares.

J'ai fait pour 7 années, de 1890 à 1896 inclus, le relevé des enfants de 4 kilos et au-dessus nés à la Clinique Baudelocque. Ils sont au nombre de 440, se répartissant comme suit :

Enfants de 4.000 à 4.500 exclusivement.	386	241 garçons. / 145 filles.
Enfants de 4.500 à 5.000 exclusivement.	48	34 garçons. / 14 filles.
Enfants de 5.000 à 6.000 exclusivement.	5	3 filles. / 2 garçons.
Enfant de 6.150 grammes.		1 fille.

Avec ce dernier poids nous quittons franchement le domaine de l'eutocie pour entrer dans celui de la dystocie par excès de volume, ainsi qu'en témoigne l'observation que je rapporte ici à titre de document peu banal.

Il s'agissait d'une femme de 46 ans accouchant pour la 9e fois. Tandis que les 7 premiers accouchements s'étaient faits spontanément, par le sommet, le 8e avait nécessité l'emploi du forceps. De ces 8 enfants nés vivants et nourris au sein par la mère, 3 seulement survivent actuellement. Ils étaient « très gros mais n'ont pas été pesés ».

Les dernières règles sont du 28 février 1890 ; grossesse normale sauf, à partir du 7e mois, de l'œdème des membres inférieurs et un développement considérable de varices préexistantes.

Le 5 décembre 1890, à 9 heures 15 du soir, cette femme est amenée de la ville après avoir subi plusieurs applications de forceps restées sans résultat. Elle est en travail depuis 4 heures du matin et la poche des eaux a été artificiellement rompue à 7 heures du matin.

L'utérus très développé, régulier, contracturé, a son fond à 42 centimètres au-dessus du pubis. Le palper est impossible. Par le toucher on reconnaît une présentation du sommet, en position gauche, variété transversale, arrêtée au détroit supérieur. Bosse séro-sanguine volumineuse. Le bassin est normal, la dilatation complète. On ne perçoit pas les bruits du cœur.

A 9 heures 45, M. Potocki, alors chef de clinique, extrait sans lésions vulvo-périnéales à l'aide du forceps une fille mort-née pesant 6.150 grammes et longue de 61 centimètres.

Le travail a duré 18 heures. Suites de couches normales.

Délivrance naturelle 1 heure après. Poids du placenta 980 grammes. Longueur du cordon 1m10.

J'ai conservé le moulage en plâtre de cette enfant au Musée de Baudelocque. J'en donne ci-contre (p. 189) la photographie et, par comparaison, j'y joins la photographie d'un enfant de 5 mois pesant exactement le même poids. L'avantage, sauf pour les diamètres et circonférences céphaliques, reste au nouveau-né.

Si pareil cas se représentait, l'enfant vivant, nous n'hésiterions pas à nous comporter comme si le bassin était rétréci et à sectionner le pubis. User du forceps au détroit supérieur, c'est presque à coup sûr aller à un échec.

Voilà donc une observation qui fait apparaître nettement la dystocie par excès de volume.

J'ai vu, il y a quelques années, M. Pinard extraire par le forceps, chez une multipare obèse, un garçon mort-né de 7 k. 250 gr., ayant un bi-acromial de 24 centimètres. On a rapporté des cas plus extraordinaires. Aug. Martin a dû pratiquer l'embryotomie céphalique sur un fœtus pesant 7 k. 470 gr. sans la substance cérébrale. Brechin (1883) a extrait sans grande difficulté par le forceps un garçon de 8.330 grammes qui a survécu trois semaines. Circonférence céphalique, 39 centimètres. La mère, primipare de 22 ans, mesurait 1m60 et pesait 57 kilos. Küstner parle d'un fœtus de 9.800 grammes (mort-né, extraction par les pieds). Beach enfin (1879), rapporte l'observation d'un garçon qui pesait 23 livres 3/4 anglaises, soit 10 kil. 750 gr. ; extraction très difficile surtout pour les épaules ; mort-né ; longueur 75 centimètres ; circonférence céphalique 48 centimètres. Dans ce dernier cas, il est vrai, le père et la mère, géants célèbres du nom de Bates, mesuraient 2m30 et 2m35. Les cas précédents, dignes de foi, suffisent à montrer quel sombre pronostic comporte l'excès de volume dit physiologique.

Mais lorsque, sans atteindre à ce degré, le fœtus pèse plus de 4.500 grammes la durée du travail, sa terminaison, son pronostic s'en trouvent-ils sérieusement influencés ?

A priori, étant données les moyennes diamétrales et circonférentielles que j'ai indiquées plus haut, on est porté à conclure par l'affirmative. Que dit cependant la pratique ?

Prenons pour juger cette question les conditions physiologiques par excellence, les positions occipito-antérieures :

La durée moyenne du travail pour les primipares prises en bloc étant dans ces cas de 11 heures 11 minutes, nous avons :

Enfants de 2.500 à 3.000 . . . 10 h. 5.
Enfants de 3.000 à 3.500 . . . 12 h. 55.
Enfants de 3.500 à 4.000 . . . 12 h. 52.

Pour les multipares, la moyenne dans les mêmes conditions étant de 6 h. 42, nous avons :

Enfants de 2.500 à 3.000 . . . 5 h. 29.
Enfants de 3.000 à 3.500 . . . 6 h. 38.
Enfants de 3.500 à 4.000 . . . 6 h. 54.

Cela suffit à montrer déjà que le poids (le volume) du fœtus exerce une certaine influence sur la durée du travail, que cette influence d'abord légère s'accuse aux environs de 4 kilos. Que sera-ce à 5 kilos, entre 5 et 6 ?

Voici les résultats auxquels me conduit, pour les primipares et les multipares, l'étude de la statistique à laquelle j'ai fait allusion plus haut et qui comprend 53 enfants de 4.500 à 6.000 grammes. Il s'agissait 10 fois seulement de primipares ; 43 fois de multipares. Remarquez cette proportion.

En faisant la moyenne de la durée du travail pour ces deux catégories, on a :

Primipares :

Durée moyenne du travail . . . . 16 h. 23.
— de l'expulsion . . 2 h. 31.

Multipares :

Durée moyenne du travail . . . 10 heures.
— de l'expulsion. 49 minutes.

L'influence sur la prolongation du travail devient manifeste. Néanmoins, si nous frisons la dystocie, il ne faudrait pas encore voir les choses trop en noir ainsi que vous allez pouvoir en juger par l'étude des tableaux suivants qui résument les points intéressants de nos 53 observations.

Et d'abord, pour aller tout de suite à ce qui semble devoir être la question principale : Comment se sont comportées nos 10 *primipares* en présence de ces très gros enfants ?

10 Primipares accouchant d'enfants de 4.500 à 4.760

AGE	DURÉE TOTALE	EXPULSION	SEXE et POIDS	ÉTAT à la Naiss^r	ÉTAT à la Sortie	POSITION ET MODE DE TERMINAISON
23	30 h. »	2 h. 5	4.760 g.	b.	b.	D A. Spontanée.
21	15 h. »	5 h. 30	4.630 g.	b.	b.	G T. Symphyséotomie.
27	17 h. 50	3 h. 20	4.620 f.	b.	b.	D P. Spontanée.
17	13 h. 15	1 h. 45	4.580 g.	b.	b.	G T. Spontanée.
22	14 h. 45	2 h. 15	4.520 g.	b.	b.	G T. Spontanée.
24	19 h. 35	2 h. 5	4.620 g.	b.	b.	G A. Spontanée.
19	13 h. 20	5 h. 30	4.500 g.	b.	b.	G A. Spontanée.
24	16 h. 40	1 h. 25	4.550 g.	b.	b.	D P. Spontanée.
26	15 h. 45	» h. 20	4.720 g.	b.	b.	G T. Spontanée.
20	7 h. 45	1 h. »	4.600 g.	b.	b.	G A. Spontanée.

Vous le voyez, mis à part le cas où l'on a dû recourir à la symphyséotomie (femme mesurant 1^m50), ces accouchements se sont terminés spontanément, et tous heureusement pour la mère et pour l'enfant.

Et maintenant les *multipares* ; ici nous avons à compter avec des enfants plus volumineux encore, puisque tous nos fœtus de plus de 5 kilos rentrent dans cette catégorie. Voyons d'abord la difficulté maxima (p. 190).

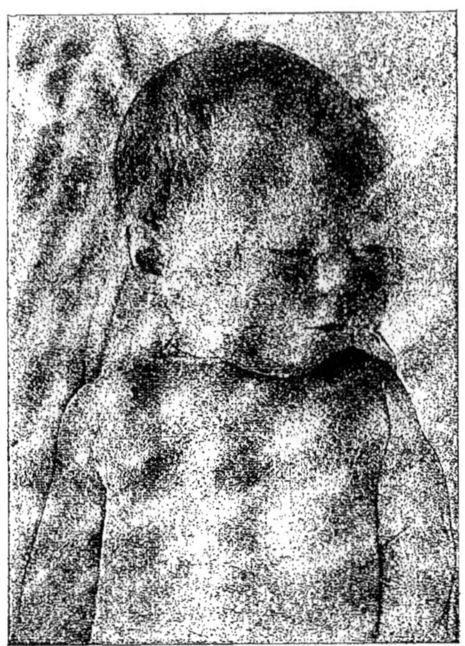

Fig. 211.

Enfant de 5 mois 9 jours photographié à la même échelle que le nouveau-né de la *fig.* 213.

Poids, 6.000 grammes. — Poids de naissance, 3.200 gr.

Comparez avec la fille de la page 189 et voyez que celle-ci l'emporte notablement, au moins pour les dimensions thoraciques. — 1 = 3.

Fig. 213 (page 189).

Moulage (au 1/3 de grandeur) du nouveau-né de 6.150 grammes, dont l'observation se trouve à la page 186.

Voici les mensurations des diamètres céphaliques :

Occipito-mentonnier	158 mm
Occipito-frontal.	144 mm
Sous-occipito-bregmatique	103 mm
Sous-occipito-frontal	123 mm
Bi-pariétal	106 mm
Bi-temporal	95 mm
Circonférence occipito-frontale	410 mm
— sous-occipito-bregmatique .	360 mm
— sous-occipito-frontale. . . .	400 mm
Bi-acromial 190 mm ; circonférence.	490 mm
Bi-trochantérien	140 mm

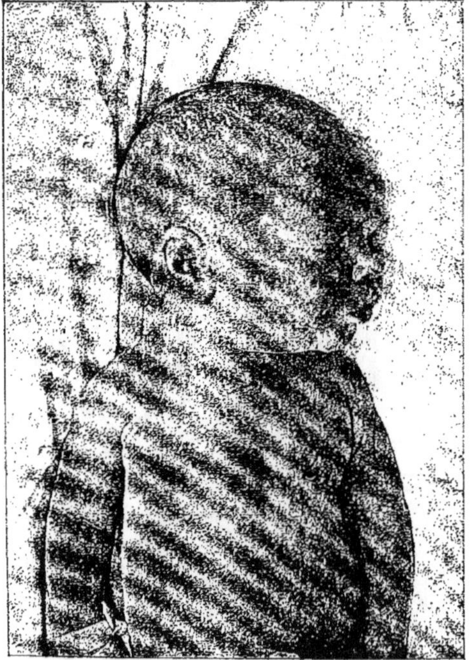

Fig. 212.

Nouveau-né de 4.000 grammes, photographié à la même échelle que les deux précédents. 1 = 3.

Occipito-mentonnier.	152 mm
Occipito-frontal.	131 mm
Sous-occipito-bregmatique.	98 mm
Sous-occipito-frontal.	124 mm
Bi-pariétal	100 mm
Bi-temporal.	88 mm
Circonférence sous-occipito-bregmatique.	350 mm
— sous-occipito-frontale. . .	370 mm
Diamètre bi-acromial	135 mm

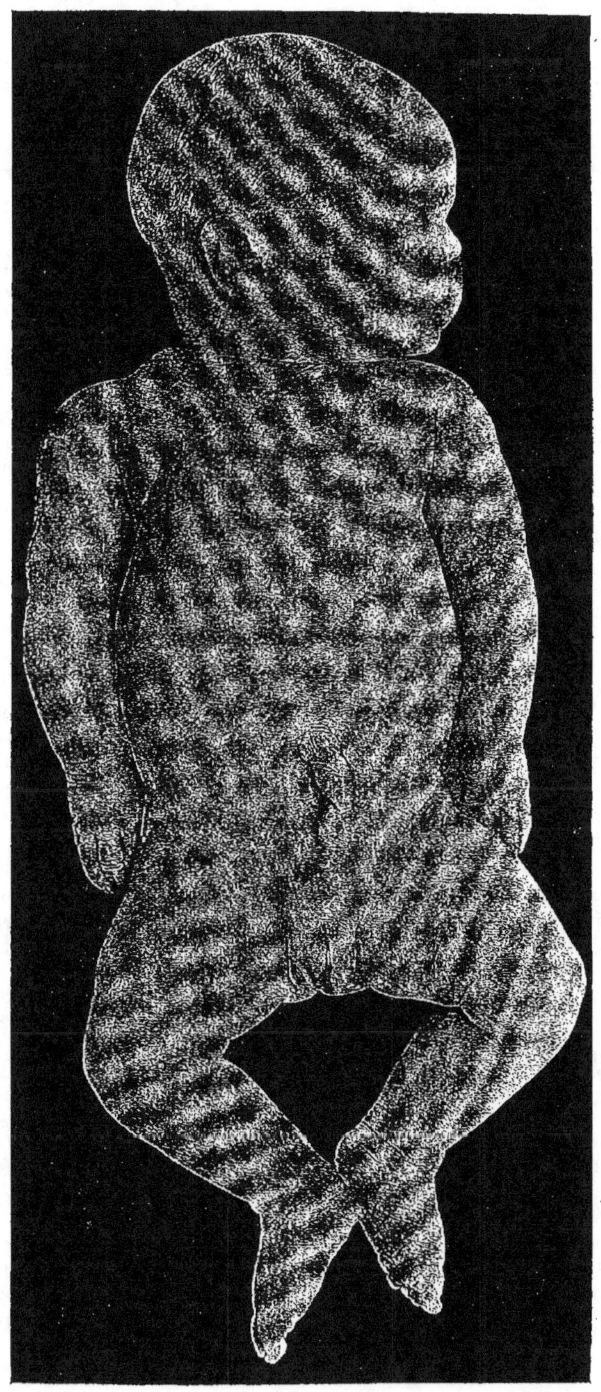

Fig. 213. — 1 = 3.

5 accouchements d'enfants de 5.000 à 6.000 exclusivement.

PARITÉ	DURÉE TOTALE	DURÉE de L'EXPULSION	POIDS ET SEXE	ÉTAT DE L'ENFANT		POSITION ET MODE DE TERMINAISON
				NAISSANT	A LA SORTIE	
III p.	20 h.	1 h.	5100 f.	b.	b.	DT. spont.
III p.	13 h. 40	0 h. 20'	5150 f.	b.	b.	DP. spont.
VIII p.	29 h. 45	0 h. 30'	5170 g.	b.	b.	GT. spont.
VI p.	13 h. 45	0 h. 15'	5275 f.	b.	b.	G. spont.
V p.	20 h. 35	1 h.	5970 g.	b.	b.	DT. spont.

Ici encore, malgré le volume considérable des enfants, tous les accouchements se sont terminés spontanément et heureusement pour la mère et l'enfant. N'allez pas en conclure que le volume du fœtus, à moins qu'il ne soit monstrueux, soit, même chez les multipares, quantité négligeable Si en effet pour ces cinq géants et pour 33 qui pesaient de 4.500 à 5.000 tout s'est bien passé il reste 2 cas où il a fallu intervenir (j'élimine naturellement de cette statistique : 1 siège, une face, un bassin de 75^{mm} jugé — en 1891 — justiciable de l'opération de Porro).

Voici ces deux cas :

2 Accouchements artificiels pour enfants de 4.500 à 5.000

PARITÉ	DURÉE TOTALE	DURÉE de L'EXPULSION	POIDS ET SEXE	ÉTAT DE L'ENFANT		POSITION ET MODE DE TERMINAISON
				NAISSANT	A LA SORTIE	
VII p.	15 h. 45	0 h. 15'	4820 g.	b.	b.	DP. forceps pour accidents gravido cardiaques
III p.	53 h.	9 h. 15'	4740 g.	m.		Basiotripsie.

Si j'ajoute que sur les 33 accouchements spontanés de cette même série il en est un où le fœtus a succombé, je reste avec mes 40 multipares à bassin normal accouchant d'enfants de 4.500 à 6.000 grammes, présentant le sommet, en présence des chiffres suivants :

Accouchements { spontanés.. 38.
{ artificiels .. 2 = 5 %.
Enfants { vivants .... 38.
{ morts ..... 2 = 5 %.

Ce qui est considérable pour des multipares dans ces conditions relativement favorables. Donc, si nous avons des raisons de penser que nous avons affaire à un fœtus volumineux, il faudra faire quelques réserves.

La mensuration de l'utérus est l'élément essentiel de ce diagnostic..... de probabilité.

Nous avons dit qu'à terme, pour un enfant de poids moyen, à tête fixée à l'entrée du bassin, la hauteur moyenne du fond au-dessus du pubis, mesurée à l'aide d'un ruban métrique appliqué à la paroi abdominale, était de 33 centimètres.

Dans les cas par nous relevés où le fœtus dépassait 4.000 grammes, cette hauteur variait de 38 à 49 centimètres et se tenait le plus souvent de 38 à 42. Les écarts tiennent et au degré d'adipose de la paroi abdominale, et au poids du placenta qui oscille de 650 gr. à 1.000 grammes, et à la quantité du liquide amniotique qui, toujours supérieure à la normale, atteint souvent 1.000 grammes et au delà. On peut dire qu'en moyenne les plus petits de ces gros œufs pèsent aux environs de 12 livres alors qu'un œuf ordinaire ne pèse que de 8 à 9.

Donc et pour nous résumer en présence d'un utérus de 38 centimètres et au-dessus (*fig.* 215 et 216), ouvrez l'œil et faites des réserves. A une double condition toutefois. Il faut en effet que, dans cet utérus de 38 centimètres et au-dessus, le palper méthodiquement pratiqué vous permette de sentir *un seul fœtus* et de le sentir *nettement*.

La grossesse gémellaire et l'hydropisie de l'amnios, la vraie, celle où il y a tension permanente, fluctuation, difficultés de palper et d'ausculter, peuvent en effet donner à l'utérus les dimensions indiquées ci-dessus. C'est un point que je me réserve d'étudier en détail au chapitre *Grossesse gémellaire*.

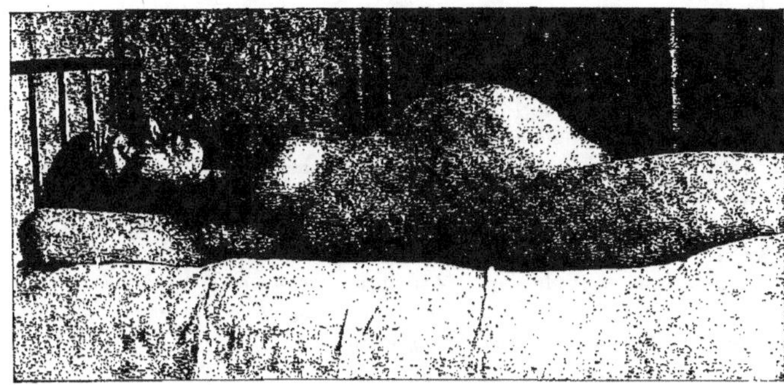

Fig. 214.

Femme à terme, la veille de l'accouchement.

Hauteur de l'utérus, 33 centimètres.

Circonférence abdominale maxima, 95 centimètres.

Diamètre antéro-postérieur maximum du ventre, 28 centimètres.

O I G A, engagée.

Type normal, accouchée d'un garçon de 3.450 grammes.

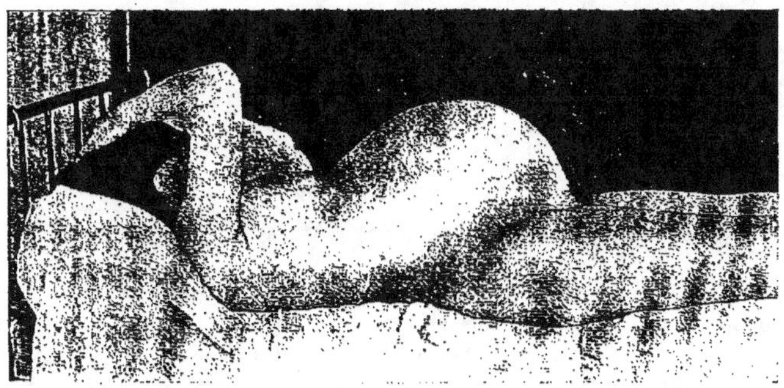

Fig. 215.

VI pare de 30 ans, photographiée à la même échelle que la précédente le 23 février, accouchée le 5 mars.

D. R. du 10 au 14 mai.

Hauteur de l'utérus, 41 centimètres. — Circonférence abdominale maxima, 103 centimètres. — Diamètre antéro-postérieur maximum du ventre, 30 centimètres.

O I G T, amorcée.

Diagnostic : gros œuf.

Accouchée le 5 mars d'un garçon de 4.070 grammes.

Poids du placenta, 680 grammes. Liquide abondant, non mesuré.

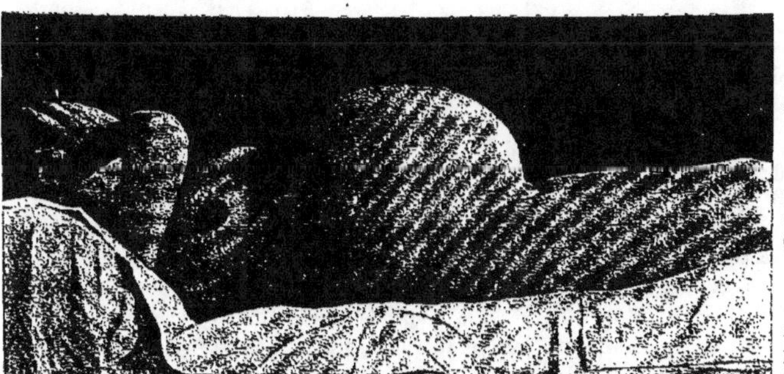

Fig. 216.

VII pare de 36 ans, photographiée à la même échelle que les précédentes le 8 octobre, accouchée le 10 novembre.

D. R. du 15 au 18 janvier.

Hauteur de l'utérus, 47 centimètres. — Circonférence abdominale maxima, 111 centimètres. — Œdème sus-pubien.

O I G T, amorcée.

Diagnostic : gros œuf.

Accouchée le 10 novembre d'une fille de 4.100 grammes. — Poids du placenta, 620 grammes ; on a recueilli 480 grammes de liquide.

En même temps que cet excès de volume de l'utérus, vous noterez souvent (toujours comme dans la grossesse gémellaire et l'hydropisie de l'amnios) de l'œdème de la paroi abdominale, de l'œdème sus-pubien et des membres inférieurs, des varices développées.

Vous accentuerez vos réserves si, *pour une multipare*, vous avez des renseignements *précis* sur le poids des enfants précédents. Ainsi chez une III pare de 43 ans accouchant d'un enfant de 4.710 grammes l'interrogatoire nous avait appris que le 2ᵉ enfant en pesait 4.050 ; chez une autre III pare de 41 ans accouchant d'un enfant de 5.150 grammes nous savions que le 2ᵉ enfant en pesait 4.750.

Vous accentuerez encore vos réserves si, ayant affaire à une multipare à bassin normal, vous apprenez qu'après 2, 3, 4, 5, 7 accouchements normaux il a fallu employer le forceps, voire le basiotribe.

Ne songez pas à chercher ailleurs, dans la durée de la grossesse par exemple, des éléments de diagnostic. Vous entendrez dire à propos de ces gros enfants que ce sont des « enfants de 10 mois », des cas où la grossesse « s'est prolongée ».

Or, de l'étude des 50 faits sur lesquels je m'appuie, il résulte que la durée moyenne de la grossesse à partir des dernières règles a été de 282 jours ;

Que 13 fois elle n'a pas été de plus de 280 jours (y compris l'enfant de 6.150) ;

Que dans plus de la moitié des cas (29) la grossesse n'a pas dépassé le 290ᵉ jour (y compris 2 enfants de plus de 5 kilos) ; que 6 fois seulement elle a dépassé 300 jours (4.550, 4.500, 4.960, 4.590 et 5.970).

Aux réserves que vous avez faites quant au mode de terminaison et quant à la vie du fœtus en pareil cas, vous devez encore en joindre quelques-unes.

C'est avec ces très gros enfants que, chez les primipares, on voit se produire, en dépit des plus grandes précautions, les *grands délabrements périnéaux*.

Aux difficultés de l'engagement, de la dilatation, du passage du détroit inférieur musculaire vient s'ajouter encore la résistance du détroit vulvaire à qui la tête demande une dilatation de 357 millimètres, en moyenne. C'est ainsi qu'avec un enfant de 4.760, à bi-pariétal de 105, nous avons vu la tête, arrêtée pendant 45 minutes au détroit vulvaire, amener une telle distension et un tel amincissement du périnée que le répétiteur de garde a jugé prudent de faire — ce qu'on ne fait jamais à Baudelocque — un débridement médio-latéral immédiatement suivi de l'issue du fœtus vivant.

C'est ainsi encore que chez une autre primipare accouchant d'un enfant de 4.720 grammes on a vu, pour la même raison, se faire une déchirure centrale du périnée laissant voir le nez et la bouche, déchirure qu'on se hâta de prolonger jusqu'à la commissure à l'aide des ciseaux, pour empêcher l'extension postérieure. La déchirure allait jusqu'au sphincter anal exclusivement.

Ce n'est pas seulement parce que d'une façon absolue sa distension et celle de l'anneau vulvo-vaginal vont être plus considérables, que le périnée court des risques sérieux. C'est aussi parce que *l'écart proportionnel entre les diamètres et les circonférences* SOB *et* SOF *est plus prononcé chez les gros enfants.*

Ainsi, pour ne prendre que les circonférences, voici ce qu'on obtient :

Poids.	Différence entre la S O B et la S O F.
2.500 à 3.000	11 ᵐᵐ.
3.000 à 3.500	13 ᵐᵐ.
3.500 à 4.000	16 ᵐᵐ.
4.000 à 4.500	18 ᵐᵐ.
4.500 à 5.000	24 ᵐᵐ.

Mais enfin voici la tête dehors ; êtes vous à l'abri des ennuis ?

Pas encore : *gare aux épaules.*

Chez quatre de nos multipares, pour des enfants de 6.150, 5.100, 4.750 et 4.960 gr., on a éprouvé de sérieuses difficultés à ce moment :

1 fois — 6.150 — il a fallu abaisser artificiellement le bras postérieur.

1 fois — 5.100 — on dut exercer des tractions énergiques en faisant la rotation de l'épaule antérieure de droite à gauche.

1 fois — 4.750 — il fallut tirer très fort.

1 fois enfin — 4.960 — après l'expulsion de la tête on n'a pu engager l'épaule antérieure qu'en allant à la recherche de l'aisselle, en faisant de l'expression à travers la paroi abdominale.

Ce sont là des faits sur lesquels j'aurai à revenir à la dystocie.

Votre pronostic est fait.... autant qu'il peut l'être. Reste une dernière question : **L'accouchement sera-t-il spontané ou artificiel?**

Cela vous ne pouvez jamais le savoir à l'avance ; les apparences sont par trop trompeuses. Tenez-vous sur la réserve, surtout s'il s'agit d'une **primipare**, même les questions d'âge, d'occipito-postérieure et de volume du fœtus mises à part. Que par votre attitude, par vos préparatifs, par des paroles qui semblent vous échapper, l'entourage soit préparé à l'éventualité d'une intervention dont l'indication peut surgir en dehors de toute prévision. Laissez entendre que l'intervention de l'art est très souvent nécessaire, qu'on doit s'estimer favorisé si l'accouchement est spontané.

A la parturiente, par contre, que « les fers » inquiètent, assurez qu'il dépendra d'elle que tout aille bien à la fin. Si à ce moment l'accouchement traîne en longueur, c'est elle-même qui vous demandera de l'aider ; et si, avant qu'elle se sente impuissante, une intervention s'impose d'urgence *dans l'intérêt de l'enfant*, vous n'aurez, sauf exceptions bien rares, qu'à effleurer cette corde pour préparer la mère à tout subir.

Cela posé, soyez calme et ayez le ferme propos de n'agir qu'en cas de nécessité bien démontrée. Croyez en vos anciens : **Dans la présentation du sommet, l'intervention active de l'accoucheur est exceptionnellement nécessaire.**

J'ai fait à la Clinique Baudelocque (service d'enseignement) une statistique portant sur 6.258 accouchements par le sommet, bassin normal. J'y relève seulement 144 forceps, soit **2,3%**.

Ces 144 forceps se répartissent comme suit :

125 sur 2,961 primipares soit 4,2%.

19 sur 3,297 multipares soit 0,5%.

Etudions successivement les **indications de ces interventions** chez les primipares et chez les multipares.

Pour les **primipares** je trouve qu'à partir de la dilatation complète, c'est-à-dire du commencement de la période d'expulsion, les applications de forceps se répartissent comme suit :

Dans la 1re heure 20

» 2e heure 11

» 3e heure 19

» 4e heure 15

» 5e heure 17

» 6e heure 11

» 7e heure 10

Dans la 8e heure 6

Non noté, tardives 16

J'admets qu'en clientèle il soit difficile, pour ne pas dire impossible, de patienter aussi longtemps qu'on le fait dans une maternité ; j'admets que vous puissiez difficilement dépasser la 4e heure, lorsque tout va bien pour l'enfant et pour la mère s'entend. Le taux de vos interventions se tiendra encore dans des limites fort raisonnables si vous suivez notre conseil, de laisser faire le plus possible la nature, et si vous êtes bien convaincus, avec Mme Lachapelle, que « ce n'est pas une chose indifférente qu'une application de forceps ; l'on ne doit point s'y décider à la légère et pour des craintes vagues et fondées sur des probabilités très douteuses. »

Au seul examen du relevé précédent, vous pouvez comprendre qu'il y a à l'intervention **deux sortes d'indications bien distinctes :**

Lorsqu'on intervient dans la première ou dans la deuxième heure qui suit la dilatation complète c'est que surgit, soit du côté de la mère, soit du côté de l'enfant, une indication d'urgence qui ne permet pas d'attendre le temps moyen nécessaire à l'expulsion spontanée.

Lorsqu'on intervient après la deuxième heure, c'est d'abord parce que la tête, rotation faite ou non, bute au détroit inférieur dont les parties molles offrent une résistance anormale ; c'est aussi parfois parce qu'à cette indication, qui vous laisserait encore le temps de la réflexion, vient s'en ajouter une autre de tardive urgence pour la mère ou l'enfant.

En groupant les 125 cas de ma statistique, voici ce que j'obtiens :

31 fois soit 24,8 %, il a fallu intervenir **d'urgence.**

94 fois soit 75,2 %, on est intervenu **par désespérance, pour lenteur de la période d'expulsion, pour arrêt de progression simple ou compliqué de souffrance du fœtus ou de la mère.**

Des 31 interventions d'urgence :

21 ont été imposées par une modification profonde du rythme cardiaque indiquant la souffrance du fœtus ;

10 par une complication maternelle.		
	Éclampsie.	1
	Affection cardiaque. . . .	4
	Épuisement par la longueur de la dilatation. .	4
	Hémorrhagie.	1

Des 94 interventions tardives :

62 ont été faites pour simple arrêt de progression ;

29 pour lenteur compliquée de souffrance du fœtus ;

3 pour lenteur compliquée d'épuisement maternel.

En résumé vous voyez que l'on peut classer comme suit les indications du forceps chez les primipares par ordre de fréquence :

Arrêt de progression quelle qu'en soit la cause. Le forceps vis à fronte se substitue à la vis à tergo insuffisante ou mal dirigée . . . .   49, 6 %.

Mêmes conditions compliquées de souffrance du fœtus quelle qu'en soit la cause. . . . .   23, 2 %.

Souffrance du fœtus avant que la mère ait fait l'épreuve de ses forces expulsives . . . .   16, 8 %.

Souffrance de la mère obligeant à supprimer ou à abréger les efforts d'expulsion même normaux. . . . . .   8, 0 %.

Epuisement de la mère au cours d'une période d'expulsion prolongée.   2, 4 %.

Quel est le **pronostic de l'application du forceps faite dans ces conditions** ? J'entends le pronostic **pour l'enfant**, réservant pour le chapitre *Suites de Couches* le pronostic maternel.

Sur les 125 cas ci-dessus, 120 enfants ont été extraits vivants : 96 %.

5 enfants ont été extraits morts : 4 %.

Mais le forceps ou la souffrance du fœtus qui en a nécessité l'emploi ne font pas sentir immédiatement tous leurs effets fâcheux. Il faut donc à ces chiffres de *mortalité immédiate* ajouter ceux de la *mortalité secondaire*, je veux dire celle des heures et des jours qui suivent. Telle hémorrhagie méningée, telle fracture du crâne survenues au cours de l'extraction peuvent n'amener la mort que 3 et 4 jours après la naissance.

C'est ainsi que des 120 enfants extraits vivants 115 soit 95,84 % sont sortis vivants de la clinique ; 5 ont succombé entre temps soit 4,16 %.

La mortalité totale des enfants extraits par le forceps a donc été de 8 %.

Quelle part revient au forceps dans cette mortalité de 8 % ? C'est chose bien difficile, impossible même à dire, dans les cas où l'indication a été précisément un état de souffrance du fœtus préexistant à l'intervention. C'est au contraire chose relativement aisée lorsque l'intervention a été faite, sur un enfant à rythme cardiaque non modifié, pour simple arrêt de progression ou indication maternelle. On peut voir par ces cas que le forceps est une arme à deux tranchants, dont le maniement exige des connaissances théoriques approfondies et une longue étude préalable sur le mannequin.

Voyons donc, d'un peu près, ces 10 décès ; et cherchons si l'on ne pourrait pas y trouver quelques indications pour essayer de réduire encore cette mortalité fœtale des accouchements artificiels dans les bassins normaux. (Voyez tableau ci-contre).

Et d'abord les enfants morts-nés.

Mis à part le premier cas, où par suite d'un décollement prématuré du placenta le fœtus avait cessé de vivre avant l'application, les 4 autres fois l'indication a été la modification des bruits du cœur, la souffrance du fœtus. Remarquez que dans deux de ces observations la période d'expulsion durait depuis plus de 4 heures, et que c'est, en partie au moins, du fait de cette prolongation que le fœtus a succombé. Il y a donc là une question de limite d'expectation très difficile à apprécier. Passons.

Mais voici un troisième cas où les bruits du cœur étant légèrement ralentis, l'application fut faite *au détroit supérieur* 2 h. 15 seulement après la dilatation complète. Notez-le, nous allons y revenir.

C'est qu'en effet, parmi les 5 enfants morts après la naissance nous trouvons encore deux cas où l'application a été faite sur une tête *non engagée* à la rupture des membranes.

C'est-à-dire que sur neuf forceps suivis de mort, 3, **soit le tiers**, sont des forceps *au détroit supérieur* pourtant non rétréci. Et comme sur nos 125 interventions il en est 11 seulement faites *au détroit supérieur*, cela nous donne 3 morts sur 11, soit 27,3 % contre 5,3 % de mortalité totale dans le forceps banal.

Le moment est venu de nous demander si, en pareil cas, le forceps n'est pas en grande partie responsable de la mort du fœtus. Il y a quelques années, lorsqu'une intervention par forceps faite au détroit supérieur sur un fœtus à battements cardiaques modifiés, se terminait par l'extraction d'un mort-né, on ne songeait guère, en dehors

Mortalité infantile dans les accouchements de primipares terminés par forceps.

VARIÉTÉ DE POSITION	DURÉE TOTALE	DURÉE de l'expulsion	POIDS	LIEU D'APPLICATION	INDICATION	OBSERVATIONS
				Enfants mort-nés		
O I D T	17 h. »	1 h. »	2.560	Détroit inférieur avant rotation.	Décollement prématuré du placenta ; cessation brusque des bruits du cœur.	Hydramnios. A l'autopsie syphilis viscérale.
O I D A	12 h. 20	4 h. 40	1.730	id.	Modification des bruits du cœur.	
O I G A	32 h. »	5 h. 40	3.450	id.	id.	
O I G A	7 h. »	1 h. 30	2.640	Rotation faite	id.	
O I D T	22 h. »	2 h. 15	2.620	**Détroit sup^r**	id.	
				Enfants morts après la naissance		
O I G A	8 h. 30	6 h. 10	3.050	**Détroit sup^r**	Procidence du cordon à la rupture artificielle des membranes.	Hémorrhagie ventriculaire.
O I G A	?	4 h. 45	3.250	Détroit inf^r Rotation non faite.	Arrêt de progression.	Mort 24 h. après.
O I G T	19 h. 45	4 h. »	2.700	**Détroit sup^r**	id.	Mort 3 jours après.
O I G A	22 h. »	2 h. 45	2.810	Détroit inférieur rotation non faite.	Ralentissement des bruits du cœur.	
O I D P	54 h. »	1 h. »	2.880	Détroit inférieur rotation non faite.	Liquide vert, femme épuisée.	Mort le lendemain.

d'une fracture au point d'application des becs, ou d'un enfoncement par le promontoire, chose rare dans les bassins normaux, à incriminer l'instrument.

Le fœtus était, disait-on, mort des suites de la souffrance qui avait indiqué son extraction.

Les résultats obtenus grâce à la symphyséotomie, ont singulièrement modifié nos idées à ce sujet. Nous avons vu souvent extraire et extrait nous-même vivants par le forceps, après suppression de la résistance osseuse, des enfants qui de par la coloration du liquide amniotique, la modification profonde des bruits du cœur — durant depuis longtemps déjà, en attendant la dilatation — semblaient voués à une mort certaine. Nous en sommes arrivés à charger le forceps de bien d'autres méfaits que ceux dont nous l'avions jadis supposé coupable. Et nous avons actuellement la ferme conviction qu'il n'est pas besoin d'une compression plus énergique que celle exercée par le forceps, serré dans l'anneau osseux du détroit supérieur d'un bassin normal, pour tuer des enfants qui sans cela auraient pu survivre.

Les mêmes raisons qui nous ont fait rejeter à Pinard, à Farabeuf et à moi, l'emploi du forceps au détroit supérieur rétréci, quel que soit d'ailleurs son mode d'application, me portent à le condamner dans les bassins normaux, au moins comme intervention de choix. **Le forceps au détroit supérieur transforme en effet le bassin le plus normal en bassin rétréci.**

Comment ? En pontant l'excavation sacrée, en gênant le mécanisme, en attirant la tête contre le pubis qui y enfonce la cuillère antérieure. Les explications que nous avons données, Farabeuf et moi, dans notre *Introduction à l'étude clinique et à la pratique des accouchements*, me dispensent d'insister ici sur ce point. Les chiffres ci-dessus rapportés justifient assez ce que nous disions alors.

C'est en vertu de ces considérations que, dans

mes leçons de 1895 à la Faculté, j'ai éliminé des indications de choix du forceps : la tête non engagée, quelle que soit la cause (obliquité utérine, placenta, procubitus, déflexion, excès de volume) qui la retienne élevée. Je me suis rallié à la pratique ainsi formulée jadis, par Mme Lachapelle :

« La tête est très haute, l'enfant vivant, l'utérus inerte, mais plus ou moins rempli d'eau : la version est alors le meilleur moyen. »

Le forceps à pareille hauteur **n'est qu'un pis aller** qui doit être réservé aux cas où « la tête est haute et ne descend pas, l'utérus vide d'eau et fortement contracté ». Qu'on sache alors et qu'on dise bien que les risques de l'intervention sont beaucoup plus grands que lorsque la tête est engagée. Le forceps n'a en effet, dans ce dernier cas, à imposer à la tête que la faible réduction à lui-même imposée par le détroit musculaire, par les parties molles.

Aussi bien il y a là un chapitre spécial de dystocie qui mérite de plus amples développements. Il sera étudié à part au chapitre : « *Dystocie par déflexion incomplète* ». Car ce n'est pas seulement alors contre le détroit osseux, c'est aussi contre un orifice qui n'atteint pas la dilatation complète qu'on se trouve souvent avoir à lutter.

Par contre **le forceps est l'intervention de choix lorsque la tête est engagée** et arrêtée, comme c'est le cas le plus ordinaire, par la résistance du détroit inférieur ou le défaut de rotation.

A ce propos, l'étude de notre statistique montre que lorsque vous aurez à intervenir dans ces conditions, vous aurez à le faire le plus souvent pour engager de force la circonférence sous-occipito frontale bien orientée (rotation faite) dans le détroit musculaire résistant (*fig.* 217 à 219, p. 199).

Plus rarement, il y aura d'abord à parachever manuellement, si possible, une rotation arrêtée en oblique antérieure gauche ou droite.

Exceptionnellement enfin vous aurez à achever à l'aide du forceps la rotation d'une postérieure qui s'attarde en transversale.

Voici en effet les chiffres que je relève :
Au détroit inférieur, rotation faite, 44 %.
Au détroit inférieur, rotation incomplète, 32 %.
Au fond de l'excavation, en transversale, 24 %.

En réalité c'est **plus de la moitié des cas en occipito-pubienne,** car l'introduction de la première main guide va souvent malgré vous, et *a fortiori* si vous le voulez, transformer l'oblique antérieure en occipito-pubienne.

Remarquez enfin que **nous ne parlons pas des applications de forceps en postérieures** obliques droite ou gauche, que nous avons cependant, Farabeuf et moi, décrites et figurées longuement, dans notre *Introduction*, à titre d'exercices opératoires classiques.

C'est qu'en pratique vous pourrez les supprimer comme nous les supprimons. Voici ce que m'a démontré l'observation clinique : Lorsqu'on est intervenu, pour des occipito-postérieures obliques, pas une seule fois on n'a eu à appliquer le forceps sur la tête encore en postérieure. Toujours on a eu à saisir cette tête alors qu'elle avait déjà accompli, au moins en partie, son mouvement de rotation, *alors que l'occiput était au moins en position transversale.* Ceci a une grande importance ; car les règles de l'application du forceps sur une tête en position transversale sont les mêmes que celles de l'application en oblique antérieure ou en occipito pubienne. La question jadis si compliquée se trouve donc singulièrement simplifiée !

A quoi tient, dans notre pratique hospitalière de plus de 10 années, cette absence totale d'applications de forceps en oblique postérieure ?

Evidemment à la conduite tenue.

D'abord nous attendons avec patience ; et lorsqu'après une attente de 2 ou 3 heures et plus, l'accouchement ne se termine pas spontanément, ce qui est rare, la rotation se fait au moins en partie. Lorsqu'elle ne s'achève pas (cas nécessitant l'intervention), c'est dans le diamètre transverse du bassin que la tête s'immobilise. C'est donc là, *en position transversale,* que vous aurez à la saisir et non pas dans le diamètre oblique qu'elle occupait primitivement.

D'autre part, lorsque plus rarement l'état du fœtus ou celui de la mère obligent à faire une opération précoce, avant que la rotation soit commencée, l'expérience nous a montré que la seule introduction, dans la concavité sacrée, de la main sur laquelle on va guider la première cuillère du forceps, déloge l'occiput du voisinage de la symphyse sacro-iliaque et le reporte directement sur le côté du bassin. Et cela sans que l'opérateur le veuille, sans qu'il ait à faire, pour obtenir ce déplacement, le moindre effort cérébral ou physique, rien en un mot qui ressemble à une *manœuvre* de rotation manuelle. Dès lors, la tête étant en transversale, on n'a plus qu'à appliquer le forceps comme pour une oblique antérieure (concavité vers l'occiput).

D'où vous devez conclure : « Dans tous les cas où l'on est obligé d'avoir recours au forceps avant que la rotation de l'occiput, engagé en oblique postérieure, n'ait commencé, se comporter comme si la tête était non pas en postérieure, mais en transversale ; car si elle n'est pas dans le diamètre transverse, elle va s'y mettre dès que votre main (tout entière) sera dans le bassin et en arrière ».

Voyons maintenant les **indications du forceps chez les multipares.**

Ainsi qu'il fallait s'y attendre ces indications sont quelque peu différentes de celles des primipares. Elles dérivent bien moins de la résistance des parties molles que des complications inhérentes à l'engagement tardif de la tête, au défaut d'accommodation pelvienne persistant encore souvent lors de la rupture des membranes (procubitus et procidence du cordon par exemple).

Au point de vue du temps qui s'est écoulé entre la dilatation complète et l'application du forceps, nous avons :

1re ¹/² heure 7   4 secondip. 2 V p. et 1 VII p.
2e ¹/² heure 2   2 secondip.
2e   heure 2   1 III p. et 1 IV p.
3e   heure 2   2 secondip.
4e   heure 3   1 secondip. 1 III p. 1 VI p.
5e   heure 1   1 secondip.
6e   heure 1   1 secondip.
7e   heure 1   1 secondip.

En groupant les cas qui rentrent dans cette statistique, on voit que :

9 fois soit   47,8 %, il a fallu intervenir d'urgence.
10 fois soit   52,2 %, on est intervenu par désespérance, pour arrêt de l'expulsion.

Des 9 interventions d'urgence :

7 dont 1 au détroit supérieur et les autres au détroit inférieur, rotation faite ou non, ont été imposées par une modification profonde du rhythme cardiaque.

2 pour une complication maternelle. { Affection cardiaque 1. Epuisement par 43 h. de dilatation, 1.

Des 10 interventions tardives :

5 ont été faites pour lenteur compliquée de souffrance du fœtus ;

5 pour arrêt de progression pure.

Or, sur ces 10 multipares il en est 3 qui en fait doivent être considérées, au point de vue mécanique, comme des primipares, car elles n'avaient encore fait que des avortements ;

2 autres ont dû l'arrêt du travail à une complication dérivée du défaut d'accommodation pelvienne (procubitus ou déflexion au détroit supérieur).

De telle sorte qu'il reste en tout 5 femmes sur 19 chez lesquelles le forceps a dû être appliqué pour résistance du détroit inférieur.

En résumé on peut classer comme suit par ordre de fréquence les indications du forceps chez les multipares :

Souffrance du fœtus avant que la mère ait fait l'épreuve de ses forces expulsives . . . . 36,7 %.

Souffrance de la mère obligeant à supprimer ou à abréger les efforts d'expulsion même normaux . . . . . . 10,5 %.

Arrêt de progression quelle qu'en soit la cause . . . . 27,2 %.

Arrêt de progression compliqué de souffrance du fœtus. . . . . 27,2 %.

Quel est le pronostic de l'application du forceps faite dans ces conditions ?

Sur 19 enfants ainsi extraits, 18 ont été extraits vivants . . . . 94,7 %.

1 a été extrait mort. . . . . 5,3 %.

Des 18 extraits vivants, 1 a succombé 3 jours après . . . . 5,5 %.

Soit au total. . . 10,5 %

Mais lorsqu'on examine ces 2 décès, on voit que dans un de ces cas (enfant de 2,750 gr., mort 3 jours après la naissance) il s'agissait d'une secondipare de 26 ans n'ayant encore fait qu'un avortement et chez laquelle le travail dura 56 heures. 3 heures après la dilatation complète, la tête ne tournant pas et les bruits du cœur se modifiant, forceps dans l'excavation. Enfant né étonné, rapidement ranimé, mort le 3 jour.

Ce qui réduit la **mortalité**, chez les vraies multipares, **à 5%** **environ** au lieu de 8 % chez les primipares. La fréquence des procidences compense à peu près la moindre résistance des parties molles.

De ce qui précède vous devez conclure que si, dans les conditions particulièrement favorables où vous êtes placés, vous avez les plus grandes chances de voir l'accouchement se terminer spontanément, vous ne pouvez jamais être sûrs que vous n'aurez pas à intervenir, et qu'au cours de la période d'expulsion ne surgira pas une indication d'urgence, soit maternelle, soit surtout fœtale, vous forçant à le faire *instantanément*.

Je ne saurais donc trop m'élever contre cette phrase échappée à Schröder, si sensé pourtant d'habitude : « Le médecin est-il appelé à surveiller un accouchement, si ce n'est pas loin de chez lui, il peut se borner pour tout instrument à emporter son stéthoscope ».

Non, mille fois non; il faut qu'il ait avec lui son forceps; il faut même que, dans tous les cas, il l'ait *prêt à servir*, c'est-à-dire soit passé à l'étuve et maintenu dans une boîte métallique bien close, soit (je parle pour le praticien) bouilli ou flambé et maintenu dans une solution antiseptique.

Il ne suffit pas de l'avoir avec soi ; il faut l'avoir *prêt à servir sans danger*.

Donc emportez toujours avec vous votre **trousse courante** qui renfermera : stéthoscope, perce-membranes, forceps, insufflateur, ciseaux, pinces à forcipressure, une seringue de Roux, une aiguille à suture, une sonde de gomme, un ballon de Champetier et sa pince; avec cela vous serez tranquilles ; et dès que vous vous installez près de votre cliente, à poste fixe, préparez votre forceps..... *pour ne pas vous en servir.*

J'ai tracé plus haut la conduite à tenir pendant les deux périodes de dilatation et d'expulsion. J'ai parlé de la rupture des membranes, de la surveillance du périnée, des indications à tirer de l'examen du liquide, des indications de l'accouchement artificiel.

Je n'y reviendrai pas.

La seule chose sur laquelle j'aie à insister c'est la nécessité d'ausculter fréquemment, et en particulier pendant la période d'expulsion, pour saisir les moindres modifications du rythme.

Ne vous en laissez pas imposer par la coloration verte du liquide. Elle peut tenir à un état de souffrance *passé*. Rappelez-vous d'autre part, que le fœtus peut souffrir et rendre son méconium sans que votre attention soit éveillée par la coloration du liquide retenu dans l'utérus par la tête formant bouchon hermétique. Ne vous fiez qu'à l'auscultation, en vous souvenant que les modifications du rythme n'acquièrent leur valeur indicatrice que lorsqu'elles sont constatées, à plusieurs reprises, *dans l'intervalle des contractions.*

Parlerai-je après cela **des soins à donner à la femme pendant le travail ?** Mais *c'est l'antisepsie*, et je traiterai cette question dans un chapitre à part, préface des suites de couches aseptiques qu'elle a pour but d'assurer.

Cette réserve et celle d'une intervention faites, je ne puis que dire avec Schröder : **dans les conditions où je vous place de parti pris et qui sont heureusement courantes :** « **l'accouchement est un phénomène physiologique qui ne réclame aucun traitement ».**

Soutenir les forces de la parturiente en lui faisant prendre du bouillon, du grog à petites doses fréquemment réitérées; *vider la vessie* avec une sonde molle, lorsqu'elle se laisse distendre par l'urine et paraît gêner la progression de la tête ; toucher rarement ; rompre les membranes à la dilatation complète ; bien placer la femme et lui apprendre à pousser; ménager le périnée; dénouer, refouler ou couper entre deux pinces, s'il est trop court, le cordon enroulé autour du cou qui pourrait gêner la sortie du fœtus ou tirailler le placenta; aider à la sortie des épaules suivant le mécanisme physiologique, voilà tout le traitement que réclame un accouchement normal.

Si au début du travail le rectum vous paraît encombré, un lavement évacuateur est indiqué. Mais si vous n'êtes appelé qu'à l'approche de la dilatation complète abstenez-vous. Mieux vaut avoir affaire pendant l'expulsion à des matières solides qu'aux fusées mi-liquides que procure un lavement tardif.

N'oubliez pas cependant que si votre rôle apparent se borne le plus souvent à soutenir la parturiente de la voix et du geste, vous en avez un autre plus important : celui de surveiller attentivement le travail afin de reconnaître et d'écarter tout ce qui pourrait en troubler le cours normal, et s'il survenait un danger quelconque pour la mère ou l'enfant, de l'apercevoir promptement et d'appliquer immédiatement le traitement convenable.

C'est pour cela que nous avons recommandé **d'avoir toujours prêt l'instrument dont**

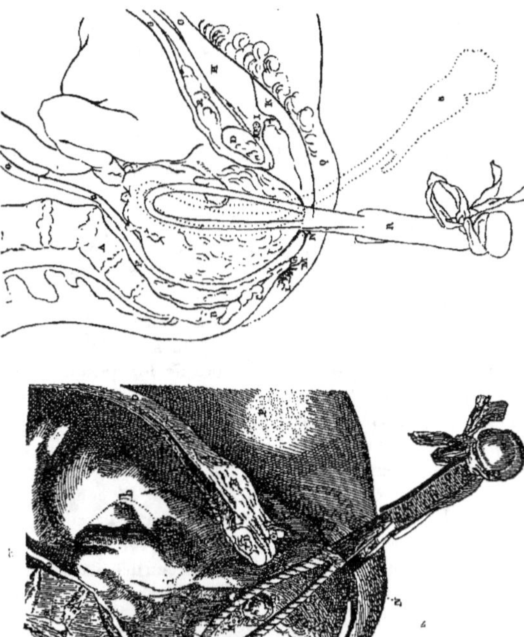

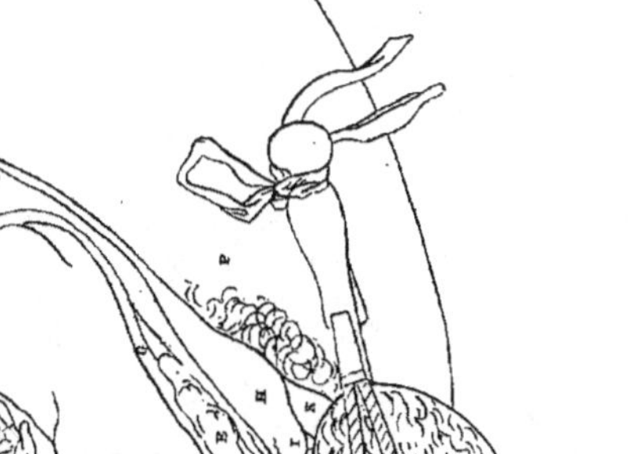

Fig. 217 (Smellie et Camper).

« Elle représente la tête du fœtus tirée en bas par le *forceps* (droit), et tournée pour imiter la progression naturelle occasionnée par les douleurs du travail, qui pourraient produire le même effet, sans qu'il fût nécessaire de se servir du forceps.

« Par la vue de cette planche, la position du forceps le long des oreilles et de la partie étroite de la tête est plus particulièrement désignée..... Cette planche montre aussi que les manches du forceps doivent toujours être appliqués sur le périnée; et dans cette position ils sont dans une même ligne directe que la partie supérieure de l'os sacrum..... J'ai eu plusieurs fois l'occasion de me servir avec utilité d'un forceps courbe, pour tirer, suivant sa longueur, la tête d'un enfant dont le corps était sorti le premier. Je l'ai fait représenter ici par des lignes ponctuées. On peut employer celui-ci, comme les autres espèces de forceps dans les accouchements laborieux, mais on ne peut pas le manier aussi aisément ».

L. Anus. — **MN**. Périnée. — **O**. Téguments communs de l'abdomen. — **A, B, C**. Vertèbres des lombes, os sacrum, coccyx. — **D**. Pubis gauche. — **E**. Vessie. — **F**. Rectum. — **G G G**. La matrice. — **H**. Mont de Vénus. — **I**. Clitoris et nymphe gauche. — **X**. Corps caverneux. — **K**. Grande lèvre gauche. **P, Q**. Fesse et cuisse gauches. — **R**. Le forceps droit. — **S**. Le forceps courbe (12 pouces de long).

Fig. 218 (Smellie et Camper).

« Elle représente, dans les mêmes points de vue et coupe des parties, la tête du fœtus dans la même situation, mais descendue, par le secours du forceps, plus bas qu'elle n'était dans la planche précédente. Dans celle-ci, l'orifice externe est plus ouvert, l'occiput est descendu plus bas sous le pubis, et *le front est en deçà du coccyx*; ce qui fait que l'anus et le périnée sont étendus en forme d'une large tumeur.

« Lorsque la tête est ainsi avancée, l'opérateur doit l'extraire avec grande attention; autrement les parties pourraient se déchirer. Si les douleurs paraissaient suffisantes, alors on pourrait essayer de la faire sortir doucement, en appuyant avec les doigts contre les parties externes, au-dessous du coccyx. Il faudrait donc retirer le forceps et attendre que la tête dilate l'orifice externe de plus en plus et par degrés, par la force des douleurs et avec l'assistance des doigts : mais si on ne peut compter sur un pareil effet, il faut terminer de suite l'opération avec le forceps ».

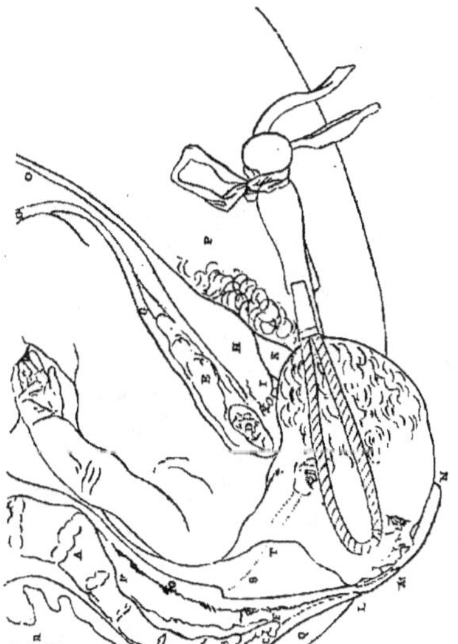

Fig. 219 (Smellie et Camper).

« Dans les mêmes vues et coupe du bassin elle est formée par des lignes tracées pour démontrer que, suivant que les parties extérieures s'étendent, et que l'orifice externe se dilate, l'occiput du fœtus descend en tournant demi-circulairement dessous le pubis; la partie inférieure des os est comme l'axe ou le point d'appui sous lequel la partie postérieure de la tête tourne pendant que le front et la face se relèvent un peu en haut et distendent les parties de plus en plus entre le coccyx et l'orifice externe. C'est ainsi que la nature dilate ces parties pendant le travail, et comme l'on doit toujours l'imiter, il faut suivre la méthode qu'elle nous indique toutes les fois qu'il est nécessaire d'extraire une tête avec le forceps ».

S T. Côté gauche de l'orifice de la matrice.

Londres 1754.

l'emploi est le plus souvent indiqué : le forceps.

Je n'ai pas à revenir ici sur le manuel opératoire du forceps que j'ai, avec Farabeuf, longuement exposé par ailleurs (1). Que vous ayez à prendre la tête au détroit supérieur (lorsque vous ne pouvez faire autrement), ou au fond du bassin, soit en transversale, en oblique antérieure ou en directe, **il faut d'abord et avant tout pratiquer le toucher manuel** à l'aide de la première main guide (la gauche pour les droites ; la droite pour les gauches et les directes).

Et à ce propos une question se pose. **Faut-il donner du chloroforme,** j'entends sérieusement, à la dose chirurgicale ? A cela nous répondons sans hésitation : oui... si vous le pouvez. Oui pour la femme qui souffre de l'introduction de votre main ; oui pour l'enfant, car la prise sera d'autant plus régulière et par conséquent inoffensive que l'accoucheur ne sera pas troublé dans ses explorations et ses manœuvres par les cris, l'agitation et les mouvements de défense de la parturiente. Se rapprocher le plus possible des conditions dans lesquelles on a répété sur le mannequin, tout le secret de la réussite est là pour le praticien qu'une longue habitude n'a pas muni de l'*æs triplex circa pectus.* Pour la même raison éloignez l'entourage et gardez-vous d'accepter comme aide la mère ou le mari. Mieux vaudrait deux chaises à défaut de voisines complaisantes et robustes.

J'ai dit : donnez du chloroforme si vous le pouvez ; c'est-à-dire si vous avez un aide, confrère ou sage-femme, pour l'administrer.

Si peu dangereuse que paraisse chez la parturiente la chloroformisation, il serait imprudent de confier à une personne inexpérimentée le soin d'entretenir l'anesthésie commencée et obtenue par vous. Or il va vous falloir, une fois votre patiente endormie, vous aseptiser ; et à partir de ce moment vous cessez d'être mobilisable au chloroforme.

De telle sorte que dans votre pratique vous en serez réduits comme nous, au moins dans les cas de forceps d'urgence, à opérer sans anesthésie préalable.

Vous vous en tirerez encore assez aisément si vous êtes bien convaincus que la chose vraiment douloureuse, mais essentielle et d'où dépend le succès, est l'introduction de la première main exploratrice et guide de la première cuillère.

Une fois cette main introduite, le plus difficile est fait. N'y allez donc pas par tâtonnements ; brusquez-en l'introduction. La patiente n'aura pas eu le temps de se reconnaître, que vous serez en place. Annoncez lui alors que le plus douloureux est fait, et prouvez-le lui immédiatement en glissant sur votre main la première branche. Si vous savez vous y prendre, la patiente ne doit pas s'en apercevoir. Dès lors vous ferez d'elle pour la seconde branche ce que vous voudrez. Une fois votre forceps bien en place, peu vous importent la défense et les cris au cours de l'extraction. Vous tenez le bon bout. Et lorsque dans un instant l'enfant va crier, on vous pardonnera bien vite ce qu'on appelait tout à l'heure votre barbarie.

Pour finir, et si vous voulez réussir où que vous ayiez à pratiquer, méditez les conseils de Dionis. S'il n'est pas au pouvoir de l'accoucheur d'être comme le voulait ce vieux maître : « bien fait de sa personne, n'ayant aucun défaut corporel, ni rien de choquant dans son visage, ni trop jeune ni trop vieux, mais dans la vigueur de son âge, d'avoir la main longue et menue et non grosse et courte, défaut essentiel, » il peut au moins, lorsqu'il est appelé, « ne pas se présenter avec un visage allongé et triste, car il paraîtrait annoncer quelque malheur ; ni avec un visage gai et enjoué, ce qui choquerait une femme qui souffre, » mais avec « un air sérieux, écouter tranquillement le récit de l'état où se trouve la parturiente, lui faire espérer un accouchement heureux, ne point l'alarmer quand même il y aurait sujet de craindre ; ne témoigner aucune impatience sur la durée de l'accouchement ; être discret, ne point s'entretenir des perfections ou des défauts qu'il aura remarqués à une femme en l'accouchant parce que celle à qui il parle est en droit de croire qu'il fera ailleurs des plaisanteries sur elle comme il en fait sur les autres ; ne pas être impoli comme un chirurgien d'armée ou un chirurgien qui travaille dans le public ou dans les hôpitaux ; bref être un parfait honnête homme, vertueux, doux, affable et compatissant aux douleurs que les femmes souffrent en accouchant ».

---

(1) Farabeuf et Varnier. — *Introduction à l'Étude clinique et à la pratique des accouchements.* — Pages 314 à 452, *figures* 263 à 356.

CHAPITRE III

LA DÉLIVRANCE

III. LA DÉLIVRANCE NORMALE

A. ÉTUDE ANALYTIQUE DE LA DÉLIVRANCE.

Lorsque, par l'action combinée du muscle utérin et des muscles de l'effort, le fœtus a été expulsé des organes génitaux, un second travail commence qui aura pour résultat :

1° de décoller, 2° d'expulser de l'utérus, 3° de chasser du vagin le Placenta et les membranes de l'œuf dont l'ensemble forme le Délivre ou arrière-faix.

C'est à ce second travail, tout aussi important à bien connaître, et pourtant beaucoup moins étudié jusqu'ici que celui de l'accouchement proprement dit, qu'on a donné depuis longtemps le nom de *Délivrance*. Il peut ou non être compliqué d'accidents, ce qui oblige d'en scinder l'étude en deux grands chapitres sous les titres de délivrance normale ou eutocique, délivrance anormale ou dystocique. Je ne m'occuperai pour le moment que de la *Délivrance eutocique*.

a) *Notions anatomiques préliminaires*

C'est à dessein que, dans les descriptions que nous avons faites jusqu'ici de l'utérus gravide et de l'utérus parturient, nous avons laissé de côté, sauf pour ce qui touche à la formation de la poche des eaux et à sa rupture, **le placenta et les membranes**.

La description de ces parties constituantes de l'arrière-faix, dans leurs rapports entre elles et avec la paroi utérine gravide ou parturiente, ne peut en effet sans grands inconvénients être séparée de la description de ces mêmes rapports avec la paroi de l'utérus en voie de délivrance, après l'expulsion du fœtus. Le mécanisme du décollement du placenta et des membranes demande à être immédiatement précédé de l'exposé des rapports du placenta et des membranes étroitement adhérents.

Nous envisagerons donc avant d'aborder l'étude clinique et la physiologie de la délivrance :

1° Le Placenta et les membranes dans l'utérus gravide à terme.

2° Le placenta et les membranes dans l'utérus parturient.

Mais il est impossible d'aborder d'emblée l'étude du placenta et des membranes à terme. Il nous faut, vous allez le voir, commencer par une rapide revue, très illustrée, des **premières phases du développement de l'œuf**. Ces notions d'ovologie nous mettront à même d'interpréter les dispositions complexes observées aux approches du terme, en particulier au niveau du Placenta.

1. — LES MEMBRANES ET LE PLACENTA DANS L'UTÉRUS GRAVIDE DES PREMIERS MOIS.

Nous partirons de la figure de Kollmann ci-jointe (*fig.* 220). Elle représente demi-schématiquement la coupe sagittale (moitié gauche) d'un utérus gravide de 15 jours environ, recueilli sur une tuberculeuse morte subitement à la clinique de Bâle. — L'œuf y est déjà complètement enfoui en un point de la muqueuse utérine.

Vous y voyez à l'œil nu sur toute la paroi postérieure (de **dv²** à **rf**), au fond et sur la moitié supérieure de la paroi antérieure (de **rf** à **dr**) l'épaississement de la muqueuse utérine, transformée par la grossesse, hypertrophiée, mamelonnée, criblée par les orifices dilatés de ses glandes.

Toute cette portion de la muqueuse gravide, plus la petite languette aperçue au droit de l'orifice interne du col en avant (**en ds¹**) c'est la **caduque pariétale**, encore appelée *caduque utérine vraie*, *decidua vera*.

Entre la languette **ds¹** et le point marqué **dv** sur la même paroi antérieure vous apercevez un renflement beaucoup plus marqué de la caduque. Elle forme là un monticule au centre duquel est indiquée en gris la loge arrondie occupée par l'œuf que nous étudierons tout à l'heure. On dirait qu'à partir de **dv** la caduque pariétale se partage en deux lames. L'une très épaissie, la continuant directement, va former la paroi basale de la capsule de l'œuf : c'est la **caduque sérotine, decidua serotina** (gr), la future base d'implantation du Placenta.

L'autre, se détachant à angle presque droit de l'union de la caduque pariétale à la caduque sérotine saute, à la façon d'une arche, par dessus l'œuf, formant comme le couvercle de la capsule du fruit. Sa paroi libre (**k**) qui fait suite à celle de la caduque pariétale d'avant est tenue à distance de la caduque pariétale d'arrière par une cavité réelle que remplit le produit de sécrétion des glandes utérines hypertrophiées. Cette lame c'est **la caduque réfléchie, decidua reflexa** (**dr**), épaisse à son point d'union avec les deux autres, mince à son culmen appelé *ombilic*, parce que c'est là que sont venues se souder les deux

paupières de la caduque rabattues sur le globe ovulaire fixé d'abord à la sérotine seule (1).

Avant d'aller plus loin examinons de près la **caduque** là où elle présente ses caractères les

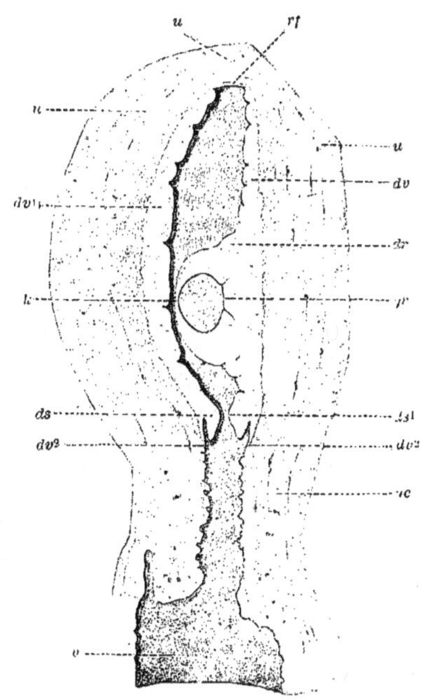

Fig. 220 (KOLLMANN).

Coupe sagittale d'un utérus gravide du 12ᵉ au 16ᵉ jour ; moitié gauche (tuberculeuse multipare morte subitement). 1 = 1.

u, paroi du corps utérin ; uc, paroi du col ; v, vagin ; dv, dv¹ caduque vraie ; dv², limite de la caduque à l'entrée du canal cervical marquée par un sillon transversal ; dr, zone limitante de la capsule du fruit, réfléchie ; gr, paroi basale de la capsule de l'œuf ; k, paroi libre de cette capsule, ombilic.

Comparez avec l'utérus normal à l'état de vacuité représenté p. 8, *fig.* 7 *b's.*

(1) Pourquoi ces dénominations de caduques vraie, sérotine, réfléchie ?

Membrana decidua, caduque exprimait pour W. Hunter qui l'a le premier décrite (1774) qu'il s'agissait d'une néoformation (la muqueuse utérine n'étant pas connue), néoformation temporaire destinée à se détacher et à tomber en totalité après l'expulsion du fœtus et avec ses enveloppes propres. L'appellation reste bonne pour la muqueuse utérine gravide qui en grande partie sera caduque.

Par les épithètes *uterina* ou *vera, reflexa*, W. Hunter indiquait les rapports de cette membrane avec l'utérus dont elle tapisse d'une part toute la paroi sauf les orifices (vera) ; de l'autre, l'œuf (reflexa) qu'elle enveloppe dans toute son étendue de la façon suivante, précisée par son frère John Hunter, Bogauus et Breschet :

Ils supposaient que, sous l'influence de l'état fluxionnaire déterminé par la conception, une exsudation de lymphe plastique s'opérait à la face interne de l'utérus ; que cette matière coagulable s'organisait en une véritable pseudo-membrane tapissant toute la face interne de la matrice, passant au devant de l'ouverture des trompes et du col et remplie d'un prétendu liquide auquel Breschet avait donné le nom d'hydropérione. On admettait que l'œuf, poussé par la contraction de la trompe, et surmontant le double obstacle qui s'opposait à son entrée dans l'utérus (la pseudo-membrane et le liquide contenu) refoulait devant lui cette membrane de nouvelle formation, s'en enveloppait, s'en coiffait comme d'un double bonnet, dont l'un des feuillets, en contact immédiat avec l'œuf, formait la caduque réfléchie, dont l'autre feuillet, en contact avec la face interne de la matrice, formait la caduque vraie ou utérine (*fig.* 221).

plus typiques, c'est-à-dire la caduque pariétale qui fait face au point **k** (*fig.* 220) et voyons en quoi elle diffère de la muqueuse utérine normale (*fig.* 225).

Elle est considérablement hypertrophiée et a plus que triplé d'épaisseur. Sa surface libre, tomenteuse, très vasculaire, est pointillée, criblée d'orifices qui la font un peu papillaire.

Sur la coupe examinée à la loupe on voit qu'elle est formée : 1° d'une partie superficielle qui paraît plus *compacte* et que strient finement des sortes de canaux aboutissant au fond des dépressions de la surface; 2° d'une couche profonde deux fois plus épaisse *spongieuse,* aréolaire reposant directement sur la musculeuse.

Au microscope, même à un faible grossissement (*fig.* 226), on reconnaît que la couche compacte est formée d'une masse feutrée, abondant stroma cellulaire, et que les stries qui la rayent sont les canaux glandulaires comprimés et reconnaissables à leur épithélium qui se continue, au niveau de l'embouchure, avec l'épithélium tapissant les orifices et la surface libre de la caduque.

La couche spongieuse est formée, au contraire, d'un maigre stroma dont les minces trabécules circonscrivent de grands espaces clairs, également ment tapissés d'épithélium, les glandes utérines tubuliformes très augmentées de longueur (5 à 6^{mm}), dilatées et intéressées par la coupe en maints endroits de leur trajet flexueux.

D'où l'apparence spongieuse de cette couche profonde.

A un grossissement plus fort on saisit les modifications profondes qu'ont subi les éléments de l'ancienne muqueuse utérine, transformée en caduque.

Ces modifications portent sur la totalité des éléments savoir :

1° Sur les formations épithéliales (Epithélium de surface et glandulaire).

2° Sur le stroma conjonctif.

3° Sur les vaisseaux.

Pour l'*épithélium de revêtement* partout encore conservé les cellules, de hautes qu'elles étaient, cylindriques types à cils vibratiles, à noyau central se colorant bien, à contours nets (*fig.* 227) sont devenues plus courtes, cubiques, sans cils, à noyau irrégulier et se colorant faiblement, à contours moins nets, à protoplasma granuleux. Il semble que ces cellules sont en voie de régression, qu'elles s'apprêtent à disparaître.

Mêmes caractères dégénératifs pour *l'épithélium glandulaire* (*fig.* 228) qui tapisse les canaux

---

Pour expliquer, dans cette hypothèse, la présence de la caduque également constatée au point d'attache de l'œuf à la paroi, on supposa qu'il s'organisait ultérieurement en ce point une autre membrane de nouvelle formation à laquelle on donna le nom de *decidua serotina* (Bojanus), caduque tardive (*fig.* 221).

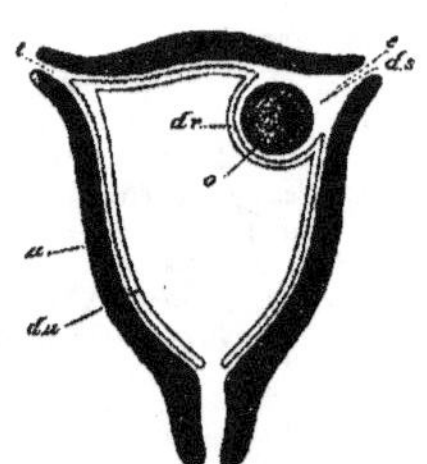

Fig. 221 (ECKER).
Doctrine de J. Hunter et Boganus.

u. Utérus. — **e.** Trompes.
o. Œuf. — **du.** Decidua uteri.
dr. Decidua reflexa.
ds. Decidua serotina.

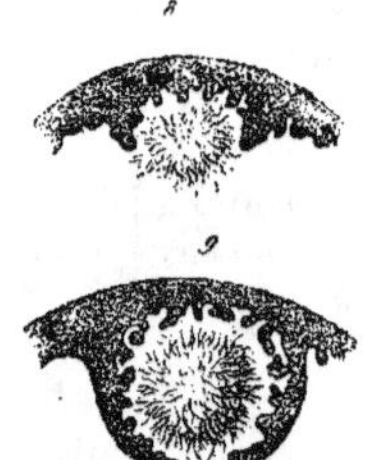

Fig. 222 et 223 (LONGET).
La formation de la caduque réfléchie
(d'après Coste).

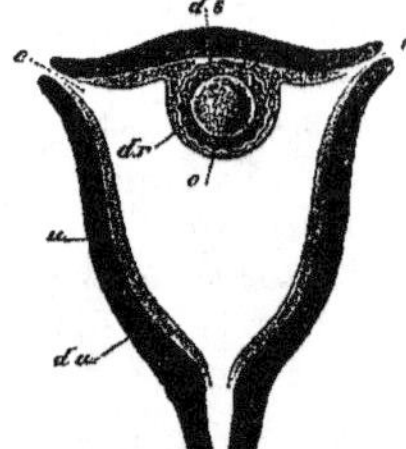

Fig. 224 (ECKER).
Doctrine de Coste.

u. Utérus. — **e.** Trompes.
o. Œuf. — **du.** Caduque pariétale.
dr. Caduque réfléchie.
ds. Caduque placentaire.

Depuis que Coste (1842) et Robin (1848) ont démontré que la caduque utérine est formée par l'hypertrophie pure et simple de la muqueuse de la matrice laissant ouverts les trois orifices du col et des trompes et se détachant par exfoliation lors de l'accouchement, ces appellations n'ont plus de raison d'être. L'œuf arrivant dans la matrice trouve la muqueuse boursouflée prête à l'accueillir dans le fond d'un des sillons de sa surface (*fig.* 222). Là sera la sérotine. Quant à la réfléchie, elle est produite (Coste 1847 et 1850) par les plis de la caduque qui s'élèvent autour de l'œuf et se ferment circulairement sur son pôle libre en un ombilic caducal comme une bourse dont on tirerait les cordons; formant autour de lui un bourrelet circulaire qui s'élève de plus en plus (*fig.* 223), comme on voit les bourgeons charnus s'élever autour d'un cautère dont ils tendent à ensevelir (*fig.* 224) le pois dans leur intérieur.

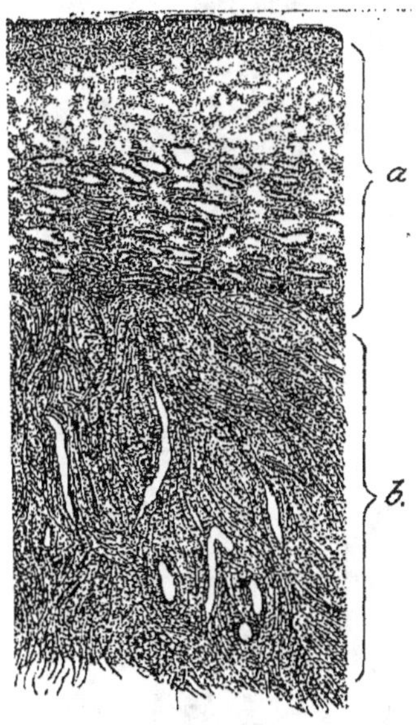

Fig. 225 (K. Abel).

Coupe de la muqueuse et d'une portion de la musculeuse d'un utérus à l'état de vacuité. — a. Muqueuse avec ses deux couches, compacte et spongieuse. Les glandes superficielles ont perdu leur épithélium. — b. Musculeuse.

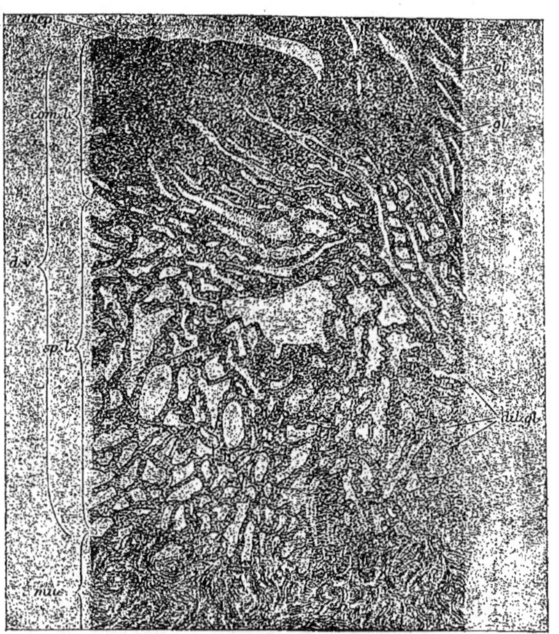

Fig. 226 (Hart).

Coupe horizontale de la caduque pariétale et d'une portion de la musculeuse d'un utérus gravide de 6 semaines. (Grossissement de 10 diamètres). — mus. Musculeuse. — dv. Caduque pariétale. — com. l. Couche compacte. — d. ep. Son revêtement épithélial dégénéré. — sp. l. Couche spongieuse. — gl., gl., dil. gl. Glandes dilatées avec leur revêtement épithélial dégénéré.

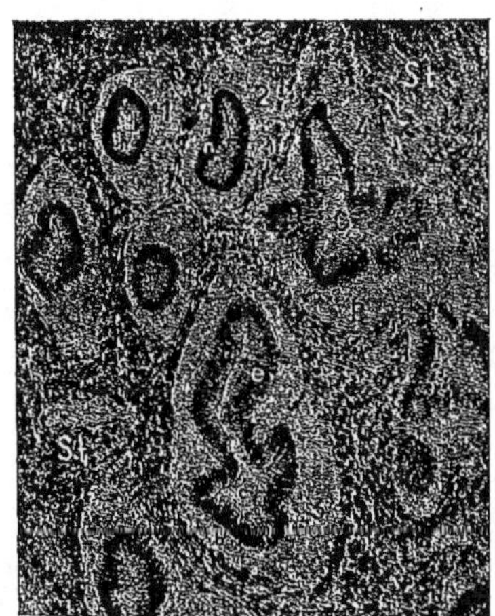

Fig. 227.

Coupe horizontale de la couche spongieuse de la muqueuse utérine à l'état de vacuité (environ la 6e partie, grossissement de 152 diamètres)

Au milieu d'un stroma relativement maigre (St), dont les cellules laissent surtout voir un gros noyau, apparaissent coupés en travers (1, 2) ou obliquement (3, 4) les tubes glandulaires. Ils sont nettement différenciés du stroma grâce à la rétraction de leur haut revêtement épithélial (e 3). La membrane basale (b) a suivi les cellules dont elle est manifestement le produit comme le plateau cuticulaire (c) qui forme un double contour à la lumière de la glande (C). Les noyaux des cellules épithéliales cylindriques forment une masse sombre (n) à leur partie profonde.

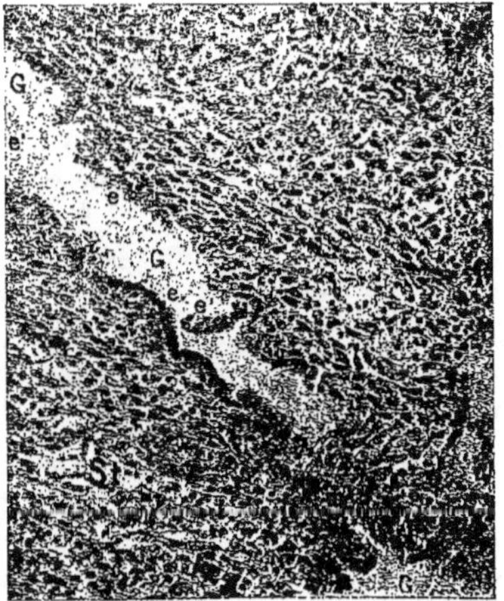

Fig. 228.

Coupe horizontale de la spongieuse de la caduque pariétale (œuf de 4 semaines, grossissement de 152 diamètres).

G, G, G. Tube glandulaire coupé parallèlement à son axe. — e, e. Épithélium adhérent, bien conservé par places, à cellules courtes, cubiques, sans cils, à noyau irrégulier et se colorant faiblement, à contours moins nets, en régression manifeste. — e'. Épithélium décollé et devenu libre au centre du tube.

St, St. Le stroma à grosses cellules rondes, ovales ou fusiformes, à gros noyau fortement coloré.

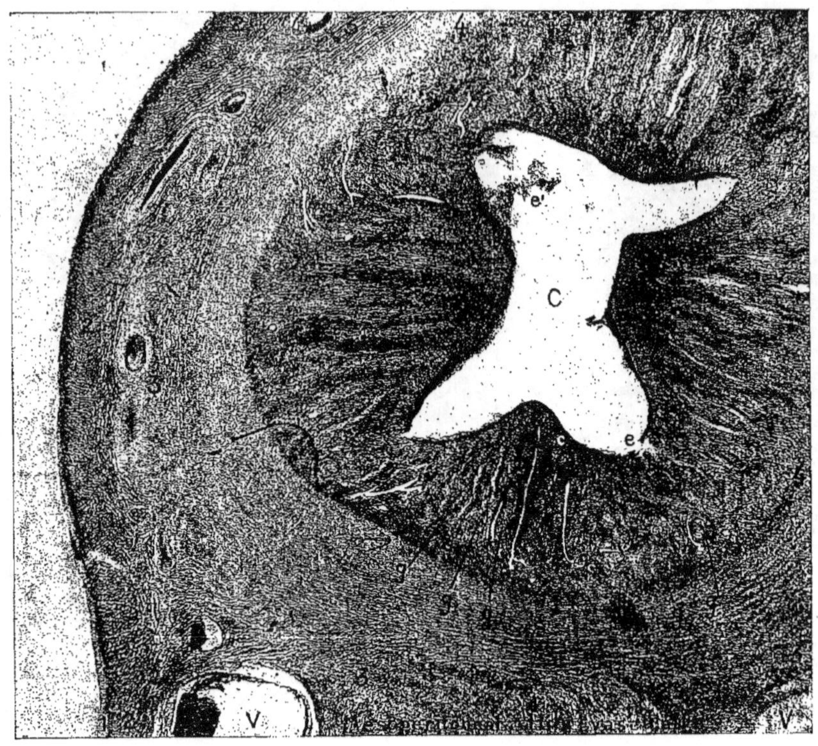

Fig. 220.

Coupe perpendiculaire à l'axe d'une corne d'utérus de Chatte. (Grossissement de 32 diamètres).

1, péritoine — 1 à 4, muscle utérin — 4, limite de la muqueuse et de la musculeuse — C, cavité utérine — e, bordure épithéliale — e', mucus.

On distingue au-dessous de e la couche compacte c et la couche glandulaire dont les tubes (g, g, g, g, g) sont coupés en travers (à droite de la figure) et en long (à gauche du point c)

On voit dans la muqueuse, sous forme de fines lignes blanches ondulées et bifurquées ou de points blancs, les plus gros capillaires injectés en bleu dont quelques-uns sont nettement parallèles aux tubes glandulaires.

En V un gros vaisseau, une artère du hile ou bord adhérent au mésopéritonéal, méso qui est coupé transversalement de gauche à droite par le bord inférieur du cliché. À droite, en V, est le vaisseau symétrique du côté opposé.

De V semble naître la couronne de vaisseaux (3) que l'on voit s'insinuer entre deux couches bien différenciées de la musculature utérine, une externe, sous-péritonéale (2) formée de fibres longitudinales; une interne, plus épaisse (3 à 4) formée de fibres circulaires.

On voit ici bien distinctement une disposition qui se retrouve dans ses grandes lignes sur l'utérus humain, et qui permet de diviser le muscle utérin en trois couches ou strates. Le stratum supra-vasculaire (2), le stratum conjonctif vasculaire (3), le stratum infra-vasculaire ou sous-muqueux. Cette pièce est donc parfaite pour comprendre le plan d'après lequel sont disposés les faisceaux contractiles de l'utérus et que Pilliet a montré constant chez les rongeurs, les porcins, les carnassiers.

Chez les singes la disposition commence à se compliquer par la transformation en couche musculaire plexiforme (corps spongieux de Rouget) du stratum vasculaire conjonctif, grâce à des faisceaux obliques, sortes de gaines périvasculaires, détachés des deux couches primordiales.

La complication devient telle chez l'homme que même à la naissance (voyez la fig. 220), il est impossible de séparer nettement les différentes couches fondamentales, a fortiori de reconnaître les couches secondaires pourtant si abondamment décrites et figurées par tant d'auteurs.

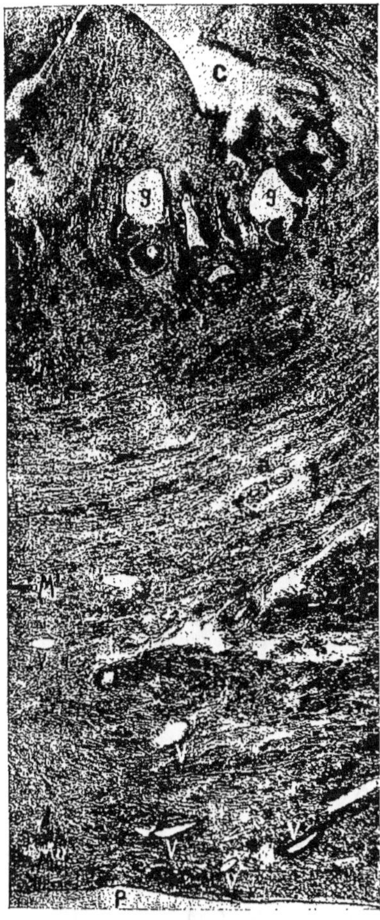

Fig. 230.

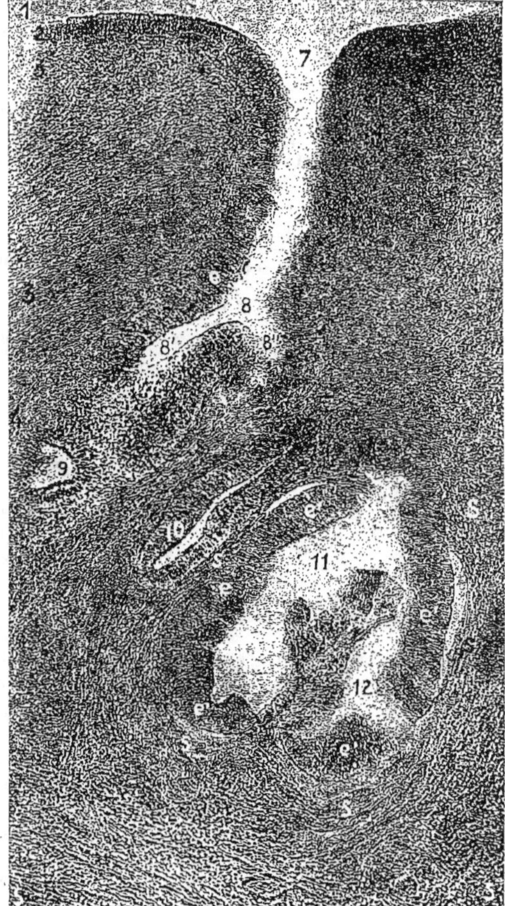

Fig. 231.

Coupe horizontale intéressant la totalité de la paroi de l'utérus d'un fœtus à terme sacrifié par embryotomie. (Grossissement de 32 diamètres).

C. Cavité utérine (étoilée sur la coupe), tapissée d'une seule couche de cellules cylindriques sans cils.

Au fond du diverticule C de la cavité viennent s'ouvrir les glandes tubuleuses coupées en divers sens que l'on voit également bordées d'épithélium et vides mais dilatées.

M. Limite de la muqueuse et de la musculeuse.

Dans la muqueuse on distingue en c un promontoire de la couche compacte ; de sp à M, la couche spongieuse de la muqueuse.

De M à P le muscle utérin. En P le péritoine.

De M à M' la musculeuse est formée de fibres à direction transversale dominante (fibres circulaires) et on y voit de rares vaisseaux dont deux artères (a) accouplées coupées en travers.

De M' à M" les fibres circulaires, obliques, longitudinales, s'entrecroisent en un réseau inextricable troué de nombreux orifices vasculaires (v, v, v).

De M" à P les fibres à direction longitudinale dominent.

Glande tubuleuse composée ou ramifiée de la muqueuse utérine ci-contre. (Grossissement de 97 diamètres).

La coupe va de la cavité utérine (1) à la musculeuse (5) ; elle comprend la totalité de la muqueuse dont on voit bien, en 2, l'épithélium cylindrique de revêtement ; de 3 à 4 la couche compacte ; de 4 à 5 la couche spongieuse. — 7, embouchure du tube principal de la glande dans la cavité utérine. — 7 à 8, le tube principal coupé en long, traversant la couche compacte. — 8, partie profonde de ce tube se subdivisant en deux tubes secondaires 8' et 8" — 9, coupe oblique du tube secondaire 8' — 10, 11, coupes transversale et oblique des tubes secondaires greffés sur 8" — et en 12 d'un cul de sac terminal juxta-musculaire. — e, épithélium cylindrique glandulaire adhérent au stroma S — e', épithélium glandulaire décollé du stroma par la préparation.

excréteurs et les dilatations de la couche spongieuse voisines de la couche compacte tandis que vers la profondeur, au fond des glandes, au voisinage immédiat de la couche musculaire, on retrouve encore les caractères du type normal, non gravide. Les lumières glandulaires (**G**, *fig.* 232), renferment des débris granuleux, des cellules épithéliales dégénérées (**e**, *fig.* 232), et des leucocytes.

Les cellules arrondies ou fusiformes du *stroma*

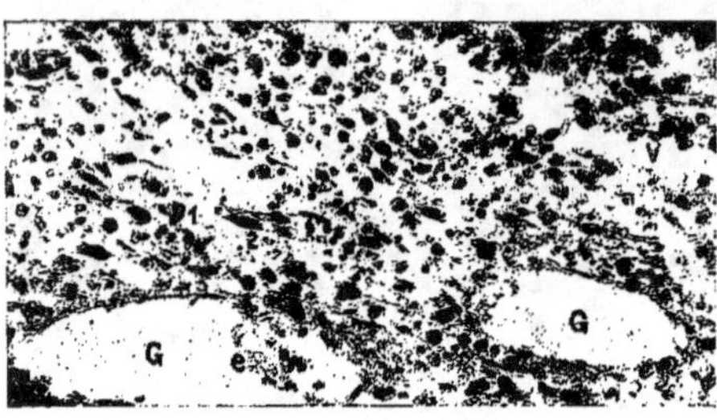

Fig. 232.

Fragment de la caduque pariétale (1ᵉʳ mois) à un grossissement de 146 diamètres.

1. Cellule ronde. — **2.** Cellule fusiforme du stroma. — **V.** Vaisseau. — **G.** Tubes glandulaires dont l'un renferme en e des cellules épithéliales détachées et dégénérées.

conjonctif normal, petites et dont on ne voyait guère que le noyau dans la muqueuse à l'état de vacuité (*fig.* 227) se sont multipliées et sont devenues de grosses cellules rondes (**1**, *fig.* 232), ovales ou fusiformes (**2**, *fig.* 232), de 18 à 30 μ, à protoplasma finement granuleux et dont le noyau atteint plusieurs fois le volume de l'ancien. Ces cellules hypertrophiées du stroma, « *cellules déciduales* », cellules de la caduque, sont massées surtout dans la couche compacte et au voisinage immédiat des vaisseaux (cellules conjonctives périvasculaires de Waldeyer).

Quant aux *vaisseaux sanguins*, si peu développés sur la muqueuse au repos, en dehors de l'époque menstruelle, qu'ils sont parfois impossibles à voir, ils sont maintenant bien visibles, larges et reconnaissables aux globules sanguins qui les bourrent et à leur endothélium autour duquel se tassent, comme pour le protéger, les cellules déciduales.

On retrouve là, singulièrement exagérée, la disposition décrite et figurée par Coste (1847) : par petites branches, parallèles aux glandes tubuleuses (*fig.* 229) qu'ils suivent de près et alimentent de leurs ramuscules anastomosés, ils montent jusqu'à la surface muqueuse où ils forment sous l'épithélium un réseau superficiel, très riche, à mailles polygonales, de capillaires dilatés.

Tels sont les caractères généraux de la caduque jeune.

Voyons maintenant les quelques particularités que présente la **caduque sérotine**.

Et d'abord sa surface libre, également tapissée d'épithélium en voie de régression, est plus irrégulière, plus ondulée, plus mamelonnée que celle de la caduque pariétale. Il semble qu'elle bourgeonne à la rencontre de l'œuf. Çà et là on y voit de profondes incisures qui paraissent être des embouchures glandulaires.

La distinction y est déjà moins nette en couche compacte et en couche spongieuse, celle-ci deux fois moins épaisse que dans la caduque vraie. Les glandes bien reconnaissables, irrégulièrement dilatées, sont presque entièrement confinées au voisinage de la musculeuse. Les vaisseaux sont plus développés. C'est en définitive le stroma qui forme ici la dominante avec l'élément vasculaire qui déjà crible la muqueuse de grands espaces sanguins.

Pour se rendre un compte exact de la constitution de **la réfléchie** c'est à son point d'attache à la caduque pariétale, en **dr** (*fig.* 220), là où formant bourrelet elle présente son épaisseur maxima, qu'il la faut étudier et non au voisinage de l'ombilic où de très bonne heure elle tend à dégénérer.

Elle présente au niveau du bourrelet la même structure que la caduque pariétale voisine (*fig.* 233). Il semble que pour la former on ait détaché sous forme de lambeau une partie de la caduque pariétale, et qu'on l'ait rabattue sur l'œuf de façon que la face couverte d'épithélium, devenant face utérine de la réfléchie, soit tournée vers l'épithélium de la caduque pariétale d'en face, tandis que la face spongieuse regarde l'œuf.

Sur la face utérine ou libre, encore dite externe par quelques auteurs (bien qu'elle soit interne par rapport à la face ovulaire), viennent s'ouvrir des canaux excréteurs de glandes ; quelques-unes, peu développées, occupent la couche profonde de la réfléchie et lui appartiennent en propre, tandis que le plus grand nombre poursuivent leur trajet et ont leur fond dans la couche spongieuse de la caduque pariétale d'attache.

Il est donc difficile de distinguer nettement ici une couche compacte et une couche spongieuse, d'autant plus que dans la profondeur, là où s'établit le contact avec l'œuf, existe une couche feutrée compacte présentant les mêmes apparences que celle de la sérotine.

A mesure qu'on s'éloigne du point d'attache de la réfléchie, et très vite, celle-ci s'amincit et

Celle-ci en quelques semaines va la rendre méconnaissable, *anhiste* comme disait Velpeau qui, mal outillé et ne l'ayant observée qu'à une époque plus avancée de la gestation, lui attribuait à tort ce caractère dès le début.

Outre les glandes on voit également dans la

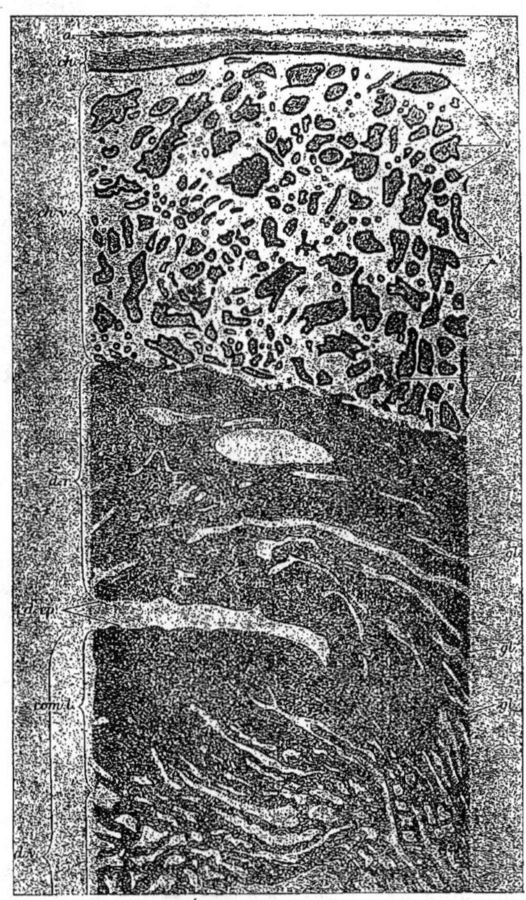

Fig. 233 (HART).

Coupe horizontale des membranes de la caduque réfléchie et de la moitié de la caduque pariétale (représentée en entier dans la *fig.* 226) d'un utérus gravide de 6 semaines. (Grossissement de 10 diamètres).

a. Amnios. — ch. Chorion. — ch. v. Villosités choriales. — v, v. Villosités avec leur ourlet épithélial tranchant en noir sur le gris clair de l'espace intervilleux. — dr. Caduque réfléchie avec ses glandes gl, son revêtement épithélial d. ep., semblable à celui de la caduque pariétale dv. — Nous sommes à l'origine de la réfléchie, à son union avec la caduque vraie qui lui a donné naissance et avec laquelle elle présente une parfaite identité de structure (stroma, glandes, vaisseaux).

l'on n'y trouve plus trace de glandes; même son épithélium de revêtement dégénère et disparaît, et elle ne paraît plus formée, à l'ombilic, que d'un mince feutrage de cellules déciduales présentant déjà des signes de dégénérescence.

réfléchie des vaisseaux dilatés en relation directe avec les vaisseaux de la pariétale voisine, vaisseaux qui, à travers le bourrelet d'attache où ils atteignent leur maximum, se prolongent jusqu'à la portion péri-ombilicale (voy. p. 218).

Maintenant voyons **l'œuf**.

Cet œuf, que nous avons aisément extrait de sa loge et qui n'adhérait que faiblement encore tant à la sérotine qu'à la réfléchie, ressemble à une petite châtaigne, mieux encore à un teignon, à une hydatide velue et transparente.

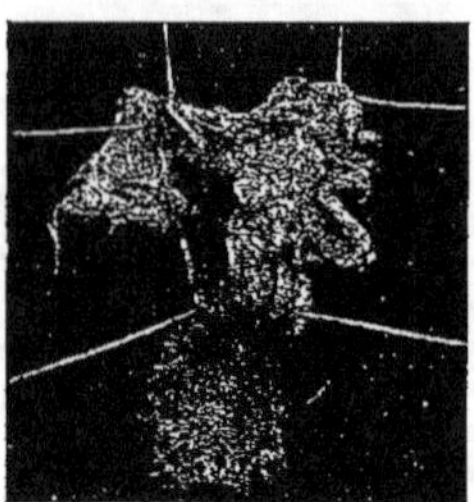

Fig. 234.

Œuf de 15 millimètres adhérent par un mince pédicule à sa capsule déciduale ouverte que des fils maintiennent tendue. Expulsé 36 jours après les dernières règles. — Grandeur nature.

Sa membrane la plus externe, seule visible (*fig.* 234), est hérissée sur toute sa périphérie de petites saillies villeuses dont les extrémités libres se fixaient faiblement aux parois de la capsule déciduale, la tenant légèrement éloignée.

Cette membrane c'est **le chorion** des Grecs, **le chorion villeux**, partout villeux. Les petites saillies qui le duvettent sont les premiers rudiments, grossiers, non encore ramifiés des **villosités choriales** arborescentes dont la frondaison vigoureuse formera plus tard le placenta.

Voyez-les sur la *fig.* 236 qui représente la coupe de l'œuf ci-dessus.

Vous y reconnaissez : 1° la couche unique de cellules pavimenteuses qui forme le revêtement de la cavité centrale de l'œuf (**1**), l'épithélium de **l'amnios**.

2° A la périphérie l'épithélium chorial (**4**) ; 3° entre les deux, un espace clair formé de tissu conjonctif embryonnaire, appartenant mi-partie à l'amnios (**2** à **3**), mi-partie au chorion (**3** à **4**) dont il forme le stratum conjonctif sept fois plus épais que l'épithélium.

Tandis que le tissu conjonctif, le stroma sous-épithélial de l'amnios est fibrillaire fin, celui du chorion est formé d'un tissu réticulé avec de grosses cellules à gros noyaux analogue à la gélatine de Wharton ou tissu muqueux du cordon ombilical.

C'est ce même stratum conjonctif qui forme l'axe, la charpente conjonctive des villosités filiformes ou en massue, charpente sur laquelle s'étend comme pour la ganter étroitement sur toute sa périphérie la couche épithéliale (**6**).

Ni dans le chorion membraneux, ni dans ses villosités il n'y a trace de vaisseaux même en voie de formation ; c'est l'époque où l'œuf ne vit encore que de la provision vitelline de sa vésicule ombilicale.

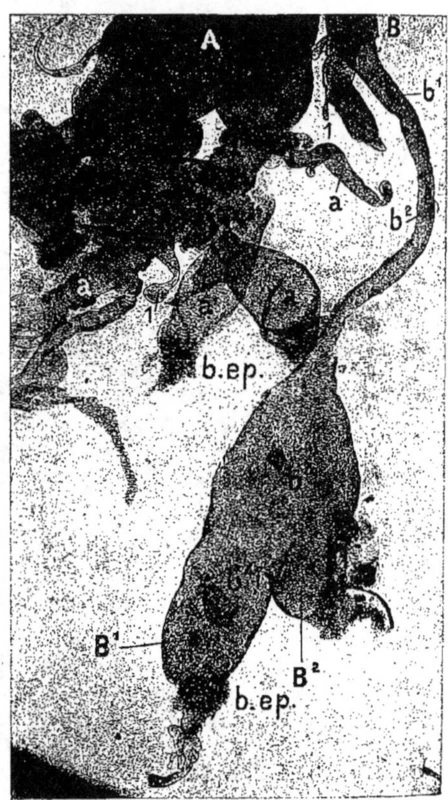

Fig. 235.

Branches terminales d'un arbuscule villeux arraché du chorion d'un œuf de 1 mois 1/2 (Embryon de 15ᵐᵐ) et étalé entre lame et lamelle ; photographié à un grossissement de 43 diamètres.

A. Lacis de villosités enchevêtrées dont on ne distingue que les massues terminales et quelques rameaux filiformes (a, a, a, a').

B. Villosité isolée montrant son pédicule long et grêle et son extrémité en massue bifurquée (**B¹**, **B²**). Vous voyez le revêtement externe de la villosité ; l'aspect grenu est dû à la colo-

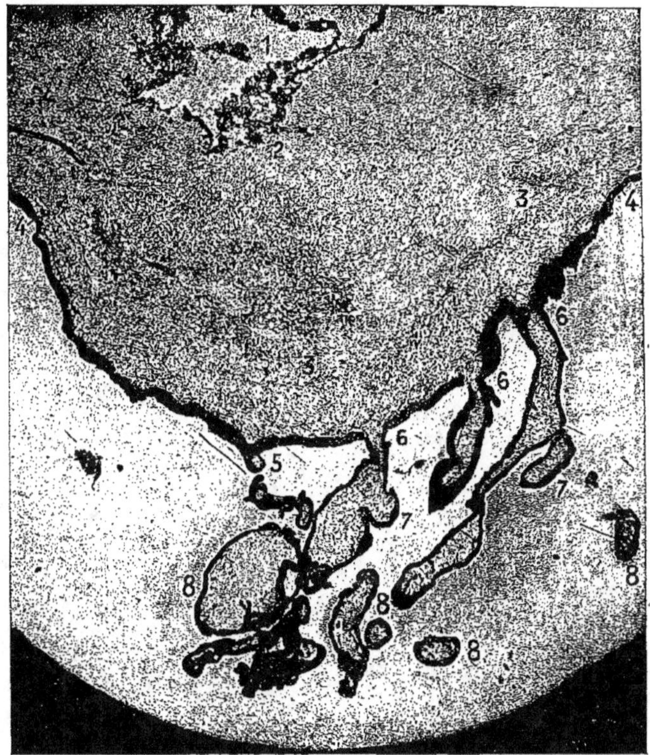

Fig. 236.

Coupe passant par le pôle supérieur de l'œuf représenté en grandeur naturelle ci-contre (*fig.* 234). Grossissement de 29 diamètres. On n'a représenté qu'une moitié de la coupe.

1. Cavité de l'œuf ouverte près de son pôle supérieur ; en noir l'épithélium de l'amnios dont on voit de 2 à 3 le stratum conjonctif. — 3. Ligne d'adhérence du stratum conjonctif de l'amnios avec le stratum conjonctif plus dense du chorion que borde en 4, 4, sous forme d'un ourlet noir, l'épithélium chorial. — 5. Tronc d'une villosité naissante coupé très obliquement à son point d'implantation à la surface externe de l'œuf. — 6, 6, 6. Troncs villeux coupés en long et montrant la continuation de leur axe connectif avec le stratum du chorion membraneux, de même que la continuation de leur gant épithélial avec l'épithélium chorial. — 7. Bourgeons villeux secondaires coupés à leur union avec le tronc. — 8, 8, 8, 8. Ramifications villeuses coupées en long, obliquement, en travers et paraissant isolées dans l'espace intervilleux.

---

ration plus vive des noyaux du manteau cellulaire qui enveloppe l'axe connectif formant la masse principale de la villosité, noyaux qu'on voit sous le syncitium (voyez p. 212) transparent. Du pédicule de cette villosité en b^1 et b^2, de la massue terminale en b^3 et en b^4, se détachent à angle droit ou aigu des bourgeons latéraux dont la croissance va donner naissance à de nouvelles villosités ramifiées, greffées sur le tronc B. Ce sont des bourgeons latéraux semblables, non encore ramifiés, qu'on voit de profil en 1, 1. — A l'extrémité de la massue terminale B^1 vous apercevez en b. ep ce que Langhans a appelé un bourgeon ou bouton épithélial duquel semblent partir des bourgeoncules qui vont permettre l'allongement de la villosité BB^1. On en voit un semblable à l'extrémité de la villosité a'.

En examinant cette région à un grossissement plus fort on constate que ces boutons épithéliaux sont formés non par le syncitium comme le dit Katschenko, mais par des cellules différenciées à contours nets ayant identiquement le même aspect et les mêmes dimensions que celles du manteau cellulaire.

C'est par des bourgeons terminaux ou boutons épithéliaux semblables que se ferait la fixation initiale des villosités crampons à la surface de la caduque sérotine et réfléchie. Il semble que le bourgeon épithélial en question crève la cuticule de syncitium pour aller se souder au stroma de la caduque.

Sur la *fig.* 238 qui représente, à un fort grossissement, un stade plus avancé d'une quinzaine de jours vous verrez bien la **constitution histologique fine et du chorion membraneux et d'une de ses villosités.**

Le *stratum conjonctif*, la substance fondamentale qui à elle seule représente les 6/7 de l'épaisseur totale, est formé, vous le voyez (*fig.* 237 et 239), d'un stroma de tissu conjonctif embryonnaire renfermant des cellules rondes, fusiformes, étoilées dans une substance intermédiaire muqueuse.

C'est en somme, en petit, la même substance que la gélatine de Wharton ou tissu muqueux du futur cordon ombilical.

Quant au *revêtement épithélial* il est fait, à cette période, de deux couches bien différenciées qui sont, en allant de l'axe conjonctif à la surface libre.

1° Une couche dite cellulaire par Langhans qui le premier l'a bien décrite ;

2° Une couche dite protoplasmique, syncitium de Katschenko.

La *couche cellulaire* (**2**), immédiatement accolée au stroma conjonctif est représentée par une rangée presque continue de grosses cellules ordinairement polyédriques, à contours nettement visibles, à protoplasma clair à peine granuleux, avec de gros noyaux ronds ou ovales bien colorés renfermant un ou deux nucléoles. (Langhans qui le premier les a vues et décrites les croyait de nature conjonctive à cause de leur ressemblance frappante avec quelques-unes des cellules du stroma conjonctif. Il est aujourd'hui généralement admis qu'elles sont épithéliales, dérivées de l'ectoderme).

La *couche protoplasmique* (**1**), la plus externe, *syncitium*, est une bande finement granuleuse de protoplasma, d'épaisseur variable, dans laquelle on ne peut distinguer de séparations cellulaires et où se trouvent éparpillés sans ordre, le plus souvent au voisinage immédiat de la couche cellulaire, des noyaux moitié moins gros que ceux de la couche cellulaire et prenant bien les matières colorantes.

Ces deux couches de l'épithélium chorial enveloppent les villosités jusqu'à leurs extrémités terminales dont un certain nombre servent de **moyens de fixation de l'œuf à la sérotine et à la réfléchie,** de la façon suivante que montre bien la pièce ci-jointe de Schwabe (*fig.* 241, p. 215).

Il y a d'abord, au point de contact, simple *accolement* des villosités à la surface déciduale. Vu en place, sur la coupe, l'œuf semble flottant dans sa loge : tout autour de lui se voit même, à la loupe, un espace vide (**J R**) qui l'isole de sa coque et que traversent les villosités d'attache (**Z**) déjà plus développées au niveau de la sérotine qu'au droit de la réfléchie.

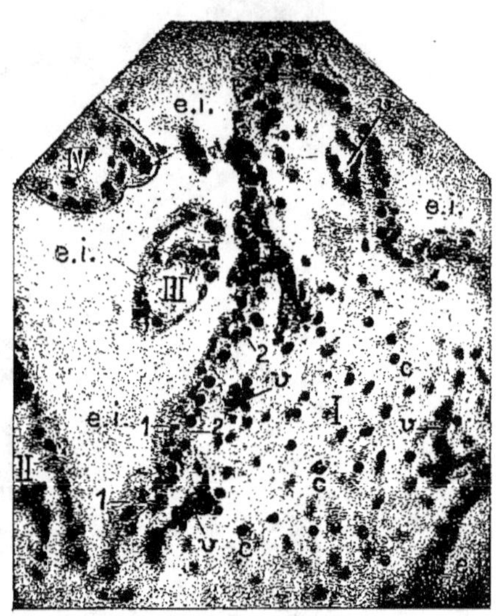

Fig. 237.

Coupe oblique au niveau d'une bifurcation d'une des villosités de l'œuf figuré ci-contre (*fig.* 238). — Grossissement de 350 diamètres. — Immersion.

I et II. Villosités coupées en long. — III, IV. Villosités coupées en travers. — e. i. Espace intervilleux.

On voit bien les noyaux (c, c, c) des cellules étoilées du tissu conjonctif muqueux formant l'axe de la villosité I.

En v, v, v, à la périphérie de cet axe, sous le double manteau épithélial, et par conséquent à portée de l'espace intervilleux où ils vont avoir à puiser par osmose, se distinguent les coupes obliques des vaisseaux fœtaux, vaisseaux de l'allantoïde qui pénètrent la villosité, vaisseaux en voie de développement renfermant des globules encore nucléés.

En 1, 1, gris pâle, le syncitium avec ses noyaux. — En 2, 2, la couche interne, cellulaire du manteau épithélial.

Au point où la tête villeuse touche la caduque il y a d'abord, semble-t-il, simple accolement de l'épithélium villeux conservé à la surface épithéliale de la caduque en régression.

Pour assurer cette adhérence précaire *l'épithélium villeux prolifère* et forme des sortes de

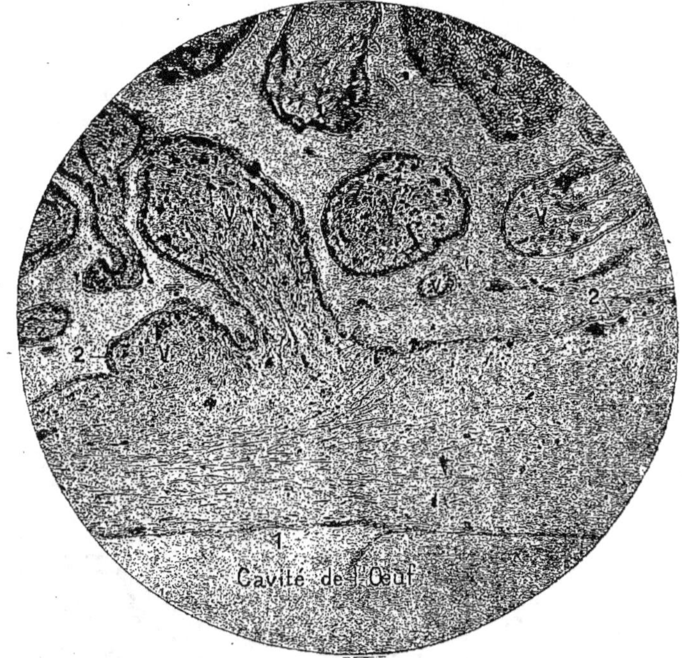

Fig. 238.

Fragment d'une coupe verticale de la paroi d'un œuf de 4 semaines appartenant à mon collègue et ami Wallich.
Grossissement de 112 diamètres

En **1**, la surface libre de l'amnios dont le revêtement épithélial est détaché.

En **2** le double revêtement épithélial du chorion limitant du côté de l'œuf l'espace intervilleux et se prolongeant sur les villosités **v**, **v**, **v**, qui se détachent de la surface libre du chorion.

Entre **2** et **1** est le tissu conjonctif muqueux appartenant mi-partie à l'amnios, mi-partie au chorion et qu'on voit se soulever en **V** pour former l'axe conjonctif de la seule villosité rattachée à l'œuf en ce point. — En **3** est un îlot de cellules déciduales entraînées par l'œuf lors de son décollement.

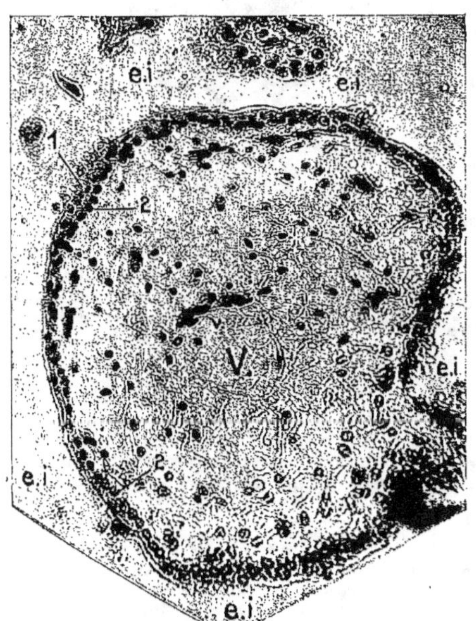

Fig. 239.

Coupe en travers, perpendiculaire à l'axe, d'une des villosités de l'œuf figuré ci-dessus (*fig.* 238).

Grossissement de 270 diamètres.

La charpente de la villosité **V** est formée de gelée de Wharton, c'est-à-dire d'une substance fondamentale muqueuse où sont disséminées des cellules embryonnaires étoilées à noyau fortement coloré. On voit déjà des faisceaux conjonctifs limitant les mailles occupées par la substance transparente, hyaline, semi-liquide, muqueuse, élaborée et exsudée par les cellules. Cet axe conjonctif est, sur toute sa périphérie, recouvert d'un double manteau épithélial ectodermique (**1**, **2**) qui le sépare seul de l'espace intervilleux (ei, ei, ei). v, Vaisseau allantoïdien.

bonnets, des bourgeons sessiles ou pédiculés (**ZE**) de cellules épithélioïdes à contours nets, à protoplasma clair et à noyaux arrondis prenant bien la coloration *(Epithelfortsätze)* qui s'accolent solidement aux cellules déciduales superficielles — de telle sorte que bientôt, dans les séparations violentes, l'épithélium villeux restera adhérent à la caduque comme une sorte de gousse vide tandis que s'en ira seul, avec l'œuf expulsé, l'axe conjonctif de la villosité.

Mais cela même encore n'est qu'un mode de fixation rudimentaire et provisoire.

Déjà, en certains points, s'accuse le mode de fixation solide et définitif dont nous retrouverons à terme le type parfait *(fig.* 270, p. 235).

Je veux parler de *l'enveloppement de la tête villeuse de fixation*, de **la villosité crampon** comme on dit encore, *par le bourgeonnement périphérique de la caduque qu'elle touche.*

Dans toute la portion ainsi enfouie la villosité perd son épithélium comme a fait la caduque elle-même ; il y a fusion de l'axe conjonctif villeux avec les cellules conjonctives déciduales, si bien qu'il sera de plus en plus difficile de reconnaître au premier coup d'œil, en ces points d'attache, ce qui est tissu fœtal et tissu maternel.

On voit les mêmes dispositions, surtout les plus simples, au niveau de la caduque réfléchie où l'union est presque toute de surface.

Dans **l'espace inter-chorio-décidual** que nous pouvons déjà dénommer **intervilleux (JR)** on n'avait jusqu'à présent pas signalé de sang maternel avant la 4e semaine (Keibel).

Voici donc bien fixé notre point de départ. Et nous pouvons esquisser rapidement les différents stades du développement qui vont nous mener à la compréhension facile des dispositions observées à terme.

A mesure que l'œuf augmente de volume, les villosités augmentent de longueur, s'accroît d'autant l'espace inter-chorio-décidual qu'elles sillonnent. En même temps elles se ramifient à la manière d'un arbre qui a tronc, branches, rameaux et ramuscules dont les uns se portent également vers l'enveloppe déciduale pour s'y cramponner, tandis que les autres restent libres et flottants. Elles ne tardent pas d'autre part à être pénétrées par les vaisseaux fœtaux qu'amène l'allantoïde (utérus de six semaines, Berry Hart) et qui sont loin d'être aussi larges et aussi nombreux que nous les trouverons à terme. Un peu plus tôt, un peu plus tard (dès la 4° semaine dit

Keibel) l'espace intervilleux est envahi par le sang maternel et les échanges osmotiques peuvent commencer. Cette question de la date exacte de début de la circulation maternelle périvilleuse est encore discutée ; mais c'est à tort à coup sûr que Ruge et Winter (1896) la veulent reculer jusqu'au 4e mois. Hofmeier a vu nettement l'espace périvilleux gorgé de sang dès deux mois et demi et les vaisseaux maternels s'y ouvrant librement. J'ai fait la même constatation sur la coupe de l'utérus gravide de deux mois et demi *(fig.* 246) représenté ci-contre (1).

Il y a donc une période, très courte à vrai dire, où **l'œuf est,** comme ōn dit, **placenta partout** *(fig.* 240, 242, 243).

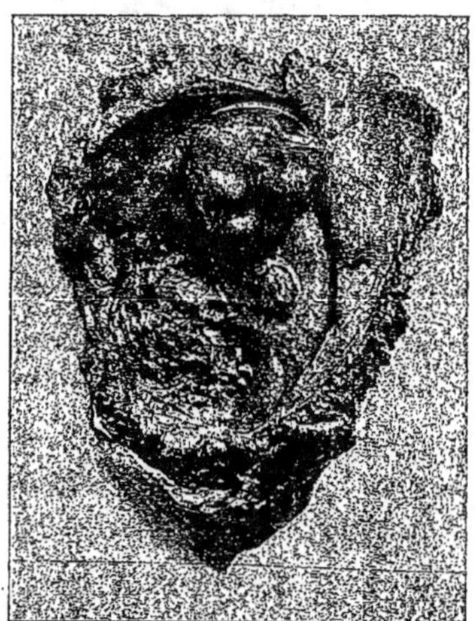

Fig. 240.

L'œuf de la *fig.* 242 ci-contre, ouvert. Après écoulement de 15 centimètres cubes de liquide amniotique clair, l'amnios s'est rétracté sur un embryon de 15ᵐᵐ dont on distingue par transparence la tête ainsi que les rudiments des membres supérieur et inférieur droits. Entre l'amnios rétracté et la face interne lisse du chorion on voit la vésicule ombilicale du volume d'un pois.

Mais voici que très vite (déjà sur l'utérus de six semaines de Berry Hart), **tandis que s'accuse la frondaison villeuse en regard de la ca-**

---

(1) Tout récemment sur un œuf de 8 jours (du volume d'une lentille) examiné en place (utérus enlevé par hystérectomie vaginale pour cancer du col), Léopold a vu l'espace inter-chorio-décidual déjà irrigué par les capillaires de la sérotine et de la réfléchie qui s'y abouchaient largement.

duque sérotine, elle **pâlit et s'étiole vers la réfléchie** d'autant plus qu'on s'éloigne davantage de son bourrelet d'attache. Les villosités qui correspondent à la *reflexa* s'atrophient (*fig.* 245), cessent d'être visibles à l'œil nu et même à la loupe. Le chorion, de villeux qu'il était, devient chauve (**chorion læve**) ; la poussée excentrique des villosités placentaires et la dilatation de l'œuf l'appliquent étroitement à la réfléchie qui dégénère et, refoulée peu à peu vers la caduque pariétale d'en face, va finir par s'y accoler.

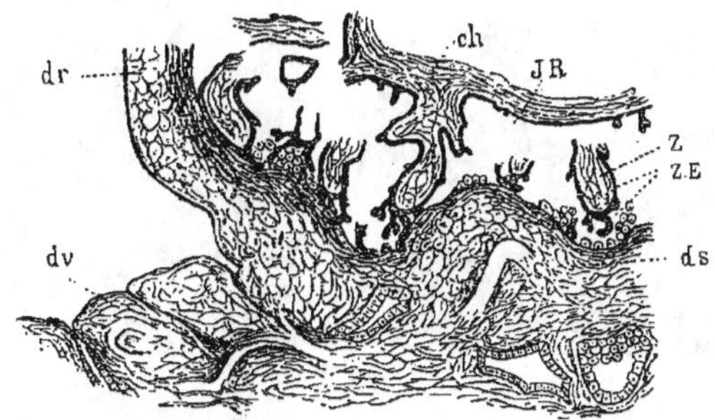

Fig. 241 (SCHWABE).

Coupe partielle d'un œuf de 8^mm renfermé dans sa capsule déciduale. La coupe porte à l'union des caduques pariétale (**dv**), réfléchie (**dr**), et sérotine (**ds**) où l'on reconnaît des espaces vasculaires et des glandes. Schwabe estime que cet œuf avait de 13 à 15 jours. (Grossissement non indiqué).

Tout autour de l'œuf dont on voit une partie du chorion villeux (**ch**), entre la surface épithéliale (trait noir) de ce chorion et la surface des caduques, existe un espace libre (**JR**), rudiment de l'espace intervilleux que traversent des villosités (**Z**) portant déjà des bourgeons de ramifications tertiaires et gantées d'épithélium

En certains points les extrémités de ces villosités s'accolent simplement à la surface libre de la caduque tandis qu'en d'autres cette adhérence se fait plus intime par les bourgeons (**ZE**) de l'épithélium villeux. Il n'y a pas encore trace de vaisseaux fœtaux.

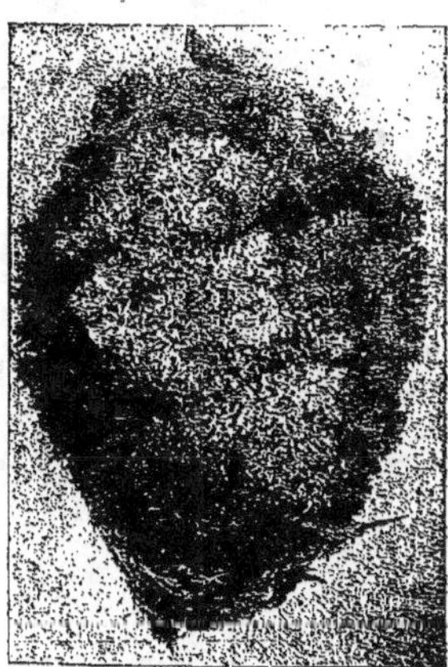

Fig. 242.

Œuf de 55 millimètres sur 40 expulsé 53 jours après la fin des dernières règles. Poids : 25 grammes.

D. R. du 9 au 14 mai ; le 8 juillet brusquement hémorrhagie et expulsion de l'œuf dont on voit ici la face externe du chorion partout villeux.

Pièce photographiée dans l'eau. — 1 = I.

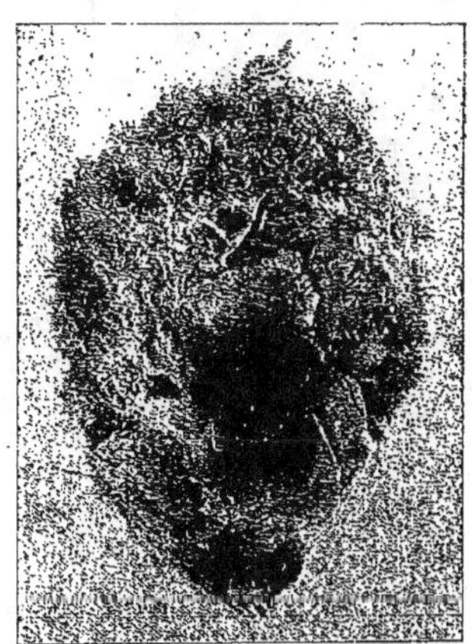

Fig. 243.

Face opposée du même œuf montrant les villosités choriales cachées, au niveau du pôle inférieur, par une plaque de caduque réfléchie restée adhérente à l'œuf et dont on voit la face externe criblée par les orifices glandulaires.

Voyez déjà sur l'utérus de deux mois et demi représenté ci-contre (*fig.* 246, 244, 245, 247), le placenta s'accuser, se limiter tandis que s'atrophie franchement, au moins à distance de ses bords, la caduque réfléchie et les villosités correspondantes.

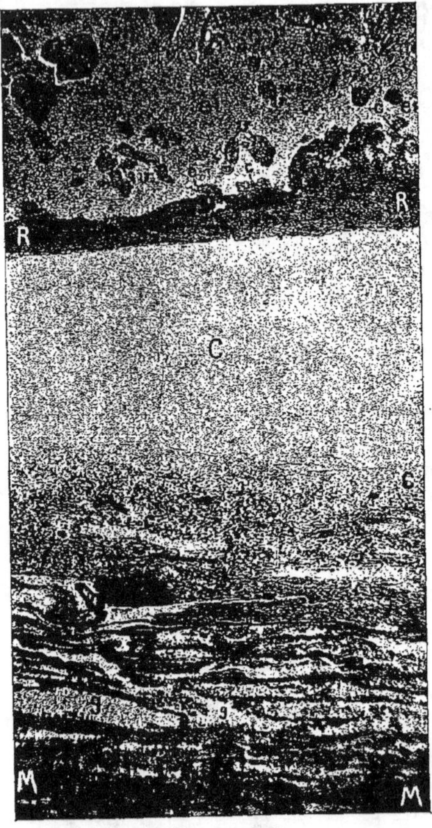

Fig. 244

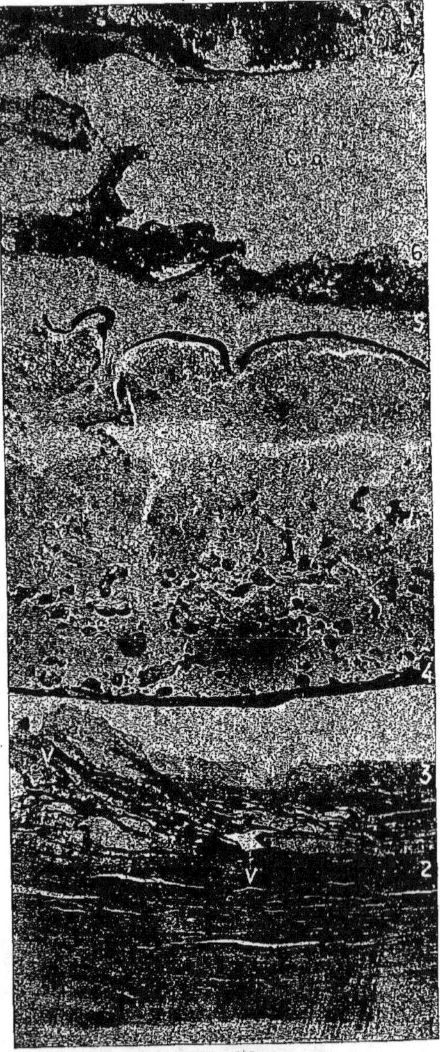

Fig. 245.

Grossissement à 31 diamètres de la caduque pariétale, de la réfléchie et de l'espace intervilleux de la préparation ci-contre (bord droit de la préparation).

M. Musculeuse. — **M** à **S.** Couche spongieuse de la caduque pariétale dont on voit les fentes glandulaires **g. g.** — De **S** à **C.** Couche compacte.

C. Cavité utérine. — **R.** La réfléchie très amincie et en voie de dégénérescence. — **c, c, c.** Villosités crampons. — **v, v, v.** Villosités libres dans l'espace intervilleux et naturellement injecté de sang maternel.

Coupe intéressant toute la paroi d'un utérus gravide de 2 mois 1/2 (représenté ci-contre *fig.* 246) avec l'œuf y contenu. — 10 diamètres. Les lignes pointillées blanches entourant la lettre **M** sur la *fig.* 246 indiquent le siège de la coupe.

En allant de bas en haut on voit la surface péritonéale (**1**); la musculeuse (de **1** à **2**); la muqueuse, caduque pariétale, de **2** à **3**; la cavité en partie remplie de mucus qui sépare la caduque pariétale de la caduque réfléchie (**4**) très mince; les villosités choriales en voie d'atrophie et le chorion, de **4** à **5**; l'amnios, de **5** à **6**; la cavité de l'œuf, de **6** à **7**; au-delà de **7**, le chorion placentaire.

Dans la caduque en **V, V**, on voit la coupe de gros vaisseaux maternels naturellement injectés. Tous les autres espaces clairs sont glandulaires.

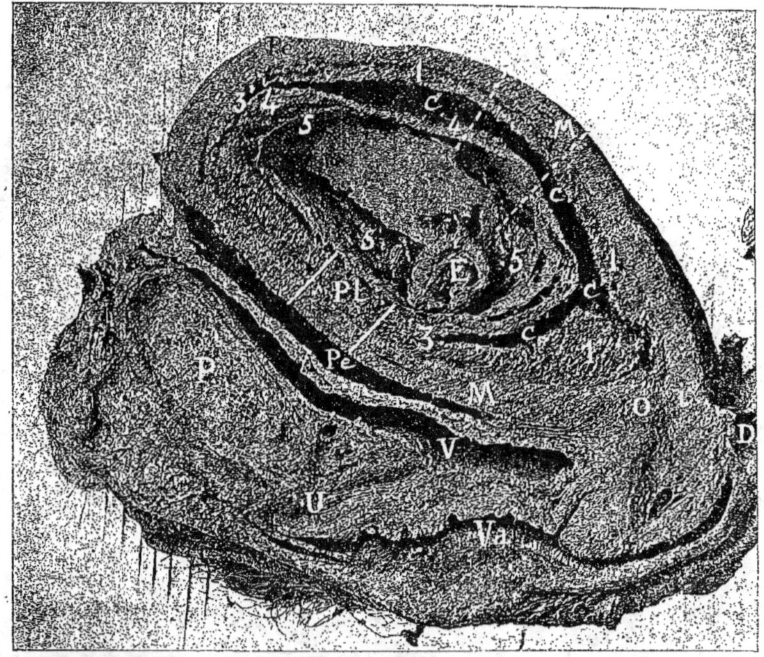

Fig. 246 (PINARD et VARNIER).

Coupe médiane, verticale, antéro-postérieure d'un utérus gravide de 2 mois 1/2 en place. — Femme morte de hernie étranglée.

P. Pubis. — **V.** Vessie vide. — **U.** Urèthre. — **Va.** Vagin. — **Pe.** Cul de sac péritonéal vésico-utérin. — **D.** Douglas.

Oi. Orifice interne du col. — **M.** Coupe de la paroi utérine, musculeuse. — **Pe'.** Péritoine.

1, 1, 1. Caduque pariétale. — **4, 4, 4.** Caduque réfléchie séparée de la pariétale par une cavité o, o, o, o, terminée en culs de sac en **3** et **3'** par l'union de la réfléchie et de la pariétale. — **Pl.** Caduque sérotine, placenta déjà nettement différencié. — **5, 5, 5.** Face épithéliale de l'amnios. Entre **4** et **5** le chorion dont les villosités sont en voie de décroissance sur toute l'étendue de la réfléchie.

Fig. 247.

Coupe portant sur la paroi antérieure de l'utérus ci-dessus entre les deux lignes blanches pleines qui encadrent les lettres **Pl.** (Grossissement de 18 diamètres).

V, V, V. Villosités en croissance, les unes libres dans l'espace intervilleux naturellement injecté ei, les autres adhérentes à la surface ondulée du placenta maternel ou caduque sérotine o, o, o. Dans cette caduque on voit des veines (**v. o.**), des artères (**a, a**); les autres espaces clairs sont des espaces glandulaires encore bien reconnaissables.

Au bas du cliché, se distinguant bien de la caduque à un plus fort grossissement (la limite est ici indiquée par quatre traits blancs) on voit la musculeuse avec ses artères hélicines dont les coupes sont marquées de croix noires.

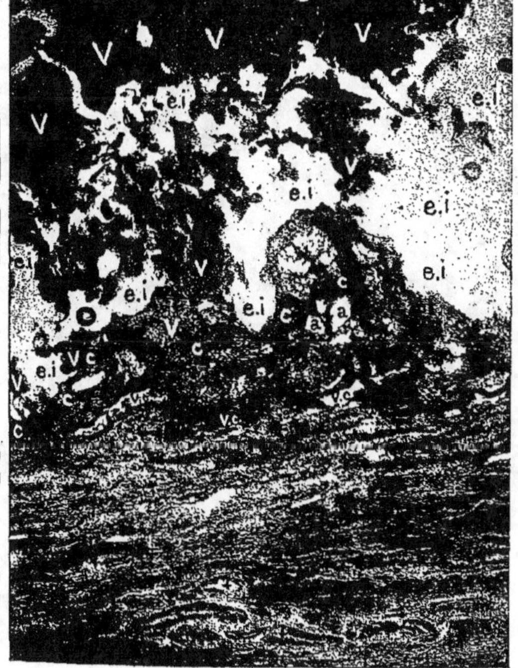

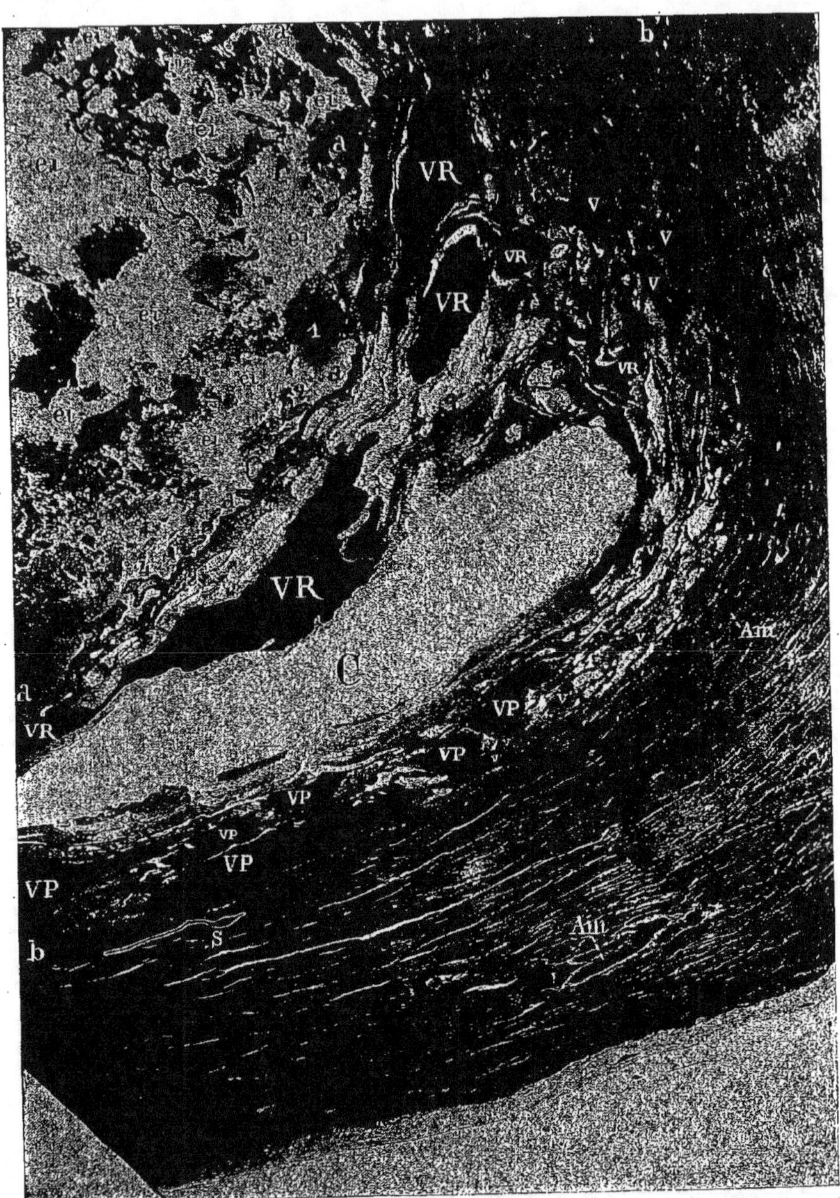

Fig. 247 bis

. Fragment d'une coupe de l'utérus gravide de deux, mois et demi représenté ci-contre (*fig.* 246 p. 217), montrant l'union de la caduque pariétale et de la caduque réfléchie. Grossissement de 10 diamètres.

On voit de bas en haut : 1° la bande claire du revêtement péritonéal; 2° la paroi musculaire (postérieure) avec les coupes de ses artères **Am** et de ses sinus veineux **S**; 3° en b la limite de la musculeuse et de la caduque qu'on suit aisément jusqu'en b'; 4° de b à la paroi limitante de la cavité utérine **C**, la caduque pariétale dont a couche ampullaire deux fois plus épaisse que la couche compacte laisse voir en **VP**, **VP**, **VP**, **v'**, **v'**, etc., et bourrés de globules sanguins, d'énormes capillaires, plus gros que les vais-

Fig. 247 ter.

Coupe antéro-postérieure du segment inférieur et du col de l'utérus gravide de trois mois et demi représenté ci-contre *fig.* 249, p. 220. Grossissement de 2 1/4 diamètres.

U, urèthre — **V,V**, vessie — **a**, cul-de-sac péritonéal vésico-utérin — de a à **b** vessie et col sont unis par du tissu cellulaire lâche qui se densifie en **c** — au-dessous de **c** fusion intime. **D**, cul-de-sac de Douglas.

Va, vagin — **1** son cul-de-sac antérieur — **2** son cul-de-sac postérieur, au niveau desquels on voit la continuité des fibres musculaires longitudinales du vagin avec la mince gaine musculaire de la charpente conjonctive du col.

E, Orifice externe du col — **OI** orifice interne. Entre les deux le canal cervical avec son épaisse muqueuse non caduque, très différente de la muqueuse transformée du corps par ses glandes pourvues d'un bel épithélium cylindrique et distendues par les prolongements du bouchon muqueux.

S, S' coupe du sinus dit circulaire, limite supérieure du segment inférieur en voie de développement. Le revêtement muqueux de cette région diffère du tout au tout par sa minceur extrême et l'atrophie de ses éléments glandulaires de la muqueuse cervicale; c'est de la caduque. La transition est brusque à l'orifice interne **O I**.

Co, cavité de l'œuf dont le pôle inférieur $M + R$ (voyez *fig.* 249) descend jusqu'à l'orifice interne, refoulant et accolant à la caduque pariétale **c' c'** du segment inférieur le pôle inférieur de la réfléchie (revoyez *fig.* 246) en voie d'atrophie qui va ponter l'orifice interne. Il n'y a pas encore fusion intime de la pariétale et de la réfléchie. Celle-ci s'est en effet laissée séparer en bas et en arrière et sur une assez grande étendue; elle a suivi le chorion et l'amnios dans leur léger retrait.

Comparez avec la coupe de Waldeyer (*fig.* 70 p.77) représentant le col d'un utérus gravide à terme, et constatez une fois de plus que le segment inférieur n'est pas d'origine cervicale·

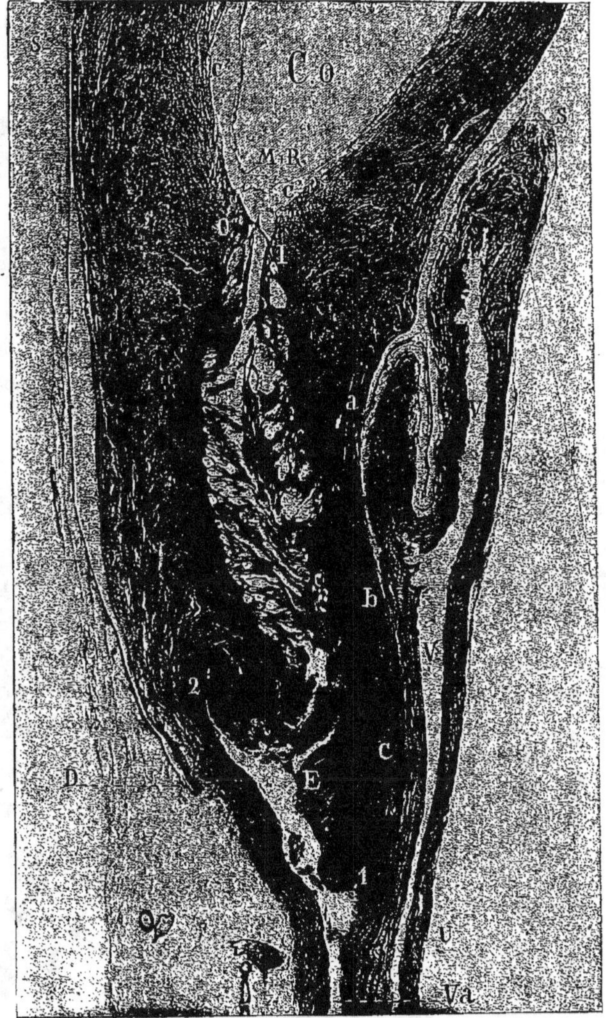

seaux pariétaux dont ils émanent ou auxquels ils aboutissent. Les espaces clairs voisins sont les coupes des glandes dilatées. — **C** est la cavité utérine non encore effacée par l'accolement des caduques et qui se termine sur la droite en un cul-de-sac formé par l'union des caduques pariétale et réfléchie. Ce cul-de-sac correspond au cul-de-sac supérieur marqué **3'** sur la *fig.* 246.

Reconnaissez à ce niveau la réfléchie à son point d'union avec la pariétale en bas et la sérotine en haut. Sa coupe affecte la forme d'un triangle dont la base correspond à la paroi musculaire et dont le sommet s'effile vers ce qui fut l'ombilic de la caduque. Cette réfléchie est encore parcourue par d'énormes capillaires **VR, VR, V, V**, et criblée, comme la pariétale dont elle émane, d'espaces glandulaires inégalement répartis. Au delà de la réfléchie on voit la frondaison choriale de l'œuf limitant les espaces intervilleux **ei, ei** remplis de globules sanguins. — **a, a, a, a** 'est la surface ondulée de la réfléchie limitant l'espace intervilleux qui fait encore à cette période le tour complet de l'œuf partout quoiqu'inégalement villeux. Sur cette limite déciduale viennent s'implanter en **1, 2, 3, 4, 5** des villosités crampons en voie d'atrophie du placenta réfléchi.

Un mois encore et voyez, à un stade plus avancé (*fig.* 249 et 248), **l'atrophie presque complète de la réfléchie et son accolement, sa fusion avec la caduque vraie** dont elle ne se distingue, même au microscope, que par la dégénérescence profonde de ses éléments.

Voyez, enfin, sur l'utérus gravide de six mois (*fig.* 250) **l'état définitif,** au point de vue macroscopique au moins. Il ne fera que s'accuser à mesure que nous approcherons du terme, et nous pouvons maintenant comprendre sans peine les particularités que nous allons observer dans la mince lame membraneuse qui, en dehors de la région occupée par le placenta, tapisse la paroi utérine à la fin de la grossesse.

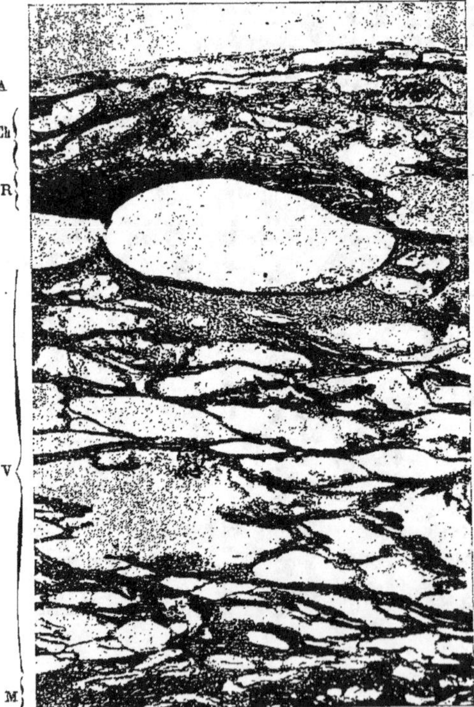

Fig. 248.

Coupe à un grossissement de 15 diamètres des membranes fœtales et maternelles tapissant le point indiqué par deux traits noirs parallèles sur la *fig.* 249.

A. L'amnios. — Ch. Le chorion dont les villosités privées de vaisseaux et atrophiées ne sont plus distinctes. — R. La réfléchie dégénérée en voie d'accolement à la caduque vraie V, dont la séparent encore çà et là des lacunes visibles entre les couches marquées R et V.

V. Caduque vraie encore très épaisse; l'apparence feuilletée est due à la persistance d'espaces glandulaires largement béants qui vont peu à peu s'effacer par suite de la poussée excentrique de l'œuf et de l'étirement de la caduque appelée à couvrir la surface interne constamment grandissante de l'utérus en voie de développement rapide.

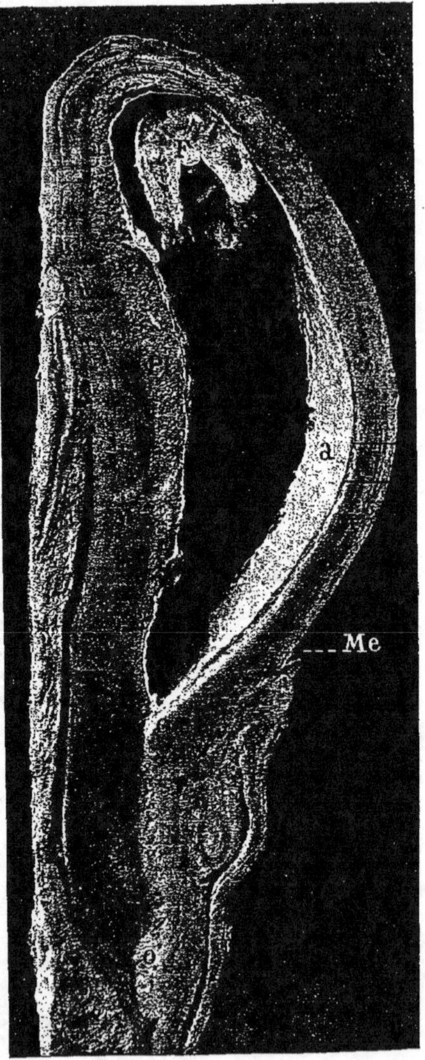

Fig. 249.

Coupe médiane, verticale, antéro-postérieure (moitié gauche) d'un utérus gravide de 3 mois 1/2, grandeur naturelle. (Revoyez la *fig.* 7, p. 7 et sa légende).

F. Coupe du tronc fœtal au voisinage du pelvis. — O. Orifice interne du col que tapisse maintenant le pôle inférieur de l'œuf. — Pl. Placenta franchement différencié tapissant le fond et toute la paroi postérieure de l'utérus jusqu'à 15 millimètres de l'orifice interne. — a. Face interne de l'amnios dont on suit la coupe sur le fond de l'utérus et la face fœtale du placenta.

Au-dessous de l'amnios partout accolé maintenant à la paroi utérine se voit en **Me** une couche de 1ᵐᵐ qui le sépare de la musculaire et qui représente le chorion lisse et la réfléchie atrophiée, adhérente maintenant et confondue avec la caduque pariétale très amincie. Voyez *fig.* 247 *ter*, p. 219.

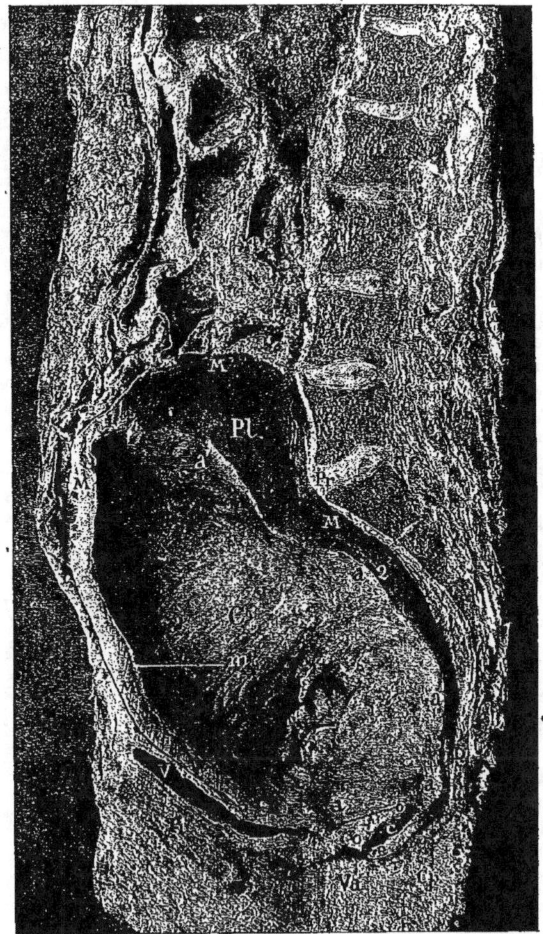

Fig. 250 (CHAMPETIER DE RIBES et VARNIER).

Coupe médiane, verticale, antéro-postérieure d'un utérus gravide de 5 mois 1/2 congelé *in situ* (femme morte d'Eclampsie) 1/2 grandeur. On a extrait le segment du fœtus renfermé dans cette moitié droite pour laisser voir la cavité **C** de l'œuf, la face interne a, a, a de l'amnios et la coupe m des membranes sous-jacentes : chorion lœve et caduques réfléchie et pariétale plus intimement unies et plus minces encore que sur la coupe précédente.

M. Paroi musculaire de l'utérus. — **Pl.** Placenta. — **1**. Son bord supérieur. — **2**. Son bord inférieur, tous deux se continuant sans ressaut avec les membranes extra-placentaires. — **O**. Orifice interne du col. — **o e**. Orifice externe. — **c**. Canal cervical. — **cp**. Cul de sac postérieur du vagin **Va**. — **D**. Cul de sac de Douglas. — **V**. Vessie vide. — **3**. Cul de sac péritonéal vésico-utérin. — **Pu**. Pubis. — **Pr**. Promontoire.

Le segment inférieur est maintenant formé, distendu et aminci (comparez avec les *fig.* 249, 248) par la tête du fœtus qui comprime et aplatit le col sur le plancher pelvien. Le plan du détroit supérieur couperait l'utérus à égale distance de son fond et de l'orifice interne du col.

2. — LES MEMBRANES ET LE PLACENTA DANS L'UTÉRUS GRAVIDE A TERME

Sur la paroi de l'utérus gravide à terme (*fig.* 251) nous devons retrouver en allant de dedans en dehors :

1° L'amnios.

2° Le chorion.

3° La caduque réfléchie.

4° La caduque vraie, reposant directement sur la musculeuse.

Voyez les sur une coupe (*fig.* 254 et 255); et remarquez pour ce qui est de **la caduque** comme elle a minci; il a fallu en effet qu'elle perde en épaisseur pour suffire à l'immense accroissement de la surface à couvrir. Telle mincit la paroi d'un ballon de caoutchouc qu'on gonfle à perte d'haleine.

Vous n'y retrouvez plus la division si nette des premiers mois (*fig.* 244) en couche compacte et glandulaire. Il semble que le stroma ait tout envahi. C'est à peine si de ci de là, irrégulièrement disséminées, tantôt en l'air, tantôt au fond, vous apercevez des fentes minces (**G**, *fig.* 255) qu'à un fort grossissement vous reconnaissez glandes à leur revêtement épithélial, aplati, court, étroit, comme tassé par l'étirement du tout, et qu'on pourrait prendre, si on n'y regardait à deux fois, pour un endothélium.

Souvent même il n'y a plus de lumière du tout. Les cellules, qui naguère se faisaient vis-à-vis, s'emboîtent réciproquement et la glande ne se reconnaît qu'à une rangée cellulaire unique de longueur variable qui barre le stroma. Quelques rares et maigres vaisseaux restent seuls, noyés dans ce stroma.

Quant à la **réfléchie** (**R**, *fig.* 254) elle est collée, soudée à la surface de la caduque vraie, confondue avec elle par sa face profonde, confondue par sa face superficielle avec le **chorion** que tapisse l'**amnios**, le tout étroitement appliqué partout à la paroi utérine.

Voyez la fusion presque inextricable des éléments cellulaires épithéliaux du chorion, des éléments cellulaires conjonctifs dégénérés de la réfléchie et de la superficie de la caduque, fusion qui fait que Waldeyer lui-même dit simplement : *couche de cellules*, se déclarant incapable d'attribuer maintenant à chaque membrane ce qui lui revient en propre.

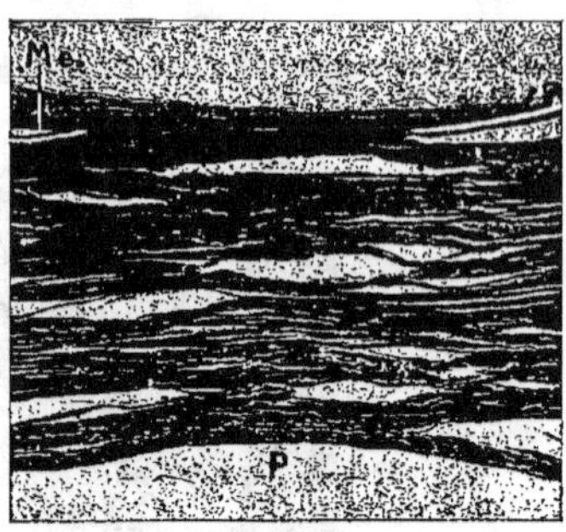

Fig. 251.

Coupe (parallèle à l'axe) de la totalité de la paroi du corps d'un utérus gravide de 8 mois 1/2. Grossissement de 5 diamètres. — Comparez aux *fig.* 246, 249 et 250 pour bien vous rendre compte de l'extrême minceur de la couche **Me** (séparée de la musculeuse par un trait blanc) formée par l'amnios, le chorion lisse, la caduque réfléchie et la caduque vraie. — **P**. Péritoine

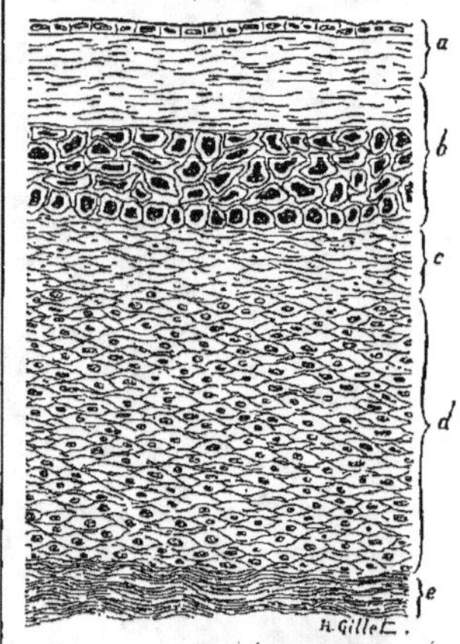

Fig. 252.

Les membranes, de la partie moyenne de la coupe ci-dessus vues à un fort grossissement et dessinées à la chambre claire.

a. Amnios.
b. Chorion.
c. Caduque réfléchie.
d. Caduque vraie.
e. Musculeuse.

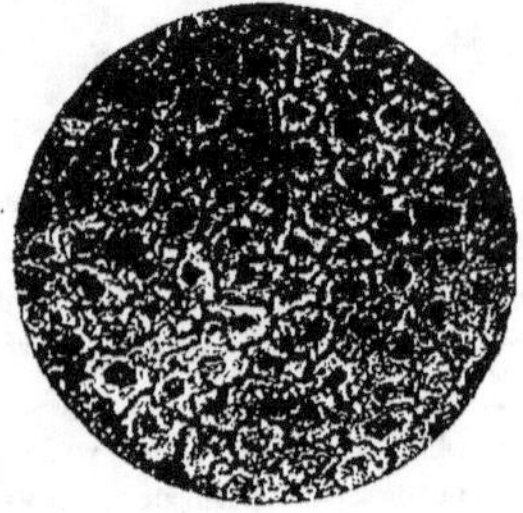

Fig. 253.

Epithélium pavimenteux de l'amnios à terme vu en surface, après imprégnation au nitrate d'argent. Grossissement de 270 diamètres.

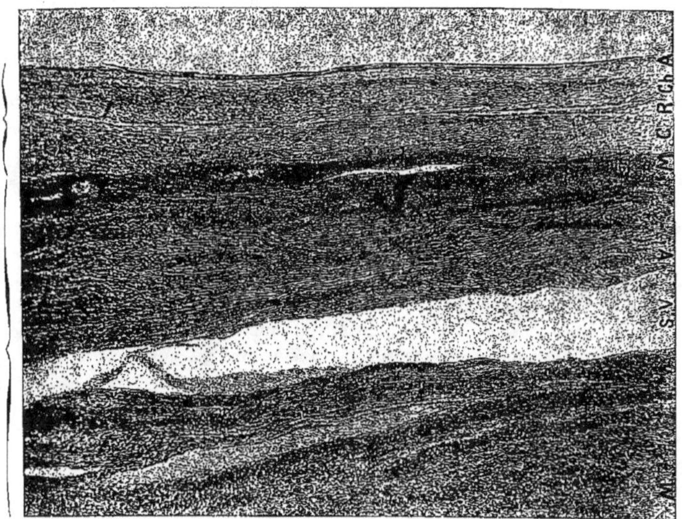

Fig. 254.

Fragment de la coupe représentée *fig.* 251, vu à un grossissement de 60 diamètres.

A. Amnios, dont le double trait noir limitant la figure représente l'épithélium. Entre **A** et **Ch** sont les couches conjonctives unies de l'amnios et du chorion. — **Ch** est la couche cellulaire, épithéliale du chorion. — **R.** Ce qui reste de la réfléchie atrophiée. — **C.** Caduque pariétale compacte, sans espaces glandulaires reconnaissables. — **M** à **M.** La musculeuse. — En **A**, coupe d'une artère. — **S. V.** Sinus veineux.

Voyez le détail, *fig.* 252.

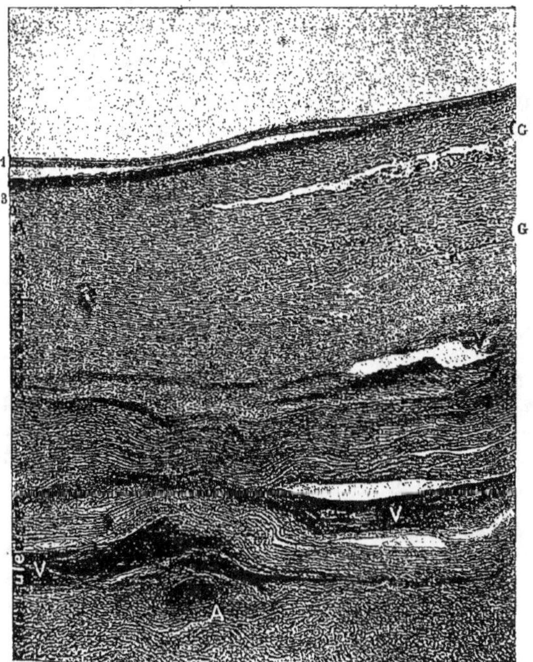

Fig. 255.

Fragment d'une coupe (parallèle à l'axe) de la paroi d'un utérus gravide approchant du terme (femme morte d'éclampsie). Grossissement de 100 diamètres. Pièce injectée.

1. Amnios en partie décollé du chorion. — **2.** Couche conjonctive amnio-choriale. — **3.** Couche cellulaire épithéliale du chorion. — Les caduques forment à elles seules les 3/4 de l'épaisseur totale. — En **G, G,** fentes glandulaires disséminées sans ordre.

V, V, V. Veines, sinus veineux dont l'un est limite entre la muqueuse et la musculeuse.

A. Artère de la musculeuse.

Voyez qu'on ne retrouve pas trace de la division classique de la caduque en couche compacte et couche spongieuse. En aucun point de ce fragment on ne voit de vaisseaux (la pièce est cependant finement injectée) dans la caduque.

Nous pouvons maintenant revenir au **placenta** qui s'est considérablement accru et qui, par son bord, aminci, se continue sans ligne de démarcation avec les membranes fœtales et maternelles que nous venons d'étudier.

Pour voir sa démarcation *in situ* il faut faire une coupe (*fig.* 257); on remarque alors qu'il forme sur la paroi un gros renflement ayant au centre un pouce d'épaisseur.

Comment les différentes membranes pariétales que nous connaissons se comportent-elles au niveau du bord placentaire ?

L'amnios, je le représente par un double trait noir et blanc (*fig.* 256), saute d'un bord à l'autre, gagnant sans adhérer le culmen du couvercle placentaire sur lequel vient, comme un bouton, s'at-

considérable de la paroi utérine, de telle sorte qu'il reste là, entre la membrane choriale coupole et le plancher sérotinien, un grand espace libre que nous pouvons appeler **espace intra-placentaire** (*fig.* 256).

Mais cet espace, que je viens de dessiner libre, est occupé, vous le savez, et très occupé ! Il l'est par des **villosités** arborescentes, sortes de pendentifs, de stalactictes rameuses poussées de la membrane choriale qui leur a fourni leur axe conjonctif et vasculaire par sa couche extérieure, leur enveloppe cellulaire ou épithélium par sa couche profonde (*fig.* 258).

Ces troncs villeux se ramifient à l'infini, et leurs branches, rameaux et ramuscules sont à ce point tassés les uns contre les autres et enchevêtrés

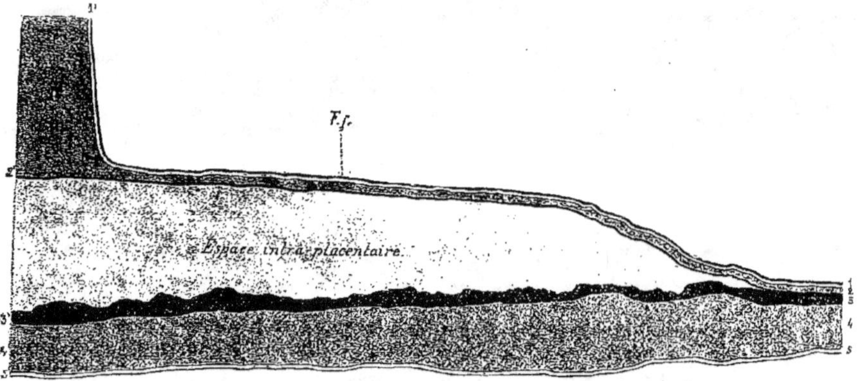

Fig. 256.

Coupe demi schématique de la moitié d'un placenta adhérent à la paroi de l'utérus gravide, — L'insertion du cordon C est centrale. — **F.f.** Face fœtale du placenta. — **1,1'.** L'amnios ; le trait noir est l'épithélium, le trait blanc le stratum conjonctif. — **2, 2'.** Le chorion ; la bande grise est le stratum conjonctif, le trait noir sous-jacent l'épithélium chorial. — **3, 3'.** Caduque. — **4, 4'.** Musculeuse. — **5, 5'.** Péritoine.

tacher le cordon ombilical, auquel il fournit une gaine adhérente, (celle-ci au niveau de l'ombilic fœtal se continue avec l'épiderme du ventre).

L'amnios se borne donc à couvrir, à tapisser le dôme placentaire, la face dite fœtale (**F.f.**) du dôme placentaire, sans entrer davantage dans la constitution du placenta. Il est là comme ailleurs, ni plus ni moins.

Pour le **chorion** c'est tout différent. Doublant partout l'amnios, formant à proprement parler le dôme placentaire il a un aspect tout différent du chorion pariétal que nous voyions tout-à-l'heure et qui était lisse, sans villosités.

Il se tient en tant que membrane à une distance graduellement croissante et finalement

(*fig.* 257) qu'ils semblent au premier abord former à eux seuls la totalité du placenta.

Nous allons voir tout à l'heure qu'il n'en est rien. Pour l'instant suivons les branches d'un de ces troncs schématisés (*fig.* 258) jusqu'au plancher de l'espace intra-placentaire. Quelques-unes ont l'air d'aller s'y accrocher, s'y cramponner. Est-ce une apparence ? Non. Elles s'y attachent réellement, s'y cramponnent (*fig.* 285), s'y enfoncent même en certains points par leur axe connectif et vasculaire, ainsi qu'on peut s'en assurer au premier coup d'œil en voyant leurs vaisseaux, sur une pièce injectée (*fig.* 286), descendre assez profondément dans l'épaisseur du plancher de l'espace intra-placentaire pour

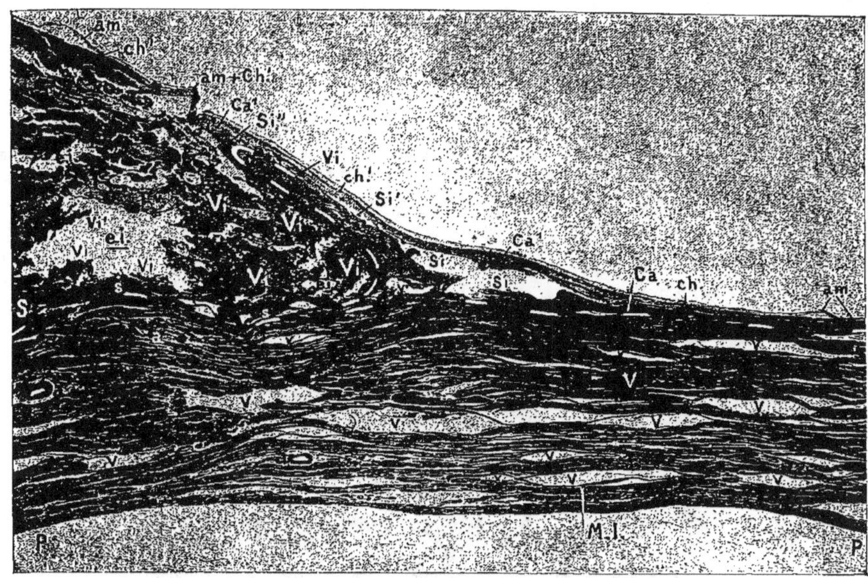

Fig. 257.

Coupe (parallèle à l'axe utérin) intéressant la totalité de la paroi au niveau du bord du Placenta. Utérus gravide de 8 mois 1/2. Grossissement de 5 1/2 diamètres.

am. Amnios. — ch. Chorion extra-placentaire. — ch' ch'. Chorion placentaire. En am + ch', l'amnios et le chorion sont détachés des villosités Vi sous-jacentes que séparent les espaces intervilleux ei, ei, injectés naturellement.

En Tv, Tv, sont les coupes de gros troncs villeux. En Ca, la caduque extra-placentaire se divise en 2 lames embrassant le sinus circulaire Si, Si, dont on voit en Si' le prolongement et en Si" l'ouverture dans l'espace intra-placentaire.

L'une de ces lames, la supérieure Ca1, Ca1, accompagne le chorion placentaire qu'elle double jusqu'un peu au-delà du point Si" ; c'est la *caduque sous-choriale*. L'autre lame, l'inférieure, forme la sérotine et sert de plancher d'abord au sinus circulaire, plus loin S, S, S, à l'espace intra-placentaire. — On voit à la partie inférieure de l'espace intervilleux marqué ei, des villosités Vi s'y cramponner. — Du point v' intermédiaire au sinus circulaire et à l'espace intervilleux on voit se détacher de la sérotine un épais septum, le *chaton* Ca2, Ca2, qui monte jusqu'à l'embouchure Si" du sinus veineux où il rejoint la caduque sous-choriale Ca1. Des traits blancs horizontaux enlevés à la gouache marquent (au-dessous de S, S, S) la limite entre la caduque et la musculeuse dans laquelle on voit de nombreux sinus veineux V, V, et de plus rares artères a, a. — Sous le péritoine P, Ml marque la couche de fibres lisses longitudinales. Pour les détails voyez p. 236, *fig.* 273.

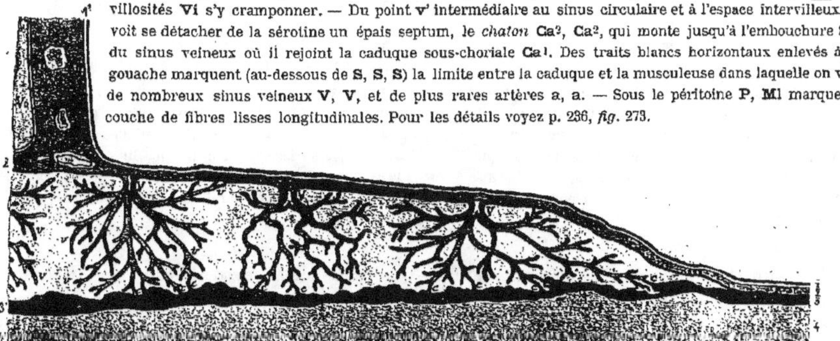

Fig. 258.

Même coupe demi-schématique que celle de la *figure* 256. On s'est borné à meubler l'espace intra-placentaire de trois arbuscules villeux V dont les ramifications terminales sont les unes v libres dans l'espace intra-placentaire ou intervilleux, les autres c adhérentes, cramponnées au plancher décidual sérotinien de l'espace intra-placentaire. — Ao et Vo sont les coupes de la veine et des artères ombilicales dont on a indiqué sommairement la pénétration dans les troncs villeux. Les autres lettres et chiffres comme dans la *fig.* 256.

15

qu'en essayant de les arracher, on entraîne avec elles une portion de celui-ci plutôt que de les voir céder.

Qu'est-ce donc que ce plancher ?

Prenons-en une tranche assez loin du bord du placenta (*fig.* 259.) Nous verrons que c'est un tissu qui n'a rien de commun avec le tissu conjonctif fibrillaire, engainé d'épithélium, des villosités crampons. Il est formé, tout comme la caduque vraie, que nous voyions tout à l'heure à la face

cellules déciduales, cellules de Friedlander, sont de grosses cellules rondes mesurant jusqu'à 30 et 40 μ, à contours nets, avec noyau et nucléoles apparents.

Les cellules fusiformes avec noyau bien net, arrondi ou ovalaire, qu'on trouve surtout dans les plans profonds, ne sont qu'une transformation des précédentes.

On rencontre de plus dans le placenta utérin, maternel, dans la sérotine, surtout au bord, une

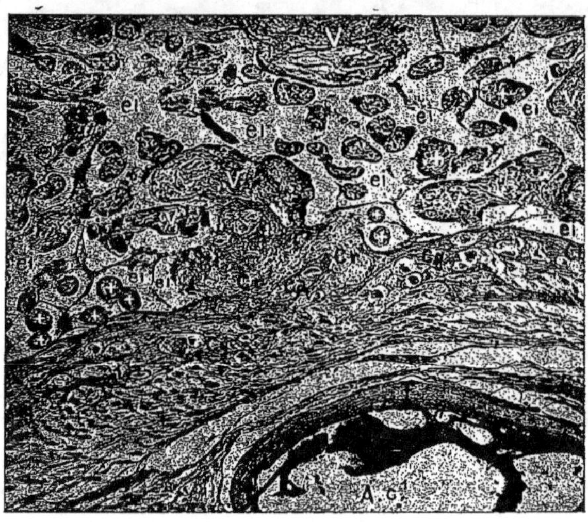

Fig. 259.

Fragment à un grossissement de 113 diamètres de la Caduque sérotine et du Placenta fœtal. Ce fragment intéresse une artère de la Caduque (**A. c¹**) qui permet de retrouver sa place sur la coupe d'ensemble représentée plus loin, page 231.

La limite entre la Caduque sérotine et le placenta fœtal se voit nettement au centre de la préparation où, sur la Caduque **Ca**, viennent se fixer les crampons **Cr** et **Cr'** d'une villosité **V**. — On retrouve en **Cb**, **Cb**, aux deux extrémités de la préparation, la bordure déciduale de l'espace intra-placentaire ou intervilleux **ei**, **ei**. Dans cet espace se voient les villosités (**V** et marquées d'une croix blanche) coupées dans différents sens et dont plusieurs s'accolent à la surface de la caduque. On reconnaît au niveau de cette dernière le stroma de cellules rondes et fusiformes à gros noyaux qui en forme la totalité et, vers la surface, en **Cg**, **Cg**, **Cg**, de belles cellules géantes à noyaux énormes. — L'artère **A. c¹** est injectée, sans autre paroi que l'endothéliale que double une couche **f.** de fibrine.

profonde du chorion pariétal, d'éléments cellulaires conjonctifs caractéristiques. C'est du tissu maternel, c'est de la caduque, **caduque placentaire, placenta maternel, sérotine.**

Epaisse de un demi à un millimètre elle est formée, cette caduque sérotine, d'une substance fondamentale amorphe dans les nids de laquelle sont plongées de nombreuses cellules rondes et fusiformes, *comme dans la caduque ordinaire.*

Ces cellules, caractéristiques de la caduque,

forme spéciale de cellules : *cellules géantes* ou à noyaux multiples *(Riesenzellen)*. Elles mesurent de 38 à 76 μ (presque le double des cellules de Friedlander) et parfois 13 centièmes de millimètres ; elles ont de nombreux noyaux arrondis ayant de 15 à 20 μ c'est-à-dire la moitié d'une cellule ronde de la caduque. On les voit nettement sur certains points de la *fig.* 259.

Des glandes, que nous y avons vues dès le milieu de la vie fœtale s'atrophier corrélativement au puissant développement que prennent les vaisseaux sanguins, il ne reste plus trace à l'époque que nous envisageons (voisinage du terme). La sérotine, si épaisse naguère et si riche en glandes, n'est plus qu'une mince couche de substance conjonctive molle et très vasculaire.

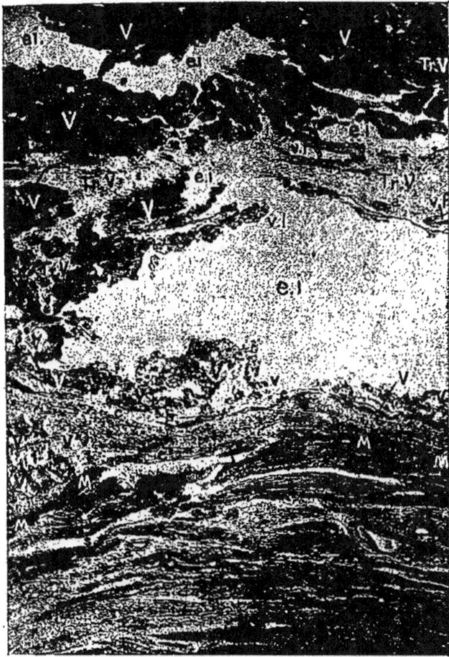

Fig. 260.

Fragment, vu à un grossissement de 20 diamètres, d'une partie de la musculeuse, du placenta fœtal et de la totalité de la sérotine de la coupe d'ensemble représentée *fig.* 257. Le grand espace intervilleux ei est celui qui est souligné sur cette *fig.* 257.

M, M, M, est la limite entre la musculeuse (dans laquelle se voient la coupe de trois artères a et celle d'un sinus veineux s) et la face profonde c' c' de la caduque sérotine.

A la surface de celle-ci, c, c, c, s'attachent de nombreuses villosités crampons v, v, v, etc.

Au bord gauche de la sérotine, plus épaisse à ce niveau on voit en 1, 1, l'embouchure d'une veine de la caduque dans laquelle pénètrent assez loin des villosités **V', V'.**

Tr. V, Tr. V, coupes longitudinales de troncs villeux dans lesquels se voient les coupes de veines vf. et d'artères a ombilicales. — v.l, villosité libre se détachant d'un de ces troncs villeux. — ei, espaces intervilleux.

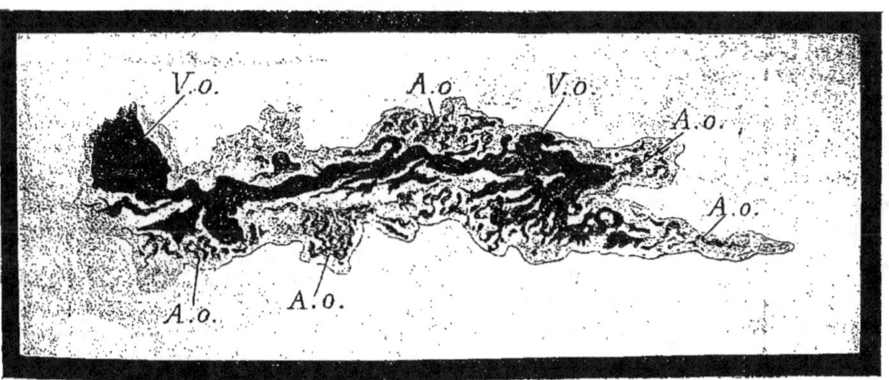

Fig. 261.

Reproduction d'une aquarelle faite à la chambre claire. Verick. Obj. 4, Ocul. 1. (Voyez plus loin *fig.* 274 et 275.)

Une villosité libre isolée provenant d'un placenta à terme dont les artères **A.** o. sont injectées en rouge, les veines **V.** o. en bleu. Voyez l'extrême richesse du réseau capillaire et l'extrême superficialité des ramifications artérielles qui sont en contact presque immédiat avec le sang maternel remplissant l'espace intervilleux (teinté en gris clair). D'où la facilité des échanges osmotiques entre la mère et le fœtus.

Ainsi en résumé : une coupole choriale, *fœtale ;*
»   un plancher décidual, *maternel ;*
entre les deux des villosités choriales *fœtales,*
crampons, traversant à la façon des piliers d'une
voûte le grand espace central intra-placentaire
— tels sont les éléments essentiels du Placenta.

Mais ce grand espace intra-placentaire n'est
pas traversé que par les villosités crampons. De
la voûte tombent de nombreuses villosités ramifiées qui ne vont pas adhérer au plancher ; elles
sont libres dans l'espace intra-placentaire où
elles plongent comme les racines de tulipe dans
le tulipier.

D'autre part des troncs qui finissent par se
cramponner naissent aussi des troncs secondai-

sités, de boxes plutôt car elles sont incomplètement closes et communiquent par le haut.

C'est à ces **espaces secondaires**, subdivisions du grand espace intra-placentaire, et à
leurs cloisons de caduque ou mieux à l'enveloppe
de caduque qui les forme, qu'on donne le nom de
cotylédons.

De telle sorte que le placenta utérin vu de
haut, si par la pensée vous faites abstraction des
villosités, offrirait une surface qui ressemblerait
assez à un gâteau de cire dont les alvéoles, en
même nombre que les cotylédons — ouverts
vers le chorion — seraient profonds et irréguliers.

De plus enfin chaque espace secondaire ainsi
limité, chaque cotylédon n'est pas exclusivement

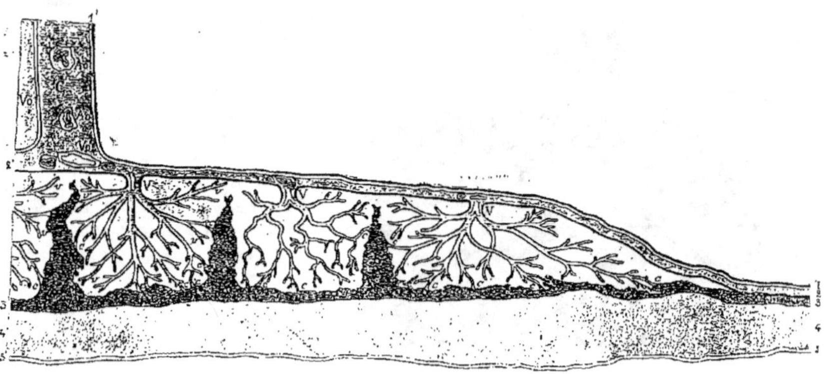

Fig. 262.

La même coupe demi-schématique de la moitié d'un placenta adhérent à la paroi de l'utérus gravide (revoyez *fig.* 256 et 258).
On a simplement ajouté les septa de caduque S, S, S ; séparant les arbuscules villeux les uns des autres ils segmentent le
placenta fœtal en cotylédons.

res, ramifiés et sous-ramifiés à leur tour, qui
sillonnent en tous sens le même espace. Il en
résulte qu'au premier coup d'œil l'espace intra-
placentaire paraît complètement comblé par la
frondaison choriale.

Il n'en est rien cependant.

De même en effet qu'il y a des piliers cho-
riaux, fœtaux, qui descendent de la voûte, il y a
des piliers déciduaux, maternels, qui montent du
plancher (*fig.* 262).

Du plancher décidual montent vers le chorion
des piliers de caduque ou **septa**. Il semble, au
moins sur la coupe, que ce sont des piliers qui
cloisonnent le grand espace intra-placentaire
en un certain nombre d'espaces secondaires, de
chambres ayant chacune leur contenu de villo-

occupé par la frondaison villeuse. Si touffu que
soit un arbre il reste entre ses branches,
rameaux et ramuscules, des espaces libres où
l'air circule. Ces espaces libres entre les villosités nous les appellerons naturellement **espaces**
intervilleux.

Qu'y a-t-il dedans ? Du sang dans lequel les
villosités plongent comme les racines de tulipe
dans l'eau du tulipier.

Ce sang, vous le verrez tout à l'heure, il vient
à flots des vaisseaux maternels, béants sur le
plancher et sur les cloisons ou *septa* intercotylé-
donaires.

Il y a là une vaste hémorragie, un **vaste lac**
sanguin maternel sous-chorial et inter-
villeux.

Supposez la moindre solution de continuité aux parois limitantes de ce lac, la mère va pouvoir se vider par là. C'est le cas du *décollement prématuré du placenta normalement inséré*.

Mais tant que le placenta adhère nous sommes fermés du côté du plancher. Du côté de l'œuf nous le sommes aussi par la membrane choriale. Donc rien à craindre.

Cependant n'oubliez pas que notre lac sanguin se développe entre le chorion et la caduque.

Pourquoi donc son contenu ne fuit-il pas vers les bords ; pourquoi ne s'étend-il pas au loin entre le chorion et la caduque extra-placentaire *(fig*. 262) jusqu'à décoller l'œuf en totalité pour s'échapper par l'orifice cervico-décidual ?

C'est qu'il y a tout autour vers le bord un **chaton**, un mur d'enceinte, une levée, un contre-

chorial sur une étendue de trois centimètres environ (*Cs. ch.*, *fig.* 263).

C'est **la caduque sous-choriale** de Kölliker, *la membrane obturante* de Winckler qui croyait, à tort dit-on aujourd'hui, qu'elle tapissait tout le dôme pour rejoindre la sérotine et la pariétale du côté opposé.

Cette caduque sous-choriale forme le chaton de la bague dont le placenta fœtal constitue la pierre.

Voilà notre placenta construit.

C'est en définitive une hémorragie maternelle bien endiguée sur les bords, vers le plafond et vers le plancher, et dans laquelle plongent, se nourrissent et respirent les villosités, racines du fœtus.

Il faut nécessairement un renouvellement in-

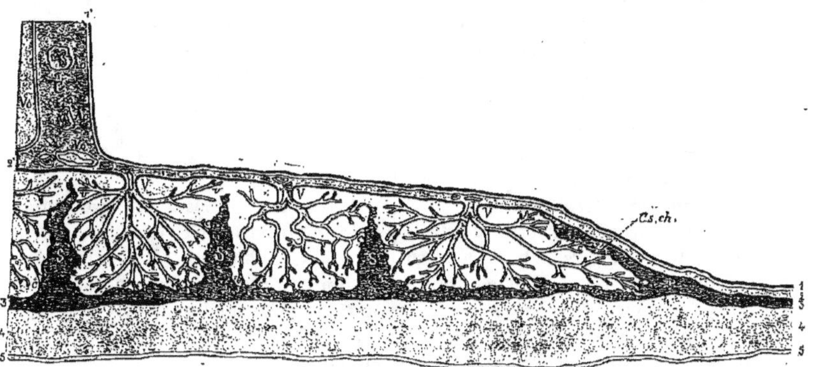

Fig. 263.

Même coupe que sur la *fig.* 262. On y a représenté la caduque sous-choriale **Cs. ch.** qui clôt latéralement l'espace intra-placentaire et empêche toute fuite de son contenu entre la caduque et le chorion extra-placentaires.

fort si l'on veut encore, montant de la caduque, c'est-à-dire du plancher, vers les bords du dôme, chaton qui ferme complètement et tout autour l'espace inter chorio-décidual *(Schlussring)*.

Voici, en effet, comment **la caduque** (3, *fig.* 263) **se comporte sur toute la périphérie du placenta.**

En arrivant de la paroi utérine au bord placentaire elle se divise en deux couches ou lames : une lame continue sa route en ligne droite et passe sous le placenta pour en former le plancher ; c'est la sérotine, la caduque placentaire que nous connaissons, **la lame basale de Winckler** (*fig.* 263, 3,3').

L'autre borde le placenta et monte dessus — comme la vague monte sur le rocher — pour aller se mastiquer à la face profonde du dôme

cessant du contenu sanguin maternel du placenta épuisé et pollué par le fœtus.

Et nous arrivons à cette question : **Y a-t-il une circulation placentaire ? Si oui quelles en sont les voies d'arrivée et les voies de départ ?**

Ces deux questions, restées assez litigieuses jusqu'à ces dernières années, ont été élucidées dans les moindres détails, depuis 1887, par les remarquables travaux de Waldeyer et de ses élèves.

Jusque vers 1873 on avait vécu sur la doctrine établie au XVIIIe siècle par les belles injections d'utérus gravides d'Abraham Vater (de Wyttenberg), de Noortwyk, de William et de John Hunter.

Ces injections démontraient la non communication des vaisseaux fœtaux et maternels, et portaient à considérer le lac placentaire comme empli par les artères et vidé par les veines *maternelles* de la surface d'insertion.

Cependant, au commencement de ce siècle, Ramsbotham, Jacquemier, Velpeau doutaient encore qu'il coulât du sang maternel dans les espaces intervilleux. Mais la démonstration du xviiie siècle paraissait si bien assise qu'ils ne parvinrent pas à entamer l'ancienne doctrine.

Ce n'est qu'en 1872 et 1873, avec Braxton Hicks, Kundrat et Engelmann, Klebs, que les doutes commencent à prendre corps.

Braxton Hicks affirmait en effet qu'en examinant soigneusement un grand nombre de placentas de différents âges il n'avait presque jamais trouvé de sang dans les espaces intervilleux. Lorsqu'il en rencontrait, il ne lui paraissait pas démontré qu'il n'y fût pas venu à la suite de déchirures vasculaires. L'injection de ces espaces par les vaisseaux maternels ne lui paraissait pas une preuve sans réplique, car, disait-il encore, l'injection peut aisément déchirer ces vaisseaux et produire une inondation *artificielle* des espaces intervilleux.

C'est alors que Turner entreprit, de 1873 à 1878, de démontrer à nouveau la circulation placentaire et remit en faveur la doctrine du xviiie siècle.

Mais voici qu'en 1887 l'école de Schröder, alors (et à juste titre) toute puissante en Allemagne, fait par Carl Ruge un retour offensif.

S'appuyant sur les examens histologiques de placentas en place, Ruge concluait, après une vive critique :

« 1° Il n'y a pas de sang maternel dans les espaces intervilleux qui sont des espaces *fœtaux*.

2° Ce n'est pas par les villosités libres que le fœtus se nourrit.

3° C'est par un système particulier de vaisseaux fœtaux plongeant dans la caduque et y formant un réseau capillaire. »

La même année Sedgwick Minot doute également de la présence du sang dans les espaces intervilleux.

C'est alors que **Waldeyer** entreprit les recherches de contrôle que je vais exposer.

Ayant pu examiner cinq placentas humains de différents âges, en place, il a démontré sans discussion possible :

1° par des injections faites avec toutes les précautions voulues ;

2° par des coupes d'utérus simplement durcies dans l'alcool et naturellement injectées ;

3° par des coupes d'utérus gravides congelés et durcis dans l'alcool ;

4° par des coupes faites sur des placentas de singes,

il a démontré, dis-je, que **le contenu normal des espaces intervilleux est bien du sang maternel.**

J'ai pu, sur les pièces que je possède (utérus de 2 mois 1/2, de 3 mois 1/2, de 5, de 7, de 8, de 9 mois), vérifier de tous points l'exactitude de sa description, ainsi qu'on le verra par les planches ci-jointes.

Waldeyer a fait plus. Une fois démontrée la présence normale du sang dans l'espace intervilleux, il a étudié les voies d'apport et de départ :

Les *voies d'apport,* c'est-à-dire les artères de la sérotine ;

Les *voies de départ,* c'est-à-dire les veines de la sérotine.

1° **Artères.** — Dans la paroi musculaire on voit des troncs artériels plus ou moins volumineux abandonner sur leur parcours des rameaux latéraux ; ceux-ci donnent naissance à de fines ramifications qui finalement se résolvent en capillaires destinés aux éléments de la dite paroi.

Aux troncs font suite *les artères utéro-placentaires* ou de la caduque placentaire.

A voir ces artères volumineuses — visibles à l'œil nu — conservant la même force jusqu'au voisinage des espaces intervilleux, et que je représente ici d'après nature (*fig.* 264, 265, 267), on est tout d'abord porté à penser que ces vaisseaux ne sont pas destinés à la caduque seule, qu'ils vont à des parties situées au delà. — Ce ne peut être qu'aux espaces intervilleux.

Cette opinion *a priori* prend plus de corps lorsqu'on s'aperçoit que les artères utéro-placentaires ne donnent, n'abandonnent aucune branche ou presqu'aucune dans leur trajet intra-décidual. Il semble donc bien qu'il s'agisse là d'artères *terminales.*

Elles ont pour caractéristique, déjà signalée par Hunter, d'être en tire-bouchon, fortement tortillées. Hunter les désignait sous le nom de *Curling arteries.* Les circonvolutions en sont si

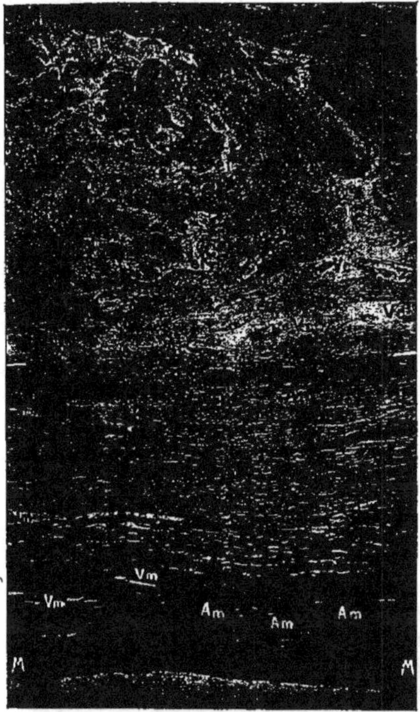

Fig. 264.

Coupe, vue à un grossissement de 15 diamètres, de la totalité de la paroi d'un utérus gravide à terme et d'une partie du placenta. — Pièce donnée par mon ami Wallich ; injection faite par Lejars.

Nous sommes tout près du bord du placenta ; la coupe intéresse la totalité du chaton C² et les portions y attenantes du sinus circulaire Si et du placenta fœtal. A la partie supérieure la coupe laisse voir une partie de la caduque sous-choriale C¹, C¹, C¹. De la face inférieure de celle-ci se détache le chaton C². Sa base élargie vient rejoindre la caduque sérotine dont les lettres C, C, C, marquent la bordure. En **Cr** on voit une villosité crampon qui s'insère au chaton.

La limite entre la sérotine et la musculeuse est située un peu au-dessus d'une file transversale d'artères musculaires **Am**, au nombre de cinq, qui coupe la préparation en son milieu.

M, M. Musculeuse sous-péritonéale. — **P.** Péritoine. — **V, V, V.** Villosités. — **Tv.** Tronc villeux. — ei, ei, ei. Espaces intervilleux.

Am. Artères musculaires. — **Vm.** Veines musculaires.

Ac. Artères de la caduque. — **Vc.** Veines de la caduque.

Ac ¹. Grosse artère de la caduque qu'on retrouve dans la *fig.* 259 et dans la *fig.* 265 ci-dessous.

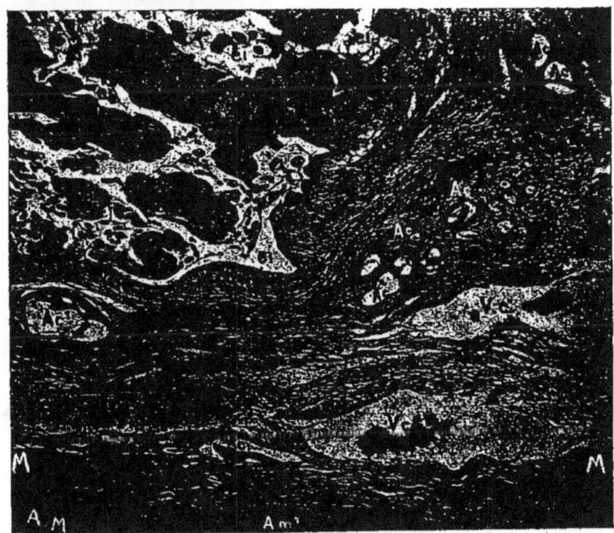

Fig. 265.

Fragment de la coupe ci-dessus vu à un grossissement de 27 diamètres. — **M, M.** Limite entre la sérotine et la musculeuse. Les lettres ont la même signification que sur la figure précédente. Notez les artères **Ac ¹** et **Am ¹** que vous retrouverez plus loin très grossies (*fig.* 267 et 268).

nombreuses et si rapprochées que, sur une coupe intéressant 5 à 6 millimètres, la même artère peut être coupée 15 à 20 fois (*fig.* 265).

Enfin, et c'est là la preuve sans réplique, on peut voir *sur des coupes en série* l'embouchure des artères utéro-placentaires dans les espaces intervilleux.

Cette embouchure se fait comme suit :

Tant que les artères sont dans le muscle utérin elles conservent la totalité de leur paroi (*fig.* 268); on voit seulement celle-ci s'amincir à mesure qu'on approche de la caduque.

Lorsqu'elles y pénètrent, immédiatement leur paroi perd çà et là ses fibres lisses et rapide-

Heinz, de Rohr, de Minot, de Bumm, de Léopold et d'Hofmeier.

L'appoint de Rohr est le plus important.

Voici ce qu'il a ajouté à la description de Waldeyer : les artères sinueuses terminales se voient surtout dans les septa (*fig.* 266); c'est sur la bordure de ceux-ci que se fait la déhiscence de ces vaisseaux dans l'espace intervilleux.

Cette disposition des artères terminales dans la caduque placentaire, artères qui vont s'ouvrir dans l'espace intervilleux, se voit très bien sur les deux photographies ci-contre (*fig.* 264 et 265) prises sur une coupe provenant d'un utérus gravide approchant du terme et injecté *in situ.*

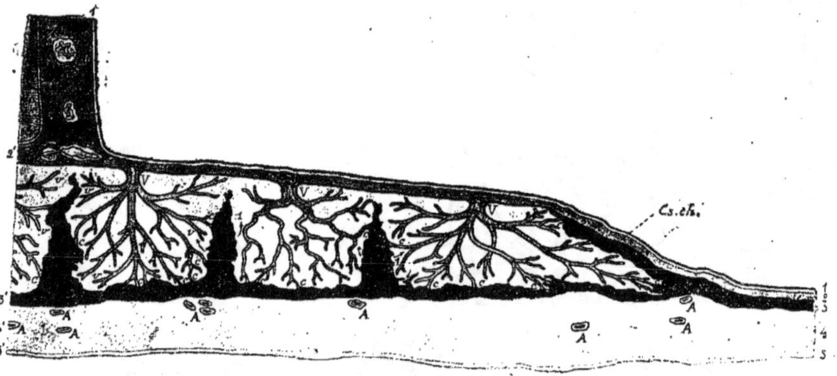

Fig. 266.

La coupe demi-schématique déjà représentée *fig.* 256, 258, 262 et 263. On y a figuré la disposition des artères maternelles dans la paroi musculaire et dans les septa de caduque S. En 1, 1 sont indiquées, par des flèches ascendantes, les embouchures de ces artères dans l'espace intervilleux.

ment le vaisseau se trouve réduit à une couche de cellules plates, l'endothélium, qu'entourent immédiatement les cellules déciduales (*fig.* 267).

On arrive enfin à une dernière coudure du vaisseau, à la limite même de l'espace intervilleux.

Et l'on voit alors nettement ceci : tandis que du côté enfoui dans la caduque existe encore la limite endothéliale bien marquée du vaisseau, cette limite a disparu du côté de l'espace intervilleux où existe une brèche (*fig.* 274 p. 237). Par cette brèche des villosités terminales libres pénètrent un peu, très peu, dans la masse à injection.

Bref *la lumière du vaisseau s'ouvre manifestement dans l'espace intervilleux.*

Cette description de Waldeyer a été confirmée rapidement par les travaux de Nitabuch, de

Depuis, Waldeyer a ajouté : « l'endothélium est conservé non seulement jusqu'à l'embouchure artérielle, mais *il se continue sur la face placentaire de la sérotine.* »

Nous verrons plus loin les déductions qu'il en tire.

De la description précédente il semble que l'on soit autorisé à conclure : les artères dites utéro-placentaires sont en réalité les anciens capillaires de la muqueuse utérine devenue caduque sérotine, capillaires très dilatés et *rompus* à la limite de l'espace intra-placentaire. Nous y retrouvons ces énormes capillaires que Léopold a vus récemment, sur un œuf de huit jours en place, s'ouvrir à plein canal dans l'espace intervilleux péri-ovulaire.

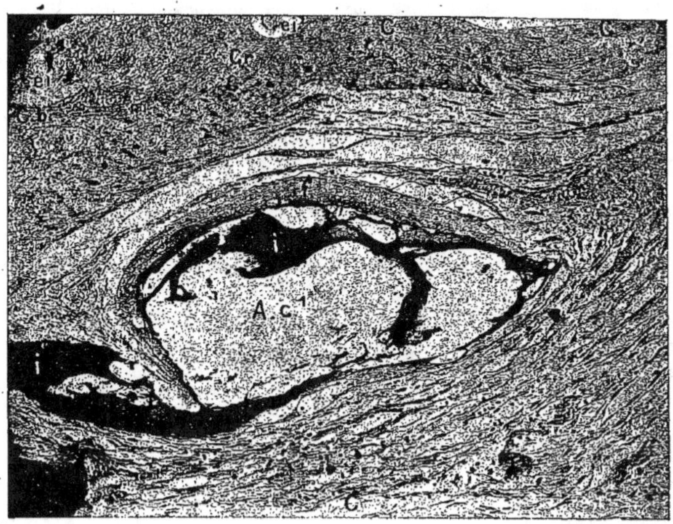

Fig. 267.

Une artère utéro-placentaire (l'artère **Ac**[1] de la coupe d'ensemble représentée *fig.* 264) vue à un grossissement de 120 diamètres. — **Ac**[1]. Lumière du vaisseau en partie occupée par la matière à injection i. — Une couche de fibrine stratifiée f en précise le contour. — **Cb**. Face de la caduque qui borde l'espace intervilleux ei. — On la suit en **C, C, C,** et l'on voit un crampon **Cr** s'y attacher. Les cellules de la caduque se reconnaissent aisément

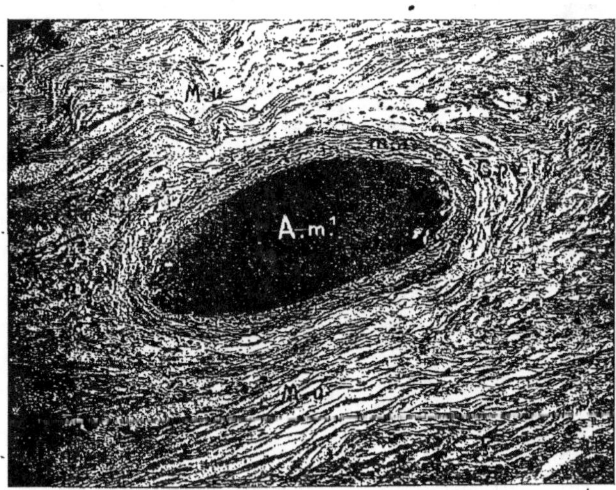

Fig. 268.

Une artère de la musculeuse (l'artère **Am**[1] de la *fig.*[265) vue au même grossissement de 120 diamètres. **Am**[1], lumière du vaisseau complètement remplie par la matière à injection. — m. a. Paroi propre de cette artère. — **Cpv**. Cellules conjonctives périvasculaires. — **Mu, Mu**. Musculeuse utérine avec ses fibres lisses hypertrophiées. — an. Artère nourricière de la musculeuse.

Par où revient le sang ainsi apporté aux espaces intervilleux ? Par les veines utéro-placentaires dont la caduque est criblée et qui se comportent de la façon suivante :

2° **Veines**. — Au lieu de se présenter en coupes arrondies elles se montrent, et déjà dans la paroi musculaire, comme de grandes fentes (*fig.* 257 et 269) remplies de sang et tapissées d'endothélium.

Peu à peu on les voit, sans la moindre flexuosité, s'approcher de la sérotine et toujours montant, venir jusqu'à toucher la bordure des espaces intervilleux *sur le plancher desquels* elles s'ouvrent (*fig.* 269 à 272) par déhiscence de

Les embouchures dans l'espace intervilleux sont de deux sortes : les unes viennent du bas du contre-fort (voyez *fig.* 273 'V'); les autres s'abouchent dans le sinus coronaire tout près du niveau même du chorion (*Si''*) et proviennent d'un riche système de lacunes siégeant au-dessous de la face fœtale du placenta, sous la caduque sous-choriale et sous le chorion à partir du point où cesse la caduque.

Ces lacunes, entourant les tiges des villosités, communiquent largement entre elles et avec tout le reste des espaces intervilleux.

C'est par là, par ce *trop plein*, que s'en va la plus grande partie du sang apporté par les artères.

En résumé : dans la caduque pas de capil-

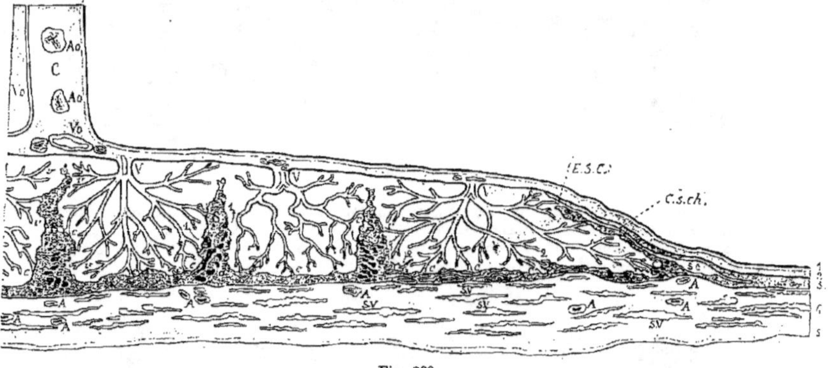

Fig. 269.

La coupe demi-schématique déjà représentée ci-dessus. Elle est maintenant complète car on y a ajouté le sinus coronaire ou circulaire S.C, les sinus de la musculeuse S.V, les veines de la sérotine et l'embouchure de l'une d'elles en 2 (flèche descendante) dans l'espace intervilleux. En **E.S.C.** embouchure du sinus circulaire dans l'espace intervilleux.

l'endothélium. L'orifice a de un demi à deux millimètres.

Les villosités y pénètrent *profondément*. La caduque forme comme un éperon au-dessus de l'embouchure veineuse qui a la forme d'un triangle dont la base correspond à l'espace intervilleux.

Mais ceci n'est pas la principale voie de retour.

Il y a une énorme **collectrice bordante**, le **sinus circulaire** que vous voyez admirablement sur la *fig.* 273, sinus veineux, sinus coronaire, sinus de Meckel. Il est, vous le voyez, creusé à même le chaton de caduque. A ce sinus circulaire aboutissent d'une part, principalement par le haut, de nombreuses veines débouchant des espaces intervilleux; il se vide d'autre part dans les veines de la partie profonde de la caduque qui le portent ensuite à celles de la tunique musculeuse.

laires au sens courant du mot; de gros vaisseaux visibles à l'œil nu, des artères et des veines sans paroi autre que l'endothélium ;

Un énorme lac veineux s'ouvrant par des orifices multiples de 1 à 2 millimètres sur le plancher de l'espace intervilleux ;

Une énorme collectrice sur le bord, dans la caduque, affleurant presque par endroits la couche musculaire.

C'est tout cela qu'ouvre, sur une surface variable, le décollement prématuré du placenta bien ou mal inséré.

Le décollement se fait en pleine caduque, laissant une portion de celle-ci adhérente au placenta fœtal.

De telle sorte que directement au moins l'espace intervilleux n'est pas ouvert, puisque son plancher de caduque se décolle avec lui.

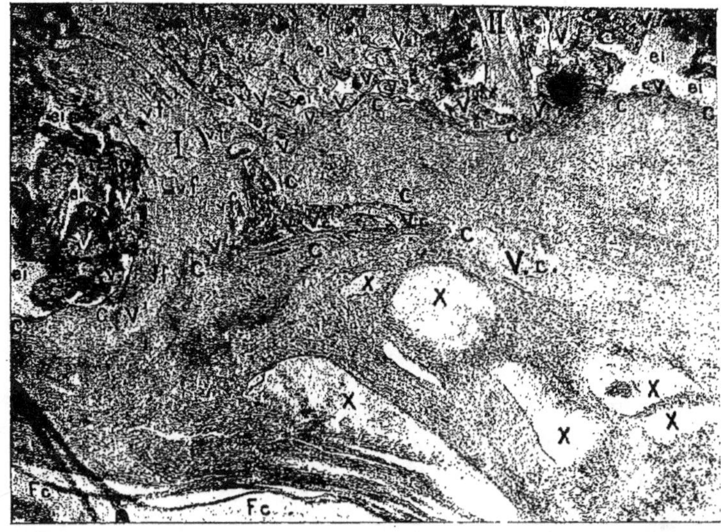

Fig. 270.

Coupe (vue à un grossissement de 20 diamètres) d'une portion de la caduque sérotine et du placenta fœtal, passant par l'embouchure d'une veine de la caduque **Vc, Vc, Vc,** dans l'espace intervilleux.

On suit bien en **C, C, C,** etc., la limite du placenta maternel et du placenta fœtal dont les villosités **V, V, V,** etc., sont les unes libres dans l'espace intervilleux **ei, ei,** etc., et les autres cramponnées à la surface libre de la caduque.

On reconnaît en **I** et **II** deux grosses villosités crampons. La villosité **I** présente de nombreuses coupes de vaisseaux fœtaux (vf) reconnaissables à la matière à injection qui les a pénétrés; cette injection et les caractères des cellules accusent nettement en regard des lettres **V'** et **C'** la ligne d'adhérence ondulée et pénétrante de la villosité crampon. Les autres lettres (**X** et **Fc**) réparties dans la caduque trouveront leur explication plus loin.

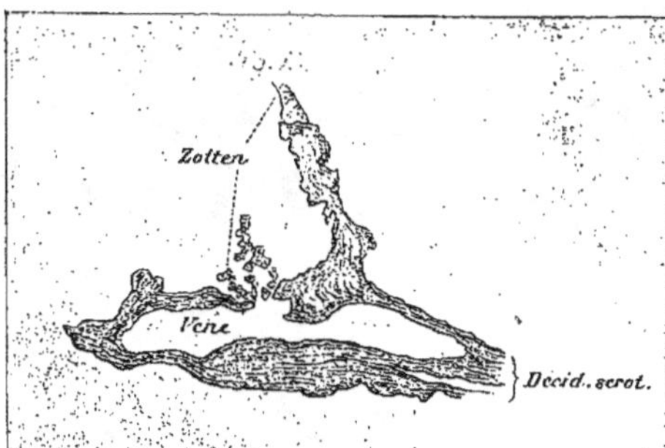

Fig. 271 (HOFMEIER).

Coupe terminale d'une série nombreuse d'un Placenta à terme. La veine (*Vene*), qui sur les coupes précédentes montrait des parois continues, semble trouée en ce point par les villosités (*Zotten*) qui y pénètrent; elle communique en effet librement avec l'espace intervilleux. — *Decid. serot.*, la caduque.

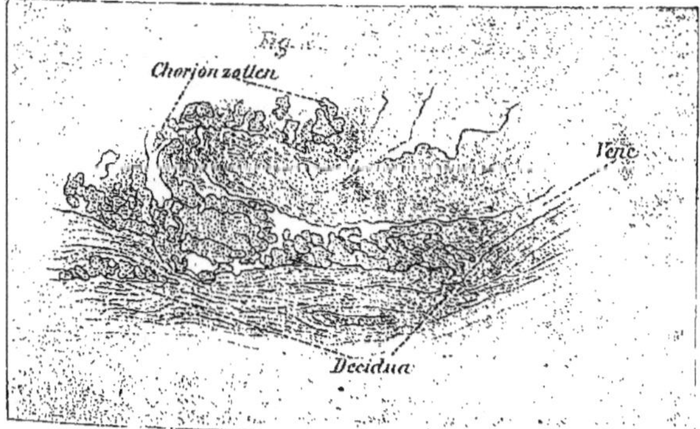

Fig. 272 (HOFMEIER).

Coupe d'une veine (*Vene*) de la caduque sérotine (*Decidua*); voyez comme les villosités (*Chorionzotten*) pénètrent avant dans sa lumière; à gauche coupe d'une veine plus petite avec des villosités pénétrantes.

Grossissement 10 : 1.

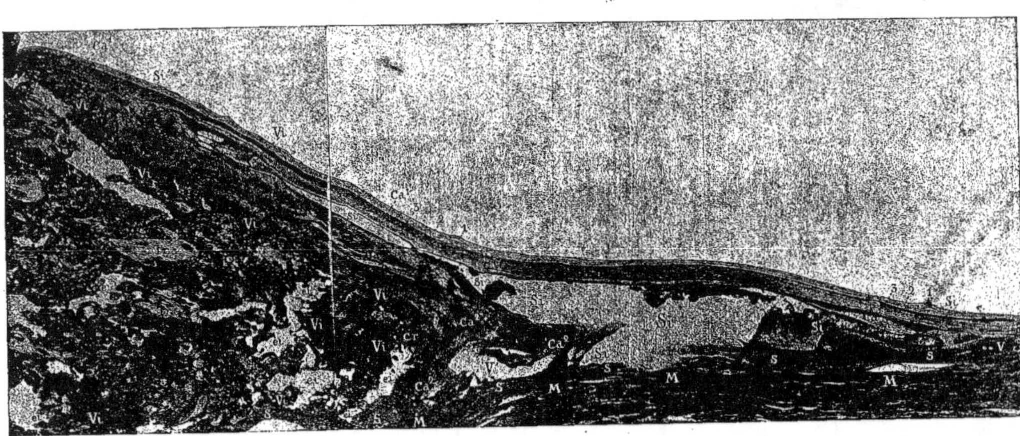

Fig. 273.

Fragment (photographié à un grossissement de 20 diamètres) de la pièce représentée p. 225, *fig.* 237. On y peut étudier en détail le sinus circulaire, ses rapports avec les caduques et ses connexions avec l'espace intra-placentaire. — 1, 1, l'amnios montant sur la face fœtale du placenta. — 2, 2, la couche conjonctive du chorion. — 3, 3, la couche cellulaire (épithéliale) du chorion, le tout passant sans ressaut de la paroi utérine sur le placenta et doublé de la *caduque sous-choriale* Ca¹, Ca¹, Ca¹ qui forme le plafond du sinus circulaire Si. La *lame basale* — provenant comme la caduque sous-choriale du dédoublement de la *caduque pariétale* Ca. p. — va former en S, S, S, etc., le plancher du sinus circulaire et de l'espace intervilleux ei, ei…

Cette lame basale, la sérotine, repose directement sur la musculeuse M, M, M. — De la lame basale voyez se détacher au point V', intermédiaire au sinus circulaire et à l'espace intervilleux, un épais septum que nous avons dénommé le chaton, Ca², Ca², Ca³. Il va obliquement renforcer la caduque sous-choriale jusqu'au point marqué Si". Ce point c'est l'embouchure dans l'espace intervilleux du sinus circulaire Si, prolongé par le canal Si', embouchure dans laquelle les villosités Vi s'engagent fort avant. — Tr, Tr, troncs villeux. — Vi, Vi, villosités tassées. — Cr, une villosité crampon s'attachant au chaton Ca².

Mais pratiquement c'est tout comme s'il l'était, car ce plancher c'est une écumoire. D'autre part il doit se faire un trou béant au droit du sinus circulaire.

Restent, pour en avoir fini avec cette étude du placenta, deux questions :

a) **Par quoi l'espace intervilleux est-il limité vers le plancher ?**

b) **Quelle est la constitution du manteau des villosités ?**

Ce qui revient à nous demander si les espaces intervilleux, dans lesquels circule le sang de la mère, sont des espaces à paroi limitante *fœtale* ou à paroi limitante *maternelle*.

Voici les deux doctrines opposées qui restent actuellement en présence et entre lesquelles il est impossible de se prononcer.

Doctrine de Waldeyer.

Partons d'une embouchure veineuse (**Emb. V**, *fig.* 274) sur le plancher; elle se continue en apparence avec la paroi déciduale de l'espace intra-placentaire.

Mais en regardant de plus près, Waldeyer croit voir qu'à l'endothélium du vaisseau fait suite une couche de cellules plates épithélioïdes. On dirait que l'épithélium de la muqueuse utérine, de la caduque sérotine s'est conservé mais très aplati et très modifié. Or il n'en peut rien être, car en examinant des œufs d'un mois en place on a pu constater la disparition complète de cet épithélium.

Qu'est-ce donc que cette couche de cellules plates qui tapissent ce qu'on appelle la face interne de la sérotine, c'est-à-dire la face qui regarde l'espace intra-placentaïre et qui se continuent sur les collines de caduque, sur les septa?

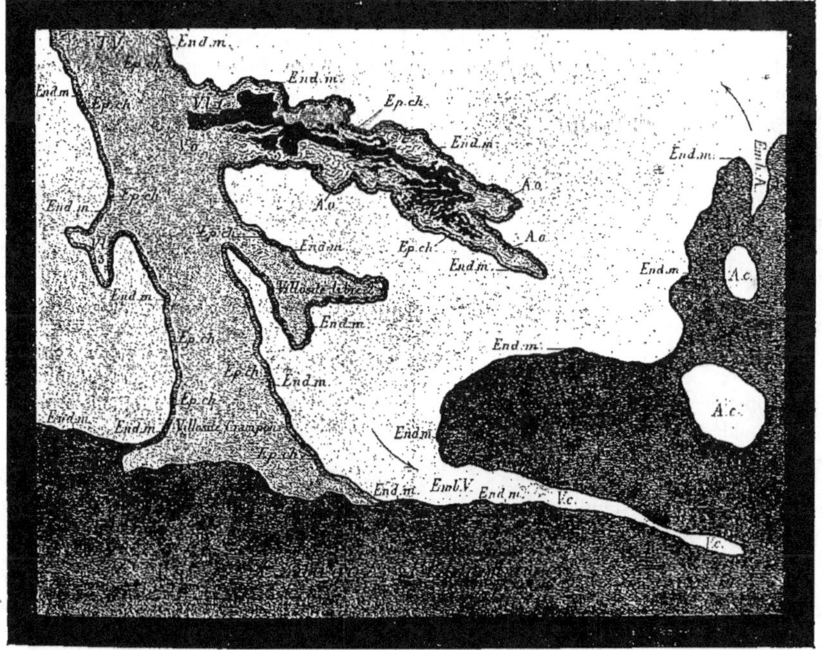

Fig. 274.

Schéma de la doctrine de Waldeyer. — Le sang des vaisseaux fœtaux **Ao** et **Vo** de la villosité libre **Vl 1**, prise comme type, serait séparé du sang maternel qui baigne cette villosité : 1° par leur endothélium ; 2° par une mince couche d'épithélium chorial Ep. ch. atrophié ; 3° par l'endothélium maternel que l'on voit des veines **Vo** et des artères **Ao** de la caduque se prolonger en noir End.m sur la bordure déciduale de l'espace intervilleux et sur les villosités. On n'a représenté qu'un seul tronc villeux **TV** avec son crampon et trois rameaux **Vl1, Vl2, Vl3**.

Dans cette hypothèse le placenta, au lieu d'être une formation exclusivement fœtale (ecto-placenta), serait une formation fœto-maternelle. Les espaces intervilleux seraient des capillaires maternels monstrueusement dilatés engainant étroitement les villosités fœtales qui les invaginent.

L'interprétation en est difficile. Sans rien affirmer Waldeyer incline à la considérer comme la continuation de l'endothélium vasculaire.

La difficulté gît dans ceci : qu'au niveau du point d'implantation des villosités crampons dans les collines de la caduque cette couche épithélioïde, supposée *maternelle*, semble se continuer avec l'épithélium de la villosité choriale *production fœtale*.

Waldeyer incline à penser qu'il n'y a là qu'une apparence, et qu'à l'épithélium chorial, dont l'existence et l'origine fœtale ne sont pas douteuses, se superpose une enveloppe de cellules endothéliales maternelles.

La signification morphologique des espaces intervilleux serait par conséquent celle-ci : capillaires maternels dilatés à parois invaginées par les villosités sous-jacentes recouvertes elles-mêmes de leur épithélium fœtal persistant quoique très altéré (*fig.* 274).

Tout récemment Keibel, examinant un œuf humain de quatre semaines, aurait vu d'une part les villosités tapissées par leur double revêtement cellulaire fœtal et ectodermique ; d'autre part les espaces intervilleux pleins de sang partout enfermé dans une membrane *endothéliale* qui formait comme une troisième enveloppe à la villosité.

Dans ces espaces endothéliaux (maternels) s'ouvriraient les artères et les veines utéro-placentaires.

Ce qui revient à dire qu'entre le sang fœtal et le sang maternel il y aurait quatre membranes cellulaires :

1° L'endothélium vasculaire fœtal.

2° et 3° double ou simple couche d'épithélium chorial suivant l'époque considérée.

4° Endothélium vasculaire maternel.

Le placenta serait une simple modification de la muqueuse utérine. Ce sont à peu près les conclusions du professeur Duval pour la jument et la truie. Mettez épithélium maternel au lieu d'endothélium, voilà toute la différence.

Doctrine de Prenant, etc., ou mieux application partielle au placenta humain des recherches de **M. Duval** sur le placenta des rongeurs.

Le placenta achevé serait représenté exclusivement par des villosités vasculaires fœtales plongeant **à nu** dans le sang maternel.

Il ne s'agirait plus d'une simple modification de la muqueuse utérine, mais bien d'une néoformation d'origine fœtale, d'une **édification ectodermique spéciale**.

Chez les rongeurs, dans la première moitié de la gestation, le sang maternel remplit des lacunes creusées dans une vaste néoformation ectodermique d'origine fœtale (épithélium chorial). C'est l'ecto-placenta, sorte d'éponge dans les mailles (fœtales) de laquelle circule le sang maternel non contenu dans des capillaires.

Les capillaires superficiels de la sérotine sont en effet investis par des poussées de l'épithélium chorial ; leur endothélium disparaît alors, d'où réduction de ces vaisseaux à l'état de lacunes creusées dans le tissu ecto-placentaire d'origine embryonnaire, lacunes parcourues par le sang maternel.

Cette éponge ecto-placentaire est bientôt pénétrée par les capillaires fœtaux de l'allantoïde ; lorsque cette pénétration est complète, les dispositions sont telles que le sang fœtal est séparé du sang maternel seulement par deux barrières, la paroi du capillaire fœtal et l'épithélium chorial.

A la fin de la gestation les choses se modifient encore : les éléments ectodermiques s'atrophient, sont résorbés, et n'apparaissent plus qu'à l'état de noyaux flétris disposés par places, de distance en distance, ne formant pas une couche continue à la surface extérieure des capillaires fœtaux.

Comme ces noyaux ne forment pas une couche continue il n'y a pas lieu d'en tenir compte comme barrière interposée entre le sang fœtal et le sang maternel.

Il n'y a donc alors entre les deux sangs qu'une seule couche de séparation, représentée par la simple et mince paroi endothéliale des capillaires fœtaux.

Qu'on suppose schématiquement un chevelu de capillaires plongeant librement dans un liquide, et l'on aura le schéma du placenta des rongeurs à la fin de la gestation.

Chez l'homme ce serait une disposition intermédiaire. L'épithélium de la villosité persisterait, très altéré il est vrai (*fig.* 277), d'où l'existence d'une double barrière cellulaire entre le sang maternel et le sang fœtal.

La solution n'interviendra que le jour où un observateur habile, favorisé des dieux, pourra réunir une série embryologique sans lacunes des premières semaines, et se livrer sur elle aux patientes recherches qui ont permis au professeur Mathias Duval d'élucider la même question chez les rongeurs, etc.

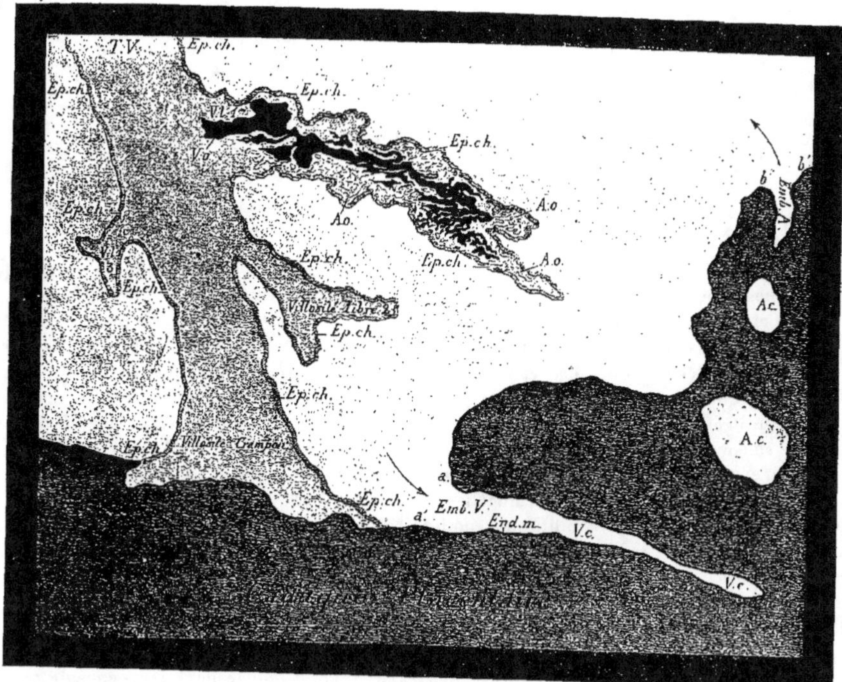

Fig. 275.

Schéma de l'ectoplacenta. — Le sang des vaisseaux fœtaux **Ao** et **Vo** de la villosité libre **Vl. 1**, prise comme type, n'est séparé du sang maternel baignant cette villosité que par leur endothélium et une mince couche d'épithélium chorial **Ep. ch.** atrophié (voyez *fig.* 277).

T. V. Tronc villeux allant se cramponner à la sérotine par son axe connectif. Trois villosités libres s'en détachent marquées des chiffres 1, 2 et 3 ; on n'en a représenté qu'une avec ses vaisseaux. Le tout est engainé d'épithélium chorial **Ep. ch.** qui limite par conséquent tous les espaces sanguins maternels sauf du côté du plancher décidual.

Vo. Veine de la caduque s'abouchant dans l'espace intra-placentaire et dont l'endothélium **End. m.** ne dépasse pas les points a a'. — **Ao.** Artère de la caduque dont on voit l'embouchure **Emb.** a ; l'endothélium s'arrête lui aussi en **b b'**.

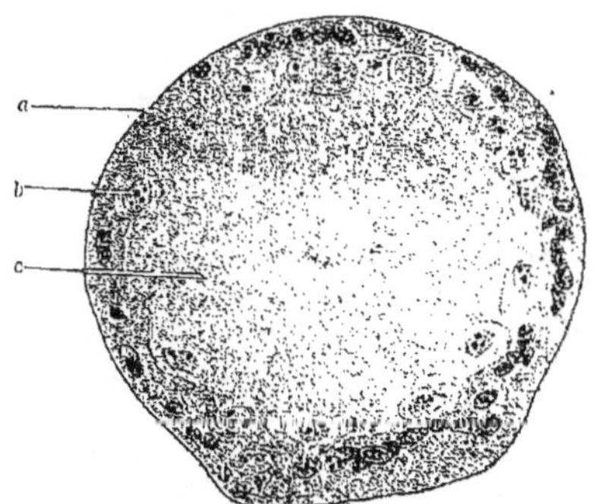

Fig. 276 (ÉCKARDT).

Coupe transversale d'une villosité jeune, non encore vascularisée. (Œuf de 14 jours environ).

a. Syncitium. — **b.** Manteau cellulaire. — **c.** Tissu muqueux axial (comparez avec la *fig.* 239, p. 213).

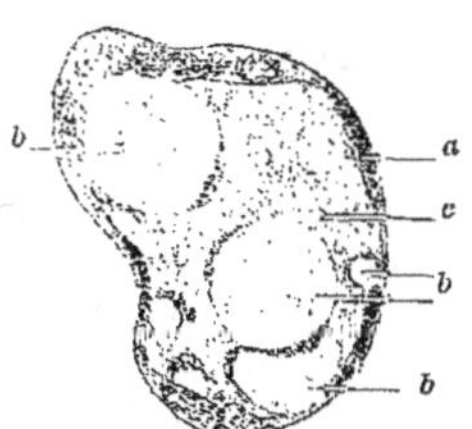

Fig. 277 (ECKARDT).

Coupe transversale d'une villosité à terme.

a. Ce qui reste du revêtement ectodermique de la villosité

c. Tissu muqueux axial. — **b.** Les vaisseaux fœtaux.

b) Anatomie et physiologie de la Délivrance.

Connaissant la disposition du placenta et des membranes dans l'utérus gravide à terme, nous pouvons aborder avec fruit l'étude des modifications qu'ils vont subir dans l'utérus parturient.

Lorsqu'on réfléchit au nombre et à l'intensité des contractions habituellement nécessaires à l'expulsion du fœtus, aux modifications profondes, — changements alternatifs d'épaisseur et d'étendue — qu'entraînent, au niveau de la zone d'insertion du placenta, chaque systole et chaque diastole du muscle utérin, à l'impossibilité où semblent se trouver placenta et caduque sérotine *non contractiles* de s'accommoder à ces allées et venues successives, on est porté à admettre *a priori* la **doctrine de Baudelocque** : « *Les efforts répétés que fait la matrice pour se délivrer de l'enfant sont ordinairement ceux qui détruisent les adhérences du placenta et des membranes de l'œuf.* »

De fait les observations très nombreuses d'avortements, les observations plus rares d'accouchements prématurés, celles, il est vrai exceptionnelles, d'accouchements à terme ou au moins très près du terme où l'œuf a été expulsé *en bloc*, le fœtus étant enfermé dans les membranes intactes, tendent à prouver que l'explication de Baudelocque doit être admise pour quelques cas particuliers.

L'observation a montré cependant — et c'est Schröder qui le premier a ébauché cette démonstration complétée par les études anatomiques de Barbour, de Pinard et Varnier — l'observation a montré, disons-nous, que **tel n'est pas le mécanisme de la délivrance à terme ou près du terme.** C'est d'ailleurs ce que devait faire prévoir la persistance des échanges fœto-maternels jusqu'à la dernière minute de l'expulsion de l'enfant.

Contrairement à ce qu'on croyait naguère **le placenta,** pour ne parler d'abord que de lui, **est susceptible de s'accommoder, sans se décoller au cours du travail, au va-et-vient** de sa zone d'insertion et à la rétraction de celle-ci qui suit l'évacuation des eaux.

La *fig.* 278 vous montre le placenta sur l'utérus plein d'une femme morte pendant la grossesse.

La *fig.* 279 vous le montre sur l'utérus d'une femme morte pendant le travail, épaissi, vallonné, plissé au niveau de sa face fœtale, naguère encore aussi lisse (sauf les reliefs vasculaires ombilicaux) que la paroi membraneuse extra-placentaire, un peu saillant à sa circonférence où le bord commence à faire une légère moue hors des limites de l'ancienne surface d'insertion. Le placenta semble s'être tassé, s'être réduit en surface pour suivre la paroi diminuée d'étendue. *Mais il lui reste partout adhérent*; et l'on devine qu'au moment d'une contraction cette adhérence sera consolidée par la force de restitution du contenu, comprimé de toutes parts et réagissant.

Même état sur la planche de Braune, à la fin de la période de dilatation (revoy. *fig.* 66, p. 74).

Mais de ce que le placenta ne se décolle pas, de ce qu'à l'œil nu rien ne semble profondément changé au niveau de sa surface d'adhérence, s'ensuit-il qu'il n'y ait pas là, accessible au seul microscope, un travail préparatoire de séparation qu'accentueront la rétraction *post partum* et les arrières douleurs?

Ruge qui, en 1886, a examiné la zone d'adhérence d'un placenta d'utérus en travail à terme (c'est le placenta de la *fig.* 122 p. 118) a noté comme particularités l'ayant frappé, dans la comparaison qu'il en fit avec les placentas d'utérus gravides, ce qui suit :

« La direction des villosités n'est plus perpendiculaire à la caduque ; elles lui sont ou parallèles ou très obliques, dissociées çà et là par des épanchements sanguins circonscrits (?). Le nombre des villosités crampons a diminué ; une partie déjà d'entre elles sont séparées de la sérotine qui leur donnait attache.

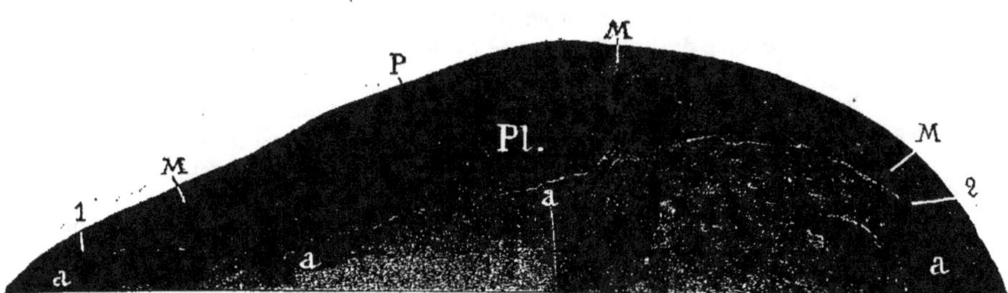

Fig. 278.

Coupe de la paroi d'un utérus gravide extrait par hystérectomie abdominale quelques heures après la mort (éclampsie), et conservé dans l'alcool. Le placenta **Pl**, intéressé par la coupe dans son milieu, ne fait pas le plus petit relief à sa périphérie ; ses bords **1** et **2**, très amincis, ne se distinguent pas à travers l'amnios (a, a, a, a) qui, sans ressaut, passe de la zone extra-placentaire sur le placenta.

P, le péritoine. — **M**, **M**, **M**, la paroi musculaire ayant au maximum 4ᵐᵐ d'épaisseur. Si à l'œil nu le placenta et la musculeuse se laissent aisément distinguer l'un de l'autre, il est impossible de différencier les portions maternelle et fœtale du placenta.

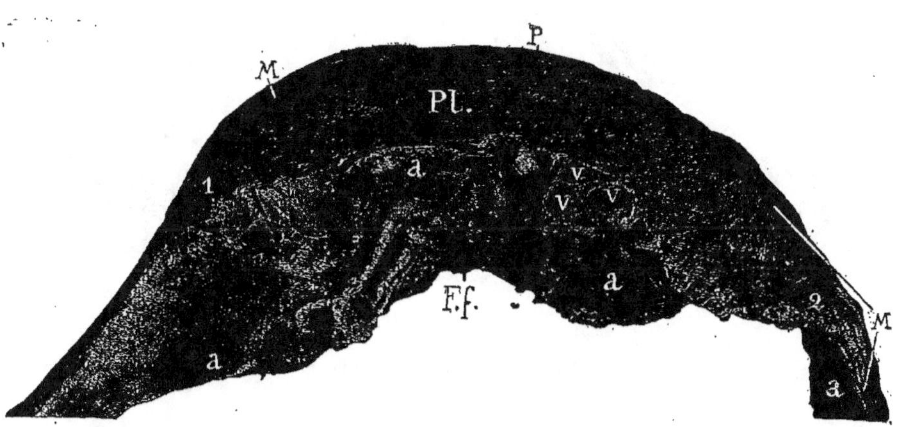

Fig. 279.

Tranche de la paroi d'un utérus en travail, congelé *in situ*. On aperçoit en fuite la face fœtale du placenta, **Ff**, bosselée par les vaisseaux ombilicaux naturellement injectés ; ils transparaissent sous l'amnios (a, a, a) dont on voit à la fois la coupe et la surface. La coupe a porté non loin de l'insertion du cordon dont les vaisseaux naturellement injectés s'aperçoivent en **v, v, v**, sectionnés en travers. Si l'épaisseur de la musculeuse est la même que dans la figure précédente, si aucune trace de dislocation n'apparaît encore au niveau de la zone d'insertion, remarquez cependant que le placenta n'a plus une face fœtale aussi unie ; il commence à se vallonner, et surtout au niveau de son bord **2** il fait déjà un léger relief. En ce point l'amnios pariétal ne passe plus sans ressaut sur le gateau placentaire comme il le fait au point correspondant de la *fig. 278*. Le tassement accommodateur du placenta n'est pas encore très prononcé ; ici, en effet, la poche des eaux était encore intacte. Ce tassement s'accusera un peu plus après le retrait qui suivra la rupture des membranes et l'écoulement du liquide amniotique, pour atteindre son maximum aussitôt après l'expulsion du fœtus (voyez *fig. 282, p. 245*).

« La surface de la caduque sérotine (*fig.* 280) n'est plus lisse ; elle n'apparaît plus sur la coupe comme une ligne presque droite ; elle est vallonnée comme la face fœtale du placenta ; sa coupe forme une ligne très ondulée dont les dents pointues s'enfoncent profondément dans le tissu villeux du placenta. Les cellules de la caduque se trouvent avoir, ce qu'elles n'avaient pas auparavant, une direction particulière en rapport avec la disposition dentelée de la surface déciduale vers les pointes de laquelle elles se dirigent. Les vaisseaux sont moins apparents, plus rares, plus grêles, moins remplis, comme s'il s'était produit une ischémie relative.

« Enfin, tandis que la caduque semblait auparavant former un tout compact, indivisible en stratifications distinctes, c'est-à-dire en compacte et spongieuse des auteurs, elle est maintenant séparée nettement en deux parties, l'une qu'on peut appeler fœtale, l'autre maternelle. La divi-

Sans insister sur ces points de fine anatomie sujets à révision (1), le fait qu'il convient de retenir est celui-ci : **En aucun point la séparation du placenta n'est effectuée.**

Les contractions du travail, nous venons de le voir, si elles préparent dans une certaine mesure (qui reste à préciser) le décollement du placenta et des membranes, n'en sont pas la cause efficiente. Et c'est fort heureux d'une part pour le fœtus, d'autre part pour la mère. Les hémorrhagies si souvent mortelles qui accompagnent le décollement, au cours du travail, du placenta normalement ou vicieusement inséré nous dispensent d'insister davantage sur ce point.

Mais les contractions ultimes qui accomplissent et la rétraction énorme qui suit immédiatement l'expulsion du fœtus ne sont-elles pas la cause déterminante de ce décollement ?

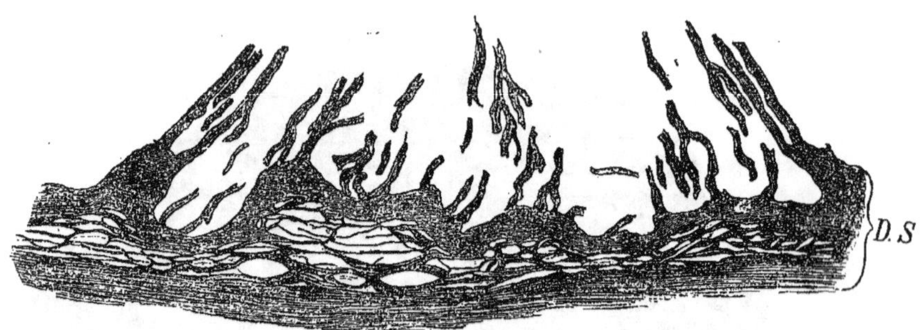

Fig. 280 (C. Ruge).

Coupe de la Caduque sérotine et du Placenta fœtal avoisinant, sur l'utérus d'une femme morte pendant le travail.
D. S. Caduque sérotine.

sion se marque par une zone intermédiaire d'épaisseur variable, où le tissu semble aréolaire, alvéolaire, le stroma formant un lacis très lâche, circonscrivant des lacunes de formes et de dimensions variables. Çà et là apparaissent des épanchements sanguins dans les mailles de cette couche alvéolaire, mailles dont quelques-unes semblent bien être d'anciennes cavités glandulaires, mais dont la plupart paraissent des solutions de continuité non préformées, des brisures mécaniquement produites aux points de moindre résistance. »

C'était là, il y a quelques années, la doctrine classique : « Préparé, disait-on, par les contractions de la période d'expulsion, le décollement est achevé par le retrait total de l'utérus qui accompagne et suit la sortie du fœtus, efface la cavité utérine, en ramène le fond au niveau de l'ombilic, diminuant au maximum l'étendue de la

---

(1) Cette étude doit être reprise. La description de Ruge porte sur un cas isolé ; elle remonte à une époque où il croyait encore à la non présence de sang maternel dans les espaces intervilleux, et où la description histologique des vaisseaux de la sérotine n'avait pas encore été faite.

surface d'insertion placentaire. Le placenta ne peut suivre ce retrait; il quitte nécessairement la paroi utérine, comme un gâteau de terre glaise appliqué à une plaque de caoutchouc tendue quitte celle-ci lorsqu'on la laisse revenir à ses dimensions primitives ». Telle est la doctrine développée par Ribemont dans sa thèse d'agrégation.

D'autres, avec Ahlfeld, faisaient intervenir, après Baudelocque et M. Duncan, une **hémor-**

préparante, qu'il fallait l'intervention des arrière-douleurs pour séparer le placenta, on lui répondait par le vieil argument de Deventer : « la femme et les animaux cela fait deux. »

Il fallut les recherches de Schröder et surtout celles de Barbour, de Pinard et Varnier, simultanément poursuivies à Edimbourg et à Paris, pour trancher le débat.

Schröder, mis sur la voie par la pièce ci-dessus représentée et étudiée par Ruge (*fig.* 280), a surtout

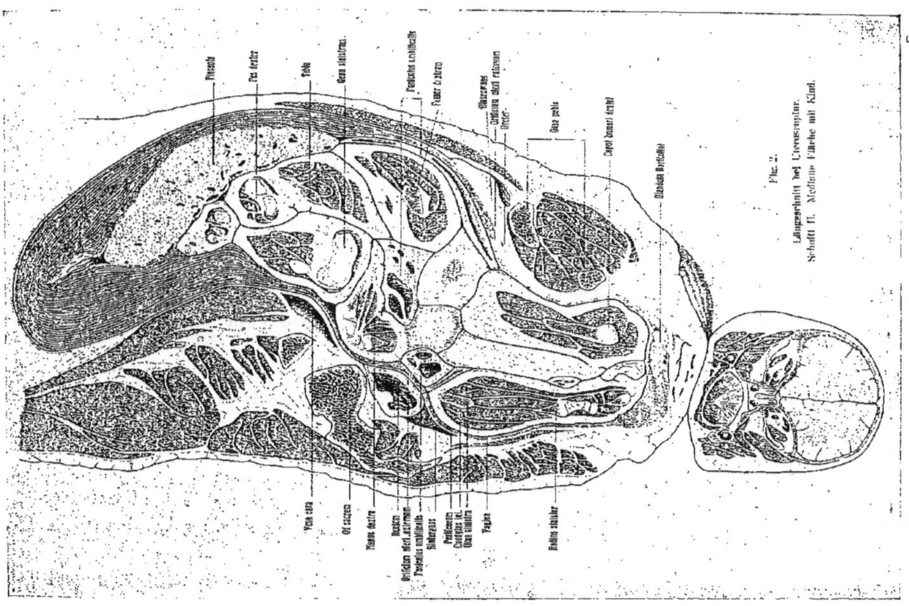

Fig. 281 (ZWEIFEL)

Coupe juxta-médiane (moitié gauche) de la pièce dont le moulage est représenté page 100 (*fig.* 101 et 102). VII pare, éclamptique, morte immédiatement après l'expulsion de la tête et sa rotation externe. Le fœtus est plus qu'à moitié sorti de l'utérus. Le siège a quitté la cavité du corps dont les parois se rapprochent et se rétractent derrière lui, *sans cependant décoller le placenta. Nulle trace d'hématome rétro-placentaire en voie de formation.* Il va suffire que le siège quitte à son tour le segment inférieur et le col pour que le placenta *non décollé* se trouve enchatonné physiologiquement comme dans les *fig.* 282 et 283.

rhagie rétro-placentaire survenant au moment où le siège du fœtus sort de la cavité utérine et dont l'extension excentrique séparait le placenta de la paroi.

Lemser avait beau dire que l'expérimentation chez les animaux allait contre cette hypothèse, qu'il n'avait jamais vu cette hémorrhagie rétro-placentaire (voyez à l'appui *fig.* 281), que la rétraction *post partum* elle-même n'était que

fourni des preuves cliniques. Barbour a apporté au débat des constatations macroscopiques faites sur des fragments d'utérus enlevés par l'opération de Porro, et auxquelles on pouvait objecter qu'elles s'écartaient par trop du mécanisme physiologique. Pinard et moi nous avons fait la démonstration indiscutable en versant au dossier des utérus recueillis plus ou moins longtemps après l'expulsion du fœtus, chez des femmes mortes avant la délivrance.

Dans l'exposé qui va suivre, je m'occuperai exclusivement de cette question :

La rétraction post partum est-elle l'agent du décollement du placenta et des membranes ?

Voyez la *fig.* 282. Elle représente l'utérus rétracté, et renfermant encore le placenta, d'une primipare de 20 ans, recueilli dans les conditions suivantes par Pinard et par moi.

Une femme enceinte de 7 mois 1/2 environ est apportée, au mois de mai 1889, à l'hôpital Lariboisière, dans le service du Dr Gérin Roze ; elle est sans connaissance, perd du sang en abondance par les organes génitaux, et présente une éruption généralisée. On porte le diagnostic de scarlatine hémorrhagique. Le col est effacé et l'orifice externe commence à se dilater. Le lendemain, à 11 heures du matin, la tête du fœtus apparaissant à la vulve et la femme étant à l'agonie, l'interne du service extrait, à l'aide du forceps, un enfant mort-né qui commence à desquamer et n'a pas été pesé.

La femme ayant succombé immédiatement après l'extraction du fœtus, on sectionna le cordon ombilical et l'on ne fit aucune tentative de délivrance.

L'utérus enlevé par nous 24 heures après la mort, après symphyséotomie, avec la plus grande partie de la vessie, le vagin et la région périnéovulvaire, fut étalé à plat dans un mélange réfrigérant où il a séjourné pendant 24 heures. Au bout de ce temps, la congélation étant parfaite, la pièce fut sciée suivant le plan médian vertical antéro-postérieur.

C'est la photographie de la moitié gauche que représente la *fig.* 282.

Qu'y voyez-vous ?

Une rétraction parfaite de l'utérus telle que, semble-t-il au premier abord, vous ne pouvez en imaginer de plus complète. La cavité utérine a disparu ; le peu qui reste entr'ouvert de la cavité de l'œuf, résulte d'un artifice de préparation destiné à vous faciliter la lecture de la pièce.

La rétraction s'accuse non seulement par l'effacement total de la loge fœtale, mais encore par la condensation de la musculature qui, au droit de la partie moyenne de la paroi antérieure, mesure maintenant trois centimètres d'épaisseur.

Pourtant le placenta n'est décollé en aucun de ses points. Les membranes adhèrent partout sauf, (et vous deviez le prévoir d'après notre étude de la poche des eaux), au niveau de l'ancien segment inférieur et dans le col.

Le placenta a donc pu, sans lâcher prise, s'accommoder à la réduction de sa surface d'insertion produite par la rétraction utérine ; il s'est plié sur sa face fœtale au niveau du fond, a fait saillir ses bords qui, de linéaires qu'ils étaient sur l'utérus gravide, sont devenus épais et arrondis. Il s'est tassé, d'où son augmentation d'épaisseur ; il bombe vers la cavité de l'œuf au lieu de bomber vers la paroi comme sur l'utérus gravide.

Il n'y a pas trace d'hémorrhagie rétro-placentaire.

En résumé, **la rétraction ayant agi il n'y a pas de décollement.** La comparaison de la terre glaise et du caoutchouc est jugée.

Mais remarquez que si la rétraction a agi il n'y a pas eu de contractions *post partum*, pas d'arrière-douleurs, la patiente ayant succombé au moment même où le fœtus était extrait de l'utérus.

La rétraction que vous voyez là, n'est pas la rétraction maxima que vous observerez après l'action des contractions *post partum*. Comparez en effet cet utérus, renfermant encore le placenta adhérent, à celui d'une femme morte quelques heures après l'accouchement et la délivrance (*fig.* 283). Il vous paraîtra manifestement que la rétraction que vous jugiez parfaite est incomplète. Sur la *fig.* 283 les deux parois et le fond ont 3 centimètres d'épaisseur ; sur la pièce de la *fig.* 282, la condensation du muscle, résultat de la rétraction parfaite, ne s'est produite que sur la paroi antérieure et au droit de la portion de paroi postérieure laissée libre par le placenta encore adhérent.

C'est là une constatation que nous avons pu faire sur toutes les pièces analogues que nous possédons.

Conclusion : la rétraction utérine qui suit l'expulsion du fœtus n'implique pas le décollement placentaire ; c'est une rétraction imparfaite bien différente, au niveau de la zone d'insertion du placenta, de celle que l'on constate après l'intervention des contractions *post partum*.

Elle est préparante mais non efficiente. Elle disloque l'adhérence mais ne la rompt pas. La solidité d'attache est assez grande encore pour que, si vous tirez sur le cordon à ce moment, la paroi utérine suive l'inversion forcée que vous imposez au placenta.

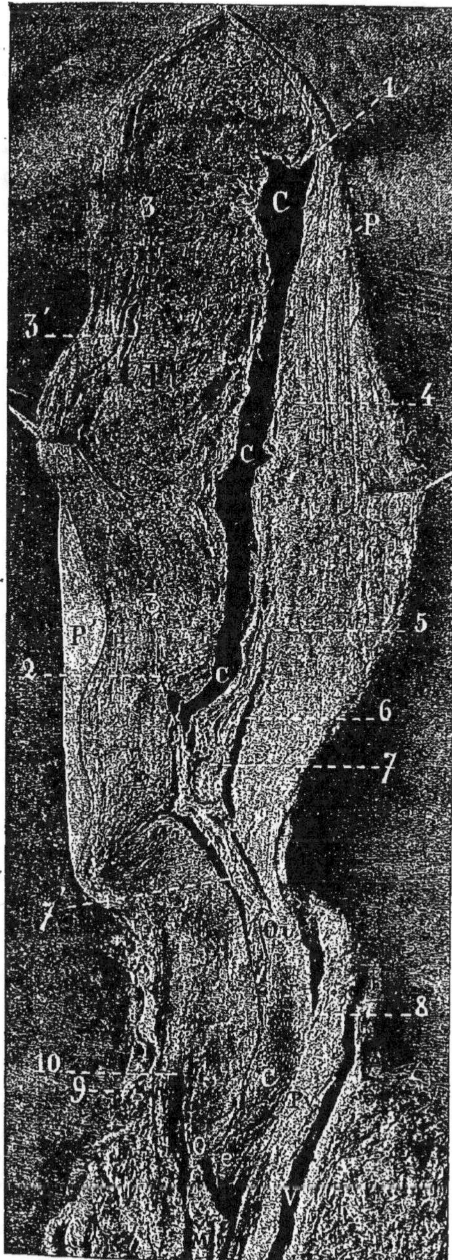

Fig. 282 (PINARD et VARNIER).

Pl, placenta non décollé; **1**, son bord supérieur; **2**, son bord inférieur; **3, 3**, sa face maternelle adhérente; **3'**, sinus rendus béants par la traction du fil suspenseur. — C, C, C, cavité de l'œuf. — **4**, membranes adhérentes jusqu'en **5**; **7**, membranes décollées du segment inférieur; **6**, ligne de séparation; **7'**, membranes engagées dans le col et reparaissant en **M** dans le vagin. **O i**, orifice interne. — **O e**, orifice externe. — **C**, paroi antérieure du col. — **P. v.**, paroi postérieure de la vessie **V**. — **8**, cul-de-sac vésico-utérin. — **9**, Douglas. — **10**, cul-de-sac postérieur du vagin. — **P P'**, péritoine. 1=1.

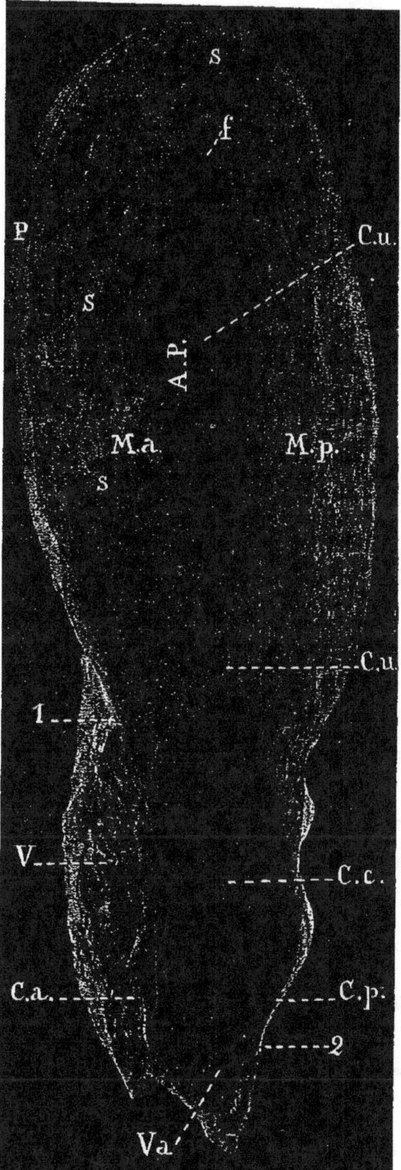

Fig. 283.

Coupe médiane et verticale (moitié droite) d'un utérus de même âge que le précédent, après l'expulsion du délivre.

AP, aire placentaire. — **Ma**, paroi antérieure. — **Mp**, paroi postérieure présentant la rétraction parfaite.— **C u**, cavité utérine; **f**, son fond. — **C c**, cavité cervicale. — **V a**, vagin. — **Cp**, cul-de-sac postérieur. — **Ca**, cul-de-sac antérieur.— **2**, Douglas. — **1**, cul-de-sac vésico-utérin. — **V**, Vessie. — **P**, péritoine. — **S, S, S**, sinus thrombosés. 1=1.

Si maintenant nous voulons voir de près **ce travail préparatoire de dislocation des attaches utéro-placentaires** et juger de ce qui reste à faire soit à la nature, soit à l'art pour *décoller* le délivre, examinons la *fig.* 284. Elle montre à un grossissement de 5 1/2 diamètres le bord du placenta, et la région membraneuse y attenante, sur un utérus recueilli immédiatement après l'extraction du fœtus et plongé vivant dans le liquide conservateur. On a pris juste le temps de pousser une injection dans les vaisseaux du cordon, pour permettre de mieux distinguer ce qui est fœtal et maternel.

Voyez-y la **caduque sérotine** — par suite de la réduction en surface de son aire d'insertion musculaire rétractée — ramassée en une couche deux fois plus épaisse que celle qu'elle formait sur l'utérus gravide à terme, et débordant sur la gauche l'ancienne zone d'insertion. Elle surplombe maintenant de deux centimètres au moins la caduque pariétale voisine, au lieu de se continuer en ligne droite avec elle. Les membranes fœtales, chorion et amnios, subissent le même retroussis. Il en résulte, en même temps qu'une saillie très prononcée du bord placentaire, la formation d'un cul-de-sac amniotique, amnio-chorial de près de deux centimètres de profondeur, au niveau duquel l'amnios pariétal et l'amnios placentaire arrivent au contact par leur surface épithéliale. C'est là qu'il faudra tenter de pousser vos doigts, lorsque vous aurez à faire la délivrance artificielle.

C'est donc d'une part grâce à ce débordement périphérique, d'autre part et surtout grâce à la façon dont elle ramasse tous ses éléments en la bande épaisse et fortement vallonnée que vous voyez-là, que la caduque a pu, jusqu'à un certain point, suivre le retrait de l'utérus sans abandonner la paroi musculaire.

Mais si le décollement de la sérotine n'est pas accompli, il est remarquablement préparé.

Le placenta fœtal s'est également tassé et réduit en surface, tandis qu'il augmentait d'épaisseur ; les villosités y sont plus serrées, plus accolées qu'auparavant, les espaces villeux réduits et déshabités en grande partie ; l'apport sanguin est diminué par la rétraction, peut-être même complètement arrêté. Bref le placenta fœtal s'est lui aussi accommodé à la réduction du placenta maternel.

Voyez en effet, à la face profonde de la caduque, tout au voisinage de la musculaire, se dessiner nettement, et se prolonger sur la paroi voisine, un espace clair que coupent de minces tractus de tissu décidual dont la plupart sont obliquement dirigés en dehors, de la zone d'insertion au placenta. Il semble qu'il se soit fait un glissement du placenta et de la caduque qui partout lui reste adhérente, de la périphérie vers le centre. Ce glissement a disloqué la couche profonde de la caduque et y a créé des solutions de continuité au niveau desquelles il est impossible de reconnaître la moindre trace des anciens espaces glandulaires des premiers mois.

A examiner de près cette figure 284, on se rend compte qu'il va suffire, pour que le décollement ainsi préparé soit un fait accompli, que se déchirent ou achèvent de se décoller de la paroi musculaire les minces tractus de caduque qui lui adhèrent encore.

Mais, et c'est un point sur lequel il nous faut insister ici, lorsque ce décollement sera achevé il ne restera qu'une couche extrêmement mince de tissu décidual recouvrant la zone d'insertion ; en certains points même la musculeuse sera mise à nu. Si bien qu'à l'endroit considéré la caduque sérotine va tomber en totalité avec le placenta, qu'en ce point elle est en totalité placentaire (*fig.* 285). Je suis donc absolument d'accord avec Ruge et avec Hofmeier lorsqu'ils affirment, après Kölliker, que la prétendue couche spongieuse glandulaire de Léopold et Friedlander, couche jouant pour ces auteurs un rôle capital dans la séparation du placenta, n'existe pas ; les larges espaces qui donnent cette apparence, sont pour une grande partie des espaces sanguins rendus béants par le tassement de la caduque, et pour une autre part des solutions de continuité produites à même les couches cellulaires dont les plus profondes sont aussi les moins dégénérées. L'absence de toute ligne de séparation préformée nous explique comment, en certains points de la zone placentaire, il reste une couche relativement épaisse de caduque adhérente à la paroi utérine, tandis qu'ailleurs le placenta fœtal arrache, entraîne avec lui la totalité de la sérotine.

L'examen à un fort grossissement de la préparation figurée page 248 nous permet de saisir sur le fait la cause de ce décollement variable de la sérotine.

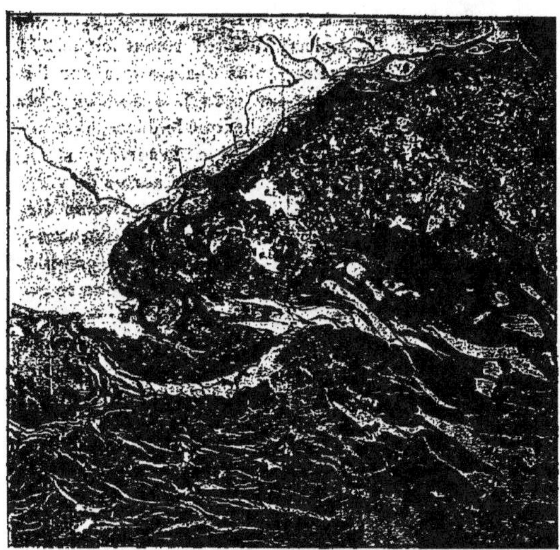

Fig. 284.

Coupe de la paroi d'un utérus vide du fœtus, extrait par l'opération de Porro, et plongé immédiatement dans l'alcool après injection histologique des vaisseaux du cordon. Grossissement de 5 1/2 diamètres. — Notez les ondulations de la musculeuse 6, 6, 6, et la dislocation déjà prononcée de la sérotine qui ne tient plus que par des tractus (5, 5, 5) dont une partie restera finalement adhérente à la musculeuse. Suivez en 4, 4, 4, la ligne ondulée que forme la face interne de la caduque pariétale et de la caduque sérotine. Sur cette dernière en C¹ et en C³, deux villosités crampons se voient solidement adhérentes. Suivez également en 2, 2, 2, 2, le chorion membraneux et le chorion placentaire, le premier totalement, le second partiellement séparé de sa couverture amniotique 1, 1, 1. — v, v, v, sont les vaisseaux ombilicaux. — 3, 3, 3, des troncs villeux coupés à leur naissance du chorion. — ei, ei, ei, espaces intervilleux.

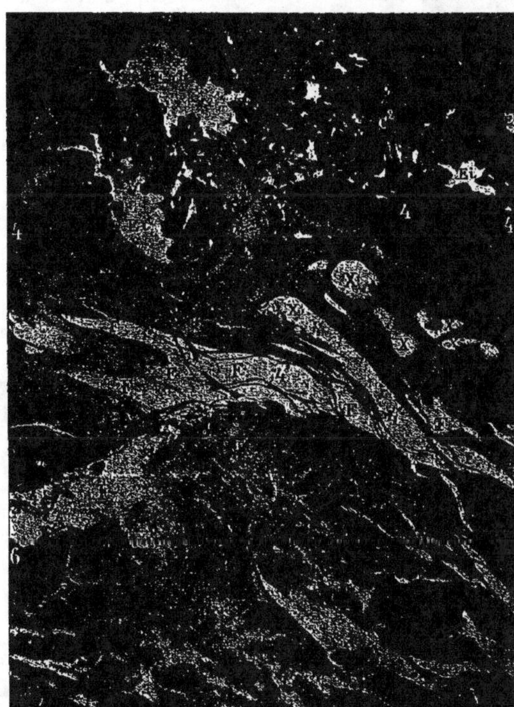

Fig. 285.

Grossissement à 20 diamètres de la portion de la coupe ci-dessus avoisinant la villosité crampon C' dont on distingue bien l'attache à la bordure ondulée 4, 4, 4, du placenta maternel.

En 2 est le fond du cul-de-sac que forment maintenant les membranes par suite de la moue que fait le placenta tassé en dehors de sa zone d'insertion. — F, F, F, sont des brisures de l'adhérence placentaire; 4', 4' les brides de la caduque disloquée qui rattachent encore celle-ci à la musculeuse 6, 6, 6, et qui vont se briser à leur point de moindre résistance très variable comme on peut voir. En X, X, X, on aperçoit des espaces clairs à contours plus nets, manifestement préformés et qui sont des espaces vasculaires ou glandulaires. Il semble qu'il ne va rester adhérentes à la musculeuse que des parcelles insignifiantes de caduque.

Nous y voyons en effet (*fig.* 286) que là où le placenta maternel va se détacher en totalité, les villosités crampons, reconnaissables à leurs vaisseaux **vf'** seuls injectés au bleu et au rouge, s'enfoncent dans la caduque *jusqu'au voisinage immédiat de la musculeuse.*

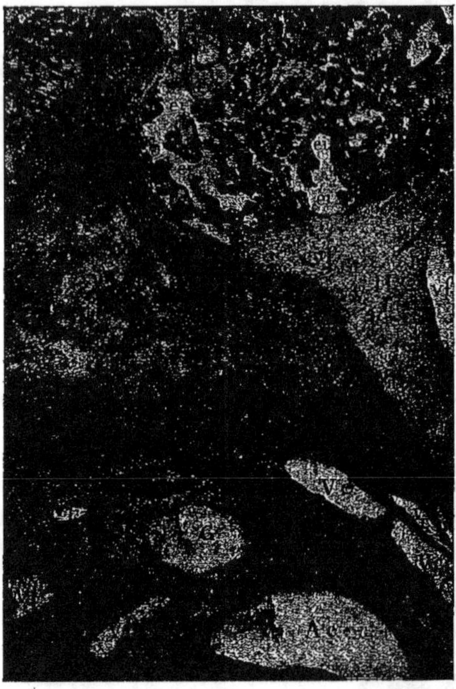

Fig. 286.

Grossissement à 30 diamètres de la portion de la coupe 284 avoisinant la villosité crampon **C³**.

C, caduque sérotine. — **c'**, **c'**, **c'**, portion profonde de la caduque. — **o**, **o**, **o**, **o**, sa limite vers le placenta fœtal **v**, **v**, **v**, **v**. Cette limite se voit très bien à l'union avec la villosité crampon marquée **II**. — **vf**, **vf**, vaisseaux injectés de cette villosité. — **vf'**, **vf'**, **vf'**, vaisseaux fœtaux pénétrant profondément dans le placenta maternel. — **Ac**, artère de la sérotine. — **Vo.**, **Vo.**, veines de la sérotine. — **G**, espace glandulaire. — **ei**, espaces intervilleux.

Ailleurs, elles n'arrivent qu'à mi-distance; ailleurs encore, elles n'adhèrent qu'à la superficie de la sérotine.

L'absence de villosités au niveau de la caduque pariétale, la persistance dans la profondeur d'espaces glandulaires, aisément reconnaissables, modifient dans une certaine mesure le **mécanisme du décollement des membranes extra-placentaires.**

L'amnios, le chorion et les caduques vraie et réfléchie forment ici (*fig.* 288) une couche de 4 à 5 fois plus épaisse que sur l'utérus gravide à terme (*fig.* 289). L'amnios fortement froncé, d'autant plus que le décollement est plus avancé (*fig.* 287), dessine à la surface libre de cette couche membraneuse des sortes de villosités saillantes, des papilles d'une extrême élégance. Il est en partie adhérent au chorion sous-jacent, en partie décollé. Sur la *fig.* 288 il a complètement disparu. Comme l'amnios, le chorion se gondole, se fronce en certains points et forme avec la réfléchie des saillies et des rentrées qui donnent à la surface membraneuse un aspect fortement vallonné.

Entre le chorion et la paroi musculaire également ondulée on voit, au delà de la bande dégénérée de la réfléchie, plus aisément reconnaissable ici (**3**, *fig.* 288) que sur l'utérus gravide, grâce au tassement de ses éléments, on voit : 1° une couche compacte de caduque (**4 à 5**) ayant à peine le tiers de l'épaisseur totale; et au-dessous, 2° un tissu aréolaire à grandes mailles, qui fait immédiatement penser à la couche dite des grands espaces glandulaires. Mais un examen plus attentif montre qu'une partie seulement de ces espaces, ceux qui sont les plus rapprochés de la musculature, jusqu'à la toucher parfois (**G**), sont des coupes de cavités glandulaires reconnaissables à un revêtement épithélial çà et là bien conservé ou à la netteté de leurs contours en l'absence d'épithélium. Pour le reste, il s'agit de lacunes interstitielles (**F**) du tissu décidual du contour déchiqueté desquelles se détachent des lambeaux flottants, traces des déchirures qui leur ont donné naissance. Dans la caduque se sont produits des tiraillements et des glissements mécaniques non pas limités à une zone préformée, mais étendus à la totalité de la membrane. Et il suffit d'examiner la préparation ci-jointe (*fig.* 288) pour se convaincre que la séparation de la portion caduque de la muqueuse s'y fera à des profondeurs très variables.

Les modifications de la musculeuse sous-jacente, produites par la rétraction, sont également très caractéristiques (*fig.* 284). La paroi a augmenté considérablement d'épaisseur puisqu'elle s'est réduite en surface. Les faisceaux de fibres cellules, naguère disposés en lames parallèles à la surface membraneuse lisse, forment maintenant des lignes dentelées, vallonnées comme les membranes elles-mêmes. Cette disposition en zigzag, serratique, des faisceaux musculaires s'étend

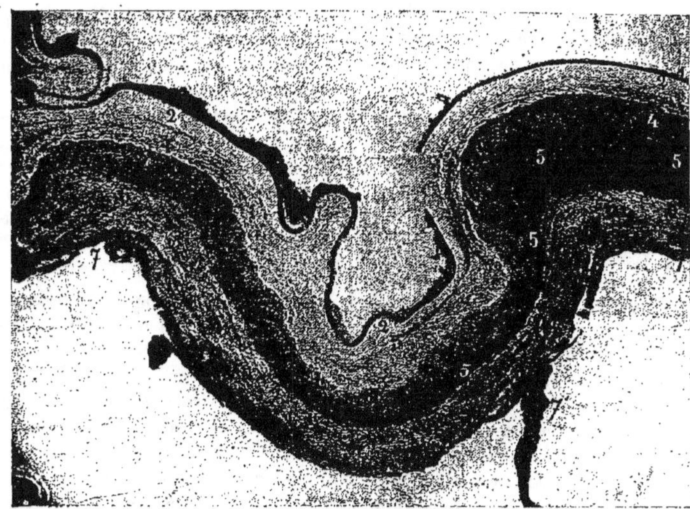

Fig. 287.

Membranes décollées provenant du même utérus qui a fourni les préparations 284, 285 et 286. Grossissement de 60 diamètres.

7, 7, face profonde de la caduque ; 7', une des brides rompues qui la rattachaient à la portion non caduque ; 6, 6, face superficielle de la caduque ; 4, 4, 4, couche cellulaire du chorion. Entre les deux, en 5 5, restes de la réfléchie ; — 3, couche conjonctive du chorion, — 2, couche conjonctive de l'amnios, — 1, épithélium amniotique.

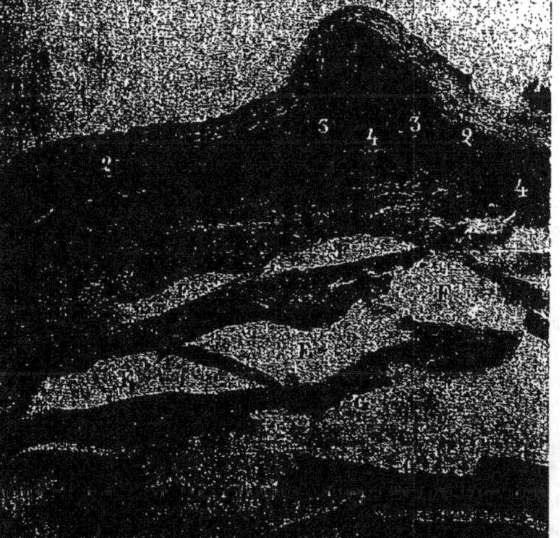

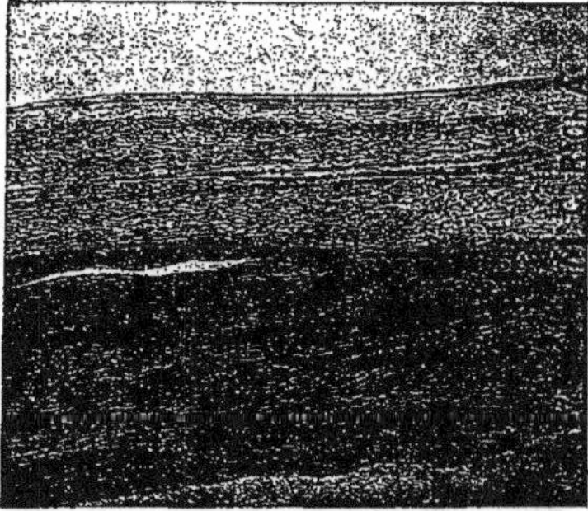

Fig. 288.

Membranes en voie de décollement ; même utérus même grossissement.

L'épithélium amniotique est détaché. — 1, couche conjonctive de l'amnios. — 2, couche cellulaire du chorion, — 3, vestiges de la réfléchie. — 4, 4, 4, face superficielle de la caduque pariétale. — 5, 5, limite entre la couche compacte et la couche disloquée. — F, F, F, fentes de dislocation. — G, G, G, espaces glandulaires reconnaissables à leurs contours réguliers et à leur épithélium conservé. — 6, 6, musculeuse.

Fig. 289.

Membranes adhérentes avant tout début de travail. 60 diamètres.

A, amnios. — Ch, chorion. — R, réfléchie. — C, caduque vraie. — M, musculeuse. — A, artère de la musculeuse. — V, sinus veineux de la musculeuse.

assez loin dans l'épaisseur de la paroi ; puis les ondulations deviennent plus douces, et on revient graduellement, dans la couche sous-péritonéale, au feutrage précédemment étudié.

Voici donc nettement établi ce fait capital au point de vue du mécanisme de la délivrance normale :

Le décollement du placenta et des membranes ne se fait qu'un certain temps après la rétraction utérine qui suit l'expulsion du fœtus ; il est produit par les contractions de l'utérus rétracté, par les arrière-douleurs.

Le placenta plissé et vallonné sur sa face fœtale, réduit en surface, mais augmenté d'épaisseur, saillant au niveau de ses bords, adhère encore partout, après l'expulsion du fœtus, à la portion de paroi qui lui donne attache. Celle-ci, gênée dans son retrait par ces adhérences persistantes, présente une épaisseur moindre que le reste de la paroi du corps libre de se réduire et de se rétracter au maximum.

Il résulte de ce retrait inégal que le placenta, encore adhérent à la paroi du corps utérin, se trouve enfermé dans une sorte de loge supérieure (cavité du corps), séparée du segment inférieur et du col affaissés par un épaississement assez brusque de la paroi utérine dont rien à ce niveau n'empêche le retrait (*fig.* 282 et 293). A cet épaississement, que nous avons déja vu se dessiner sur l'utérus parturient de Braune, Schröder a donné un nom que nous conservons pour la facilité de la description : c'est *l'anneau de contraction.*

La pause plus ou moins longue qui suit l'extraction du fœtus et qui correspond à l'**enchatonnement physiologique** du placenta, pause pendant laquelle l'utérus large et mou descend à l'ombilic (*fig.* 290 et 291), est en général rapidement suivie de nouvelles contractions perçues par la main de l'accoucheur qui sent l'utérus durcir, mais non encore perçues par l'accouchée.

Si la main, dans un but de recherche, a été introduite dans l'utérus, elle sent pendant la contraction le placenta se sillonner, se plisser davantage et, quittant sa surface d'insertion, **tomber en s'inversant, face fœtale en avant,** dans l'anneau de contraction. Ainsi renversé, il forme du côté de sa face utérine détachée une sorte de coupe dans laquelle s'accumule une faible quantité de sang.

Les contractions suivantes du fond de l'organe, du corps tout entier, libre maintenant de toute entrave, chassent au dessous de l'anneau de contraction, dans le segment inférieur et le col mous, flasques, *paralysés,* ne demandant qu'à se laisser distendre, le placenta de plus en plus inversé qui derrière lui attire, décolle et retourne les membranes. Le sang extravasé est toujours emprisonné dans la coupe rétro-placentaire ; pas une goutte ne s'écoule au dehors (*fig.* 294).

Le peu d'importance de l'**hémorrhagie** qui accompagne et suit le décollement du placenta est bien fait pour surprendre.

Si l'on comprend sans peine que la caduque extra-placentaire, pourvue à terme de vaisseaux rares et atrophiés, puisse se décoller sans donner issue au sang maternel, comment s'expliquer que le décollement, la déchirure du si riche réseau vasculaire de la sérotine ne s'accompagnent pas à l'ordinaire d'un écoulement sanguin considérable ? Surtout si l'on se souvient que les vaisseaux qui parcourent cette sérotine et qui tous, y compris l'énorme sinus circulaire, sont largement déchirés par le clivage du placenta maternel, sont dépourvus de parois propres autres que l'endothélium.

Il semble *a priori* qu'il doive y avoir là, créée par le décollement du placenta, une vaste fuite par laquelle l'appareil circulatoire de la mère va pouvoir se vider en quelques instants, comme il le fait à la suite de la rupture d'une varice vulvaire et pour les mêmes raisons.

De fait le décollement dit prématuré du placenta, sous l'influence par exemple d'une brièveté anormale du cordon ombilical, donne lieu à une hémorrhagie foudroyante et rapidement mortelle.

De fait encore, dans certains cas heureusement exceptionnels aujourd'hui, on voit l'accouchée succomber en quelques instants à l'hémorrhagie au cours de la délivrance ou dans les quelques heures qui la suivent. Dührssen ne disait-il pas récemment qu'en Prusse il meurt de cette façon plus de 300 femmes par an !

L'intensité et la gravité de ces hémorrhagies de la zone d'insertion placentaire s'expliquent assez : 1° par l'énorme développement de la circulation artérielle et veineuse de l'utérus gravide ; 2° par l'absence de valvules suffisantes dans les gros troncs veineux, veines utérines et veines utéro-ovariennes, qui mettent les sinus

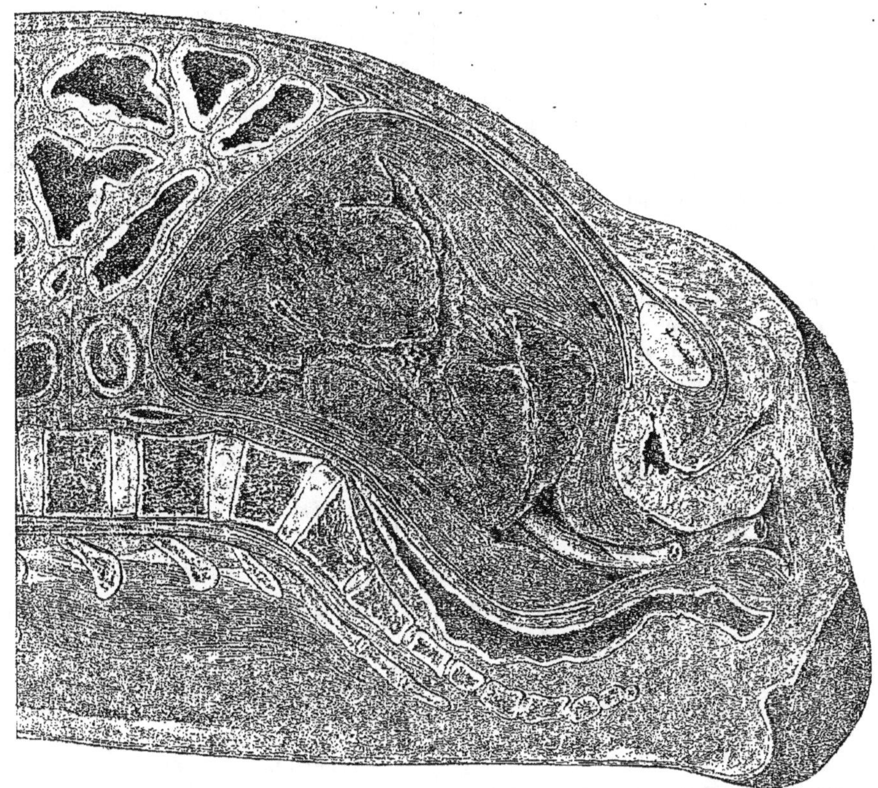

Fig. 290 (Pestalozza).

A défaut d'une pièce *in situ*, que ne possède aucun musée, concernant le premier stade du travail de délivrance dans l'accouchement simple, je reproduis ici en demi-grandeur la coupe médiane, antéro-postérieure, faite à Pavie par Pestalozza sur le cadavre d'une femme morte quelques instants après l'extraction de deux jumeaux vivants, de 2620 et 2950 grammes. — La mort inopinée de cette femme fut la conséquence d'une rapide tuméfaction de la glande thyroïde déjà hypertrophiée, au cours de la période d'expulsion. En quelques minutes cette tuméfaction donna lieu à des signes de suffocation. La trachétomie fut jugée impossible, la tuméfaction, de nature manifestement vasculaire, s'étendant du dessus de l'os hyoïde au devant du sternum et empêchant d'aborder le larynx et la trachée. On essaya en vain de maintenir, à l'aide d'un cathéter, la perméabilité de la trachée. — Congélation dans le décubitus dorsal. — Bassin large.

Le fond de l'utérus refermé sur la double masse placentaire non décollée se trouve à 17ᵉ environ au-dessus du bord supérieur de la symphyse pubienne (soit 1 centimètre de plus que sur la *fig.* 291 ci-contre qui montre la situation et l'attitude de l'utérus à la même période d'un accouchement simple), tandis que la lèvre antérieure du col affleure le plan coccy-sous-pubien. Diamètre vertical 20ᶜᵐ5; diamètre maximum antéro-postérieur 12ᶜᵐ.

Bien qu'en antéflexion par rapport au col, et faisant au-dessus du pubis une saillie comparable à celle de la *fig.* 291, le corps utérin repose et se moule sur la colonne lombaire, de telle sorte qu'il est en rétroversion sur l'axe pelvien. Il vous saute aux yeux que les accoucheurs qui, par l'expression, croient « corriger l'antéflexion de l'utérus » ne peuvent en réalité qu'exprimer le contenu de la cavité utérine en rapprochant la paroi antérieure de la postérieure immobile, en écrasant l'utérus sur la colonne lombaire. S'ils glissent les doigts derrière l'utérus, comme le recommande Crédé, ils tendent à augmenter l'antéflexion.

Voyez le col déjà reformé et qui ne s'ouvre que juste pour laisser passer les deux cordons; la coupe des deux grosses veines pariétales qui marquent la limite du segment inférieur; l'épaisseur de la paroi antérieure (35ᵐᵐ) seule libre d'adhérences placentaires.

utérins en large communication avec l'hypogastrique et la veine cave.

Les belles recherches de Hyrtl (1873) ont montré que l'utérus puerpéral reçoit, dans le même temps, quatre fois plus de sang que l'utérus à l'état de vacuité ; que le diamètre des artères utérines et utéro-ovariennes et de leurs branches, chez les femmes puerpérales, est à celui des mêmes vaisseaux chez les femmes non gravides comme 2 : 1 ; que les deux collectrices veineuses qui ramènent à une veine utérine unique le sang du fond et du segment inférieur ont près de 1 centimètre de diamètre ; que ni elles ni les sinus qui les mettent en communication avec la sérotine n'ont de valvules dignes de ce nom ; qu'on peut sans difficulté injecter cette éponge vasculaire qu'est l'utérus par une veine utérine, mais qu'on l'injecte mal, très incomplètement sur l'utérus puerpéral, parce que la masse à injection fuit abondamment par l'endroit où le placenta était inséré.

Cette dernière constatation, que j'ai contrôlée à plusieurs reprises, montre assez qu'au moins pour ce qui est de la source veineuse d'une hémorrhagie au cours du décollement placentaire, la simple élasticité, la rétraction passive du muscle utérin — qui persiste seule sur le cadavre, et que montrent bien les *fig.* 282 et 283, — est impuissante à clore les voies mettant les vaisseaux utéro-placentaires déchirés en si large communication avec la veine cave inférieure.

Il faut, pour en produire l'occlusion, quelque chose de plus. Ce quelque chose de plus, ce ne peut être la seule contraction du muscle, car celle-ci est intermittente, comme le montre assez l'intermittence des tranchées et du durcissement de l'utérus qui les accompagne et les révèle.

Ce quelque chose de plus, c'est **la rétraction active, la tonicité du muscle utérin,** tonicité qui tend sans cesse à ramener celui-ci à un moindre volume, comprimant, pinçant dans ses mailles, oblitérant, ligaturant les vaisseaux pariétaux, *réalisant l'hémostase avant le décollement.* Ce qu'on dénomme *l'inertie utérine* est la suspension de cette tonicité sous des influences diverses. Le tonus utérin est donc l'agent principal de l'hémostase. C'est grâce à lui que le décollement du placenta ne donne pas lieu habituellement à la perte de plus de sang que n'en contient l'espace intra-placentaire.

C'est parce que cette rétraction active, hémostatique, est rendue matériellement impossible par la présence du fœtus dans l'utérus que le décollement prématuré du placenta donne lieu à une perte foudroyante.

C'est parce que la présence du placenta, en partie seulement décollé, empêche cette rétraction de se satisfaire pleinement que se produit l'hémorrhagie accompagnant ordinairement le décollement incomplet du placenta. Décollez complètement et enlevez le placenta, et l'hémorrhagie s'arrête.

Bien que — pour les raisons que nous venons d'exposer brièvement — le décollement du placenta (1er *temps de la Délivrance*) ne soit pas suivi d'une hémorrhagie rétro-placentaire importante, **la main qui, par le palper, surveille l'utérus perçoit une augmentation de volume, une ascension du fond de l'utérus** (Schröder, Pinard et Varnier) **pendant que s'accomplit** le 2e *temps de la Délivrance,* **c'est-à-dire la descente du placenta décollé sur l'orifice cervical** (*fig.* 292).

Il y a là quelque chose de paradoxal. Pourquoi cette ascension de l'utérus alors que le placenta descend ?

Rappelons-nous qu'après l'accouchement proprement dit, l'utérus est divisé en deux portions : l'une molle, flasque, à parois minces, *paralysirt* disent les Allemands, comprend le col et le segment inférieur ; l'autre dure, à parois épaisses, contractile, comprend tout ce qui est au-dessus de l'anneau de contraction.

Immédiatement après l'expulsion du fœtus, si la vessie est vide, on trouve le fond de l'utérus au niveau de l'ombilic ou un peu au-dessous (*fig.* 291). Lorsqu'on examine l'utérus extrait à ce moment et étalé sur la table d'autopsie (voy. *fig.* 282), on est étonné de ce fait ; il semble que le fond devrait être plus élevé. Mais si on considère l'utérus en place, comme dans la coupe de Pestalozza (*fig.* 293), on comprend comment le corps utérin épais et lourd, renfermant le placenta, affaisse sous son poids le segment inférieur et le col qui ne peuvent, vides, lui servir de soutien. En pratiquant le toucher vaginal à cette période, on sent bien ce sac mou, que forment le col et le segment inférieur affaissés, au fond duquel le placenta commence à faire saillie dans l'anneau de contraction et non pas, comme le disait Baudelocque (qui observant bien, interprétait mal), sur l'orifice interne. Celui-ci en effet, plus bas situé, ne se perçoit le plus souvent pas à cause de la mollesse des parties.

Si l'on continue d'observer par le palper, pratiqué méthodiquement toutes les cinq minutes,

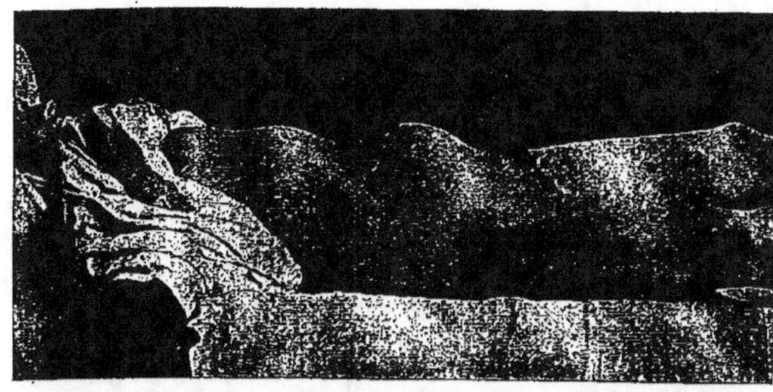

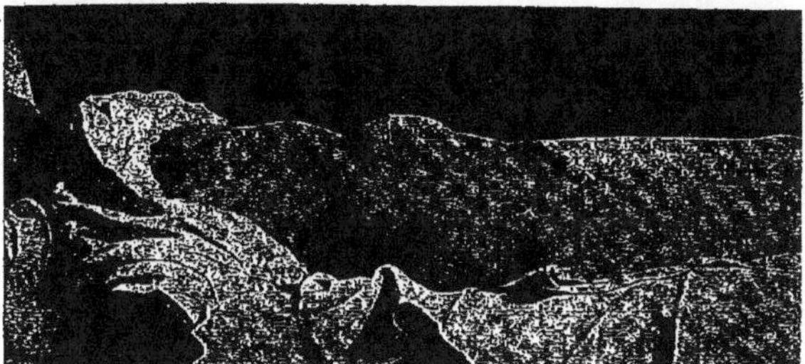

Fig. 291.

Il pare de 24 ans, à terme, accouchée, après 5 heures de travail et 10 minutes d'expulsion, d'une fille vivante de 3,070 grammes.

Vue de profil immédiatement après l'expulsion du fœtus, 10 heures 15 minutes.

L'utérus, rétracté sur le placenta adhérent qu'il enchatonne, a son fond à l'ombilic (trait noir), à 16 centimètres au-dessus du pubis. — Ce stade correspond à la *fig.* 293.

Fig. 292.

La même femme 20 minutes après (10 h. 35). Par le toucher vaginal on sent le placenta, face fœtale en avant, déjà engagé dans le vagin, en partie sorti de l'utérus dont le fond se trouve néanmoins plus élevé de 3 travers de doigt au-dessus de l'ombilic. Notez la saillie sus-pubienne du segment inférieur que distend le placenta. Ce stade correspond à la *fig.* 294.

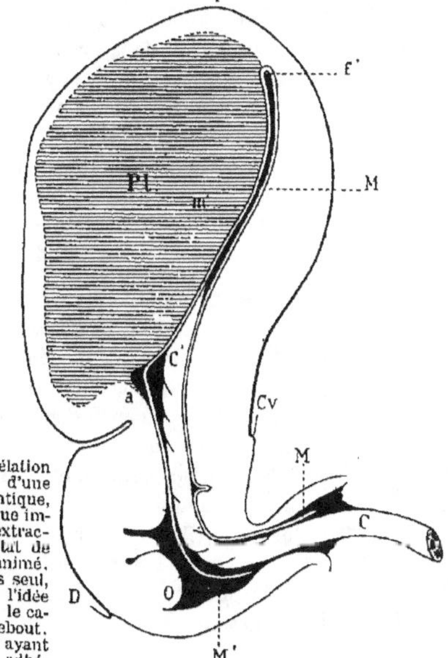

Fig. 293 (PESTALOZZA).

Coupe, après congélation *in situ*, de l'utérus d'une femme de 38 ans, brightique, morte d'asphyxie presque immédiatement après l'extraction d'un enfant en état de mort apparente, non ranimé. J'ai représenté l'utérus seul, Pestalozza ayant eu l'idée singulière de congeler le cadavre dans la station debout.

La rétraction utérine ayant agi seule le placenta **Pl**, adhérent à la paroi postérieure et au fond f très minces, est physiologiquement enchatonné dans la cavité du corps rétracté qui affaisse sous son poids le segment inférieur et le col flasques.

a, l'anneau de contraction. — **O**, orifice externe. — **D**, Douglas. — C, C' le cordon engainé par les membranes **M**, **M'**, **m'** adhérentes dans le corps, décollées dans le segment inférieur et saillantes dans le vagin.

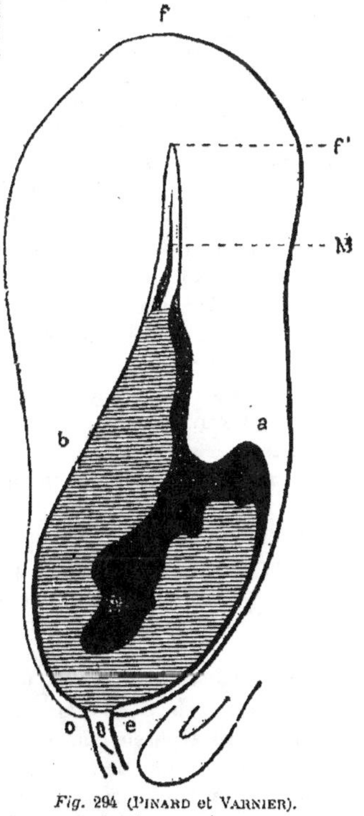

Fig. 294 (PINARD et VARNIER).

2e temps de la Délivrance. Le placenta décollé et inversé est tombé sur l'orifice utérin. — f, fond de l'utérus. — f', fond de la cavité. — **M**, membranes encore adhérentes. — ab, limite du segment inférieur. — oe, orifice externe.

on ne tarde pas à voir, après quelques contractions douloureuses, le fond de l'utérus s'élever *(fig.292)* en même temps que l'organe entier prend une forme quelque peu bilobée. L'examen d'une coupe à cette période *(fig.294)* permet de comprendre le pourquoi de cette ascension. C'est que peu à peu, sous l'influence de la poussée utérine, le placenta quittant la loge supérieure (le corps) a glissé dans le segment inférieur et le col, et a rempli, injecté si l'on peut dire et distendu leur cavité virtuelle tout à l'heure ; ainsi l'utérus a recouvré sa vraie hauteur, celle qu'on lui trouve sur la table d'autopsie.

Pour que soit accompli ce *second temps*, **passage du placenta dans le segment inférieur**, il faut de 15 à 20 minutes ; sur 300 cas observés par Schröder, il a fallu vingt fois seulement une 1/2 heure et plus. A ce moment le fond de l'utérus dépasse l'ombilic de plusieurs travers de doigt *(fig.292)*, 6 centimètres en moyenne, soit 22 centimètres au-dessus de la symphyse au lieu de 16.

En pratiquant le toucher vaginal, on ne retrouve plus le sac pendant et mou de tout à l'heure ; mais on sent, au fond du vagin, une sorte de calotte, le segment inférieur cervico-utérin distendu, percée en son centre d'un orifice à bords minces, l'orifice externe, dans l'aire duquel on touche immédiatement la face fœtale, convexe, tendue du placenta *(fig. 296)*. On la prendrait pour une poche des eaux n'étaient les ramifications vasculaires du cordon qui souvent s'insère au centre même de la surface découverte.

Le décollement et l'expulsion du placenta hors de la cavité du corps, c'est-à-dire les deux premiers temps de la délivrance, sont alors achevés. Mais **les membranes adhèrent encore**, en partie, aux parois du corps, dans la profondeur, au-dessus de l'anneau de contraction *(fig.294)*. Le sang est toujours retenu dans la coupe rétro-placentaire *(fig. 296)*.

Le mécanisme du décollement placentaire que nous venons d'exposer — décrit pour la première fois par Baudelocque, mal figuré par Schultze, prouvé par notre coupe après congélation — est la règle ; l'observation clinique le démontre. Il se produit environ 750 fois sur 1000, et avec d'autant plus de pureté que le placenta empiète davantage sur le fond de l'organe. C'est dans ce cas que le **placenta s'offre à l'orifice, se présente par sa face fœtale** *(fig. 296)*.

Mais, ainsi que l'avait bien vu Baudelocque,

ce mécanisme de l'inversion placentaire, aboutissant à la présentation de la face fœtale, n'est pas le seul qu'on observe. Il arrive assez souvent (150 fois sur 1000), et d'autant plus que le bord inférieur du placenta est inséré plus bas vers le col (Schröder), qu'en se décollant, au lieu de s'inverser en présentant sa face fœtale, le placenta « se roule sur lui-même en forme de cylindre ou d'oublie et selon la longueur de la matrice, de manière qu'il vient présenter au toucher ou à la vue sa surface anfractueuse », son bord. **Il se présente par son bord** *(fig. 295)*.

Ainsi roulé, il descend par simple glissement jusqu'à l'orifice externe du col, tandis que son bord supérieur et la plus grande partie de sa masse occupent encore le corps de l'organe. Le sang extravasé au moment du décollement s'est écoulé au dehors en suivant le canal tout formé entre les membranes du segment inférieur et la paroi, en décollant, si elle ne l'était déjà, la partie des membranes avoisinant le bord inférieur.

Il résulte de ce mode particulier de délivrance que la division de l'utérus en étages, en loges, ainsi que la descente et la réascension du fond sont moins appréciables que dans le cas précédent ; l'utérus est plus allongé *(fig. 295)*, non bilobé. Par le toucher vaginal, on n'arrive plus sur la saillie convexe de la face fœtale obturant tout l'orifice, avec le cordon plus ou moins central, mais sur le bord de l'organe. Après avoir senti ce bord, surtout reconnaissable à la face utérine tomenteuse qui l'avoisine, le doigt peut aisément pénétrer dans l'utérus en suivant le cordon qui disparaît dans la rigole de l'oublie et dont on ne peut en général atteindre l'insertion.

Une troisième présentation plus rare (91 fois sur 1000) **est celle de la face utérine** ; si le glissement du placenta se présentant par un bord, ne se fait pas très régulièrement de champ, le bord manquant l'orifice vient buter sur la paroi du segment inférieur opposée à l'insertion placentaire, et c'est la face tomenteuse ou utérine qui vient se présenter d'aplomb, à l'orifice. Elle tire derrière elle, sans inversion, les membranes encore adhérentes qui souvent se déchirent et sont retenues en totalité (*placenta découronné*).

Revenons au placenta inversé et passé dans le segment inférieur *(fig. 296)*, le cas le plus commun, avons-nous dit.

Qu'en advient-il ?

Hors de la partie contractile, au-dessous de l'anneau, dans le segment inférieur, les contractions utérines ne peuvent guère pousser le délivre ; il va donc rester là un temps variable, jusqu'à ce qu'interviennent la contraction des muscles abdominaux, la pression abdominale agissant sous l'influence ou en dehors de la volonté.

D'après les consciencieuses recherches d'Ahlfeld, ce n'est qu'au bout de 30 minutes environ après la sortie du fœtus que le placenta, entraînant derrière lui les membranes, **passe en grande partie du segment inférieur dans le vagin** en dilatant à nouveau l'orifice utérin.

C'est le **3e temps de la Délivrance.**

Lorsque le placenta est tout entier dans le vagin, il y reste un temps variable, mais souvent assez long si la délivrance est, ce que nous supposons pour l'instant, complètement abandonnée à la nature. Il est en effet soustrait à l'influence de la contraction utérine ; d'autre part le vagin, surdistendu et paralysé, lui aussi, par le passage du fœtus, ne tend pas à se contracter pour chasser le corps étranger.

La sensibilité émoussée sollicite moins la contraction volontaire ou réflexe des muscles abdominaux nécessaire pour forcer, une fois encore, la boutonnière du releveur et le détroit vulvaire.

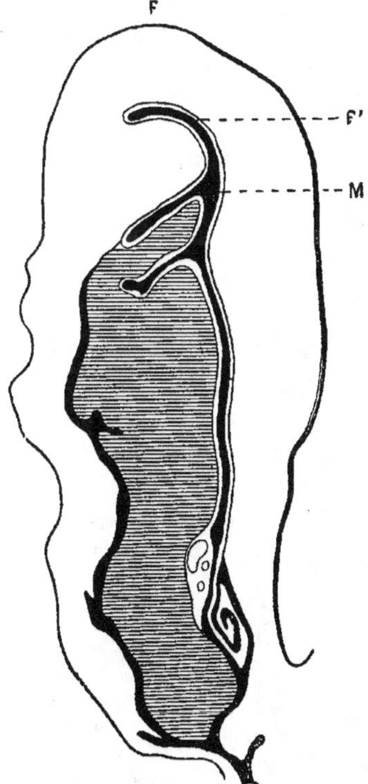

Fig. 295 (SCHRÖDER et STRATZ).

Coupe médiane, verticale, antéro-postérieure de l'utérus d'une femme de 36 ans, VI pare, morte après l'extraction du fœtus, mais avant la délivrance, d'hémorrhagie due à l'insertion vicieuse du placenta. — 1 = 2.

Le placenta, complètement décollé, se présente par son bord (mécanisme de Duncan). Les membranes ne sont pas encore décollées. Il n'y a pas d'hématome rétro-placentaire ; il est aisé de voir pourquoi. Le sang a pu s'écouler librement de l'utérus dans le vagin et au dehors.

F, fond de l'utérus ; F', Fond de la cavité de l'œuf ; M, membranes de l'œuf encore adhérentes.

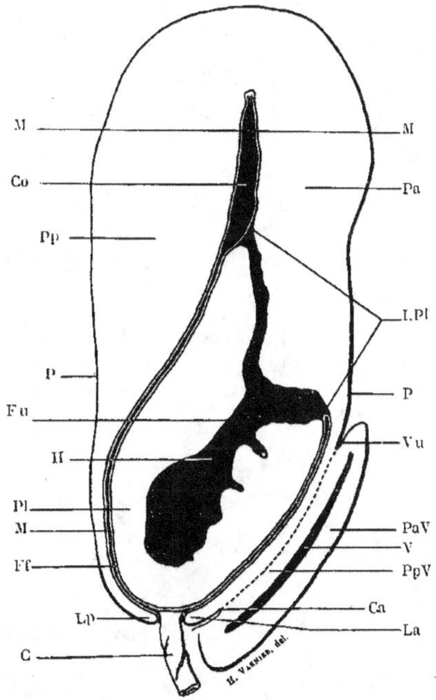

Fig. 296 (PINARD et VARNIER).

Coupe médiane, verticale, antéro-postérieure de l'utérus d'une femme de 42 ans, V pare, morte quelques minutes après l'expulsion spontanée d'un fœtus vivant de 2000 grammes. 1=2.

Le placenta, complètement décollé, inversé, se présente par sa face fœtale (mécanisme de Baudelocque). Les membranes adhèrent encore au fond et sur la paroi postérieure. Il y a un hématome rétro-placentaire, le placenta inversé formant obturateur parfait.

Pa, paroi antérieure. — **Pp** paroi postérieure de l'utérus. — **Co,** cavité de l'œuf. — **H.** caillot rétro-placentaire. — **Pl,** placenta. — **I.Pl,** sa surface d'insertion. — **Fu,** sa face utérine. — **Ff,** sa face fœtale. — **M, M,** membranes. — **C,** cordon. — **V,** vessie. — **PaV,** sa paroi antérieure. — **PpV,** la postérieure. — **Lp, La,** le col. — **Ca,** cul-de-sac antérieur du vagin.

Le placenta s'attarde donc dans le vagin une heure et demie, deux heures et davantage. Si à la Maternité de Strasbourg où, durant un certain temps, on a abandonné la délivrance aux seules forces de la nature, on a noté l'expulsion du délivre la plupart du temps dans les trois heures qui suivent l'accouchement, elle s'est souvent fait attendre bien plus longtemps.

Sur 100 cas il a fallu :

24 fois 30 minutes.
20 fois 1 heure.
25 fois 2 heures.
11 fois 3 heures.
9 fois 4 heures.
5 fois 5 heures.
3 fois 6 heures.
2 fois 8 heures.
1 fois 12 heures.

Peut-on et doit-on réduire la durée de ce **4e temps**?

Comment le faut-il faire ?

Telles sont les questions dont nous allons chercher ensemble la solution.

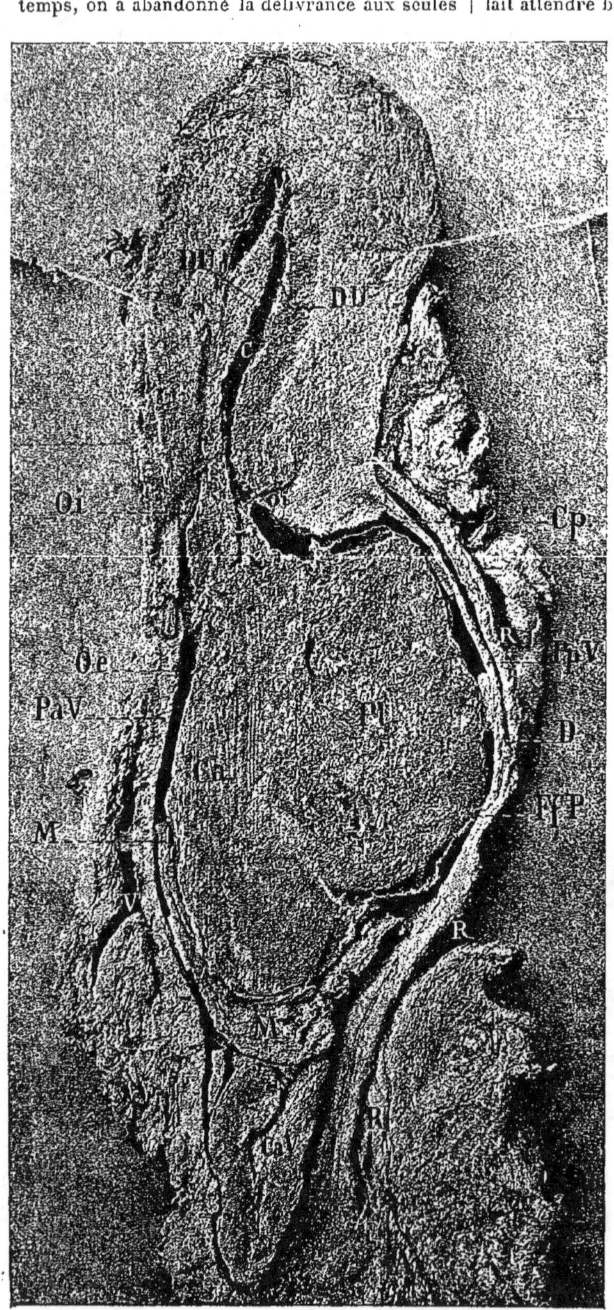

Fig. 297 (Pinard et Varnier).

Ne possédant pas actuellement de pièce concernant le 4e temps de la Délivrance à terme, nous reproduisons ici, afin de permettre au lecteur de se faire une idée de l'état des choses à cette période, la coupe en grandeur naturelle de l'utérus et du vagin d'une primipare morte 39 heures après l'expulsion d'un fœtus de 3 mois 1/2 environ.

Le placenta **Pl**, entièrement sorti de l'utérus, est retenu dans le vagin par sa queue membraneuse encore adhérente.

DU, caduque encore adhérente en totalité à la paroi postérieure de l'utérus.

DU' caduque partiellement adhérente à la paroi antérieure. — **C**, cavité.

Oi, oi, orifice interne du col. — **Oe**, orifice externe. — **Cp**, cul-de-sac postérieur du vagin. — **PaV**, paroi antérieure du vagin distendu. — **PpV**, paroi postérieure. — **R,R'** rectum. — **A**, anus. — **D**, Douglas.

V, vessie.

Pl, placenta. — **Ça**, caillot qui lui adhère. **M,M**, membranes. — **FfP**, face fœtale du placenta. — **ÇaV**, caillot vaginal.

B. ÉTUDE CLINIQUE ET CONDUITE DE LA DÉLIVRANCE.

Connaissant le mécanisme de la Délivrance spontanée, nous pouvons aborder l'étude de la conduite à tenir pendant la Délivrance normale.

Un mot la résume : **l'abstention, l'abstention tant que le placenta n'est pas engagé dans le vagin.**

L'observation de milliers de faits ayant prouvé qu'il faut en moyenne une demi-heure pour que cet engagement soit accompli, M. Pinard a pu poser en principe ceci :

« *Lorsqu'il n'y a pas d'hémorrhagie, n'intervenez pas pendant la première demi-heure qui suit l'expulsion du fœtus* ».

C'est assez dire qu'il vous faut laisser à la nature le soin d'accomplir : 1° le décollement du placenta et des membranes ; 2° leur expulsion *au moins partielle* hors de l'utérus.

Nous sommes sur ce point dans la tradition de Puzos dont les réflexions sur la délivrance méritent d'être lues et méditées par vous.

« L'expulsion du placenta, disait-il, est aussi constamment l'ouvrage de la nature que celle de l'enfant : il est donc question d'attendre, pour délivrer une femme naturellement et avec douceur, que les douleurs expulsives s'établissent.

« Dans la confiance où je suis que l'expulsion du placenta est autant l'ouvrage de la nature que le travail qui fait venir l'enfant, puisque les douleurs qui constituent le travail se continuent jusqu'au moment de sa sortie, mon sentiment est qu'on ne doit jamais presser son extraction tant qu'il n'y a rien qui oblige à la précipiter.

« Je ne saurais passer à un aussi grand praticien que l'a été Mauriceau, le précepte absolu qu'il donne au premier volume de son Traité d'accouchements de délivrer la femme aussitôt que l'enfant est sorti, dans la crainte, dit-il, que la matrice ne se referme et que le temps de nouer le cordon et de mettre l'enfant en sûreté ne devienne par sa longueur un obstacle au passage du placenta. Tant qu'il reste quelque corps enfermé dans la matrice d'un volume tel que le placenta d'un enfant à terme, l'orifice est la partie la plus lente à se resserrer : il est donc possible

d'y passer la main une heure et plus après la sortie de l'enfant ; et l'on doit conséquemment attendre une partie de ce temps l'expulsion naturelle du placenta, si aucun accident n'oblige d'en précipiter la sortie.

« Pendant qu'on est occupé à faire les ligatures, la matrice se resserre peu à peu, *et son resserrement et sa contraction* tendent à décoller le placenta s'il ne l'est pas ; et s'il l'est à le chasser du côté de l'orifice et à le mettre à l'aide de quelques tranchées et de quelques efforts involontaires de la mère à portée d'être senti avec le doigt, introduit dans le vagin. Ce progrès qui s'est fait sans que l'art s'en soit mêlé, laisse peu de besogne à faire à la personne chargée de tirer le placenta ; on est tout étonné qu'en s'armant du cordon pour le faire venir on le trouve prêt à sortir au moindre effort ; quelquefois même il est chassé pendant cet intervalle par une ou plusieurs tranchées, avant qu'on se soit occupé de son extraction. Voilà l'avantage qu'on retire du délai que je préfèrerai toujours à la précipitation qui peut causer la rupture du cordon si le placenta n'est pas encore décollé, et la perte de sang s'il ne l'est qu'en partie ; quelquefois même le renversement de la matrice si le cordon est aussi fort que l'adhérence du placenta est considérable.

« J'avoue que dans le commencement que j'ai pratiqué les accouchements, je suis tombé plusieurs fois dans deux inconvénients opposés l'un à l'autre. D'abord par timidité pour l'opération (délivrance artificielle), j'agissais si fort et si longtemps sur le cordon que j'en cassais quelquefois. Ensuite, plus expérimenté et moins timide, j'allais peut-être chercher le délivre un peu trop tôt et dès les premières résistances que je sentais. Heureusement ces petites fautes qui n'ont été suivies d'aucun accident, ont beaucoup servi à m'instruire ; elles m'ont appris à connaître la force ou la faiblesse du cordon ombilical *et à attendre une demi-heure et quelquefois une heure* l'expulsion du placenta, dans le cas où le cordon avait une force suffisante et *quand je n'étais pas gagné par l'abondance du sang* ; ou bien à ne pas me fier à sa faiblesse et à prendre le parti d'aller chercher le placenta ; après néanmoins avoir laissé agir quelque temps les tranchées naturelles, les efforts volontaires de la mère et la tension médiocre du cordon. J'ai remarqué en conséquence que depuis longtemps je n'ai pas été obligé, chaque année, de délivrer dix fois par violence ; mais il faut beaucoup d'expérience pour bien faire cette distinction ».

Essayons de vous transmettre cette expérience.

Il faut, disons-nous, lorsqu'il n'y a pas d'hémorrhagie, laisser à la nature le soin d'accomplir : 1° le décollement du placenta et des membranes ; 2° leur expulsion au moins partielle hors de l'utérus.

L'engagement profond du placenta dans le vagin est le seul signe qui puisse vous indiquer que le décollement des membranes est terminé ou en tout cas très avancé.

Il est d'autre part très facile de s'assurer qu'il n'y a pas d'hémorrhagie externe ; il suffit pour cela de regarder la vulve. Il est plus délicat de reconnaître l'absence d'une hémorrhagie latente se faisant dans l'utérus, derrière le placenta, dans la loge rétro-placentaire.

Aussi, dès que l'enfant est expulsé, avant de songer à la ligature du cordon, pendant que s'atténuent les battements de celui-ci, le médecin doit-il par le palper surveiller l'utérus, chercher s'il se rétracte ou s'il reste inerte.

Portez donc immédiatement votre main sur le ventre : vous devez trouver le fond de l'utérus au niveau de l'ombilic (*fig.* 298). L'organe entier est aisément perçu « sous la forme d'une tumeur régulière dont la partie supérieure est légèrement convexe et qui présente sa plus grande largeur à quelques centimètres au-dessous du fond. Elle est située habituellement sur la ligne médiane ; mais il n'est pas rare de la rencontrer inclinée à droite ou à gauche, le plus souvent à droite (Pinard) ».

Cette tumeur ne présente pas constamment la même consistance ; elle durcit et se relâche alternativement, et est plus large, moins dure, moins saillante dans ce dernier cas que dans le premier. Pendant qu'elle durcit, c'est-à-dire pendant qu'elle se contracte, elle est globuleuse, surtout si, ce qui est la règle, le placenta et les membranes s'inversent suivant le mécanisme de Baudelocque.

La perception de cette **tumeur hypogastrique globuleuse** et bien régulière (Globe de sûreté), indique nettement qu'il n'y a pas d'inertie du muscle utérin, par suite pas d'hémorrhagie interne, et que le premier temps de la délivrance se passe normalement.

Rassuré de ce côté, et ayant constaté qu'il n'existe plus de battements du cordon, vous allez pouvoir vous occuper de lier et de sectionner celui-ci ; après quoi remettez l'enfant, enveloppé dans une serviette ou dans un lange chaud, à la garde ou à une parente qui s'en occuperont jusqu'à ce que la délivrance soit terminée. Mieux encore mettez-le dans son berceau.

Et revenez à votre surveillance de l'utérus ; il s'agit maintenant de suivre le décollement du placenta et sa descente dans le segment inférieur utéro-cervical, sa chûte sur l'orifice externe.

Tout en palpant de temps à autre la région ombilicale (*fig.* 298), vous allez pouvoir faire une première toilette vulvo-vaginale.

Un drap propre (habituellement le drap de siège déroulé) est passé sous le siège de l'accouchée et dissimule les taches produites par le méconium, le liquide amniotique, la petite quantité de sang qui, dans certains cas, suit immédiatement l'expulsion du fœtus, les matières fécales etc. ; il permet de plus de contrôler la quantité de sang normalement perdue à chaque relâchement utérin. La vulve et ses poils, la face interne des cuisses, les fesses, sont lavées à l'aide d'un tampon d'ouate antiseptique ou d'un linge fin très propre, bouilli et trempé dans une solution antiseptique ; à l'aide de la même solution une injection très chaude (48°) est faite dans le vagin où, baignant le col, elle excite l'utérus (muscle thermosystaltique) à se contracter énergiquement. Une compresse antiseptique est alors placée sur la vulve, les jambes sont rapprochées : et vous continuez à *attendre* (à moins que le délivre ne vous tombe dans la main pendant un effort d'expulsion).

En général, lorsque ces différents petits soins sont achevés, **le placenta est décollé et tombé sur l'orifice externe.**

C'est alors qu'au lieu de trouver le fond de l'utérus au niveau de l'ombilic vous le rencontrez à 4 ou 5 centimètres au-dessus (*fig.* 299) ; mais il est toujours globuleux et dur. Son développement apparent est dû, vous le savez, non à du sang accumulé dans la cavité utérine, mais au passage du placenta de la cavité du corps dans le segment inférieur.

Attendez encore. Bientôt les contractions utérines, qui tout à l'heure étaient à peine perçues par la patiente, deviennent de plus en plus dou-

Pratiquez le toucher: Vous trouvez **le placenta** sur le plancher pelvien, passé en totalité ou tout au moins **bien engagé dans le vagin. Vous pouvez maintenant songer à aider la nature, à intervenir.**

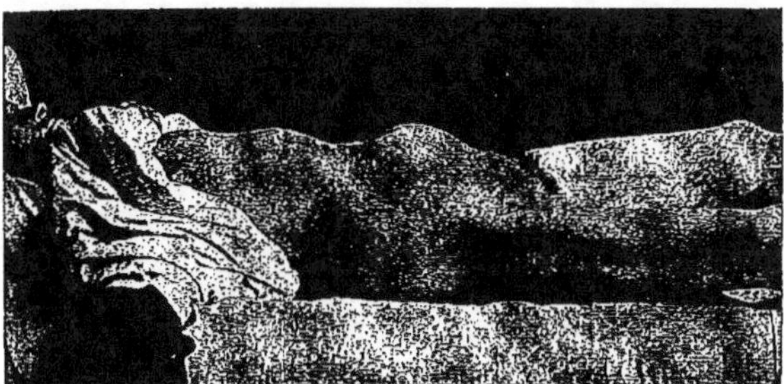

Fig. 298.

Il para de 24 ans, à terme, accouchée, après 5 heures de travail et 10 minutes d'expulsion, d'une fille vivante de 3.070 grammes.

Votre main portée à l'hypogastre, immédiatement après la sortie du fœtus, y percevrait l'utérus rétracté enchatonnant le placenta encore adhérent. Le fond de l'utérus correspond à l'ombilic (trait noir). Il n'y a donc pas d'hémorrhagie interne. L'examen de la vulve montre qu'il n'y a pas d'hémorrhagie externe. Expectation : ni expression, ni traction sur le cordon.

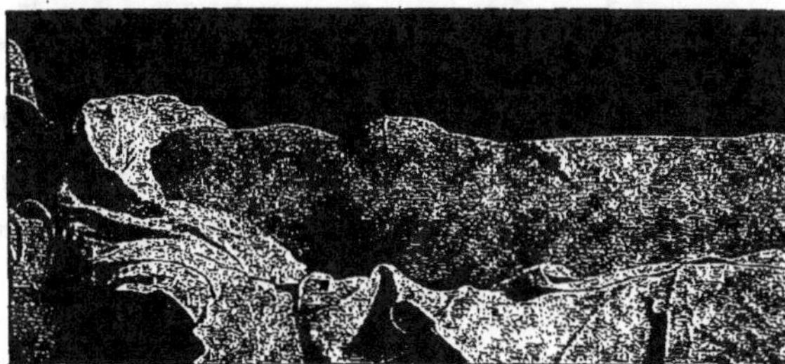

Fig. 299.

30 minutes après. Le globe de sûreté toujours *dur* a monté ; son fond est maintenant à 3 travers de doigt au-dessus de l'ombilic ; vessie vide. Pas d'hémorrhagie ; léger écoulement sanguin par la vulve. Conclusion : le placenta décollé est passé dans le segment inférieur et pointe dans l'orifice externe. Il faut attendre pour tirer que le placenta ait quitté le segment inférieur.

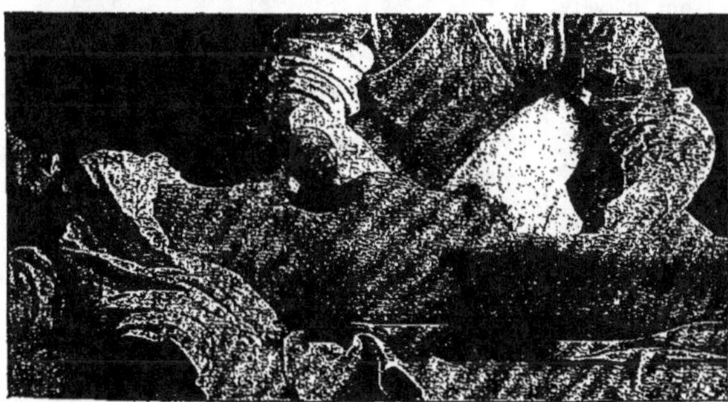

Fig. 300.

10 minutes plus tard. Après quelques contractions douloureuses le globe de sûreté est redescendu au voisinage de l'ombilic. Voyez son fond délimité et surveillé par la main droite de l'accoucheur tandis que la main gauche, après avoir senti le placenta à l'entrée du vagin expulsé, de l'utérus, exécute la délivrance par traction sur le cordon. La patiente est placée sur un bidet qui va recevoir le placenta et les caillots ou le sang liquide retenus derrière lui.

loureuses. L'accouchée jusque là très calme recommence à s'agiter, à se plaindre, à crier : l'utérus fait effort pour se débarrasser de son contenu. Il semble à la parturiente que le travail recommence.

Examinez le fond de l'utérus et vous le voyez s'abaisser peu à peu, redescendre vers l'ombilic (*fig.* 300); puis les contractions s'espacent, se calment; enfin un nouveau phénomène survient : la réapparition du besoin de pousser, de fausses envies de défécation.

Nous savons en effet que si la délivrance est, à partir de ce moment, abandonnée à la nature, elle va pouvoir traîner des heures. *Or le médecin ne devant, sous aucun prétexte, quitter sa cliente tant que la délivrance n'est pas terminée,* on voit immédiatement à quoi entraînerait alors l'expectation.

D'autre part, la femme n'a pas de repos complet tant que « le délivre n'est pas sorti. »

L'utérus, gêné dans son retrait par les caillots accumulés derrière le placenta et par la présence de celui-ci dans le vagin, est exposé à l'inertie ; d'où danger d'hémorrhagie.

Bref, comme le disait si bien Pajot, à ce moment, alors que vous êtes sûr que le placenta et les membranes sont décollées,

« Quel avantage y a-t-il à abandonner les choses à la nature ? Aucun. Y a-t-il, au contraire, avantage à intervenir ? Oui, à condition que l'intervention soit intelligente et rationnelle. »

Quelle est l'intervention rationnelle ?

Deux modes d'intervention se partagent actuellement les suffrages des accoucheurs : la **délivrance par traction** surtout usitée en France ; la **délivrance par expression** surtout employée en Allemagne.

1. Délivrance par traction.

La substitution de la *vis a fronte* à la *vis a tergo* utérine défaillante apparaît comme le procédé le plus rationnel, lorsqu'on réfléchit à la façon dont on extrait le fœtus attardé au détroit inférieur. Tirer le placenta, comme on tire le fœtus, suivant l'axe de la filière génitale, tel doit être le but.

Quant au tracteur il est tout indiqué. C'est le cordon qui, pendant hors de la vulve, s'insère sur le placenta, au centre ou à peu près de la face fœtale venant première dans le cas type considéré (*fig.* 296).

« Le cordon qui est pendant, disait Soranus, devra être saisi et attiré doucement en suspendant la traction quand l'orifice se resserre, en la reprenant quand il s'ouvre de nouveau. » La main placée en observation sur l'utérus vous dit s'il y a ou non contraction.

A l'aide d'une compresse bouillie ou d'un petit gâteau d'ouate antiseptique, le cordon est saisi au ras de la vulve, entre le pouce et l'index de la main droite, « observant toujours, dit Mauriceau, de ne pas prendre le cordon recouvert des membranes de l'enfant, et qui revêtant ce cordon empêchent qu'on ne le puisse tenir si ferme que quand on le tient seul ; à cause que les membranes font qu'il glisse facilement dans les mains, ce qui arrive ordinairement aux accouchements où les membranes des eaux se sont fort avancées hors du passage devant que de se rompre. »

Lentement, sans force, sans saccades, par la seule tension du cordon, le placenta est d'abord engagé à fond dans le vagin, puis entraîné vers la vulve. C'est dire que d'abord l'accoucheur tirera en bas et aussi en arrière que possible vers le plan du lit (*fig.* 301). Après quoi il entraînera le placenta vers la vulve, et en définitive de plus en plus en haut (*fig.* 302, 303, 304), au fur et à mesure que, par la progression de la masse placentaire, le périnée est distendu et la vulve portée en haut (comme elle l'est, mais à un degré plus considérable, lors de l'expulsion du fœtus).

J'insiste sur la nécessité des premières tractions en bas et aussi en arrière que possible pour commencer la mobilisation du placenta. Pour qu'elles soient possibles il faut que le siège soit élevé (*fig.* 301 et suiv.) ; aussi doit-on, pour opérer la délivrance, mettre la femme sur le bidet qui servira tout à l'heure à l'injection finale.

Dès que, sous la pression du placenta qu'on voit avancer maintenant à chaque inspiration, **la vulve s'ouvre**, laissant voir les côtes vasculaires de la face fœtale et l'insertion du cordon (*fig.* 304), **vous devez cesser vos tractions**.

Le placenta n'a que trop de tendance à sortir brusquement. Or les membranes, qu'il traîne à sa suite, sont encore retenues, enserrées dans le canal cervico-utérin par rétraction de l'orifice interne ou couture à ce niveau. L'expulsion violente du placenta poussé par la femme — à ce moment impuissante à réprimer la contraction réflexe de ses muscles abdominaux — amènerait la rupture du faisceau membraneux et la rétention de tout ou de partie des membranes. C'est ainsi que, chez certaines femmes, la délivrance se faisant spontanément et brusquement, en particulier pendant une secousse de toux, le placenta seul est projeté au dehors, *découronné* comme on dit.

Donc, **lors du passage à la vulve** (*fig.* 304) **l'accoucheur devra plutôt retenir que tirer le placenta** ; il le recevra dans sa main. Le plus souvent, à mesure qu'on le laisse doucement glisser dans le bassin, en contre bas, on verra les membranes suivre immédiatement, entraînées par

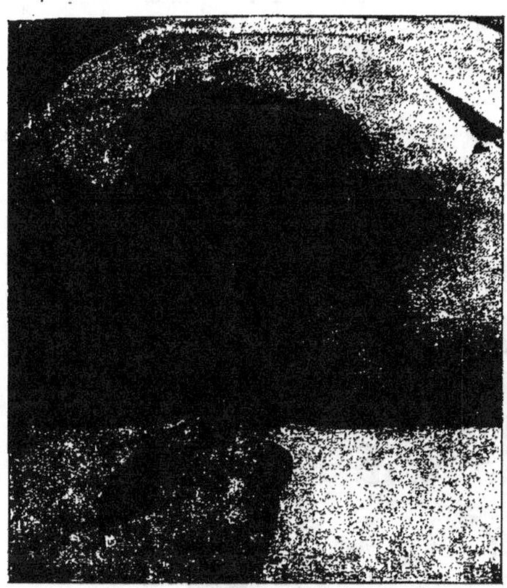

Fig. 301.

Le palper et le toucher vous indiquent que le placenta, décollé et se présentant par sa face fœtale, est engagé dans le vagin. Vous avez senti l'insertion du cordon. Celui-ci est saisi non loin de la vulve, à l'aide d'une compresse aseptique, entre le pouce et l'index de la main droite qui le tend et l'attire en bas, vers le plan du lit.

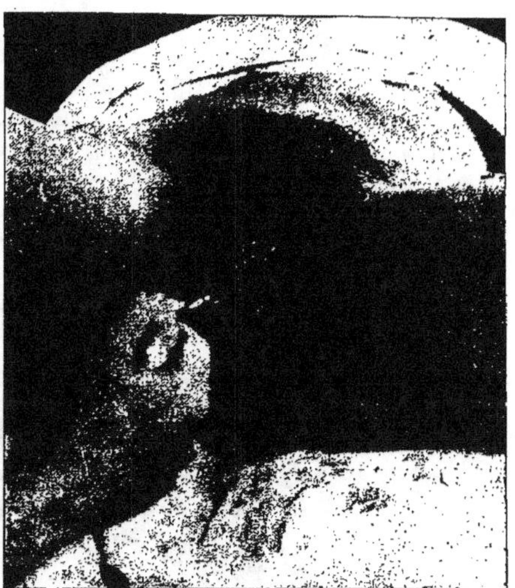

Fig. 302.

Le placenta a progressé doucement, lentement, sous l'influence de la traction qui, peu à peu, s'est relevée et est maintenant horizontale. Le placenta s'amorce dans la fente vulvaire; vous voyez sa face fœtale mais pas encore l'insertion du cordon.

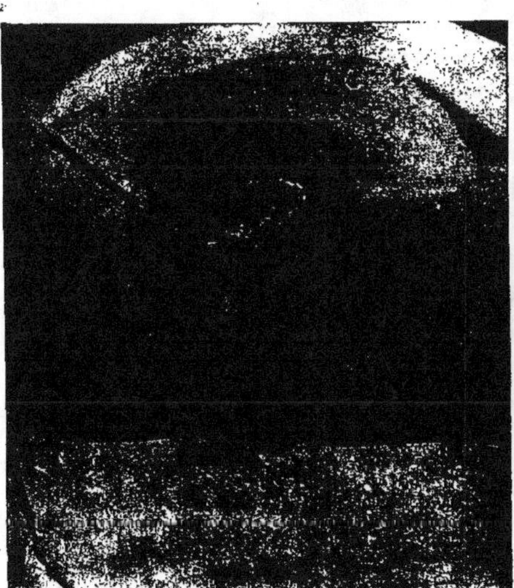

Fig. 303.

La masse placentaire, amenée par une traction de plus en plus relevée, s'engage franchement dans l'orifice vulvaire, face fœtale en avant. Vous voyez l'insertion du cordon et la distension périnéale produite par la moitié retardataire du placenta.

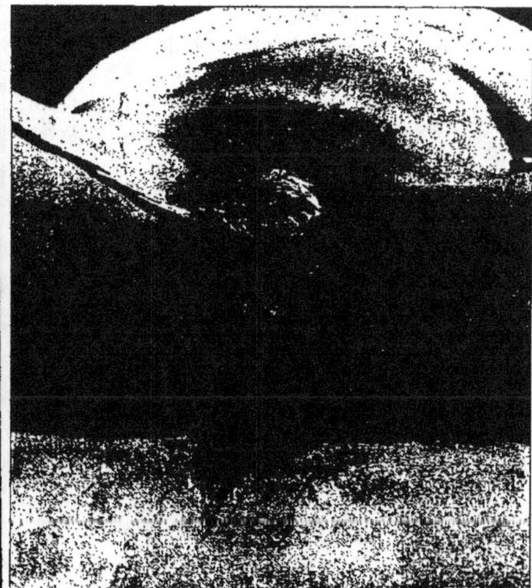

Fig. 304.

La circonférence maxima de la masse placentaire est à l orifice vulvaire. Halte! Ne tirez plus; saisissez le placenta à pleine main pour en retarder la sortie et laisser aux membranes qui suivent le temps de descendre.

la légère traction qu'exerce le seul poids du placenta, et comme « bavées par la vulve » pour employer une expression de Ribemont.

Derrière le placenta et les membranes sort violemment une quantité de sang variable, parfois assez considérable pour faire croire à une hémorrhagie. Mais instantanément l'écoulement s'arrête, et la main, portée à l'hypogastre, retrouve le globe de sûreté dur, globuleux, abaissé, n'atteignant plus l'ombilic (fig. 305). C'est le contenu de la coupe rétro-placentaire qui vient de s'écouler.

qui est encore retenue dans l'utérus ; les membranes sont ainsi transformées en une sorte de corde solide sur laquelle on va pouvoir exercer, comme naguère sur le cordon, une tension soutenue qui finira par entraîner au dehors la portion retardataire (fig. 306).

Malgré tout le faisceau membraneux menace-t-il encore de se rompre ?

Arrêtez-vous et suivez les conseils de Puzos :

« Il est bon de remarquer, dit-il, que ces membranes qui sont toujours au devant du pla-

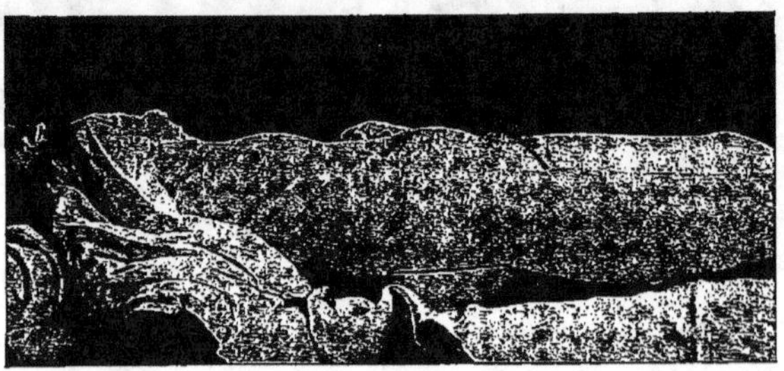

Fig. 305.

La même femme que celle déjà représentée fig. 298, 299, 300. — Le placenta et les membranes, suivis de l'hématome rétro-placentaire, viennent de tomber dans le bidet. Le globe de sûreté est maintenant sus-pubien ; le fond de l'utérus est au-dessous de l'ombilic. La rétraction hémostatique est par conséquent complète et parfaite.

Lorsque le placenta a été amené près de la vulve, ou même alors qu'il est déjà engagé dans celle-ci (fig. 304) ou totalement expulsé, il arrive parfois que **les membranes** retenues, comme nous l'avons vu, dans le canal cervico-utérin, **opposent une résistance notable aux tractions.**

Si l'on continue de tirer sur le cordon on voit bientôt, derrière le placenta, le pont membraneux s'amincir en un point voisin de la vulve, se laisser étirer un certain temps comme le verre à la flamme, puis enfin s'effiler et se rompre. Il reste alors dans l'utérus une notable partie des membranes qui peuvent, si l'on n'y prend garde, donner lieu ultérieurement à des accidents septiques.

Dans ces cas il faut d'abord essayer de prévenir cette rupture.

Pour cela (Jacob de Gand en donnait le conseil dès 1785), on peut augmenter la solidité du faisceau membraneux en saisissant le placenta à pleines mains pour lui faire exécuter *sur place* une dizaine de mouvements de rotation. Cette rotation tord les membranes ; la torsion se communique de proche en proche à la partie des membranes engagée dans la vulve, puis à celle

centa quand il est dans la matrice en sa situation naturelle viennent après lui dans l'extraction, et forment surtout une longue queue, dont il peut se diviser quelques portions dans le rapprochement des parties. On doit donc après la sortie du placenta amener doucement cette queue membraneuse et faire en sorte de l'avoir entière. Mais s'il en reste quelque portion peu considérable, *on ne conseille pas d'aller porter la main dans la matrice, tant à cause de la difficulté qu'il y a de la rencontrer dans cette cavité que parce qu'il n'est guère possible de l'assujettir dans ses doigts pour la tirer :* car ces petits feuillets membraneux et gluants échappent aisément aux doigts qui veulent les saisir et les emporter. Il est donc mieux de les abandonner aux soins de la nature, puisqu'il est certain qu'ils se fondent en peu de jours par pourriture et qu'ils sortent avec les lochies ; ou bien quelquefois ils font corps avec quelques caillots de sang qui les entraînent sous la forme d'une masse qui coûte à la femme quelques tranchées et qui dans sa sortie excite un effort involontaire ».

Donc, au lieu d'introduire les doigts ou la main jusque dans l'utérus pour décoller les parties encore adhérentes — manœuvre à laquelle j'ai renoncé pour les raisons exposées par Puzos, — placez une ligature solide sur la portion la plus rapprochée de la vulve et coupez les membranes au devant. Abandonnez pour le moment la portion retenue.

Parfois elle sera expulsée spontanément au bout de quelques heures. Sinon vous pourrez, à l'aide du fil pendant au dehors, exercer à chaque toilette de *très légères* tractions ; il est habituel que l'extraction ne se fasse pas attendre plus de 48 heures.

Lorsque vous abandonnez volontairement une partie de la queue membraneuse, ou lorsque

dement aussi léger on fait souvent le procès à celui où à celle qui a fait l'accouchement, sans l'admettre à l'examen de ce qui est sorti. J'ai vu même d'habiles chirurgiens y être trompés faute d'usage, et prendre des caillots entourés de lymphe durcie pour des morceaux de placenta. Il est cependant facile de distinguer ces deux corps l'un de l'autre ; le caillot se fond toujours dans l'eau tiède, soit en le brisant, soit en lui laissant du temps et son long séjour dans la matrice, en le durcissant ne lui donne que très peu de mauvaise odeur ; la portion du placenta, au contraire, se détruit en peu de temps dans la matrice par une fonte gangréneuse ; elle y

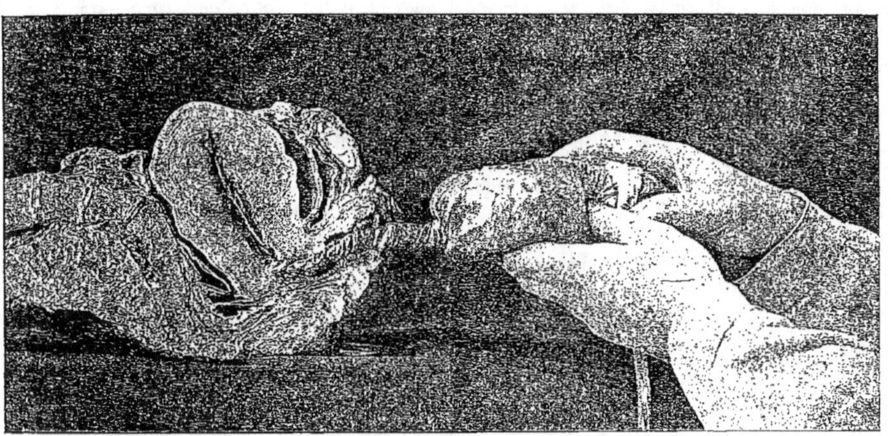

Fig. 806.

1/2 schématique, pour montrer en coupe la conformation, la situation, l'attitude de l'utérus vidé du placenta et du sang (revoyez la figure 805), et dans lequel tient encore, par couture plutôt que par adhérence, la queue membraneuse. Les deux mains, en tordant le placenta, transforment la queue membraneuse en un cordon solide du volume de l'index ; ce cordon va sortir aisément et sans rupture à l'aide d'une traction relevée. Lorsque vous en êtes là et que vous sentez de la résistance, tendez et attendez, ou mieux, aidez-vous d'un peu d'expression. L'obstacle est souvent, en effet, un caillot plus ou moins volumineux enroulé dans les membranes et qui bute au-dessus de la couture. En tirant vous laisseriez le tout.

l'examen du délivre extrait vous laisse supposer qu'il en est à votre insu resté quelque peu, ne manquez jamais d'en prévenir quelqu'un de l'entourage.

Car, dit encore Puzos que je ne me lasse pas de citer en cette question si française de la délivrance par traction : « Le commun des femmes et les gardes donnent le nom de faux germe à ces composés de caillots et de membranes qui se sont endurcies par le séjour dans la partie.

« Quelquefois même, lorsqu'elles sont ignorantes ou de mauvaise volonté, elles affirment que c'est une portion du placenta, et elles félicitent les accouchées du bonheur de se trouver délivrées de quelque chose d'aussi dangereux. Sur un fon-

acquiert en 24 heures, une odeur insupportable, et ce qui en sort en masse, ne se fond jamais dans l'eau chaude comme le caillot.

« Voilà les moyens de connaître la nature de ce que la matrice expulse assez souvent quelques jours après l'accouchement, et la façon de détruire la calomnie qui trouve malheureusement toujours des oreilles pour l'écouter. A Dieu ne plaise que j'aie dessein de faire approuver, ou du moins de couvrir des fautes qui me seraient échappées ou à quelqu'un de nos confrères. Arrivé à la fin de ma carrière, je suis plus obligé que jamais de publier la vérité et de désabuser le commun des gens de nombre de faux préjugés que l'ignorance a transmis de siècle en siècle et qu'assez souvent la jalousie de profession entretient ».

C'est surtout dans les cas où il y a rétention de membranes que la portion expulsée du délivre doit-être examinée avec soin. Qu'il reste dans l'utérus une portion plus ou moins considérable des membranes (voire même la totalité) cela n'a pas ordinairement de conséquences graves. Il n'en serait plus de même si, avec ces membranes, il demeurait dans l'utérus toute une **masse placentaire accessoire.**

On sait qu'il n'est pas très rare de rencontrer dans la grossesse utérine simple des placentas polydiscoïdaux, placentas dits *succenturiés.* Mon collègue Ribemont a pu, il y a quelques années, en rassembler, dans les *Annales de gynécologie,* 25 observations recueillies en peu de temps. J'en trouve dans les *Archives de la clinique Baudelocque,* pour les deux dernières années, une dizaine d'exemples.

Je donne ci-contre (*fig.* 307 et 308) les photographies d'un de ces placentas.

On comprend que la masse placentaire principale puisse être descendue profondément dans le vagin alors que la masse accessoire est encore retenue dans l'utérus. L'engagement profond de la masse principale faisant croire que le moment est venu de l'intervention, l'accoucheur fait la délivrance par traction ; les membranes qui sous forme de pont relient la première masse placentaire à la seconde résistent, retenues qu'elles sont par cette dernière. En fin de compte la rupture ou la section du pont membraneux va laisser dans l'utérus une masse placentaire parfois considérable, susceptible de se putréfier rapidement et de devenir le point de départ de sérieux accidents.

Cette complication de la Délivrance par traction n'avait pas échappé à Mauriceau.

« Le 16 février 1675, dit-il dans sa 129ᵉ observation, je vis une espèce de faux germe, ou corps étrange, gros comme un œuf et long comme la main, qu'une femme avoit rendu par la matrice quelques jours après estre accouchée, quoy qu'elle eust esté délivrée dans le temps de son accouchement d'un arrière-faix bien entier, à ce que m'assura sa sage-femme qui l'avoit accouchée, qui étoit assez célèbre. Cette femme mourut néanmoins au 7ᵉ jour de sa couche, et par l'ouverture de son corps l'on trouva encore une petite portion de ce même corps étrange adhérente au fond de la matrice qui avoit esté cause que l'inflammation y estant arrivée, cette femme estoit aussi morte ensuite.

« Mais par la considération de la substance de ce prétendu faux-germe ou corps étrange, laquelle estoit toute semblable à celle de l'arrière-faix, *je crus que c'estoit plutôt une partie de ces sortes d'arrière-faix qui ont quelquefois une petite production de mesme substance allongée ou séparée du principal corps de l'arrière-faix qui n'y adhère que par les seules membranes comme j'en ay souvent vu,* qu'un véritable faux germe entièrement séparé de l'arrière-faix comme cette sage-femme me vouloit persuader. Mais quoique ce fust, la rétention de ce corps étrange en la matrice de cette femme, luy causa le mesme funeste accident que l'on voit arriver par la rétention d'une partie de l'arrière-faix ».

Et dans son observation 602, il parle d'une autre femme qui, le lendemain qu'il l'eut accouchée, « vida encore une petite portion de membranes et un petit corps isolé de la grosseur d'une moitié de noix qui *paroissoit avoir esté formé hors de la circonscription du véritable corps de l'arrière-faix et qui s'estant trouvé un peu plus adhérent à la matrice, n'en avoit pas esté tiré avec l'arrière-faix dont il avoit esté pour lors séparé avec la petite portion de membranes qui l'y joignoient auparavant.* Ce sont de ces sortes de corps ainsi séparez de la circonscription du propre corps de l'arrière-faix, que l'on prend quelquefois mais abusivement pour des faux germes ».

Il importe donc de faire le diagnostic entre la rétention simple des membranes et la rétention d'un placenta succenturié.

La question s'est posée en 1881 à M. Tarnier à propos du cas suivant que sa rareté nous incite à rappeler ici :

« Le 19 février 1881, une femme accouchait à la Maternité d'un enfant vivant qui s'était présenté par le sommet. L'accouchement avait été normal. Un quart d'heure après la naissance de l'enfant, le placenta descendait dans le vagin et apparaissait à la vulve. Quelques efforts de la femme et quelques légères tractions pratiquées sur le cordon amenèrent le placenta au dehors. Quand la sage-femme qui procédait à la délivrance voulut éloigner le placenta de la vulve, elle s'aperçut qu'une portion de ces membranes résistait aux tractions douces faites sur elles.

L'aide sage-femme plaça un fil sur les membranes adhérentes, se proposant de les abandonner.

« Mais bientôt une hémorrhagie survint et au milieu d'un flot de sang un placenta secondaire fut expulsé. Le poids du placenta principal était de 410 grammes et celui du placenta accessoire de 140 grammes. Entre les deux placentas existait un pont membraneux. Ce pont membraneux (adhérences anormales, entortillement d'un caillot), le pont membraneux s'étendant de l'utérus au placenta expulsé ne contient pas de vaisseaux; au contraire, quand il s'agit d'un placenta accessoire, on trouve dans ce pont membraneux des rameaux de vaisseaux ombilicaux, rameaux qui relient toujours le placenta principal au placenta accessoire.

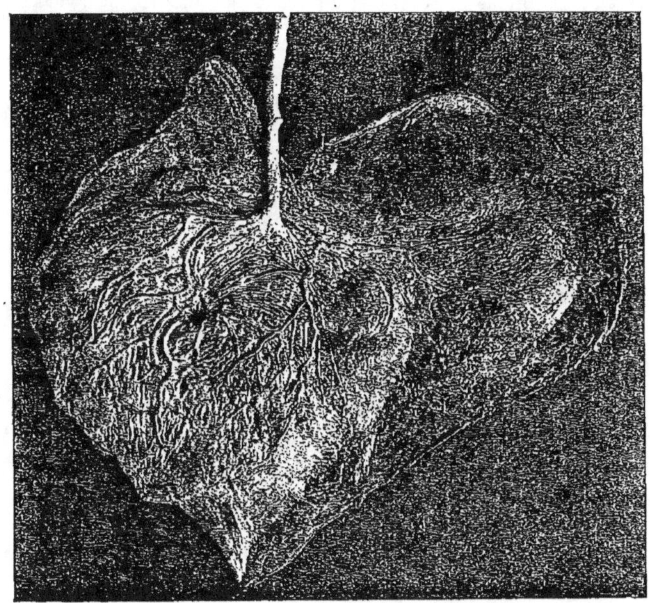

Fig. 307.

Placenta à 2 lobes, placenta succenturié; voyez sur la droite un cotylédon accessoire ayant le quart du volume du placenta proprement dit auquel il se trouve rattaché par un pont amnio-chorial étroit. Dans ce pont courent des branches des artères et de la veine ombilicales. Le cordon s'insère excentriquement sur la masse principale; vous en voyez partir, sur votre droite, un vaisseau qui ne tarde pas à se bifurquer pour irriguer d'une part la moitié droite de la masse principale et d'autre part le cotylédon accessoire. Il n'est pas rare de voir les deux lobes séparés par un pont membraneux plus étendu et par suite moins solide.

aurait pu se rompre si on avait continué les tractions et, le placenta principal étant expulsé, le médecin le plus instruit eût pu croire que la délivrance était complète, alors qu'en réalité eût existé une rétention placentaire ».

M. Tarnier fit observer à ce propos ceci: lorsque les membranes sont retenues par une autre cause que l'existence d'un placenta accessoire

Même après rupture ou section et rétention des membranes il est possible, grâce aux vaisseaux, de faire le diagnostic rétrospectif de l'existence d'un placenta accessoire. Nous verrons tout à l'heure comment.

Le délivre étant mis de côté, pour être examiné ultérieurement, vous allez immédiatement procéder à la **toilette finale** de l'accouchée.

Tous les linges, ainsi que le drap et la toile caoutchoutée provisoirement placés sur le lit propre de l'accouchée, sont enlevés d'un coup, pendant qu'un drap plié en quatre est passé sous le siège avec le bidet destiné à recevoir le liquide de lavage. De la même façon qu'avant la délivrance la vulve, le sillon interfessier, le périnée sont débarrassés de toute trace de sang; une injection vaginale antiseptique chaude de 1 litre termine la toilette. Sur la vulve est appliqué un tampon antiseptique qui devra être

s'impose. Examinez donc les membranes sur toute leur étendue ; voyez si au niveau de leurs solutions de continuité, qu'il s'agisse de l'orifice unique et régulier produit par la sortie du fœtus ou des déchirures ou sections faites au cours de l'extraction, vous n'apercevez pas la lumière d'un ou de plusieurs vaisseaux membraneux sans aboutissant placentaire (*fig.* 308). S'en trouve-t-il, concluez qu'un cotylédon accessoire est resté dans l'utérus. Le calibre des vaisseaux sectionnés, interrompus, vous renseignera d'ail-

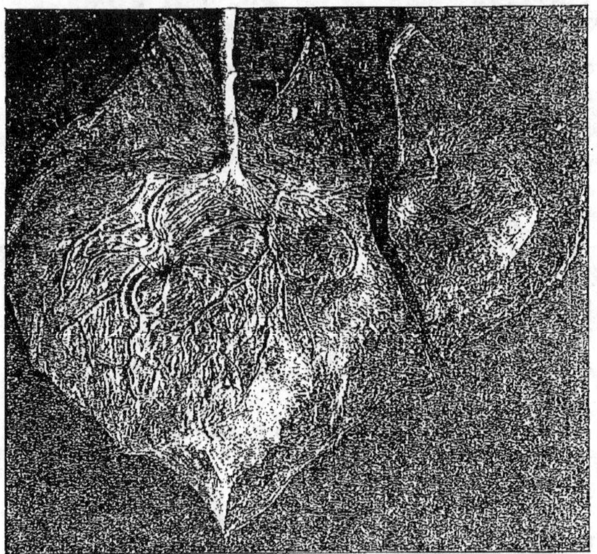

Fig. 308.

Le placenta de la *fig.* 307. Un coup de ciseaux a détruit le pont membraneux et complètement isolé le lobe accessoire. Voyez en haut et à droite de la masse principale un vaisseau qui n'aboutit plus au placenta, qui reste en l'air. Lorsqu'après une délivrance vous verrez semblable disposition, comprenez qu'il vous reste à aller chercher, dans l'utérus, l'aboutissant cotylédonaire de ce vaisseau.

fréquemment renouvelé pendant les douze premières heures ; les jambes sont rapprochées. L'accouchée va enfin pouvoir se reposer.

L'accoucheur ne doit pas s'éloigner encore; il va attendre une heure environ pour être certain qu'il n'y a pas à craindre d'inertie ni d'hémorrhagie secondaire. Il a d'ailleurs de quoi occuper ce temps d'observation en examinant à fond le nouveau-né, en faisant la toilette des yeux et en s'assurant que le délivre ne présente pas d'anomalie. C'est surtout au point de vue de la rétention d'un placenta succenturié que cet examen

leurs approximativement sur le volume du placenta succenturié avec lequel il était en rapport. L'existence de plusieurs groupes de vaisseaux sillonnant les membranes dans des directions différentes vous fera penser à l'existence de plusieurs cotylédons accessoires. Ce diagnostic établi, il faut, sans retard, introduire la main dans l'utérus, rechercher *le* ou *les* cotylédons accessoires, les décoller et les extraire. On mettra ainsi l'accouchée à l'abri des hémorrhagies secondaires et de la septicémie.

Et maintenant que vous êtes suffisamment mis

en garde contre cette complication possible de la délivrance par traction, dans l'accouchement simple, sachez qu'elle est exceptionnelle. Si vous ne brusquez pas vos délivrances, si vous attendez patiemment l'engagement profond du délivre, **si vous faites méthodiquement, doucement la délivrance par traction**, suivant le manuel opératoire ci-dessus décrit, **les placentas polydiscoidaux vous tomberont dans la main aussi aisément que les autres**, et vous ne vous apercevrez de l'anomalie qu'à l'examen rétrospectif du délivre. C'est ainsi qu'en onze ans de pratique hospitalière, je n'ai pas relevé un seul exemple de délivrance compliquée de rétention d'un placenta succenturié !

2. Délivrance par expression.

Si la délivrance par traction sur le Cordon n'avait jamais été faite que dans les conditions et avec les précautions si nettement indiquées par Puzos, on n'eût sans doute pas cherché, pour les cas ordinaires, d'autres moyens d'aider à la sortie de l'arrière-faix.

Malheureusement accoucheurs et sages-femmes, hantés par « la rétraction de l'orifice utérin, aboutissant à la rétention, à l'incarcération du placenta », suivaient plutôt les conseils de Mauriceau. Et la délivrance hâtive, immédiate par traction, donnait lieu à tant de complications — arrachement du Cordon, hémorrhagies, rétentions placentaires, inversion utérine — que dès le temps de Puzos existait une école, surtout florissante en Hollande et en Allemagne, qui préconisait, à la suite de Deventer « de porter dans tous les accouchements la main dans la matrice pour en extraire le placenta aussitôt que l'enfant est venu au monde, sans attendre que les tranchées naturelles achèvent cette seconde opération comme elles ont terminé la première ».

Cette délivrance artificielle se montra si souvent, avant l'introduction dans la pratique de la méthode antiseptique, compliquée d'accidents infectieux qu'il se fit une réaction et que la plupart des accoucheurs revinrent à la délivrance par traction. Néanmoins beaucoup ne la considéraient que comme un pis aller. Aussi dès que Crédé, en 1853, eût proposé **l'expression du placenta par manœuvres externes** au lieu et place de la Délivrance par traction, celle-ci se vit promptement délaissée en faveur de la **« Méthode dite de Crédé »**.

Ce n'est pas que le célèbre professeur de Leipzig soit le premier auteur qui ait conseillé les pressions sur l'utérus pour aider à la sortie de l'arrière-faix. A ce point de vue on peut lui trouver des prédécesseurs.

Mauriceau, en effet, décrivant la délivrance par traction, ne manquait pas d'ajouter : « S'il se rencontrait une plus grande difficulté à la chose, on pourra au besoin, après avoir reconnu de quel côté cet arrière-faix est situé, commander à une garde bien avisée de presser légèrement avec le plat de sa main le ventre de l'accouchée, la menant doucement en bas comme par manière de friction et ayant égard surtout à ne le pas faire trop rudement ». Et Dionis, précisant un peu plus, disait : « Quoique l'accoucheur fasse de son mieux, il faut qu'il se fasse aider par la garde en lui faisant mettre une de ses mains sur *la région de la matrice*, qui la pressera légèrement, en la coulant plusieurs fois depuis le nombril jusque sur l'os pubis. »

Tout cela est bien rudimentaire. Il faut arriver à R. W. Johnson (1769), à J. D. Busch (1803), à Hardy et Mac-Clintock (1848), pour voir l'expression prendre le pas sur la traction et finir par reléguer cette dernière à l'arrière-plan.

« Ayant placé, disent Hardy et Mac-Clintock, la main sur le fond de l'utérus, on exerce à ce niveau une friction et une légère pression, et si l'effet de la contraction déterminée par ce moyen ne suffit pas à arrêter l'hémorrhagie, il devient nécessaire de débarrasser la cavité utérine du placenta.

« Pour ce faire, *l'organe doit être solidement étreint et une pression doit être exercée sur lui dans l'axe de l'entrée du pelvis*. Si l'utérus était incliné du côté gauche, ce qui n'est pas commun, on doit chercher à le remettre en place avant de commencer à exercer sur lui des pressions. Il importe beaucoup au succès de l'opération, que celles-ci soient faites *pendant que l'utérus est en contraction*. Véritablement nous avons été parfois surpris de la facilité avec laquelle le placenta était chassé au dehors pendant la contraction de l'utérus, là où précédemment il avait résisté à nos efforts les mieux dirigés. Nous avons rarement vu ces pressions ne pas réussir à expulser le placenta, à moins que celui-ci ne

primant toute traction associée sur le cordon, en demandant aux pressions extérieures, *à l'expression*, beaucoup plus qu'on n'avait fait avant lui, et qu'il l'a vulgarisée et répandue dans le monde entier. Doit-on lui en savoir gré ? C'est ce que nous allons rechercher.

Voici dans quels termes mesurés Crédé recommandait, en 1853, la délivrance par expression, dont l'idée première lui était venue, a-t-il

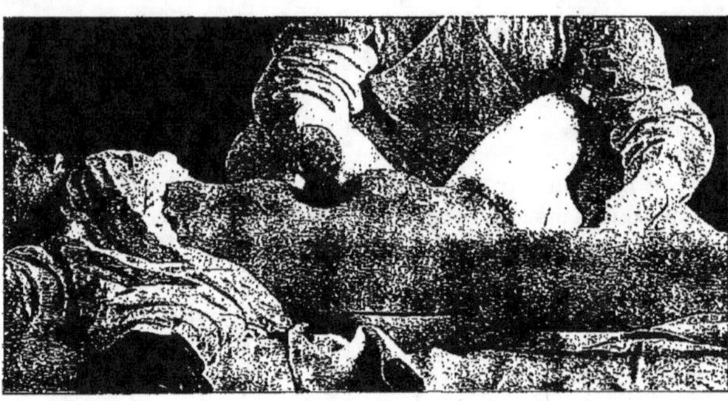

Fig. 309.

Secondipare accouchée depuis 35 minutes. Le fond de l'utérus étant à 3 travers de doigt au-dessus de l'ombilic (voyez *fig.* 299), le placenta décollé, saillant dans l'orifice externe, la main droite de l'opérateur vient de saisir et d'abaisser le fond de l'utérus jusqu'à l'ombilic ; par ce premier coup d'expression le placenta, face fœtale en avant, entr'ouvre la vulve.

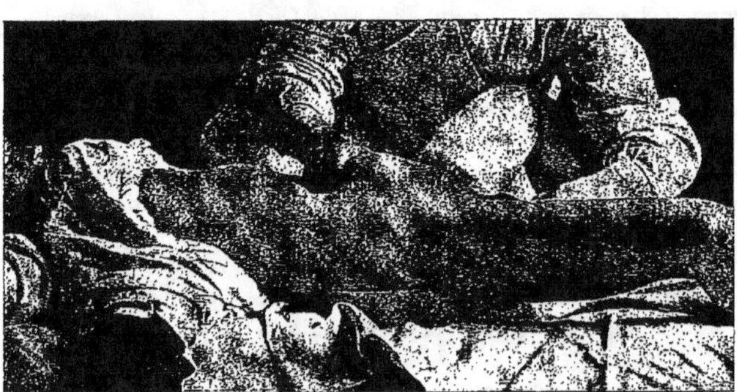

Fig. 310.

La main droite, continuant son œuvre, chasse lentement le fond de l'utérus au-dessous de l'ombilic : du même coup le placenta s'engage franchement dans la vulve qu'il franchit à moitié. La main gauche le reçoit dans sa paume et va maintenant s'opposer à son issue trop rapide. C'est la portion sortie du placenta qui forme la tache noire allongée qu'on aperçoit au-dessus de la racine de la cuisse droite.

fût pathologiquement adhérent, ou au moins à l'amener à l'orifice utérin à la portée des doigts, ce qui est presque la même chose, puisque son extraction complète peut alors être effectuée en quelques instants sans retard ni difficulté ».

Bien que Crédé ait eu des précurseurs, on vient de le voir, nous sommes d'avis, avec Schröder, qu'il a transformé le procédé en sup-

dit plus tard, en 1846-48, à la Policlinique de Berlin :

« Le moyen le plus simple pour provoquer artificiellement la sortie du placenta consiste à stimuler et à soutenir la contraction paresseuse. Dans un très grand nombre de cas, j'ai toujours réussi, même après un travail lent, *un quart d'heure ou une demi-heure après la naissance de l'enfant*, à exciter les contractions utérines énergiques par des frictions d'abord légères, puis vigoureuses sur le fond de l'utérus à travers les parois abdominales. Aussitôt que la contraction était arrivée à son maximum d'intensité, je saisissais la matrice avec la main entière, de façon à ce que le fond de l'organe se trouvât dans le creux de la main, les doigts appliqués sur tout l'organe exerçant sur lui une pression douce. Souvent les doigts sentaient le placenta sortir de la matrice, et fréquemment avec une telle intensité qu'il franchissait la vulve ou se logeait dans la partie inférieure du canal vaginal. La

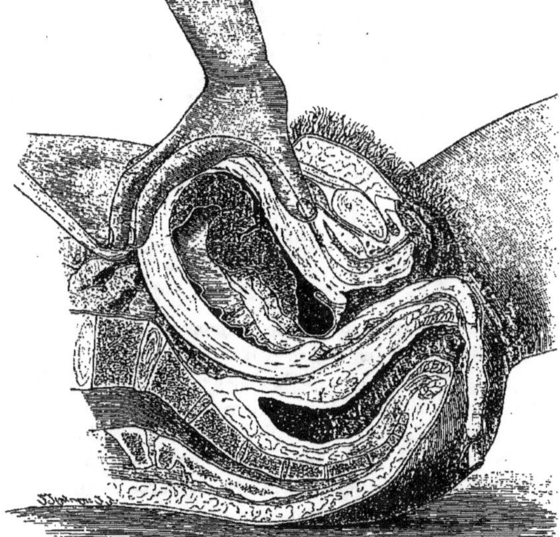

Fig. 26. Credé'sches Verfahren.

femme n'éprouve d'autre sensation que celle d'une contraction utérine plus énergique. Il n'est pas nécessaire de contrôler l'effet par l'introduction des doigts. »

Si Crédé s'était maintenu dans ces limites fixées par lui en 1853, sa méthode aurait sans doute pris franchement le pas sur la méthode française. Mais au lieu de se borner à exprimer, au lieu de tirer, le placenta *décollé*, il ne tarda pas à vouloir ne plus rien laisser faire par la nature dans l'acte éminemment physiologique de la Délivrance.

Voici, en effet, quels étaient les principes qui le guidaient et comment il opérait, en 1869, alors que notre regretté collègue Chantreuil faisait un stage à la Maternité de Leipzig.

« La méthode d'expression utérine est, écrivait Chantreuil, simple dans son principe et facile dans son exécution. On imite la nature en se servant non de tractions, mais de la *vis a tergo*, développée par les manœuvres extérieures. Le but étant de *renforcer les contractions utérines*, on doit agir *pendant les douleurs* et non dans l'intervalle. *Le succès est d'autant plus rapide qu'on opère plus près de l'expulsion du fœtus;* cependant *on peut encore réussir un quart-d'heure ou une demi-heure après l'accouchement, mais ce sont les conditions les plus défavorables.*

« Lorsque le retrait de l'utérus a atteint son

Fig. 311 (CRÉDÉ).

Cette figure, schématique, représente ce que Crédé croyait faire en pratiquant l'expression (2ᵉ manière). Le placenta qui va se présenter par son bord est en train de se décoller sous la pression de la main. Il tient encore au fond de l'organe, sous l'index. Remarquez que la paroi utérine a partout la même épaisseur, ce qui suffit déjà à prouver que Crédé n'avait jamais vu un utérus en état de délivrance. Notez de plus que l'utérus, renfermant encore le placenta tout entier et le sang épanché, est néanmoins figuré à la place qu'il occupera la délivrance terminée, bien au-dessous de l'ombilic (*fig.* 304), alors qu'il devrait occuper la situation de la *fig.* 309 et qu'un travers de main au moins devrait séparer la pulpe du pouce du pubis derrière lequel Crédé l'enfonce

maximum pendant la première contraction qui se manifeste normalement après l'issue de l'enfant, on embrasse à pleine main le fond de la matrice, de manière que son fond et la partie supérieure de sa face antérieure soient en contact avec la paume de la main droite placée transversalement (*fig.* 311). Celle-ci exerce de haut en bas et d'avant en arrière une pression soutenue, grâce au point d'appui que prend sur sa face dorsale la main gauche qui vient augmenter son action. On sent sous cette étreinte le placenta et les membranes se décoller (?), puis s'engager comme un chiffon à travers l'orifice utérin ; quelquefois même on les voit sortir tout d'un coup des parties génitales externes, comme un noyau de cerise qu'on exprime entre le pouce et l'index. »

Nous voilà revenus à la délivrance immédiate, toutes affaires cessantes, de Mauriceau; et Chantreuil, pour faire bien ressortir les avantages de cette méthode (2ᵉ manière) de Crédé, donne les chiffres suivants recueillis par lui à l'hôpital Cochin dans le service de Saint-Germain.

Sur 540 cas, la délivrance était terminée par expression :

32 fois	immédiatement après la naissance de l'enfant.
78 fois	1 minute —
175 fois	2 — —
109 fois	3 — —
50 fois	4 — —
47 fois	5 — —
20 fois	6 — —
4 fois	7 — —
4 fois	8 — —
11 fois	10 — —
6 fois	15 — —
3 fois	20 — —
1 fois	25 — —

Soit au total 536 fois dans le premier quart-d'heure et 540 fois avant la fin du second.

Et Crédé, rendant compte de la durée de la Délivrance dans sa Maternité, sur 2.000 accouchements, arrivait à une moyenne de 4 minutes et demie !

La méthode de Crédé ainsi modifiée ne fit en France que peu d'adeptes. Question d'origine, a-t-on pu dire ; aussi laisserai-je de côté **les objections** faites chez nous à cette méthode pour évoquer celles que ne lui ménagèrent pas les compatriotes même de Crédé qui d'abord s'y étaient laissés prendre.

Dohrn écrivait en 1880 : « Aujourd'hui, on observe dans notre clinique moins d'accidents de la délivrance qu'il y a quelques années. Un bon nombre de ces accidents étaient dus à la méthode de Crédé. On se hâtait trop d'y avoir recours. En agissant ainsi on entravait le mécanisme naturel du décollement du placenta. En laissant agir la nature le placenta est doucement poussé vers l'orifice utérin ; les membranes sont intactes et la caduque se sépare du corps de l'utérus dans la couche qui doit être le siège de cette séparation ».

Max Runge, la même année, « repousse l'emploi immédiat de la méthode de Crédé à cause des accidents dont il a été témoin à Strasbourg ».

Quels sont ces accidents ? Précisément les mêmes que ceux qu'entraînait naguère l'inter-vention hâtive par tractions, savoir : 1° la rétention fréquente des membranes (Dohrn, Schultze, Max Runge); 2° la rétention fréquente des cotylédons accessoires, la septicémie et les hémorrhagies qui s'en suivent (Hecker, E. Martin, Schrœder, Breisky, Runge) ; 3° l'inversion utérine (cas de Johnston, de Schnorr); 4° des hémorrhagies.

Le tableau suivant, emprunté à la pratique de Dohrn, montre bien les inconvénients de l'expression hâtive.

ACCIDENTS	TEMPS ECOULÉ entre la Naissance et la Délivrance PAR EXPRESSION	
	1 à 15 min.	15 à 30 min.
Hémorrhagies.	21 %	4 %
Déchirures et rétention des membranes.	11 %	1 %
Lochies fétides.	23 %	5 %
Fièvre avec lochies fétides.	16 %	3 %

Ceci suffit à condamner l'expression hâtive.

Mais Dohrn et Runge s'empressent d'ajouter que « lorsque la majeure partie du placenta est engagée dans l'orifice utérin on peut pratiquer l'expression. *On doit donc attendre un quart d'heure au moins* et se borner pendant ce temps à surveiller l'utérus et à s'assurer de son retrait».

L'opposition la plus vive, en même temps que la plus raisonnée, fut faite à Crédé par **Ahlfeld** qui depuis 1881 s'est consacré, dans les Maternités de Giessen et de Marbourg, à la réhabilitation de ce qu'il appelle la **méthode expectante.**

« Le procédé ou la manœuvre de Crédé (expression hâtive) employée de 1866 à 1880 à la clinique de Leipzig à laquelle j'étais attaché, reçut du corps médical un accueil très favorable. A côté des avantages incontestables qu'elle offrait dans les cas critiques, elle mettait aux mains du médecin un moyen de raccourcir le dernier temps de l'accouchement et c'est là, pour un praticien occupé, une considération de poids.

« Cependant il était impossible que les inconvénients de l'expulsion forcée et prématurée du délivre échappassent longtemps aux observateurs attentifs. De 1877 à 1881, j'ai vu dans ma pratique privée nombre de cas où l'emploi de la méthode de Crédé entraîna des résultats fâcheux, hémorrhagies, incarcérations du placenta nécessitant la délivrance artificielle, rétentions de membranes, et comme conséquences de ces anomalies des suites de couches fébriles, etc. Dans mon mémoire intitulé : « La méthode expectante ou la manœuvre de Crédé » j'ai indiqué les résultats de la méthode de Crédé à la Policlinique de Leipzig, de 1871 à 1873, résultats qui étaient loin de plaider en sa faveur. Les sages-femmes surtout, ignorantes de l'anatomie et peu habiles dans leurs manipulations, avaient à enregistrer de très mauvais résultats.

« Lorsqu'en 1880 Dohrn eut appelé l'attention sur les inconvénients du procédé de Crédé, il se trouva que beaucoup d'accoucheurs avaient également à s'en plaindre. On fut unanime sur ce point que les manipulations précoces recommandées par Crédé étaient nuisibles, et le résultat des nombreuses discussions fut de reculer l'emploi de l'expression à une demi-heure environ après l'accouchement.

« Je me suis, depuis 1881, mêlé activement au débat, et par l'expérimentation et l'observation je suis arrivé aux conclusions pratiques suivantes :

« La méthode de Crédé doit être abandonnée pour les accouchements normaux ; elle doit faire place au procédé physiologique, *à la méthode expectante.* »

Nous verrons tout à l'heure ce qu'il faut entendre par ces mots. Je voudrais montrer d'abord que Crédé lui-même, sur la fin de sa vie, semble avoir reconnu les inconvénients de l'intervention hâtive. Voici, en effet, sa dernière description, telle que je la trouve dans la 4ᵉ édition de son *Lehrbuch der Geburtshülfe für Hebammen* publiée à Leipzig en 1892 avec la collaboration de Léopold.

« Il faut maintenant, dit-il, que la sage-femme s'occupe de la délivrance par le procédé suivant que recommande Crédé.

« S'il ne se montre aucune hémorrhagie sérieuse, elle exprimera le placenta *après environ 30 minutes.*

« Pour cela, pendant une contraction, elle empoigne à pleine main l'utérus tout entier au travers de la paroi abdominale ; le pouce en avant et les 4 doigts en arrière. Elle le pousse vers la concavité du sacrum, recommençant plusieurs fois s'il est nécessaire, mais chaque fois pendant une douleur, jusqu'à ce que le placenta se montre à la fente vulvaire ou soit tout à fait expulsé. Cette expulsion se produit aisément, et presque sans

exception, à la suite de l'emploi judicieux de ce procédé.

« Ce n'est que s'il survient une hémorrhagie sérieuse, externe ou interne, que la délivrance doit être accélérée par l'excitation plus précoce de contractions énergiques et par une expression plus rapide.

« Lorsque le placenta se présente à la vulve, la sage-femme le saisit à deux mains, l'attire doucement et l'extrait avec précaution afin de ne pas déchirer les membranes.

« Toute traction sur le cordon, ou même l'extraction du placenta encore haut situé à l'aide de la moitié ou de la totalité de la main, sont inadmissibles et coupables. »

A lire ce texte il semble que Crédé en soit arrivé à une intervention plus rationnelle ; comme il attend une demi-heure, on peut croire qu'il ne recommande plus l'expression que pour chasser du segment inférieur le placenta complètement décollé et en partie déjà engagé dans le vagin, et qu'en théorie comme en fait il est d'accord avec Ahlfeld.

Non, il est toujours dans la même erreur qu'auparavant ainsi que le prouve la figure accompagnant ce texte. (Voyez ci-contre p. 269 *fig.* 311).

Crédé est donc mort dans l'impénitence ; (et ici je laisse la parole à son compatriote Ahlfeld car le jugement est sévère) « ses publications, ses descriptions, ses figures montrent qu'il n'avait sur le mécanisme de la délivrance que des notions erronées. » Les recherches d'Ahlfeld et de l'école de Schröder sont restées pour Crédé lettre morte ; il continue à croire que l'expression faite même tardivement chasse le placenta de l'utérus ; il écrit (en 1892) : « le décollement du placenta se révèle...... par une *diminution considérable du volume de l'utérus* qui peut être senti comme une boule dure de la grosseur d'une tête d'enfant *entre l'ombilic et le pubis* » !

La conclusion à tirer de là, c'est que l'**expression tardive** du placenta ne saurait sans injustice conserver le nom de procédé, méthode ou manœuvre de Crédé. Si l'on veut être juste, il faut dire manœuvre d'**Ahlfeld**, ainsi que va le prouver l'exposé de ce que l'accoucheur de Marbourg appelle la **méthode expectante** :

« *Une heure et demie* après l'accouchement, (alors que tout se passe normalement, c'est-à-dire sans hémorrhagie, soit dans 80 % des cas), la vessie ayant été évacuée, on commence l'expression du placenta.

« Dans ce but, la personne qui surveille l'accouchement contourne le fond de l'utérus avec quatre doigts dont elle dirige l'extrémité en arrière vers les vertèbres lombaires,et qu'elle coule le long de la paroi postérieure du fond et du corps de l'utérus pendant que le pouce est appliqué sur la paroi antérieure (*fig.* 312). Lorsqu'après l'évacuation de l'urine l'utérus n'est pas sur la ligne médiane, il y est ramené par la susdite manœuvre. Plusieurs fois les doigts sont ramenés vers le sommet de l'utérus puis de nouveau poussés en bas le long de l'organe ce qui produit une forte excitation. L'utérus ayant durci il faut alors pousser surtout avec l'éminence thénar en même temps que la paume de la main se ferme sur le fond ; le placenta fait bomber le périnée et apparaît dans la fente vulvaire. A ce moment il n'est plus nécessaire de pousser ou très peu car habituellement l'accouchée aide par

expulsifs. L'utérus vide et revenu par le massage aux dimensions d'un globe dur, abaissé par la poussée, chasse en bas, exprime l'hématome et le placenta vers l'entrée du vagin et la fente vulvaire.

C'est de l'expression *vaginale* et non plus de l'expression utérine.

Les avantages de cette méthode sont, pour Ahlfeld, les suivants :

« Elle ne trouble pas le mécanisme physiologique de la délivrance ; grâce à elle le plus souvent le placenta et les membranes sont expulsés en totalité ; elle entraîne une perte de sang moins considérable que l'expression de Crédé ; les hémorrhagies secondaires sont devenues très rares. La délivrance est simplifiée au point que toute sage-femme avec un peu d'attention peut la mener à bien ; l'hématome rétro-placentaire, par son séjour prolongé dans l'utérus où il joue le rôle de tampon, hâte la thrombose des vaisseaux placentaires. Peut-être même une partie

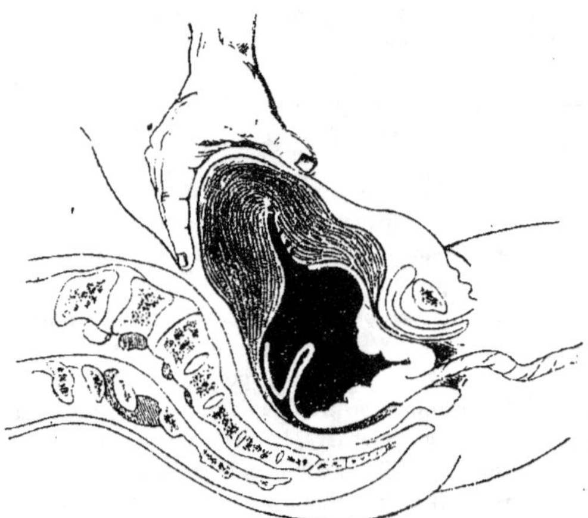

Fig. 312 (AHLFELD).

Schéma représentant la délivrance par expression tardive d'Ahlfeld. Vous voyez là en coupe ce que montre de profil, d'après nature, la *fig.* 309 de la page 268. La main droite de l'opérateur vient de saisir et d'abaisser le fond de l'utérus jusqu'à l'ombilic. Par ce premier coup d'expression, le placenta, face fœtale en avant, est poussé jusqu'à la vulve alors que dans le segment inférieur et dans la coupe rétro-placentaire se voit l'hématome. Vous comprenez comment en continuant d'abaisser l'utérus vous allez pousser jusqu'au dehors, comme par un piston, cet hématome et le placenta qui le précède.

ses efforts à l'expulsion complète du placenta. Aussi prenons-nous soin de modérer la traversée de l'orifice vulvaire afin que le placenta ne soit pas projeté sans appui ; sinon dans les cas où les membranes retroussées ne suivent pas directement et facilement, une déchirure pourrait s'en suivre qu'il faut autant que possible éviter ».

Ainsi que le montre la figure ci-jointe (*fig.*312), Ahlfeld se sert de l'expression seulement lorsque le placenta est descendu profondément dans le canal génital, pour remplacer ou aider les efforts

du sérum est-il résorbé ». De nombreuses pesées qu'il a entreprises, Ahlfeld conclut en effet que la quantité moyenne de sang perdu pendant une délivrance retardée jusqu'à 1 h. 1/2 est de 400 grammes tandis qu'elle varie de 500 à 800 grammes, lorsqu'on intervient dans la première heure.

« Depuis 13 ans que j'emploie cette méthode expectante, j'ai vu, conclut-il, diminuer dans des proportions étonnantes le nombre des délivrances artificielles ; les hémorrhagies graves sont devenues des raretés. C'est à peine, si l'on voit encore des hémorrhagies secondaires. »

Dans ces termes nous ne faisons aucune difficulté d'accorder que l'expression est une excellente méthode de délivrance. Je la préfère pour ma part au *tendre et attendre* de Pajot, à la délivrance par tractions retardées de Puzos ; c'est mon procédé de prédilection. Et si, comme mon maître Pinard (voyez ci-dessous), je continue à tendre le cordon c'est en réalité ma main appliquée à l'hypogastre qui fait seule toute la besogne par expression de l'utérus non contracté (*fig.* 309 et 310, p. 268).

Mais nous ne poussons pas l'expectation aussi loin qu'Ahlfeld ; il est exceptionnel que nous attendions une heure pour faire l'expression. En voici la raison : Alors que le mécanisme de l'inversion s'exécute dans toute sa pureté (c'est la règle), l'engagement profond du placenta dans le vagin — engagement révélateur du décollement des membranes — est effectué bien avant ce temps. Dans les cas rares où il ne l'est pas, où le placenta face fœtale en avant s'attarde par trop dans le segment inférieur, c'est souvent, pour ne pas dire le plus souvent, parce que la coupe rétro-placentaire est déjà trop pleine. L'utérus est alors à chaque instant pris de syncope ; chaque relâchement augmente le volume de l'hématome et par suite la difficulté mécanique à l'accomplissement du 3e temps. Je crois bien faire en aidant par un vigoureux coup d'expression ce 3e temps, quitte à ralentir ensuite le mouvement et à faire un peu traîner la sortie des membranes peut-être encore adhérentes ou au moins pincées par la coudure. Que de fois n'ai-je pas vu, en pareil cas, l'expression pousser à l'entrée du vagin une poche membraneuse bleuâtre, pleine de sang, et dont la rupture spontanée ou artificielle faisait immédiatement céder la résistance qui jusque-là semblait insurmontable.

Mon maître Pinard qui depuis longtemps étudie les différentes méthodes de Délivrance a bien voulu, sur ma demande, décrire pour mes lecteurs celle à laquelle il s'est arrêté. Elle procède des deux méthodes précédentes qui s'y corrigent mutuellement. C'est une méthode mixte dont suit l'exposé :

3. Délivrance par traction et expression (Pinard).

« L'observation m'ayant démontré que dans la pluralité des cas, le décollement du placenta, ainsi que son engagement, n'étaient effectués qu'après la première demi-heure écoulée, j'ai formulé ce précepte appliqué avec rigueur dans mon service :

« Ne pas pratiquer le toucher pendant la demi-heure qui suit l'expulsion du fœtus, surveiller avec grand soin l'utérus par l'exploration externe, et observer minutieusement les caractères du pouls. **Un mouvement ascensionnel exagéré du fond de l'utérus, ainsi que l'accélération du pouls, un écoulement sanguin considérable ou continu, autorisent seuls l'examen direct ou l'intervention pendant cette période.** Mais ne pas croire que l'indication physiologique de l'intervention se réduit à une question d'horlogerie, car si on lit les observations de la clinique Baudelocque, tout en reconnaissant que le plus souvent la délivrance a été effectuée 30 minutes environ après l'accouchement, on rencontrera de nombreux cas où la délivrance a été pratiquée 3/4 d'heure, 1 heure 1/2, 2 heures après l'expulsion du fœtus. Ce sont les cas dans lesquels le décollement et l'engagement ont été retardés par une cause quelconque, mais ne provoquant pas d'hémorrhagie. Le pouls est resté normal, et le mouvement ascensionnel de l'utérus n'a rien présenté de particulier. Même sur le terrain physiologique la durée de la délivrance est variable comme la durée du travail.

« **La première demi-heure écoulée, le toucher doit être pratiqué.** Le cordon est saisi d'une main. L'index de l'autre main, absolument aseptique, en suivant le cordon, légèrement tendu, pénètre dans le vagin. Là, le plus souvent, il ne tarde pas à rencontrer le placenta qui peut se présenter de trois façons : par sa face fœtale, par son bord et par sa face utérine. La sensation spéciale éprouvée par le doigt, confirme la présentation de la face fœtale. Il ne reste plus qu'à chercher exactement où se trouve l'attache du cordon sur le placenta. L'insertion du cordon se trouve rarement correspondre à l'axe central du canal vaginal, outre que le cordon ne s'insère pas toujours, loin de là, au centre du placenta — placenta en raquette. Même dans les cas où l'insertion est centrale, le placenta ne se présente pas souvent exactement de telle façon que son centre corresponde à la ligne axiale du vagin. Le plus souvent on trouve l'insertion du cordon sur le placenta, ou bien en avant et en haut derrière la symphyse, ou sur l'un des côtés, ou en arrière.

« Cette constatation est nécessaire et importante, car elle indiquera tout à l'heure dans quel sens il faudra diriger les tractions. Cette constatation est faite, l'indication physiologique de la délivrance naturelle existe ; il faut pratiquer cette opération. Ou bien le doigt a suivi le cordon aussi loin que possible et le doigt n'a rencontré que les bords épais plus ou moins flasques du col de l'utérus à travers lequel se perd la tige funiculaire. Retirer son doigt et attendre en continuant la surveillance. Ne répéter le toucher qu'au moment où des contractions utérines plusieurs fois répétées ou la constatation d'un changement de volume ou de forme de l'utérus feront penser que le placenta est décollé et s'engage.

« **Présentation de la face fœtale.**— La parturiente est dans le décubitus dorsal, les jambes fléchies sur les cuisses et écartées, le siège reposant sans effort ni contraction sur un support l'élevant à 10 cent. au moins au-dessus du plan du lit. Une cuvette contenant un liquide antiseptique dans lequel baignent des tampons d'ouate, doit toujours être à portée de l'opérateur, car on peut avoir à changer de main, et le doigt de la main qui était sur la paroi abdominale ne doit pas être introduit dans le vagin sans avoir été plongé dans la solution antiseptique. La parturiente doit respirer normalement, ne faire aucun effort et ne pas tendre les muscles de la paroi abdominale qui empêcheraient la main de percevoir l'utérus, quelles que soient les sensations qu'elle éprouve ou va éprouver, si elle n'y est sollicitée par l'opérateur. Le cordon est saisi aussi près que possible de la vulve, à l'aide d'une main, — je préfère la main droite, — entre le pouce et l'index, soit à nu, soit enveloppé d'un petit tampon d'ouate pris dans la cuvette, afin de rendre la prise plus solide. La main gauche va à la recherche du fond de l'utérus qu'elle doit nettement reconnaître et saisir. Cela fait, **les deux mains vont agir simultanément, l'une en exerçant une traction sur le cordon, l'autre en exerçant une pression sur l'utérus.**

« La direction première de la traction exercée sur le cordon doit être connue à l'avance. Elle est le résultat de la constatation faite par le doigt qui a reconnu le lieu de l'insertion du cordon. Si l'insertion est derrière la symphyse, tirer directement de haut en bas, ce qui est rendu facile par l'élévation du siège et rend inutile la poulie de renvoi ; si l'insertion est à gauche ou à droite, diriger les tractions de gauche à droite ou de droite à gauche ; et enfin, si le cordon est couché sur la paroi postérieure du vagin et l'insertion tout à fait en arrière, tirer de bas en haut.

« On a beaucoup insisté sur ce fait à savoir que les tractions devaient être dirigées de telle façon que la masse placentaire fût entraînée suivant la ligne axiale du bassin osseux et du bassin mou ; cela ne peut et ne doit être mis en pratique que quand l'insertion du cordon est centrale, et que la face fœtale se présente d'aplomb, de façon que le cordon corresponde à la ligne axiale du bassin, ce qui, en somme, n'est pas commun.

« Quant à la main gauche qui saisit le fond de l'utérus à travers la paroi abdominale, elle doit excercer une pression dirigée de *haut en bas et d'avant en arrière*. Compression, abaissement et redressement de l'utérus, tel doit être le résultat simultané de l'action de la main gauche.

« *L'action des deux mains doit être absolument synergique et ne s'exercer que* **pendant l'intervalle des contractions.** Dès que l'utérus se contracte, la main gauche qui le sent durcir doit se détendre, et la main droite rester immobile pendant toute la durée de la contraction. Il est bon d'engager la parturiente, qui éprouve souvent à ce moment le besoin de pousser, à ne pas faire d'efforts.

« L'action des deux mains doit toujours être lente et soutenue. Toute action brusque, saccadée et violente doit être proscrite. Le professeur Pajot disait : il faut laisser au placenta le temps de se mouler. Nous disons : il faut laisser au placenta le temps d'accomplir son inversion complète qui ne peut se produire que par le décollement progressif des membranes. La force qui entraîne et pousse le placenta doit toujours s'exercer avec lenteur, car son action s'exerce bien rarement d'une façon égale et uniforme sur tous les points de la circonférence des membranes encore adhérentes, le placenta étant exceptionnellement inséré exactement au fond de l'utérus et l'inversion étant aussi rarement complète. Il y a presque toujours une région des membranes plus tiraillée que les autres et qui va tout d'abord supporter tout l'effort. Dans la délivrance spontanée, c'est-à-dire lorsque sous la seule influence de la contraction et de l'effort, le placenta est projeté au dehors des organes génitaux, il y a souvent déchirure et rétention des membranes. Les deux planches IX et X de notre atlas en donnent la raison.

« La masse placentaire étant dans le vagin, les membranes sont encore adhérentes. Si l'utérus se contracte, les membranes vont être emprisonnées, immobilisées. Si alors le placenta est projeté brusquement en dehors des organes génitaux, il y aura rupture et rétention.

« En résumé, traction et expression ne s'exercent que dans l'intervalle des contractions et toujours avec la plus sage lenteur. La durée de l'intervention est souvent de dix minutes à un quart d'heure. En opérant ainsi, le placenta ne tarde pas à faire bomber le périnée et à apparaître à la vulve. Redoubler de lenteur, immobiliser, pour ainsi dire, les deux mains et laisser aux mouvements d'inspiration de la parturiente le soin de faire progresser le placenta.

« Lorsque la grande circonférence va franchir la vulve, la main droite doit abandonner le cordon et venir recevoir la masse placentaire qui ne doit pas tomber brusquement. L'action de la pesanteur ne doit s'exercer également que dans l'intervalle des contractions, ces dernières étant toujours perçues par la main gauche restée sur le fond de l'utérus. C'est-à-dire que la main qui reçoit le placenta doit le soutenir aussi longtemps qu'elle sent les membranes retenues par des adhérences ou des contractions. Après un temps plus ou moins long, on voit, on sent qu'il n'y a plus aucune tension du voile membraneux et le placenta vous tombe dans la main entraînant les membranes flasques. Il arrive parfois que le placenta, en se dégageant à la vulve, a une tendance à se décoiffer de ses membranes ; je ne saurais trop recommander de le réenvelopper, afin que l'action de la pesanteur puisse s'exercer sur une plus large surface.

« Il arrive aussi que le placenta tout à fait sorti des organes génitaux reste appliqué sur la vulve. On le sent bridé par les membranes fortement tendues même dans l'intervalle des contractions.

« Dans ces conditions, on a donné, depuis longtemps, le conseil de saisir le placenta à pleines mains et de lui imprimer des mouvements de rotation, de façon à transformer le voile membraneux en un cordon. J'emploie ce moyen dans certains cas, et il donne de bons résultats quand on sait s'en servir. Je m'explique : quand on fait exécuter à la masse placentaire un certain nombre de tours, il faut alors constater si le cône des membranes a une tendance à se prolonger dans la profondeur des organes génitaux ou à se rapprocher du placenta. Dans le premier cas, on peut et on doit continuer les mouvements de torsion, et cela jusqu'au moment où toute résistance sera vaincue et où le long cordon représenté par les membranes tombera seul. Au contraire, quand le cône se rapproche du placenta, il faut cesser les mouvements de torsion qui n'auraient, étant continués, d'autre résultat que de faire rompre le cordon membraneux à peu de distance du placenta. On doit alors attendre et si les membranes n'ont aucune tendance à se décoller, il vaut mieux appliquer une ligature et les sectionner. Il ne faut pas, surtout, introduire la main pour aller essayer de les décoller, ce qui serait souvent impossible et toujours dangereux.

« **Présentation du bord.** — Lorsque le doigt, en suivant le cordon, sent non plus la face fœtale mais le bord aplati du placenta s'offrant de champ, d'une façon nette, ou contourné plus ou moins en cornet d'oublie ; lorsqu'en un mot, le cordon légèrement tendu est, non plus perpendiculaire, mais parallèle à la face fœtale, il faut abandonner, immédiatement, toute idée de traction. **L'expression seule doit être employée** ; mais l'expression s'exécutera comme nous l'avons dit en parlant du procédé de traction et d'expression combinées. C'est-à-dire qu'on ne commencera à l'exécuter que quand le doigt aura senti l'insertion du cordon, et qu'elle aura toujours lieu dans l'intervalle des contractions.

« **Présentation de la face utérine.** — Dans ces cas, le doigt en suivant le cordon constate que ce dernier est appliqué contre un point quelconque de la paroi vaginale, et sent dans l'excavation une masse molle n'offrant nullement la sensation de résistance de la face fœtale. Il est souvent impossible d'atteindre l'insertion du cordon qui est en arrière de la masse cotylédonaire. Aussi ne saurait-on trop ne pas se hâter d'intervenir. **L'expression seule**, comme dans la présentation du bord, et dans les mêmes conditions, doit intervenir. — L'insertion vélamenteuse du cordon, et l'adhérence du cordon à l'amnios — fait absolument rare, — commandent la même intervention.

« En résumé la méthode que je préconise, et qui est appliquée dans mon service, diffère de la méthode de délivrance par traction, telle qu'elle est décrite généralement, car, sans parler des indications et du manuel opératoire qui ne sont pas les mêmes, une expression particulière est combinée à la traction.

« Elle diffère également de la méthode de délivrance par expression généralement connue sous le nom de méthode de Crédé, et par les indications et par la combinaison de la traction.

« Elle diffère, enfin, de la méthode expectante d'Ahlfeld, car la période qu'on pourrait appeler période d'expectation est moins prolongée, et aussi, parce que le manuel opératoire est loin d'être le même.

« Contrairement à Ahlfeld, je suis convaincu que quand le placenta est décollé, et que du sang, en plus ou moins grande quantité, s'accumule derrière le placenta, la stagnation de ce caillot physiologique, au lieu de présenter des avantages, ne peut entraîner que des inconvénients, et en particulier la production d'une hémorrhagie. De là, pour moi, l'indication générale de la délivrance dans ces cas. »

A. Pinard.

4. Contre-indications de la Délivrance par expression.

Ne voulant pas traiter ici la délivrance dystocique, je me bornerai à indiquer d'un mot la conduite à tenir lorsqu'une hémorrhagie grave vient compliquer la délivrance, ou lorsqu'après une attente prolongée le placenta ne se décolle pas. Il faut alors recourir à *la Délivrance artificielle*, c'est-à-dire au décollement et à l'extraction manuels du placenta et des membranes.

Ici nous nous séparons complètement de l'École allemande.

Ceux des accoucheurs allemands qui, comme Ahlfeld, sont les adversaires les plus déclarés de la délivrance par expression précoce dans la pratique courante, continuent cependant à y recourir dans les cas d'hémorrhagie, c'est-à-dire dans ces cas que Crédé considérait, à ses débuts, comme l'indication maîtresse.

« Alors que d'Ostern (1846) à Michaelis (1848), j'avais, dit Crédé, à diriger la très importante policlinique obstétricale de Berlin, je fus appelé souvent, au début de ma pratique, auprès d'accouchées qui perdaient du sang, parce que le placenta était soi-disant volumineux, et n'avait pu être extrait par les moyens ordinaires. Pour me renseigner j'examinais, à mon arrivée, l'utérus à travers la paroi abdominale et je le trouvais gros, mou, rempli de sang. Or les manipulations moyennement vigoureuses, résultant de ce simple examen, suffisaient à déterminer une forte contraction qui précipitait tout le contenu de l'utérus hors des organes génitaux externes. Ce résultat excellent et inattendu était pour moi complètement nouveau ; j'étais encore, comme tous les accoucheurs de ce temps, confiné dans les méthodes généralement enseignées et usitées d'extraction du placenta, et en cas de difficulté je me hâtais d'introduire la main dans la cavité utérine, sans compter sur l'aide de l'utérus. »

Après avoir condamné en général l'expression hâtive Ahlfeld fait aujourd'hui encore la réserve suivante :

« Dans les cas où il y a une hémorrhagie persistante et ne provenant pas de déchirures du canal génital, nous massons l'utérus, et nous voyons si de cette façon l'hémorrhagie s'arrête ou non. Si elle s'arrête, nous attendons, et ne pratiquons l'expression qu'au bout d'une heure et demie si dans l'intervalle le placenta n'a pas été spontanément expulsé.

« Lorsque l'hémorrhagie continue ou se reproduit malgré le massage nous en concluons que le mode de décollement du placenta est *atypique. L'expression précoce est alors indiquée.*

« Le massage immédiatement après l'accouchement et l'expression précoce à la manière de Crédé sont nécessaires lorsqu'aussitôt après l'accouchement du sang s'écoule en abondance ne provenant pas de déchirures. De même lorsque, comme *dans le placenta prævia*, la femme à déjà perdu beaucoup de sang. De même encore lorsqu'il y a *tympanite utérine* et *infection*, car, en pareil cas, la désinfection du canal génital semble plus importante que la prophylaxie des hémorrhagies. »

Nous sommes quant à nous en pareils cas nettement opposés à l'expression.

Lorsque la Délivrance ne marche pas régulièrement, lorsqu'elle est atypique comme dit Ahlfeld, c'est-à-dire lorsqu'on ne sait pas au juste ce qui se passe dans l'utérus, l'expression ne peut agir qu'à l'aveugle. Nous aimons mieux lancer en exploration *la main* qui, en même temps que le diagnostic, fera l'hémostase par extraction du placenta.

Lorsqu'il y a une hémorrhagie de la délivrance « dans le placenta prævia, alors que la femme a déjà perdu beaucoup de sang » et qu'il faut se hâter, je pense qu'on doit recourir de suite au procédé le plus sûrement et le plus rapidement hémostatique : c'est-à-dire introduire la main, et faire la délivrance artificielle. Cela est plus sage que de risquer une perte de temps en essayant d'abord l'expression qui peut échouer.

Lorsqu'il y a tympanite utérine et infec- tion « c'est-à-dire lorsque, pour me servir des termes mêmes d'Ahlfeld, la désinfection du canal génital semble plus importante que la prophy- laxie des hémorrhagies » rien ne saurait rem- placer le curage manuel, c'est-à-dire, une fois encore la *Délivrance artificielle*.

La délivrance artificielle est le procédé idéal lorsque la Délivrance est dystocique ou compliquée. Elle doit de nos jours, grâce à l'antisepsie, reprendre ici le premier rang d'où l'avaient fait déchoir à juste titre les complica- tions septiques qui naguère en suivaient si fré- quemment l'emploi et dont elle porte encore la peine. Les choses ont changé à ce point qu'il est aisé aujourd'hui de démontrer, chiffres en mains, que nul procédé de délivrance ne donne une mortalité et une morbidité plus faibles que la Délivrance artificielle aseptique.

Donc, et c'est par là que je finirai, dans tous les cas où la Délivrance s'écarte du type normal que nous avons largement décrit, alors qu'une prompte terminaison s'impose, et que vous ne pouvez dépister, ni par conséquent écarter la cause de l'anomalie, explorez manuellement et videz l'utérus sans hésiter.

CHAPITRE IV

LES SUITES DE COUCHES ASEPTIQUES

IV. LES SUITES DE COUCHES ASEPTIQUES

A. ÉTUDE ANATOMIQUE DE L'INVOLUTION UTÉRINE

La Délivrance terminée les suites de couches commencent. Elles prendront fin avec le rétablissement de la menstruation, « le retour de couches », qui se fait habituellement, si la parturiente n'allaite pas, de la 5ᵉ à la 6ᵉ semaine après le part.

Le phénomène capital des suites de couches, celui autour duquel gravitent et se groupent tous les autres, c'est la *restitutio ad integrum* de l'utérus, son retour à l'état physiologique præ-gravidique. Vidé du fœtus et des annexes, l'utérus garde le volume et la forme d'un utérus gravide de quatre mois et demi, atteint encore ou presque l'ombilic (*fig.* 313), remplit exactement le bassin où il ne laisse place qu'au rectum et à la vessie vide, affleure de son col affaissé, ecchymosé, œdématié et largement béant, le plan coccy-sous-pubien. Sa hauteur totale est de 20 centimètres; son poids moyen de 1500 grammes. L'épaisseur de ses parois atteint de 35 à 40 millimètres; sa vascularisation reste énorme; sa sensibilité et sa contractilité sont exquises, ainsi qu'en témoignent les tranchées. Sa muqueuse, caduque, a presqu'entièrement disparu sauf au niveau du col.

Il va falloir qu'en quelques semaines cet utérus décroisse au point de se cacher à nouveau dans le bassin, derrière le pubis, où il se perdra dans la masse intestinale redevenue en partie pelvienne; que son col se dégorge, durcisse et se ferme à nouveau; que sa hauteur totale tombe à 7 centimètres, son poids à 50 ou 60 grammes, son épaisseur pariétale à 15 millimètres; que sa vascularisation diminue des 3/4 en même temps que disparaissent sa sensibilité et sa contractilité, que sa muqueuse enfin se restaure complètement aux dépens des quelques débris informes qui la représentaient après la délivrance.

Suivons d'abord à l'œil nu ce travail régressif gigantesque.

1. L'utérus post partum.

On a cherché à établir par de nombreux examens et mensurations cliniques, une sorte d'échelle graduée par jour permettant de se rendre compte des **progrès de la régression utérine** par l'abaissement du fond de l'utérus.

Ce fond se trouvant à 15 centimètres en moyenne au-dessus de la symphyse immédiatement après l'expulsion des annexes, on le rencontrerait, d'après Zinsstag, dans les suites de couches aseptiques, la vessie étant vide :

le 2ᵉ jour à 12 ou 13 cent.
le 3ᵉ jour à 11.
le 4ᵉ jour à 10.
le 5ᵉ jour à 9.
le 6ᵉ jour à 8 1/2
le 7ᵉ jour à 8.
le 8ᵉ jour à 7.
le 9ᵉ jour à 6 1/2.
le 10ᵉ jour à 6.
le 11ᵉ jour à 5 1/2.
le 12ᵉ jour à 5 au-dessus du pubis.

D'après mes mensurations, je pourrais discuter ces chiffres et les montrer trop forts. Souvent en effet, dès la seconde moitié du premier jour, le fond de l'organe ne dépasse pas le pubis de plus de 12 centimètres; le 2ᵉ jour je l'ai trouvé à 10;

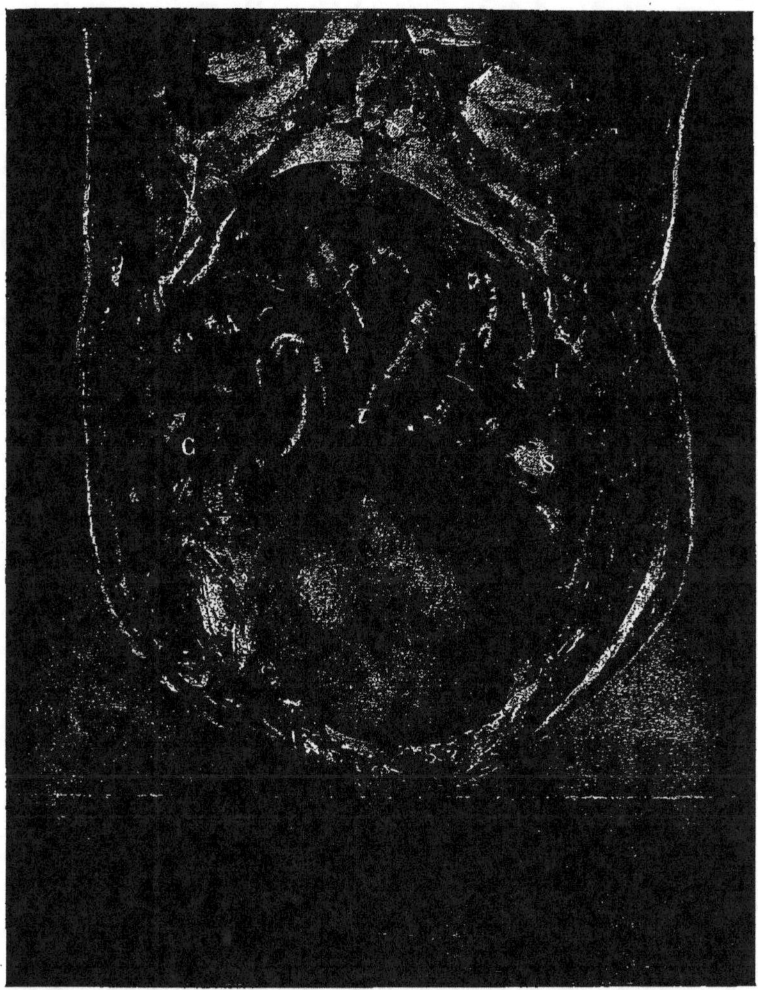

Fig. 318.

Les viscères abdominaux *in situ* après enlèvement de la paroi antérieure. Secondipare accouchée à terme, morte une demi-heure après l'accouchement et deux heures après son entrée à la Clinique où elle fut apportée saignée à blanc. Insertion vicieuse du placenta (photographie dans le décubitus dorsal).

Le fond de l'utérus est à 14 centimètres au-dessus du pubis et à 17 centimètres au-dessous de l'appendice xyphoïde. L'utérus est médian, sans inclinaison, légèrement tordu de droite à gauche. Le ligament rond du côté droit mesure 99ᵐᵐ; celui du côté gauche, 81ᵐᵐ. — Largeur maxima de l'utérus, 128ᵐᵐ entre les insertions des trompes.

S, S iliaque. — I, intestin grêle. — C, cæcum dont l'appendice est en rapport avec l'ovaire droit. L'utérus enlevé avec précaution pesait 1220 grammes. Il a été conservé dans l'alcool. La figure 347, p. 312 représente la coupe de son segment inférieur et de son col.

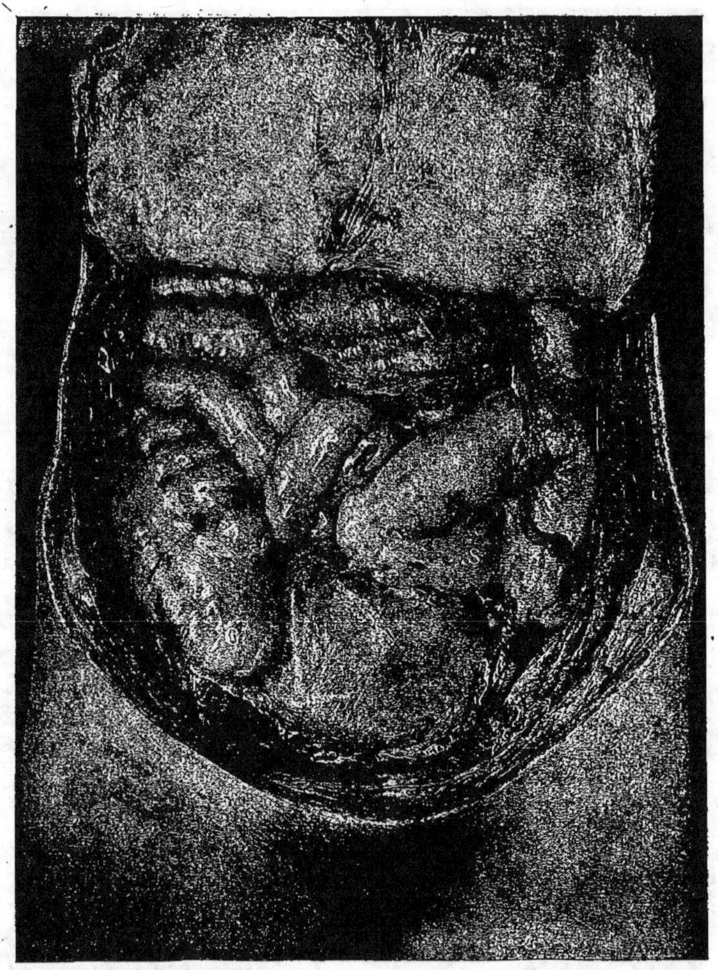

Fig. 314.

Les viscères abdominaux *in situ* après enlèvement de la paroi antérieure taillée en volet relevé sur le thorax. I pare de 17 ans accouchée 280 jours après la fin des règles, morte d'éclampsie 3 jours après.

L'utérus médian, sans inclinaison, sans rotation, a son fond à 10 centimètres au-dessus du pubis; sa largeur maxima est de 102 ᵐᵐ.

La corne droite est un peu plus élevée que la gauche en partie cachée par l'S iliaque **S** qui s'y creuse une légère dépression. L'intestin grêle i est repoussé en haut. Le cœcum **C** occupe la fosse iliaque droite empiétant un peu sur le bord droit de l'utérus.

La partie de l'utérus visible après relèvement du volet pariétal est (voyez la *fig.* 317) la moitié supérieure de la face antérieure C'est elle qu'on explorait par le palper, et non pas le fond récliné en arrière par le poids du paquet intestinal. 1 = 3.

La figure 317, p. 286, représente la coupe médiane et verticale de cet utérus en place.

du 5e au 7e jour je l'ai vu tomber de 8 à 6 pour rentrer habituellement derrière le pubis vers le 9e jour.

Mais la mensuration clinique est si capable, pour le même cas, de donner des différences de 2 centimètres d'un observateur à l'autre que je me garderai d'insister sur ces chiffres moyens.

Je ne fais que signaler les mensurations obtenues par l'hystérométrie par Hansen. Aussitôt après l'accouchement la cavité utérine (de l'orifice externe au fond) mesure 15 centimètres.

Le 10e jour elle n'a plus que 106mm (d'après 174 mensurations); le 15e jour 98mm (d'après 119 mensurations); le 21e jour 88mm (d'après 95 mensurations); la 4e semaine 80mm (80 mensurations); la 5e semaine 74mm (64 mensurations); la 6e semaine 71mm (56 mensurations); la 7e semaine 68mm (40 mensurations); la 8e semaine 67mm (31 mensurations); la 10e semaine 65mm (22 mensurations); la 12e semaine 65mm (15 mensurations).

Pour apporter plus de précision dans cette étude chiffrée du **retrait de l'utérus**, il faudrait posséder toute une **série de coupes par congélation** recueillies dans des conditions particulières, c'est-à-dire de femmes à bassin normal, mortes pendant les suites d'un accouchement à terme, et par accident ou maladie incapables de modifier en rien le cours régulier de la régression.

Malheureusement on ne possède même pas, à l'heure où j'écris, le premier terme de la série, c'est-à-dire la représentation, d'après nature, de l'utérus immédiatement post partum, *in situ*. La planche de Schröder et de Stratz, que je m'abstiens de représenter, ne peut servir de type, le bassin du sujet observé étant considérablement vicié et l'abdomen n'ayant pas été protégé contre la pression de la masse réfrigérante.

Pour les quinze premiers jours, outre une coupe de Barbour et deux qui me sont personnelles et dont je parlerai plus loin, il n'existe que cinq observations anatomiques avec planches en couleur au 2/3 de grandeur naturelle publiées par mon collègue et ami Webster, jadis à Edimbourg, aujourd'hui à Montréal.

Je les résume dans le tableau ci-dessous :

DATE	TERME	CAUSE DE LA MORT	Distance du fond utérin au bord supérieur du pubis mesurée à l'aide d'un ruban métrique.
5 min. après	?	Maladie du cœur.	15 c.
36 h. après	?	Eclampsie.	12 c.
3e jour	presqu'à terme.	Atrophie jaune aigüe.	10 c.
4e jour	?	Malad. de Bright.	9 c.
6e jour	?	Pneumonie lobaire aigüe.	3 c.

Cela vous paraîtra sans doute, comme à moi, insuffisant pour résoudre la question posée. Celle-ci d'ailleurs, si elle reste intéressante au point de vue scientifique, a perdu de son importance pratique. Avant l'emploi, qui chez nous ne remonte guère au delà de 1882, de la thermométrie clinique, les maîtres accoucheurs n'eussent jamais manqué, à leur visite quotidienne, de palper et de mesurer l'utérus ; c'était avec le pouls, la coloration et l'odeur des lochies, un des éléments du pronostic. Aujourd'hui nous nous contentons d'un coup d'œil au tableau de la température. Lorsque celle-ci est normale, quels que soient le volume et la hauteur de l'utérus au-dessus du pubis peu nous importe en vérité. La température est-elle anormale nous avons dans cette anomalie même un élément de diagnostic et surtout une indication thérapeutique de bien autre valeur que la mensuration utérine.

Laissant donc de côté, jusqu'à plus ample informé, cette question du volume exact de l'utérus aux différents jours du post-partum, nous ne demanderons aux coupes par congélation que ce qu'elles peuvent nous donner, c'est-à-dire une idée nette des **rapports** de la matrice 1° au commencement des suites de couches, en particulier du 3e au 5e jour, c'est-à-dire à la période où l'on peut-être obligé de la laver et de la nettoyer; 2° à la fin de la 3e semaine où vous serez souvent interrogés sur ce point : les organes sont-ils en place ?

La figure de Barbour (*fig.* 316, p. 285) vous montre l'**utérus in situ, aux environs du 5e jour**, après un accouchement à terme. Il est déjà en majeure partie redevenu pelvien. Cependant son fond se trouve encore à plus de 3 centimètres au-dessus du plan d'entrée du bassin. L'organe peut donc aisément être perçu (et par conséquent surveillé pendant une injection ou un curettage) à travers la paroi hypogastrique dans l'étendue d'un travers de main, d'abord à même sous cette paroi dont rien ne le sépare, puis en déplaçant ou déprimant l'épiploon et quelques anses intestinales qui déjà s'insinuent au devant de lui. En arrière, à partir du promontoire sacro-vertébral, l'utérus se moule sur les deux premières sacrées, tandis qu'il est éloigné de la face antérieure des trois dernières et des coccygiennes par le rectum à peu près vide et qui semble devoir

l'engrènement des parois antérieure et postérieure. Elle n'est ici représentée que par une fente à contours irréguliers qui s'arrête net à 25 millimètres du fond. A voir cette figure et la précédente (*fig.* 315), vous comprenez que cette compression mutuelle des parois cruentées, réalisée aussitôt après la délivrance, n'est pas un procédé d'hémostase sans importance ; vous comprenez pourquoi la présence de caillots volumineux dans l'utérus, en mettant obstacle à cet accolement, entretient l'hémorrhagie, pourquoi celle-ci s'arrête dès que l'utérus a été vidé.

L'attitude de l'organe, sa façon d'être dans le bassin se rapproche déjà de celle de l'utérus à l'état de vacuité. Le corps est en antéflexion sur

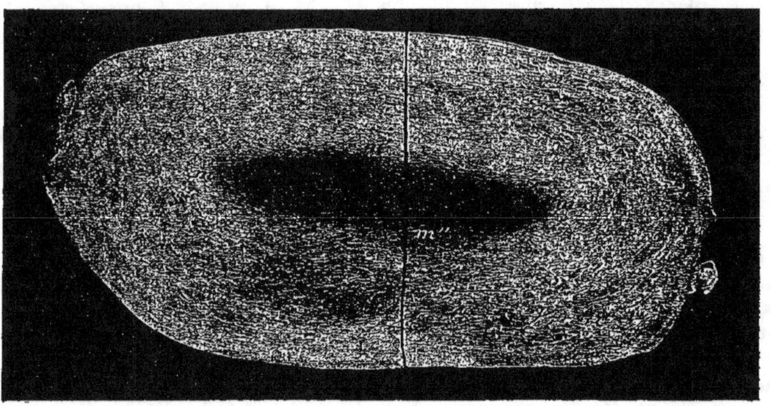

Fig. 315.

Coupe horizontale du corps de l'utérus d'une primipare éclamptique, morte dans le coma au commencement du 5ᵉ jour après un accouchement prématuré spontané (fille de 1560 gr.). Tranche inférieure de la coupe. — m, m', m, m'', limite de la musculeuse et de la muqueuse qui se reconnaît à sa coloration plus sombre. Il y a à ce point accolement et engrènement des surfaces muqueuses antérieure et postérieure qu'on ne voit pas trace de la cavité utérine.

être aisément comprimé et gêné dans ses fonctions par la lourde masse utérine.

Déjà vous ne retrouvez plus, sur cet utérus du 5ᵉ jour, la division si nette en partie supérieure contractile fortement rétractée et en partie inférieure paralysée et encore mince et flasque qu'on voit après la délivrance et que montrent nos figures 317 et 326. Ainsi que le remarque Barbour, la forme de l'utérus sur cette coupe ressemble à celle de l'organe non gravide dont elle ne diffère que par le volume et l'épaisseur triple de la paroi. La cavité, qui quelques jours avant pouvait tenir de 4 à 5 litres, est devenue virtuelle par l'adossement exact, par

le col ; sa face antérieure appuie sur la vessie vide et s'y imprime. Le canal cervical se branche à angle obtus sur le vagin, parallèle au plan du détroit supérieur, tandis que la cavité du corps, parallèle à l'axe du détroit supérieur, est dans une direction perpendiculaire au vagin. La cavité du corps fait avec celle du col, un angle de 120ᵉ et avec le vagin un angle droit.

Mettez-vous bien cette disposition dans l'œil. Elle est la règle. Vous la retrouvez identique sur les deux autres coupes que je représente ci-contre (*fig.* 317 et 318, p. 286 et 287). Si vous la connaissez bien l'**injection intra-utérine** n'aura plus de secrets pour vous.

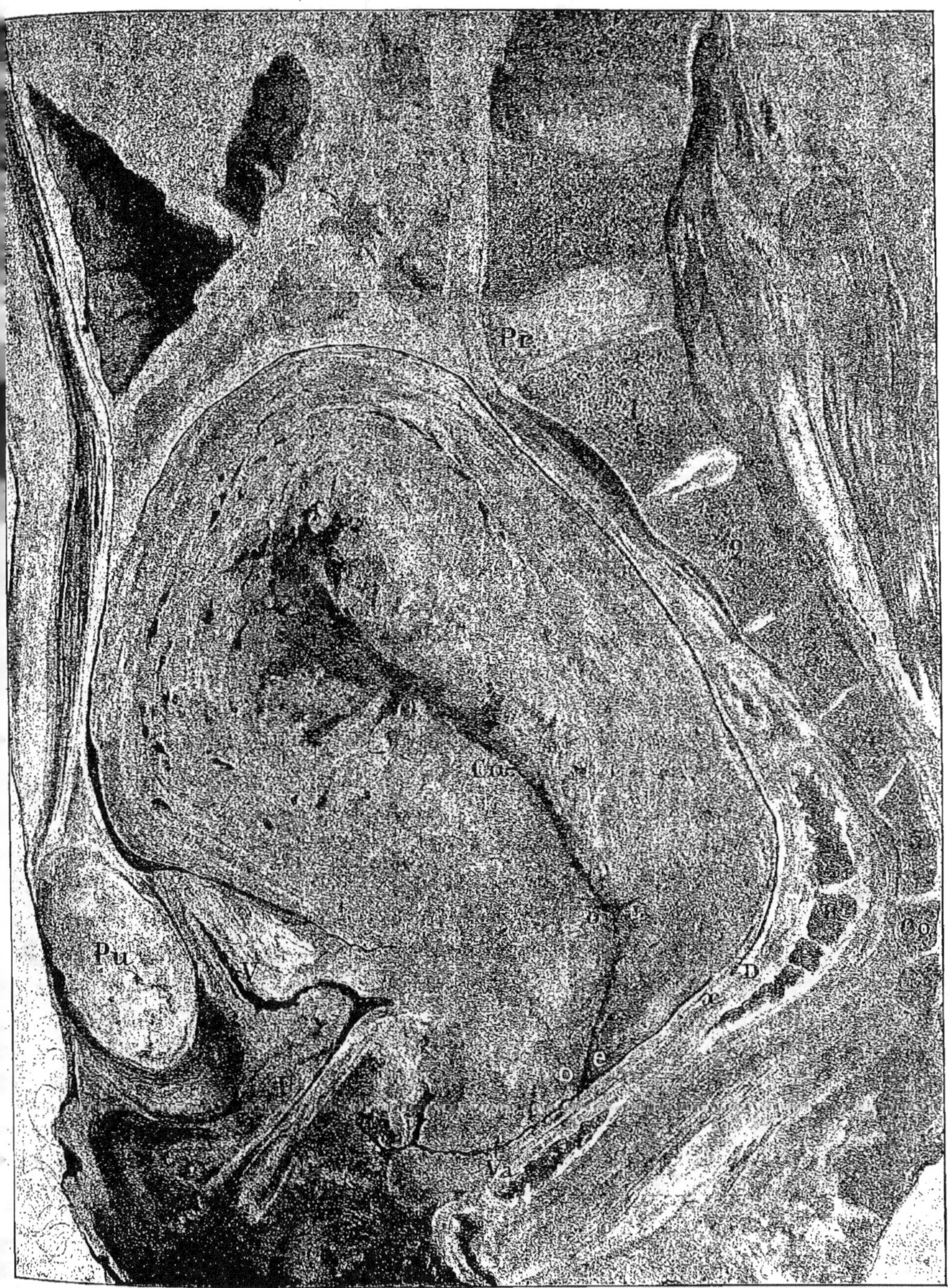

Fig. 316 (BARBOUR).

Coupe sagittale (moitié droite), après congélation dans le décubitus dorsal, d'une primipare morte 5 jours après l'accouchement. (Intoxication par l'hydrogène sulfuré).

Pr, promontoire. — 1, 2, 3, 4, 5, vertèbres sacrées. — Co, coccyx. — Pu, pubis. — V, vessie. — U, urèthre. — Va, vagin. — X, son cul de-sac postérieur. — D, Douglas. — o e, orifice externe du col. — o i, orifice interne. — Cu, cavité utérine. — Bassin normal. 1 = 1 (d'après aquarelle).

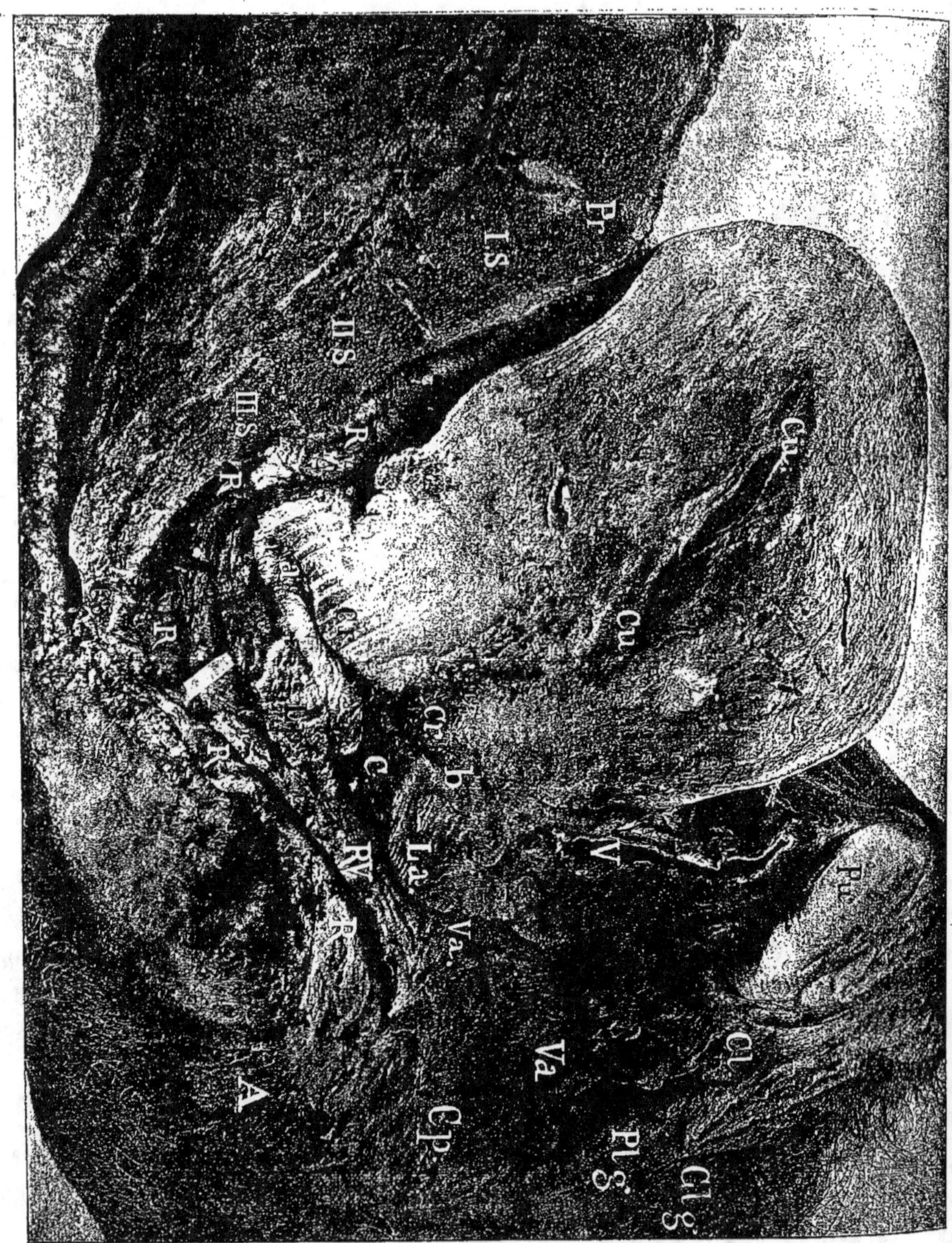

Fig. 317.

Coupe sagittale (moitié gauche, à étudier dans l'attitude couchée) du bassin et de son contenu, chez une emme morte 72 heures après un accouchement à terme. C'est la pièce déjà représentée *fig.* 314.

Pr, promontoire. — **I, II, III S**, les trois premières vertèbres sacrées. — **Co**, première pièce du coccyx. — **Pu**, pubis.

Cl, clitoris. — **Cp**, corps périnéal. — **A**, anus. — **G l g**, grande lèvre gauche. — **P l g**, petite lèvre gauche.

V, vessie vide. — **R, R, R, R, R**, rectum. — **RV**, cloison recto-vaginale. — **Va, Va**, vagin.

C, cavité cervicale largement perméable. — **La**, lèvre antérieure du col. — **l p**, lèvre postérieure. L'allumette qu'on voit en saillie po... fond du vagin marque le fond du cul-de-sac postérieur.

Cr, Cr, limite inférieure du corps proprement dit, musculaire, anneau de contraction. Entre le col et lui le segment inférieur affaissé, écrasé, ne forme plus sur la coupe qu'une fente a b, perpendiculaire à la direction du canal cervical. Au-dessus et vers le milieu s'ouvre la cavité utérine **Cu**, dont les parois sont çà et là un peu écartées par des caillots lamellaires adhérents aux débris de caduque. — Epaisseur maxima de la paroi postérieure du corps, 50ᵐᵐ; de la paroi antérieure, 43ᵐᵐ; du fond, 25ᵐᵐ. — Hauteur totale de l'utérus, 138ᵐᵐ; de la limite supérieure du segment inférieur au fond 117. — Le col ne dépasse pas le plan sous-sacro-sous-pubien. — Le fond déborde de 33ᵐᵐ le plan du détroit supérieur. — Bassin normal. — Prom. s. pub., 118ᵐᵐ. — Prom. pub. minimum, 100. — 1 = 1.

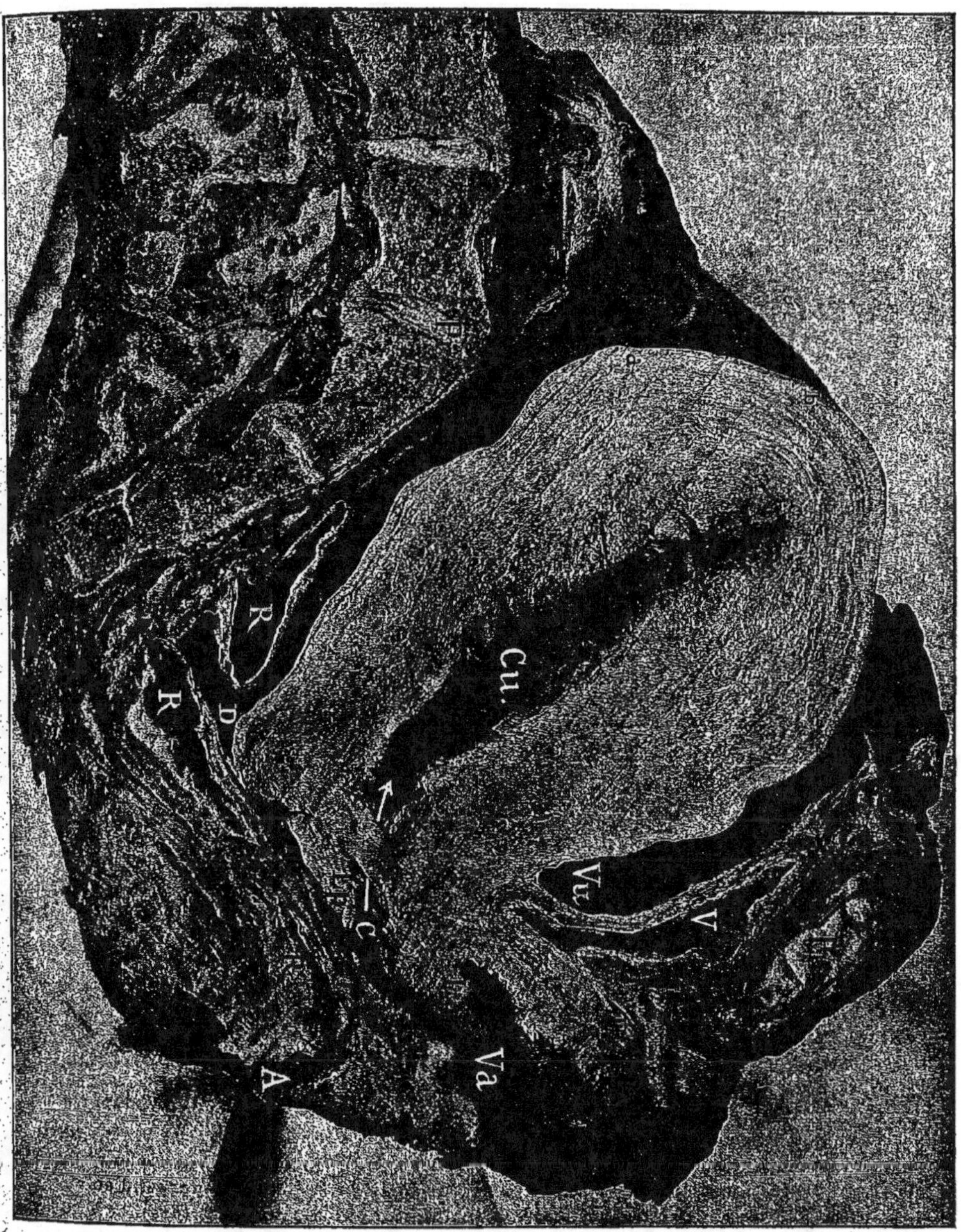

Fig. 318.

Coupe sagittale (moitié gauche, à étudier dans l'attitude couchée) du bassin et de son contenu chez une femme éclamptique morte d'hémorrhagie cérébrale 68 heures après un accouchement à terme.
Les lettres ont la même signification que dans la figure précédente. — **U**, urèthre. — **Vu**, cul-de-sac vésico-utérin. — **D**, Douglas. — **f**, cul-de-sac postérieur.

Notez ici la rapide involution du segment inférieur, qui déjà n'est plus distinct du reste du corps utérin ; l'antéflexion du corps dont la paroi antérieure bombée repose dans l'espèce d'assiette creuse que forme la vessie vide. La coupe a passé un peu à droite de la moitié supérieure du canal cervical ; c'est par l'orifice interne déjà resserré que la flèche o pénètre dans la cavité du corps **Cu**, perpendiculaire à la direction du vagin et au plan du détroit supérieur. Hauteur totale de l'utérus, 115ᵐᵐ. Le fond déborde de 37ᵐᵐ le plan du détroit supérieur. Epaisseur maxima de la paroi postérieure du corps où se retrouve l'aire placentaire, 33ᵐᵐ ; de la paroi antérieure, 36ᵐᵐ ; du fond, 20ᵐᵐ. — Bassin normal. — Prom. s. pub., 115ᵐᵐ. — Promonto-pub. minimum, 100. — 1 = 1.

Vous comprenez en effet, au seul examen de ces pièces, qu'en introduisant dans le vagin une sonde comme celle que représente la figure 319, vous iriez, si vous vous contentiez de pousser droit devant vous, buter au fond du cul-de-sac postérieur.

Si, après avoir introduit la même sonde de 4 ou 5 centimètres, vous en abaissez un peu le pavillon déprimant d'autant la paroi vaginale et la commissure postérieure (*fig.* 319), vous péné-

sidéré, du 3e au 5e jour, alors que le segment inférieur et le col ont déjà repris leur tonicité, une injection faite avec une sonde ne dépassant pas ou à peine l'orifice interne, comme sur la figure 319, ne pénètre pas ainsi dans l'utérus rétracté. Si vous voulez laver la cavité utérine, il faut que votre sonde pénètre à fond dans la cavité du corps où se trouve la plaie résorbante.

La figure ci-jointe (*fig.* 320) vous montre qu'elle ne le peut faire qu'au prix d'un **abaissement**

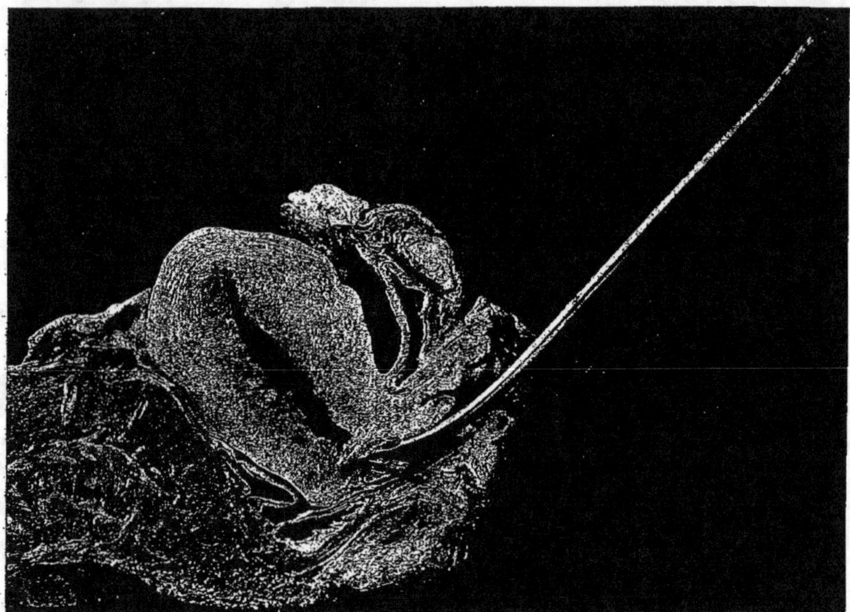

Fig. 319

Elle montre, d'après nature, dans la coupe médiane représentée ci-contre en grandeur naturelle (*fig.* 318) et placée dans la position obstétricale, la direction et les rapports de la sonde à injection dont deux doigts guides ont renvoyé le bec dans le canal cervical après lui avoir barré la route du cul-de-sac postérieur. Déjà, pour pénétrer dans ce canal et malgré sa courbure, la sonde déprime la paroi postéro-inférieure du vagin et la commissure de la vulve. En poussant la sonde ainsi introduite et placée, vous iriez bientôt buter contre la partie basse de la paroi postérieure du corps utérin. La figure 320 vous montre ce qu'il faut faire pour achever le cathétérisme.

trerez presqu'à coup sûr dans le canal cervical et même jusqu'à la partie la plus déclive de la cavité du corps, au dessus de l'orifice interne. C'est pourquoi, immédiatement après l'accouchement, lorsque le col est encore d'une mollesse extrême et largement béant (*fig.* 317), l'injection dite vaginale est toujours une injection vagino-cervicale ; si vous n'y prenez garde ou si votre pression est un peu forte le liquide pénètre aisément dans l'utérus qu'il distend et d'où il sortira bientôt en un brusque flot.

Plus tard, et en particulier dans le cas con-

énorme du pavillon au-dessous du plan sur lequel repose l'accouchée, abaissement qui nécessite une rétropulsion considérable de la commissure et de la paroi vaginale postérieures. **La direction de la sonde arrivée au bout de sa course** (*fig.* 320) **est perpendiculaire à la direction de départ** (*fig.* 319). Elle a commencé en effet à pénétrer suivant l'axe du vagin (parallèle au plan du détroit supérieur) ; elle est finalement dans l'axe de la cavité du corps (perpendiculaire au plan du détroit supérieur).

La figure 320 vous montre encore qu'il y a grand avantage, lorsqu'on n'a pas une grande habitude de l'injection intra-utérine, à placer l'accouchée **en travers et tout au bord du lit,** afin de ne pas être gêné dans le grand mouvement d'abaissement. Il faut l'avoir fait souvent ainsi pour se permettre de la pratiquer dans l'attitude de l'injection vaginale ordinaire, c'est-à-dire la femme étant dans le décubitus dorsal et le siège reposant sur un bidet. Le tour de main qui vous permet d'arriver au but dans cette attitude défavorable est aisé à imaginer : il faut, en même temps qu'on abaisse la sonde pour la faire pénétrer, prier la femme de soulever son bassin afin d'augmenter la distance entre la vulve et le fond du bidet.

La distension de la vessie, ayant pour premier effet de faire disparaître cette concavité et de la transformer en saillie convexe, va déterminer 1° le redressement et 2° l'élévation du corps utérin. La vessie se développant surtout à gauche, l'utérus en même temps qu'il montera, se portera, s'inclinera à droite. C'est pendant les premiers jours, en particulier pendant les premières 48 heures, alors que le segment inférieur simplement affaissé sous le poids du corps est encore capable de faire soufflet entre le corps et le col, que ce mouvement ascensionnel du fond de l'utérus par distension de la vessie parésiée est prononcé (*fig.* 321 et 322). Des mensurations que j'ai faites avant et après cathétérisme vésical je crois pouvoir conclure qu'en moyenne le fond de

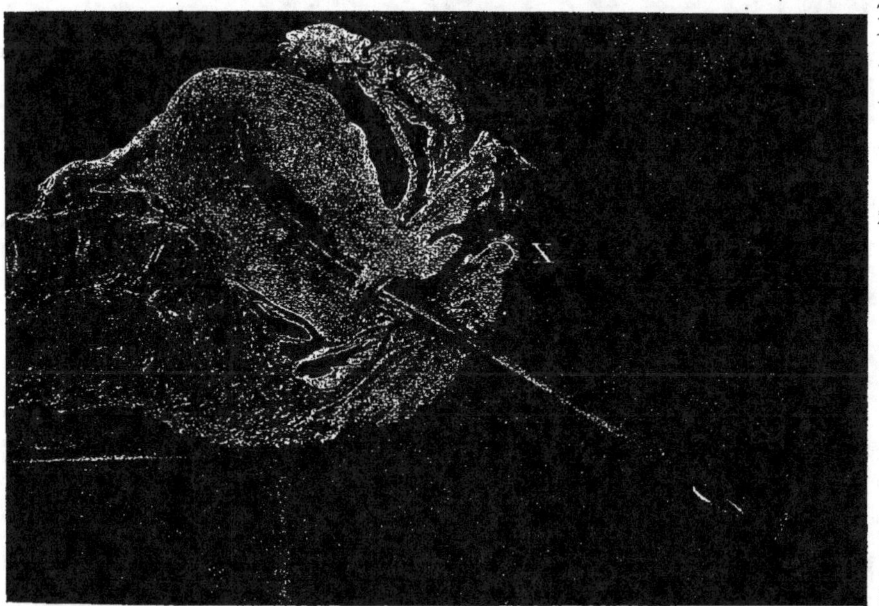

Fig. 320.

Voyez, dans l'attitude obstétricale, comme le siège doit être élevé et débordant pour permettre l'énorme abaissement du pavillon de la sonde qui en porte le bec au fond de la cavité du corps. Notez la situation du corps de la sonde par rapport à la commissure postérieure de la vulve que vous voyez en **X**, comme sur la figure 319 ; et jugez du refoulement qu'elle aurait dû nécessairement subir (sans la coupe médiane) pour permettre le cathétérisme du corps utérin. Lorsqu'il y a une suture périnéale la fraîche réunion en est bien compromise !

Sur les coupes ci-jointes, et en particulier sur la figure 318, vous voyez la façon dont la face antérieure de l'utérus antéfléchi repose dans la coupe concave, dans la sorte d'assiette creuse que forme la paroi postérieure de la vessie vide.

l'utérus monte de 1 centimètre par 100cc d'urine. C'est ce phénomène qui, mal interprété, a fait admettre par quelques cliniciens une augmentation de volume momentanée de l'organe pendant les premiers jours des suites de couches.

19

En fait d'augmentation réelle de volume pendant les premières 24 heures je ne connais que celle que produit une hémorrhagie latente, interne. Chaque fois que, *la vessie étant vide,* vous trouvez le fond de l'utérus, fraîchement évacué du délivre, *au-dessus de l'ombilic,* pensez à la stagnation dans l'utérus d'un caillot volumineux que l'expression vous montrera bientôt.

Tels sont les principaux enseignements à tirer, pour la pratique, de l'étude macroscopique

ferait croire le défaut de perception du corps utérin au palper. Certes, la régression y est pour une bonne part puisque de 11 centimètres qu'il avait encore au 5e jour (*fig.* de Barbour) le corps de l'organe n'a plus au 9e que 7 centimètres. Mais il faut également tenir compte de l'**exagération de l'antéflexion** qui accompagne la diminution de volume. Si l'on pratique le toucher vers le 10e jour, c'est-à-dire à l'époque où tant de femmes, victimes d'un préjugé invétéré, veulent quitter les maternités, et qu'on redresse

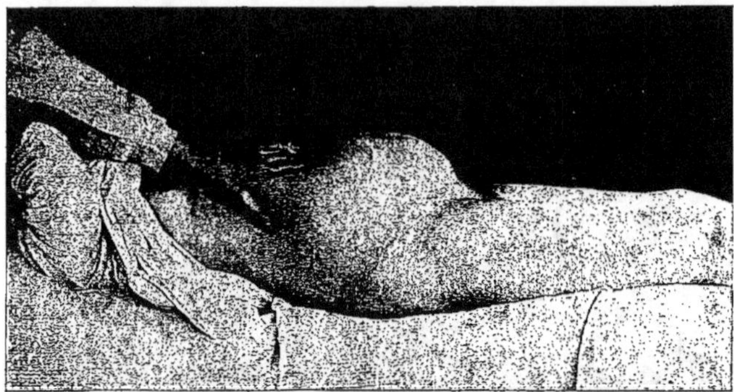

Fig. 321.

Vue de profil, 6 heures après un accouchement à terme.

L'utérus incliné à droite et dont l'index et le médius de la main gauche indiquent le fond, remonte à 29 centimètres au-dessus du pubis. La vessie inclinée à gauche, et dont on voit bien le relief sus-pubien, remonte à 18 centimètres au-dessus du pubis.

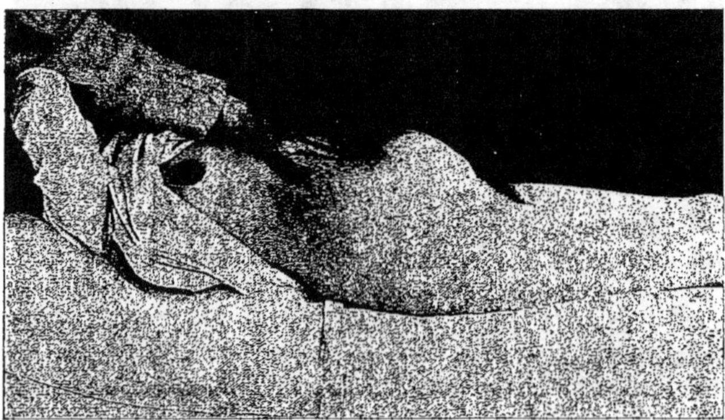

Fig. 322.

La même femme après le cathétérisme vésical ayant donné issue à 850 grammes d'urine.

Le fond de l'utérus que délimite la main de l'observateur s'est abaissé de 9 centimètres. Il est maintenant à 20 centimètres au-dessus du pubis, dépassant à peine l'ombilic (multipare).

de l'utérus *in situ* au cours des premiers jours du post partum.

La diminution de volume est si rapide **du 5e au 9e jour** qu'en général l'utérus se cache à cette époque derrière le pubis, qu'il cesse d'être aisément perceptible par le palper hypogastrique seul, la vessie étant vide.

Cette diminution de volume, ce retrait sont cependant moins prononcés encore que ne le

l'utérus antéfléchi, on en peut encore aisément sentir le fond à l'hypogastre et constater qu'il est loin d'avoir achevé son involution. On le perçoit encore très bien, par le même procédé, au cours de la quatrième semaine ; et vous le comprenez aisément en examinant la figure 323 qui vous montre, très réduit de volume mais néanmoins encore plus gros qu'à l'état physiologique, **l'utérus au 26e jour après un accouchement presqu'à terme.**

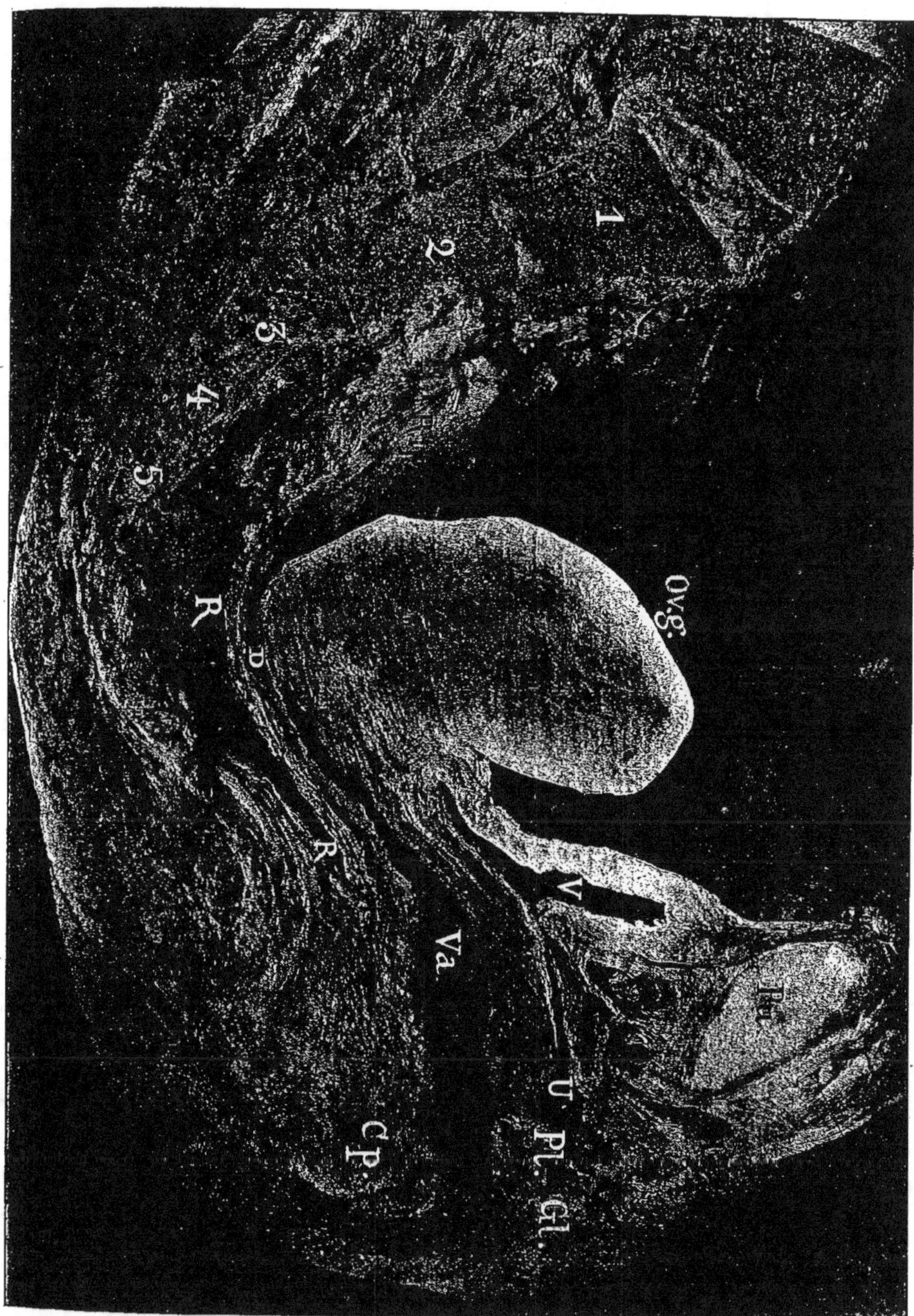

Fig. 323.

Coupe sagittale (moitié gauche, à étudier dans l'attitude couchée) du bassin et de son contenu, chez une primipare de 24 ans albuminurique, morte 26 jours après un accouchement prématuré spontané (258 jours après les dernières règles).

Pr, promontoire. — 1, 2, 3, 4, 5, vertèbres sacrées. — Co, pointe du coccyx. — Pu, pubis. — Cl, clitoris.

Cp, corps périnéal. — A, anus. — Gl, grande lèvre gauche. — Pl, petite lèvre gauche. — V, vessie vide. — U, urèthre.

R, R, coupe du rectum. — R.fp, surface péritonéale du rectum. — D, Douglas.

Va, vagin. — œ, orifice externe du col. — œi, orifice interne. — Cu, cavité utérine virtuelle. — Ov.g, ovaire gauche.

Bassin normal. — Prom. sous-pubien, 130ᵐᵐ. — Promonto-pub., minimum, 110ᵐᵐ.

Les figures 324 et 325 sont destinées à vous fixer dans l'esprit les dimensions et l'aspect que présente, sur une coupe, **l'utérus extrait du ventre aux 25e et 46e jours après l'accouchement.** Si vous les comparez à la figure 7 *bis*, p. 8, qui représente un utérus normal, vous

des vaisseaux thrombosés qui l'avoisinent et de ceux qui sont çà et là épars dans la paroi musculaire.

En voilà suffisamment déjà pour vous faire penser que **le travail de régression n'a pas encore atteint son terme.** Vous allez vous en

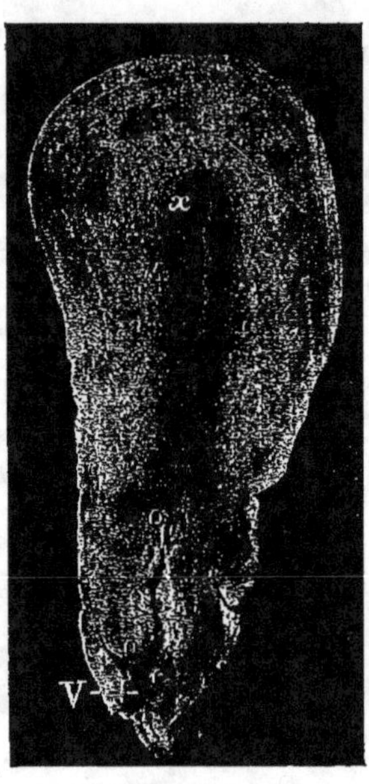

Fig. 324.

Fig. 325.

Coupe sagittale (moitié gauche) de l'utérus d'une primipare de 24 ans, brightique, morte 25 jours après un accouchement à terme. 1 = 1.

De l'orifice externe oe du col reformé au fond externe : 88ᵐᵐ. Du même point au fond f de la cavité du corps : 68ᵐᵐ. Du même point à l'orifice interne fermé oi : 28ᵐᵐ.

Notez l'infiltration persistante du tissu conjonctif cervical par le pigment sanguin ; le volume encore considérable de certains vaisseaux, et en x, sur la paroi postérieure de la cavité du corps, le relief et la pigmentation de l'aire placentaire dont l'involution n'est pas achevée. (Voyez plus loin, p. 311, la figure 346).

Coupe sagittale (moitié gauche) de l'utérus d'une primipare, tuberculeuse, morte 46 jours après un accouchement à terme. 1 = 1.

De l'orifice externe oe du col reformé au fond externe : 75ᵐᵐ. Du même point au fond de la cavité du corps : 58ᵐᵐ. Du même point à l'orifice interne fermé oi : 20 ᵐᵐ.

Il n'y a plus d'infiltration pigmentaire du tissu conjonctif cervical ; mais la muqueuse du corps, en x qui représente l'ancienne aire placentaire, est loin encore d'avoir recouvré son aspect normal comme le prouvera plus loin l'examen microscopique (voyez *fig.* 345, p. 310).

jugerez peut-être, au premier coup d'œil, que dès la fin de la 3e semaine la régression utérine approche singulièrement de la perfection. Mais en y regardant de plus près vous noterez encore des différences importantes telles que l'infiltration sanguine de la muqueuse, le volume considérable

convaincre par l'examen microscopique qui vous permettra, en même temps, de saisir le mécanisme de cette régression, c'est-à-dire les différents processus grâce auxquels les tissus composants de l'utérus reviennent à l'état où ils se trouvaient avant la conception.

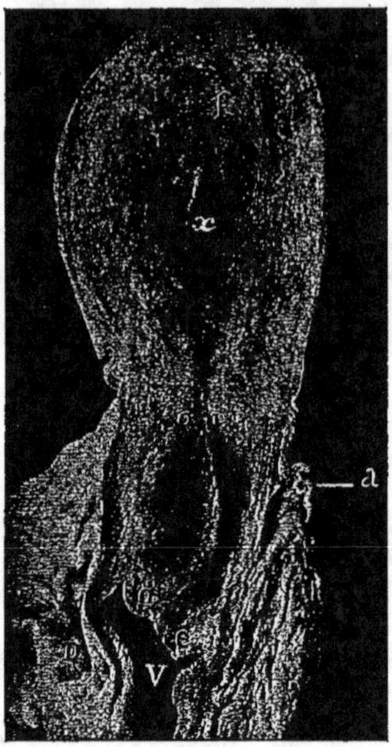

2. *Régression du muscle utérin.*

L'examen comparatif des figures 325 et 326 montre assez que c'est le muscle utérin, élément prépondérant de la masse post partum, qui a subi l'effort principal du travail régressif. Pour comprendre comment il s'est à ce point réduit, il faut savoir comment il avait, au cours de la grossesse, acquis l'énorme volume que fait sauter aux yeux la rétraction évacuatrice. Ce serait là, vous en aurez bientôt la preuve, une question impossible à résoudre sans l'anatomie comparée.

Voyons d'abord ce qui fut longtemps classique.

A peu près en même temps, en 1849, **Kölliker** et **Kilian** étudiant, à l'aide de procédés très primitifs, le développement du muscle utérin au cours de la grossesse,—le premier dans l'espèce humaine (sur 2 utérus), le second chez les mammifères — crurent en trouver la cause dans un double processus. Ils admirent d'une part — et sans préciser — une néoformation de fibres cellules contractiles ; d'autre part ils constatèrent et figurèrent une hypertrophie considérable des fibres cellules préexistant à la grossesse.

Kölliker croyait même pouvoir ajouter : tandis que ces deux processus marchent d'abord de pair pendant les premiers temps, la néoformation cesse à partir du 5e mois pour laisser le champ libre à la seule hypertrophie (*fig.* 327).

Etant admis ce double mode d'accroissement le muscle utérin gravide, considéré au moment même où ayant achevé son rôle il va entrer en régression, se trouvait formé de deux espèces de fibres cellules :

1° Les fibres-cellules qu'il possédait avant la conception et qui, durant la grossesse, avaient simplement augmenté de volume.

2° Les fibres-cellules nées, néoformées pendant la grossesse.

Qu'advenait-il de ces deux espèces au cours de l'involution ? Ici l'accord cessait. Kilian et Heschl les faisaient toutes deux disparaître par dégénérescence graisseuse.

« L'involution, disait Kilian, n'est pas ce que

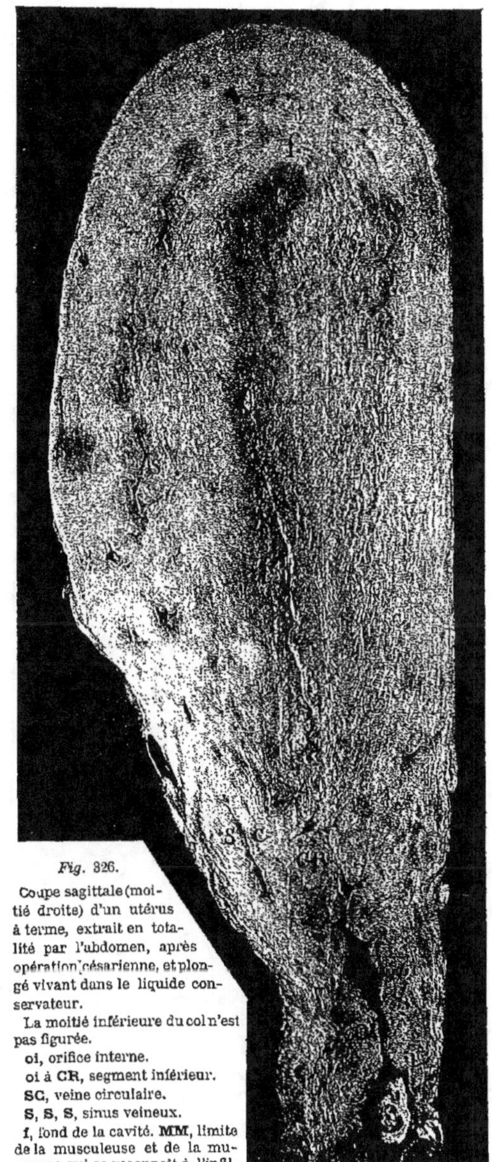

Fig. 326.

Coupe sagittale (moitié droite) d'un utérus à terme, extrait en totalité par l'abdomen, après opération césarienne, et plongé vivant dans le liquide conservateur.

La moitié inférieure du col n'est pas figurée.

oi, orifice interne.

oi à **CR**, segment inférieur.

SC, veine circulaire.

S, S, S, sinus veineux.

f, fond de la cavité. **MM**, limite de la musculeuse et de la muqueuse qui se reconnaît à l'infiltration sanguine.

croient les accoucheurs. C'est une atrophie complète, une dissolution du muscle utérin combinée à une néoformation de tissu jeune qui se substitue aux vieilles fibres mortes. Une femelle qui a passé par la grossesse et l'état puerpéral possède, à la fin de celui-ci, un muscle utérin tout neuf. »

Et Heschl ajoutait « De l'utérus qui existait avant l'accouchement pas une fibre ne survit ».

Pour Kölliker, au contraire, il y avait dégénérescence graisseuse et disparition non pas de la totalité mais d'une partie seulement des éléments constitutifs du muscle. La grande majorité des fibres-cellules persistait, subissant simplement une rapide diminution de longueur et d'épaisseur.

Tandis que ces idées régnaient en Allemagne, le professeur **Robin** soutenait (1848-1861), qu'il n'avait pu constater 1° sur l'utérus gravide qu'un seul des processus d'accroissement ci-dessus décrits : l'hypertrophie des fibres préexistantes sans néoformation ; 2° sur l'utérus en involution qu'un simple retour de ces fibres hypertrophiées à leurs dimensions primitives par atrophie sans dégénérescence graisseuse. Cette doctrine pourrait se résumer ainsi : « Du muscle utérin qui existait avant la grossesse toutes les fibres survivent ».

Les idées de Robin ne prévalurent pas ; celles de Kölliker furent et sont encore classiques. A peine subirent-elles quelques retouches vers 1885 de la part de **Meola**, de **Sänger** et de **Mayor**.

Meola (1885) tente d'expliquer la régression des éléments musculaires par un travail de cirrhose ; le tissu conjonctif intermusculaire serait, dans les premiers jours des suites de couches, le siège d'une prolifération rapide entraînant bientôt l'étouffement et l'atrophie granuleuse des fibres musculaires.

Sänger (1888) voit les fibres-cellules revenir à la normale par dégénérescence graisseuse, mais sans qu'il y ait destruction d'aucune d'elles. Le tissu conjonctif, purement passif, subirait de son côté une involution graduellement décroissante.

Pour Mayor enfin (1888) les fibres musculaires se remplissent de fines granulations graisseuses. Bientôt celles-ci s'en échappent et s'emmagasinent quelque temps dans les cellules du tissu

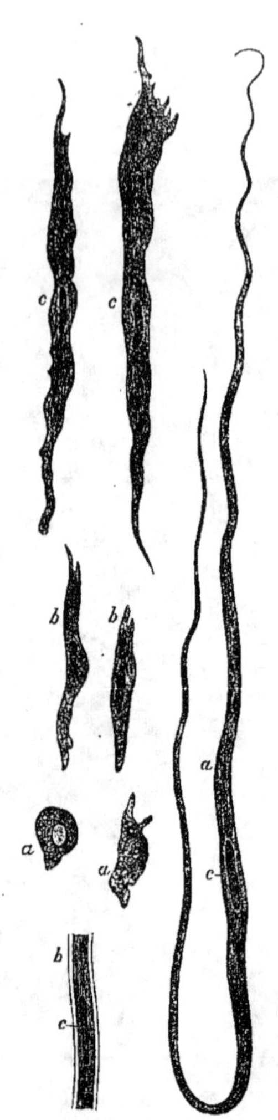

Fig. 327 (KÖLLIKER).

a, c, fibre cellule musculaire d'un utérus gravide de 6 mois, à un grossissement de 350.

c, son noyau.

b, c, partie moyenne de la fibre précédente traitée par l'acide acétique et offrant l'apparence d'une cavité.

a, a, b, b, c, c, éléments musculaires d'un utérus gravide de 5 mois.

a, a, cellules formatrices des fibres-cellules.

b, b, fibres-cellules jeunes.

c, c, fibres-cellules développées, 350 diamètres.

conjonctif d'où elles rentrent graduellement dans la circulation.

Etant donné l'extrême difficulté qu'il y a à se procurer, en assez grand nombre, des utérus humains *absolument physiologiques* pour résoudre la question posée par les assertions contradictoires de Kölliker, de Kilian et de Robin, **T.-A. Helme** d'Edimbourg a entrepris, *en 1889, sous la direction de Recklinghausen* — c'est-à-dire dans des conditions bien plus favorables que celles où se trouvait Kilian — des recherches de contrôle. Ses minutieuses études d'un grand nombre d'utérus de lapines, saines et grosses pour la première fois, l'ont conduit à des conclusions qui sont, quant aux points essentiels, en complet accord avec celles de Robin.

Les voici presqu'*in extenso :*

L'accroissement de volume du muscle utérin au cours de la grossesse est dû non à un double processus de néoformation et d'hypertrophie mais uniquement, comme le disait Robin, à l'augmentation de volume des fibres - cellules préexistantes. Sur quoi s'appuie cette affirmation ? Sur ceci que dans aucune des nombreuses préparations examinées et provenant d'utérus gravides de tous les âges, on ne peut découvrir la moindre trace d'un travail néoformateur, pas un noyau en voie de division dans les fibres-cellules contractiles, pas une figure de karyokinèse. Le seul fait que l'on constate c'est l'accroissement graduel de tous les diamètres de ces fibres-cellules, l'hypertrophie de leur corps et de leur noyau. En même temps qu'elles augmentent de volume leur substance contractile prend, comme l'a montré Ranvier, un aspect strié en long et en large qui la rapproche de celle des fibres volontaires.

Quant à **la régression normale, physiologique,** elle n'est due ni à la dégénérescence graisseuse, ni à la destruction de tout ou partie de ces fibres-cellules, admises par Kilian et par Kölliker. Helme n'a pu déceler en effet, sur aucun des utérus qu'il a examinés du 1er au 36e jour après le part, la réaction graisseuse, ni dans les fibres-cellules, ni dans la substance intercellulaire, ni dans les espaces lymphatiques. C'est encore Robin qui a raison. Tout ce qu'on voit **c'est une simple diminution de volume, une régression physiologique, une atrophie incomplète de chacun des éléments préexis-**

tants à la grossesse et hypertrophiés par elle (*fig.* 328).

En un mot l'utérus qui vient d'expulser son contenu au terme de la grossesse est composé de fibres-cellules, ayant pour ainsi dire toutes le même âge, qui toutes se sont hypertrophiées pendant la gestation et qui toutes vont subir, pendant les suites de couches, une même diminution de volume.

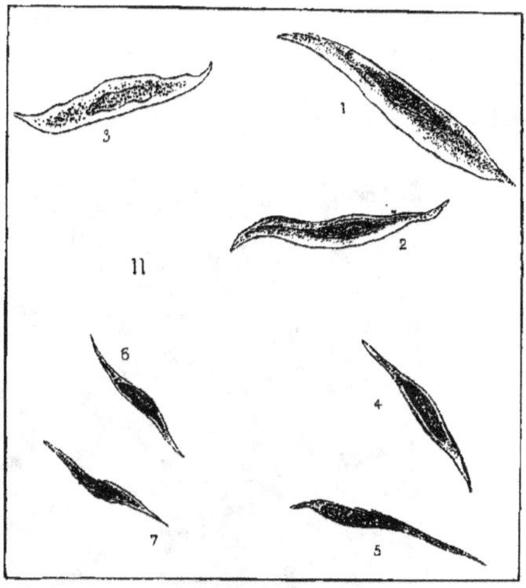

Fig. 328 (HELME).

Fibres-cellules du muscle utérin de lapine montrant les étapes de la régression après le part.

1 et 2, 36 heures après le part.	
3, 3 jours	id.
4 et 5, 6 jours	id.
6 et 7, 10 jours	id.

Voilà les faits positifs, aisés à contrôler. Quant au **mécanisme intime de cette régression physiologique** dont le microscope ne peut donner l'explication, Helme y voit (et ici nous retombons dans l'hypothèse) le résultat d'une sorte de peptonisation du protoplasma cellulaire dont l'excédent, désormais inutile, se transformerait en une substance plus soluble qui se perdrait dans la lymphe avoisinante. Il faut rapprocher de cette hypothèse ces faits que Fischel dit avoir constatés : la peptonurie serait un phénomène constant au cours des suites de couches et l'on rencontrerait souvent la présence de la peptone dans les lochies et dans le muscle utérin.

3. *Régression du tissu conjonctif intermusculaire.*

Dans cette régression du muscle **le tissu conjonctif intermusculaire ne semble jouer aucun rôle actif.** Contrairement à l'hypothèse de Meola qui, rappelons-le, s'appuie sur l'examen d'un seul utérus humain manifestement pathologique, Helme n'a constaté pendant les suites de couches qu'une diminution graduelle du tissu conjonctif dont les éléments, en excès, subissant

sorte d'échafaudage conjonctif ; puis lorsque disparaît la raison d'être de cet accroissement musculaire, lorsque le muscle revient à ses dimensions primitives, l'échafaudage devenu sans emploi est détruit et déblayé (*fig.* 329 à 331).

Tandis que s'opère la régression des éléments conjonctifs superflus on voit se masser, autour des capillaires thrombosés, les grandes cellules

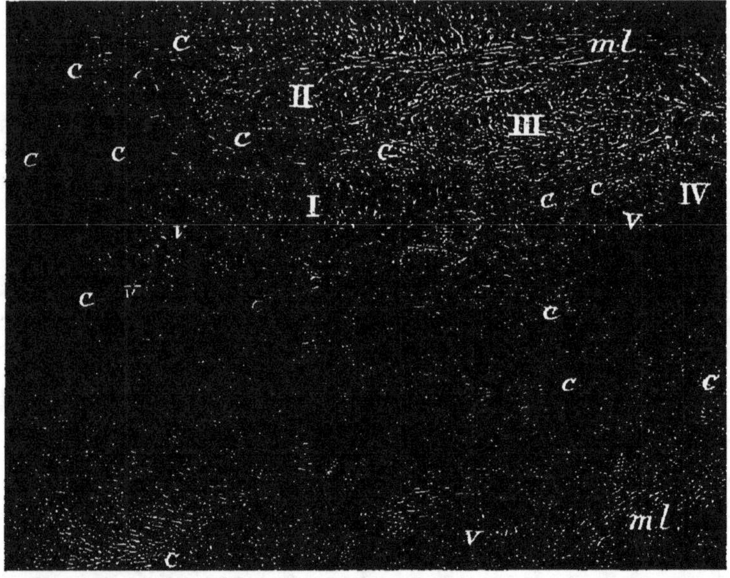

Fig. 329.

Coupe, vue à un grossissement de 60 diamètres, d'une portion du muscle utérin d'une éclamptique morte 22 heures après l'accouchement. On y voit, nettement séparés les uns des autres, par une épaisse charpente conjonctive o, o, o, etc. quatre faisceaux de fibres lisses circulaires hypertrophiées **I, II, III, IV.** Les points noirs dont ces faisceaux sont piquetés correspondent chacun à une fibre lisse ; tout ce qui est piqueté blanc est la charpente conjonctive intra fasciculaire — **ml, ml,** fibres lisses longitudinales — **v, v, v,** vaisseaux.

une transformation granuleuse, se fondent en masses claires où l'on ne retrouve plus que des granulations, des leucocytes dégénérés, des corpuscules et des noyaux.

Pendant la grossesse, à mesure que se développent les éléments du muscle utérin, on voit la charpente conjonctive croître proportionnellement ; il y a développement temporaire d'une

épithélioïdes de ce tissu, **cellules migratrices, phagocytes,** pourvues d'un seul noyau clair, vésiculaire ; elles se gorgent peu à peu de granulations jaunes brillantes aux dépens des globules sanguins en voie de désintégration. Leur fonction paraît donc être de résorber le pigment sanguin.

Helme signale encore, mais seulement pen-

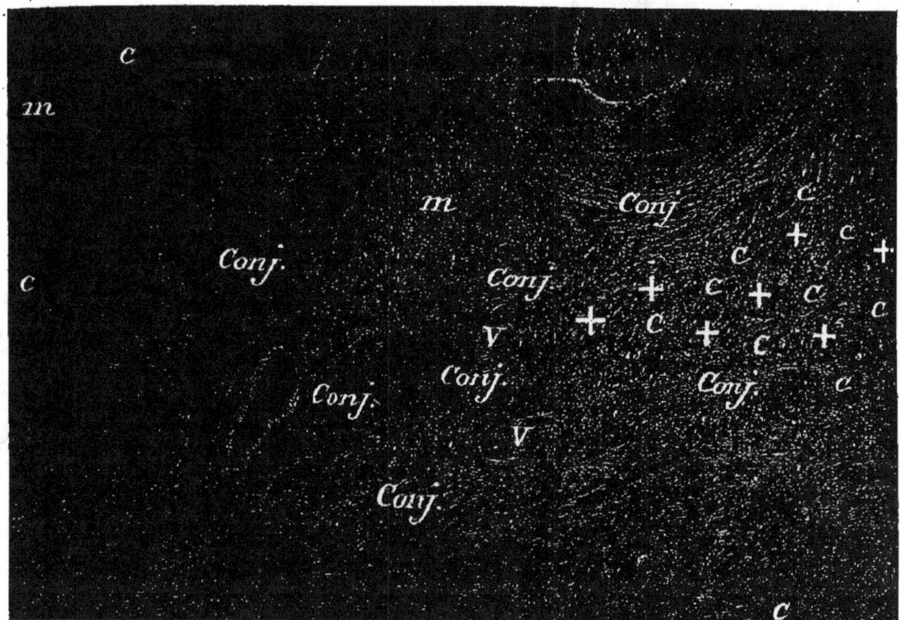

Fig. 330.

Coupe, vue à un grossissement de 60 diamètres, d'une portion du muscle utérin d'une brightique morte 25 jours après un accouchement à terme. Les faisceaux de fibres circulaires lisses, déjà en régression manifesté, sont marqués d'une croix blanche ou d'un m. — Conj., Conj., c, c, c, tissu conjonctif — a, a, a, artère — v, v, veines.

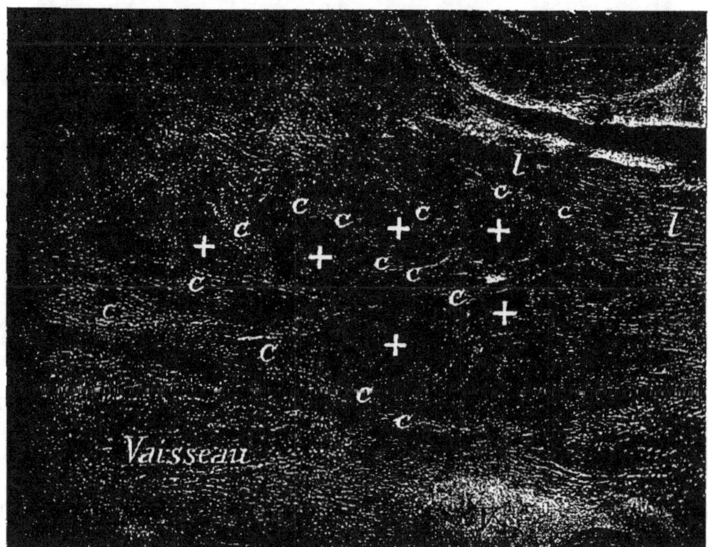

Fig. 331.

Coupe, vue à un grossissement de 60 diamètres, d'une portion du muscle utérin d'une tuberculeuse morte 46 jours après l'accouchement. Les faisceaux de fibres circulaires lisses sont marqués d'une croix blanche. Les fibres très réduites n'y sont plus distinctes ; la charpente conjonctive interfasciculaire c, c, c, est considérablement réduite ; l'intra fasciculaire n'est plus visible.

l, l, fibres lisses longitudinales — a, artère — v, veine.

dant les derniers jours de la grossesse et les premiers jours des suites de couches (*fig.* 332 et 333), la présence de **masses plasmodiales, multinucléées**, sortes de colonies de phagocytes auxquelles Metschnikoff a reconnu la propriété non seulement d'absorber les corps étrangers, mais aussi de résorber (par exemple dans les larves en voie de métamorphose) les éléments anatomiques devenus sans emploi.

les chondroclastes pour faire place à l'os permanent. De même, dans l'utérus gravide en voie de développement, nous trouvons un échafaudage temporaire de tissu conjonctif développé pour soutenir les fibres cellules hypertrophiées et les vaisseaux très augmentés qui leur charrient la nourriture. Après le part il n'est plus besoin de cet échafaudage. Il disparaît, et c'est à ce processus de régression que semblent particuliè-

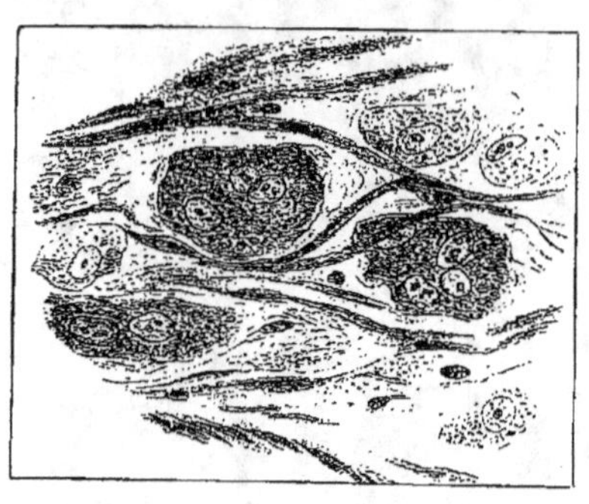

Fig. 332 (HELME).

Plasmodia dans la paroi musculaire d'un utérus de lapine au 27ᵉ jour de la grossesse. 350 diamètres.

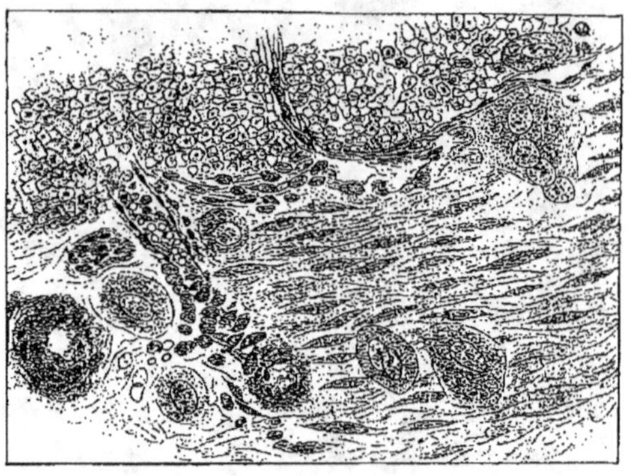

Fig. 333 (HELME).

Plasmodia dans la paroi musculaire d'un utérus de lapine 3 jours après le part. 350 diamètres.

Et sur cette constatation Helme d'étayer l'hypothèse suivante :

Du fait du développement de ces éléments il existe, à la fin de la grossesse, dans la paroi utérine, une armée de phagocytes prêts à entrer en ligne. Dès que l'utérus s'est vidé, et que ses éléments hypertrophiés ont accompli la fonction pour laquelle ils s'étaient développés, les masses plasmodiales commencent la leur. Elles se répandent dans la masse à réduire et leur protoplasma se charge de granulations de plus en plus nombreuses. D'où l'on peut conclure que leur fonction est de ramasser et d'entraîner au loin le vaste matériel de démolition qui les entoure, c'est-à-dire d'une part les granulations provenant de la régression du tissu conjonctif, d'autre part les éléments solubles des fibres musculaires en voie d'atrophie. Leur rôle se pourrait jusqu'à un certain point comparer à celui des chondroclastes, dans la résorption du cartilage temporaire. Dans l'os en voie de développement, nous trouvons un échafaudage temporaire de cartilage calcifié qui graduellement est rongé par

rement préposées les masses plasmodiales.

Que deviennent-elles ensuite ? Il est probable qu'après avoir pris leur chargement de scories elles émigrent de l'utérus (on n'en voit plus après le 6ᵉ jour) et rentrent dans la circulation générale soit telles quelles, soit après s'être disloquées en leurs éléments cellulaires formateurs.

L'explication est élégante.

Encore ne s'expliquerait-on ainsi que le comment du processus de régression. Mais le *primum movens*, le pourquoi de cet énorme travail de démolition ? Ici intervient **Webster**, également d'Edimbourg, avec l'ischémie subitement produite dans le muscle utérin par la rétraction qui suit l'expulsion du fœtus et des annexes, ischémie qu'assure encore la compression exercée par ce coin pelvien de plus d'un kilogramme sur les vaisseaux du hile.

Tout cela, dit-il, doit avoir une influence marquée sur la mise en train et les progrès des modifications régressives quelle qu'en puisse être la nature.

Si non e vero.....

4. *Régression des vaisseaux pariétaux.*

A cette compression des vaisseaux ne se bornent pas d'ailleurs les modifications qu'ils subissent eux aussi au cours de l'involution du muscle qu'ils traversent.

Rappelez-vous ce que nous avons dit du développement, au cours de la grossesse, des vaisseaux préexistants. Il saute aux yeux qu'il y a un actif processus de croissance portant sur les veines, les artères et les capillaires.

Helme croit en outre pouvoir conclure, de ses études sur l'utérus gravide de la lapine, à la création de vaisseaux nouveaux par coalescence et cimentation des cellules endothélioïdes du tissu conjonctif.

Quoiqu'il en soit de ce point **qu'advient-il, après le part, de ces vaisseaux hypertrophiés ?**

L'évacuation de l'utérus est immédiatement suivie de la compression (voyez *fig.* 326) des énormes **sinus veineux** intermusculaires que montre exceptionnellement béants, sur l'utérus congestionné d'une tuberculeuse morte par asphyxie, la figure 334. Ultérieurement beaucoup de ces vaisseaux redeviendront perméables ; d'autres au contraire restant comprimés, sans emploi, leurs cellules endothéliales ne tardent pas à présenter une apparence hyaline et granuleuse, à diminuer de volume et finalement à disparaître, tandis que çà et là on assiste à une prolifération des éléments de la tunique propre aboutissant à l'oblitération du vaisseau.

Pour les **artères** le processus varie suivant leur volume.

Dans les petites, dont beaucoup sont comprimées commes les veines, les choses se passent exactement comme ci-dessus.

Dans les moyennes, dont la grossesse a hyper-

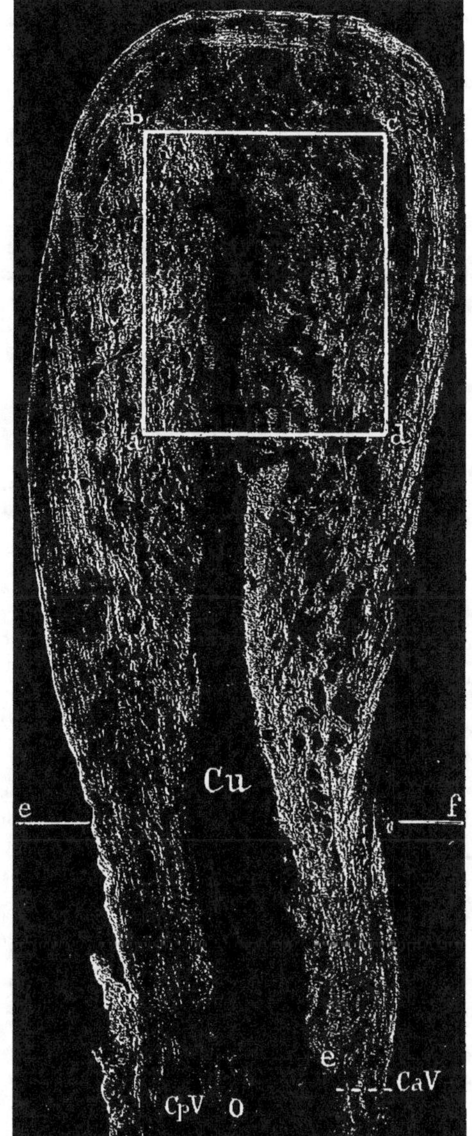

Fig. 334.

Coupe sagittale (moitié gauche) de l'utérus d'une III pare accouchée prématurément au dernier période d'une tuberculose pulmonaire et morte en état d'asphyxie 72 heures après. — **CpV**, cul-de-sac postérieur du vagin. — **CaV**, cul-de-sac antérieur. — **o e**, orifice externe du col. — **o i**, orifice interne. — **Cu**, cavité utérine.

Les autres lignes et lettres trouveront leur explication plus loin.

trophié les fibres-cellules, on assiste à une diminution graduelle de ces dernières semblable à celle qu'on observe dans les fibres-cellules du muscle utérin. Elles s'atrophient graduellement.

C'est seulement dans les grosses qu'on voit se faire une véritable endartérite proliférante : prolifération des cellules endothéliales et des cellules conjonctives sous-endothéliales formant un bourgeon qui obstrue la lumière du vaisseau ; ce bourgeon est peu à peu remplacé par un cordon fibreux absorbé à son tour, tandis que diminuent et probablement disparaissent les fibres-cellules de la tunique musculaire.

Quant aux globules sanguins demeurés dans ces vaisseaux ou que leur déchirure a répandus dans l'épaisseur des tissus, beaucoup se fondent en une masse granuleuse, tandis que les autres sont absorbés, soit en bloc soit en fragments, par ces cellules migratrices que nous avons vues plus haut remplies de granules ténus et de granulations brun jaunâtre, de pigment.

5. Réfection de la muqueuse du corps.

A côté de la régression du muscle utérin qui est le phénomène saillant du post-partum, celui qui, facile à constater macroscopiquement, a de tout temps fixé l'attention des observateurs, il est un travail de réparation moins aisé à mettre en évidence, et cependant plus important qui se fait dans la cavité même de l'utérus : la restauration, la réédification de la muqueuse.

Examinez la face interne d'un utérus qui vient d'expulser son contenu depuis quelques heures. Après l'avoir, au préalable, débarrassée par le lavage des caillots sanguins lamellaires qui lui adhèrent vous verrez une surface rouge et humide, pulpeuse, inégale et déchiquetée, parcourue en quelques points de vaisseaux pleins de sang coagulé et ayant plus d'un demi-millimètre de diamètre. Sous l'eau s'en soulèvent des lambeaux filamenteux très mous qui lui restent adhérents par une de leurs extrémités.

Grattez avec le dos d'un scapel, et vous arriverez à détacher une membrane d'une mollesse extrême, épaisse d'environ 2 millimètres. C'est alors seulement que le muscle apparaîtra à nu.

Cette membrane pulpeuse, inégale, déchiquetée, ulcérée et saignante s'arrête brusquement (X, *fig*. 335) à 5 ou 6 centimètres au-dessus de l'orifice externe du col, au niveau d'un anneau déchiqueté et saillant, au-delà duquel se retrouve entière, sans aucune perte de substance, la muqueuse plus épaisse et plus résistante du col. Les plis de cette dernière, hypertrophiés par la grossesse, écartés les uns des autres et comme passés au roule par le travail de dilatation, la font irrégulièrement ridée. Elle est ecchymosée, violacée, profondément infiltrée de sang, d'autant plus qu'on approche de la portion vaginale. Il est aisé de reconnaître, à la limite supérieure de cette muqueuse cervicale intacte, l'orifice interne anatomique **oi**, point terminus de la caduque **MU**.

Laissons pour le moment le col dont la muqueuse non caduque, nous venons de le constater, apparaît au microscope avec son épithélium cylindrique et ses glandes intactes ; et étudions d'un peu plus près, toujours sous l'eau, la surface interne de la cavité du corps **CU** et la membrane qui la tapisse **MU**.

Légende de la Fig. 335.

Coupe, vue à un grossissement de 4 fois 1/2, du col et du segment inférieur de l'utérus de 72 heures représenté figure 334. Moitié droite, correspondante à ce qui, sur la figure 334, se trouve au dessous de la ligne **e f**.

C a, cul-de-sac antérieur, — **C p.** cul-de-sac postérieur du vagin. — **G l**, glande dilatée à l'union de la portion vaginale et du canal cervical. **Oi, Oi**, orifice interne du col. La limite entre la muqueuse cervicale non caduque et le bloc vasculo-conjonctif cervical, criblé de vaisseaux dilatés et gorgés de sang, est de chaque côté indiquée par un pointillé blanc.

Sur la moitié antérieure, au dessus de oi, en **X**, se voit la limite de la caduque qui tapisse la cavité utérine **C U** et dont les lignes **M U, M U** indiquent l'épaisseur, plus grande ici en avant qu'en arrière.

Au-delà du bloc vasculo-conjonctif du col **L m. Va. C**, **1** et **2** indiquent la mince gaine des fibres musculaires lisses longitudinales qui, du vagin, gagne l'utérus pour se joindre au-dessus de **x** au corps musculaire utérin.

A mi-chemin, entre **1** et **2**, une barre noire verticale marque la limite du col vers la vessie dont le sépare une mince cloison conjonctive bien distincte en **C l, V U**. Au delà se voit en **L m V** la couche longitudinale, puis en **C. Cir.** la couche circulaire du muscle vésical, en **S M** la sous-muqueuse, et en **M V** la muqueuse vésicale.

S, gros sinus veineux creusé à même le muscle et correspondant à l'union du corps et du segment inférieur. Au-dessous et semblant se ranger en file ininterrompue jusqu'au bas du col, en dedans de la couche musculaire longitudinale cervico-utérine, de nombreuses coupes de vaisseaux **V. V. V. V.**, etc., qu'engainent vers le haut les premiers éléments de la couche musculaire plexiforme.

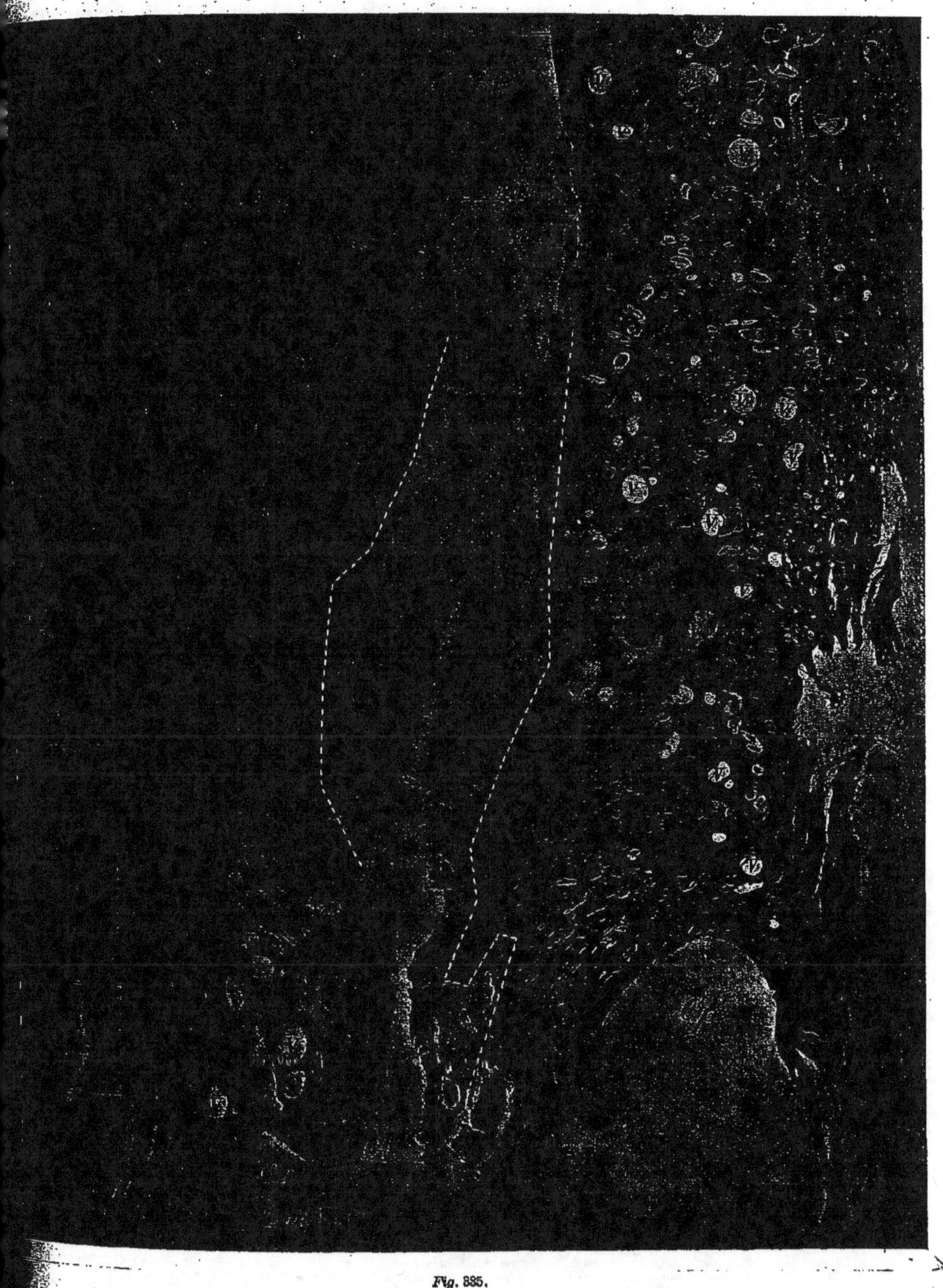

Fig. 385.

Vous y reconnaîtrez à l'œil nu, **deux zones d'aspect différent** (*fig*. 336).

L'une de ces zones, habituellement située vers le fond, sur les parois postérieure ou antérieure, de la largeur d'une paume de main, d'une coloration rouge noirâtre, criblée d'ouvertures vasculaires thrombosées, est saillante, vallonnée, plus déchiquetée et plus irrégulière que le reste. Déjà vous soupçonnez qu'elle représente l'ancienne aire d'attache, maintenant rétractée, du placenta, **l'aire placentaire**.

L'autre zone, qui comprend tout ce que laisse libre l'aire placentaire, et qui s'étend jusqu'à l'orifice interne anatomique, est d'une coloration moins foncée ; elle n'offre pas ces collines et ces vallons que vous venez de voir sur la précédente; elle est couverte d'une membrane réticulée, sorte de crible, de la surface duquel se détachent et flottent sous l'eau de fines loques déchiquetées : c'est **l'aire membraneuse**.

La membrane **M U** dont nous venons de voir les caractères macroscopiques et qui, presque partout, recouvre la musculeuse — laquelle n'est pas à nu comme on le croyait au temps de Cruveilhier — présente, vue au microscope, les éléments caractéristiques de la muqueuse utérine précédemment étudiée au cours de la grossesse.

Pour expliquer, après l'accouchement et la délivrance, c'est-à-dire après la chute de la caduque, la présence de cette membrane *muqueuse* démontrée par Coste (1842), deux hypothèses virent le jour dès 1848.

L'une fut exposée dans la thèse de Colin : « Cette membrane est un reste de la caduque, c'est-à-dire de l'ancienne muqueuse. Ce résidu est le siège du travail réparateur qui va reconstituer la muqueuse de la cavité du corps utérin. Les lochies en sont probablement un produit. Ce travail déjà très avancé du 20ᵉ au 30ᵉ jour, n'est achevé que du 60ᵉ au 70ᵉ après la délivrance. »

L'autre hypothèse était ainsi formulée par Robin. « Cette membrane est une membrane muqueuse de rechange qui a commencé à se développer, peu à peu, 4 à 5 mois avant le terme, au-dessous de la caduque qui va tomber en totalité, entre cette caduque et la paroi utérine. D'abord très mince, molle, feutrée elle s'épaissit peu à peu. Elle est, après l'accouchement, mûre et prête à remplacer la caduque. »

Plût aux dieux qu'il en fut ainsi et que chez la femme, comme chez les rongeurs, la restauration de la jeune muqueuse fût complète au moment même où la vieille se détache. Il n'y aurait pas de septicémie puerpérale.

Malheureusement pour l'espèce humaine, ainsi que l'ont prouvé les recherches de Friedländer (1870), de Kundrat et Engelman (1873), de Langhans (1875), c'est Colin qui a raison contre Robin. **Le revêtement membraneux de l'utérus après l'accouchement, n'est pas autre chose que la portion la plus profonde de la caduque restée attachée à la musculeuse après l'arrachement et la chute de la portion adhérente au chorion.** Déchirée, saignante elle n'est qu'une vaste plaie prête à toutes les résorptions.

C'est cependant **aux dépens de ces débris informes** que **va s'opérer la réédification d'une muqueuse neuve,** par un processus que Léopold a, en 1878, étudié en détail, et dont vous allez voir les phases principales.

L'examen de la figure 288, p. 249, vous permettra de comprendre de quoi est formé ce résidu de caduque que nous allons d'abord étudier (*fig*. 337), là où il présente les caractères les plus nets, c'est-à-dire en un point quelconque de l'aire non placentaire.

Il a une épaisseur moyenne de 1 1/2 à 2^{mm} avec des minimas de 1/2, des maximas de 3. Sa surface libre, très déchiquetée, montre des loques flottantes d'épaisseur variable, généralement inclinées vers l'orifice de la cavité. Dépourvues de tout revêtement épithélial, elles sont formées des cellules déciduales, que vous connaissez bien, parcourues de capillaires déchirés et infiltrées de sang.

Vous y reconnaissez les débris des septa interglandulaires, les lambeaux qu'à laissés derrière elle la portion arrachée de la caduque.

Légende de la *Fig*. 336.

Coupe, vue à un grossissement de 4 fois 1/2, de la région limitée par les lignes **a, b, c, d,** sur l'utérus de 72 heures représenté *fig*. 334. Moitié droite.

On y voit le fond de la cavité utérine tapissé par les débris de la caduque déchiquetée dont les lignes **M U, M U** indiquent l'épaisseur variable et que des caillots lamellaires **C** recouvrent par place.

Au delà de cette muqueuse d'épaisseur variable (elle a en **M U'** 5 millimètres), se voit le muscle utérin auquel les énormes sinus **V, V, V,** etc., donnent l'apparence d'une poutre rongée par des tarets. La plupart sont restés perméables, en particulier tous ceux de la paroi postérieure qui répond ici à l'*aire membraneuse*.

Dans la paroi antérieure qui correspond à l'ancienne *aire d'insertion du placenta*, vous voyez, à la surface très vallonnée de la musculeuse, entre la caduque et la région des sinus libres, une couche ininterrompue de sinus **t, t, t, t,** etc., fraîchement thrombosés (voyez plus loin, *fig*. 340), dont nous pourrons sur les figures 339 à 346 suivre la transformation fibreuse et qui sont caractéristiques de l'aire placentaire.

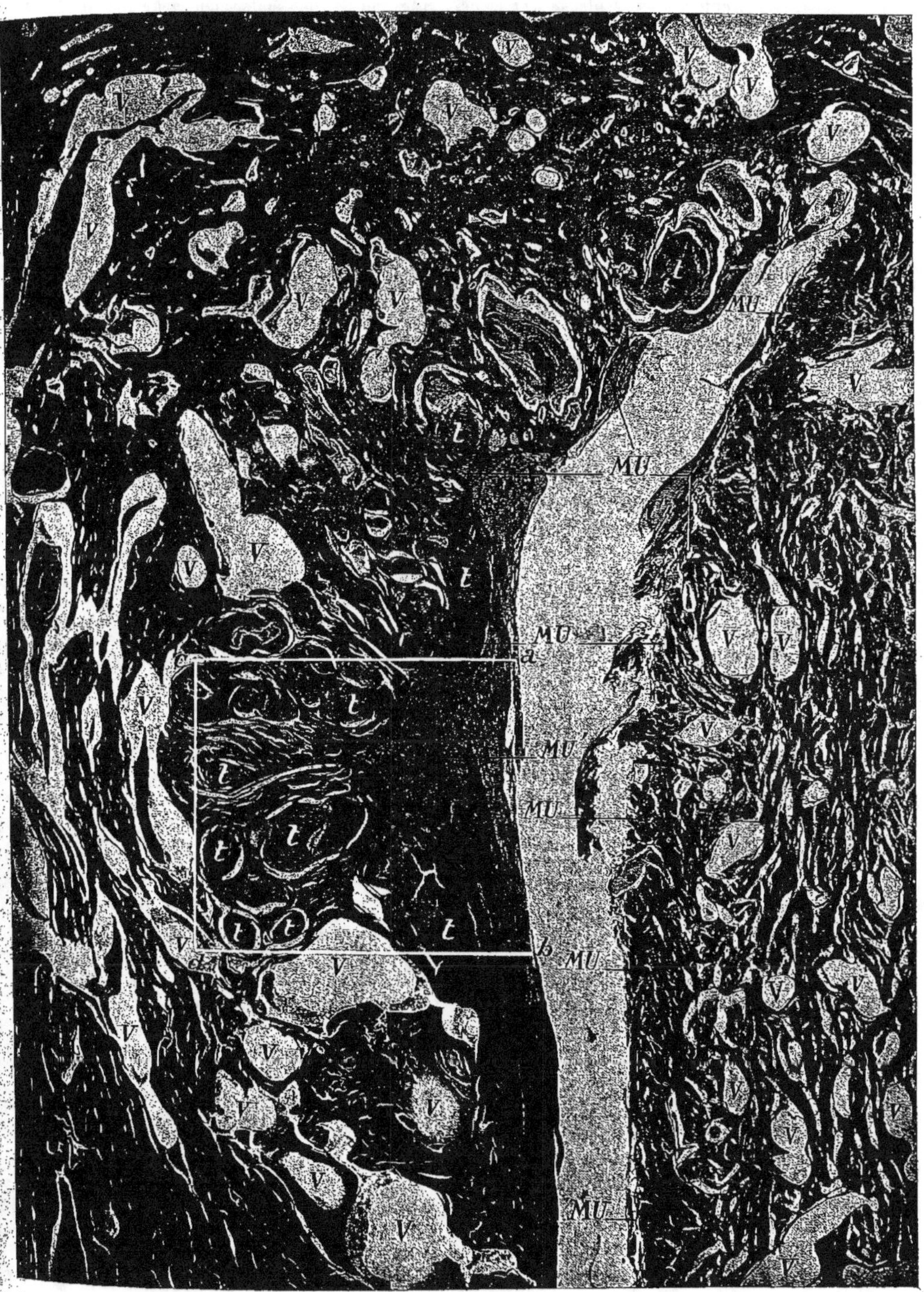

Fig. 336.

La face adhérente à la musculeuse est également irrégulière ; au lieu de la ligne presque droite, nette, parallèle aux fibres musculaires que nous voyions naguère sur l'utérus gravide, vous apercevez (*fig.* 337) une ligne brisée **m, m, m, etc.**, très irrégulièrement dentelée, vallonnée, dont les pointes s'enfoncent entre les dents de scie de la musculeuse rétractée au maximum.

Cette couche d'épaisseur variable est criblée de mailles allongées, à contours irréguliers, sur les parois desquelles se voient, surtout dans la profondeur, au voisinage de la musculeuse, des cellules épithéliales bien conservées, disposées en groupes, formant parfois un revêtement continu. Ces cellules epithéliales sont encore cubiques, à très gros noyaux remplissant presque tout le corps cellulaire. Vous reconnaissez là les espaces glandulaires **Gl, g, g, g**, avec leur revêtement épithélial, modifié par la grossesse mais persistant.

Bref l'examen microscopique confirme de tous points l'hypothèse de Colin. Il nous montre la surface interne de l'utérus tapissée d'une couche muqueuse dépourvue de revêtement épithélial protecteur, déchirée, ulcérée par l'arrachement de ses couches superficielles, formant une vaste et irrégulière plaie cruentée difficile à nettoyer, que ses clapiers glandulaires, ses vaisseaux rompus et béants rendent éminemment propre à favoriser le développement, la stagnation et l'absorption des produits septiques éventuellement introduits dans la cavité de l'organe.

C'est surtout pendant les premiers jours du post-partum que la résorption de ces produits est à craindre.

Bientôt, **du 7ᵉ au 9ᵉ jour** (*fig.* 338), le travail de reconstruction de la muqueuse est assez avancé pour qu'elle soit déjà moins perméable, d'où l'extrême rareté des septicémies à début tardif.

A cette époque en effet, la surface est devenue moins irrégulière, plus lisse. Les loques flottantes qui la hérissaient ont presque complètement disparu. A peine çà et là en retrouve-t-on quelques vestiges sur lesquels on peut surprendre le mécanisme qui les fait disparaître, savoir la dégénérescence graisseuse de leurs éléments cellulaires qui se désagrègent, tombent et forment une partie de l'écoulement dit lochial.

La muqueuse moins épaisse, n'ayant plus au maximum que de 1 à 2 millimètres, s'est comme tassée ; ses mailles glandulaires se sont resser-

rées ; au lieu de s'étaler en largeur elles tendent à se disposer perpendiculairement à la surface, au niveau de laquelle elles viennent s'ouvrir par des goulots plus rétrécis, lui donnant l'apparence d'un tamis largement ponctué. Les cellules épithéliales, si parcimonieusement réparties naguère au fin fond de ces espaces, apparaissent plus nombreuses. Gonflées, à gros noyaux en voie de division, elles sont manifestement en voie de multiplication, envahissent les surfaces dépouillées des tubes glandulaires en voie de réparation, arrivent jusqu'à l'ouverture encore béante et déjà même, en quelques points, se répandent en forme d'îlots sur la surface régularisée qui va devenir la surface épithéliale de la muqueuse régénérée. Telle une greffe épidermique à la surface d'une plaie cutanée devient un centre de régénération.

En même temps le tissu conjonctif interglandulaire, parcouru de vaisseaux de calibre variable, se restaure lui aussi par une néoformation de cellules rondes qui se tassent pour former la membrane de soutien de l'épithélium glandulaire et que dissocient encore de nombreux globules sanguins et lymphatiques.

En un mot le travail de régénération de la muqueuse, accompli **aux environs du 9ᵉ jour**, peut se résumer comme suit : polissage de la muqueuse par régression de ses lambeaux flottants ; régénération déjà avancée des glandes et du tissu interglandulaire, régénération commençante de l'épithélium de surface. La muqueuse est en pleine rénovation, mais encore bien fragile, bien vulnérable, d'où la fréquence des endométrites et de leurs suites éloignées chez les femmes qui reprennent à ce moment leurs occupations et le reste.

Même **au 15ᵉ jour**, la jeune muqueuse bien qu'en progrès notable n'a pas achevé sa régression et sa restauration. Elle offre encore l'apparence d'une surface granuleuse. Ses vaisseaux sont incomplètement soutenus et protégés ; ils cèdent facilement ; aussi ne devrez-vous pas vous étonner de voir souvent se produire, aux environs de cette date, une recrudescence momentanée de l'écoulement sanguin, dont vous devrez à l'avance avertir vos clientes.

La coutume s'est établie de laisser les accouchées se lever à **la fin de la 3ᵉ semaine**, c'est-à-

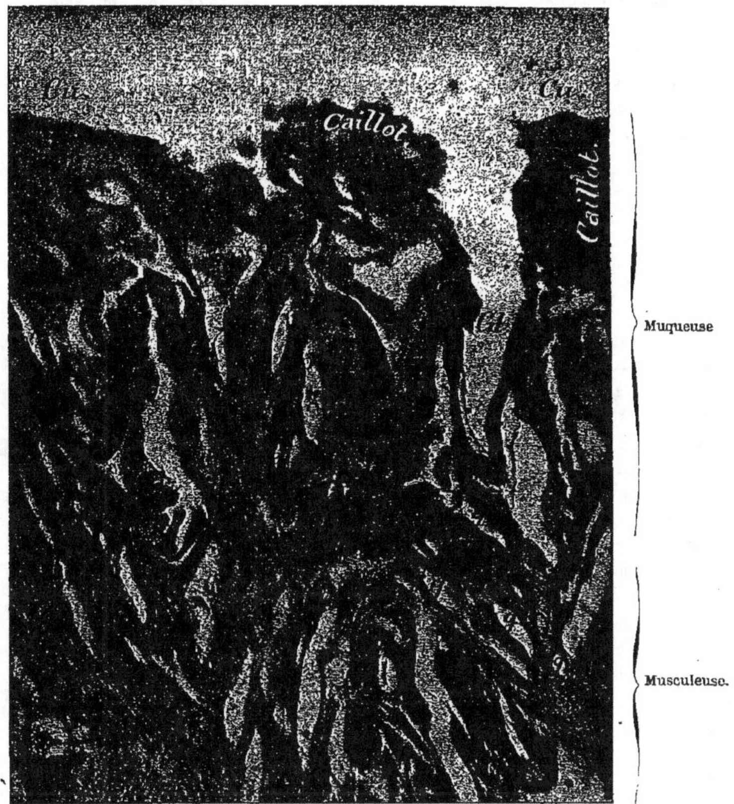

Fig. 337.

Coupe, vue à un grossissement de 37 diamètres, de la muqueuse — aire membraneuse — et d'une partie de la musculeuse du corps d'un utérus à terme extirpé par l'abdomen quatre heures après l'accouchement. (Rupture complète du segment inférieur. Guérison) et plongé vivant dans le liquide conservateur. La surface très déchiquetée qui regarde la cavité utérine C u est revêtue de caillots adhérents. Des espaces clairs qui trouent irrégulièrement la portion de caduque restée étroitement adhérente à la musculaire ondulée **m, m, m, m,** cinq seulement **Gl, g, g, g, g,** ont un revêtement épithélial reconnaissable à un grossissement plus fort. Epaisseur de la caduque au point examiné = **2ᵐᵐ**.

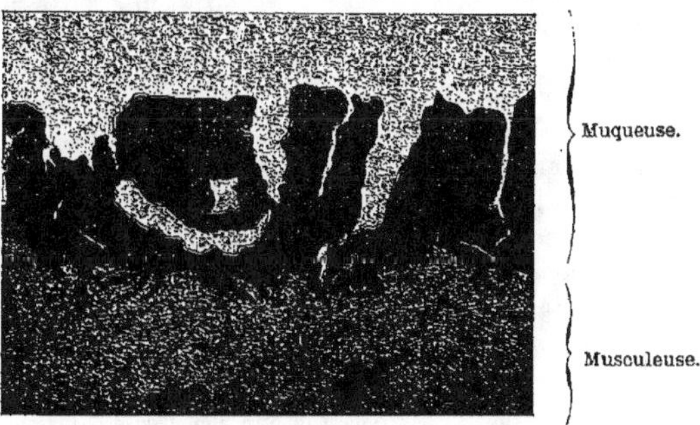

Fig. 338 (LÉOPOLD).

« Muqueuse jeune en voie de réfection (épaisseur 1 à 2ᵐᵐ), au 9ᵉ jour après l'accouchement. Les espaces glandulaires larges et irréguliers de la figure précédente, sont redevenus, sous l'influence des contractions de l'utérus, des canaux perpendiculaires. Le revêtement épithélial est encore incomplet. » Femme non infectée, morte d'une maladie de cœur. (Grossissement non indiqué).

dire au 21ᵉ jour. C'est qu'il est difficile, et non pas inutile, de les garder plus longtemps au lit. Il importe que vous soyez bien convaincus qu'**elles ne sont pas « guéries »** et qu'il leur faut encore des ménagements et des soins.

En effet lorsqu'on a dépouillé la surface interne d'un utérus de cet âge de la couche grisâtre qui la recouvre, on trouve, tapissant cette surface encore un peu plus étendue qu'à l'état normal, une muqueuse de 1 millimètre environ d'épaisseur.

Les cellules du stratum conjonctif, que nous trouvions aux environs du 9ᵉ jour rondes et en voie de multiplication, ont maintenant l'aspect des cellules adultes, petites, courtes, fusiformes. Entre elles courent, de la face adhérente à la surface libre, de nombreux capillaires sanguins au voisinage desquels on trouve encore des globules sanguins en voie de régression, des cristaux d'hématoïdine, du pigment. La muqueuse est, dans le même sens, parcourue de tubes glandulaires, perpendiculaires à la surface qui a repris son aspect finement criblé. Le revêtement épithélial de ces tubes est complètement réparé ; l'extension de l'épithélium hors des orifices glandulaires a refait en grande partie la couche épithéliale de la muqueuse.

Néanmoins, dans la plupart des cas, ce revêtement n'est pas encore complet ; par conséquent la muqueuse reste çà et là écorchée, donc vulnérable.

Ce n'est guère que de la 5ᵉ à la 6ᵉ semaine après l'accouchement que l'involution de la muqueuse sera parfaite, que ses brèches épithéliales seront toutes comblées, qu'elle aura recouvré, avec son réseau capillaire si caractéristique, son aspect, son épaisseur et sa texture normales. Elle ne conserve plus, comme stigmates des événements qui viennent de s'accomplir, qu'une pigmentation caractéristique. Cette pigmentation persiste souvent pendant plusieurs mois, surtout au niveau de l'ancienne aire placentaire que nous avons jusqu'ici laissée de côté pour ne pas interrompre la description des différentes phases de restauration de la muqueuse, plus aisées à suivre en dehors de cette aire.

Revenons donc sur ce point.

L'examen de la *fig.* 286 (p. 248) vous fait prévoir que cette **aire placentaire** devra, dès le 1ᵉʳ jour, après la rétraction parfaite, présenter sur la coupe une surface très vallonnée, une série de collines et de vallées tapissées d'un reste de sérotine d'épaisseur très variable, très infiltrée de sang, criblée par de gros vaisseaux, et où se voient moins nettement qu'ailleurs les culs-de-sac glandulaires avec leur réserve d'épithélium (*fig.* 339 et 340).

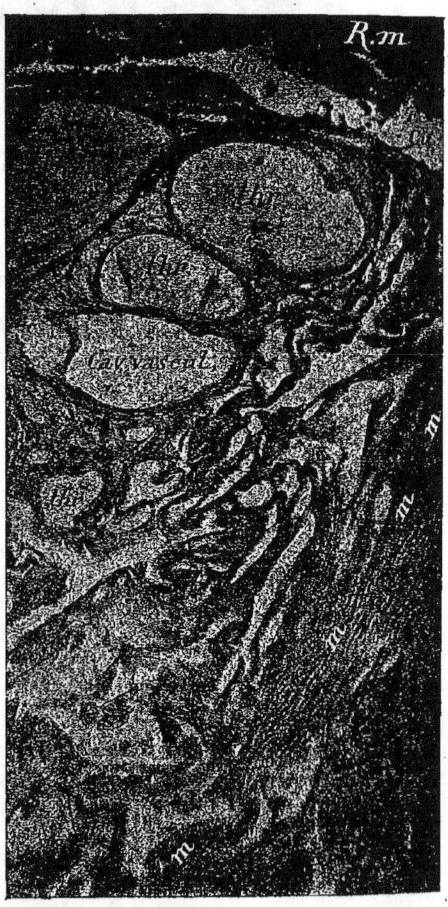

Fig. 339.

Coupe, vue à un grossissement de 37 diamètres, de la muqueuse et d'une partie de la musculeuse m, m, m, m de l'utérus qui a donné la préparation de la figure 337. — Rm est la région membraneuse de la face opposée. — Cu, cavité utérine. La pièce montre la muqueuse au niveau du bord inférieur de l'aire placentaire, à son point d'union avec la caduque vraie (à droite) qui a quatre fois moins d'épaisseur, — 1ᵐᵐ à droite, 4ᵐᵐ à gauche. Au dessous d'une couche mince de fibrine, recouverte vers la cavité de quelques globules sanguins, apparaît le tissu caractéristique de la caduque cerclant des vaisseaux thrombosés thr, thr, thr, ou perméables cav. vascul., visibles à l'œil nu et ayant de 1 à 2ᵐᵐ de diamètre. Les espaces clairs irréguliers, situés entre cette zone thrombosée et la limite bien reconnaissable de la musculaire, sont pour la plupart des espaces glandulaires dont les plus profonds possèdent seuls un revêtement épithélial à peu près continu.

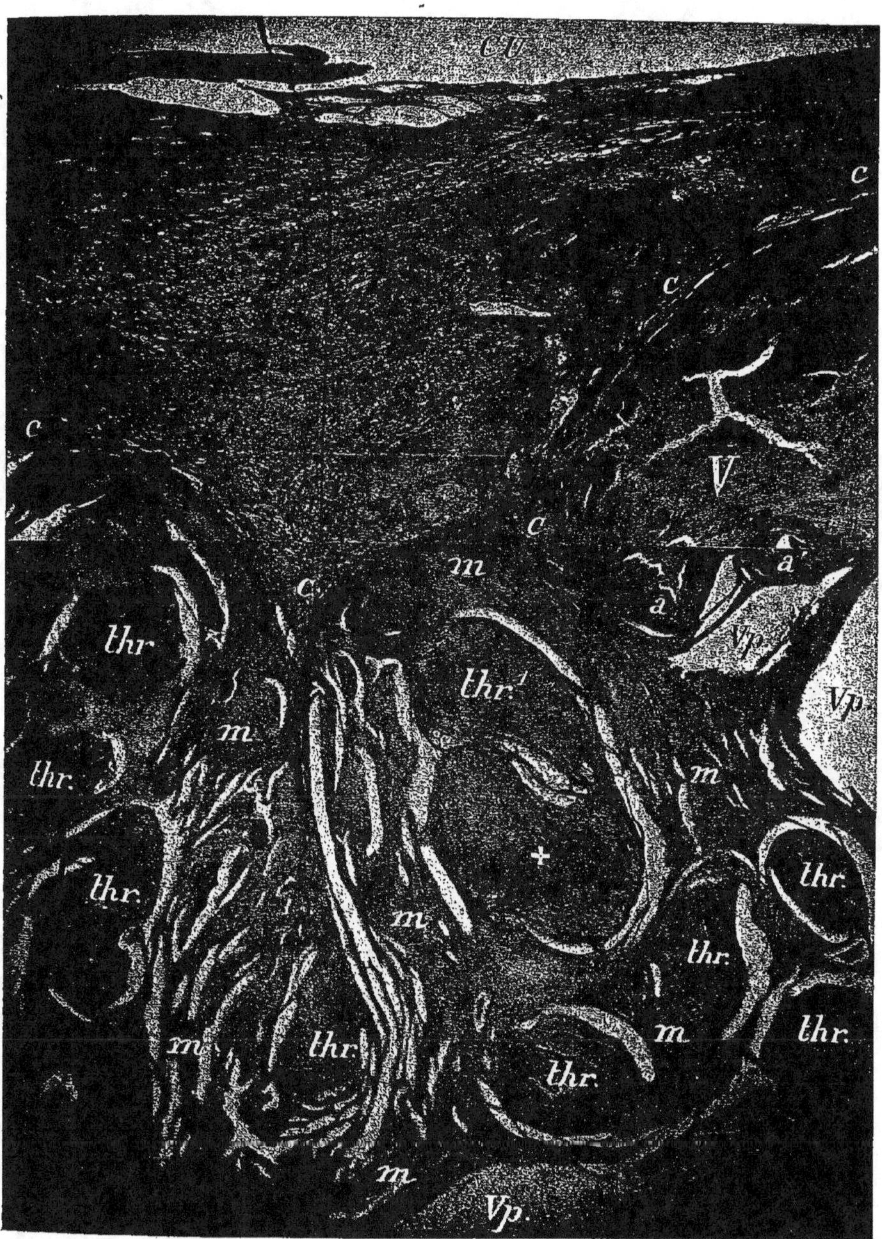

Fig. 340.

' Vue, à un grossissement de 37 diamètres, de la portion médiane de l'aire placentaire (carré a, b, c, d de la préparation représentée fig. 336, p. 303) d'un utérus de 72 heures.

C U, cavité utérine. De **C U** à la ligne ondulée c, c, c, c, la muqueuse dégénérée en grande partie et infiltrée de sang, formant un feutrage indéchiffrable de 5ᵐᵐ d'épaisseur au centre de la préparation, là où elle envoie une pointe entre deux mamelons de la couche musculaire **m, m, m,** bourrés de thrombus **thr, thr, thr,** etc., ayant jusqu'à 4ᵐᵐ de diamètre. Ces thrombus frais, tous de même âge, sont encore purement fibrineux. Leur texture se voit bien sur le plus gros d'entre eux **thr¹,** surtout dans la moitié inférieure marquée d'une croix. D'autres sinus **V p, V p** sont restés perméables. Un autre, en **V,** immédiatement sous-muqueux, n'est encore que partiellement thrombosé (a, a'), le reste de la lumière étant occupé par du sang non coagulé.

Et ce qui vous frappe en effet au premier coup d'œil, sur les figures 339 et 340, ce qui caractérise cette zone sur les coupes d'utérus post partum, c'est la présence, sous une couche fibrineuse plus ou moins épaisse, d'un amas de vaisseaux volumineux de 1 à 4^{mm} de diamètre, gorgés de sang, très contournés et comme tassés par la rétraction du muscle qui semble les pousser jusqu'à la surface.

Si nous examinons cette zone **du 7e au 9e jour** (*fig.*343, 344), nous la retrouvons saillante, recouverte d'une couche brun rougeâtre qui s'en détache aisément, et que le microscope nous montre composée d'un amalgame de fibrine, de cellules déciduales en dégénérescence graisseuse et de globules sanguins. Au-dessous apparaissent, à peine séparés les uns des autres par un ciment de caduque en dégénérescence, et proéminents jusqu'à la surface, les **puissants vaisseaux** déjà signalés, nettement **thrombosés** cette fois, et sur lesquels nous allons pouvoir saisir les premières manifestations du processus régressif qui lentement, très lentement, les fera disparaître.

Ces gros vaisseaux sanguins sont, vous le devinez, le reliquat des veines et des artères dilatées que nous avons étudiées naguère dans la sérotine. Restés là après le décollement du placenta, avec la portion non caduque de cette membrane, ils se sont trouvés, par l'oblitération de leurs voies d'apport et de départ, retranchés de la circulation. Le sang qu'ils renfermaient à ce moment n'a pas tardé de ce chef à s'y coaguler et vous voyez sur la figure 341 (en **2**), la première étape de la thrombose. Tandis que le centre du vaisseau renferme encore du sang rouge et frais, voici que se forme, au contact de la paroi endothéliale, un feutrage enveloppant de filaments de fibrine qui peu à peu va remplir toute la lumière vasculaire.

Le thrombus est formé.

A un stade plus avancé (en **3**, *fig.* 341), vous voyez de nombreuses cellules migratrices se presser autour du capillaire thrombosé, perforer sa paroi, et pénétrer dans la masse du caillot, qu'elles désagrègent ; cependant de l'adventice épaissie du vaisseau s'avancent des bourgeons conjonctifs. Ceux-ci vont petit à petit se substituer à la masse fibrineuse qui paraîtra ainsi s'être organisée.

Vers le 15e jour les vaisseaux thrombosés, en

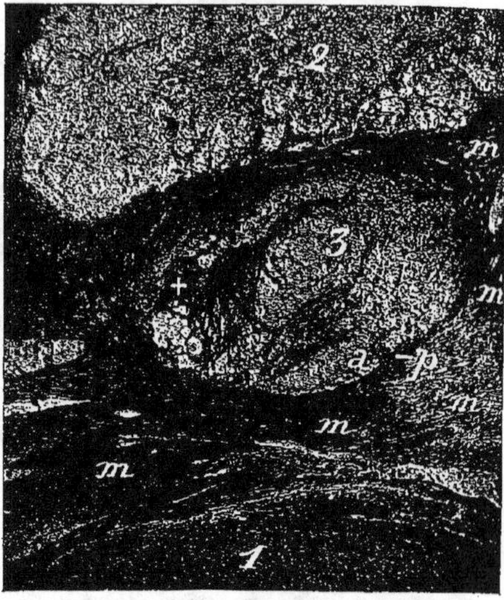

Fig. 341.

Coupe fragmentaire, vue à un grossissement de 45 diamètres, de l'aire placentaire de l'utérus de 68 heures représenté *fig.* 318, (o à d).

1. Vaisseau perméable bourré de globules rouges.
2. Thrombus de la muqueuse au 1er stade (fibrine réticulée).
3. Thrombus de la musculeuse **m, m, m** dont le réseau fibrineux est déjà envahi par le bourgeonnement des éléments de la paroi p surtout net en **a** et au point marqué d'une croix blanche.

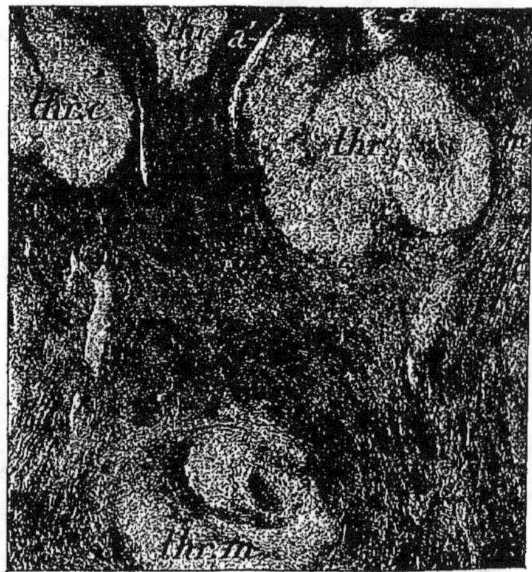

Fig. 342.

Coupe fragmentaire, vue à un grossissement de 45 diamètres, de l'aire placentaire représentée *fig.* 345, p. 310 (46° jour).

Les thrombus — qu'il s'agisse de ceux thr.c, thr.c de la muqueuse c, c, c, ou de ceux thr. m de la musculeuse, m, m, m — sont transformés en blocs clairs de tissu fibreux. Thr est mi-partie dans la musculaire, mi-partie dans la muqueuse, dont une glande a' le côtoie en haut et à gauche.

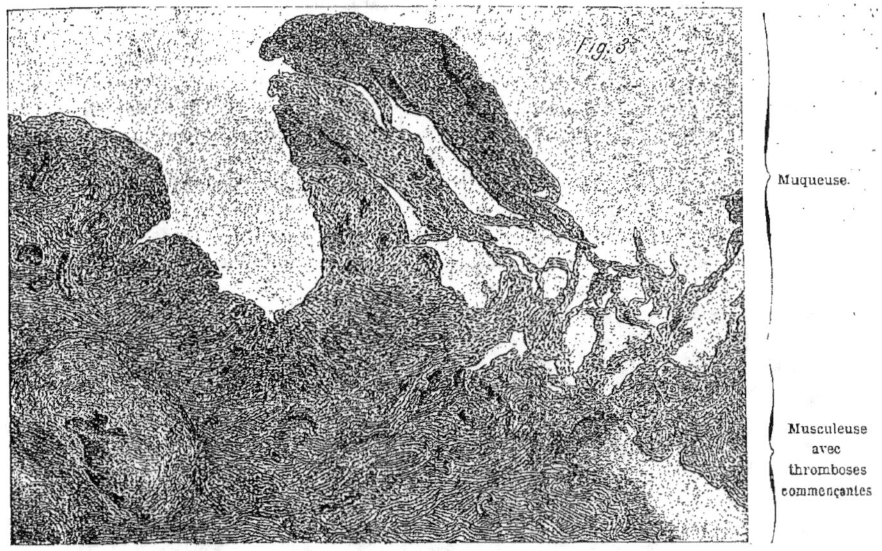

Fig. 343 (LÉOPOLD).

« Muqueuse utérine au 7ᵉ jour après l'accouchement, au point où l'aire placentaire (à gauche), se continue avec la caduque vraie (à droite). Sur toute la surface, il y a polissage et disparition des couches les plus superficielles. A gauche et en bas un thrombus placentaire commençant avec dépôt fibrineux abondant. »

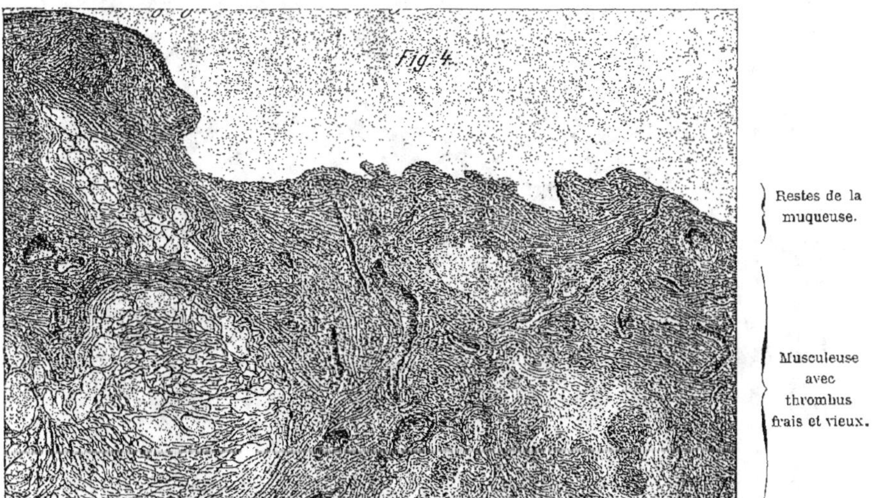

Fig. 344 (LÉOPOLD).

« Muqueuse utérine au 7ᵉ jour après l'accouchement, au milieu de l'aire placentaire. Il reste peu de sérotine. Thrombus à différents stades. A gauche, en haut et en bas, deux thrombus frais. Epaississement de la paroi par prolifération endothéliale. Nombreux ilots sanguins pâles entre les réseaux de fibrine. A droite et en bas deux thrombus plus vieux, organisés. » Femme morte d'hémorrhagie. (Grossissement non indiqué).

voie de transformation fibreuse, sont plus petits, plus tassés. Cependant dans leurs intervalles pousse avec vigueur le jeune tissu muqueux, et l'épithélium des glandes en réfection lance ses expansions jusque sur les proéminences de l'aire placentaire.

A la **fin de la 3e semaine** (*fig.*346) les vaisseaux apparaissent comme des nodules de substance gris claire, enchassés dans l'aire placentaire, à contour ondulé et formés de fibres-cellules fusiformes. Ces cellules, tassées à la périphérie, plus rares au centre, s'avancent sous forme de boyaux qui segmentent le caillot et qui çà et là sont pénétrés par des capillaires de nouvelle formation, venus des vaisseaux du voisinage. Bientôt le caillot tout entier, et par suite le vaisseau, sera remplacé par une masse conjonctive.

Même à la **fin de la 6e semaine** (*fig.* 345) ces thrombus en voie de transformation se voient encore nettement, sous forme de taches claires à limite nette ou ondulée.

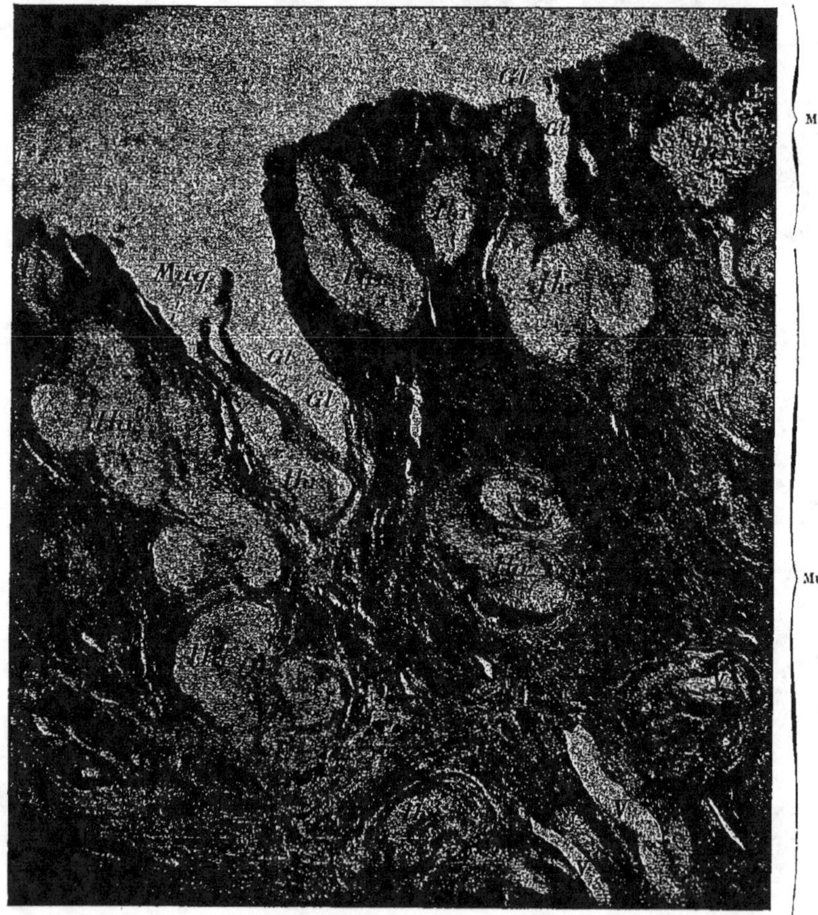

Fig. 345

Le point marqué **x** sur la *fig.* 325, p. 292, vu à un grossissement de 30 diamètres. L'aire placentaire, encore bien reconnaissable à ses thrombus fibreux thr, thr, thr, d'un utérus de 46 jours. La jeune muqueuse **Muq**, complètement refaite et dont les glandes gl, gl, gl, sont tapissées d'un bel épithélium cylindrique fortement coloré, a une surface encore très vallonnée, bossuée qu'elle est par les thrombus fibreux thr, thr, thr. qui la bourrent ou lui sont sous-jacents. — **V, V**, vaisseaux perméables de la musculeuse.

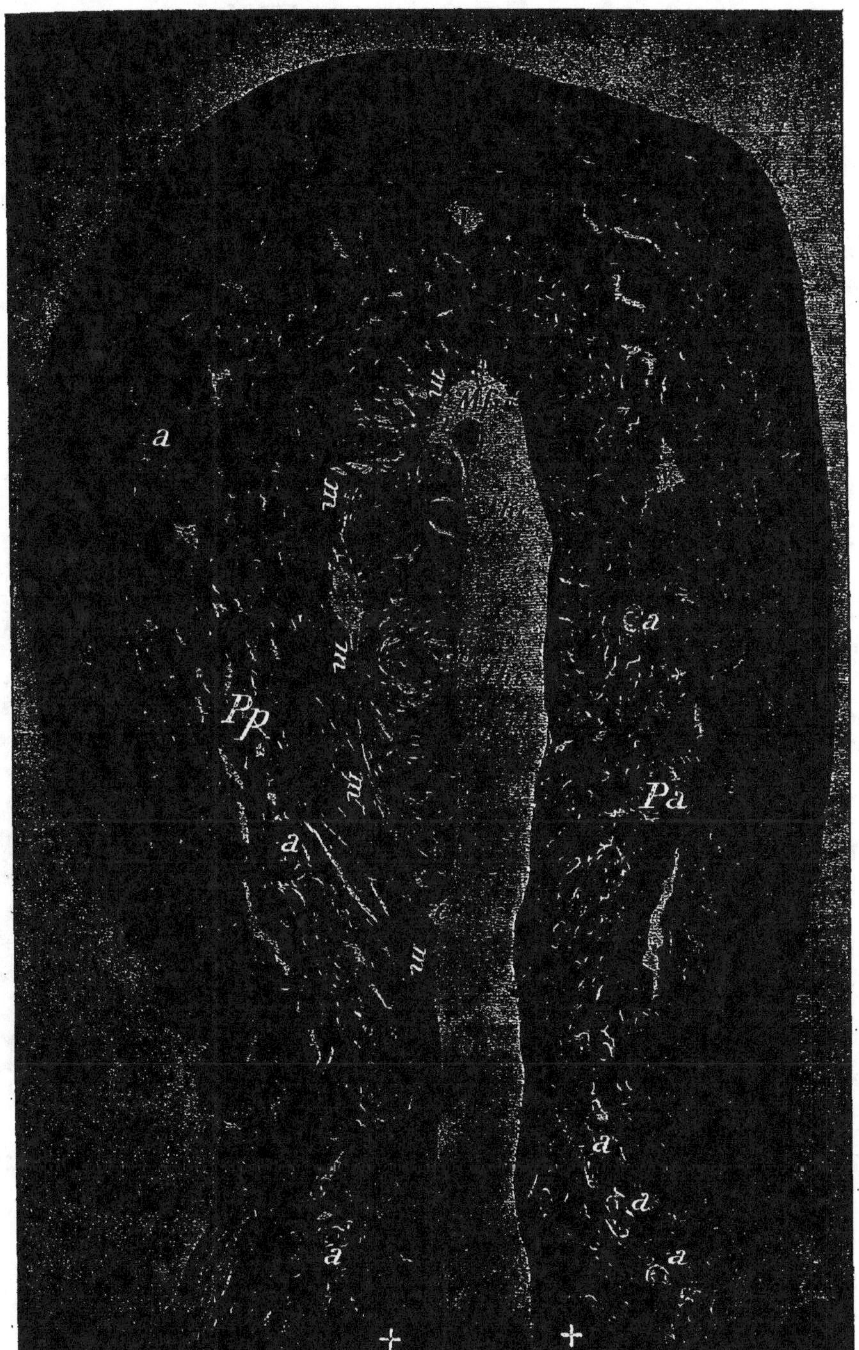

Fig. 346.

Le corps et a partie supérieure du col, encore infiltrée de pigment sanguin (marqué de croix blanches), de l'utérus de 25 jours représenté *fig.* 324, p. 292. — Moitié gauche, grossie 4 fois.

Oi, orifice interne. — **Mfu**, muqueuse en grande partie reconstituée du fond de l'utérus. Limitée dans la profondeur par les lettres **m, m, m, m**, et vers la cavité par les lettres **a, b, c**, se voit l'aire placentaire, encore très épaisse si elle n'est plus saillante, et dans laquelle se montrent en **thr, thr** des thrombus en voie d'évolution. **Pa**, parol antérieure; **Pp**, paroi postérieure. — **V, V**, sinus perméables. — **a, a, a**, artères hélicines.

6. Réfection du col.

Rappelons d'abord qu'**aussitôt après l'ac-couchement** (*fig.* 347) le col est largement per-méable, mou, flasque, aplati de haut en bas et déformé par l'énorme expansion qu'il vient de subir. Il ne peut guère être différencié du reste de l'organe que grâce à la ligne déchiquetée (**X**, *fig.* 348), située à 5 ou 6 centimètres de l'orifice externe, qu'a produite la séparation brutale de la caduque utérine et de la muqueuse cervicale persistante. Cette limite devient nette lorsqu'on examine au microscope, et l'on peut arriver de cette façon à reconnaître, au niveau de cette collerette déchiquetée, l'ancien orifice interne. Ce point étant mis hors de doute, étu-dions d'un peu plus près l'état de cette muqueuse cervicale et des tissus sous-jacents.

Ce qui frappe dès l'abord, outre la béance de l'orifice externe, sa déchirure fréquente à gauche et l'éversion de la muqueuse à ce niveau, c'est l'énorme congestion et l'infiltration sanguine dont il est le siège. Les hautes crêtes saillantes et imbriquées des arbres de vie hypertrophiés, que l'on voit sur le col à terme, sont écartées les unes des autres, étirées, aplaties, déplissées par l'extension du travail. Mais la rétraction qui suit l'expulsion du fœtus s'accompagne d'un tasse-ment qui rend à la muqueuse une épaisseur de 2 à 3 fois plus grande que pendant le travail, et une surface irrégulièrement ridée où il est impos-sible de reconnaître exactement les plis palmés. Sur les plis et dans les dépressions qui les séparent on trouve presque partout intact l'épi-thélium cylindrique conservé (*fig.* 348).

Dès le 7e jour, avec la rétraction croissante du col qui n'a déjà plus que 4 c.1/2 de long et dont l'orifice interne commence à se resserrer, les plis de la muqueuse se sont rapprochés et im-briqués en forme de tuiles, rappelant déjà mieux les plis palmés. On distingue leur revêtement épithélial à gros noyaux, leur charpente conjonc-tive à courtes cellules fusiformes très infiltrée de sang et parcourue de très nombreux vaisseaux sanguins. Le tout est supporté par une paroi en majeure partie conjonctive trouée d'innombrables coupes de vaisseaux sanguins gorgés et elle aussi infiltrée d'épanchements sanguins.

Au **9e jour** la muqueuse cervicale montre de délicats plis palmés sous forme de fines dente-lures de 2 à 3^{mm} de haut, sous le revêtement épi-thélial desquels se voit la charpente conjonctive riche de sang, formée de petites cellules rondes à gros noyaux remplissant presque le corps cellulaire, et entre lesquelles sont disséminés de nombreux globules sanguins et lymphatiques.

Au **14e jour** la muqueuse forme des plis irré-guliers et s'arrête nettement à 4^{cm} environ au-

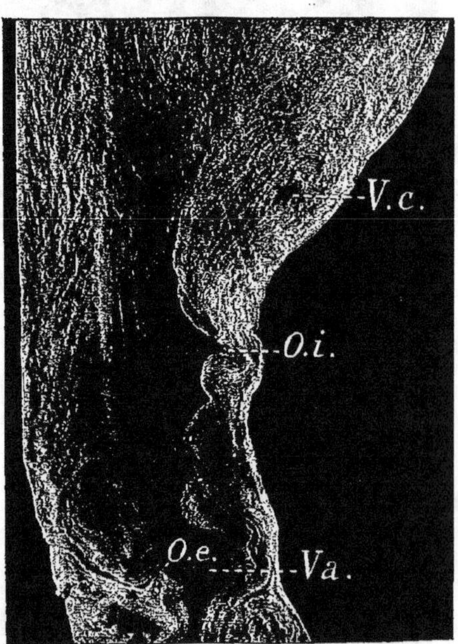

Fig. 347.

Coupe sagittale (moitié gauche) du col et de la partie infé-rieure du corps de l'utérus représenté *fig.* 313, p. 281.
Femme morte une demi-heure après un accouchement spontané à terme. **Va**, vagin. — **O.e**, orifice externe. — **O.i**, orifice interne. — **V.o**, veine dite circulaire. — 1=1.

dessus de l'orifice externe. L'orifice interne, aisé à reconnaître par là, est encore marqué à l'œil nu par son resserrement plus fort.

Au **21e jour** le canal cervical est fermé; l'ori-fice interne est encore plus resserré et plus net (*fig.* 324, p. 292).

A la **6e semaine** enfin, le col est complètement reformé (*fig.* 349).

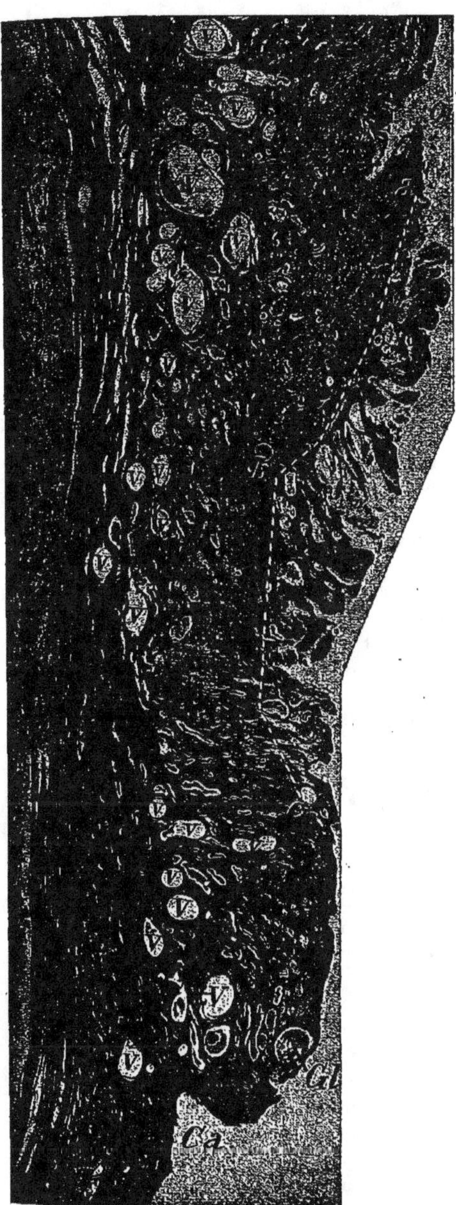

Fig. 348.

Moitié antérieure, grossie 4 fois 1/2, du col de l'utérus de 72 heures représenté *fig.* 334, p. 299.

Ca, cul-de-sac antérieur du vagin. — GI, glande dilatée à l'union de la portion vaginale et du canal cervical.

Oi, orifice interne du col, à 35ᵐᵐ au-dessus de l'orifice externe — X, limite inférieure de la caduque; — a, b, c, limite entre le bloc vasculo-conjonctif et la muqueuse du col dont l'épaisseur maxima, au centre du canal cervical, mesure 4ᵐᵐ. L'épithélium de surface et glandulaire est presque partout intact; les glandes sont dilatées; les plis allongés, hypertrophiés. — V, V, V, V, vaisseaux très dilatés.

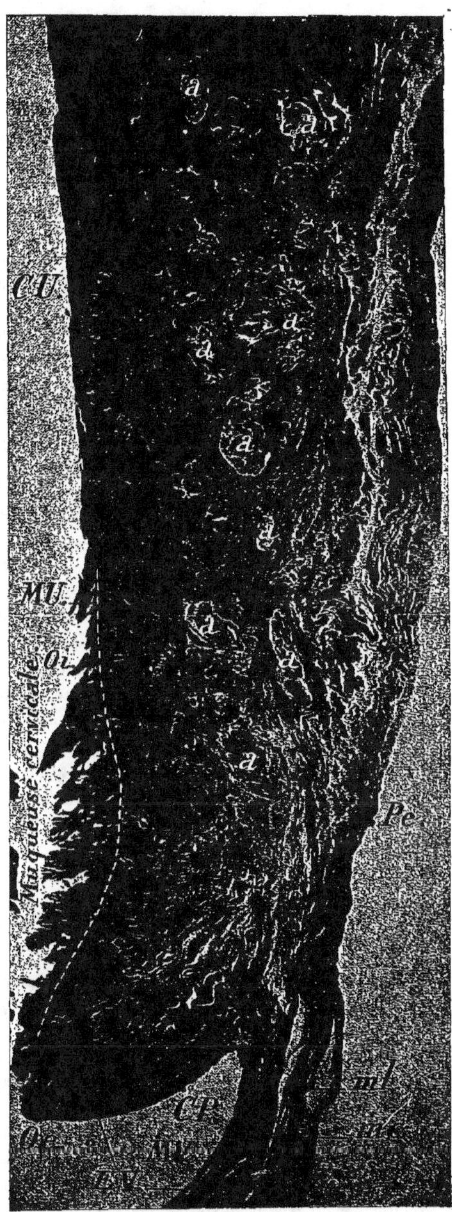

Fig. 349.

Moitié postérieure, grossie 4 fois 1/2, du col de l'utérus de 46 jours représenté *fig.* 325, p. 292.

CP, cul-de-sac postérieur. — E V, épithélium pavimenteux de la muqueuse vaginale MV. — m c, couche musculaire circulaire du vagin. — ml, couche longitudinale se poursuivant sur l'utérus.

O e, orifice externe du col; Oi, orifice interne. — C U, cavité utérine; MU, la muqueuse épaisse de 1ᵐᵐ. — La limite entre le bloc vasculo-conjonctif et la muqueuse du col est accusée sur la figure par un pointillé blanc. Epaisseur maxima de la muqueuse 2ᵐᵐ. Ses plis ont repris leur ténuité et leur délicatesse normales; les glandes se devinent à peine à ce grossissement. Les vaisseaux du bloc conjonctif ont considérablement diminué de volume. — a, a, a, a artères hélicines bien visibles.

B. ÉTUDE CLINIQUE DES SUITES DE COUCHES ASEPTIQUES.

Dans tout ce travail de régression que nous venons d'étudier, nous n'avons reconnu aucune trace de processus pathologique, aucun vestige « de cette véritable irritation suppuratoire » que décrivait encore Cazeaux.

Atrophie simple, physiologique comme disait Robin, de la musculature et de ses vaisseaux ; dégénérescence graisseuse et élimination des lambeaux de la surface muqueuse ; réparation par division cellulaire des glandes, de l'épithélium et du tissu interglandulaire, il n'y a là rien qui puisse produire le complexus, à différents titres morbide, que les anciens décrivaient sous le nom de *Suites de couches physiologiques.*

Ces suites de couches, dites physiologiques ou naturelles, étaient en réalité, vous allez le voir, un singulier mélange où la tradition avait confondu, à côté de phénomènes vraiment physiologiques, des phénomènes pathologiques. Les suites de couches *naturelles* ne sont pas plus l'idéal physiologique que ne l'étaient la guérison des plaies par suppuration et la fièvre dite traumatique ; ce sont, à un faible degré il est vrai, des suites de couches pathologiques. Ce que je veux décrire uniquement ici ce sont les suites de couches *aseptiques,* c'est-à-dire les suites de couches *naturelles modifiées par l'intervention de l'art* qui a permis d'en dissocier tout le côté pathologique.

Elles sont essentiellement caractérisées 1° par la normalité de la courbe thermique ;

2° par l'absence de « toute irritation suppuratoire » donnant naissance à des lochies purulentes ;

3° par un état général et local tels qu'une fois la courbature, les tranchées et la montée du lait passées, c'est-à-dire à partir du 5ᵉ jour, la femme ne comprend pas et supporte mal qu'on la maintienne au lit, tant toutes ses fonctions s'exécutent de la même façon qu'à l'état normal, tant « elle se sent bien et forte ».

Pour bien marquer la différence capitale qui sépare les suites de couches aseptiques des **suites de couches naturelles,** voyons la description que Baudelocque donnait de ces dernières et qui a servi de moule à presque toutes les descriptions de ses successeurs. Ils lui ont, sans le citer, emprunté des phrases entières.

« Une espèce d'accablement ou de lassitude semblable à ce qu'on éprouve à la suite d'un exercice violent et immodéré succède peu de temps après l'accouchement à l'agitation excitée par le travail ; mais bientôt l'action du pouls se réveille, la chaleur se ranime, la peau devient humide, une moiteur salutaire se déclare, les membres recouvrent leur première liberté, l'ordre des fonctions se rétablit ; et le plus grand calme succédant à cet effort de la nature permet à la femme de se livrer paisiblement à la joie d'être mère » et surtout au sommeil qu'elle appelait à grands cris depuis longtemps. Elle s'éveille reposée et a déjà « oublié ».

Jusque là nous sommes en pleine physiologie.

Mais voici que « du 2ᵉ au 3ᵉ jour il se détermine tout à coup une crise plus ou moins forte qu'on nomme communément **fièvre de lait.**

« Cette crise s'annonce par quelques élancements dans le sein ; bientôt après il y survient du gonflement et de la tension ; son volume augmente insensiblement et au point que la peau, chez certaines femmes, semble menacée de crevasses. L'engorgement s'étend fort souvent au loin du côté des aisselles et rend quelquefois la respiration difficile et laborieuse. Le pouls pendant ce temps acquiert de la force et de la fréquence ; la tête s'apesantit et le visage se colore ; une espèce de lassitude universelle se fait sentir et la femme éprouve des picotements par tout le corps. Une sueur plus ou moins abondante et dont l'odeur aigre dénote assez le caractère laiteux ramène le calme à sa suite. Elle continue souvent pendant 24 heures et plus, en ne laissant que de courts intervalles. L'on ne doit rien faire qui puisse la troubler et il pourrait être également désavantageux de la provoquer en surchargeant la femme de couvertures, ou bien en lui donnant de ces boissons échauffantes contre l'usage desquelles nous nous sommes déjà expliqués. Il faut seulement favoriser cette évacuation quand on y trouve la nature disposée.

« Ce n'est qu'à la fin du 4ᵉ jour ou le 5ᵉ même d'ordinaire que les mamelles commencent à se détendre. »

Et que se passe-t-il cependant du côté des organes génitaux ?

« Pendant les premiers jours il se fait un dégorgement abondant par la vulve. C'est d'abord du sang très pur, dont la couleur et la consistance commencent à s'affaiblir plus tôt ou plus tard et diminuent insensiblement de sorte qu'après 24, 36 ou 48 heures pour l'ordinaire, il ne passe qu'une espèce d'humeur lymphatique et roussâtre qui ne tarde pas à changer de nature. Elle devient plus épaisse, plus blanche et comme purulente ce qui lui a fait donner le nom de **lochies puriformes**, tandis qu'on appelle les deux premières espèces lochies sanguines et séreuses.

« La source de ces différentes espèces d'écoulements semble quelquefois se tarir du 2ᵉ au 3ᵉ jour mais pour 24 heures seulement ou environ. La matière des lochies paraît alors refluer dans le sang ; il s'en fait une sorte de transport vers les mamelles qui coïncide avec la fièvre de lait.

« Cette suppression des lochies pendant la crise en est une suite si naturelle qu'on ne doit pas s'en mettre en peine. Cet écoulement se rétablit de lui-même quand les sueurs deviennent moins abondantes, et l'humeur des lochies ressemble alors en quelque sorte à une matière **tantôt laiteuse, tantôt bourbeuse ou comme purulente** qui acquiert par la suite plus ou moins de consistance ».

Retenez bien cette description. Elle est la photographie des suites de couches que vous devez, à l'heure présente, considérer et traiter comme pathologiques.

Déjà du temps de Cazeaux, dont les vues à cet égard se retrouvent sans correction de Tarnier à la date de 1880, on avait constaté que « la sécrétion laiteuse, *chez les femmes bien portantes*, ne s'accompagne pas habituellement de fièvre. »

Mais Cazeaux s'empressait d'ajouter : « Cependant lorsque ce gonflement des mamelles est considérable, il peut se manifester de la céphalalgie ; quelquefois, mais rarement, quelques légers frissons, plus souvent de la chaleur, de la

sécheresse de la peau, sécheresse qui au bout de quelques heures, est remplacée par une sueur très abondante ; il y a de la soif, l'appétit se perd, la langue est légèrement blanchâtre ; le pouls s'accélère, et d'abord petit et serré, il devient bientôt large et souple ; la face est rouge et animée. M. Pajot professe que rarement le nombre de pulsations s'élève au dessus de 100 par minute.

« Cela est généralement exact, mais il y a des exceptions, des susceptibilités particulières et M. Béhier a compté jusqu'à 130 pulsations chez une femme dont les couches étaient très régulières. Pendant *ce mouvement fébrile* qui est ordinairement assez léger, le gonflement des mamelles augmente toujours de plus en plus, etc.

« *La durée de la fièvre de lait* est de 12, 24, 36, rarement 48 heures ; puis ensuite tout se calme.

« Quelquefois cependant, la fièvre paraît se prolonger pendant 3 ou 4 jours ; mais assez souvent elle est alors liée à une phlegmasie profonde ou présente bientôt une intermittence très marquée, et peut dégénérer en véritable fièvre intermittente, dont le sulfate de quinine fait assez souvent justice ».

Et revenant encore sur ce fait singulier que chez beaucoup de femmes cette fièvre de lait manque « malgré une tuméfaction considérable des seins et une sécrétion laiteuse abondante, fait beaucoup plus commun qu'on ne le pense généralement », Cazeaux, que retient toujours la tradition, s'empresse d'ajouter : « Mais je suis loin, pourtant, de considérer tout mouvement fébrile survenant chez une femme en couches, même au moment où commence la sécrétion laiteuse, comme l'indice d'une phlegmasie apparente ou cachée. Rien de plus simple, en effet, que d'attribuer à la tuméfaction et à la douleur dont les glandes mammaires sont le siège, la réaction générale qui les accompagne et diminue ou cesse dès que les seins ont diminué, ou dès que l'organisme s'est familiarisé avec ce nouvel état ».

Tarnier et Chantreuil, en 1881, soutiennent encore que si « la fièvre qui survient si souvent dans les premiers jours des suites de couches physiologiques ne doit pas être, dans la majorité des cas, rapportée au fait de la sécrétion du lait mais le plus souvent à des complications génitales ou abdominales — néanmoins, dans un certain nombre de cas, beaucoup moins nombreux que les précédents, sans être exceptionnels, on constate chez des acccouchées qui ne présentent aucune des affections que nous venons de signaler, de la céphalalgie, des frissons, un pouls parfois très fréquent (120 et au-dessus), une température élevée (39 degrés centigrades par exemple) et ces phénomènes généraux, coïncidant avec une augmentation de volume des seins, remplis de lait et indurés, disparaissent quand ce liquide est évacué, soit qu'il se soit écoulé spontanément, soit qu'il ait été pris par l'enfant. Dans ces cas, il existe bien réellement une fièvre qu'il nous semble légitime d'appeler fièvre de lait, car elle doit être attribuée à la rétention du lait dans les conduits galactophores. »

Et ils ajoutent : « Dans les cas normaux, de beaucoup les plus fréquents, où il n'existe pas de fièvre de lait, on observe cependant, en général, pendant la période qui correspond à la sécrétion laiteuse, une accélération du pouls et ordinairement la température ne s'élève pas pendant la période de sécrétion lactée au-dessus de 38° 2 ».

Tel était encore, en 1883, l'enseignement de la Maternité. Alors que j'étais interne, en 1885, j'entendais couramment les sages-femmes des hôpitaux, lauréates de la Maternité, en présence d'une élévation de température vespérale de 38 à 39 survenant du 3e au 5e jour, dire : « rien d'étonnant, la montée laiteuse est très forte » et se rabattre, si les seins étaient plats, sur la visite du Jeudi ou du Dimanche, une contrariété, un écart de régime ; les plus savantes invoquaient même la stercorhémie, etc. Et j'ai dû bien des fois, tout frais émoulu de chez Lister, batailler pour traiter ces fièvres de lait, stercorhémiques ou autres par des injections intra-utérines qui les arrêtaient net. Simple coïncidence pouvait-on dire alors. Mais les partisans de toutes ces fièvres singulières durent pourtant bien finir par se rendre à l'évidence. A mesure que s'affinait l'antisepsie obstétricale on les vit en effet diminuer dans des proportions énormes, et même disparaître sur des séries de plusieurs centaines d'accouchements, alors que persistaient les causes auxquelles on les attribuait naguère. Et l'on s'accorde aujourd'hui à y voir, rétrospectivement, des cas de fièvre due à la résorption de matières insuffisamment aseptiques par les plaies utéro-vaginales que laisse derrière lui l'accouchement.

La fièvre dite de lait n'était pas, n'est pas autre chose qu'une forme atténuée de l'infection puerpérale dont vient souvent témoigner, 15 jours ou 3 semaines plus tard, une bonne phlegmatia simple ou double.

Si j'ai longuement insisté sur ce point, c'est que les livres auxquels j'ai emprunté mes citations sont encore entre les mains de nombreux praticiens ; il importe de bien établir que **les suites de couches doivent être considérées comme pathologiques et traitées comme telles dès que la température axillaire atteint 38° centigrades.**

Et d'ailleurs, la disparition parallèle de la fièvre de lait et de ces lochies purulentes si précoces et considérées elles aussi comme physiologiques, de même que de cette *agravis odor puerperii*, qui pouvait coïncider avec un état absolument normal des organes génitaux » — à une époque où l'on ne prenait pas la température, — tout cela ne vient-il pas confirmer ce diagnostic rétrospectif ?

L'écoulement lochial alcalin, fourni par la plaie *utérine* en voie de réparation aseptique, est de coloration plus ou moins rouge, sans odeur. C'est d'abord du sang pur, le 1er et le 2e jour ; puis, du 2e au 3e, de la sérosité sanguinolente dans laquelle on retrouve, outre des globules sanguins et des lambeaux de caduque de moins en moins considérables, des globules blancs, des cellules épithéliales cylindriques, des cellules de la caduque en dégénérescence graisseuse, des granulations graisseuses, bref des débris de tous les matériaux que nous avons vus en régression ou en prolifération dans la muqueuse en train de se restaurer — plus tout ce que ramasse le flot au col, au vagin, à la vulve.

Généralement du 12e au 15e jour, les lochies reprennent la teinte franchement sanguine (petit retour de couches attribué par Remy et autres à l'ovulation). Puis elles cessent plus ou moins rapidement ou sont remplacées par les sécrétions blanches des glandes régénérées dont l'abondance va progressivement diminuant jusqu'au retour de couches. C'est là tout ce qu'il me semble utile actuellement d'en dire et d'en savoir. Leur quantité moyenne est de 4 à 500 grammes pendant les premiers jours, très variable d'ailleurs suivant les sujets.

En résumé les suites de couches aseptiques sont essentiellement caractérisées par ce fait que le travail d'involution s'y accomplit sans l'ombre de réaction locale ou générale. Comme les peuples heureux elles n'ont pas d'histoire, et j'aurai dit tout ce qu'il vous importe d'en savoir au point de vue pratique quand j'aurai signalé :

Le frisson plus ou moins violent qui en marque le début ;

Les tranchées ou arrières-douleurs des 48 premières heures ;

Le ralentissement, actuellement contesté, du pouls ;

La paresse plus ou moins marquée de l'intestin et de la vessie.

Le frisson du début, qui peut s'accompagner de claquement des dents et de tremblement des membres, est sans signification pronostique fâcheuse lorsqu'il est vraiment physiologique, c'est-à-dire sans accompagnement d'élévation de température ni d'accélération *persistante* du pouls. Il semble purement nerveux et analogue au frisson de la miction.

Les tranchées ou arrières-douleurs sont produites par les contractions persistantes de l'utérus que l'on sent, que l'on voit durcir sous la paroi abdominale.

« Chez quelques femmes, dit Baudelocque qui les a le premier bien décrites, ces douleurs s'annoncent dès les premiers instants qui suivent la délivrance ; elles se succèdent de minute en minute (ou mieux à intervalles plus éloignés, cinq minutes à une heure, et variables) comme celles de l'accouchement auxquelles elles ressemblent beaucoup, et se soutiennent ainsi avec force pendant plusieurs heures, quelques fois pendant un jour entier. Ensuite elles s'éloignent et en devenant plus rares elles perdent de leur violence ; mais presque toujours elles se font sentir jusqu'au moment de la révolution du lait. » Elles sont exaspérées et souvent prolongées par « la présence d'un caillot ou d'un lambeau de membranes qui ne peuvent être expulsées que par des efforts semblables à ceux de l'accouchement » ; réveillées par les frictions de l'utérus ; par la succion du mamelon.

« Ces tranchées, aussi peu ordinaires après le premier accouchement que communes à la suite des autres sont souvent, il faut l'avouer, plus à charge que les douleurs de l'enfantement même ; elles sont quelquefois si fortes et les femmes en souffrent si cruellement qu'on est obligé de leur donner quelques gouttes de teinture de Sydenham dans une cuillerée d'eau de fleurs d'oranger et de tilleul », ou un lavement avec 30 ou 40 gouttes de laudanum.

C'est parce qu'elles empêchent le sommeil et produisent chez certaines femmes nerveuses une agitation considérable qu'il les faut calmer, lorsqu'elles se prolongent d'une façon anormale, et non pas, comme l'écrivait encore Tarnier en 1882, parce qu' « elles peuvent donner lieu à une métrite. »

Le ralentissement du pouls est, depuis 1864, considéré comme un phénomène quasi caractéristique des suites de couches normales.

Signalé en passant par R. Whytt dès 1765, puis par A. H. Mac Clintock en 1861 comme purement constitutionnel, il fut surtout bien étudié par Blot dans un mémoire publié en 1864 dans les *Archives générales de Médecine* et dont voici les conclusions textuelles :

« 1° Chez les femmes en couches *bien portantes*, on voit généralement survenir un ralentissement du pouls plus ou moins marqué.

« 2° La fréquence de ce phénomène varie nécessairement avec l'état sanitaire, comme le prouvent les trois séries d'observations faites par nous successivement à la Clinique et à l'Hôtel-Dieu.

« Dans l'état physiologique, le ralentissement du pouls nous paraît un fait *général*, en rapport avec la déplétion utérine ; son degré seul varie ; il ne tient pas à une disposition particulière à quelques femmes qui auraient naturellement et ordinairement le pouls lent. Celles qui font le sujet de mes observations ont été suivies assez longtemps pour que j'aie pu m'assurer que chez elles le pouls avait, en dehors de l'état puerpéral, la fréquence physiologique ordinaire.

« 3° Quant au *degré* du ralentissement, il peut varier beaucoup ; j'ai vu trois fois le pouls tomber à 35 pulsations par minute ; le plus communément il oscille entre 44 et 60.

« Le régime alimentaire n'exerce pas une influence manifeste.

« 4° On le trouve plus souvent chez les multipares que chez les primipares, ce qui peut s'expliquer par la fréquence plus grande des accidents puerpéraux chez les dernières.

« 5° La *durée* du ralentissement varie de quelques heures à dix ou douze jours; elle est en général d'autant plus longue que le ralentissement est plus considérable, pourvu toutefois qu'un accident morbide ne tire pas subitement les femmes de l'état physiologique.

« 6° La marche du ralentissement du pouls est presque toujours la même; il commence ordinairement dans les 24 heures qui suivent l'accouchement, il va en augmentant, reste un certain temps stationnaire, puis disparaît peu à peu.

« On le voit souvent persister, même à un degré très prononcé, pendant la période des couches qu'on décrit généralement sous la dénomination, souvent impropre, de *fièvre de lait*.

« 7° La longueur du travail ne paraît pas exercer une influence notable sur son développement et sur son degré; au contraire le moindre état pathologique l'empêche de se produire ou le fait disparaître; on l'observe après l'avortement, après l'accouchement prématuré, spontané ou artificiel, comme après l'accouchement à terme.

« Les tranchées utérines, même intenses, ne le font pas disparaître. Il n'en est pas ordinairement de même des hémorrhagies. On peut cependant l'observer quelquefois après celles qui n'ont pas été abondantes.

« 8° La position couchée, assise ou debout le font varier très notablement.

« 9° Le ralentissement du pouls est un signe pronostic très favorable; on ne le rencontre que chez les femmes bien portantes; dans un service d'hôpital, sa fréquence indique un état sanitaire excellent, sa rareté doit faire craindre l'invasion prochaine des états morbides qu'on voit si souvent régner sous forme épidémique.

« 10° Quant à sa cause, il ne faut pas la chercher dans une sorte d'épuisement nerveux, comme je l'avais cru tout d'abord; les recherches sphygmographiques auxquelles nous nous sommes livrés, avec M. Marey, montrent d'une manière manifeste qu'il est en rapport avec une augmentation de la tension artérielle après l'accouchement. »

Depuis lors de nombreux mémoires — parmi lesquels se distinguent plus particulièrement ceux de Falaschi (de Sienne, 1871), et de Louge (1886) *sur le pouls puerpéral physiologique* — sont venus confirmer dans ses grandes lignes le travail de Blot.

Voici résumées les principales conclusions de Louge :

Le pouls d'une femme jeune, bien portante, éveillée, au repos, étant hors l'état de grossesse de 72 à 75, les moyennes obtenues sur 20 femmes grosses du 5° mois jusqu'à la fin de la grossesse sont :

Pour la position couchée 84,6.
    —   assise   86,5.
    —   debout 86,9.

Le pouls pendant le travail s'accélère de 5 à 6 pulsations par minute pendant les douleurs préparantes, de 15 à 20 pendant les contractions efficaces en dehors de l'effort, pour retomber en moyenne à 82 aussitôt après l'expulsion du fœtus, remonter à 100 ou 120 pendant le frisson physiologique et descendre enfin plus ou moins brusquement, après la délivrance, au-dessous de la moyenne physiologique.

A partir de ce moment les courbes obtenues pendant les couches les plus régulières présentent généralement l'un des trois types suivants :

1° Le pouls oscille pendant toute la durée des suites de couches entre 72 et 80, sans jamais descendre au-dessous. C'est la *courbe sans ralentissement*.

2° La fréquence oscille entre 72 et 80 mais on observe à certains jours des couches, variables, une diminution momentanée; le pouls descend à 60, à 58 puis s'élève de nouveau. C'est la courbe la plus commune *à ralentissement mixte.*

3° La fréquence du pouls, qui se tenait entre 70 et 84 après la délivrance, se ralentit manifestement et graduellement, oscille en moyenne entre 50 et 46, présente le maximum du ralentissement le matin du 7° jour, puis s'élève successivement au chiffre normal. C'est la *courbe à ralentissement franc*; elle forme une ligne à concavité supérieure.

Ce ralentissement, que Blot dit s'observer presque constamment, Falaschi chez le quart des accouchées, Olshausen dans 63 % des cas, Louge l'a noté chez une primipare sur quatre, et chez une multipare sur trois.

Le degré est variable — moyenne 40 à 50 (Olshausen); 44 à 50 (Falaschi); 44 à 56 (Blot); 48 à 52 (Hemey); 50 à 60 (Louge).

Les minima observés sont : 44 (Hemey) ; 42 (Lorain) ; 40 (Löhlein) ; 38 (Falaschi) ; 36 (Meyburg); 35 (Blot); 34 (Olshausen); 30 (Mac Clintock).

Le ralentissement se manifeste de 8 à 48 heures après la délivrance. Sa marche est presque toujours la même : il va d'abord en augmentant, reste stationnaire, puis disparaît progressivement. Parfois il cesse pendant quelques jours pour reparaître ensuite.

La durée du ralentissement varie de 1 à 12 jours.

Quant à l'époque où il atteint son maximum elle est variable, ainsi qu'en témoignent les divergences des auteurs :

Fin du 2e jour (Blot).

De la 48e à la 60e heure (Falaschi).

Du 5e jour au 8e jour (Löhlein).

Du 5e au 7e jour (Olshausen).

Matin du 7e (Louge).

Soir du 7e jour (Baumfelder).

7e à 9e (Deubel).

9e jour (Meyburg).

C'était donc là une donnée qui semblait bien assise lorsque tout récemment Karl Heil, assistant de Kehrer à Heidelberg, reprenant cette étude dans un mémoire intitulé : « *Existe-t-il un ralentissement physiologique du pouls pendant les suites de couches ?* » est arrivé à des conclusions diamétralement opposées et que voici :

« Chez les femmes bien portantes, au repos, le pouls tombe fréquemment, hors l'état de grossesse, au-dessous de la moyenne admise 75 (65 et au-dessous dans 49 °/₀ des cas).

« Chez les femmes enceintes, au repos, le pouls tombe fréquemment au dessous de 75 (60,8 °/₀) ; au-dessous de 65 (24,45 °/₀) ; au-dessous de 60 — minimum 48 — (11, 45 °/₀).

« Le nombre 65 et au-dessous s'observe plus fréquemment au cours de la grossesse que dans aucun des 10 premiers jours des suites de couches.

« Dans 45 °/₀ des cas le nombre moyen des pulsations pour les suites de couches est supérieur au nombre moyen pendant la grossesse.

« Dans 12 °/₀ des cas seulement la moyenne des pulsations est au moins de plus de 10 pulsations inférieure à la moyenne correspondante pendant la grossesse. 10 °/₀ de ces cas ont trait à des multipares.

« L'examen d'une courbe, tracée d'après les moyennes établies pour chacun des premiers jours des suites de couches, montre que du 1er au 8e jour la moyenne va de 71 à 75 pulsations pour s'élever à 78 le neuvième et à 81 le dixième.

« En faisant les réserves que commandent le nombre relativement restreint des cas (100) et les causes d'erreur que comporte l'étude d'un phénomène aussi délicat, aussi sujet à variations que le pouls, l'auteur pense avoir néanmoins démontré *qu'on ne saurait admettre, dans la mesure où cela a été fait jusqu'ici, un ralentissement physiologique du pouls pendant les suites de couches.* Il a d'ailleurs noté fréquemment un pouls lent, mais c'est là un phénomène qu'on rencontre aussi bien dans la grossesse. Il ne saurait donc plus être question du ralentissement physiologique du pouls des accouchées ; le pouls à la vérité peut être lent, et c'est-là un phénomène de bon augure, mais il ne représente pas un attribut propre, exclusif aux suites de couches. »

En présence d'assertions à ce point contradictoires, et pour éclairer ma religion et la vôtre, j'ai institué deux séries d'observations.

1re Série. J'ai pris chaque matin à 9 heures pendant un temps variant de 4 à 32 jours (savoir : 4 à 10 jours, 5 obs. — 10 à 20 jours, 13 obs. — 20 à 30 jours, 7 obs. — 30 à 40 jours, 7 obs. —) le pouls de 32 **femmes grosses** couchées, hospitalisées à la Clinique Baudelocque au cours des 3 derniers mois de la grossesse.

Sur les courbes ainsi obtenues j'ai accentué la ligne correspondant à 75 pulsations à la minute.

Et j'ai pu ainsi séparer aisément mes observations en 3 catégories :

a) celles dans lesquelles la courbe reste constamment au-dessus de 75.

b) celles dans lesquelles la courbe reste en grande partie au-dessus de 75 avec quelques rares descentes au-dessous de ce chiffre (de 1 à 5), les minima ainsi notés étant 72, 70, 68, 67, 60, 60, 60.

c) celles dans lesquelles la courbe est franchement à cheval sur 75 avec minima de 70, 68 et 64.

d) celles enfin dans lesquelles la courbe est tout entière au-dessous de 75 avec minima de 61 et 58.

La conclusion chiffrée est celle-ci :

Sur 32 femmes grosses observées au cours des trois derniers mois :

Pouls constamment au dessus de 75 ou avec rares descentes au-dessous. 26 = 81 %

Pouls à cheval sur 75....... 4 = 12,5 %

Pouls franchement au-dessous de 75................... 2 = 6,25%

En d'autres termes, sur 32 femmes grosses il en est 22, soit 68,75 % chez lesquelles la courbe du pouls du matin ne descend pas au-dessous de 70.

D'autre part j'ai pris le pouls dans les mêmes conditions, c'est-à-dire le matin seulement, sur 18 **accouchées**, et matin et soir sur 17, pendant un minimum de 9 jours et un maximum de 16. Séparant les courbes (dont les *fig.* 350 à 355 représentent les principaux types) comme précédemment j'ai obtenu les chiffres suivants :

Sur 35 femmes accouchées bien portantes, à température normale :

Pouls au-dessus de 75.. 1 = 2,85 %
Pouls à cheval sur 75.. 20 = 57,14 %
Pouls au-dessous de 75. 14 = 40 %

En d'autres termes sur 35 femmes accouchées, à température normale, il en est seulement 4, soit 11,42 % chez lesquelles la courbe du pouls ne descend pas au-dessous de 70, reste constamment au-dessus de 70 (*fig.* 350).

Le tableau ci-dessous permet de faire d'un coup d'œil la comparaison :

	Grossesse (32 observ.)	Suites de couches (35 observ.)
Pouls au-dessus de 75 ou avec rares descentes au-dessous	81 %	2,85 %
Pouls à cheval sur 75......	12,5 %	57,14 %
Pouls au-dessous de 75.....	6,25 %	40 %
Pouls restant au-dessus de 70.	68,75 %	11,42 %

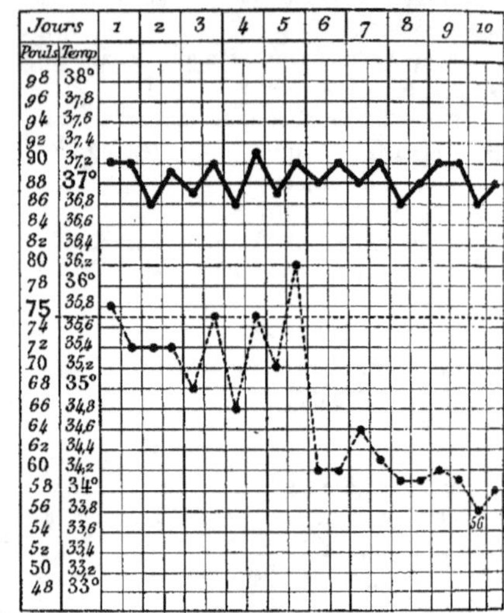

Fig. 351. — III pare. Le ralentissement s'accuse au 6e jour.

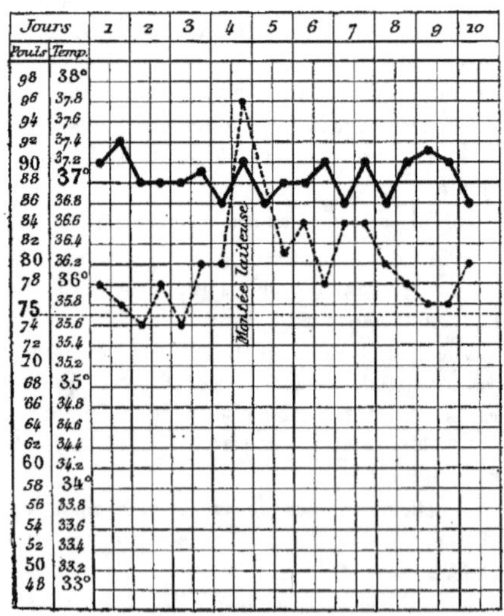

Fig. 350.— II pare. Pouls sans ralentissement, à 75 et au-dessus.

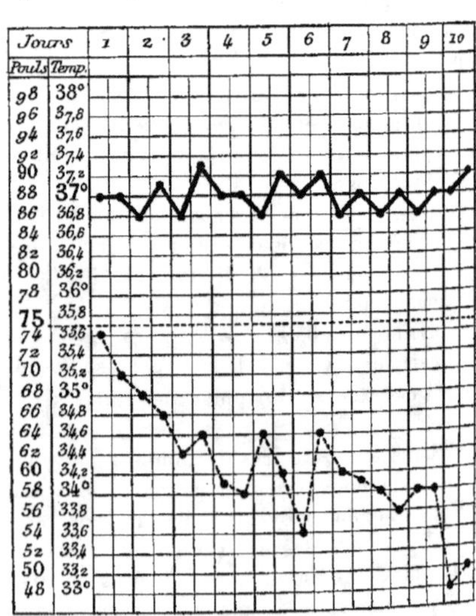

Fig. 352. — III pare. Ralentissement graduel. Minimum 48 le 10e jour.

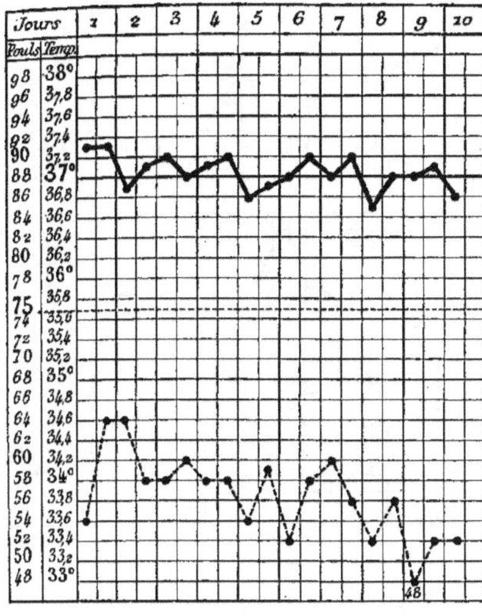

Fig. 353.

Primipare. Ralentissement du pouls. Type courant. Minimum 48, le 9ᵉ jour. La montée laiteuse n'a pas interrompu la descente. (Comme dans les figures voisines la ligne pleine est celle de la température ; la ligne pointillée marque le pouls).

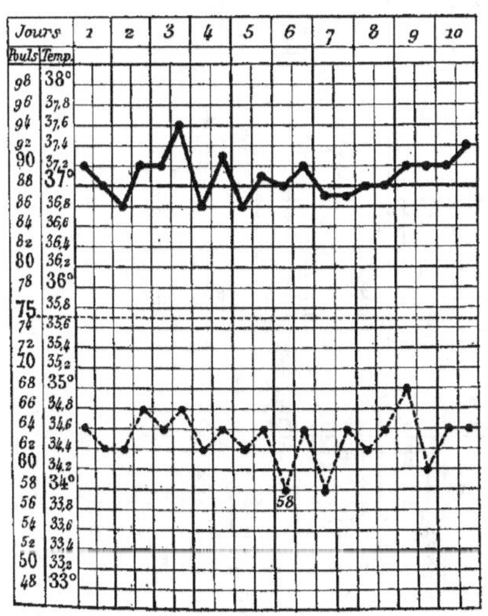

Fig. 354

Tertipare. Ralentissement du pouls. Minimum 58, le 6ᵉ jour. La montée laiteuse a à peine influencé la courbe du pouls dont l'allure générale est horizontale.

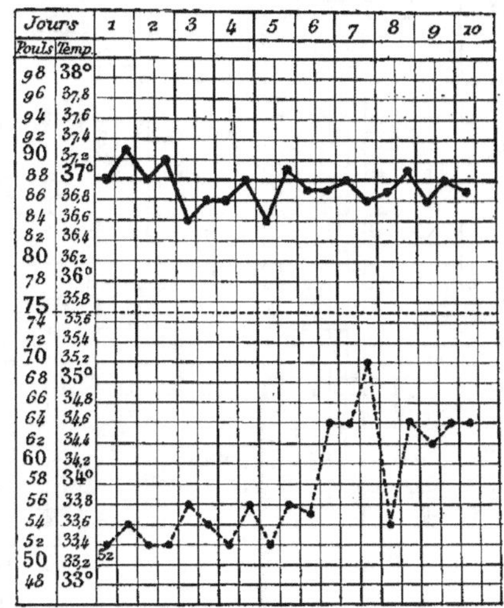

Fig. 355.

IV pare. Ralentissement du pouls. Type rare. Le minimum 52 est atteint dès le premier jour. A partir du 6ᵉ, alors que la température reste normale, le pouls remonte en deux jours aux environs de 64, restant encore largement au-dessous de la moyenne de la grossesse.

Il ressort nettement de l'examen de ce tableau que **la courbe du pouls chez les 35 accouchées observées est notablement inférieure à la courbe du pouls chez les 32 femmes grosses.**

Mais, dira-t-on, il s'agit de femmes différentes.

Voici donc les résultats d'une **deuxième série** d'observations dans lesquelles j'ai étudié le pouls chez 36 femmes **avant** et **après** l'accouchement (température normale).

Chez 26, la courbe des suites de couches est franchement au-dessous de la courbe de grossesse (*fig.* 356 à 361, p. 322 et 323).

Chez 6, les deux courbes se correspondent à peu près, bien que les minima des suites de couches soient, dans 2 cas au moins, inférieurs à ceux de la grossesse.

Chez 4 seulement la courbe des suites de couches est plus élevée que celle de la grossesse.

En résumé dans 72,22 % des cas au moins il y a pendant les suites de couches un ralentissement indéniable du pouls.

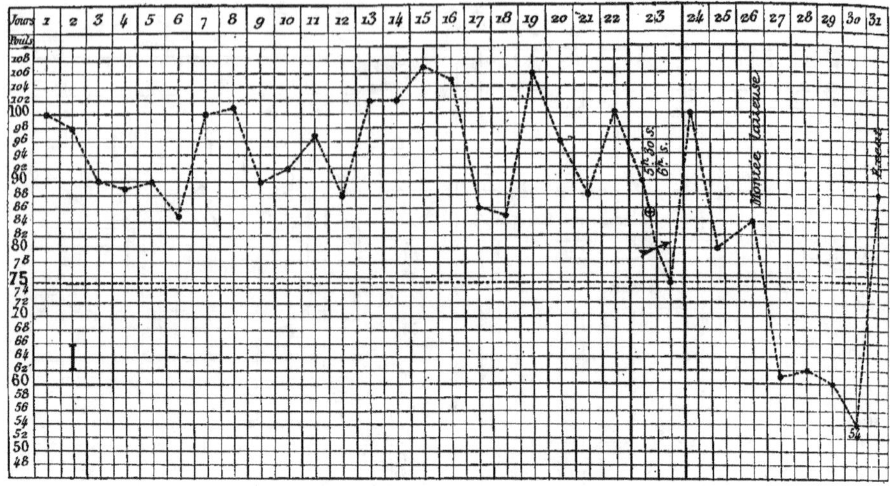

Fig. 356.

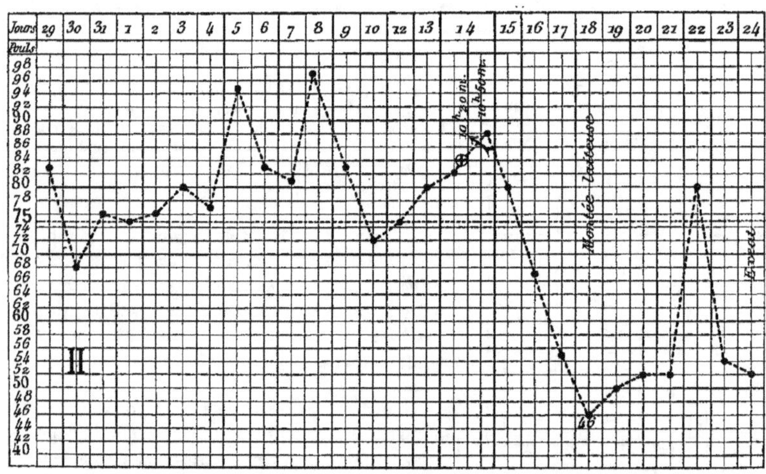

Fig. 357.

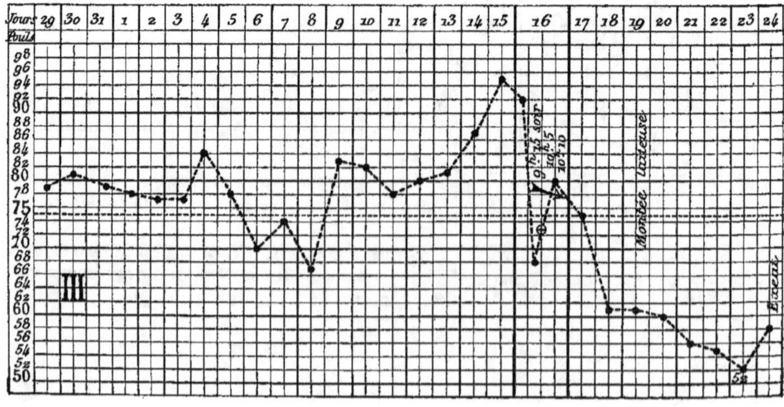

Fig. 358.

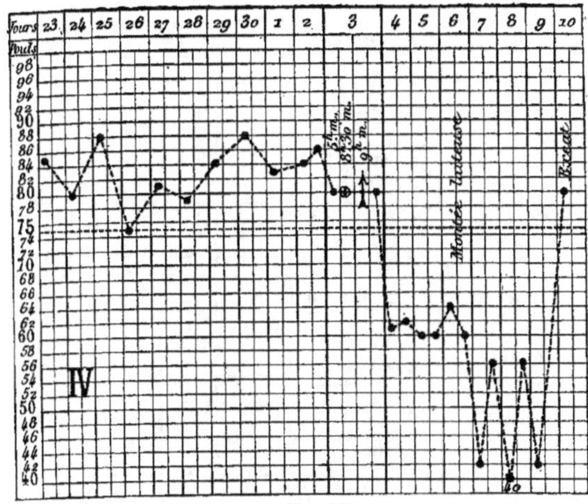

Fig. 359.

Légende des *Fig.* 356 à 361.

Ces courbes (où les jours sont numérotés par les quantièmes de mois) sont divisées en 3 cases dont la première, en partant de la gauche, représente la grossesse; la deuxième, la plus étroite, le travail; la troisième, les suites de couches.

Dans la deuxième case le cercle marqué d'une croix correspond à l'expulsion spontanée du fœtus; la flèche, à celle des annexes.

Sur les courbes I, II et III on n'a noté que le pouls du matin; sur les courbes IV et VI on a noté le pouls du matin pendant la grossesse, le pouls du matin et du soir pendant les suites de couches; sur la courbe V on a inscrit le pouls matin et soir pendant toute la durée de l'observation (28 jours).

Température normale. Toutes les femmes ont allaité. 4 fois, il s'agit de primipares (*fig.* 356, 357, 359, 300); une fois d'une secondipare (*fig.* 358); une fois d'une VI pare (*fig.* 361).

Le ralentissement du pouls, pendant les suites de couches, n'est pas niable.

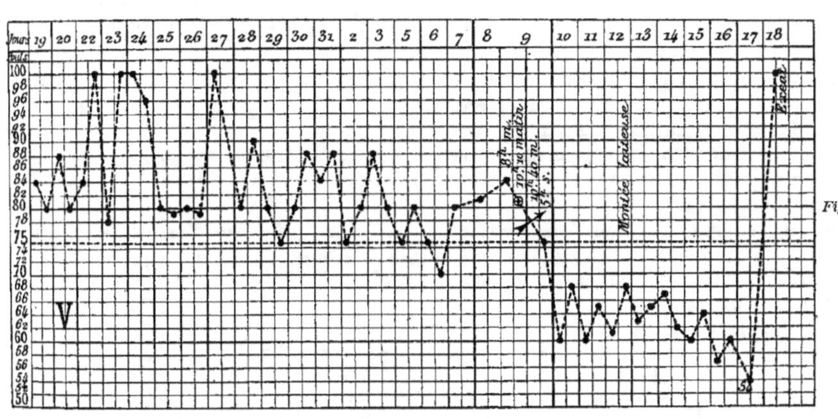

Fig. 360.

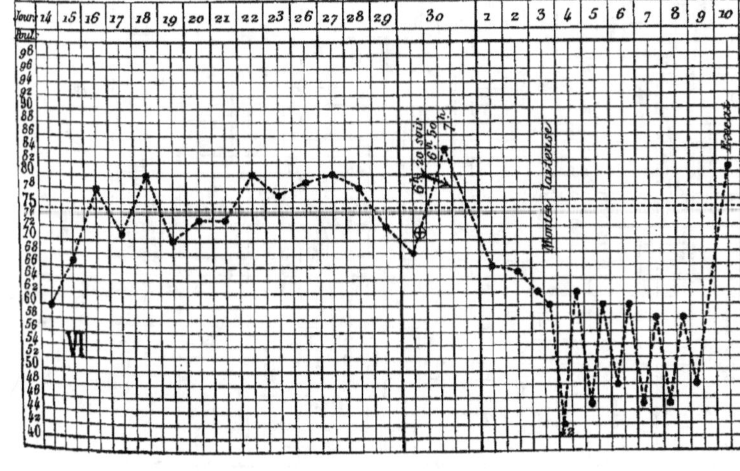

Fig. 361.

Ce ralentissement est plus fréquent chez les multipares que chez les primipares.

Le minimum atteint oscille entre 40 et 68, savoir :

40 à 49 = 5, dont 3 multipares,
50 à 59 = 13, dont 9 multipares,
60 à 69 = 8, dont 6 multipares.

Ce minimum s'observe du 5e au 8e jour dans 18 cas sur 26 ; 7 fois sur 18, il correspond au 7e jour ; je l'ai vu n'apparaître qu'au 10e jour.

Dans 6 cas sur 26, il correspond aux 4 premiers jours, et la courbe n'est généralement pas modifiée par la montée laiteuse.

Lorsque la femme se lève pour la première fois, il est habituel de constater une ascension brusque de la courbe (*fig.* 356, 359, 360, 361); mais lorsque le ralentissement est très prononcé et tardif, le pouls ne tarde pas à revenir à la ligne basse, sans que je puisse dire actuellement à quel moment il remonte définitivement à la normale de l'état de vacuité.

Bref, pour conclure, **dans le milieu et dans les conditions où Blot a observé et où nous observons après lui « on voit généralement survenir chez les femmes en couches, bien portantes, un ralentissement plus ou moins marqué du pouls. Dans l'état physiologique le ralentissement du pouls nous paraît un fait général ; son degré seul varie, il ne tient pas à une disposition particulière à quelques femmes qui auraient naturellement le pouls lent. »**

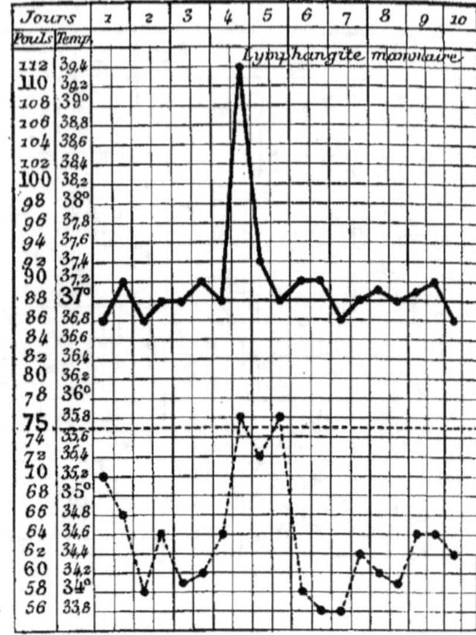

Fig. 362.

5, III pare, 32 ans, à terme, accouchée le 30 janvier à 9 h. 30 du matin d'un garçon de 3500 grammes.

Durée du travail 6 heures 1/2 ; de l'expulsion, 10 minutes ; de la délivrance, 10 minutes. Rupture artificielle des membranes à la dilatation complète. *Premier allaitement. Lymphangite mammaire.*

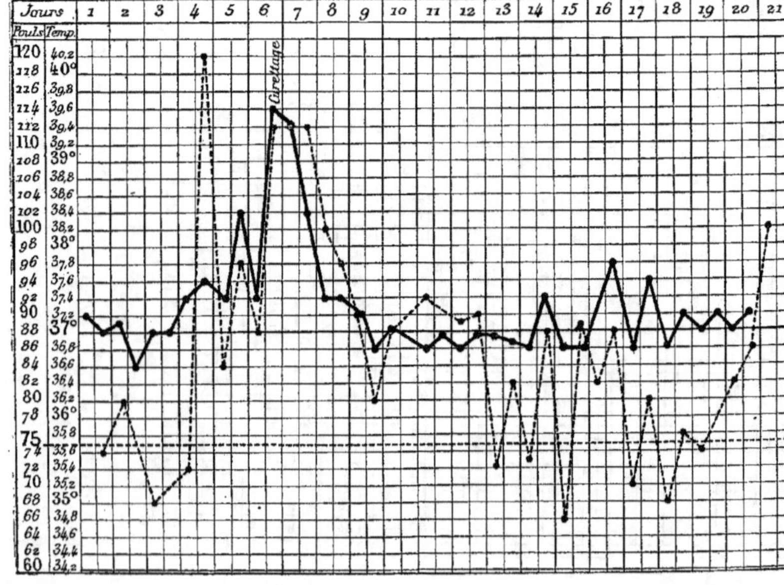

Fig. 363.

I pare de 25 ans, à terme, au dortoir des femmes enceintes depuis le 12 juillet, accouchée le 20 août spontanément d'un garçon de 3150 gr. Délivrance 30 minutes après. Déchirure de la fourchette. 2 points de suture.

Endométrite septique.

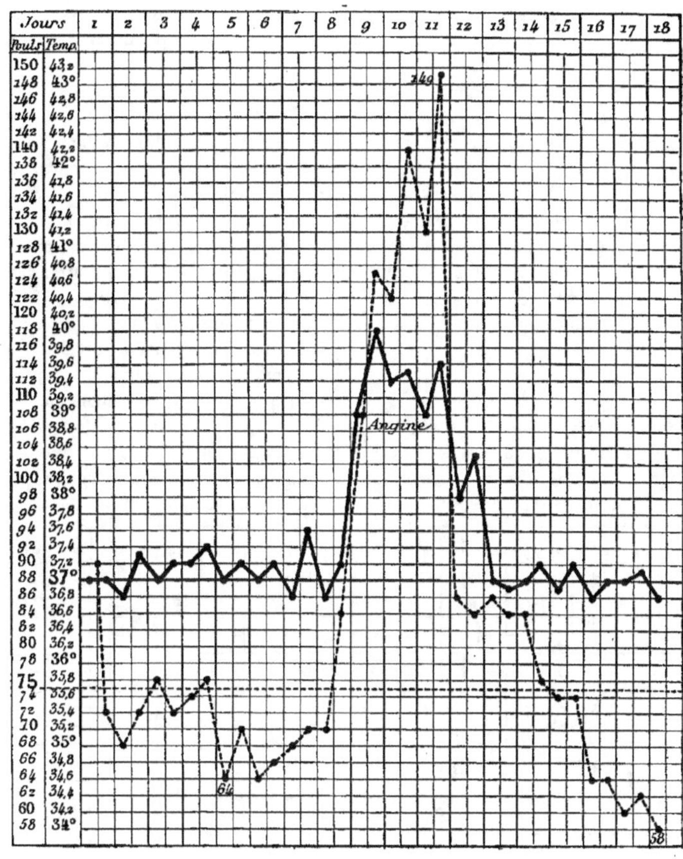

Fig. 364.

I paré de 18 ans, à terme, accouchée le 30 janvier à 3 heures du matin d'une fille de 3100 grammes. Durée du travail 14 heures, de l'expulsion 30 minutes, de la délivrance 35 minutes. Rupture spontanée précoce des membranes. *Angine herpétique.*

La tendance au ralentissement du pouls chez la nouvelle accouchée apparaît plus nette encore lorsqu'on étudie certaines courbes de suites de couches pathologiques (*fig.* 362, 363, 364). La ligne d'abord descendante du pouls, brutalement interrompue par le crochet de la poussée fébrile, retombe plus ou moins vite au-dessous de la normale dès que la complication est enrayée. Le ralentissement est simplement retardé (18e jour, *fig.* 364).

La surveillance du pouls a donc une grande importance au cours des suites de couches. Comme le remarque justement Léopold c'est d'abord le pouls (*fig.* 363 et 364) qui s'écarte de la normale à l'occasion des complications légères ou graves de l'état puerpéral. Il est, comme le baromètre, impressionné un temps plus ou moins long avant que l'orage se manifeste. Je ne saurais cependant souscrire à cette proposition de Fehling : « j'omettrais plutôt l'observation de la température que celle du pouls. » Le dernier mot doit toujours, au point de vue des incications de la thérapeutique intra-utérine, rester à la courbe de température.

Tandis que chez les femmes enceintes, à la fin de la grossesse, le nombre des mictions est en moyenne de 6 par 24 heures (quantité moyenne excrétée chaque fois 275 ^{cc}), il est commun d'observer chez les nouvelles accouchées une grande tolérance de la vessie et une tendance marquée à la **rétention d'urine**.

Sur 224 femmes accouchées spontanément et normalement, à terme ou près du terme, à la clinique Baudelocque, et dont les observations sont résumées dans la thèse de Recht (1894), on a noté le temps qui s'est écoulé entre la délivrance et la première miction spontanée. On voit que celle-ci s'est faite :

Dans les 12 premières heures : 130 fois, soit 58 °/₀ ;

Entre la 12ᵉ et la 25ᵉ h.: 79 fois, soit 35,26 °/₀ ;

Entre la 25ᵉ et la 36ᵉ h.: 15 fois, soit 6,69 °/₀.

Pour la répartition aux différentes heures, la courbe ci-dessous en donne idée.

C'est-à-dire que la paresse vésicale est plus accusée chez les primipares que chez les multipares.

La rétention est en résumé fréquente ; mais elle cesse spontanément dans les 36 premières heures des suites de couches. Après quoi les femmes urinent en moyenne 3 fois par 24 heures (moyenne 482 ^{cc} par miction).

Le fait que chez les primipares dans près de 50 °/₀ des cas, on a pu attendre 24 heures, et dans 10 °/₀ des cas jusqu'à 36 heures, l'évacuation spontanée de l'urine, montre assez que la rétention *post partum* est habituellement bien tolérée. Aussi ne pouvons-nous nous rallier à la pratique si longtemps classique du cathétérisme fait, de propos délibéré, 6 ou 8 heures après la délivrance, sous prétexte que « le séjour prolongé de l'urine dans la vessie produit presque fatalement l'inflammation de cet organe ! », etc.

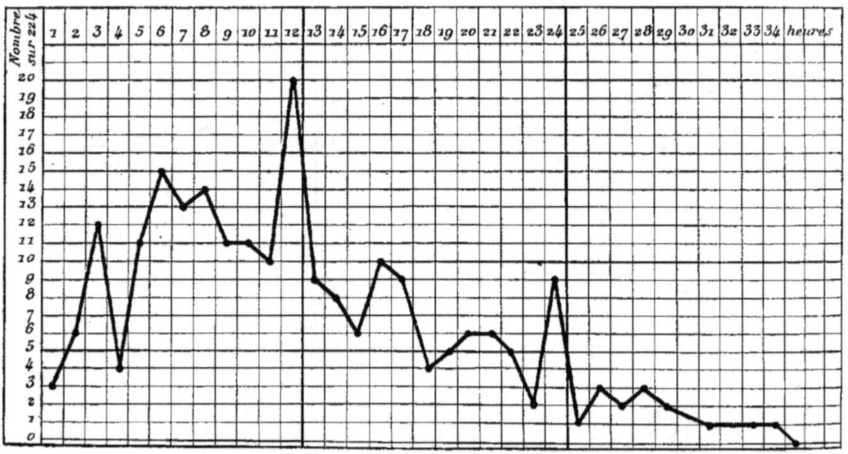

Fig. 365.

Courbe indiquant, pour 224 cas, la fréquence de la première miction dans les 36 heures qui suivent l'accouchement.

Ainsi dans 41,91 °/₀ des cas chez les nouvelles accouchées, considérées en bloc, l'urine est retenue plus de 12 heures dans la vessie distendue.

En étudiant séparément les primipares et les multipares, on arrive aux proportions suivantes :

	Première miction dans les 12 premières heures.	De la 12ᵉ à la 25ᵉ h.	De la 25ᵉ à la 36ᵉ h.
Primipares	40,77 °/₀	48,54 °/₀	10,67 °/₀
Multipares	72,79 °/₀	23,97 °/₀	3,30.

Comme l'ont montré, dès 1880, les recherches de E. Monod, c'était le cathétérisme non aseptique, et non pas la rétention, qui produisait cette cystite des nouvelles accouchées, si fréquente naguère que, dans une thèse de 1882, vous pourrez lire : « Sur 216 accouchées, on eut 42 fois à pratiquer le cathétérisme et 29 fois, (soit dans près de 70 °/₀ des cas), il y eut cystite. »

Certes on peut à l'heure actuelle éviter ou au moins réduire, dans des proportions considérables, cette complication du cathétérisme. Mais il en reste une autre. Bien que cela semble d'abord paradoxal, on peut dire que la cause la plus fréquente de la rétention d'urine prolongée, véritablement pathologique, chez les nouvelles accouchées c'est..... le cathétérisme précoce.

L'observation en a été faite depuis longtemps. Robert dit à ce sujet dans sa thèse de 1882 : « à l'hôpital de la Clinique, quand une femme n'a pas uriné 7 ou 8 heures après l'accouchement on la sonde. Or j'ai vu des femmes qui n'avaient pas pu uriner le matin, et que l'on avait oublié de sonder, y arriver très facilement le soir. »

Tandis que le même auteur, sur 216 accouchées, a observé 42 cas de rétention d'urine (soit près de 20 %) — à la clinique Baudelocque, sur 6666 accouchées, 20 seulement ont été reconnues justiciables du cathétérisme, (soit 0,30 %). Encore faut-il observer que, sur ces 20 femmes, il en est seulement 12 chez lesquelles l'accouchement avait été de l'ordre de ceux que nous étudions ici, c'est-à-dire spontané et normal. Chez 8 il y avait eu accouchement artificiel.

Mais que l'accouchement ait été spontané ou artificiel, la rétention n'a pas été de longue durée ; 1 seul cathétérisme a suffi dans 15 cas ; dans 1 cas il en fallut 2 ; dans 3 cas 3 ; dans un seul la rétention se prolongea 11 jours.

Quelles sont, lorsqu'on fait ainsi le cathétérisme tardif, les quantités d'urine qu'il faut s'attendre à retirer de la vessie et annoncer d'avance à l'entourage ?

Nous avons mesuré après 19 heures, 1300, 1500 et 2100 grammes ; après 21 heures, 1650 gr. ; après 25 heures, 1500 gr. ; après 36 heures, 2000 gr. ; après 40 heures, 1650 gr. ; après 48 heures, 1500 gr.

Ces chiffres montrent que ce n'est pas la durée de la rétention qui doit commander le cathétérisme. Il faut, pour juger de l'opportunité du cathétérisme, s'appuyer sur la constatation de symptômes bien nets d'intolérance vésicale ou d'une distension exagérée de la vessie.

Nous verrons ultérieurement quelles sont les précautions à prendre pour assurer l'innocuité du cathétérisme.

En résumé si vous êtes comme nous bien convaincus de l'action parésiante du cathétérisme précoce, et si vous vous rappelez que presque jamais la paresse vésicale, lorsqu'elle n'est pas entretenue par une intervention inopportune, ne dure plus de 36 heures, que la rétention d'urine n'a, dans ces limites, chez la femme récemment accouchée, aucun inconvénient, vous ferez comme nous : vous *exigerez* la miction spontanée. Et vous vous apercevrez bien vite qu'en agissant ainsi vous n'aurez à recourir au cathéter que dans des cas absolument exceptionnels.

La paresse intestinale qui est la règle chez la femme, et qui s'exagère encore d'ordinaire pendant la grossesse, est portée à son maximum pendant les suites de couches.

A part quelques cas exceptionnels où le séjour au lit fait disparaître une constipation jusque-là opiniâtre, et quelques autres, moins rares, où la défécation s'accomplit spontanément pendant les 3 premiers jours des suites de couches, les nouvelles accouchées restent habituellement, et sans inconvénient d'ailleurs, de 4 à 5 jours sans garde-robes. Nous avons pour habitude de ne rien faire contre cette constipation ; elle a l'avantage d'éviter toute souillure de la vulve par les matières pendant la période de réparation défensive de la muqueuse utérine, des plaies périnéales et vulvaires.

La constipation cède le plus souvent à une prise d'un cachet de 25 à 50 centigrammes de Cascara sagrada le soir du 4e jour, appuyée au matin du 5e par un lavement additionné de une à trois cuillerées de glycérine, de une à deux cuillerées de gros miel ou d'un jaune d'œuf battu dans l'huile. Il est ordinairement nécessaire, pendant toute la durée du séjour au lit, de recourir aux mêmes moyens tous les deux jours.

Ces moyens, surtout mécaniques, nous paraissent préférables à l'usage des purgatifs auxquels nous n'avons recours, sans en craindre d'ailleurs l'effet sur l'allaitement, qu'après échec du traitement précédent.

Mais les purgatifs échouent à leur tour dans certains cas rares où les matières, stagnant depuis longtemps dans le gros intestin, ont acquis un volume et une dureté tels que la défécation revêt les allures d'un accouchement dystocique. Il y a lieu en pareille occurrence d'aider, par le travail des doigts largement enduits de vaseline et introduits dans la partie inférieure du rectum, à la dilatation du sphincter et au morcellement du bol fécal.

Le massage et l'expression du rectum par la voie vaginale sont contre indiqués au début des suites de couches, mais peuvent rendre de grands services au cours des deux dernières semaines.

C. MOYENS PROPRES A ASSURER ET A MAINTENIR L'ASEPSIE DES SUITES DE COUCHES

Les suites de couches que nous venons de décrire, et que l'apyrexie différencie nettement des suites de couches dites physiologiques, sont un produit de l'art et non de la nature. Pour en assurer le bénéfice à vos clientes, il importe que vous ayez sans cesse présent à l'esprit ce principe directeur : « **L'accouchée est une blessée** ». **Il la faut donc protéger, dans les cas les plus simples comme dans les plus compliqués, contre l'infection qui la guette.**

1. Prophylaxie de l'hétéro-infection.

a. La marche à l'Étoile [1]

Au premier rang des **causes capables de déterminer cette infection** du canal génital est le défaut d'asepsie, la **septicité des doigts de l'accoucheur, des instruments, du matériel de pansement** employés au cours de la grossesse, de l'accouchement, de la délivrance, des suites de couches.

Cette notion de l'infection des parturientes par des matières septiques apportées du dehors par les doigts et les instruments de l'accoucheur, c'est-à-dire de **l'hétéro-infection**, est de toutes celles que nous possédons sur la pathogénie des suites de couches pyrétiques, depuis les formes les plus légères jusqu'aux rapidement mortelles, la plus solidement assise, la plus anciennement aussi.

La conception nette en remonte à 1847, soit à 20 ans avant l'application par Lister de la théorie pastorienne des ferments au traitement des plaies, et à 32 ans avant la démonstration faite par Pasteur des agents pathogènes de l'infection.

Elle est due à **Ignaz Philipp Semmelweiss.**

Voici dans quelles circonstances elle s'imposa à l'esprit de ce génial précurseur.

Semmelweiss avait 28 ans lorsqu'il fut appelé, en 1846, deux ans après sa réception au doctorat, à assister le professeur Klein à la première clinique obstétricale de Vienne. La mortalité des accouchées y était effroyable. Réfléchissant aux causes de cette mortalité et aux moyens de la réduire Semmelweiss constata :

1° Que, dans le même temps, la mortalité par fièvre puerpérale était trois fois moindre dans la clinique voisine ou deuxième clinique ;

2° Qu'elle était plus faible encore chez les accouchées de la ville ;

3° Que les accouchements spontanés dans la rue avaient généralement des suites favorables.

D'où cette conclusion que ni le « génie épidémique », ni les influences cosmo-telluriques ne pouvaient être les causes de l'infection, puisque s'étendant dans le même temps sur toute la ville ils n'y produisaient point partout les mêmes effets.

Les deux cliniques obstétricales étant voisines, également encombrées, aussi mal ventilées, desservies toutes deux par un personnel insuffisant, l'action des miasmes et d'une contagion vaguement entrevue, mal définie dans ses voies et moyens, ne pouvait expliquer les différences constatées dans les résultats.

Il devait donc y avoir quelque chose de spécial

---

[1] « La théorie des germes est l'étoile polaire qui doit vous conduire sûrement dans une navigation qui sans elle serait désespérément difficile. » Lister. Discours d'ouverture à Edimbourg, 8 novembre 1860.

à la première clinique ; et ce quelque chose de spécial Semmelweiss ne tarda pas à le découvrir en étudiant la courbe de la mortalité par fièvre puerpérale à la Maternité de Vienne (*fig.* 367).

Fondée en 1784, cette Maternité n'avait pas

qu'il faut deux professeurs au lieu d'un. La Maternité est dédoublée en deux cliniques : la 1re sous la direction de Klein, la 2e sous celle de Bartsch. Et pendant les six années suivantes (de 1833 à 1839) les résultats sont aussi mauvais dans l'une que dans l'autre. La mortalité

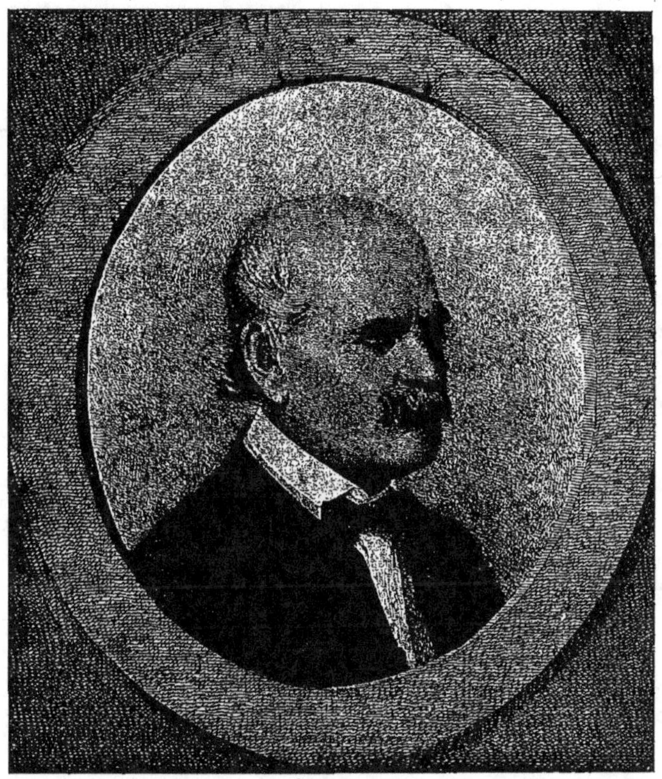

J.-P. SEMMELWEISS,

Professeur d'accouchements à l'Ecole de Budapest,

né à Ofen le 1er juillet 1818, mort à Vienne le 13 août 1865.

enregistré en 38 ans, sous ses premiers directeurs, Zeller et Boër, une mortalité de plus de 2 °/₀ (moyenne 1,25 °/₀).

A partir de l'entrée en fonctions de Klein et durant les onze années qui suivent (1822 à 1833) la moyenne monte à 5,03 °/₀.

En 1833 le nombre des élèves est devenu tel

moyenne, en progrès sur la période précédente, atteint 7,36 °/₀ chez Klein et 6,62 °/₀ chez Bartsch.

Mais voici qu'en 1839 l'Administration de l'hospice général décide, pour des raisons que l'on devine, de consacrer exclusivement l'une des cliniques aux sages-femmes.

Bartsch prend les sages-femmes, et brusquement la mortalité de son service tombe en 1840 à 2,6 %, alors que chez Klein, qui n'a conservé que les étudiants, elle monte à 9,5 %. Pendant les cinq années suivantes (1841 à 1846) l'écart reste le même.

La clinique des sages-femmes se maintient au dessous de 3,5 0/0.

La clinique des étudiants monte à 9,92 % en moyenne avec, de 1841 à 1843, une épidémie meurtrière de 20 mois où la mortalité moyenne atteint 16,1 et, à de certaines périodes, 31,3 % par mois.

Et Semmelweiss de conclure : « la cause qui entretient et développe la fièvre puerpérale dans la 1re clinique, c'est la présence des étudiants ».

Pourquoi ?

Il est à remarquer que l'accroissement de la mortalité par fièvre puerpérale a commencé de 1822 à 1833. Or cette période est précisément celle où l'anatomie pathologique naissante entraîne à l'amphithéâtre d'autopsie les étudiants qui, les exercices cadavériques une fois terminés, reviennent en hâte toucher les femmes en travail. Le poison ne viendrait-il pas de l'amphithéâtre ?

Semmelweiss en était là de ses réflexions, lorsque vint à mourir son collègue Kolletschka, de pyohémie consécutive à une piqûre anatomique. Frappé de l'analogie des lésions produites par l'infection d'une plaie par le poison cadavérique avec celles qu'il rencontrait à l'autopsie de femmes mortes de fièvre puerpérale, et rapprochant ce fait des constatations précédentes, Semmelweiss formula, dans un coup de génie, la doctrine de l'hétéro-infection et la nécessité du toucher aseptique. « **La fièvre puerpérale est produite par l'infection de la plaie utérine. Cette infection vient du dehors ; elle est due au transport du « poison cadavérique » par les doigts des étudiants.**

« La femme saine qui, si elle accouche et se délivre seule dans la rue, avant de franchir la porte de la Maternité, aura des suites de couches naturelles, sera atteinte de fièvre puerpérale si elle est assistée par un étudiant dont les doigts sont infectés par le « poison cadavérique ».

Comme conclusion pratique Semmelweiss prescrit aux étudiants, revenant de l'amphithéâtre, de **se désinfecter les mains, avant de pratiquer le toucher,** à l'aide de chlore sous

forme de solution de chlorure de chaux.

Et brusquement la mortalité de la 1re clinique tombe à 3,08 %.

Semmelweiss ne s'arrêta pas en si beau chemin. Il continua ses observations et fut bientôt convaincu que le « poison cadavérique » n'était pas le seul agent pathogène dont il fallait défendre la femme en travail ; que **toute subtance organique en voie de décomposition**, et au premier chef *les sécrétions sanieuses des organismes vivants malades*, pouvaient être également une

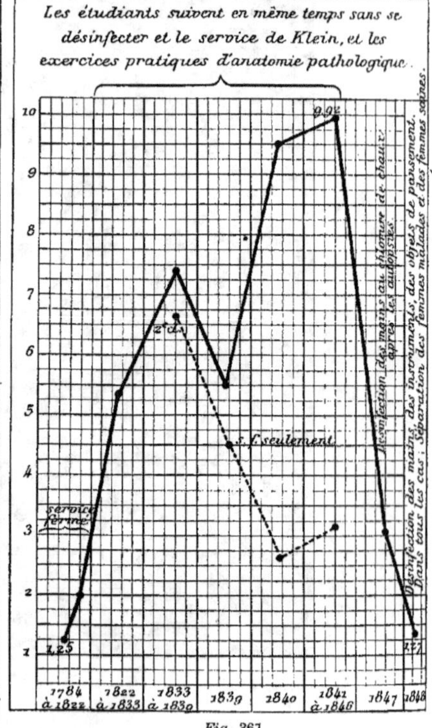

Fig. 367.

source d'infection pour les accouchées saines. L'air lui même chargé de particules sanieuses peut servir de véhicule à l'infection.

Il exigea dès lors que **dans tous les cas,** et non plus seulement au sortir de l'amphithéâtre, les mains des personnes procédant à un accouchement fussent désinfectées, que cette désinfection fût étendue **aux instruments** et au matériel de pansement, et que **les femmes saines** fussent **séparées des femmes malades.**

A la suite de ces nouvelles mesures la mortalité par fièvre puerpérale tomba en 1848 à 1,27 °/₀ (*fig.* 367).

Ce sera l'éternelle honte du professeur Klein d'avoir arrêté (1) l'essor de Semmelweiss, et reculé ainsi de 20 ans au moins l'un des plus grands progrès de ce siècle.

Mais le bon grain finit toujours par germer et voici que bientôt (1851), par la voix de **Simpson**, se trouvait étayée de précieuses observations la doctrine de l'hétéro-infection.

C'est une « Note sur le moyen proposé et employé par M. Semmelweiss pour empêcher le développement des épidémies puerpérales dans l'hospice de la Maternité de Vienne » lue par le Dʳ Arneth à l'Académie de Médecine de Paris le 7 janvier 1851, qui amène Simpson à formuler en un corps de doctrine le résultat de réflexions *déjà anciennes* faites par lui et nombre de ses confrères anglais dans la première moitié de ce siècle sur « la Contagion et la propagation de la fièvre puerpérale. »

Dans une communication faite **le 16 avril 1851** à la Société médico-chirurgicale d'Edimbourg, et publiée dans le numéro de juillet de *l'Edinburgh Monthly Journal of Medical Science*, il dit, (je cite textuellement) :

« La note très précise du Dʳ Arneth (sur les conclusions de Semmelweiss) paraît établir la preuve incontestable que la fièvre puerpérale se propage par la voie qu'il indique, c'est-à-dire par le moyen du médecin transportant à ses doigts la matière susceptible de produire la maladie, matière prise aux cadavres disséqués par lui et inoculée par inadvertance à la membrane muqueuse du vagin des patientes en travail. Dans ces cas les doigts de l'accoucheur, une fois trempés dans le poison, le peuvent retenir assez longtemps pour l'inoculer à d'autres sujets bien portants. La muqueuse vaginale est généralement distendue avec violence et éraillée dans le travail ; le périnée est souvent légèrement dé-chiré ; et le tout présente une surface facilement inoculable. »

Ce n'est pas là chez Simpson une simple vue de l'esprit.

Les arguments « positifs », autant que peuvent l'être des faits cliniques, se pressent en foule sous sa plume pour « éclairer les accoucheurs du continent. N'ayant généralement pas bien compris la nature de la preuve sur laquelle les praticiens anglais fondent leurs croyances à la contagion de la fièvre puerpérale », les continentaux arguent contre la transmissibilité par contagion qu'on ne voit pas celle-ci se produire lorsqu'une accouchée atteinte de cette affection dans leurs hôpitaux, se trouve à côté d'une autre femme bien portante. « **Nous ne croyons pas que l'affection se propage ordinairement** de cette façon, c'est-à-dire **directement, d'individu à individu, mais bien indirectement, par l'intermédiaire d'une 3ᵉ personne, généralement le médecin ou la sage-femme.** Beaucoup d'exemples recueillis, et un plus grand nombre d'autres qui n'ont pas été relevés mais qui sont venus pourtant à la connaissance des hommes de l'art, montrent la maladie limitée à la pratique d'un seul médecin dans une ville ; toutes ou presque toutes les clientes de ce praticien en étaient atteintes, tandis que toutes celles des autres médecins étaient bien portantes. Dans ces circonstances, nous ne pouvons attribuer le mal à une influence morbifique existant dans l'air ou provenant de conditions locales. Car alors, il aurait affecté indistinctement la clientèle de tous les praticiens. Mais on l'a vu souvent, comme on vient de le faire remarquer, **suivre les pas d'un seul médecin, et d'un seul dans une ville tout entière.** Un seul exemple suffirait pour le montrer. »

J'en emprunterai plusieurs à la démonstration de Simpson.

Le docteur **Alex. Gordon** publie en **1795** le compte rendu d'une épidémie de fièvre puer-

---

(1) Malgré l'appui et les encouragements d'Hébra, de Haller, de Skoda, de Rokitansky, de Chiari, de Helm et d'Arneth, Semmelweiss se vit d'abord retirer ses fonctions d'assistant à la 1ʳᵉ Clinique obstétricale de Vienne. Lorsqu'en 1850 il posa sa candidature au professorat, les intrigues de Klein le firent échouer.
Rentré à Budapest, ville natale de son père, il y fut nommé le 20 mai 1851, à 33 ans, médecin en chef du Rochusspital pour une période de six ans. Sous sa direction la mortalité par fièvre puerpérale dans cet établissement ne dépassa pas 0,85 °/₀.
La chaire d'accouchements de Prague étant, sur ces entrefaites, devenue vacante il y pose sa candidature. Ses adversaires de Vienne réussissent encore à le faire éliminer.
Plus clairvoyants ses compatriotes le nomment en 1855 professeur à l'école de Budapesth.
Il renonce dès lors à quitter cette ville, refuse la chaire de Zurich qui lui est offerte, et s'occupe de réunir ses écrits sous le titre « Étiologie, nature et prophylaxie de l'infection puerpérale. » 1861.
Quatre ans plus tard, l'année même où Lister faisait ses premières recherches sur la Germ Theory, Semmelweiss était interné à l'Asile des aliénés de Vienne où il mourait, à 47 ans, le 13 août 1865, de pyémie à la suite de l'infection d'une plaie insignifiante.

pérale qui sévit à Aberdeen de décembre 1789 à mars 1792.

Ayant une pratique obstétricale très étendue ce médecin fut appelé à voir 77 cas. Il remarqua que si la fièvre puerpérale frappait surtout les femmes des quartiers pauvres, les femmes de la haute société n'en étaient cependant pas indemnes **« lorsqu'elles venaient à être accouchées par une sage-femme ou un médecin ayant assisté antérieurement une femme malade »**.

Gordon a numéroté ses cas et les a ensuite classés par sages-femmes et médecins ; il lui apparaît alors que :

« La sage-femme qui a assisté le n° 1 a transporté l'infection au n° 2.

« Le médecin qui a suivi les cas 1 et 2 a transporté l'infection aux cas n°s 5 et 6 et à beaucoup d'autres.

« La sage-femme qui a traité le cas n° 3 a porté l'infection aux cas n°s 4, 24, 25 et 26 et successivement à chacune des femmes qu'elle délivra ».

Gordon ajoute : « C'est un aveu désagréable à faire, mais **j'ai été moi-même le moyen de transport de l'infection à un grand nombre de femmes.** *Je suis arrivé à une telle certitude en la matière que je pouvais annoncer à l'avance quelles femmes grosses seraient atteintes. On n'avait qu'à me dire par quelle sage-femme elles seraient soignées lors de leurs couches. Presque dans chaque cas ma prédiction se réalisa ».*

Voici qui est plus net encore car, au lieu de se disséminer dans la clientèle de plusieurs médecins ou sages-femmes, « le mal suit les pas d'une seule sage-femme et d'une seule dans une ville tout entière. » Cela se passe à Manchester en 1830 et est rapporté (en 1851) par le docteur **Roberton**.

A la Maternité de l'hôpital Sainte-Marie de Manchester étaient attachées 25 sages-femmes chargées du service externe, à domicile.

L'une d'elles, Mrs A..., très répandue dans la clientèle pauvre, accouche le 4 décembre 1830 une femme qui succombe quelques jours après à la fièvre puerpérale.

Du 4 décembre au 4 janvier inclus, soit en un mois, Mrs A... délivre 30 autres femmes résidant aux quatre points cardinaux d'une banlieue très étendue ; 16 de ces malheureuses furent atteintes de fièvre puerpérale et mou-

rurent. Pendant ce temps les autres sages-femmes de la Maternité qui communément faisaient 380 accouchements par mois, et qui se croisaient constamment avec Mrs A..., n'eurent chez leurs accouchées aucun cas de fièvre puerpérale.

« Il doit y avoir eu quelque chose, par conséquent, tenant à cette seule sage-femme, en quoi elle différait des autres. **En philosophie médicale nous ne pouvons imaginer que ce quelque chose ne fût pas une forme de ce principe morbifique ou virus auquel les pathologistes donnent le nom de contagion ».**

On pourrait multiplier les exemples de transmission d'une femme en couches à une autre et par la tierce personne, médecin ou sage-femme, du virus capable de déterminer l'affection.

Quant à cette autre source de contagion mise en relief par Semmelweiss, l'inoculation à la femme en couches du *« Leichengift »*, du poison cadavérique puerpéral, la preuve quasi expérimentale en est fournie par le fait suivant :

En 1836 ou 37, un médecin d'Edimbourg, le docteur Sidey, eut dans sa pratique une succession rapide de cinq ou six cas mortels de fièvre puerpérale, à un moment où l'affection n'existait, on le savait, dans la pratique d'aucun autre médecin de la ville.

« Je n'avais alors, dit Simpson, qu'une croyance peu sérieuse à la contagion de la fièvre puerpérale ; j'assistai à l'autopsie de deux des malades du docteur Sidey et y pris une part active. Les quatre premières accouchées que j'eus ensuite à soigner présentèrent de la fièvre puerpérale, et c'était la première fois que j'en voyais dans ma pratique. Le docteur Paterson, de Leith, examina les ovaires, etc., de ces femmes dans mon cabinet, à l'époque où il recueillait des faits pour ses notes importantes sur les corps jaunes. Les trois premières femmes qu'il accoucha ensuite furent atteintes de la maladie ».

Et voici que se dégagent nettement, sous la plume de Simpson, d'autres sources de virus que la femme infectée vivante ou morte.

Semmelweiss disait : « la matière animale, en état de putréfaction, est le virus inoculable dont la transmission aux femmes en couches produit la fièvre puerpérale ». Et il citait à l'appui le cas d'une femme en travail atteinte d'un cancer de l'utérus dont le jus, inoculé à une série de femmes en couches, fut cause d'une épidémie de fièvre puerpérale.

De ce fait et d'autres semblables Simpson donne une interprétation différente qui va le conduire au plus près de la vérité future.

« Je crois, dit-il, que généralement, sinon toujours, la substance qui, portée d'un sujet à un autre, peut déterminer la fièvre puerpérale ou chirurgicale, est une sécrétion inflammatoire semblable à la matière inoculable du small-pox, du cow-pox, de la syphilis, etc.

« Il y a peu à douter qu'au bout de plusieurs jours, les tissus carcinomateux ne fussent dans un état d'inflammation, et probablement de décomposition gangréneuse, par suite de la prolongation de la parturition. En tout cas, si le col carcinomateux était réellement putride, il l'était selon toute vraisemblance par suite des résultats de l'inflammation gangreneuse de ses tissus comprimés et irrités. Qu'il en soit ainsi ou non, il est important de remarquer que **les obstétriciens ont maintenant une preuve très frappante de l'éclosion de la fièvre puerpérale consécutivement à l'inoculation par le vagin de certaines substances** ».

Mais revenant sur la sécrétion inflammatoire Simpson montre, par des faits topiques, la fièvre puerpérale naissant à la suite de l'inoculation dans les voies génitales d'une femme en couches, par l'intermédiaire du médecin, du virus provenant de sujets atteints « **d'épanchements inflammatoires survenant dans l'érysipèle, de l'inflammation gangreneuse des membres, du scrotum, de la vulve** ou d'une autre partie du corps, **d'un abcès pelvien**, etc. »

A propos de la « **relation que les accoucheurs anglais admettent généralement entre l'érysipèle et la fièvre puerpérale** » Simpson dit :

« J'ai longtemps enseigné qu'il y a une connexion entre les maladies en question, au point de vue de leur nature, de leur anatomie pathologique, de leur symptomatologie, et de leur étiologie.

« Les deux affections ont été observées en Angleterre à diverses reprises comme prédominant aux mêmes époques, dans la même ville, dans le même hôpital ou encore dans la même salle.

« Il y a divers exemples soigneusement recueillis dans nos journaux anglais, qui démontrent ceci : lorsque **les doigts des médecins** ont été imprégnés des sécrétions morbides produites dans l'inflammation érysipélateuse, l'inoculation de ces matières pratiquée dans le conduit vaginal de femmes en couches détermine chez elles la fièvre puerpérale, de la même façon que l'inoculation des sécrétions de femmes mortes de fièvre puerpérale. Les produits de sécrétion morbide, dans une maladie comme dans l'autre, sont capables de déterminer les mêmes effets, une fois introduits dans le vagin d'une femme en couches.

« Dans un exemple rapporté par M. Hutchinson, deux chirurgiens, vivant à une distance de dix milles l'un de l'autre, se rencontrèrent à mi-chemin pour faire une incision sur un membre affecté d'érysipèle et de gangrène. Les deux praticiens touchèrent et manièrent les parties enflammées et gangrénées ; et la première accouchée que soignèrent l'un et l'autre dans les 30 ou 40 heures suivantes, dans leurs localités respectives et éloignées, fut atteinte de fièvre puerpérale et succomba.

« Feu M. Ingleby rapporte qu'un praticien, ayant fait des incisions dans des tissus affectés d'érysipèle, se rendit directement auprès d'une patiente en travail. Celle-ci fut atteinte de fièvre puerpérale et succomba. Dans le cours des dix jours suivants, 7 cas de fièvre puerpérale survinrent dans la pratique du même médecin et se terminèrent tous par la mort.

« Par contre l'inverse est également vrai. Non seulement l'élément toxique dans l'érysipèle paraît quelquefois capable de produire la fièvre puerpérale, mais les sécrétions et les exhalaisons des malades atteintes de fièvre puerpérale semblent, d'autre part, quelquefois capables de produire l'érysipèle.

« Dans la série des affections puerpérales rencontrées par M. Sidey en 1837, dans la ville où il exerce, non seulement les sécrétions morbides communiquèrent la fièvre puerpérale aux femmes en couches auxquelles elles furent inoculées, mais encore elles produisirent des érysipèles chez plusieurs des gardes, des parents et des personnes présentes auprès des malades. Quatre ou cinq cas d'érysipèle furent consécutifs à un seul de ces cas d'accouchements dans la pratique de M. Sidey, et cela pendant la semaine qui suivit la mort de la femme en couches. Sa belle-mère qui la soigna constamment, fut atteinte d'érysipèle de la face et du cuir chevelu. Un des fils de la patiente, un garçon de 5 ans, fut atteint d'érysipèle de la face ; une fille fut prise de fièvre et de mal de gorge, avec rougeur sombre qui dura quelque temps ; la belle-sœur de la malade éprouva des symptômes gastriques aigus et succomba en peu de jours aux suites d'une inflammation abdominale.

« Ici nous avons en apparence le même foyer de contagion produisant la fièvre puerpérale chez des femmes en couches — des érysipèles, des angines inflammatoires, etc., chez des patientes hors de l'état puerpéral.

« Le docteur Hill, de Leuchars, a publié en 1850 deux très importantes séries d'observations démontrant de même la connexion entre la fièvre puerpérale et les érysipèles et l'identité du poison qui est capable de produire ces deux maladies. »

Voici un exemple. « Un menuisier eut la main blessée et fut inoculé par les liquides sortant d'un cadavre, tandis qu'il le mettait dans la bière. Une grave attaque d'érysipèle suivit. Puis sa femme eut une attaque semblable ; leur fille, habitant avec eux, alors au 7e mois de sa grossesse, fut atteinte de la fièvre. Un ou deux jours après, elle donna naissance à un enfant mort, dont le corps semblait, selon toute apparence, être affecté d'érysipèle, comme l'avaient été auparavant les bras des parents de sa mère. La mère elle-même mourut dans les 24 heures avec les symptômes d'une fièvre puerpérale maligne. En rentrant chez lui, après avoir visité cette patiente, le docteur Hill fut appelé près d'une femme en travail qui fut aussi atteinte de fièvre puerpérale. »

Enfin l'inoculation de matières morbides ou de sécrétions de malades atteintes de fièvre puerpérale chez d'autres sujets sains, produira parfois chez ceux-ci des érysipèles.

« Un nombre considérable d'exemples ont été publiés par le Dr Duncan, M. Travers et d'autres, dans lesquels des médecins sont morts de piqûres à la suite d'autopsie, ou plutôt d'une inflammation du bras et de l'aisselle consécutive à de telles piqûres. L'histoire d'une grande quantité de ces cas montre en outre que la matière ainsi inoculée et qui produit l'érysipèle mortel et la fièvre est une sécrétion de fièvre puerpérale ; dans la plupart des exemples, les accidents dont furent atteints les médecins éclatèrent après des autopsies de malades mortes de cette dernière affection. »

Et maintenant la conclusion : « C'est sur des preuves de ce genre que les pathologistes anglais s'appuyèrent pour établir leur croyance à la transmissibilité contagieuse de la fièvre puerpérale,

« C'est une preuve analogue qui les a conduits par intuition à adopter ces moyens prophylactiques qui sont si nécessaires pour arrêter la propagation de cette redoutable maladie. Les mesures proposées et employées avec tant de succès par le Dr Semmelweiss à l'hopital de Vienne sont admirables à cause de leur simplicité même ; mais elles sont pleines aussi d'un grand enseignement pour nous tous. Elles démontrent, avec une clarté au-dessus de toute discussion, la grande importance qu'il y a à nettoyer soigneusement les doigts de toutes les matières susceptibles d'être inoculées à une femme en couches au moyen du toucher vaginal. Sans aucun doute, comme l'a remarqué le Dr Arneth, des matières de cette nature sont toujours attachées aux doigts tant que, en dépit même d'ablutions ordinaires, ils émettent une odeur désagréable, la présence de cette odeur étant une preuve complète de l'existence de la matière morbide susceptible de la produire. Les Drs Semmelweiss et Arneth recommandent, pour nettoyer les doigts, l'usage du chlorure de chaux. J'ai employé dans le même but, journellement, pendant des années, une solution de cyanure de potassium qui est plus efficace même que le chlorure de chaux. »

Et, chose curieuse, il n'est à aucun moment question, dans ce remarquable travail, de ce contre quoi plus tard va d'abord s'exercer l'antisepsie (germes de l'air). En dehors de la contagion, du transport par les doigts, les instruments, couvertures de lit, etc., saturés par les excrétions d'une malade atteinte de fièvre puerpérale, points sur lesquels il est affirmatif, Simpson ne fait que mentionner *(au conditionnel)* : 1° une ou deux circonstances qui conduiraient à une autre hypothèse : « le principe contagieux pénètrerait par inhalation dans le sang d'une femme récemment accouchée et y produirait une maladie analogue, sinon identique, à la fièvre puerpérale ; l'effet serait le même que si la substance morbide avait été introduite dans le sang par inoculation et imbibition dans le vagin, justement comme, dans la variole, nous voyons la maladie susceptible de se produire par deux moyens : — *a)* par l'inoculation directe du virus, contenu dans les pustules, sur le bras d'un individu sain — *b)* par l'introduction, par la voie de la respiration, des effluves morbides échappées du corps des malades sans qu'il y ait inoculation directe. »

« Cependant, ajoute-t-il, nous n'eûmes aucune preuve certaine, d'après les observations que nous fîmes, qu'une femme atteinte de la fièvre puerpérale pût, par les exhalaisons de son corps, infecter de la même maladie d'autres femmes couchées près d'elle dans la même salle. »

2° Ce fait que « quelques accoucheurs croient à la possibilité de l'imprégnation, par les effluves des malades atteintes de fièvre puerpérale, des habits du médecin et pensent que l'absorption de semblables matières par la femme en couches pourrait être un mode de propagation de la fièvre puerpérale.

« Si une constatation de ce genre pouvait être établie en fait, par une analyse attentive des preuves invoquées, ce serait là un point important qui ajouterait à notre connaissance des modes suivant lesquels cette maladie peut se propager. »

Conclusions thérapeutiques : « Il serait d'une extrême importance que ce sujet fût plus soigneusement étudié ; parce que, **dans une maladie comme la fièvre puerpérale, ce sont les moyens prophylactiques dont il faut attendre le succès plutôt que des moyens curatifs.** Il suffit de rappeler qu'environ 3000 femmes en couches meurent tous les ans en Angleterre et dans le pays de Galles, et qu'une forte proportion de ces 3000 décès sont dus à la fièvre puerpérale, pour prouver l'importance de ces études. »

Et dans sa marche à l'étoile qu'il devine derrière la brume déjà moins épaisse, ce second précurseur, quittant les accoucheurs pour s'adresser aux chirurgiens, leur dit :

« Si des étudiants ou des praticiens, les mains chargées de quelque parcelle de matière virulente, peuvent ainsi, en inoculant cette matière à la surface éraillée du vagin, produire la fièvre puerpérale, il n'est pas douteux que, dans des circonstances semblables, des chirurgiens sont susceptibles d'inoculer, et inoculent dans les plaies qu'ils font ou qu'ils pansent, une matière analogue produisant une affection du même genre, la fièvre chirurgicale, chez leurs patients. S'il peut y avoir inoculation à la surface érodée

du vagin, il doit en être de même pour une plaie récente. Si elle produit la fièvre dans un groupe de sujets, elle produira la fièvre dans l'autre. **Je suis de plus en plus convaincu que les chirurgiens, comme les accoucheurs, sont parfois pour leurs malades de dangereux intermédiaires ; par l'inoculation d'une matière morbide, ils produisent chez eux la fièvre chirurgicale, de même que les accoucheurs, par les mêmes procédés, déterminent chez les femmes en couches la fièvre puerpérale.**

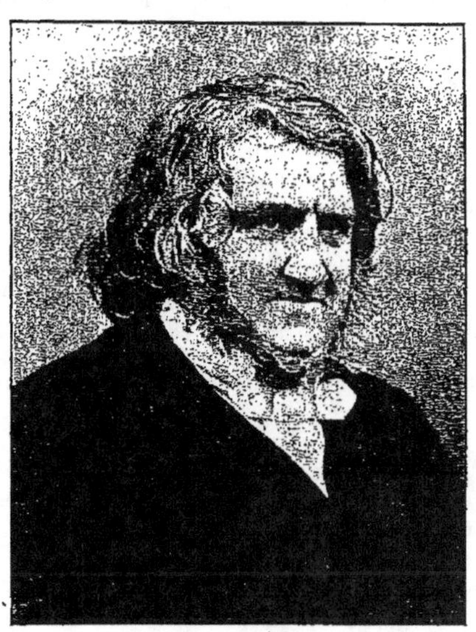

Sir James Young SIMPSON,
Prof d'accouchements à l'Université d'Edimbourg (1840-1870),
né à Bathgate (Linlithgowshire) le 1ᵉʳ juin 1811,
mort à Edimbourg le 6 mai 1870.

« **Je ne doute pas qu'il ne se passe bien des années avant que les chirurgiens ne soient persuadés de ce fait. Mais ma conviction est qu'ils finiront par y croire,** ce qui permettra de prévenir une grande quantité des accidents nombreux qui arrivent maintenant après les opérations, particulièrement dans la pratique chirurgicale des hôpitaux. »

Nous sommes, ne l'oubliez pas, en 1851. Lister est dans l'auditoire ; il a 24 ans.

Plus heureux que Semmelweiss, Simpson sera prophète en son pays. C'est en effet de cette même Université d'Edimbourg que jaillira, 18 ans plus tard, le cri de ralliement de Lister devenu le collègue de Simpson (8 novembre 1869). Mais n'anticipons pas.

Au cours de la confuse discussion sur la fièvre puerpérale qui, en 1858, occupa l'Académie de médecine de Paris pendant 18 séances, et à laquelle prirent part : 4 accoucheurs, Depaul, P. Dubois, Danyau, Cazeaux ; un chirurgien, Velpeau ; 6 médecins, Beau, Piorry, Hervez de Chégoin, Cruveilhier, Bouillaud, Trousseau, les contagionistes font deux solides recrues : **Danyau et Trousseau.**

Très au courant et seul au courant, semble-t-il, de la littérature étrangère sur la question qui nous occupe (1), **Danyau**, après avoir rappelé tous les faits connus de contagion, déclare qu'il est revenu d'un long voyage, fait en Angleterre en 1829 et 1830, à peu près converti aux idées alors si différentes des nôtres de plusieurs éminents accoucheurs de ce pays ; sa conviction s'est établie dès les premières années de son entrée à la Maternité et sa profession de foi peut se résumer en ces mots :

« La fièvre puerpérale est une maladie d'origine miasmatique, dont le miasme générateur pénètre dans le sang, l'empoisonne et le rend apte à la production le plus souvent très rapide de localisations inflammatoires très variées, surtout dans les organes dont la vitalité a été exaltée par la grossesse et l'accouchement ».

Après avoir montré combien il est difficile de savoir, en étudiant un foyer d'infection comme une Maternité — où la maladie s'alimente en quelque sorte par elle-même par la multiplication du nombre des malades — si c'est aux émanations directes du corps des voisines malades où à l'agent toxique mystérieux dont l'atmosphère ambiante est chargée qu'on devra attribuer l'apparition des cas nouveaux et de plus en plus nombreux, Danyau fait remarquer que « **le point délicat, essentiel, le seul sur lequel il importe d'insister, c'est la transmission de la maladie d'un foyer quelconque d'infection à une femme en travail ou accouchée saine par une personne, accoucheur, sage-femme ou garde chargée de lui donner des soins.**»

Il cite alors tout au long, outre ces faits que les accoucheurs et les médecins anglais se sont plu à recueillir, des observations tirées de sa pratique personnelle et de celle de ses confrères

qui lui en ont fait part. « Peut-être, dit-il, si chacun venait faire ici confidence de ses malheurs, pourrait-on ajouter d'autres séries qui ont dû profondément troubler la conscience de ceux qui ont eu à les subir. »

Et Danyau conclut, après avoir rappelé les objections faites à Semmelweiss dont il est le seul à connaître exactement les idées et la méthode :

« Je n'en voudrais pas, pour ma part, conclure autre chose, si ce n'est que la cause signalée par Semmelweiss n'est pas à beaucoup près la seule ni même la principale des causes qui pourraient donner lieu à la fièvre puerpérale ; que le préservatif n'est pas infaillible ; peut-être aussi que les cadavres employés hors le temps d'épidémie n'étaient pas de ceux qui sont les plus propres à laisser aux mains et aux vêtements des matériaux actifs de transmission ; et surtout que **nul, d'après les faits maintenant connus, ne pourrait, sans se rendre coupable d'une extrême imprudence et même d'un crime, passer de l'examen d'une femme morte de fièvre puerpérale à la chambre d'une femme en travail ou récemment accouchée.**

« Et j'ajouterai que ce ne sont pas là les seules précautions auxquelles un accoucheur doit s'astreindre. Je pense qu'il est encore pour lui du devoir absolu, dès qu'une fièvre puerpérale se montre dans sa clientèle, de redoubler de soins sur sa personne, de changer souvent de vêtements, de faire aérer, ou, suivant le procédé de Busch, de soumettre s'il le faut **à l'action d'une haute température** ceux qu'il vient de quitter, **d'employer largement les désinfectants,** dans les cas surtout où ses doigts auraient été en contact avec des sécrétions morbides, de ne pas trop multiplier ses visites, et, pour que rien ne manque pourtant à la malade, de placer à demeure auprès d'elle un élève instruit qui le suppléé dans les soins où il pourra être suppléé ; qu'il évite d'aller de chez elle immédiatement chez ses autres accouchées bien portantes, surtout chez celles qui sont dans leurs premiers jours de couches, enfin, qu'il sache s'arrêter à temps et s'éloigner, si, malgré toutes ces précautions, la maladie venait à s'étendre dans sa clientèle. »

Voilà la note pratique du spécialiste.

Et maintenant, le coup d'aile de **Trousseau.** Après s'être excusé d'avoir troublé quelques

(1) Tarnier, dans son livre intitulé *De l'Asepsie et de l'Antisepsie en obstétrique,* Paris, 1894, a écrit : « Sous le titre de *Recherches sur l'état puerpéral et les maladies des femmes en couches* (1857), j'écrivis ma thèse inaugurale dans laquelle je me déclarai le partisan de la contagiosité de la fièvre puerpérale, alors que j'ignorais les travaux de Kneeland et de Semmelweiss dont les recherches n'avaient pas suffisamment attiré l'attention du public médical » (p. 16.)

quiétudes et « jeté l'agitation dans la tranquille école de M. Dubois dont les idées semblaient en effet inattaquables parce qu'elles n'avaient pas été sérieusement discutées », il résume son opinion sous forme de propositions, de conclusions qui ne pourront laisser de doutes sur sa manière de voir.

Ces propositions les voici :

« 1° La maladie dite fièvre puerpérale ne diffère pas de la fièvre dite chirurgicale ou de résorption ou purulente.

« 2° **Dans la presqu'universalité des cas la plaie placentaire ou le traumatisme quel qu'il soit est l'occasion de la maladie.**

« 3° **Sa cause efficiente** *est dans un* **principe spécifique,** *inconnu dans son essence mais connu par ses effets.*

« J'ajoute un peu timidement que 4° il n'est pas impossible que, dans un foyer épidémique, on puisse contracter la maladie sans aucun traumatisme. Ces cas sont fort rares.

« Il y a dans la fièvre chirurgicale ou puerpérale, comme dans la morve, comme dans le charbon, une cause toute particulière, engendrant des effets particuliers : **c'est le virus générateur de la fièvre puerpérale ou chirurgicale.**

« Votre génie malfaisant, votre influence épidémique est une nébulosité tandis **que mon levain** dont vous vous êtes tant moqué est une chose réelle, que je vois et que je touche.

« Nous voyons des productions organiques dissociées subir des fermentations où, — aux dépens d'une partie de leurs principes —, se développent des êtres vivants, et on peut comprendre que quelque chose d'analogue se passe dans l'organisme. **Dans une décoction d'orge qui fermente,** nous voyons se développer — aux dépens du gluten — des végétaux cryptogamiques, dont on constatait l'existence dans la levure de bière. Ce sont là les êtres vivants dont je parlais. De même il peut se former dans l'économie — et à ses dépens — une matière analogue à celle qui y a été introduite.

« J'arrive ainsi à la question de la contagion, question brûlante, pleine d'embûches et à l'aide de laquelle au dedans et en dehors de cette enceinte on a essayé de battre en brèche de grandes situations.

« Je crois très fermement que les miasmes contagieux, producteurs du typhus chirurgical et du typhus puerpéral, se conservent à l'état latent, dans les salles de chirurgie et d'accouchements et que, à certains jours, à certains moments, et sans qu'il nous soit possible de connaître les causes, ils *germent* dans l'économie vivante et font explosion soit sous forme sporadique, soit sous forme épidémique.

« Je crois à la contagion comme M. Depaul, comme M. Danyau, comme M. Cruveilhier.

« **La plaie en tant que plaie n'est rien absolument rien que la porte d'entrée, que l'occasion.** Mille piqûres, mille écorchures, mille morsures ne feront jamais naître la fièvre morveuse, varioleuse ou rabique ; la cause réelle, la grande cause, c'est le *spécifique* (le levain) ajouté à la plaie, à l'écorchure, à la morsure. C'est ce spécifique qui infecte toute l'économie et qui la domine. Ce quelque chose de spécifique s'est ajouté à la plaie placentaire, à la plaie chirurgicale, et ce quelque chose de spécifique infectant l'économie a produit des accidents terribles aussi peu en rapport avec la lésion primitive que la syphilis constitutionnelle avec la petite plaie du prépuce. Mais vous ne voyez pas cette cause spécifique, me dit M. Cazeaux. Demandez lui s'il voit le gland d'un chêne dans la membrure d'un navire qui sillonne l'océan, s'il voit un cône dans le mât qui ploie sous l'effort de la tempête ; il ne voit ni le gland ni le cône avec les yeux de son corps, il les voit avec les yeux de son intelligence. Eh bien ! moi je vois tout aussi bien la cause spécifique de la fièvre puerpérale que je vois un gland dans une planche de chêne. A des effets si différents, si prodigieusement différents doit nécessairement répondre une cause différente, et comme ces effets sont univoques ils constituent une espèce pathologique, et la cause doit être spécifique.

« Pour rendre ma pensée, et continuant ma comparaison avec les maladies diverses que j'ai indiquées tout à l'heure, je dirais que si la morve procède d'une piqûre infectante, la fièvre rabique d'une morsure infectante, la vérole d'une ulcération infectante, **la fièvre des blessés procède d'une plaie infectante, la fièvre puerpérale d'une plaie placentaire infectante. »**

Voilà les grands mots de l'avenir lâchés : levain, germe, virus infectants.

Les temps sont accomplis. — **Pasteur** est en route.

A Cazeaux disant : « M. Trousseau répète à chaque instant : — Ma cause spécifique, je la vois, je la touche et je compte bientôt vous la faire toucher du doigt. — Je tendais la main et ne rencontrais que le vide ; j'ouvrais de grands yeux et ne voyais rien ; » c'est Pasteur qui va commencer à répondre. Si près de vingt ans nous séparent encore, pour ce qui est de la fièvre puerpérale ou chirurgicale, de la découverte du germe spécifique, nous sommes bien plus près de la prophylaxie. Avant dix ans on va, sous l'influence des travaux de Pasteur, se préoccuper d'éloigner ce germe des plaies et de prévenir ses effets infectants.

La question des fermentations (pain, vin, bière), où Trousseau puisait d'instinct son argument topique, commence à sortir du cahos en 1860. Les premiers travaux de Pasteur vont donner une signification précise à l'assimilation entre les phénomènes de fermentation et les maladies.

Dès 1835 avec Cagniard-Latour les globules ovoïdes ou sphériques d'aspect organisé que le microscope a, depuis 1680 (Leuwenhœck), montrés dans la levure de bière, sont bien considérés par quelques-uns comme des êtres vivants susceptibles de se reproduire par bourgeonnement. Mais leur rôle vital dans la fermentation est encore méconnu par le plus grand nombre. Et Liebig argue, contre ce rôle, de l'absence de rien qui leur ressemble dans les fermentations lactique et butyrique et dans les putréfactions.

C'est là que Pasteur prend la question. Il démontre 1° qu'il y a un ferment lactique, organisé comme le globule de la levure de bière, ferment dont tous les individus se ressemblent, ferment capable de se multiplier lorsqu'on en sème une trace dans un moût limpide contenant du sucre et de la craie et d'y reproduire la fermentation lactique ; 2° qu'il y a de même un ferment butyrique ne différant des ferments alcoolique et lactique que par sa mobilité et sa reproduction par scissiparité, vibrion de la nature des êtres qu'Ehrenberg (1838) et Dujardin (1841) ont découverts dans les infusions et nommés de ce fait infusoires, probablement animal à cause de sa mobilité.

Ces ferments organisés sont donc spécifiques. C'est-à-dire qu'à chaque fermentation correspond un ferment particulier, que le ferment lactique pur ne donne pas d'alcool, et que le ferment alcoolique pur ne donne pas d'acide lactique.

La putréfaction est un phénomène du même ordre, **une fermentation.** Faites macérer de la viande dans l'eau ; introduisez dans ce bouillon une goutte d'un liquide organique en putréfaction et le voilà qui fermente, dégageant du gaz à odeur putride, sous l'influence de la vie de ferments anaérobies.

« Bref, la fermentation n'est plus une transformation vague, indéterminée dans sa cause et dans ses origines, pouvant s'accomplir sous l'influence d'une matière organique quelconque. C'est un **phénomène spécifique,** dû à l'existence et au développement d'un être spécifique aussi, et dont l'étude au microscope est d'autant plus facile qu'on débarrasse mieux le liquide de fermentation de ces matières organiques insolubles qu'on se croyait obligé d'y ajouter autrefois (vieux fromage, viande pourrie, etc.).

« Dès qu'en opérant sur des bouillons limpides on peut suivre de près le microbe ensemencé, s'assurer qu'il est et reste seul, c'est-à-dire en culture pure, l'étude de ses conditions de nutrition devient facile. Or en agissant sur sa nutrition, on en devient maître, on peut l'ensemencer et le cultiver avec autant de sécurité et aussi à l'abri des mauvaises herbes qu'on le fait pour les laitues dans un jardin. On peut le faire disparaître des liquides où on n'en a que faire.

« Bref, cet être infiniment petit, ce microbe devient saisissable et accessible à l'expérience. » (Duclaux).

Voilà satisfaits, s'ils voulaient l'être, ceux qui avec Cazeaux demandaient à toucher et à voir.

Mais **d'où viennent ces ferments ?**

S'organisent-ils spontanément, comme on le soutenait alors, au dépens de la matière organique morte ? *A priori* c'est invraisemblable ; car la notion nouvelle de spécificité ne peut plus aller avec cette génération spontanée. Qui dit espèce dit continuité par le germe. Il doit en être ainsi dans le monde des infiniments petits, qui doivent provenir par des voies régulières d'êtres semblables à eux ou de germes préexistants.

La génération dite spontanée des infiniments petits ce doit être comme la prétendue génération spontanée, dans la viande en putréfaction, de ces vers dont Redi, par une élégante expérience, a démontré l'origine dans les œufs pondus par les mouches (1638. Acad. del Cimento).

De là les recherches de Pasteur pour démolir l'hypothèse des générations spontanées de

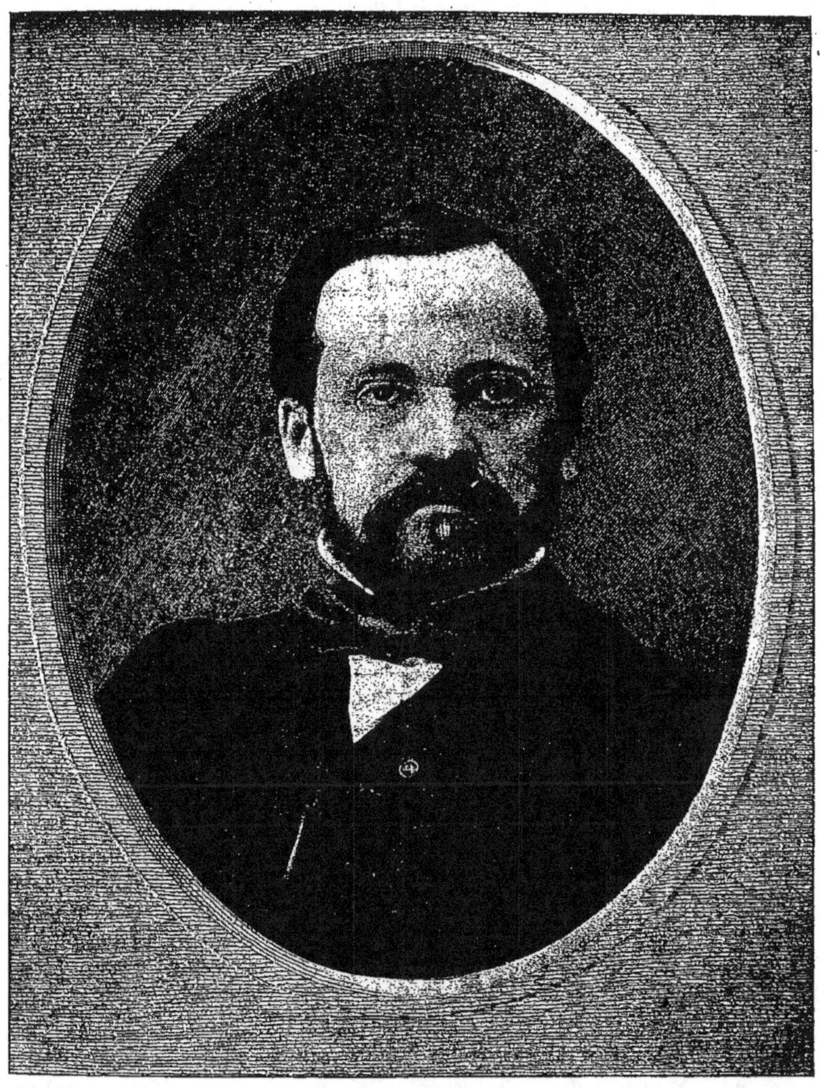

Louis Pasteur à 41 ans (1863).
Directeur des Etudes scientifiques à l'Ecole normale supérieure. — Membre de l'Institut.

« J'ai exposé les faits comme ils m'ont apparu et j'en ai hasardé des interprétations ; mais je ne me dissimule pas que sur le terrain médical, il est difficile de se soustraire entièrement à des préoccupations subjectives ; je n'oublie pas davantage que la médecine et la vétérinaire me sont étrangères. Aussi j'appelle de tous mes vœux les jugements et les critiques. Peu tolérant pour la contradiction frivole ou de parti-pris, dédaigneux du scepticisme vulgaire qui érige le doute en système, je tends les bras vers le scepticisme militant qui fait du doute une méthode et dont la règle de conduite a pour devise : « Encore plus de lumière »

Note sur l' « Extension de la théorie des germes à l'étiologie de quelques maladies communes. »

Needham (1745), c'est-à-dire de la naissance de vibrions, de monades, d'infusoires aux dépens des éléments moléculaires qui restent vivants après la mort de l'ensemble, lorsqu'un animal périt ; de là les expériences pour montrer dans l'air des germes vivants en assez grand nombre pour expliquer la fécondité des infusions avec lesquelles cet air est en contact.

Il suffit à Pasteur de prendre du coton poudre, de le disposer en filtre, d'arrêter par là au passage les poussières d'un volume déterminé d'air et de jeter le tout dans un mélange d'alcool et d'éther où le coton poudre est soluble. Tout ce qui est la trame du filtre se dissout. Les poussières arrêtées entre les mailles sont remises en liberté et tombent au fond du liquide si on laisse le tout en repos. On peut ensuite décanter le liquide qui les surmonte, les laver même, les réunir enfin dans un petit volume d'eau et les étudier. On y voit alors des corpuscules, des globules sphériques, des corps ronds ou ovales tellement semblables à des spores de cryptogames ou à des œufs d'infusoires qu'aucun micrographe ne pourrait les en distinguer.

Quant à leur nombre, on en trouve plusieurs milliers dans une petite bourre qu'on a fait traverser pendant 24 heures par un courant d'air modéré. Et comme on ne compte que les plus gros de ces globules figurés, ceux qui ont un aspect évidemment organisé, comme nous laissons de côté, faute de les distinguer des éléments amorphes, les plus petits, ceux qui sont évidemment les plus nombreux, vous devez conclure qu'il y a constamment dans l'air, à l'état flottant, une cause de vie pour toutes les infusions que vous mettez à son contact.

Ces poussières, ajoute Pasteur, sont vivantes, ou du moins elles contiennent quelque chose de vivant.

Prenez un ballon contenant une infusion végétale ou animale putrescible où vous avez, par la chaleur, détruit tout ce qu'il y a de vivant ; faites en sorte par un dispositif habile de n'y laisser pénétrer de l'air que débarrassé de tout ce qu'il contenait d'organique. Fermez-le à la lampe. Vous verrez rester limpide, après 15 jours, un mois, l'infusion organique ainsi mise au contact d'un air contenant tout son oxygène mais débarrassé de tout ce qu'il renfermait d'organisé et d'organique.

Jetez-y au bout d'un mois une bourre de coton salie par les poussières de l'air, et au bout de 24 heures voici que le liquide se trouble et qu'après 48 heures il y a poussé des millions d'êtres vivants.

Voilà l'air au premier plan comme origine des germes, des germes spécifiques et vous comprenez mieux Trousseau disant :

« Je crois très fermement que les miasmes contagieux, générateurs de la fièvre puerpérale ou chirurgicale, se conservent à l'état latent dans les salles de chirurgie et d'accouchement et que, à certains jours, à certains moments, ils germent dans l'économie vivante et font explosion soit sous forme sporadique soit sous forme épidémique. Dans la presqu'universalité des cas la plaie placentaire ou le traumatisme quel qu'il soit est l'occasion de la maladie. Sa cause efficiente est dans un principe spécifique — dans un germe spécifique — encore inconnu dans son essence, mais connu dans ses effets. »

Bien qu'on n'ait encore isolé et cultivé que les germes ou microbes-ferments, on pressent les germes ou microbes-virus, et **nous touchons à la prophylaxie** des maladies contagieuses.

Cette théorie des germes de l'air comme cause *sine qua non* de la putréfaction des substances animales ou végétales, mise à jour par Pasteur de 1860 à 1863, frappe vivement, dès 1864, un chirurgien de la Royal Infirmary de Glascow, **Joseph Lister.**

Il se met immédiatement en devoir d'en faire profiter ses blessés qui, malgré tous les pansements employés, étaient décimés par la fièvre chirurgicale.

Répétant dans ce milieu infecté les expériences ci-dessus rapportées de Pasteur, il constata que l'urine, si éminemment putrescible, pouvait y être indéfiniment conservée dans des ballons stérilisés, accessibles à l'air, mais à l'air privé de germes par un dispositif approprié, tandis qu'elle se putréfiait dès qu'on y permettait l'arrivée des germes de l'air.

Il en conclut que **ce sont ces mêmes germes, particules saprogènes, vibrions analogues aux levures et aux diverses espèces de champignons appelés moisissures qui, en se déposant et en se développant sur les plaies, sont la cause génératrice la plus importante, la plus difficile à éviter, de la transformation putride du sang, de la sérosité, des tissus mortifiés par l'action de la violence, qui engendre la fièvre chirur-**

gicale. Si l'on pouvait **réaliser autour des plaies une atmosphère privée de germes, aseptique,** non seulement il n'y aurait ni production de pus de mauvaise nature, ni fièvre chirurgicale, mais même pas de pus du tout, la suppuration n'étant pas un phénomène physiologique, nécessaire, de la réparation des

de premier ordre, qu'il détruit les ferments, etc. Lister apprend en même temps les effets antiputrides remarquables de cet acide phénique sur les eaux d'égoûts de la ville de Carlisle. Il choisit cet antiseptique et s'ingénie, à son aide, à réaliser autour des plaies une atmosphère privée de germes (mars 1865).

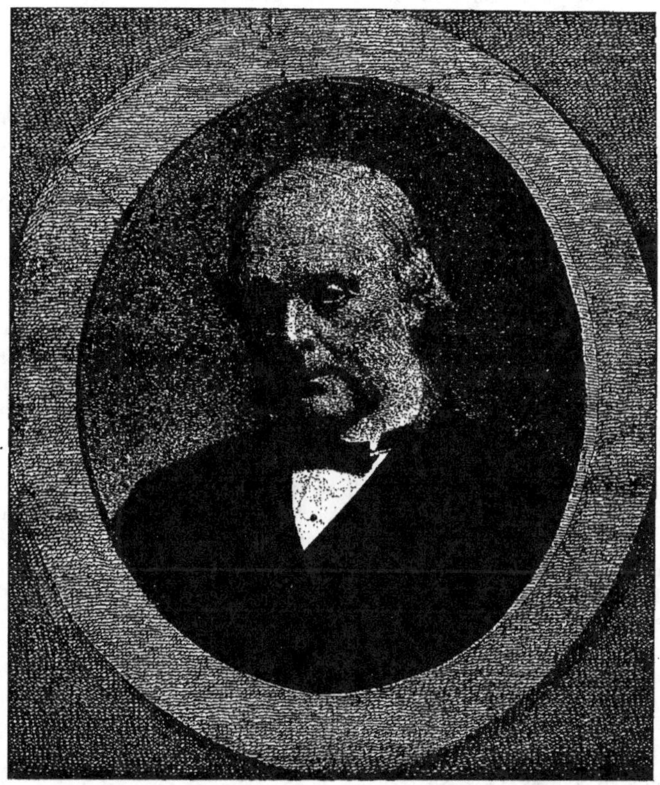

Lord LISTER.

Né à Londres en 1827 ; assistant de Syme à Édimbourg (1853) ; professeur de Chirurgie à l'Université de Glascow (1863-1869), professeur de Clinique chirurgicale à l'Université d'Edimbourg (1869-1877) en remplacement de Syme, puis au King's-College Hospital de Londres (1877).

plaies. La réunion *per primam* deviendrait la règle. Nos plaies suivraient la marche tranquille et salutaire des lésions sous-cutanées.

Il ne reste plus qu'à réaliser cette atmosphère aseptique ?

Justement notre compatriote le docteur Jules Lemaire, de Paris, vient de montrer que l'acide phénique est doué de propriétés antiseptiques

Il tâtonne, ne se laisse pas rebuter par les insuccès, en recherche les causes, y pare et se convainc de plus en plus de la nécessité d'apporter à la préparation, à l'exécution d'une opération chirurgicale et aux pansements consécutifs, la précision d'un Pasteur expérimentant dans son laboratoire.

Dès le 9 août 1867, sûr d'être dans la bonné

voie, Lister lit à la British Medical Association de Dublin son premier mémoire *Sur le principe antiseptique dans la pratique chirurgicale*.

A maintes reprises, dans un discours à la Société médico-chirurgicale de Glascow (2 mai 1868), dans sa leçon d'ouverture à Edimbourg (8 novembre 1869), dans le Traité de chirurgie de Holmes il revient sur les principes, les procédés et les résultats de sa méthode dont le *discours sur la Chirurgie*, prononcé à Plymouth en août 1871, marque l'état adulte.

Les procédés auxquels Lister s'est arrêté, après six années d'apprentissage, sont les suivants :

Antisepsie du champ opératoire, des instruments, des éponges, du chirurgien, des aides. Avant, pendant et après l'opération, tant que le champ opératoire est à découvert, *spray* c'est-à-dire pulvérisations phéniquées destinées à créer autour du blessé, de l'opérateur et de ses aides une atmosphère exempte de germes.

Pour les plaies accidentelles, dues à une autre cause qu'au bistouri du chirurgien, lavage dans tous les recoins à l'aide d'une solution phéniquée forte destinée à détruire tous les germes de l'air qui pourraient s'y être déposés.

Enfin, pour maintenir pendant toute la durée de la cicatrisation l'atmosphère antiseptique autour de la plaie et en prévenir la contamination secondaire par les germes de l'air, application sur elle de gaze absorbante phéniquée, contenue par un imperméable destiné à empêcher l'évaporation de l'acide phénique de la gaze, à empêcher les liquides de se rendre directement à l'extérieur, à les forcer de parcourir d'abord toute la garde antiseptique avant d'arriver à l'air libre sur les bords.

Dans ses trois premières années, à la Royal Infirmary de Glascow (1866 à 1869), dont les salles de blessés, bien que nouvellement construites (1861), figuraient parmi les plus malsaines du royaume (1), où jusque là la pyémie, la pourriture d'hôpital, l'érysipèle sévissaient « d'une façon écœurante » : sur 32 fractures compliquées pas un cas de pyémie, sur 40 amputations, 34 guérisons.

Les salles sont devenues des modèles de salu-

(1) Une enquête « sur les égouts » faite en 1868, à la suite d'une effroyable épidémie, survenue dans une salle de chirurgie séparée de celle de Lister par un corridor large de douze pieds, fit découvrir dans les fondations de la salle de nombreux cercueils du choléra de 49. L'une des extrémités de l'hôpital touchait de plus au cimetière de la vieille cathédrale, où, par tas de 80, pourrissaient en fosses communes près de 5000 cadavres. Les salles des fiévreux étaient voisines des salles de chirurgie encombrées de brancards.

brité, et il devient clair que l'on ne sera pas contraint de changer les constructions.

Et dessinant sur le tableau, pour la dixième fois, ses ballons d'expérience que la distance ne lui a pas permis d'apporter à Plymouth, Lister disait :

« Voyez-les en imagination. Ils démontrent la vérité de la théorie des germes de l'air, cette étoile polaire qui vous doit conduire dans une navigation désespérément difficile sans elle.

« Grâce à la méthode antiseptique qui en dérive la chirurgie devient une chose toute différente de ce qu'elle était autrefois, et des blessures et des opérations considérées jadis comme très graves, (fractures compliquées, ouvertures d'abcès ossifluents, désarticulations de la hanche, ligature de l'iliaque externe, cure radicale des hernies, ostéotomies, extraction des corps étrangers du genou, résections articulaires, etc.), marchent tranquillement dès lors vers une guérison assurée.

« Certes pour ceux qui, élevés avec les idées anciennes, ont à se défaire d'opinions chéries et d'habitudes quasi instinctives, il faut un sérieux apprentissage du système du traitement antiseptique.

« Je veux dire par là, *l'emploi méthodique d'une substance antiseptique* dirigée de façon à empêcher la putréfaction d'envahir la partie intéressée. J'en distingue le simple usage d'un agent désinfectant comme objet de pansement.

« Loin d'être un spécifique, l'acide phénique doit son action à des propriétés qu'il possède en commun avec d'autres substances, et des résultats analogues à ceux qu'il fournit peuvent être obtenus à l'aide de désinfectants bien connus, pourvu que les mêmes principes servent de base à leur emploi.

« Il faut que le chirurgien soit convaincu de la réalité et de l'importance de ces bienfaits, afin qu'il soit conduit à consacrer au pansement antiseptique, dans un cas donné, la même attention et les mêmes efforts qu'il met, s'il mérite le nom de chirurgien, à projeter et à exécuter une opération.

« En prêchant pour ma méthode, mes motifs, sont tout autres qu'égoïstes. Je suis certain d'une chose : A quelque point que puissent varier les moyens que nous employons aujourd'hui, pour exécuter le principe antiseptique, ce principe lui-même finira par être reconnu comme le plus important de tous ceux qui doivent guider la pratique chirurgicale. Plus tôt il en sera ainsi, mieux cela vaudra pour l'humanité souffrante..

« Quand, après publication de témoignages si concluants, concernant une question qui est regardée généralement aujourd'hui comme la plus urgente en médecine, je vois l'apathie qui les accueille de différents côtés, je ne puis m'empêcher de songer aux paroles de Macbeth :

« De telles choses peuvent-elles être sans nous frapper d'étonnement? »

Ce chaleureux plaidoyer (août 1871) trouve enfin de l'écho. Dans chaque pays des chirurgiens se lancent sur les traces de Lister et voient leurs efforts couronnés de succès, j'entends ceux qui y apportent la précision et l'attention requises : — d'abord en Danemarck Saxtorph, puis en Allemagne Volkmann, Hagedorn, Langenbeck, Nussbaum, Billroth, Bardeleben — enfin en France avec Lucas Championnière (1875), Guyon, Terrier, Périer, Berger, etc.

Les accoucheurs suivent le mouvement: **Stadfeld** à Copenhague (1870), **Bischoff, Fritsch, Schroeder, Breisky** en Allemagne (1875), **Lucas Championnière** à la Maternité de Cochin (1878) bientôt suivi à la Maternité par **Tarnier** qui, directement par son enseignement et indirectement par celui de ses élèves, va vulgariser en France l'antisepsie obstétricale.

D'abord ceux qui suivent le mouvement s'attachent à observer strictement, aveuglément le rite Listérien, c'est-à-dire à préserver la plaie génitale « des germes de l'air » par l'emploi du spray phéniqué, en même temps qu'ils recourent à l'acide phénique fort pour tuer les germes sur l'accouchée, sur l'accoucheur, les instruments, les pièces de pansement.

Pendant que se faisait plus ou moins péniblement cette diffusion de la pure pratique listérienne, **Pasteur continuait son œuvre**, aidé de **Joubert**, de **Chamberland** et de **Roux**.

À partir de 1876 il commence ses études sur l'étiologie des maladies microbiennes par la démonstration que la bactéridie de Davaine est la cause unique du charbon (1877); que la maladie que Leplat et Jaillard ont prise pour le charbon est une septicémie, une putréfaction sur le vivant, due à une bactérie banale anaérobie c'est-à-dire ne cultivant qu'à l'abri de l'air, bactérie dont le canal intestinal renferme des millions, très répandue dans la terre et qu'il dénomme le *vibrion septique*.

Toutes ces études l'amènent à dire à l'Académie en 1878 :

« Si j'avais l'honneur d'être chirurgien, pénétré comme je le suis des dangers auxquels exposent les germes des microbes répandus à la surface de tous les objets, particulièrement dans les hôpitaux, non seulement je ne me servirais que d'instruments d'une propreté parfaite, mais après avoir nettoyé mes mains avec le plus grand soin et les avoir soumises à un flambage rapide, ce qui n'expose pas à plus d'inconvénients que n'en éprouve le fumeur qui fait passer un charbon ardent d'une main dans l'autre, je n'emploierais que de la charpie, des bandelettes, des éponges préalablement exposées dans un air porté à la température de 130 à 150 degrés ; je n'emploierais jamais qu'une eau qui aurait subi la température de 110 à 120 degrés. Tout cela est très pratique.

« De cette manière je n'aurais à craindre que les **germes en suspension dans l'air autour du lit du malade ; mais l'observation nous montre chaque jour que le nombre de ces germes est pour ainsi dire insignifiant à côté de ceux qui sont répandus dans les poussières, à la surface des objets ou dans les eaux les plus limpides.**

« Et d'ailleurs rien ne s'opposerait à l'emploi des procédés antiseptiques des pansements ; mais joints aux précautions que j'indique ces procédés pourraient être singulièrement simplifiés. *Un acide phénique non concentré* pourrait être avantageusement substitué à un acide phénique caustique. »

Et Duclaux remarque que « c'est Pasteur qui pousse les chirurgiens à perfectionner les méthodes de pansements apportées par Lister, et qui avaient été pourtant une si grande découverte. Ces méthodes, en effet, s'inspiraient d'une idée exacte que Pasteur avait partagée mais dont il se détachait de plus en plus; c'était qu'il fallait surtout redouter l'air comme agent convoyeur de germes. Dans cette mémorable note voici que Pasteur accusait les éponges, la charpie et sans vouloir le dire le chirurgien lui-même. »

C'est déjà en grande partie la justification de Semmelweiss et de Simpson.

Plus nous allons avancer maintenant, à la suite de Pasteur, plus la théorie du germe pathogène va prendre corps, plus Simpson va avoir raison.

b. Streptococcie puerpérale.

On pressentait depuis quelques années déjà le germe-virus de la fièvre puerpérale. Sans insister sur les constatations sans précision faites par Mayrhofer (1863 à 1865), et par Rokitansky (1864), il convient de rappeler qu'en 1869 Coze et Feltz avaient signalé, dans le sang d'une femme atteinte de fièvre puerpérale (et qui mourut huit jours après), des " points mobiles isolés ou disposés en chaînettes ".

Trois ans plus tard Waldeyer examinant l'enduit utérin diphtéroïde, le contenu puriforme des lymphatiques pariétaux et intra-ligamentaires, la sérosité péritonéale, pleurale et péricardique de 4 femmes mortes de fièvre puerpérale chez Spiegelberg, à Breslau, y découvrait des bactéries sphériques *(Kugelbacterien* de F. Cohn) formant des chaînes ayant jusqu'à dix articles.

Il fut suivi dans cette voie par Heiberg et par Orth (1873) qui, dans le Tome 58 des *Archives de Virchow*, figure nettement, dans l'exsudat péritonéal d'une femme morte de fièvre puerpérale, des chaînettes de *Kugelbacterien*.

Mais ne pouvant isoler, cultiver ni injecter aux animaux ces micro-organismes, ces auteurs ne pouvaient en prouver l'action pathogène. Les inoculations faites avec le sang impur ou les liquides péritonéaux du cadavre, avec les lochies, déterminaient bien chez les animaux des phénomènes infectieux. Mais cela ne prouvait pas que le micro-organisme en chaînettes qu'on y avait rencontré fût la cause de ces accidents et non pas seulement un accessoire de la maladie.

« Avec quelle attention Pasteur suit ces premiers travaux. Ils le réjouissent et le mécontentent à la fois ; ces expériences de médecins lui paraissent souvent défectueuses, les méthodes lui semblent insuffisantes et les preuves sans rigueur, propres plutôt à compromettre la bonne cause qu'à la servir » (Roux). Bientôt il n'y tient plus et résolument mais silencieusement se met à l'étude. (1875).

Il faut, pour le faire sortir de sa réserve une mise en demeure publique.

Le **11 mars 1879**, M. Hervieux, médecin de la Maternité, faisait en sa présence à l'Académie une communication sur la septicémie puerpérale. Il cherchait à y prouver que « les organismes inférieurs connus : vibrions, bactéries, bâtonnets, corps mouvants, sont impuissants à expliquer la septicémie puerpérale. » Au lieu d'accorder à la septicémie externe la première place dans la puerpéralité pathologique « il la reléguait sur un plan très reculé pour attribuer à la septicémie interne le rang et l'importance qu'elle mérite dans la genèse des tocopathies. »

Et M. Hervieux terminait ainsi :

« Il y aurait donc de grandes chances pour que le miasme générateur de la septicémie puerpérale ne fût point un vibrion. Ce serait en tout cas un vibrion d'une nouvelle espèce dont les caractères, la nature et la constitution physiques auraient besoin d'être déterminées.

« Mais, faut-il l'avouer, j'ai une peur terrible, une peur dont je ne puis me défendre, et que l'Académie comprendra, c'est celle de mourir avant qu'on ait découvert ce vibrion-là ».

Vous reconnaissez, à vingt ans de distance, l'argument de Cazeaux.

Pasteur s'élance à la tribune :

« M. le Dr Hervieux disait, à la fin de sa lecture, après avoir combattu savamment les applications qu'on veut faire de la théorie des germes à l'étiologie de la fièvre puerpérale :

— Je crains bien de mourir avant d'avoir vu le vibrion qui produit cette fièvre. —

« Eh bien, **que l'Académie me permette de dessiner sous ses yeux le dangereux microbe auquel je suis porté en ce moment à attribuer l'existence de cette fièvre.** C'est vraisemblablement l'une des nombreuses espèces ou variétés de ces petits organismes, que j'ai rencontrés si souvent dans mes études depuis 1860, qui ont la forme de *petits chapelets de grains sphériques.*

« Voici ce que j'ai vu et à quelle occasion.

« L'Académie n'a pas oublié peut-être qu'en 1875 M. Gosselin avait présenté à l'Académie des sciences une note de M. Albert Bergeron au sujet des organismes microscopiques qu'on a souvent rencontrés dans des abcès ouverts ou fermés.

« L'auteur concluait à une génération spontanée pour les abcès fermés. Je m'élevai contre l'absence de rigueur dans le raisonnement et dans les inductions, et n'ayant jamais eu l'occasion de rechercher la génération spontanée dans les faits obscurs de la pathologie, je me mis immédiatement à l'œuvre, parcourant les hôpitaux et demandant partout des abcès à observer. Des faits que j'ai recueillis, aidé alors dans ces études par M. Gayon, j'extrais les suivants :

« **Beaucoup d'abcès montrent l'organisme en couples ou en chapelets de grains que je dessinais tout à l'heure sur le tableau.**

« Un de ceux qui me l'ont offert en plus grande abondance est un abcès du cou qui fut ouvert par notre confrère M. Bouley, en ma présence, le 23 avril 1875, rue de Meaux, dans une écurie de la compagnie Lesage. Tout autour de l'abcès et sur une grande surface la peau était un peu dénudée.

« Je l'ai vu également dans des abcès fermés sur des hommes et des femmes.

« Dans le service de M. Alphonse Guérin à l'Hôtel-Dieu, le 7 mars 1875, je trouvai le même organisme, du moins semblable de forme et de diamètre, dans des abcès que portait une jeune femme de 19 ans, atteinte de lymphangite à la suite d'une écorchure du pied ; les abcès s'étaient propagés dans la jambe et dans la cuisse.

« Le 30 avril 1875, à la Pitié, j'observais dans le service de M. Vulpian une femme qui était entrée à l'hôpital avec beaucoup de fièvre et d'abattement faisant croire à une fièvre typhoïde. Cet état avait suivi des pertes utérines terminées par l'émission de caillots sanguins. Elle présentait des abcès multiples aux jambes et aux bras. Le pus d'un abcès ouvert du bras gauche a montré les couples et les chapelets de grains pareils à ceux des abcès précédents. Elle mourut huit jours après, le 7 mai, et à l'autopsie son sang montrait l'organisme.

« **L'idée me vint alors que la fièvre puerpérale pouvait bien être déterminée par l'organisme dont je parle** ; que, dans tous cas, les abcès et la fièvre de la femme qui précède avaient dû être provoqués par cet organisme, et que la femme du service de M. Guérin, si elle fût accouchée sous l'influence de ses abcès, serait morte également de fièvre puerpérale. Quant à l'abcès du cheval et aux autres je les cite seulement comme preuve que les abcès chauds contiennent souvent le susdit organisme dont les germes doivent être fort répandus.

« L'Académie voit assez, par ce qui précède, que j'énonce ici des faits et des inductions plus ou moins hypothétiques que j'aurais conservés, comme je l'ai fait depuis 1875, pour des projets d'études ultérieures sur la fièvre puerpérale. C'est tout à fait accidentellement que j'ai été conduit à en parler ; je m'estimerais fort heureux si ce que je viens de dire engageait quelques-uns des savants membres de cette Académie à me fournir de nouvelles occasions d'études dans cette direction. »

Pasteur, on le verra par la suite, avait du premier coup mis la main sur le pathogène par excellence.

M. Hervieux qui, plus heureux que Cazeaux et Trousseau, ne mourra pas « sans avoir vu ce vibrion-là », ouvre immédiatement à M. Pasteur les portes de la Maternité.

Et le mardi suivant, **18 mars 1879**, Pasteur dépose sur le bureau de l'Académie une nouvelle communication « que le temps n'a pas permis de lire » la tribune ayant été accaparée par un des rares survivants (1) de la discussion de 1858, Jules Guérin.

La voici : c'est **l'extrait de naissance du streptocoque.**

« Lorsque, dans la dernière séance, j'ai pris la liberté de présenter quelques observations sur les conclusions de la lecture de M. le Dr Hervieux, j'ai exprimé le désir d'avoir des occasions nouvelles d'étudier la fièvre puerpérale. Dès le lendemain, M. le Dr Hervieux, avec un très bel empressement, dont je ne saurais trop le remercier, voulut bien me permettre de faire quelques observations dans son service de la Maternité.

« **I.** Une femme, accouchée depuis quelques jours, était en proie à une fièvre puerpérale très caractérisée ; la mort était certaine. Elle eut lieu le dimanche matin à 6 heures.

« Les *lochies* de cette femme, examinées mer-

----

(1) Cazeaux est mort en 1862, Trousseau en 1867, Danyau en 1871.

credi, lochies très fétides, étaient remplies de microbes divers, mobiles ou immobiles, au nombre desquels se trouvait, en grande quantité, **l'organisme en grains sphériques associés par deux, par quatre ou formant les chapelets que j'ai dessinés dans la dernière séance.**

« *Le sang* recueilli au doigt par une piqûre d'épingle, n'offrait que d'une manière douteuse la présence de cet organisme, mais, *ensemencé* dans un milieu de culture, le sang donna un développement, sans mélange de microbes d'une autre nature, de *ce même organisme formé de couples de grains ou de chapelets de grains.*

« Deux nouvelles cultures du sang eurent lieu encore pendant la vie, puis 7 heures et 32 heures après la mort.

« Ces dernières se firent par une gouttelette prise au pied, et par du sang de la veine fémorale. Le résultat fut le même. Développement à l'état de pureté du même organisme voisin de celui des furoncles, mais qui toutefois en diffère le plus souvent assez pour en être facilement distingué. En effet, tandis que le parasite des furoncles est par couples de grains, ce dernier est **en longs chapelets, dont le nombre de grains est pour ainsi dire quelconque.** Les chapelets sont **flexibles,** et on les voit **souvent enchevêtrés comme les fils de perles brouillés** (1).

« A l'autopsie, le *pus de l'utérus, des trompes, des lymphatiques de l'utérus* montrait cet organisme, mais associé à d'autres sous forme de points, de très petits bâtonnets, quelques-uns mobiles.

« II. M. Maurice Raynaud eut l'obligeance de m'envoyer du sang et des lochies d'une femme atteinte d'une fièvre puerpérale très grave. *Les*

(1) *Ac. des Sc.* 1880.

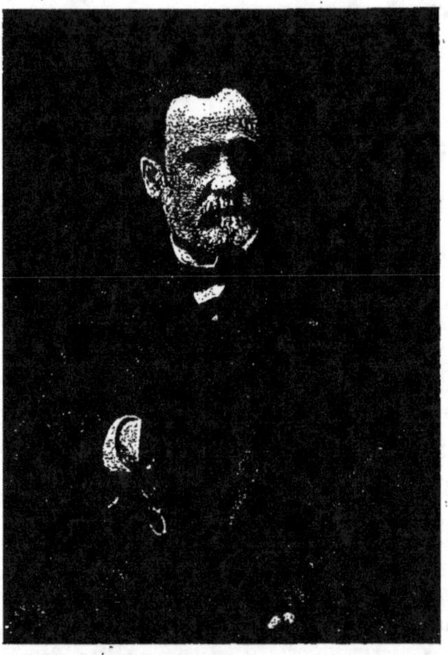

lochies ont donné le même résultat que celles de la femme de la Maternité, dont je viens de parler.

« A l'hôpital Lariboisière, nous avons recueilli avec toutes les précautions de pureté indispensables, *du sang d'une veine de la cuisse,* 20 heures après la mort, et, par une ponction, un peu de *pus de la cavité du péritoine.*

« La culture du sang montra l'organisme en petits grains, et toujours sans association à d'autres organismes, dans les cultures au contact de l'air ou dans le vide. Le pus du péritoine était rempli de cet organisme en chapelets, dont le nombre des grains était quelconque, atteignant souvent 10, 20, 30 grains et davantage.

« Il y était associé au très petit microbe, que j'ai signalé dans une note antérieure, lue en mon nom et au nom de MM. Joubert et Chamberland, comme un générateur très actif du pus, car la culture ne donna plus cette fois la pureté, c'est-à-dire que l'organisme en chapelets de grains, à peu près sphériques, se trouva associé aux très petits bâtonnets étranglés que je rappelle. Cette circonstance nous engagea à cultiver également le pus de la cavité péritonéale de la femme morte à la Maternité. Le résultat fut le même que pour la morte de Lariboisière, c'est-à-dire que la culture donna le microbe en chapelets de grains, et le microbe qui engendre facilement le pus, quoique, je le répète, *dans les deux cas, le sang n'ait donné par la culture qu'un seul de ces microbes,* **celui formé par couples ou par chapelets de grains sphériques.**

« Je ne saurais trop insister ici sur cette circonstance que les deux microbes, dont je viens de parler plus spécialement, sont les plus communs ; on les trouve partout. Il est facile de les extraire des eaux communes. Je m'expliquerai plus tard sur ce que cette assertion peut avoir d'étrange, quand on y joint cette autre affirmation que l'étiologie de la fièvre puerpérale devra être cherchée de préférence aujourd'hui dans la présence d'organismes microscopiques associés au pus.

« A la Maternité, nous avons examiné des *lochies de deux femmes* accouchées depuis quelques jours, et *en bon état de santé*. Les lochies n'avaient pas d'odeur sensible, et ne contenaient *pas d'organismes visibles au microscope*.

« **En résumé plus encore peut-être, que dans la dernière séance, je suis porté à croire qu'il faut diriger les recherches vers**

trations faites par Pasteur, au cours de sa mémorable campagne de huit jours à la recherche du contage.

L'auteur y apparaît préoccupé, comme Pasteur lui-même, de répondre à l'argument en apparence le « plus solide des cliniciens objectant qu'ils seraient plus portés à admettre la théorie des germes dans l'infection puerpérale si on leur présentait un organisme *spécifique*. » Vous retrouvez là un écho du discours de Trousseau.

« La maladie, leur répondait Pasteur, n'a-t-elle pas des symptômes très variés ? **Qui nous dit qu'un jour la diversité de ces manifestations morbides ne reconnaîtra pas pour**

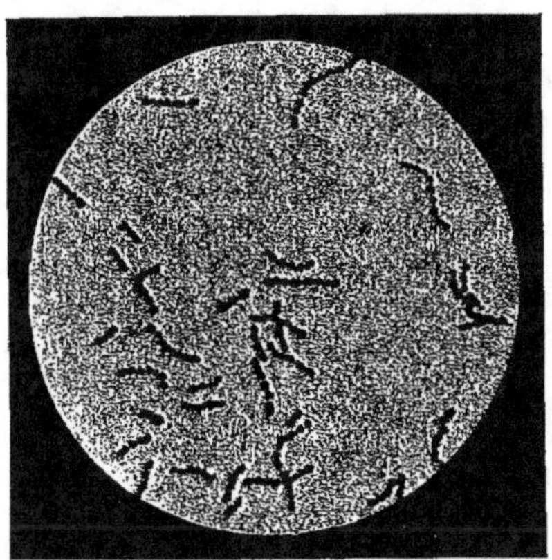

Fig. 370

Streptococcus pyogenes. Culture de 18 heures en bouillon-ascite. Grossissement de 1350 diamètres. D'après une préparation de Marmorek (Institut Pasteur).

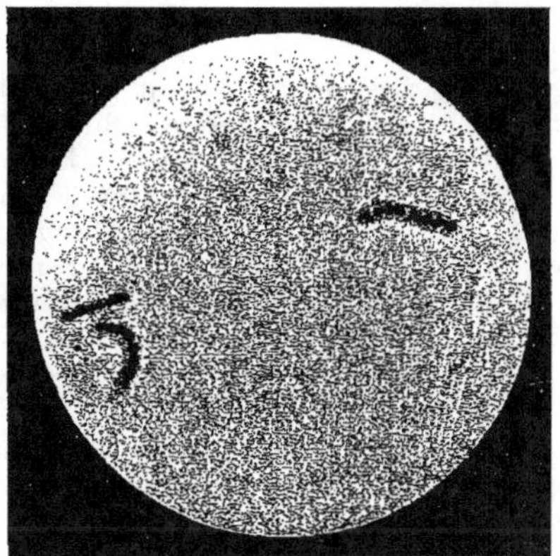

Fig. 371.

Streptococcus pyogenes dans le sang d'un lapin inoculé par la voie sous-cutanée et mort 20 heures après. Grossissement de 1350 diamètres. D'après une préparation de Marmorek.

la constatation de la présence des organismes microscopiques dans la fièvre puerpérale, avec l'idée qu'ils sont probablement les déterminants de cette très dangereuse maladie dont les symptômes et la marche s'expliqueront sans doute également par la nature variable des microbes associés au pus.

« Les mots infection purulente, septicémie, bactérihémie, sont des expressions génériques. Les espèces en sont très nombreuses, suivant le *contagium vivum* qui les fait apparaître. »

La **thèse de Doléris** (1880), qui contribua puissamment à vulgariser parmi les accoucheurs la théorie parasitaire et sa conséquence obligée, l'antisepsie, n'ajoute rien d'essentiel aux démons-

cause la prédominance de tel ou tel organisme, si l'on reconnaît décidément la mauvaise influence de plusieurs ? »

Nous ne devons donc pas nous étonner que Doléris, trouvant dans les lochies des femmes atteintes d'accidents puerpéraux, à côté du microbe en chaînettes, trois formes différentes d'organismes microscopiques : un microbe en doubles points, un autre encore en points simples, enfin une bactérie septique, ait cru pouvoir attribuer à chacune de ces prétendues espèces, une des formes cliniques de l'infection puerpérale.

Au microbe en chaînettes : la pyohémie lente ; au diplocoque : les suppurations rapides ; à la bactérie : la septicémie foudroyante.

Les recherches ultérieures, poursuivies en Allemagne par A. Fraenkel, Lomer, Döderlein, Czerniewsky, etc., à l'aide des procédés de Koch, ne confirmèrent pas cette classification. Cela ne peut nous étonner aujourd'hui. Car nous savons — ce que ne pouvait savoir Doléris, tant étaient restreints alors les procédés de coloration, de culture et d'isolement employés en microbiologie, — que la chaînette, le point double et le point simple ne sont que les formes différentes d'un même organisme, aux diverses périodes de son développement.

Déjà de 1882 à 1884 **Chauveau** et **Arloing**, après avoir retiré des humeurs de femmes mortes d'infection puerpérale le microbe en chaînettes de Pasteur, s'étaient attachés à déterminer par son inoculation chez le lapin des septicémies expérimentales.

Ces septicémies, variant suivant le procédé de culture, ils les ont comparées avec différentes formes de l'infection puerpérale chez la femme. De cette comparaison ils ont cru pouvoir conclure : « **Les différentes formes de la septicémie puerpérale reconnaissent un seul agent, le microbe en chaînettes, qui suivant son activité produit l'une ou l'autre.** »

Il restait à prouver qu'il en est réellement ainsi chez la femme. C'est ce qu'a fait **Widal**, un peu à mon instigation. De 1887 à 1889 il a par des recherches microbiologiques minutieuses, entreprises sur des femmes atteintes des formes les plus différentes en apparence de l'infection puerpérale aiguë ou chronique, démontré ce qui suit.

Le microbe en chaînettes de Pasteur, *alias* « **le streptococcus pyogenes suffit à lui seul, en modifiant sa virulence, à produire les formes cliniques diverses et les lésions anatomiques les plus variées de l'infection puerpérale commune à porte d'entrée utérine**, formes les plus fréquentes, avec suppuration utérine, péri-utérine, péritonéale, pyoémique — formes pseudo-membraneuses — formes septicémiques pures sans lésions appréciables à l'œil nu — phlegmatia alba dolens — fièvre de lait.

Le streptocoque est le microbe le plus habituellement rencontré. **Très analogue au microbe de l'érysipèle**, décrit par Fehleisen en 1882, il est soupçonné de lui être identique par

A. Fraenkel (84), Hartmann (87), Winckel (87), Doyen (88). La démonstration de cette identité est faite par Widal et Chantemesse en 1889.

Le streptocoque de l'infection puerpérale est de plus l'agent pathogène du **phlegmon** (Rosenbach 84), de la **pyohémie chirurgicale**, des **infections purulentes secondaires** à certaines maladies médicales telles que la **scarlatine** ou la **diphtérie**, etc.

Bref, comme le disait Peter, qui ne croyait pas si bien dire, c'est un microbe à tout faire. La démonstration des idées de Simpson et de Trousseau est complète. L'accord est fait entre la clinique et l'expérimentation.

« Car dire qu'un même organisme microscopique produit les états pathologiques si variés que nous avons énumérés n'est pas énoncer un fait contraire à la notion de *spécificité*. La clinique nous a, de tout temps, enseigné qu'une maladie spécifique pouvait, suivant les épidémies, revêtir des aspects bien différents. Elle change d'aspect sans perdre sa spécificité. Ses différentes formes ont toujours un « air de famille » qui les font diagnostiquer par le clinicien ; son microbe, en modifiant sa virulence, conserve toujours certains caractères qui le font reconnaître par l'expérimentateur. » (Widal).

Près de dix années d'études bactériologiques, poursuivies dans les laboratoires et par les savants du monde entier, n'ont apporté aucune correction essentielle aux conclusions du travail de Widal sur la streptococcie puerpérale.

Qu'y ont-elles ajouté ?

Parlons d'abord des **portes d'entrée du streptocoque**.

Deux points sont à considérer :

a. Le foyer primaire d'infection ;

b. Les voies par lesquelles, du foyer primaire, le streptocoque envahit l'économie.

A priori lorsque l'on considère l'état du canal parturient après l'accouchement, et que l'on compare l'intégrité relative de l'épithélium du vagin et du col à l'état de délabrement de la muqueuse utérine dont les voies lymphatiques et sanguines sont largement ouvertes, **on est conduit à considérer la caduque comme le lieu d'élection du 1er stade de l'infection.**

De fait Widal a prouvé le bien fondé de cette

vieille hypothèse puisque, dans douze cas de fièvre puerpérale mortelle à streptocoques, il a pu établir nettement comme porte d'entrée l'endomètre. Bumm a confirmé ultérieurement ces conclusions pour 5 nouveaux cas.

Cependant quelques cliniciens tiennent encore, au moins en partie, pour l'opinion jadis défendue par Winckel et Spiegelberg, par Fritsch, Birch-Hirschfeld, Ziegler, etc., qui faisaient à ce point de vue, en particulier chez les primipares, jouer un rôle prépondérant ou au moins égal aux **lésions vulvo-vaginales et cervicales**, fissures et eschares, communément rencontrées à la suite de l'accouchement.

L'étude des infections chirurgicales, disent-ils, ne nous montre-t-elle pas que la plus petite plaie infectée peut être le point de départ d'une infection généralisée ?

Widal et Bumm n'ayant pas abordé l'étude de ce point par la méthode des coupes avec coloration des bactéries, **Krönig** s'est proposé de combler cette lacune.

Tout en apportant à son tour la preuve qu'en général la caduque est la porte d'entrée du streptocoque, il aurait pu dans un cas se convaincre qu'une petite ulcération puerpérale du vagin peut être le point de départ d'une septicémie mortelle.

Il s'agissait d'une I pare de 20 ans, entrée à la clinique de Leipzig, en travail, approchant du terme, avec un œdème considérable des membres inférieurs et des grandes lèvres ayant débuté deux jours avant.

L'urine est albumineuse.

Par le palper on trouve une présentation du sommet, engagée; enfant vivant.

Le toucher ne fut pas pratiqué ; mais lors de l'expulsion on soutint le périnée; il se produisit à ce moment une petite déchirure à gauche de la fourchette, en plein tissu œdématié.

Enfant vivant de 2,900 gr. Délivrance spontanée.

Pendant les suites de couches l'œdème des membres inférieurs ne disparut pas.

Les deux premiers jours se passèrent sans fièvre; le troisième jour au soir la température s'éleva à 38° 8, et depuis lors graduellement les jours suivants jusqu'à 39° 5.

A partir du troisième jour apparurent des douleurs atroces dans la jambe gauche qui se tuméfia fortement. La sensibilité tactile de la peau de la jambe et du pied disparut presque

complètement. Le pouls devint imperceptible à la tibiale et à la poplitée à cause de l'énorme gonflement du membre.

La patiente succomba le sixième jour au milieu de souffrances épouvantables.

Le *diagnostic anatomique* de l'Institut pathologique fut :

Néphrite parenchymateuse (urémie post partum). Œdème pulmonaire. Dégénérescence du myocarde et du foie. Néphrite parenchymateuse avancée. Catarrhe gastro-intestinal. Rate engorgée.

L'*examen microscopique* montra ce qui suit :

La portion vaginale du col et l'épithélium cervical sont intacts. Dans la paroi du col hémorrhagies interstitielles fraîches; vaisseaux partout bien contractés; nulle part on ne découvre un thrombus.

L'aire placentaire est criblée de thrombus frais; dans le reste de l'endomètre la couche superficielle de la caduque est nécrosée et décollée de telle sorte que les glandes, situées dans la profondeur, sont largement ouvertes et forment par leurs fonds un revêtement épithélial presque continu.

Coloration Gram-Weigert : aucune bactérie n'est visible dans la caduque ni dans le col.

Tandis que la partie profonde du canal génital est complètement vierge de germes, il en est tout autrement des coupes du voisinage de la lèvre vulvaire et du tissu cellulaire sous-cutané.

Aussitôt après la mort, après l'incision médiane de l'utérus à l'aide du thermo-cautère de Paquelin, on avait recueilli la sécrétion de la cavité utérine; on avait de même recueilli la sérosité trouble qui s'écoulait d'incisions faites à la cuisse gauche.

Le résultat de l'ensemencement fut le suivant :

Les lochies utérines restèrent stériles ;

La sérosité de la cuisse donna des streptocoques innombrables. Ces streptocoques, mis hors de doute par la culture, la coloration Gram-Weigert permit de les retrouver, en nombre très considérable, dans le tissu cellulaire sous-cutané fortement distendu par l'œdème. De là, les essaims de cocci, suivant les travées conjonctives, pénétraient jusque dans les couches profondes de la musculature.

Le tissu fibreux du derme et l'épiderme étaient vierges de germes.

Par contre les streptocoques se voyaient surtout dans le tissu de soutènement des cellules graisseuses du pannicule adipeux. L'épiderme lui-même n'était pas lésé ; le chorion ne montrait aucune infiltration de petites cellules ; celle-ci ne commençait que dans le tissu cellulaire lâche sous-cutané.

Les gros vaisseaux de la cuisse n'étaient point infectés.

« Il s'agit donc ici, dit Krönig, d'une infection streptococcique mortelle dans le tissu conjonctif lâche de la cuisse, *infection partie d'une ulcération puerpérale de la lèvre gauche*. Les tissus du col et de l'utérus étaient restés vierges d'infection. »

Ce cas serait, pour l'assistant de Zweifel, une preuve que, comme c'était à prévoir *a priori*, une septicémie mortelle peut partir exclusivement d'une ulcération puerpérale du vagin.

Mais Krönig s'empresse d'ajouter que c'est là une grande rareté ; que dans ce cas, en raison de l'œdème dû à la néphrite, des conditions singulièrement favorables à la pénétration du streptocoque dans les voies lymphatiques se trouvaient réalisées.

Si bien qu'il se sent obligé d'insister fortement sur ce fait que « **les tissus du vagin et du col, même dans l'état puerpéral, sont peu prédisposés à la pénétration des germes infectieux d'une plaie superficielle.** »

Il s'est convaincu par l'examen minutieux de ces sortes de plaies infectées du col, du vagin et de la vulve, qu'elle sont très rapidement isolées de l'organisme par une zone de réaction formant un rempart efficace, infranchissable au streptocoque.

Combien différente est à ce point de vue, l'aire placentaire! Sa structure la dénonce, *a priori*, comme le point vulnérable par excellence, la trouée d'invasion.

La zone de réaction leucocytaire, dont Bumm a si bien montré le rôle défensif, a beau mettre obstacle à l'essaimage des cocci : les gros thrombus sanguins sont là pour les recevoir, les héberger plus ou moins longtemps et leur ouvrir les portes de la canalisation sanguine. Cela fait de la plaie placentaire une plaie spéciale d'infection, *sans analogue dans l'économie*, et permet de comprendre cette perniciosité et cette rapidité d'évolution de la fièvre puerpérale, si différente

des fièvres chirurgicales qu'entraînent les plaies génitales vulgaires.

De fait, dans deux de ses cas, Krönig a pu apporter la preuve que l'aire placentaire avait été, à l'exclusion de l'aire membraneuse, du col et du vagin, la porte d'entrée de l'infection ; dans un troisième cas, l'aire membraneuse s'était également laissée forcer.

Krönig a essayé d'aller plus loin.

De l'aire placentaire, le plus souvent, **deux voies de pénétration s'offrent au streptocoque envahisseur :**

a) La voie **lymphatique,**
b) La voie **sanguine.**

En sa qualité d'anaérobie facultatif, vivant et se développant avec ou sans oxygène, le streptocoque a le choix.

Quelle voie cependant préfère-t-il ?

De ses recherches, Widal concluait que tout en se servant des deux, il semble avoir une prédilection marquée pour la lymphatique, (11 fois sur 12). Jamais il n'a vu la voie sanguine seule utilisée, alors même que pendant la vie s'était déroulé, dans toute sa hideur, le tableau d'une pure pyohémie.

Dans les cinq cas de Bumm, l'infection se serait faite deux fois exclusivement par la voie lymphatique des aires membraneuse et placentaire ; deux fois exclusivement par les veines (thrombo-phlébite) de l'aire placentaire ; une fois enfin par les deux.

Il en aurait été de même dans deux observations de Gärtner.

Quant à Krönig il n'a jamais vu l'infection lymphatique pure.

Dans les trois cas par lui étudiés les vaisseaux sanguins étaient seuls pris.

« Sans donc mettre en quoi que ce soit en doute les constatations de Widal et de Gärtner, » il se borne à faire observer la difficulté qu'il y a, sur les coupes d'utérus puerpéral, à dire si un vaisseau donné est sanguin ou lymphatique. Il a, quant à lui, fait ses recherches à l'aide de la solution de Zenker qui, mettant en évidence le moindre globule rouge, lui a permis de reconnaître définitivement pour sanguins des vaisseaux qu'il avait d'abord pris pour lymphatiques.

« Et s'il m'est permis, conclut-il, d'exprimer là une conjecture, je dirai qu'à l'examen d'un plus grand nombre de coupes, où le sang aura été bien conservé, on s'apercevra que l'infection simultanée des voies sanguine et lymphatique n'est pas aussi fréquente qu'on l'a cru, et que la généralisation se fait tantôt par l'une, tantôt par l'autre. »

Ce qui nous ramènerait aux distinctions cliniques de jadis, entre la forme lymphatique et la forme phlébitique de la fièvre puerpérale.

Dans la pathogénie de la péritonite puerpérale une troisième voie de pénétration est *a priori* vraisemblable : **le canal tubaire.**

Dans deux des trois cas de Widal, il est probable que l'infection s'est propagée, par la voie lymphatique transmusculaire, de la caduque au péritoine utérin, et de là à tout le péritoine. De même dans une des observations de Bumm.

Pour le troisième cas de Widal, la voie d'infection reste indécise. On pourrait admettre le transfert par la trompe, suppurée dans son tiers externe, si les constatations faites dans d'autres organes, foie et poumon, n'avaient apporté la preuve que la voie sanguine elle aussi avait été fréquentée par le streptocoque. Or Krönig est porté à croire à la genèse de la péritonite par suppuration d'un thrombus sanguin, « parce que dans deux cas étudiés par lui, les voies lymphatique et tubaire ont pu avec certitude être mises hors de cause. »

La question de la migration tubaire reste donc ouverte, d'autant plus que Krönig a fait de son côté les constatations que voici. Il crut d'abord, lui aussi, dans un cas, que la muqueuse tubaire avait servi de route d'invasion vers le péritoine ; il constatait en effet, dans la lumière de la trompe examinée sur des coupes transversales, quelques globules de pus et des streptocoques. Mais en recourant aux coupes en série, il s'aperçut que la portion rétrécie transutérine de la trompe n'offrait rien de semblable. De telle sorte qu'il croit à une infection tubaire *en retour* par des streptocoques puisés par le pavillon dans l'abdomen infecté par ailleurs.

Il est un autre point de l'histoire de la streptococcie puerpérale que Krönig a scruté plus à fond que ses prédécesseurs : **le rôle du streptocoque dans les infections graves mais non mortelles, et dans les formes légères, fièvre du travail, fièvre dite de lait,** etc,

a. **Fièvre du travail.**

Krönig établit d'abord, par des arguments théoriques et par des faits positifs, que la prétendue fièvre fonctionnelle du travail est en réalité une *fièvre de résorption ;* elle est due à l'infection plus ou moins rapide, après la rupture des membranes, du liquide amniotique, normalement vierge de germes, mais que l'expérimentation *in vitro* a montré être un excellent milieu de culture pour le streptocoque, le staphylocoque et le bactérium coli.

Dans 21 cas de fièvre du travail, où il s'est attaché à rechercher l'agent septique pyrétogène, il n'a rencontré qu'une fois le streptocoque, en culture pure. Le liquide amniotique n'offrait ni mauvaise odeur, ni signes de décomposition (1).

Quelle peut être la cause de cette fièvre ? La localisation intra-ovulaire de l'agent septique, l'imperméabilité des membranes qui protègent encore la caduque rendent improbable l'hypothèse d'une migration vasculaire précoce du streptocoque.

Mais le streptocoque, tout comme les autres micro-organismes pyogènes ou producteurs de putréfaction, est capable, en se développant dans le liquide amniotique, d'y donner naissance comme dans le bouillon (Roger) à des toxines. En produit-il assez pour influencer le centre régulateur de la température ? Krönig le croit. Cette hypothèse est rendue très vraisemblable par la chûte brusque, et souvent immédiate, de la courbe thermique après l'évacuation de l'utérus.

Mais tout n'est pas dit pour cela ; car à cette intoxication du travail pourra succéder et succède fréquemment, au cours des suites de couches, une infection streptococcique de la caduque.

Krönig a constaté, en effet, que dans les cas d'infection du liquide amniotique pendant le travail, l'infection post partum est de même espèce (2). Et de fait dans le cas en question la parturiente a succombé le 32e jour à une streptococcie généralisée (arthrites suppurées, etc). L'enfant avait succombé 12 heures après sa naissance à une double pneumonie streptococcique.

b. **Endométrite streptococcique.**

Quelle est sa fréquence dans les suites de couches pathologiques ?

Sur 1,025 accouchées observées par Krönig à la clinique de Leipzig, 296 furent atteintes

---

(1) Il en fut de même dans un autre cas où le staphylocoque fut isolé à l'état de pureté, tandis que sur 19 cas où le liquide était putride, Krönig rencontra 4 fois le bactérium coli et 14 fois des anaérobies.

(2) Je ne m'occupe pour l'instant que des infections mono-microbiennes, laissant de côté la question très obscure encore des infections poly-microbiennes.

d'endométrite avec fièvre au cours du post-partum : soit 28 %.

L'examen bactériologique des lochies utérines (*par culture*) fut fait chez ces 296 femmes.

Cinquante-six fois, soit dans 19 % des cas seulement, l'agent pathogène était le streptocoque, toujours très abondant et le plus souvent seul ou finissant par l'être.

A ce sujet il importe de remarquer que le diagnostic d'endométrite streptococcique ne peut s'appuyer sur le simple examen microscopique des lochies utérines. Le streptocoque n'y a en effet ni forme, ni ordonnance caractéristiques. Rarement on le rencontre en chaîne à plusieurs articles. Habituellement (rappelez-vous les premières observations de Pasteur et de Doléris) il a la forme de diplocoques qui gisent soit en dehors des leucocytes soit dans leur intérieur. Et dans ce dernier cas il est nécessaire, pour le diagnostiquer du gonocoque, d'employer la coloration de Gram qui décolore ce dernier.

Fait remarquable, et qui parle en faveur d'une certaine puissance bactéricide de la sécrétion de l'utérus puerpéral, les streptocoques dans les cas non mortels disparaissent rapidement des lochies. Krönig a vu, au cours du déclin des endométrites streptococciques, du 8e au 20e jour, une diminution progressive des germes. Après six semaines il n'en a jamais trouvé trace.

Ainsi donc, **le premier et souvent l'unique résultat de l'infection streptococcique est une inflammation locale de la plaie puerpérale** (comme en chirurgie d'une plaie quelconque).

Cette inflammation locale, endométrite, peut même être assez légère pour que manque toute réaction générale.

C'est ainsi que Krönig examinant, au microscope et par culture, les lochies utérines de 63 accouchées complètement apyrétiques, et qui le demeurèrent, n'en trouva que 50 soit 79 % absolument vierges de germes et stériles.

Dans 13 cas le microscope et la culture montrèrent que l'endomètre était infecté.

Trois fois il s'agissait du streptocoque.

Dans 2 de ces cas, la réaction purement locale ne se traduisait que par un écoulement lochial sanguinolent surabondant ; dans l'autre, les lochies étaient franchement purulentes.

Et cependant, chaque fois, les streptocoques étaient en telle abondance que les plaques d'agar, ensemencées avec une tige de platine trempée dans les lochies, se couvrirent de colonies.

Ces faits sont d'un intérêt très grand car ils expliquent ces cas, extraordinairement rares il est vrai, de phlegmatia alba dolens clôturant des suites de couches qu'on a pu croire apyrétiques.

Mais, hâtons-nous de le dire, il est tout à fait exceptionnel que l'endométrite streptococcique reste ainsi latente.

Presque toujours il y a des symptômes généraux.

Ces symptômes généraux peuvent eux-mêmes relever soit d'une infection qui reste limitée à l'endomètre, soit d'une infection qui, d'abord limitée, se généralise.

Dans le premier cas les vaisseaux lymphatiques et sanguins n'absorbent sans doute que les produits des échanges organiques des streptocoques, leurs toxines (**intoxication**).

Dans le second ils absorbent et entraînent au loin les streptocoques eux-mêmes (**bactériémie**), soit d'emblée, soit après un stage de durée variable dans les thrombus pariétaux.

Quelle est la fréquence relative de ces terminaisons ?

Sur 76 endométrites streptococciques étudiées par Krönig il n'y eut infection vraie, transport à distance, que dans 9 cas, soit 12 %.

Dans 6 de ces cas ce fut la mort : 8 %.

(Si nous considérons exclusivement les 56 cas relevés sur 296 accouchées fébriles, nous voyons que : dans 4 cas = 7 % il y eut une infection métastatique manifeste avec 2 morts = 3,6 %.)

Dans les 9 cas de la première série il s'agit :

Deux fois de transport péritonéal dans la 1re semaine...................... 2 morts.

Trois fois de métastases dans les différentes parties du corps....... 3 morts, dont une le 33e jour.

Une fois le streptocoque fut trouvé dans le sang.................... 1 mort.

Dans les 3 autres cas, les accouchées ont résisté à l'infection à distance qui s'est révélée :

a. par un exsudat séro-purulent de la plèvre gauche au 15e jour, ponctionné d'abord, incisé ensuite. Le pus de l'empyème contenait des streptocoques ;

b. par un exsudat paramétrique bilatéral renfermant le streptocoque en culture pure ;

c. par une embolie métastatique de l'artère centrale de la rétine droite avec panophtalmie (à streptocoque).

Dans 5 autres cas, l'évolution clinique parle pour une infection vraie (exsudats paramétriques); mais il n'y eut pas incision des foyers qui se résorbèrent, et la preuve ne peut être faite.

Pour tout le reste, il est vraisemblable que la réaction générale (sans localisation d'aucune sorte) a été due simplement à la résorption des toxines microbiennes produites dans le foyer utérin.

Au premier rang de ces réactions toxiques, il faut placer les **modifications de la tempéture et du pouls**.

De tous les microbes capables de causer l'endométrite, le streptocoque est celui qui, à ce point de vue, a l'action la plus énergique, et aussi la plus prolongée (moyenne 3 semaines).

C'est le plus souvent (61 cas sur 71) du 1er au 5e jour, que se produit la première élévation de température.

9 fois elle fut notée du 5e au 7e ;

1 seule fois après le 7e.

Maximum de fréquence : 4e jour.

Maximum d'élévation :   id.

La gravité de l'infection est en raison directe de la précocité de l'ascension thermique. Ainsi sur 5 accouchées dont la température monta le 1er jour, 2 moururent.

Sur 13 qui eurent de la fièvre dès le 2e = 1 mort.

Dans les cas où la première ascension se fit après le 4e jour = 0 mort.

De ce qui précède, Krönig croit pouvoir conclure :

« **Le pronostic de l'infection de l'utérus par le streptocoque, agent par excellence de l'infection puerpérale, n'est pas aussi redoutable que tendrait à le faire croire sa constatation quasi constante dans les cas mortels.** »

Dans plus de 95°/₀ des cas (1), la femme a des chances de s'en tirer vivante et pas très sérieusement compromise *quoad functionem*, après une lutte plus ou moins longue (51 jours dans un cas de Krönig).

Krönig note encore que « **le frisson** au cours de l'endométrite streptococcique doit, dans la majorité des cas, être considéré comme une

____
(1) Et sans curettage.

suite de la pénétration dans l'organisme non plus seulement de toxines, mais de streptocoques, et par conséquent assombrir le pronostic.

Jamais en effet, jusqu'à présent, dans les cas mortels soigneusement étudiés au point de vue bactériologique, on n'a pu fournir la preuve qu'il s'agissait d'une intoxication pure.

L'extrême dissemblance, au point de vue de la gravité, des infections produites par le streptocoque semble *a priori* devoir être recherchée dans la **variabilité de virulence** de cet agent pathogène.

Malheureusement l'étude de cette virulence a été longtemps entourée de difficultés extraordinaires.

On ne pouvait pas utiliser la sécrétion lochiale telle quelle ; il fallait d'abord en tirer le streptocoque à l'état de pureté, par des cultures sur plaques.

Or la nature du milieu artificiel ainsi employé, sa réaction pouvaient modifier la virulence à ce point qu'un streptocoque très virulent dans les lochies, l'était à peine même en sortant d'une première culture.

Les expériences d'inoculation aux animaux faites par Widal, pour déterminer le degré de virulence de streptocoques recueillis dans des cas mortels, ne paraissant pas à Krönig concluantes, il en a fait à son tour quelques-unes.

Des résultats identiques furent obtenus par l'inoculation au lapin, sous la peau de l'oreille, des streptocoques recueillis dans les lochies de femmes *gravement* ou *très légèrement* malades. Tous les animaux survécurent ; et souvent il n'y eut pas d'abcès, mais seulement rougeur et gonflement de l'oreille et de son entourage.

Bref, actuellement, dit Krönig, les différents degrés de virulence des streptocoques retirés des lochies d'accouchées infectées, ne seraient pas démontrables par inoculation : **le pronostic expérimental serait impossible.** Marmorek (communication orale) s'élève avec force contre cette conclusion de Krönig et se porte fort de recueillir le streptocoque *sans modifier sa virulence*, grâce au procédé qu'il a longuement exposé en 1895 dans les *Annales de l'Institut Pasteur*. Mais il est également d'avis que si l'on peut se prononcer sur le degré de virulence d'un streptocoque donné, le pronostic expérimental doit néanmoins être réservé à cause de l'ignorance où nous sommes de la résistance que le sujet peut opposer à cette virulence.

Et maintenant que nous voilà fixés sur le rôle du streptocoque pyogène dans l'infection puerpérale, **étudions d'un peu plus près cet ennemi intime de l'accoucheur et du chirurgien.**

C'est un coccus, c'est-à-dire un organisme en points ronds, rarement isolés ou groupés par tatif comme on dit, il se développe à la température ordinaire, sur les différents milieux nutritifs employés en bactériologie, pourvu qu'ils soient alcalins ou neutres.

L'acidité la plus légère arrête son développement.

Les cultures se font plus rapidement à l'étuve, surtout vers 37° ; elles ne poussent plus du tout à 47.

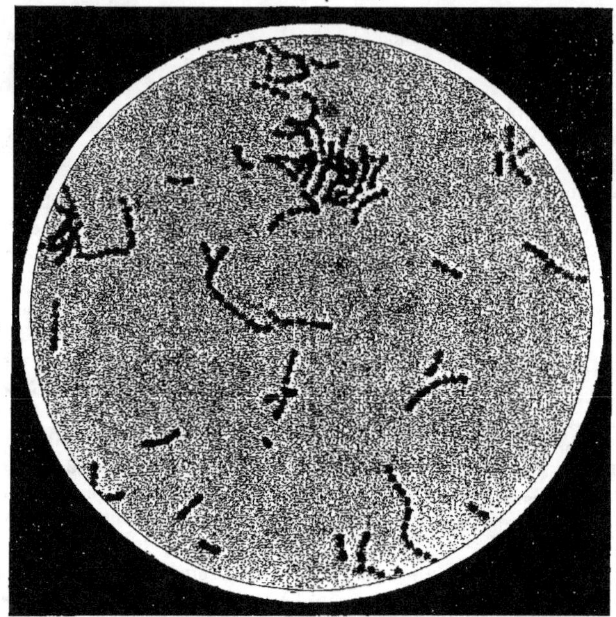

Fig. 872.

Streptococcus pyogenes (Préparation représentée *fig.* 370 et agrandie d'un tiers). On peut se rendre compte du mode de formation des chaînettes caractéristiques. A l'union du 1/3 inférieur avec le 1/3 moyen, un peu à gauche du plan médian, on voit le microbe isolé, cellule en forme de boule, s'allonger, puis se cloisonner et s'étrangler perpendiculairement à son grand axe, formant une sorte de *biscuit à la cuiller.* Lorsqu'il se sera coupé en deux, chacun des individus ainsi formés s'allongera, se cloisonnera et se divisera à son tour. D'où (voyez en haut et à droite) 4 coccus disposés en chaîne. La chaîne continue à s'allonger de la même façon ; et vous en voyez une, en bas et à droite, interrompue par le cercle blanc, qui compte 13 éléments. Ces éléments peuvent naturellement se dissocier puisqu'ils sont chacun le végétal complet. Le coccus ainsi isolé devient méconnaissable. Mais, remis dans des conditions favorables, il reproduit avec persistance la forme originaire en chaîne (streptocoque).

deux, formant habituellement des chaînettes ou mieux des chapelets sinueux, (d'où son nom de streptocoque στρεπτὸς, sinueux), de 4, 6 et jusqu'à 10 ou 12 éléments de dimensions variables (de 0,8 μ à 1 μ en moyenne).

Dans les vieilles cultures il forme parfois des amas simulant ceux du staphylocoque. Mais il reprend vite la forme caractéristique en chaînettes lorsqu'il est réensemencé dans le bouillon-ascite de Marmorek.

Il se colore bien par les différentes couleurs d'aniline et *ne se décolore pas* par la méthode de Gram.

A la fois aérobie et anaérobie, anaérobie facul-

La gélatine n'est jamais liquéfiée.

Les cultures perdaient autrefois rapidement leur virulence à l'égard des animaux. Nous avons vu qu'elles la conservaient dans le bouillon-ascite. Le streptocoque perd son activité par la dessiccation. On a pu exalter sa virulence par des passages successifs et répétés dans l'organisme animal.

Au point de vue de son action sur l'organisme vivant, il est le plus virulent de tous les organismes pyogènes. C'est à cette virulence supérieure qu'il doit de donner naissance à des infections généralisées plus souvent qu'à la suppuration. Celle-ci n'est en somme que la traduction clinique de la victoire, peut-être passagère d'ailleurs, des phagocytes sur le microbe.

D'autres cocci (comme le staphylocoque pyogène doré, microbe du furoncle et de l'anthrax) sont au contraire plus pyogènes que virulents.

De là leur rôle plus effacé dans les infections généralisées.

Lymphangites suppurées, adéno-phlegmons, tournioles, panaris, phlegmons diffus et circonscrits, pyohèmies médicales et chirurgicales, pleurésies, péritonites, méningites, péricardites, arthrites suppurées, otites, empyème des sinus, phlegmons pharyngés, fausses membranes pharyngées et conjonctivales, uréthrites, etc., etc., voilà, en dehors de l'organisme de la nouvelle accouchée malade, ses habitats ordinaires. Il est donc plus difficile au praticien de l'éviter que de le rencontrer, *querens quem devoret.*

L'air, principalement dans les hôpitaux, en charrie dans ses poussières; il y peut rester vivant six semaines et plus (Kurth). L'eau de rivière et de puits, les corps solides en sont abondamment pourvus. Saprophyte vulgaire de la peau, particulièrement des organes génitaux externes, il est l'hôte de certaines cavités naturelles (nez fréquemment, bouche constamment), où il vit domestiqué, mâté, mais prêt à la révolte à la première occasion favorable.

J'aurai à revenir sur ce point.

Avec les yeux de la foi, voyez-le donc là où il est : *partout.* C'est, pour l'accoucheur, le commencement de la sagesse.

c. Staphylococcie puerpérale.

Dès que Pasteur, en 1880, eut complété, dans une note à l'Académie des Sciences, les notions qu'il n'avait fait qu'esquisser en 1879, «sur l'extension de la théorie des germes à l'étiologie de quelques maladies communes », on se mit de tous côtés à rechercher les microbes par lui décrits dans la fièvre puerpérale : l'organisme en chapelets de grains, le vibrion pyogénique et l'**organisme des furoncles** (lochies).

L'organisme en chapelets de grains fut rencontré par les observateurs avec une constance telle dans les cas mortels, que l'opinion ne tarda pas à se répandre qu'il était, à l'exclusion des autres, le microbe ou parasite puerpéral.

Dès 1885 cependant quelques rares observateurs, tout en attribuant au streptocoque le rôle capital, rapportent des cas d'infection puerpérale due au microbe du furoncle que Ogston (1881) et Rosenbach (1884), viennent d'étudier plus complètement et de baptiser staphylocoque.

C'est ainsi que **Cushing** (1886), exposant à l'Académie de New-York les résultats des observations faites par lui sur les femmes mortes d'infection puerpérale à l'hôpital général de Vienne, se borne à dire que « la cause la plus fréquente d'infection est le streptocoque ; après vient *le staphylocoque,* fréquemment associé au bacillus pyogenes fœtidus, et se présentant en forme de grappes de raisin. L'une ou l'autre de ces espèces a été rencontrée dans tous les cas aigus examinés ; on les trouva dans les veines utérines ou iliaques, les poumons, les articulations, partout où il y avait des abcès métastatiques. »

Aucune observation détaillée n'accompagne cette note qui ne saurait dès lors nous arrêter plus longtemps.

Quelque temps après **L. Brieger** étudie à la Charité de Berlin, avec le concours de son collègue Herrlich, et d'après les méthodes de Koch, les agents de l'infection dans 7 cas de fièvre puerpérale mortelle.

5 fois il y trouve le staphylocoque pur, 2 fois seulement le streptocoque.

Ce mémoire étant partout cité à l'article staphylococcie puerpérale, il importe d'en donner ici l'analyse pour le réduire à sa juste valeur.

1er *cas* : Il s'agit d'une femme de 24 ans, III pare, morte 22 jours après un accouchement à terme fait par une sage-femme le 20 octobre 1885, et dix jours après son transfert à l'hôpital.

L'autopsie fit constater les lésions suivantes :

Pachyméningite purulente interne. Pelvipéritonite. Salpingite purulente. Diphtérie de la muqueuse utérine et vaginale.

Dans les dépôts fibrineux récents, qui revêtaient les deux hémisphères cérébraux à leur face interne, il existait de nombreux microcoques. Les cultures montrèrent qu'il s'agissait de staphylocoques *blancs* et dorés. En cultivant la faible quantité de pus qui se trouva dans quelques points des organes pelviens, on ne recueillit que du staphylocoque *blanc.*

2° *cas* : Femme de 20 ans, morte 33 jours après un accouchement à terme fait en ville, le 9 octobre 1885. Elle avait été prise de fièvre le 12 octobre; le 16 le médecin extrait un morceau de placenta putréfié du volume du poing. Amenée à la Charité le 10 novembre, elle y meurt le 11.

Autopsie : Péritonite généralisée. Endocardite diphtérique. Oophorite et salpingite phlegmoneuse. Métrite.

Dans le pus, on ne cultive que le staphylocoque *blanc.*

3° *cas* : Femme VII pare, morte 4 jours après un accouchement à terme, fait en ville le 17 octobre 1885; amenée à la Charité le 20, délirante et en collapsus. Morte le 21.

Autopsie : Endométrite diphtérique. Salpingite purulente. Périmétrite parenchymateuse.

Staphylocoque *blanc* dans la cavité abdominale.

4° *cas* : Avortement en ville le 26 octobre 1885. Amenée le 6 novembre à la Charité, éclamptique. Morte le 7 (12° jour.)

Autopsie : Septicémie foudroyante. Endométrite, salpingite, péritonite putride, d'où l'on ne retire par culture que du staphylocoque *blanc.*

5° *cas* : Femme de 30 ans, *malade depuis 4 semaines* lors de son entrée.

Le 11 octobre, surviennent des hémorrhagies ; un médecin extrait un fœtus et son placenta. Le 14, 38°. Il s'écoule des masses putrides, restes du placenta.

La température se maintient constamment entre 39°5 et 40°3.

Le 25 octobre, éruption aux 2 fesses, aux lombes, et aux cuisses de nombreuses pustules, d'où l'on retire avec toutes les précautions voulues un peu de pus.

Cultivé il donne des staphylocoques *dorés.*

Mort le 27.

Autopsie : *Typhus abdominal.* Avortement. Septicémie ex abortu. *Ulcérations typhoïdes de l'Iléon. Furonculose* de la région fessière. Placentite purulente superficielle.

Il n'est pas question d'autres cultures que du pus des furoncles.

Brieger ajoute que dans tous ces cas on recueillit, avec les précautions antiseptiques, du sang des veines du pied; que dans le cas n° 4 on en prit, immédiatement après la mort, dans le cœur droit par aspiration.

De ce sang on fit deux parts.

L'une fut ensemencée sur divers milieux de culture ; à la température de l'étuve, avec ou sans oxygène, *rien ne poussa.*

L'autre fut injectée sous la peau à des animaux dont *pas un ne fut malade.*

D'où cette conclusion au moins inattendue : « Dans les cas graves de septicémie, ce sont les toxines qui tuent. » Passons.

Ajoutons que **Pawlowsky**, privat-docent à l'Académie de Saint-Pétersbourg, rapporte succinctement, en 1887, que chez une femme atteinte de pyémie puerpérale terminée par guérison il a retiré « en cultivant sur plaques le pus d'abcès métastatiques, le staphylocoque doré, à l'état de pureté » dont il a pu démontrer l'action pathogène en l'inoculant aux animaux.

Ayant dans 4 autres cas de pyémie non puerpérale fait les mêmes constatations Pawlowsky conclut prématurément : « Le staphylocoque doré est le microbe de la pyémie », opinion dont il reviendra plus tard.

Max Schüller décrivant la même année, dans l'encyclopédie d'Eulenburg, les arthrites puerpérales, se borne à dire, « qu'il y a trouvé des streptocoques et des staphylocoques soit seuls, soit associés ».

Faisant allusion à ces faits, en particulier à ceux de Cushing et de Brieger, **Widal** écrit (1889) :

« En ces dernières années, quelques auteurs ont vu, par exception, des organismes différents du microbe en chaînettes, chez les femmes mortes d'infection puerpérale.

« Ces cas tout à fait rares, trouvent leur explication dans la pénétration de cet organisme par une porte d'entrée anormale ou par infection secondaire ; ils ne doivent pas être compris dans la description de l'infection puerpérale classique à porte d'entrée utérine.

« En cas d'infection, on constate, dans la cavité utérine, des micro-organismes de genre différent qui, au milieu des caillots sanguins, des détritus de toute sorte constituant les lochies, trouvent un excellent milieu de culture pour se multiplier et exalter leur virulence. De tous ces organismes le seul streptococcus pyogenes parvient à infiltrer les parois utérines.

« Si l'anatomie pathologique nous démontre que l'utérus ne laisse passer dans ses parois que le streptococcus pyogenes, comment expliquer ces cas, qui pour être très rares n'en existent pas moins, où l'infection reconnaît pour cause un micro-organisme différent? Il faut se souvenir que le périnée, la vulve, le vagin, contusionnés ou déchirés pendant l'accouchement, peuvent servir de porte d'entrée.

« Les suppurations, les ulcères qui siègent à leur niveau en sont témoins.

« L'examen microbiologique pratiqué par nous chez quatre femmes ayant succombé à la forme pyohémique ou infection purulente puerpérale (avec suppuration généralisée à distance de l'utérus et du péritoine, dans les parenchymes, les articulations, les muscles, le tissu cellulaire), a permis de déceler le microbe en chaînette dans le pus des différents foyers. Souvent nous l'avons trouvé associé à d'autres microorganismes pyogènes tels que *l'aureus* ou *l'albus*.

« Mais comme dans le pus en formation on n'a constaté dans ces cas que le streptocoque, il faut bien admettre que lui seul est l'agent de cette suppuration commençante.

« Comme d'autre part, l'examen microbiologique des coupes du foie, du rein, de la rate, du poumon, pratiqué en des points où n'existait pas de suppuration, n'a montré disséminé dans les capillaires que le streptocoque pyogène, force est de conclure que ce microbe est bien l'agent généralisateur de l'infection.

« Les autres organismes trouvés dans les foyers de suppuration, sont donc simplement surajoutés, et n'ont aucune part dans la genèse du pus, ni dans celle de l'infection.

» Si le streptocoque pyogène est l'agent de la pyohémie, il le doit à la propriété de diffuser facilement dans les tissus. **D'autres microorganismes, l'aureus par exemple, ont des** qualités pyogènes très actives ; mais ce microbe, sachant mal se propager, ne produit guère que les suppurations locales, les abcès circonscrits, l'anthrax, le furoncle, etc. Chaque organisme pyogène fait le pus à sa façon. »

Y a-t-il lieu à l'heure actuelle de modifier ces conclusions ?

Les avis sont très partagés. Deux opinions absolument opposées trouvaient encore, il y a quelques mois, des défenseurs également convaincus et, en apparence au moins, également documentés : Krönig et Strünckmann.

Krönig qui depuis plusieurs années poursuit avec une rare rigueur l'étude des micro-organismes, autres que le streptocoque, capables de déterminer la fièvre du travail et des suites de couches, est arrivé en ce qui concerne le staphylocoque aux conclusions que voici :

a. **Fièvre du travail :**

Sur 21 parturientes atteintes de fièvre pendant le travail, et chez lesquelles aucune autre explication de cette fièvre ne put être donnée que l'infection du contenu de l'œuf ouvert, on n'a trouvé qu'une seule fois dans le liquide amniotique, recueilli avec toutes les précautions voulues, le staphylocoque doré. Il y était en culture pure. Le liquide amniotique n'était pas fétide et ne contenait pas de gaz.

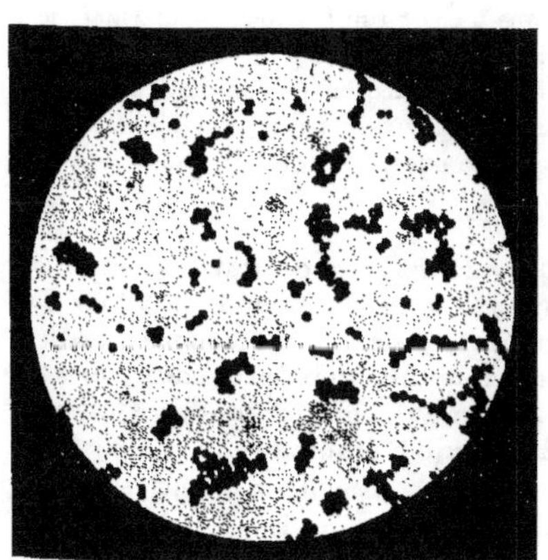

Fig. 373.

Légende de la *Fig.* 373.

Culture pure de Staphylococcus pyogenes aureus. Grossissement de 1350 diamètres. Préparation de Marmorek (Institut Pasteur).

Microbe en forme de boule, groupe coccus du genre Schizomycètes.

On voit çà et là, dans la préparation, le microbe isolé, végétal monocellulaire, que rien ne distingue du streptocoque isolé. En quelques points on assiste à son dédoublement qui d'abord ne diffère guère de celui du streptocoque ; ailleurs il y a des rudiments de chaînettes de trois, rarement de quatre éléments. Puis le mode caractéristique de groupement s'accuse et l'on voit les coccus se ranger de préférence en amas irréguliers rappelant la disposition des grains de raisin sur leur grappe (staphylocoque — σταφυλη, grappe).

Voici l'histoire de ce cas qui remonte à novembre 1893.

III pare de 26 ans. D. R. 6 mai 93. Début des douleurs le 16 novembre à 11 heures du matin. Poche des eaux prématurément rompue.

Premier toucher le 16 novembre à 4 h. 45 après midi; col perméable à un doigt.

Le 17 novembre à 2 h. après midi léger frisson. La température jusque-là normale monte à 37°9, une heure après à 38 avec 106 pulsations.

A 3 h. 45, 38°6 ; pouls 112.

L'enfant naît à 4 heures.

Après 2 h. 50 minutes, délivrance artificielle puis lavage de l'utérus avec Lysol à 1 °/₀.

Au moment de l'ascension à 37°9 on a fait une prise de liquide amniotique dans l'utérus. Ce liquide n'avait pas d'odeur. Sur lamelle on voit des leucocytes avec de nombreux cocci rangés en tas.

Par l'ensemencement sur plaques il poussa de nombreuses colonies de staphylocoques.

Aussitôt après l'accouchement la température retomba à la normale.

Mais après 48 heures elle remonta à 38°8 avec quelques frissons.

Sans autre intervention thérapeutique la température tomba définitivement le 21 et la femme sortit guérie.

Le 2ᵉ jour après l'accouchement on avait fait une prise de lochies utérines et obtenu, par ensemencement sur agar, d'innombrables colonies de staphylocoque doré en culture pure.

L'enfant qui était né faible, non asphyxié, pesant 1,200 grammes, mourut 8 jours après. Les organes (poumons, sang du cœur, etc.) ne renfermaient pas de microbes.

En résumé, le staphylocoque a dans ce cas infecté : 1° le liquide amniotique, que les expériences de Walthard et de Krönig ont montré être pour le staphylocoque (comme pour le streptocoque) un excellent milieu de culture à cause de sa composition chimique et de sa réaction faiblement alcaline; 2° l'endomètre. La fièvre du travail devrait être attribuée à la résorption pure et simple des toxines du staphylocoque ; la fièvre des suites de couches à la même cause et au développement d'une réaction inflammatoire de l'endomètre.

Le staphylocoque n'aurait pas franchi la barrière muqueuse.

b. Suites de couches fébriles.

Sur 137 accouchées atteintes de fièvre qu'aucune autre complication qu'une endométrite ne pouvait expliquer, Krönig n'en a trouvé que 4 dont les *lochies utérines* renfermassent le staphylocoque doré (contre 56 streptococcies, 40 infections à anaérobies, 34 gonococcies, et 3 colibacilloses).

Jamais il n'a rencontré l'association streptocoque-staphylocoque.

Naturellement dans les quatre cas ci-dessus le staphylocoque se trouvait également dans les lochies vaginales.

Malgré de nombreuses recherches Krönig n'a pu que deux fois mettre le staphylocoque pyogène doré en évidence dans la *sécrétion vaginale* chez des femmes dont le contenu utérin en fut trouvé vierge. Dans les deux cas on avait fait une suture du périnée.

Voici l'un de ces cas :

Il s'agit d'une accouchée chez laquelle le toucher vaginal avait été pratiqué pendant le travail. Une déchirure périnéale du 1ᵉʳ degré fut suturée.

Le 3ᵉ jour après l'accouchement la température monta à 39°3 ; on défit les sutures et la plaie rouverte se montra en totalité suppurée.

L'ensemencement de la sécrétion de la plaie, celui de la sécrétion prise au fond du vagin donnèrent de très nombreuses colonies de staphylocoque doré. Les lochies utérines restèrent stériles.

Après l'ablation des fils, la suppuration se tarit vite. La température tomba à la normale. 8 jours après l'accouchement, alors que la plaie périnéale était bien granuleuse, on prit une fois encore des lochies du vagin et de l'utérus qui, ensemencées sur plaques, se montrèrent stériles.

Il semble donc qu'il s'est ici produit: 1° une inoculation purement vaginale par le staphylocoque doré venu de la plaie périnéale ; 2° un auto-nettoyage du vagin. Et Krönig voit là une preuve de la puissance bactéricide de la sécrétion du vagin puerpéral dans la première période du puerpérium.

Dans 4 cas où ni les lochies utérines, ni les vaginales ne contenaient de germes, Krönig ayant pu mettre en évidence, dans le pus de *sutures périnéales infectées*, le staphylocoque doré en culture pure, se croit autorisé à lui imputer la fièvre.

On voit d'après ce qui précède que le staphylocoque doré, hôte habituel de la peau du périnée, borne volontiers son action à une infection locale des plaies périnéales ; qu'il ascensionne exceptionnellement jusqu'à l'utérus.

Mais enfin lorsqu'il y a pénétré se borne-t-il toujours comme dans les cas de Krönig et dans d'autres cités par Fehling (89), Mironow (89), Gottschalk (95), Burkhardt, Döderlein, Bumm

(91), Doyen, etc., à y être cause d'endométrite et de fièvre de résorption ? Ou bien, comme le streptocoque, ne peut-il pas franchir la prétendue barrière muqueuse et se généraliser ?

A cette question Krönig ne répond ni oui, ni non.

« **Il n'est pas démontré**, dit-il, **que le staphylocoque doré puisse donner naissance à la fièvre puerpérale proprement dite**. »

Il n'en a pas de cas personnel; il suspecte les cas publiés et il en donne les raisons que voici :

« Il n'existe pas de coupes montrant d'une façon indiscutable le staphylocoque en route dans la paroi utérine.

« Il est faux que le staphylocoque au sein des tissus ait, comme le croient quelques observateurs (entre autres Gärtner), des formes assez caractéristiques pour en permettre le diagnostic.

« Lorsqu'on a fait une coloration bactérienne très réussie d'une coupe de tissus, on distingue nettement les streptocoques des autres micro-organismes lorsqu'ils ne sont pas trop massés, par chaînettes de 5 à 7.

« Mais dès qu'ils s'amassent, il arrive que certaines rangées de cocci ne sont plus reconnaissables, et qu'un bactériologiste de moyenne force peut les confondre avec des staphylocoques.

« C'est donc à tort que l'on prétendrait diagnostiquer, par l'emploi du microscope seul, grâce à la méthode de coloration Gram-Günther, une symbiose strepto-staphylococcique (Gärtner).

« Certes, dit Krönig, la méthode en question permet de distinguer les streptocoques et les staphylocoques d'autres germes qui, par le traitement avec la solution de Lugol, perdent leurs couleurs d'aniline. Mais c'est tout. Il reste à distinguer les streptocoques des staphylocoques et des bactéries de la putréfaction.

« Le seul moyen de se prononcer sur la nature des bactéries qui ont pénétré les tissus, c'est *l'excision et l'étude bactériologique par culture de fragments de tissus frais*.

« **La preuve reste donc à faire. Jusqu'à présent ce n'est que par analogie avec l'infection chirurgicale que l'on peut soupçonner le rôle pathogène éventuel du staphylocoque dans la genèse de l'infection puerpérale mortelle.** »

En présence de ces conclusions de l'homme qui a fait, sur la microbiologie de la fièvre puerpérale, les seules recherches que l'on puisse assimiler à celles de Widal et de Bumm, j'estime qu'il y faut regarder à deux fois avant de croire Strünckmann. Celui-ci tente en effet de prouver, par sa propre expérience et la bibliographie, que l'infection staphylococcique est plus fréquente qu'on ne le suppose habituellement, et qu'elle produit *souvent* des maladies graves et même mortelles.

Pour étayer cette proposition **Strünckman**, faisant flèche de tout bois, n'a pu réunir au cours de ses recherches bibliographiques, portant sur les 12 dernières années (depuis Brieger) que **16 observations**.

Voyons ce que valent ces observations.

Je les diviserai en deux catégories :

1º Celles dans lesquelles le diagnostic d'infection généralisée s'appuie exclusivement a) sur l'examen du pus retiré de foyers péri-utérins ; b) sur l'examen du sang ; c) sur l'examen des lochies, du sang, de la sueur — les malades ayant guéri.

2º Celles dans lesquelles le diagnostic d'infection généralisée s'appuie a) sur l'examen du sang; b) sur l'examen du pus des foyers métastatiques ; c) sur l'étude par culture et coloration des organes — du cadavre.

1ʳᵉ Catégorie : 5 observations.

a. Foyers para et périmétriques.

Rubeska (91) se borne à dire qu'il a, dans les exsudats purulents para et périmétriques, rencontré « le plus souvent le streptocoque et rarement le staphylocoque. »

Kleinknecht, de Strasbourg (95), donne sur deux cas semblables, un peu plus de détails :

Chez une VIII pare de 34 ans, malade depuis quatre semaines à la suite d'un *avortement*, et qui guérit, il a isolé du pus d'une paramétrite et d'une périmétrite bilatérales un staphylococcus pyogenes albus et un staphylococcus cereus albus non pathogènes pour les animaux.

Chez une primipare de 22 ans, accouchée depuis 16 jours, et qui guérit, il a pu retirer d'une infiltration très dure du Douglas, ayant le volume d'un œuf, quelques gouttes de sérosité trouble. Cultivées sur plaques d'agar et sur gélatine elles ont donné un staphylocoque blanc identique au précédent et non pathogène pour les animaux, et un staphylocoque doré pathogène pour les lapins. (20 heures (!) après l'inoculation les reins, les poumons, le foie de ces animaux étaient parsemés d'abcès miliaires d'où l'on retira, comme du sang du cœur, du staphylocoque doré en culture pure).

Ajoutons que dans les deux cas le pus a été aspiré à l'aide d'une seringue de Pravaz, guidée par le doigt, dans le vagin.

Il vous paraîtra sans doute que ces deux faits sont insuffisants à étayer la conclusion de Kleinknecht : « Les maladies graves des suites de couches ne sont pas dues seulement au streptocoque ; tous les pyogènes vraisemblablement pourront causer la septicémie et la pyémie puerpérales. »
Poursuivons.

b. Sang.

Burguburu, élève de E. Lévy de Strasbourg (92), se borne à dire, sans plus de détails sur sa méthode de recherches, que « dans un cas mortel de pyémie puerpérale, il a trouvé, dans le sang circulant de la patiente, le staphylococcus pyogenes *albus*. »

Petruschky (94) est moins concis.
Le cas par lui rapporté fait partie d'une série de 14 cas d'infections puerpérales (dont 4 mortelles) au cours desquelles il a, à l'Institut Koch de Berlin, fait l'étude du sang extrait par saignée.
Voici comment il procédait :
Après désinfection de la peau et traitement à l'alcool et à l'éther, il enlevait à l'aide d'un scalpel stérilisé la couche squameuse de l'épiderme.
Le sang, recueilli à l'aide d'une ventouse scarifiée (ventouse et scarificateur stérilisés), était égoutté sur une plaque d'agar.
Dans 8 cas (dont 3 mortels) il ne poussa que du streptocoque ; dans 5 cas (dont un mortel) le résultat fut négatif ; dans un seul cas (qui se termina par la guérison) les plaques ensemencées avec le sang, recueilli les 2e, 4e et 6e jours du puerperium, donnèrent constamment du staphylocoque doré pur.
Il s'agissait d'une femme malade depuis le 12 février, et accouchée spontanément le 16,

amenée aussitôt après à la clinique. L'utérus mou renfermait encore des débris de membranes qui furent extraits manuellement et non étudiés au point de vue bactériologique.
Souffle systolique à la pointe. Température oscillant entre 38°2 et 40°2.
On soupçonne une septicémie puerpérale ; c'est alors que l'examen du sang fut pratiqué et donna le résultat signalé plus haut.
26 souris furent inoculées avec le sang de 5 saignées (du 17 février au 8 mars).
La plupart ont succombé le jour même ou le lendemain. Dans tous les cas, à l'autopsie, résultat bactériologique *négatif.*
Ce que voyant on essaya, sans y pouvoir arriver, d'isoler de la peau de la malade le staphylocoque doré.
S'agissait-il ici d'une contamination du sang au cours de la saignée et par des staphylocoques de la peau ? Petruschky ne le croit pas « car, dans ses 58 autres cas, ce qu'il a rencontré comme impureté c'est non pas le staphylocoque doré, mais le staphylocoque *blanc*. »
De cette même cause d'erreur (contamination par les staphylocoques de la peau), sont passibles les deux observations dans lesquelles **Gärtner** appuie son diagnostic de pyémie à staphylocoques sur des :

c. Examens du sang, de la sueur et des lochies.

On sait que Brünner (de Zürich) et v. Eiselsberg (de Vienne) ont publié en 1891 des recherches sur l'excrétion des microorganismes pathogènes par la sueur.
L'idée devait naturellement venir à quelque clinicien, en songeant aux crises sudorales, d'utiliser ce rôle d'émonctoire de la peau au cours des infections puerpérales.
C'est ce que tenta, dès l'apparition des recherches de Brünner, Gärtner à la clinique d'Heidelberg.
De ses 2 cas, identiques, je ne rapporterai qu'un :
Il s'agit d'une septicémie grave, après version dans un cas de placenta prævia, survenue chez une femme apportée de la ville après avoir été à maintes reprises touchée par un médecin et une sage-femme. Il y avait déjà de la fièvre.
Dès le 3e jour après l'accouchement, la température qui auparavant était à 38°3, monte à 39°9 le matin, et à 40 le soir avec un frisson prolongé.
L'écoulement lochial est brun sale et d'une odeur fétide.
Aussitôt Gärtner fait l'examen bactériologique des

lochies utérines, du sang de l'avant-bras, et de la sueur de la région sternale recueillie à l'aide d'une ventouse après administration de un gramme de phénacétine.

Le tout fut ensemencé sur agar-agar.

Les cultures des lochies et du sang donnèrent à l'état de pureté le staphylococcus pyogenes *albus* « démontré par les caractères des cultures, le microscope et l'action sur les animaux. »

Pour la sueur, le développement des colonies fut plus rapide. L'examen microscopique montra qu'elles étaient celles d'un gros coccus groupé à la manière des sarcines et semblable à un diplocoque décrit par Bizzozero, Bordoni - Uffreduzi et Unna-Tommasoli comme hôte constant de la peau.

Par piqûres dans la gélatine on put, au bout de 4 jours, constater, outre le gros coccus flavus précédent, des staphylocoques *blancs* pathogènes pour les lapins.

Dès lors se posait la question suivante : La présence du diplocoque hôte constant de la peau prouvant que celle-ci n'a pas été suffisamment désinfectée, ne doit-on pas attribuer à une contamination expérimentale la présence du staphylocoque blanc et dans la sueur, et dans le sang recueilli par piqûre de l'avant-bras ?

Gärtner conclut par la négative et à l'efficacité du traitement par la phénacétine, pour faire passer les staphylocoques du sang dans les glandes de la peau qui les éliminent.

Mais Mixius persiste à croire à l'origine cutanée du staphylocoque ainsi recueilli.

Et j'avoue qu'entre les deux je reste perplexe et frappé de l'insuffisance de la preuve.

Voyons si les cas mortels seront plus probants.

2e Catégorie : 11 observations.

★

Dans deux cas, observés à la clinique de Strasbourg en 1890, **Hoff** et **E. Lévy** auraient trouvé, pendant la vie, le staphylocoque *blanc* dans le sang recueilli à l'aide d'une lancette à la pulpe de l'index et ensemencé sur gélatine et agar. Ils l'auraient retrouvé à l'autopsie dans le pus des métastases. Injecté dans l'œil des lapins, ce staphylocoque y produisit de l'irido-cyclite suppurée, la suppuration du corps vitré, une panophtalmie.

Voici les renseignements cliniques et anatomo-pathologiques fournis sur ces 2 cas.

I. Femme de 32 ans, IX pare. Rupture prématurée des membranes, sentiment de malaise, horripilations pendant le travail qui se termine spontanément. Délivrance rapide.

Une heure après l'accouchement 40°. Puis fièvre intermittente avec 2 frissons par jour ; douleurs de ventre, point de côté à droite, gonflement et douleurs dans le membre inférieur droit.

Admise le 4e jour à la Clinique elle y a chaque jour de 2 à 4 frissons d'une heure chacun, accompagnés de sueurs, suivis d'apyrexie et au cours desquels la température atteint 40 à 41°3.

Dans les poumons se multiplient et s'étendent des foyers de broncho-pneumonie.

Le 7e jour une rénitence se montre au dessus du ligament de Poupart.

Mort le 12e jour.

Autopsie : Nombreux foyers pulmonaires nécrosés, foyers de broncho-pneumonie. Pleurésie purulente à droite. Endocardite aiguë verruqueuse. Infarctus de la rate. Phlébite de la veine utéro-ovarienne droite, de la veine cave, des veines iliaques et fémorales. Abcès dans le bord supérieur du ligament large et dans la paroi pelvienne postérieure au dessus du muscle piriforme ayant pour point de départ (?) une profonde déchirure du col à droite.

II. Femme de 29 ans, IVpare. Trois jours après l'accouchement s'établit, sans frisson prémonitoire, une forte fièvre, en même temps que surviennent des douleurs dans le côté droit de l'abdomen. L'état s'aggrave : fièvre élevée, cyanose, délire.

Admise à la Clinique le 9 mars avec 40°2, 160 pulsations et 40 respirations, elle est prise de délire le 11 et meurt à 9 heures du matin le 12 après deux attaques de collapsus.

Autopsie : Hyperémie cérébrale. Nombreux foyers de broncho-pneumonie dans le lobe supérieur du poumon droit. Œdème pulmonaire. Cœur normal. Pas de péritonite. Thrombose de la veine utéro-ovarienne droite. Grosse rate. Vagin sain. Cavité utérine large. A gauche un fragment de placenta verdâtre adhérent. A gauche de l'utérus, entre lui et la vessie, foyer purulent du volume d'une noix. Dans les parties supérieures du ligament large caillots dans les veines. Dans les vaisseaux lymphatiques, sérosité sale. Le tissu conjonctif environnant est infiltré.

Le même staphylocoque *blanc* ayant été constaté dans 4 autres cas de septicémie et de pyémie non puerpérales, Hoff se croit autorisé à conclure que « le staphylocoque blanc est aussi dangereux que le streptocoque » ! !

Dans les cas de Hoff, l'étude bactériologique a été faite par le **Dr E. Lévy** (assistant à la Clinique médicale et chirurgicale de Strasbourg) qui, deux ans plus tard, publiant le résultat de 200 examens bactériologiques de suppurations diverses, dit avoir sur 4 cas de pyémie et 4 cas de fièvre puerpérale avec métastases rencontré 7 fois et uniquement le staphylocoque *blanc*. Il lui attribue donc la propriété de se généraliser « *aussi souvent* que le streptocoque dans la fièvre puerpérale. »

Remarquez que nous avons déjà plus haut trouvé, dans un mémoire et dans une thèse de Strasbourg de 1892 et 1895, deux cas d'infection à métastases due au staphylocoque *blanc*. Vous serez sans doute, comme moi, frappés : 1° de la fréquence en ce pays d'une variété d'infection puerpérale considérée partout ailleurs comme rare ; 2° du rôle prépondérant que joue, au lieu et place du staphylocoque doré pathogène par excellence, l'*albus* qu'on ne savait pas si méchant.

S'agit-il d'une endémie spéciale ou d'une technique locale défectueuse ?

A l'appui de cette dernière hypothèse je ferai remarquer combien lâche est la méthode.

Pourquoi, dans une question à ce point controversée, avoir borné l'examen bactériologique post mortem au pus des métastases ? Pourquoi n'avoir pas fait, et par culture et par coupes convenablement colorées, l'étude bactériologique de la caduque et des agglomérations bactériennes de l'endocarde par exemple ? Pourquoi n'avoir pas cherché à se rendre compte et de la porte d'entrée du microbe incriminé, et de ses voies de pénétration ? Pourquoi en un mot ne l'avoir pas suivi à la piste comme a fait Widal pour le streptocoque ?

Il semble vraiment que les auteurs qui ont revendiqué pour le staphylocoque un rôle égal à celui du streptocoque, aient négligé comme à plaisir les éléments de démonstration, et voulu justifier une fois de plus les critiques de Pasteur sur les défectuosités des expériences de médecins, l'insuffisance de leurs méthodes et l'absence de rigueur de leurs preuves.

* *

Lisez maintenant l'une des deux observations publiées par **Babès** en 1888-89 à l'appui de cette thèse que « tandis qu'on trouve *toujours*, dans la fièvre puerpérale, surtout dans les organes internes, le streptococcus du pus qui possède souvent dans les premières cultures une virulence exceptionnelle, il n'en est pas de même dans les **cas d'infection mortelle après l'avortement**, maladie qui n'a pas encore été étudiée au point de vue de l'analyse bactériologique. »

« J'ai eu, dit Babès, l'occasion de faire dernièrement deux autopsies de femmes mortes avec des symptômes pyémiques ou typhiques :

Le 1ᵉʳ de ces cas a été observé dans le service du Dʳ Theodorescu.

Une femme de 24 ans qui prétend avoir accouché 9 mois auparavant est reçue dans le service avec des *symptômes typhiques*, une température constante de 40°5 à 41°, et des douleurs dans les membres. Quelques jours après il se développa une *parotide* avec infiltration du tissu profond de la peau et un *phlegmon* du 1/3 moyen du bras gauche.

La malade mourut le 19 mai et le 20 je trouvai à l'autopsie une infiltration produite par un liquide trouble du tissu cellulaire dans les régions parotidiennes avec hypertrophie et injection des glandes salivaires, un phlegmon au commencement du tissu cellulaire du bras gauche, du lait jaunâtre dans les mamelles.

Le corps thyroïde est très hypertrophié, les poumons œdématiés et hyperémiques sont couverts d'ecchymoses, de petits abcès et de nodules jaunâtres sales, pulpeux, avec une tendance à la gangrène et entourés d'une zone infiltrée de pus. Le foie est très flasque, ramolli, jaunâtre, mou ; la rate tuméfiée est rouge brunâtre ; la pulpe est ramollie.

A la périphérie il y a des parties confluentes plus résistantes, grenues, d'une couleur rouge noirâtre. Dans la muqueuse de l'estomac on trouve des ecchymoses et des érosions hémorrhagiques. Les reins sont augmentés de volume, la capsule se détache facilement ; la surface présente un réseau veineux sur un fond gris jaunâtre parsemé d'ecchymoses et de petits foyers dont le centre est suppuré et la périphérie très injectée. La substance corticale est plus large, friable, avec un dessin plus prononcé ; les pyramides sont d'un rouge violacé.

Les veines utérines et la veine hypogastrique sont extrêmement dilatées et remplies d'un caillot noir rougeâtre, adhérent. Ce caillot se prolonge dans la veine sacrée droite, mais ici le caillot est encore plus adhérent, plus friable, d'une couleur gris jaune sale, en voie de dissolution purulente.

La paroi de la veine est épaissie, jaunâtre, friable ; la tunique interne inégale, infiltrée d'un liquide purulent et de sang, tandis que la tunique externe passe inaperçue dans le tissu cellulaire voisin, infiltré de pus. En général les veines obturées mentionnées sont entourées d'un tissu infiltré d'un liquide trouble.

La vessie contient peu d'urine trouble. La muqueuse vaginale est très injectée.

L'utérus est plus grand, sa cavité ouverte et arrondie, d'un diamètre transversal de 4 centimètres et d'une largeur de 3 centimètres.

La paroi a un centimètre d'épaisseur, plus molle.

La muqueuse est tuméfiée, fortement injectée, d'une couleur rouge sale. A la partie antéro supérieure, il y a une partie ronde plus élevée, couverte de pseudo-membranes diffluentes, adhérentes, d'une couleur jaune sale, et à laquelle est attaché un caillot sanguin pulpeux, d'une couleur rouge foncé, sale, ayant la forme d'un polype.

Le col utérin assez long est dilaté, et il présente quelques ruptures superficielles, longitudinales, couvertes d'une saleté ichoreuse.

Les ovaires sont infiltrés d'un liquide purulent, et à droite il y a un grand corps jaune, dont le centre est gélatineux et de couleur rougeâtre.

En examinant au microscope ces substances ichoreuses, qui se trouvent au milieu d'une substance grenue ou fibreuse avec de rares cellules grandes et pâles, on y trouve quelques diplococci et des bacilles courts, entourés d'une zone pâle, qui sont identiques avec ceux dont j'avais constaté la présence dans les cultures et dans les coupes de l'utérus et du poumon.

En faisant des cultures sur agar, gélatine, pomme de terre et sérum de bœuf, d'après notre méthode d'isolation, j'avais constaté que la muqueuse diphtérique de l'utérus renferme très peu de staphylococci aurei et beaucoup de bacilles saprogènes qui forment sur l'agar-agar, le long de la strie d'inoculation, une bande abondante, élevée, un peu transparente, lisse, humide, blanchâtre, bien limitée sur laquelle la substance nutritive montre des bulles de gaz.

Le même microbe se trouve encore, en même temps que le staphylococcus aureus, dans la phlébite de la veine sacrée.

Dans la circulation générale, il n'y a que le staphylocoque aureus caractérisé dans ses cultures non seulement par ses plaques jaune d'or lisses et précises sur agar, mais aussi par la liquéfaction de la gélatine qui montre une couche superficielle trouble, une couche moyenne claire, et un précipité dense, blanc jaunâtre, et enfin par un caractère des préparations microscopiques, inconnu jusqu'à présent, c'est-à-dire parce que la plupart des membres ne se colorent pas par le violet de méthyl B qui colore toutes les autres bactéries.

Ce microbe se trouve encore en culture pure, dans la glande parotide, dans les abcès pulmonaires, le foie, la rate, les reins et l'urine, tandis que les méninges, la peau et le lait sont libres de bactéries.

Dans un 2e cas, il s'agit d'une femme de 26 ans, entrée à l'hôpital avec une grande fièvre continue, 40° 2 à 40°6, délire, asthénie, dilatation des pupilles, symptômes de pyémie et oreillons.

En touchant l'utérus, on ne trouvait pas le col ouvert (c'est tout).

À l'autopsie faite le 9 juin : phlegmon à la région parotidienne et cervicale droite ; colostrum dans les mamelles tuméfiées. L'abdomen peu gonflé présente une ligne médiane brune et quelques cicatrices de gravidité, etc.

Mêmes constatations que ci-dessus.

Vous serez, sans doute, comme moi, frappés 1° de la multiplicité des germes trouvés dans ces cas et de l'insuffisance de leur signalement ; 2° de la présence dans les deux cas d'une complication parotidienne qui n'est pas dans les métastases ordinaires de l'infection puerpérale. La parotidite est en général d'origine buccale ; elle est souvent due au staphylocoque. Rien ne prouve que là n'a pas été la porte d'entrée du staphylocoque.

Netter qui m'a signalé ces cas de Babès dit, (communication orale), qu'il a constaté lui aussi des infections à staphylocoques dans l'*avortement* (non publiées).

Sabrazès et Faguet ont rapporté en 1894, dans la *Gazette des Hôpitaux* n° 112, une observation intitulée : Infection puerpérale staphylococcique ; pelvi-péritonite ; endocardite ulcéro-végétante ; *parotidite suppurée* d'origine embolique.

Il s'agissait également d'un *avortement.*

Pas d'examen des débris du curettage.

Après la mort aucun détail histologique ni bactériologique sur l'utérus.

* * *

Aux deux observations de Babès viennent, en 1891 et 1893, s'en ajouter d'autres de Hahn et de Canon, de valeur très inégale.

Hahn a fait, à l'Institut pathologique de Berlin, l'examen cadavérique de 9 cas de pyémie et de septicémie puerpérales.

4 de ces cas ont présenté des abcès multiples et des infarctus ; ce sont des pyémies caractérisées.

3 fois le streptocoque fut rencontré dans presque toutes les métastases et tous les organes.

Une fois il n'y avait que du staphylocoque *doré.*

Il s'agit d'une femme de 31 ans, dont l'*observation clinique manque.*

Diagnostic anatomique :

État puerpéral. Endométrite placentaire diphtéroïde. Néphrite. Hépatite. Gastroadénite parenchymateuse. Hyperplasie et infarctus de la rate. Pneumonie lobulaire et métastatique multiple. Hypertrophie du cœur et atrophie jaune du myocarde. Endaortite chronique. Aorte rétrécie. Néphrite multiple interstitielle récente. *Rupture du vagin.*

Nulle part on n'a trouvé de streptocoques. Dans tous les organes et en grandes masses du staphylocoque doré (culture sur agar glycériné et en bouillon peptonisé) en culture pure dont l'inoculation sous-cutanée à l'oreille du lapin a donné des résultats positifs.

Les coupes de tous les organes ont été traitées par le Gram ou colorées par le bleu de méthylène alcalin de Löffler ; partout on a trouvé le staphylocoque.

* * * *

Les 5 observations de **Canon**, assistant de Sonnenburg à l'hôpital Moabit de Berlin, sont moins complètes.

Il ne fait qu'en mentionner 3 où une infection puerpérale mortelle ayant succédé à l'*avortement provoqué*, le sang du cadavre contenait du staphylocoque doré.

Voici quelques détails sur les 2 autres.

I. Femme de 30 ans, morte aussitôt après son arrivée à la clinique. Température 41°6.

Autopsie : Pleurésie séro-fibrineuse double. Infarctus suppurés, ayant jusqu'aux dimensions d'une noisette, dans les poumons, les reins, la rate.

Utérus un peu gros(?) renfermant un caillot sanguin, parsemé de nombreux points purulents jaunâtres.

Dans la musculature de l'utérus et dans les ovaires, une série d'abcès lenticulaires.

Dans le sang du cadavre comme dans les abcès du poumon, se trouve du staphylocoque doré en culture pure.

II. Femme de 18 ans, malade depuis 4 semaines à la suite d'un *avortement*, apportée à l'hôpital avec fièvre intense, stupeur; morte le lendemain.

Autopsie : Utérus gros comme le poing, renfermant une stratification gangréneuse, diphtéroïde de la largeur d'un thaler. Infarctus du volume d'une noisette dans les lobes moyen et inférieur du poumon droit. Rate molle et doublée de volume.Néphrite et hépatite parenchymateuses.

Dans l'enduit utérin, le sang du cadavre (recueilli dans l'humérale et ensemencé sur agar), les abcès du poumon, se trouve le staphylocoque doré en culture pure.

✳
★ ★ ★ ★

Voici enfin (1898), postérieurement au mémoire de Krönig, une observation quasi parfaite, celle de **Strünckmann**.

Il s'agit encore d'une pyémie consécutive à un *avortement,* dont l'étude fut faite, le 30 juillet 1897, à l'Institut pathologique de Leipzig.

Femme M. P., 28 ans, entrée le 28 juillet à l'hôpital Saint-Jacques.

Il y a 8 jours la malade fut prise de rhumatisme articulaire dans le poignet gauche avec gonflement.

En même temps constipation.

Le jour de l'admission, délire ; néanmoins avant son transport elle a pu répondre encore aux questions posées et affirmer qu'elle n'avait ni accouché, ni avorté.

Etat à l'arrivée :

Petite, gracile, maigre ; sans connaissance ; pupilles dilatées au maximum, réagissantes. Les yeux se meuvent indépendamment l'un de l'autre, convergents, tournés en bas. Mâchoire étroitement fermée ; pas de trismus.

La nuque est un peu raide ; dans les mouvements de flexion de la tête la patiente gémit. Cou rien. Thorax étroit, plat, se dilatant également pendant la respiration.

Limite inférieure du poumon 6 c. g; 3 c. dr.

Matité cardiaque : à droite sternum, à gauche un travers de doigt en dedans du mamelon. Bruits du cœur purs ; pouls fréquent, plein, peu égal.

Aux deux poumons sonorité normale, murmure vésiculaire.

Dos sonore. Sonorité normale, murmure vésiculaire avec nombreux ronchus.Abdomen plat.Foie à deux doigts au-dessous du rebord costal. Rate fortement augmentée de volume mais non palpable. Estomac descendant jusqu'à la crête iliaque. Peau : exanthème pustuleux rouge avec çà et là contenu sanguin.

L'urine renferme de l'albumine. Indican. Diazoréaction positive.

Diagnostic : Sepsis (puerpéralis ?)

Traitement: injections de camphre, etc.

28 juillet. Température du soir, 38°4; Pouls,158; Respiration, 28 ; Urine, 700 cc ; densité 1015.

29 juillet. Même état.

A l'examen fait le soir à l'ophtalmoscope, atrésie de la papille droite sans hémorrhagies rétiniennes.

La patiente n'avale pas ; on la nourrit par la sonde nasale. Camphre une fois par heure. Vessie de glace.

Température matin, 38°6, midi, 38°8, soir, 40°.

Pouls, 150, 152.
Respiration, 32, 56,

A 9 h. 1/2 soir, mort.

Autopsie faite le lendemain matin par M. Lange.

Débris placentaire sur la paroi postérieure de l'utérus — Corps jaune vrai dans l'ovaire gauche.

Petits abcès dans la paroi de l'utérus. — Endocardite fraîche verruqueuse de la mitrale. Abcès multiples frais dans la musculature du cœur, les reins et la thyroïde. Infarctus frais de la rate s'abcédant (rate septique).Ulcération peptique commençante dans l'estomac, (Embolie). Embolie dans la paroi de l'intestin. (Iléon). Poumon congestionné. Abcès multiples commençants du cerveau dans l'écorce, la substance médullaire et les ganglions cérébraux.

Diagnostic : Pyémie post abortive.

Pour l'examen microscopique on a fait des coupes minces des divers organes, en particulier au niveau des abcès, stratifications, embolies, etc.

Durcissement dans le sublimé, lavage dans l'alcool iodé, redurcissement dans l'alcool et enfin inclusion dans la paraffine.

De chaque bloc on fit au microtome plusieurs coupes aussi minces que possible pour la recherche des bactéries.

Les coupes furent en partie (après qu'elles eurent été placées dans la solution alcoolique de dextrine et traitées par la photoxyline), colorées à l'hématoxyline éosine,quelques-unes avec fuchsine ; une autre partie fut traitée directement par le Gram.

Examen microscopique :

Utérus : Sur la paroi utérine se trouvent les restes du tissu placentaire qui laissent reconnaître de nombreux globules de pus.

On y voit aussi quelques cocci isolés. La paroi utérine elle-même est hyperémiée. On y remarque encore de nombreuses hémorrhagies plus ou moins étendues.

La musculature semble sans altérations pathologiques.

Dans le tissu utérin lui-même se trouvent de gros et petits foyers purulents circonscrits, formés de nombreux globules de pus. La plupart sont groupés autour d'un vaisseau sanguin dont la lumière est complètement remplie de cocci en tas.

La paroi du vaisseau ne montre aucune altération.

Au voisinage du foyer la vascularisation est très marquée. Dans la masse abcédée elle-même il y a seulement de rares cocci.

Endocarde : Le tissu des valvules est infiltré de cellules de pus, de telle sorte que toute la surface de la valvule apparaît mamelonnée.

En quelques endroits les cellules du pus sont réunies en gros tas entre lesquels on ne voit que de faibles restes du tissu propre de la valvule.

Il y a là d'abondantes masses de staphylocoques manifestement reconnaissables, principalement vers la surface libre de la valvule.

De même dans les stratifications qui sont accumulées en quelques endroits se laissent nettement reconnaître des staphylocoques. Les thrombus à leur intérieur présentent des points qui suppurent. (Endocardite ulcéreuse).

Myocarde : Dans le muscle cardiaque on voit des foyers de suppuration circonscrits en grand nombre. Au centre de ces foyers de suppuration se trouvent des vaisseaux qui sont complètement remplis de staphylocoques. Entre les cellules du pus il y a assez souvent des staphylocoques.

Dans le tissu du cœur lui-même on voit de plus des hémorrhagies plus ou moins étendues, mais dans lesquelles on ne trouve pas de cocci.

Par contre entre les faisceaux musculaires tout le réseau capillaire est rempli de staphylocoques (infection du système capillaire). Autour se montrent des abcès commençants ou parfaits.

Reins : On y voit, principalement dans l'écorce, d'assez nombreux abcès. Dans le voisinage on constate des points hémorrhagiques.

Jusque dans la lumière des canalicules urinifères il y a des globules sanguins. Çà et là dans le voisinage des abcès les cellules des canalicules urinifères sont troubles ; les noyaux sont pâles et mal colorés. Très souvent les cellules sont dépourvues de noyau. Dans les abcès il n'y a comme micro-organismes que des staphylocoques, d'ailleurs en faible quantité.

Par contre on voit çà et là des artères qui sont remplies de cultures pures de staphylocoques. Dans leur voisinage on remarque la même dégénérescence des cellules et des abcès en formation. Les anses vasculaires de quelques glomérules sont bourrées de staphylocoques. Dans le voisinages de ces glomérules il y a aussi dans les canalicules urinifères des staphylocoques.

Rate : La rate est très congestionnée. Quelques vaisseaux sanguins sont complètement bourrés de staphylocoques. Autour de ces vaisseaux sanguins infectés de staphylocoques se montrent des abcès en formation. Dans les foyers purulents eux-mêmes on reconnaît seulement çà et là quelques staphylocoques.

Foie : Le tissu du foie est criblé d'un grand nombre d'abcès. Dans ces abcès se laisse de nouveau manifestement reconnaître une infection des rameaux et des capillaires de l'arthère hépatique par des staphylocoques.

Dans le voisinage de ces vaisseaux infectés le tissu hépatique est nécrosé. (Dans les cellules, il y a en outre du pigment jaune d'or). Dans les abcès qui sont de différentes grosseurs, et qui se montrent soit sous forme d'abcès commençants, soit sous forme de collection de pus, la quantité de staphylocoques est variable. En quelques points, particulièrement là où l'abcès se trouve au premier stade, la quantité des staphylocoques dans le champ du microscope est plus grande que là où l'abcès est plus développé et déjà arrivé à l'amas purulent.

Estomac : L'ulcération de la muqueuse stomacale présente à la surface des cellules rondes entre lesquelles on reconnaît des cellules conjonctives. D'abord au plus profond, vers la *muscularis mucosæ*, se présentent quelques cellules épithéliales de la couche glandulaire, tandis qu'au-dessus de la *muscularis mucosæ*, par places, les glandes sont encore bien conservées. Au-dessous de la *muscularis mucosæ*, se trouve à l'endroit de l'ulcération déjà décrite un foyer d'abcès qui est rempli en partie de leucocytes, en partie de cellules conjonctives, en partie de staphylocoques. L'abcès se trouve autour d'un rameau artériel qui est bourré de staphylocoques. L'abcès s'étend en partie jusque dans la *muscularis mucosæ*. En ces points, on trouve rassemblés entre les extrémités des tubes glandulaires un plus grand nombre de leucocytes.

Au bord de l'ulcère il y a quelques points hémorrhagiques ; on voit là, entre les globules du pus, des staphylocoques. (Dans ces coupes on ne trouve aucune autre forme de bactéries).

Intestin : La coupe à travers l'embolie de la paroi intestinale, fait voir un gros vaisseau situé au-dessous de la sous-muqueuse, et qui, jusqu'en un point où il y a des globules rouges, est rempli de masses de leucocytes et de staphylocoques. Dans le voisinage du vaisseau, également infiltré de leucocytes, il y a de nombreux staphylocoques.

A la surface de la muqueuse de l'intestin se trouvent seulement des bactéries en forme de bâtonnets, qui ne se colorent pas par le Gram.

On les voit aussi entre les tubes glandulaires.

Pourtant il n'est pas possible d'établir exactement (à cause de la coupe), s'ils sont dans le tissu ou seulement dans les tubes glandulaires. D'ailleurs ils ne dépassent pas la *muscularis mucosæ*. On ne voit pas d'altération des éléments propres de la muqueuse. Par contre il semble que le tissu de la sous-muqueuse, dans le voisinage de l'embolie, soit fortement lésé : car les divers éléments sont éloignés les uns des autres. Dans le tissu dissocié il y a également des extravasations.

Cerveau : Dans le cerveau, on remarque quelques rameaux vasculaires qui sont complètement remplis de staphylocoques. Dans le voisinage de ces rameaux vasculaires il y a des hémorrhagies et de nombreux abcès en formation. Les staphylocoques se trouvent ici plus souvent dans les abcès que partout ailleurs. Le tissu cérébral est, dans le voisinage des abcès, infiltré de leucocytes qui en partie tombent en ruines.

Les éléments cellulaires nerveux sont en dégénérescence.

Thyroïde : Le tissu thyroïdien renferme des masses colloïdes. Çà et là se trouvent de petites artères et des capillaires complètement bourrés d'amas de staphylocoques.

Le voisinage de ces rameaux vasculaires, infectés de cocci, montre des hémorrhagies et une infiltration de cellules rondes.

Des staphylocoques se rencontrent seulement en petit nombre dans les infiltrations.

Des abcès en voie de formation, toujours avec une infection manifeste des petites artères ou des capillaires au milieu du foyer d'infiltration, se trouvent répandus à travers toute la thyroïde.

En quelques endroits ils ne sont pas encore arrivés à suppuration. (Par places, on voit des staphylocoques en culture pure).

Ovaire. L'ovaire est très hypérémié. En beaucoup de points on voit des masses sanguines en dégénérescence, dans lesquelles de minces tractus conjonctifs, partis du bord de la masse sanguine, pénètrent en l'organisant. Je n'ai pu malgré une inspection attentive de la préparation trouver de cocci. C'est le seul organe où l'on n'ait pu rencontrer de staphylocoques.

Le résultat de l'étude microscopique fut confirmé par culture et inoculation.

Les *cultures* provenant de l'ensemencement de la rate firent bientôt reconnaître l'aspect typique du staphylocoque pyogène doré.

Il s'agissait de cultures pures du staphylocoque pyogène doré dont l'action pathogène a été prouvée dans ce cas, aussi bien sur les animaux que sur l'homme.

Chez les lapins on fit des *inoculations* dans l'œil. Il survint bientôt inflammation, suppuration etc., et en définitive panophtalmie.

Le pus cultivé donna de nouveau le staphylocoque pyogène doré.

En outre la virulence de ce staphylocoque pyogène doré a été démontrée directement sur l'homme, bien que pas d'une façon aussi certaine que dans les auto-infections faites par Bumm pour démontrer l'action pathogène du staphylocoque doré.

Le Dʳ M. Lange s'était malheureusement, au cours de l'autopsie, infecté au médius de la main gauche et un peu au-dessous du coude gauche. Deux jours après l'autopsie survinrent en ces points de la rougeur et de la tuméfaction. Après environ 7 jours, la tumeur du doigt était plus grosse qu'une noisette ; au coude environ de la grosseur d'une prune. L'abcédation se fit très lentement. Les points infectés étaient très douloureux. En même temps il y avait forte fièvre, absence de sommeil et malaise général. Lorsque l'abcès fut collecté les symptômes s'atténuèrent peu à peu jusqu'à ce que la guérison se fit par cicatrisation. Du pus du doigt et du coude, on obtint de nombreuses colonies qui montrèrent l'aspect cultural caractéristique du staphylocoque pyogène doré.

Bien que cette observation de Strünckmann soit de qualité très supérieure aux précédentes, elle n'offre pas encore la précision qu'on doit exiger en pareille matière. Outre que tout ren-seignement anamnestique fait défaut au point de vue obstétrical, et qu'on n'a aucun détail sur la marche et la durée des accidents, il est profondément regrettable qu'à l'autopsie il ait été fait si peu de cas de l'état du canal génital, en particulier de l'utérus, de son volume, de son poids, de ses dimensions, qu'on se soit borné à signaler « débris placentaire » sur la paroi postérieure, que les seins n'aient point été examinés et surtout que la rate seule ait été cultivée.

Résumons cette étude critique.

De la plupart des observations qui précèdent, l'insuffisance est à ce point flagrante qu'il est inutile d'insister. Vous vous étonnerez avec nous qu'elles aient été si longtemps et si souvent citées et jugées démonstratives.

Pour les autres, l'étude bactériologique n'a pas été assez approfondie. Il ne faut pas oublier que les infections puerpérales les plus nettement streptococciques à l'origine deviennent souvent mixtes à la longue. En en faisant l'étude bactériologique *tardive*, on risque fort, si l'on n'est pas suffisamment prévenu, de passer à côté du streptocoque. Ses colonies exiguës sont aisément masquées par les colonies exubérantes du staphylocoque surajouté. Enfin, et c'est dans ces observations la lacune capitale : les auteurs ne se sont pas astreints à établir, à la fois par culture et par coloration des tissus, la voie de pénétration, la porte d'entrée *utérine* du staphylocoque qu'ils considèrent comme l'agent de l'infection.

Est-ce à dire pour cela que cette variété d'infection puerpérale doive être niée ? Certes non. Car il se peut bien, après tout, que le staphylocoque, dans certaines conditions à déterminer (avortement par exemple), puisse forcer la barrière déciduale et se généraliser. Mais c'est à coup sûr l'infime exception. Quelle meilleure preuve en pourrait-on donner que celle-ci : alors que les observations démonstratives d'infection puerpérale à streptocoques ne se comptent plus depuis longtemps, Strünckmann n'a pu, en 12 ans, recueillir à l'appui de sa thèse — qui reste en l'air — que 16 cas dont 6 à peine méritent discussion. Je conclus donc, avec Krönig : « **la preuve reste à faire**. Jusqu'à présent ce n'est que par analogie avec l'infection chirurgicale que l'on peut soupçonner le rôle éventuel du staphylocoque dans la genèse de l'infection puerpérale mortelle. »

d. Colibacillose puerpérale.

Dès 1885, alors que régnait en maîtresse l'idée que le streptocoque pyogène était « le microbe de la fièvre puerpérale », **E. Fränkel**, avait signalé, dans deux cas de septicémie puerpérale (1), la présence d'un organisme différent du microbe en chaînettes. Il s'agissait d'un bacille anaérobie facultatif, court, de dimensions variables suivant les milieux de culture, se décolorant par le Gram, *immobile,* pathogène pour la souris et le lapin, ayant de nombreuses analogies morphologiques et biologiques avec le *bacille pyogène fétide* isolé par Passet (1885), du pus d'un abcès de la marge de l'anus.

Or, ce *bacille de Passet* étant aujourd'hui considéré comme identique avec le *bacterium coli commune* décrit par Escherich en 1885-86, quelques auteurs voient, dans ces deux cas de Fränkel, la première constatation avant la lettre du rôle du coli bacille ou d'un de ses proches parents dans l'infection puerpérale.

A la fin de 86, **Cushing** communiqua à l'Académie de Médecine de New-York « des observations sur la relation des bactéries avec certaines inflammations puerpérales », faites sur les femmes mortes au printemps précédent à l'hôpital général de Vienne. Il y mentionnait simplement que si le streptocoque est la cause la plus fréquente de ces infections « après lui vient le staphylocoque fréquemment associé avec le *bacillus pyogenes fœtidus*. L'un ou l'autre de ces microbes, dit-il, fut rencontré dans tous les cas aigus examinés, dans les veines utérines ou iliaques. Dans les cas de suppuration pelvienne on les retrouva dans les poumons, dans les articulations, en un mot partout où il y avait des abcès métastatiques ».

Plus démonstratifs me paraissent être les deux cas mentionnés par **Widal** en 1889.

« En ces dernières années quelques auteurs, dit-il, ont vu, par exception, des organismes différents du microbe en chaînettes chez les femmes mortes d'infection puerpérale.

« E. Fränkel (85), Nœggerath (86) et Brieger tré (88) sont du nombre.

« Nous même avons deux fois (sur 12) rencon- *une bactérie pyogène.* »

Et plus loin : « Rappelons que dans les deux cas où nous n'avons pas constaté, dans nos autopsies, le streptocope, nous avons trouvé à sa place un bâtonnet. Cette bactérie, que nous avons contrôlée avec notre ami Albarran, présentait tous les caractères de l'organisme trouvé par lui dans l'infection urineuse. »

Il s'agissait là d'une bactérie signalée dès 1877 dans l'urine des malades urinaires fébricitants par le professeur Bouchard ; étudiée par Clado en 1887 sous la dénomination de « *bactérie septique de la vessie* »; décrite en 1888 comme « *bactérie pyogène* » et « *agent habituel de l'infection urineuse* » par Albarran et N. Hallé ; et enfin *identifiée avec le bacterium coli commune* en 1891 par les recherches simultanées et indépendantes d'Achard et Renault et de Krogius (d'Helsingfors).

Dès lors l'étude de la colibacillose puerpérale va être serrée de plus près.

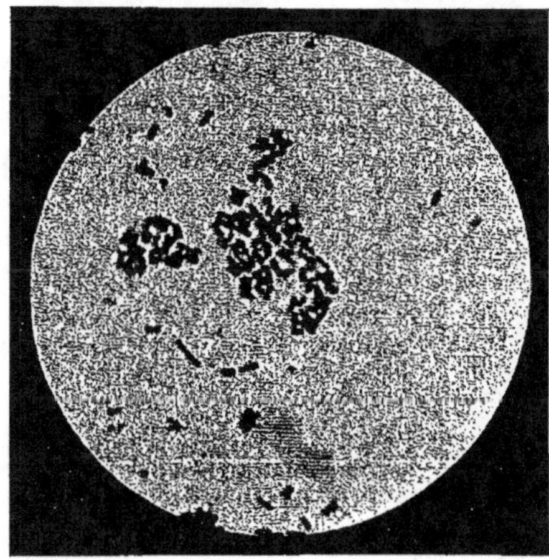

Fig. 374.

Bacterium coli commune en culture pure. Grossissement de 1350 diamètres. D'après une préparation de Marmorek.

---

(1) Une septicémie pure ; une thrombophlébite du plexus pampiniforme gauche et de la veine iliaque du même côté consécutive à une profonde déchirure du paramétrium gauche, avec métastases dans le poumon droit.

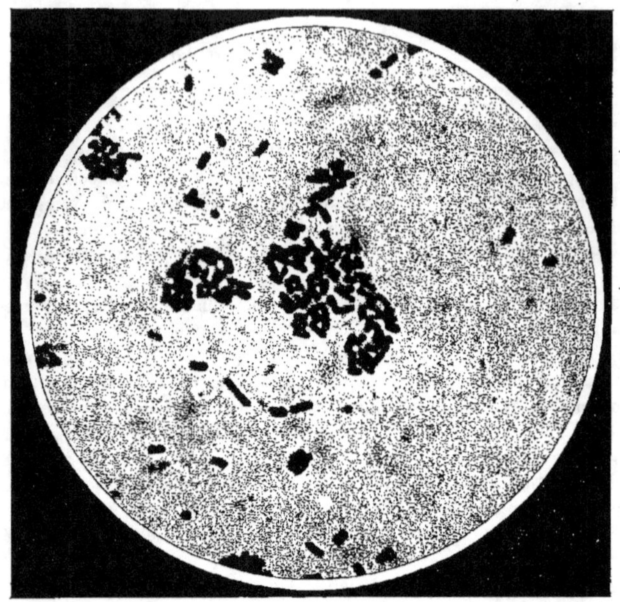

Fig. 375.

Bacterium coli commune, *Bacillus coli communis*, Bacille d'Escherich, Bacille du colon, Coli bacille. (Préparation représentée *Fig.* 374 et agrandie d'un tiers). C'est un bâtonnet court, de longueur variable (2 à 3 μ et plus — 6 μ pour les éléments âgés — sur 0.4 à 0,6 μ de large), isolé ou géminé, plus rarement en amas, nettement mobile grâce aux cils vibratiles au nombre de 4 à 6 (non visibles ici) disséminés sur sa périphérie.

En 1893 **Otto von Franque** examinant, à Würtzbourg, les lochies de 11 accouchées malades, trouve dans un cas le coli bacille en culture pure. Il s'agissait d'une IV pare atteinte de fièvre du 2e au 6e jour et qui guérit. « Le bacterium coli, conclut-il, peut produire la fièvre dans les suites de couches. »

La même année **Gebhard** examine, chez six parturientes atteintes de **tympanite utérine** avec fièvre, le contenu de l'utérus. Une fois l'examen fut fait sur le cadavre ; 5 fois sur des parties de l'enfant (peau ou muqueuses vaginale, nasale, etc., qu'on pouvait croire à l'abri d'une infection secondaire.)

Dans les 6 cas Gebhard isola, par culture, un seul et même bacille qu'il put identifier au bacterium coli. Dans 4 cas, le coli bacille était en culture pure ; 2 fois il était *associé au streptocoque pyogène*.

Voici le résumé de l'unique cas où l'examen put être fait sur le cadavre.

Il s'agit d'une femme ayant eu, pendant le travail, 39°5 et 144 pulsations et ayant été traitée par des innections intra et post partum avec une solution phéniquée à 2 %.

La mort survint 24 heures après l'accouchement.

Le cœur, les poumons, les reins, ne présentèrent rien d'anormal. Pulpe de la rate légèrement ramollie. Pas de péritonite. Dans la cavité utérine il y avait des débris extraordinairement fétides dont l'ensemencement donna du bacterium coli.

Le compte rendu de l'autopsie est si sommaire, les renseignements bactériologiques si incomplets, qu'il est de ce fait impossible de conclure que la mort est due à l'infection par le bacterium coli dont la présence n'est d'ailleurs pas signalée dans les tissus.

Quoi qu'il en soit de ce point Gebhard crut pouvoir conclure de ces 6 cas que « *si le bacterium coli n'est pas l'unique agent, l'agent spécifique, de la tympanite utérine il en est au moins le plus habituel.* »

Krönig (1897) reprend cette étude sur 19 parturientes atteintes de fièvre et chez lesquelles le liquide amniotique exhalait une odeur putride.

En examinant soit le liquide amniotique recueilli dans l'utérus avec toutes les précautions voulues, soit la sécrétion bronchique et stomacale de l'enfant mort *in utero*, il mit 4 fois en évidence le bacterium coli savoir : 2 fois en culture pure, et 2 fois en association avec de nombreuses colonies d'un diplocoque anaérobie facultatif troublant fortement le bouillon.

S'appuyant sur les expériences de Baginsky, Krönig exprime des doutes sur le rôle du bacterium coli à l'état de pureté dans la production des gaz putrides *in utero*.

Plus récemment (mars 1898) **J. Whitridge Williams,** professeur adjoint d'obstétrique à l'université Johns Hopkins, rapporte que sur 40 cas de suites de couches fébriles il a pu mettre en évidence, dans les lochies utérines, 6 fois le coli bacille dont 4 en culture pure et 2 en association soit avec le streptocoque, soit avec le staphylocoque.

Il est muet sur la question tympanite utérine.

Reprenant à son tour l'étude du rôle du bacterium coli dans la tympanite utérine, **Gebhard** (1897), s'efforce de défendre ses conclusions premières, non seulement contre Krönig, mais contre Schnell (1896) et Göbel (1897), qui s'appuyant partie sur des observations cliniques, partie sur des recherches de laboratoire, ont essayé de prouver que *le bacterium coli n'a pas un rôle prédominant dans la tympanite utérine* (voyez p. 394 et suiv.)

Après avoir rappelé qu'il n'a pas considéré le coli-bacille comme le microorganisme unique et spécifique de la tympanite utérine, car « sûrement, dit-il, tout bacille ou coccus aérogène est en état, s'il trouve accès dans la cavité de l'œuf, d'y produire des gaz », Gebhard constate à nouveau qu'ayant fait, aussi souvent que l'occasion s'est offerte depuis la publication de son premier mémoire, des cultures dans la tympanite utérine, il y a mis en évidence le coli-bacille.

C'est ainsi que sur 15 cas nouveaux, il aurait rencontré :

9 fois, le coli pur;

5 fois, le coli associé au streptocoque.

L'un de ces 5 derniers cas, s'est terminé par la mort.

Deux objections peuvent être opposées à Gebhard : c'est d'abord qu'il n'a fait que des cultures aérobies (on verra plus loin, l'importance de cet oubli).

La seconde objection c'est que les expériences de Schnell semblent démontrer l'incapacité du coli-bacille à produire des gaz dans la cavité de l'œuf.

Ayant rempli de liquide amniotique stérile des tubes de culture, et les ayant inoculés avec des cultures de coli-bacille, Schnell dit avoir constaté qu'il ne se produisait pas de gaz, tant qu'on n'ajoutait pas du sucre de raisin.

Gebhard s'élève contre la conclusion, qu'on pourrait être tenté d'en tirer, que le liquide amniotique ne renferme aucune substance aux dépens de laquelle le coli-bacille puisse faire du gaz.

Il est vrai, fait-il remarquer, que si l'on prépare un tube avec du bouillon ou de la gélatine, sans addition de sucre de raisin, qu'on l'inocule avec une culture de coli, et qu'on le place à l'étuve il ne paraît s'y développer aucun gaz.

Et pourtant du gaz s'y développera manifestement si l'inoculation est faite suivant certaines précautions : par exemple, dans les cultures par émulsion, soit de gélatine, soit d'agar, à la température de la chambre, c'est-à-dire dans les cultures où le matériel d'inoculation est finement divisé dans le milieu nutritif liquéfié, au lieu d'y être porté par piqûre ou rayure.

Dans les cultures par émulsion d'agar, maintenues à la température de l'étuve, la formation de bulles gazeuses se produit plus tôt et plus abondamment qu'à la température de la chambre.

L'adjonction de sucre de raisin ne ferait que favoriser la production, et *surtout la mise en évidence* des gaz.

N'est-il pas évident que la large surface de culture représentée par les membranes et la peau du fœtus, les obstacles apportés à l'émission, la température élevée qui règne dans l'utérus, sont des conditions favorables à la production du phénomène?

Dira-t-on qu'il n'existe pas, dans la cavité de l'œuf, de substances dont le coli-bacille puisse tirer des gaz? A coup sûr il n'y a pas de sucre de raisin. Mais qui ne voit que le contenu de l'œuf est un milieu nutritif renfermant en abondance des matériaux valant nos milieux artificiels ? Le liquide amniotique avec lequel on a toujours expérimenté n'est pas tout. Le vernix caseosa, l'amnios, le cordon et *surtout l'enfant mort* ne sont-ils pas pour les bactéries de bien meilleurs milieux ?

Et Gebhard de conclure :

« Puisqu'il est prouvé que le bacterium coli se trouve souvent dans la cavité de l'œuf, lorsqu'il y a tympanite utérine, et que ce bacterium coli peut produire des. gaz même avec des substances dépourvues de sucre de raisin, je ne puis comprendre pourquoi on veut lui refuser un rôle pathogène dans la production des gaz dans l'utérus. »

La question doit être réservée.

Mais ce qui paraît bien démontré actuellement par les recherches de Krönig, de Whitridge Williams, etc., c'est que, conformément aux expériences de Walthard, le liquide amniotique offre, après la rupture des membranes, un milieu de culture favorable au développement du bacterium coli qui peut, par la **résorption de ses produits de sécrétion,** causer la **fièvre du travail,** et déterminer ultérieurement une **endométrite coli-bacillaire avec fièvre pendant les suites de couches** (5 fois sur 179).

Le bacterium coli peut-il de l'utérus infecter l'économie entière ?

Oui, dit-on, dans des cas exceptionnels.

Voyons donc, en détails, les cas invoqués à l'appui de cette thèse.

*

1° **Ahlfeld** (1893), rapporte l'observation — déjà publiée en 1892, par son élève Schwartz, dans une thèse intitulée : « Cas exceptionnel de péritonite » — d'une III pare ayant eu pendant la grossesse un écoulement purulent et « qui présenta des suites de couches extraordinaires. »

« Cette femme, qui pendant le travail avait accusé des douleurs spéciales dans le côté droit, se leva dès le 2e jour pour aller chercher son enfant. A midi le 3e jour elle fut prise de frisson avec 39, 9 et 128, ventre tendu, douloureux surtout à gauche.

Les jours suivants, bien que la température montât

à 40°5, l'état général n'était pas celui d'une infection septique grave ; cela ne sentait pas la péritonite généralisée.

Au 7e jour survinrent de violents flux de ventre répétés, accompagnés d'un ténesme prononcé, de telle sorte que l'accouchée demandait fréquemment le vase.

On pensa à l'ouverture d'un exsudat dans l'intestin, mais on ne put jamais trouver de pus dans les matières ; il n'y eut pas non plus d'évacuation par le vagin ni par la vessie.

Cet état de diarrhée et de ténesme dura jusqu'au 18e jour. La température se maintenait aux environs de 40, le pouls au-dessus de 100.

Le palper était impossible sans narcose.

Celle-ci fut faite le 17e jour, et l'on put alors sentir, au-dessus du ligament de Poupart droit, une tumeur épaisse, dure, montant vers la partie postérieure de la crête iliaque, s'arrêtant vers le milieu du ventre, en formant une grosseur en forme de dôme surplombant la symphyse.

Le *diagnostic* resta hésitant entre un pyosalpinx double et un exsudat périmétrique double ; et comme, avant l'accouchement, il existait une gonorrhée intense, on pencha plutôt pour un exsudat périmétrique bilatéral, encapsulé, produit de la gonorrhée ou d'une infection mixte.

Une ponction exploratrice ayant échoué, le professeur Küster fut appelé le 24e jour, diagnostiqua une paramétrite, et se prononça pour l'*incision*. Celle-ci fut faite le lendemain : une incision couche par couche de 15 c. de long, dans la direction du ligament de Poupart, prouva qu'il s'agissait d'un *foyer péritonéal enkysté entre des anses intestinales.* La cavité ayant été agrandie avec le doigt, avec précaution naturellement, afin de ne pas désunir les adhérences intestinales, on la trouva remplie de granulations et communiquant avec une cavité d'abcès *se prolongeant vers le foie.* Le pus fut recueilli dans une pipette et soumis à l'examen du professeur Fränkel.

Tamponnement à la gaze, etc.

Loin de tomber après l'intervention, la température et le pouls montèrent, si bien que le 30e jour la patiente fut transférée à la clinique chirurgicale.

Là, on constata que l'exsudat persistait encore des deux côtés de l'utérus ; et le 41e jour, après des alternatives de mieux et de pire, on perçut, dans le cul-de-sac latéral gauche du vagin, une tuméfaction s'étendant loin vers la gauche. On fit alors une incision, comme pour la ligature de l'iliaque externe de ce côté, et on découvrit en avant de la vessie un foyer purulent, filant vers la droite. Tamponnement et drainage.

A partir de ce moment, il y eut une amélioration durable suivie de guérison.

Ahlfeld se croyant autorisé à éliminer dans ce cas toute cause d'hétéro-infection, soupçonnait une auto-infection gonococcique.

Les recherches pratiquées par C. Fränkel *sur le pus retiré du premier abcès,* montrèrent, outre des *streptocoques,* de grandes masses de bâtonnets qui *furent* identifiés avec le bacterium coli commune. »

⁎ ⁎

2° On cite toujours le « cas d'infection puerpérale mortelle par bacterium coli », rapporté en 1894 par **Eisenhart**. Le voici :

« Il fut appelé, le 10 octobre 1893, auprès d'une femme de 30 ans, V pare, accouchée spontanément le 19 septembre précédent après un travail long et difficile, et ayant depuis lors de la fièvre, des douleurs dans le côté droit et un écoulement fétide, sans troubles de la vessie et du rectum.

Le pied droit était tuméfié ; le membre tout entier était douloureux et immobile.

Palper facile, douloureux à droite. Utérus en arrière, et un peu à droite de la ligne médiane, flanqué à droite d'un exsudat très douloureux, d'environ trois travers de doigt ; ulcération légèrement purulente du museau de tanche.

La cuisse droite est tenue immobile dans l'adduction. Miction spontanée. Pas de diarrhée. Température 40°2. Pouls 122.

Diagnostic : paramétrite aiguë purulente puerpérale du côté droit.

Après une amélioration passagère, le 22 octobre réapparition de douleurs, cette fois dans le pli inguinal droit, avec une infiltration prononcée, douloureuse, s'étendant à 3 ou 4 travers de doigt au-dessous et au-dessus du ligament de Poupart.

Dans la profondeur on sentait la veine crurale thrombosée et douloureuse, sous forme d'un cordon dur.

Le toucher montrait peu de changement quant à l'exsudat. Les ulcérations du col étaient guéries.

Aucune sécrétion pathologique.

Le 8 novembre la peau menace de s'abcéder au-dessus du ligament de Poupart ; en cherchant la fluctuation *on reconnaît la présence de gaz*. Il y a de plus une tuméfaction de tout le tiers supérieur de la cuisse droite, (phlegmon crural puerpéral sans thrombose veineuse, de Winckel.)

La malade se plaint en outre de *borborygmes vésicaux* et de crépitations se produisant à la fin de la miction.

L'urine, retirée par le cathéter, était jaune-orangé, d'une odeur spéciale, non désagréable, très chargée, d'une densité de 1015, à réaction faiblement acide. Beaucoup d'albumine. Pas de cylindres.

Soupçonnant, à la présence de gaz dans l'abcès, une infection coli-bacillaire, Eisenhart se décide à inciser le 9 novembre.

L'incision au point culminant, au-dessus du ligament de Poupart, donne issue à une quantité extraordinaire d'un pus épais, verdâtre, abondamment mélangé de gaz, d'une odeur particulière, cependant ni putride ni fécaloïde. On en recueillit pour en faire l'examen bactériologique.

Malgré cette intervention, l'état de la malade ne fit qu'empirer. Les reins se prennent ; des cylindres apparaissent dans l'urine, qui reste très albumineuse. Urémie. *Mort le 13 décembre, après plusieurs accès d'éclampsie.*

Autopsie :

Poumons sains. Quelques hémorrhagies sous-pleura-

les et péricardiques. Valvules intactes et suffisantes. Myocarde non fragile.

Péritoine lisse. Pas de collection péritonéale. Pas d'adhérences intestinales, à l'exception du rectum englobé dans les cicatrices calleuses qui entourent l'utérus.

Foie anémique et friable. Rate grosse, molle. Reins très hypertrophiés, 315 et 275 grammes, mous, spongieux se laissant décortiquer, à surface lisse, de coloration jaune pâle.

Néphrite parenchymateuse et dégénérescence amyloïde.

Par l'orifice fistuleux de l'abcès, on pénètre dans un canal sous-péritonéal, de 6 cm. de long. et de 2 mm. de large, qui s'étend, du milieu de la branche horizontale droite du pubis, en arrière et en haut vers la colonne vertébrale. Il conduit à la hauteur de la 5ᵉ lombaire, dans une cavité du volume d'un œuf de pigeon remplie de pus épais non mélangé de gaz, et mal limitée.

L'utérus ne montre aucune altération pathologique.

Le tiers supérieur de la cuisse est tuméfié ; la peau est intacte, sauf en un point de la partie postéro-interne, où elle a l'aspect de la gangrène humide. A l'incision le tissu cellulaire sous-cutané et la musculature sont extraordinairement riches d'humeur ; de toutes les fentes s'écoule un liquide séro-purulent. Le tissu est légèrement ramolli.

L'examen bactériologique, pratiqué par Dürck, assistant à l'Institut pathologique, *a porté exclusivement sur l'urine et le pus recueillis le 9 novembre.*

Pus : A côté d'un bâtonnet mobile, un peu gros, arrondi à ses deux extrémités, deux fois aussi long que large, décolorant par le Gram, on rencontre des *streptocoques* peu nombreux.

Ce bâtonnet, inoculé par ponction dans la gélatine, donne au bout de 36 heures des gaz en abondance. Il ne liquéfie pas la gélatine, etc.

Par culture anaérobie il se fait, en 36 heures également, une production abondante de gaz.

Diagnostic : bacterium coli commune.

Pas d'inoculations aux animaux.

Urine : Même résultat que pour le pus. »

⁎ ⁎ ⁎

3° **Rendu** (décembre 92), rapporte la première observation complète «d'infection coli-bacillaire post-puerpérale à porte d'entrée utérine».

« Il s'agit d'une femme de 30 ans, accouchée prématurément depuis 15 jours, ayant eu naguère du rhumatisme et des accidents cardiaques, et prise brusquement d'ictus apoplectique suivi d'hémiplégie, d'aphasie, et de fièvre, 40° 5.

La mort survint au bout de 5 jours.

On avait porté le diagnostic probable d'infection utérine avec endocardite septique et embolie cérébrale.

A l'autopsie : Endocardite végétante de la mitrale. Cœur droit et aorte sains. Poumons congestionnés par places, avec splénisation très accusée aux deux bases. Pas d'infarctus du foie, de la rate, des reins.

Embolie sylvienne gauche et vaste foyer de ramollissement.

L'utérus quoique gros avait conservé sa résistance normale ; nulle part, il n'était friable ni ramolli.

La muqueuse utérine était recouverte de détritus pul-
tacés, brunâtres. Les deux trompes étaient distendues,
surtout celle du côté gauche. Elle renfermait un magma
formé de mucus et de sang, qui obstruait complètement
son calibre.

Il n'y avait pas de péritonite, même adhésive ; pas
d'odeur gangréneuse, pas de tuméfaction des ligaments
larges ni d'infiltration purulente des lymphatiques, non
plus qu'aucune déchirure appréciable du col.

Bref on trouvait, à côté d'un utérus malade, un cœur
atteint d'une endocardite végétante, et une artère sylvienne gauche oblitérée par un embolus, présentant des
analogies de structure évidentes avec les végétations
cardiaques.

Le mécanisme de la mort était parfaitement net ;
il présentait seulement cette anomalie d'avoir évolué avec
une très grande rapidité. A priori on pouvait admettre
qu'il s'agissait d'un processus infectieux, vraisemblablement d'origine puerpérale.

*L'examen bactériologique démontra le processus sep-
tique rattachant l'endocardite à la lésion utérine.*

On ensemença dans du bouillon des débris de la muqueuse de la trompe gauche, recueillis 2 heures après
la mort ; puis, au moment de l'autopsie, du sang de la
veine cave et du cœur, ainsi que de la pulpe encéphalique au niveau du foyer de ramollissement. Il n'a pas
été fait d'ensemencement avec le caillot de la sylvienne.

Au bout de 18 heures, tous ces tubes de bouillon avaient
poussé. Ils ont servi à ensemencer par séries des tubes
de gélose et de gélatine ; sur tous se sont développées
des colonies caractéristiques du bacterium coli commune ; sur agar dépôt abondant, luisant, d'apparence
crémeuse ; sur gélatine petites colonies grisâtres, non
liquéfiantes.

Le coli-bacille s'est toujours rencontré à l'état de
pureté, qu'on examinât les cultures provenant de l'utérus,
du sang ou de l'encéphale. Il n'y avait ni streptocoque,
ni staphylocoque.

« Il est donc bien permis de penser, conclut Rendu,
que le coli-bacille a été chez cette malade l'agent pathogène. *L'infection, d'abord localisée à la plaie utérine, a
pénétré de là dans le sang, puis elle a provoqué au
niveau du cœur un nouveau foyer.* C'est ce foyer, développé dans l'endocarde, qui est devenu le point de départ d'une embolie septique, dont la conséquence a été la
production d'un ramollissement non suppuré. Cette
absence de suppuration n'a pas lieu de surprendre, car
le bacterium coli est irrégulièrement pyogène.

« Il peut venir soit de l'intestin enflammé (Widal, Chantemesse et Legry), soit de la vessie qui se trouve comprimée par l'utérus gravide, et qui peut laisser passer dans
celui-ci les microbes qu'elle contient (bactérie urinaire
de Clado, Albarran et Hallé).

« Il est probable que le coli-bacille se trouve dès lors
très souvent dans les lochies et à la surface de la plaie
placentaire comme dans l'intestin, sans y déterminer
d'accidents.

« Les causes pour lesquelles il va devenir virulent
nous échappent. »

4° **Bumm** (1897), examinant, à la clinique de
Bâle, 95 accouchées atteintes de fièvre pendant
les suites de couches (du fait des organes génitaux), a trouvé une seule fois le bacterium coli
comme agent pathogène. C'est le seul de ses cas
qui se soit terminé par la mort. Il dit avoir constaté
« le passage des coli-bacilles, en masses prodi-
gieuses, de l'aire placentaire dans les vaisseaux
sanguins et lymphatiques, et leur généralisation
dans tout le corps. » La publication détaillée de
ce cas est annoncée.

5° Dans un cas récemment publié par
F. Schenck (1898) et observé en 1896 à la Clinique de mon ami Rosthorn (à Prague), il s'agit
d'une infection *mixte*.

Secondipare de 25 ans ; avortement criminel au 3e mois
le 11 octobre.

Le 15 la femme est transportée, moribonde, à la clinique.
Curettage. Mort le 17.

A l'autopsie (prof. Dittrich) : Péritonite fibrineuse purulente diffuse, suite de salpingite purulente et d'endométrite ichoreuse. Pyélite suppurée gauche. Septicémie
aiguë.

Examen bactériologique (Welleminsky). Les tubes
d'agar et de sérum agar, ensemencés avec le sang, sont
restés stériles.

Placenta, utérus, trompes : nombreuses colonies.

De l'exsudat péritonéal on retire deux colonies différentes : bacterium coli et *streptocoque*, pathogènes tous
deux.

Il s'agit donc, dit l'auteur, d'une infection mixte mortelle due au coli-bacille et au streptocoque.

Dans un autre cas, les lochies examinées renfermaient
le bacterium coli à l'état de pureté. Le sang resta stérile.

Les expériences sur les animaux prouvèrent l'action
pathogène du bacterium coli recueilli dans les lochies
et sa grande virulence. Néanmoins la femme guérit sans
inflammation du tissu cellulaire pelvien ni du péritoine.

Il semble à l'auteur que les infections à coli pur sont
en général plus légères que celles à streptocoque, et
que dans les infections mixtes le pronostic dépend naturellement de l'action pathogène et du degré de virulence
de l'associé.

6° **Krönig** après avoir, en 1897, retiré pendant la vie, de l'utérus d'une accouchée, le bacterium coli associé à d'autres bactéries, a retrouvé
à l'autopsie le bacterium coli en culture pure
dans les gros vaisseaux sanguins de l'utérus.

Et, bien que l'infection de l'utérus par le coli-bacille ne puisse à son avis être considérée ici comme la seule cause de la mort, ce cas lui paraît propre à nous fournir quelques renseignements sur la « *pénétration du bacterium coli de la muqueuse utérine dans l'organisme.* »

« En étudiant une tranche d'utérus prise au niveau de l'aire placentaire il a vu ce qui suit : le péritoine utérin était parsemé de bacterium coli mélangé à des cocci.

En aucun point les microbes en question ne pénètrent dans les fentes lymphatiques, ni dans le tissu musculaire ; ils sont nombreux dans divers gros vaisseaux sanguins — jusqu'à 20 sur une coupe transversale — sans mélange avec les cocci ; tantôt massés, tantôt isolés parmi les globules rouges, ne pénétrant pas dans la paroi des vaisseaux que n'entoure nulle part une infiltration de petites cellules. On n'en trouve aucun dans les thrombus superficiels ; quelques-uns seulement dans les thrombus profonds ; quelques-uns aussi à la surface de la muqueuse. »

Ce cas de Krönig est, vous allez le voir, à placer dans une **catégorie à part.**

En voici le résumé :

Il s'agit d'une femme de 34 ans, mariée depuis 5 ans, qui, lors d'un accouchement prématuré précédent ayant nécessité la délivrance artificielle, avait eu une fièvre puerpérale grave, d'une durée de 6 semaines avec frissons et élévation de température à 40 degrés.

Grossesse actuelle : les dernières règles datent de 6 mois et le début de la grossesse n'a rien présenté d'anormal.

Il y a 4 jours cette femme fut prise brusquement de violentes douleurs abdominales qui la forcèrent à prendre le lit. Depuis ce temps ni selles, ni émission de gaz ; beaucoup d'éructations mais pas de vomissements. On l'apporte en cet état à la Clinique le 20 septembre 1894.

L'abdomen est tendu comme un tambour, extraordinairement douloureux à la pression. La percussion donne dans les parties hautes du ventre une sonorité tympanique par suite de la distension des anses intestinales. Matité dans les parties basses. La langue est sèche ; il y a des éructations et des vomissements.

La grossesse est de 8 mois. La femme sent remuer. À l'auscultation les battements du cœur fœtal sont perçus 144 fois par minute.

Les signes de péritonite s'étant accentués dans les jours suivants, on fit à la paroi abdominale une incision parallèle au *Rectus abdominis* du côté droit. À l'ouverture du péritoine il s'écoula environ 1 litre 1/2 de liquide putride à odeur infecte. La cavité de l'abcès intra-péritonéal était limitée en arrière par la paroi antérieure de l'utérus gravide, en haut par l'intestin adhérent, à droite par le cœcum. L'appendice iléo-cœcal ne fut pas trouvé. L'abcès ainsi isolé fut tamponné à la gaze iodoformée.

Après l'évacuation du pus, la malade se sentit mieux ; le lendemain elle rendit des gaz par l'anus. Les mouvements du fœtus cessèrent d'être perçus après l'opération ; le pansement ne permit pas d'ausculter. Cinq jours après l'opération, début de travail. Le toucher vaginal ne fut point pratiqué. La poche des eaux se rompit 12 heures après les premières douleurs ; le liquide amniotique était clair mais fétide.

Krönig dit ailleurs (p. 162), que la poche fut rompue, avec une pince tire-balle, à la vulve peu avant l'expulsion du fœtus.

Une heure plus tard expulsion d'un enfant frais mort, fétide, présentant le sommet. Il fut enveloppé dans une compresse stérilisée et aussitôt soumis à l'examen bactériologique. Délivrance spontanée rapide.

L'examen microscopique des sécrétions fœtales du vagin, du pavillon de l'oreille, du nez, révéla partout l'existence de bâtonnets gros et courts, décolorés par le Gram. La même constatation fut faite sur les lamelles préparées avec le contenu de l'estomac, de l'intestin grêle et du gros intestin ; dans les préparations par rayure du jus pulmonaire, du liquide péritonéal.

L'ensemencement sur plaques des divers tissus, du sang et du contenu intestinal, donna partout d'innombrables colonies de bacterium coli ; les colonies étaient surtout nombreuses pour le sang du cœur et du cordon.

Par culture la présence du bacterium coli fut prouvée dans les organes suivants :

Sang du cœur, sang du cordon, poumon, liquide péritonéal, contenu de l'estomac, de l'intestin grêle, du gros intestin, enfin dans le placenta *fœtal.*

Dans les espaces intervilleux, remplis de sang maternel, on aperçoit en divers points de la préparation quelques bâtonnets colorés en bleu par le bleu de méthylène boracique.

Il est possible que ces bâtonnets proviennent du tissu fœtal au cours du durcissement et des diverses manipulations auxquelles furent soumises les coupes. Sur les coupes en séries d'un gros vaisseau maternel, pénétrant dans le placenta entre 2 cotylédons, aucun bâtonnet ne put être mis en évidence alors que les vaisseaux voisins du chorion en étaient bourrés.

Cependant l'état de la mère empira rapidement. La mort survint 3 jours après l'accouchement avec tous les signes de la péritonite généralisée.

Aussitôt après la mort, on prit dans la veine crurale, à l'aide de trois anses de platine, du sang qui fut ensemencé sur agar. Rien ne poussa.

En outre à l'aide d'un tube capillaire on recueillit de la sécrétion utérine. Sur lamelle on y trouva de nombreux bâtonnets courts, se décolorant par le Gram et quelques diplocoques. L'ensemencement donna une culture pure de bacterium coli.

Douze heures après la mort on fit l'autopsie qui démontra l'existence d'une *péritonite généralisée consécutive à une perforation de l'appendice iléo-cœcal.*

Les coupes de l'utérus colorées à la Weigert montrèrent, dans les couches superficielles de l'endomètre aussi bien que du revêtement péritonéal, des diplocoques et quelques bâtonnets grêles, tandis que les vaisseaux sanguins et lymphatiques de la couche musculaire en étaient dépourvus.

Les mêmes coupes, colorées au bleu de méthylène boracique (pour mette en évidence le bacterium coli), permettent de reconnaître au niveau de l'aire placentaire, dans les gros vaisseaux non thrombosés, la présence, en masses compactes, du bacterium coli, tandis que les thrombus organisés de la caduque et de la musculature en sont dépourvus.

Quelle conclusion tirer de ces constatations ? Comment s'est faite l'infection du fœtus ?

Le contraste entre la richesse en bacterium coli des vaisseaux fœtaux et la pauvreté des espaces sanguins maternels, l'absence même du microbe pathogène dans les gros vaisseaux maternels parlent contre l'hypothèse d'une infection transplacentaire dont les caractères sont précisément inverses (exp. de Birch—Hirschfeld sur le charbon).

Qu'on se rappelle d'autre part que la mère n'est morte que 4 jours après l'expulsion du fœtus, ce qui a retardé d'autant l'examen de l'utérus.

Cet examen ayant montré la présence du coli-bacille dans la caduque, et dans les vaisseaux perméables de la paroi, à l'exclusion des vaisseaux thrombosés, on peut songer à une autre explication qui est celle-ci :

Le liquide amniotique a été le premier infecté.

L'infection du fœtus est secondaire.

Trois voies sont possibles :

> la peau,
> les alvéoles pulmonaires,
> le tube digestif.

Pour ce qui est de la peau, il n'existe actuellement aucun exemple d'infection par la peau intacte. Or, s'il est permis de conclure de l'examen d'une portion de la peau fait dans ce but à la totalité, on doit croire que dans le cas présent l'infection ne s'est pas faite par cette voie.

Pour les alvéoles pulmonaires où l'on a trouvé les germes banals du liquide amniotique, on sait, par les recherches de Buchner et d'Hildebrandt sur le microbe de la septicémie du lapin et sur le charbon, que l'intégrité de leur épithélium n'empêche pas la pénétration de certains microbes dans le sang.

Il est à supposer, d'après les expériences d'Aschoff et de Schmidt et les observations de Sevestre et de Renard, que le bacterium coli est doué des mêmes propriétés.

La présence du bacterium coli dans les capillaires pulmonaires renforce cette hypothèse. Toutefois il y a à faire valoir contre elle leur petit nombre comparé à celui qui bourre les vaisseaux fœtaux placentaires, leur égalité avec ceux des vaisseaux du rein par exemple, et l'absence du coli dans les alvéoles pulmonaires.

L'infection par le canal intestinal est invraisemblable, si l'on s'en rapporte aux recherches expérimentales sur la pénétration du charbon dans le système circulatoire par la voie intestinale, et à l'absence de microbes dans les vaisseaux de la paroi intestinale.

Bref, conclut Krönig, « j'avoue franchement que dans ce cas, je ne suis pas en mesure de décider sûrement si l'infection s'est produite par la circulation placentaire ou par la surface pulmonaire. »

« Je ferai remarquer, ajoute-t-il, que la diffusion des germes dans le sang semble s'être faite après la mort du fœtus ; car, s'il en était autrement, nous aurions dû trouver une répartition beaucoup plus régulière des micro-organismes dans les capillaires des différents organes. »

Ailleurs Krönig dit, lorsqu'il étudie la question des modes d'infection maternelle :

La question de savoir si, dans le cas ci-dessus, le bacterium coli a pu de la vulve gagner l'aire placentaire, par croissance en surface, ne peut être résolue sûrement par l'affirmative. Il est vrai que dans les cinq derniers jours de la grossesse et pendant le travail, la femme ne fut pas touchée.

Mais il reste possible qu'au cours de la péritonite par perforation préexistante, il se soit fait, par la voie sanguine, un *transport rétrograde des coli-bacilles du péritoine à l'endomètre*.

Comme les vaisseaux du muscle utérin étaient après la mort remplis de coli-bacilles, ce transport est tout au moins imaginable. Contre cette hypothèse, et pour l'ascension des germes de la vulve à la cavité utérine, parlent les constatations faites sur le liquide amniotique.

La poche des eaux s'était rompue prématurément (*au moins en partie*). L'examen, fait immédiatement après l'accouchement, montra que le liquide amniotique était déjà infecté de bacterium coli.

Il faut rapprocher de l'observation de Krönig, celle de **Lesage**.

Macaigne donne cette observation comme un exemple de « pseudo-infection puerpérale de Widal, de localisation secondaire dans l'entérite fébrile à bacterium coli ».

« Il s'agit d'une femme de 29 ans, enceinte de 4 mois, atteinte de fièvre (39°) et de diarrhée et qui avorte le 2 septembre 1891 (clinique d'Assas), 3 ou 4 jours après le début des accidents.

Ceux-ci continuent (39, 40 et diarrhée). Les jours suivants, jusqu'au 9 septembre, diarrhée et fièvre sont les seuls symptômes. Le diagnostic ne peut être porté : infection puerpérale ? fièvre typhoïde ? On pense à de l'infection utérine, bien qu'il n'y ait pas d'écoulement fétide et que l'utérus et les annexes semblent indemnes de toute lésion. Injections intra-utérines au permanganate.

Le 8 septembre curettage qui ne ramène aucun lambeau fétide.

Le 9 septembre la malade est transportée dans le service du professeur Jaccoud à la Pitié, où l'on élimine les diagnostics infection puerpérale et fièvre typhoïde, pour formuler celui d'*entérite subaiguë fébrile*.

Examen des selles : Le bacterium coli virulent prédomine.

A partir du 27 octobre apparaissent des signes de péritonite enkystée indolore, ou d'ascite enkystée.

A partir du 29, en présence de l'aggravation de l'état général et de la cachexie, on pense à la tuberculose péritonéale et intestinale.

La malade est transférée en chirurgie où elle meurt le 5 novembre.

Autopsie faite par Ménétrier.

Poumons sains ; congestion des parties postérieures. Cœur, aorte sains. Un ganglion caséeux au devant de la trachée.

Foie gros. Bile jaune. Rate grosse et molle, avec des points blanchâtres. Péritoine semé de saillies plates verdâtres dues à la péritonite adhésive.

Grosse poche de pus entourant l'intestin en avant et en arrière, et limitée par les anses intestinales et le grand épiploon en avant. Paroi tomenteuse. Pus verdâtre, assez filant. Utérus gros. Cavité élargie ; surface grisâtre, pulpeuse avec du pus. Trompes volumineuses, contournées, infiltrées de pus.

L'intestin contient une matière liquide jaunâtre. Pas d'altération de la muqueuse, rein congestionné.

La culture du pus et du contenu intestinal donne du bacterium coli pur.

Une goutte de pus de la trompe sous la peau d'une souris est sans résultat. »

Nulle part ailleurs, dans cette thèse de 1892 sur le rôle du bacterium coli dans la pathologie, il n'est question d'infections génitales.

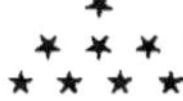

Des deux cas de Krönig et de Lesage est également à rapprocher celui décrit par **Chantemesse, Widal et Legry** (1891), sous le titre de « **Pseudo-fièvre puerpérale.** »

« Une femme enceinte de 4 mois entre à Lariboisière pour une *obstruction intestinale datant de 9 jours.*

L'avant-veille de son entrée elle a vomi son dîner, et depuis lors elle se plaint d'une vive douleur, siégeant sur les côtés de l'abdomen.

Dans la nuit du 29 au 30 avril, vomissements incessants de matière verdâtre, facies grippé, nez froid, extrémités légèrement cyanosées. Température du matin 37°5. Le ventre est ballonné et présente, dans sa partie sus-ombilicale, le relief d'anses intestinales distendues. Sonorité dans la région péri et sus-ombilicale, matité au-dessous, pression des flancs très douloureuse. Au toucher vaginal, le col est ramolli, entr'ouvert ; l'utérus gravide en rétroversion, est venu se mettre en contact avec le sacrum. Par le toucher rectal, dans la position genu-pectorale, l'utérus est redressé ; il s'écoule aussitôt une assez grande quantité de gaz et de matières fécales liquides. Température du soir 38°.

Le lendemain les vomissements porracés persistent, cependant l'état général est meilleur ; la face est moins grippée, les extrémités se réchauffent ; le ventre est moins développé. Température du matin, 37°5. Soir, 38°4.

2 mai. Amélioration sensible, diarrhée.

Ventre souple. T. matin 37°8 ; soir 37°7.

3 mai. A 4 h. du matin fausse couche, presque sans douleurs ; le fœtus et le placenta avaient été expulsés en même temps.

Le matin, l'état général est assez bon. T. 37°2.

Le soir la température s'élève brusquement à 39°.

4 mai. Diarrhée très abondante. Frissons la nuit dernière. Ce matin température 39°6. La muqueuse du col utérin est grisâtre, pulpeuse, comme sphacélée. La paroi postérieure du vagin est tapissée d'ecchymoses lie de vin.

Injection intra-utérine de 2 litres de sublimé à 1 p. 1,000 ; issue de débris placentaires et de caillots d'une odeur infecte. Soir, 37°8.

L'ensemencement de ces débris sur milieu nutritif donne des cultures pures de coli-bacille.

Le lendemain : Température matin, 39° ; face grippée, extrémités froides, voix cassée.

Curettage de la cavité utérine qui ramène des débris de placenta infects. Irrigation continue avec de l'eau naphtolée ; soir 37°5, pouls 104. Mort dans la nuit.

Autopsie 30 heures après la mort. La partie inférieure de la cavité abdominale est remplie d'un pus séreux, verdâtre, contenant de petits grumeaux. Les anses intestinales baignent dans ce liquide. *Une anse présente une plaque sphacélée adhérente à l'utérus.*

La cavité utérine renferme des débris placentaires qui ont échappé au curettage ; sa muqueuse est pulpeuse, tapissée d'un exsudat noirâtre qui s'étend sur le col et sur les parois du vagin. L'intestin ne présente pas d'ulcérations des glandes de Peyer ni de lésions notables. Les ganglions mésentériques ne sont pas engorgés. Congestion des 2 bases des poumons.

Adhérences pleurales anciennes ; cavernes tuberculeuses au sommet droit.

Dans le pus de l'abdomen, les débris de la cavité utérine et du vagin, le sang du cœur, il y avait à l'état de pureté le coli-bacille. »

DISCUSSION

Grâce à ces observations que vous venez de lire *in extenso*, il vous est possible de vous faire une opinion sur la question controversée de l'infection puerpérale coli-bacillaire à porte d'entrée *utérine*.

Dans les trois cas qui précèdent il s'agit manifestement d'une auto-infection d'origine intestinale qui n'a rien à voir avec la fièvre puerpérale à porte d'entrée utérine.

Le mécanisme en est aisé à saisir dans l'observation de Krönig. En l'étudiant, nous arriverons vite à démêler celui qui, dans les observations de Lesage, de Chantemesse, Widal et Legry, a présidé à l'éclosion des accidents.

On sait, depuis les recherches d'Escherich (1885 et 86), que le tube digestif de l'homme et des animaux renferme constamment (et en si grande abondance qu'on a pu évaluer à 12 ou 15 milliards le nombre éliminé chaque jour avec les fèces) un bâtonnet ou bacille court, de longueur variable (2 à 3 µ. et plus sur 0,4 à 0,6 µ. de large), isolé ou géminé, plus rarement en petits amas.

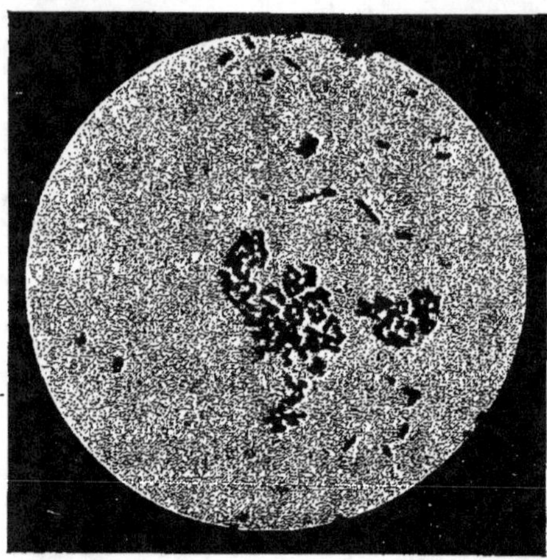

Fig. 376

Bacterium coli commune en culture pure. Grossissement de 1350 diamètres. D'après une préparation de Marmorek (Institut Pasteur).

Ces bâtonnets sont animés de mouvements de déplacement dus à des cils vibratiles que les méthodes de coloration mettent en évidence.

Facilement colorés par les méthodes ordinaires ils se décolorent par le Gram.

D'une culture facile sur les milieux ordinaires, de 12 à 46°, et dans l'urine fraîche stérilisée à 100°, ils se développent presqu'aussi bien en présence qu'en l'absence d'oxygène ; ils sont anaérobies facultatifs.

Les cultures sur plaques exhalent une odeur forte, fétide, fécaloïde.

La gélatine n'est jamais liquéfiée ; dans les cultures il se développe exceptionnellement des gaz à moins qu'on n'ajoute du sucre de raisin.

Le maximum du développement gazeux s'observe dans le bouillon glucosé à 2 °/₀, lactosé à 2 °/₀ et additionné d'un peu de craie, saccharosé à 2 °/₀.

Je renvoie pour les caractères de ces cultures aux traités spéciaux.

Dès l'abord, et bien qu'Escherich eût très nettement constaté la virulence des cultures, mortelles pour les animaux en injection intra-veineuse, le microbe en question : Bacterium coli commune, Bacille du Côlon, Coli-bacille fut considéré comme un saprophyte sans importance, un hôte inoffensif, sinon utile. On ne tarda pas à s'apercevoir qu'il pouvait acquérir des propriétés nocives et devenir pyogène (abcès du foie, abcès du rein, pyélonéphrite, etc.)

Déjà les recherches de Laruelle, bientôt confirmées par celles de A. Frankel, Malvoz, Barbacci, etc., l'avaient classé comme producteur de péritonite, et celles de Wyss (1889) comme capable de causer une infection septique à terminaison mortelle.

Arrêtons-nous un instant sur son **rôle péritonéal.**

Lorsqu'il existe, comme dans le cas de Krönig, une solution de continuité de l'intestin, *une perforation de l'intestin,* l'infection péritonéale colibacillaire s'explique sans difficulté : chaque contraction intestinale fait pénétrer dans la séreuse de nombreux bacilles qui y exercent leur action phlogogène. C'est ainsi que dans 8 cas de péritonite par perforation, qu'il s'agit de péritonite due à une hernie étranglée chez l'homme ou de péritonites provoquées chez l'animal, Laruelle (89) a pu s'assurer, par l'examen microscopique et par des cultures, de la présence constante d'un bacille bien défini dont les principales propriétés étaient précisément celles qui, d'après Escherich, caractérisent le bacterium coli commune.

Mais cette solution de continuité n'est pas indispensable. **Le microbe peut traverser la paroi intestinale intacte, en apparence au moins.**

Depuis longtemps on soupçonnait que les phénomènes cholériformes compliquant les hernies étranglées (choléra herniaire), étaient dus à des matières toxiques renfermées dans le liquide transsudé dans le sac et inoculées dans la grande cavité péritonéale.. D'où le précepte de Verneuil (1861) de désinfecter soigneusement le sac, l'anse étranglée et l'épiploon avant même de procéder à l'exploration de l'anneau et à son débridement.

Etudiant en 1889, à l'aide des nouvelles méthodes, ce liquide ainsi transsudé de l'intestin non ulcéré, Clado y démontra dans 3 cas la présence d'une bactérie spéciale, mobile, qu'il dénomma *bactérie de l'infection herniaire*. Il la retrouva à l'autopsie dans la sérosité péritonéale, les viscères, rate et poumon, le sang. C'était, on l'a su depuis, le bacterium coli.

Deux ans plus tard (91) Malvoz examinant le liquide péritonéal dans des cas d'occlusion intestinale mortelle, y trouve et y cultive le bacterium coli.

De même dans des cas d'appendicite *sans perforation*.

Ainsi se trouvait démontré d'une part que la dilatation et la tension intra-intestinale, d'autre part que la vascularisation intense, la congestion passive, l'épaississement de la paroi, le boursouflement et l'ulcération de la muqueuse déterminés par la compression, permettent au coli-bacille de franchir la barrière intestinale, normalement imperméable, et d'infecter le péritoine.

Et de fait, si l'on pratique des coupes portant, chez un malade mort de hernie étranglée sans perforation, sur le contour de la partie serrée, sur la partie convexe de l'anse étranglée et sur la région de l'intestin qui avoisine l'étranglement, en amont de celui-ci, on voit que les glandes sont remplies de micro-organismes de différentes espèces, au point de former des boudins parallèlement allongés.

Parmi ces micro-organismes un seul, le bacterium coli, traverse les limites de la glande et pénètre dans le tissu environnant ; les lymphatiques de la muqueuse et quelques vaisseaux en sont remplis. On peut le suivre dans sa migration jusqu'à la superficie de l'intestin, c'est-à-dire jusqu'à la couche péritonéale.

Du péritoine le bacille d'Escherich se diffuse très rapidement dans tout l'organisme (foie, rate, reins, poumons, corps thyroïde, méninges..... vessie et **utérus.**

Rien n'est plus simple dès lors que de comprendre le mécanisme du cas Chantemesse, Widal et Legry.

L'utérus gravide en rétroversion, disent ces observateurs, a exercé sur l'intestin une compression analogue à celle exercée dans l'étranglement herniaire par l'anneau du sac. D'où une altération des parois permettant d'abord la migration du coli-bacille dans le péritoine ; et de là secondairement dans le sang et les principaux organes

y compris l'utérus et son contenu (cas de Krönig, cas de Pinard.)

C'est une explication de même ordre que propose Ahlfeld pour son observation.

Il y eut d'abord, pense-t-il, une péritonite localisée produite par une infection utérine à streptocoque et à gonocoque. Les adhérences périmétriques résultant de ce processus ont altéré la nutrition de la paroi intestinale, et permis *secondairement* la migration du bacterium coli qui dès lors a dominé la scène.

Qu'on adopte cette explication, ou celle plus vraisemblable à mon sens d'une appendicite méconnue, il n'en reste pas moins que cette observation d'Ahlfeld ne saurait servir à établir l'existence d'une **infection coli-bacillaire post partum à porte d'entrée utérine.**

Voyons si les autres observations rapportées plus haut vont nous apporter cette preuve.

Eisenhart, recherchant la voie de pénétration du coli-bacille dans son cas d'infection *mixte*, se prononce en faveur de la voie vagino-utérine, placentaire. Il s'appuie pour cela sur la localisation extra-péritonéale de l'abcès, et l'existence au début de signes d'endo et de périmétrite.

L'infection vésicale serait, elle aussi, venue du vagin par l'urèthre d'où cystite, puis néphrite ascendante, etc. Il y aurait eu à la fois infection strepto-coli-bacillaire puerpérale et infection urineuse *par les voies naturelles*.

Il en tire cette conclusion qu'il est dangereux, chez une femme en travail, de pratiquer le toucher vaginal en frôlant le périnée ; que les gardes, les sages-femmes et les parturientes elles-même doivent, lorsqu'elles nettoyent le périnée postérieur, après la défécation, veiller à ne le point frotter d'arrière en avant, mais dans la direction opposée, le coli-bacille habitant normalement les organes génitaux externes.

Nous n'y contredisons pas. Loin de là. Il nous sera cependant permis de faire observer que l'étude d'Eisenhart est trop incomplète pour servir à la démonstration de l'infection coli-bacillaire puerpérale à porte d'entrée utérine.

En effet Eisenhart n'a vu la malade pour la première fois que 30 jours après l'accouchement. Le contenu de l'utérus n'a donc pu être étudié en temps et lieu.

Le diagnostic infection puerpérale *mixte* à coli et streptocoque repose exclusivement sur l'examen du pus recueilli 50 jours après l'accouchement ; celui d'infection urineuse à coli-bacille, sur l'examen contemporain de l'urine.

La mort est survenue 84 jours après l'accouchement, 34 après l'ouverture de l'abcès, au milieu de manifestations urémiques.

Ni dans l'utérus, ni dans les organes on n'a recherché soit par le microscope, soit par les cultures, le coli-bacille supposé pathogène.

L'observation de Rendu elle-même laisse la question irrésolue.

Car outre qu'il n'a vu la malade que 15 jours après l'accouchement, le diagnostic d'infection utérine ne s'appuie sur aucun examen bactériologique du contenu utérin fait pendant la vie. Ce diagnostic repose exclusivement : 1° sur l'ensemencement de débris de muqueuse de la trompe gauche, recueillis il est vrai deux heures après la mort, mais dans un cas où il est dit : « il n'y avait pas de péritonite même adhésive, etc ; »

2° du sang de la veine cave, du cœur et de la pulpe encéphalique au niveau du foyer de ramollissement » recueillis *à l'autopsie.*

Laissons de côté cette objection que, comme tous les microbes de l'intestin, le coli-bacille pouvant se développer facilement sur le cadavre et se rencontrer dans la moitié des autopsies faites dans les délais légaux (Würtz et Hermann) « il faut, autant que possible, rechercher le microbe pendant la vie ou rapidement après la mort » lorsqu'on veut établir son action pathogène. Acceptons l'interprétation de Rendu sur la nature de l'endocardite et de sa complication. Il reste une objection capitale : la voie supposée de pénétration du coli-bacille n'a été établie ni par l'examen histologique, ni par l'examen bactériologique de l'utérus.

Qu'étant donné la promiscuité périnéale le doigt explorateur et les instruments puissent y cueillir au passage le bacterium coli, l'inoculer de là à l'utérus et y produire une endométrite, c'est ce que semblent prouver les observations de von Franque, de Gebhard, de Krönig, de Withridge Williams et de Schenk, rapportées plus haut.

Que des selles inopportunes, des déchirures périnéales complètes puissent favoriser cette inoculation, je suis disposé à le croire avec Withridge Williams. Dans les deux cas d'infection coli-bacillaire localisée à l'utérus qu'il a pu

suivre complètement, il note qu'il s'agissait de patientes atteintes d'éclampsie. Il fut nécessaire de dilater le col manuellement et d'extraire le fœtus. Dans les deux cas de l'huile de croton avait été administrée avant l'opération, produisant des selles liquides profuses pendant son exécution. Les mains en furent inévitablement souillées.

Dans un autre de ces cas, où l'on trouva dans les lochies utérines le bacterium coli associé au streptocoque, il y avait une déchirure complète du rectum par laquelle le coli-bacille a trouvé un accès facile dans le canal génital.

Mais tout cela ne prouve pas, les femmes ayant guéri sans plus, que la muqueuse utérine n'oppose pas une barrière à la migration du coli dans les vaisseaux sanguins et lymphatiques de l'utérus, à la généralisation par la voie utérine.

De telle sorte que tout compte fait je ne vois d'éventuellement concluante que l'observation de **Bumm**. Il dit en effet avoir dans son cas :

1° constaté *pendant la vie* le bacterium coli à l'état de pureté *dans les lochies utérines ;*

2° après la mort le prodigieux passage des coli-bacilles en grandes masses de l'aire placentaire *dans les vaisseaux sanguins et lymphatiques de l'utérus ;*

3° sa *généralisation dans tout le corps.*

Il avait fait, contre une hémorrhagie grave de la délivrance, un tamponnement de la cavité à la gaze iodoformée. Pendant qu'il introduisait la gaze, la patiente chloroformée eut plusieurs selles liquides sous l'influence d'efforts involontaires. Des lavages au sublimé furent faits chaque fois mais ils ont été insuffisants.

Regrettant que les détails complets me fissent défaut — car ce cas est le seul dans lequel on ait pu suivre, pour ainsi dire pas à pas, l'invasion coli-bacillaire à porte d'entrée utérine — j'ai écrit à mon collègue Bumm. Voici sa réponse :

« A un examen ultérieur il nous est apparu, dit-il, que les gros bacilles qui se trouvent dans les vaisseaux se colorent par le Gram ; *ce ne sont donc pas des coli-bacilles.* Ils appartiennent sans doute au groupe des bacilles anaérobies récemment décrits par Krönig et autres. »

Rappelons que Bumm étudie ces questions depuis dix ans. Quelle leçon pour les bactériologistes néophytes à qui 48 heures suffisent pour étudier et cataloguer un cas d'infection puerpérale !

Que nous reste-t-il alors comme cas démonstratif? Rien. Le chapitre infection coli-bacillaire puerpérale est à reprendre en entier.

Voici quelques données expérimentales qui pourront guider les observateurs futurs.

Dans un mémoire publié en mars 1897, dans *Archivio di ostetricia e ginecologia*, **Morisani** le jeune, assistant à l'Institut d'obstétrique et de gynécologie de Naples, **a étudié expérimentalement l'action du bacterium coli sur l'endomètre du cobaye.**

Après avoir constaté que l'injection intra-utérine de 1/2 à 1 cc. 1/2 d'une culture dans le bouillon vieille de 48 heures(à 37°) ne déterminait aucun trouble soit local, soit général, il fit sur 10 cobayes l'expérience suivante :

Ayant traumatisé la muqueuse utérine, soit en la grattant, soit en l'ébouillantant, soit en la traitant par le nitrate d'argent à 2 °/₀, afin de détruire son pouvoir bactéricide et d'y créer de petits foyers de nécrose ou des plaies qui la missent, *autant que possible*, dans des conditions analogues(?) à celles de la puerpéralité, il injecta dans l'utérus de 1 à 2 cc. de culture virulente de bacterium coli.

Tous les cobayes succombèrent rapidement dans l'espace de 14 à 52 heures à l'*endométrite coli-bacillaire compliquée de péritonite septique.*

Voici le compte rendu in extenso de l'une de ces expériences :

Cobaye n° 1, pesant 300 grammes. Muqueuse utérine préparée par une *injection d'eau bouillante*. Injection intra-utérine de 1 cc. de culture virulente.

Au bout de 24 heures l'animal est manifestement malade ; température élevée. Les organes génitaux externes sont très rouges ; sécrétion fétide. Abdomen légèrement ballonné. Diarrhée abondante. Mort à la 32° heure.

A l'autopsie immédiate on constate une péritonite septique très violente avec formation de néo-membranes et hyperémie des organes.

L'ensemencement du liquide péritonéal et du sang donne du bacterium coli en culture pure.

L'utérus est augmenté de volume et hypérémié, sa muqueuse est recouverte d'une sécré-

tion muco-purulente si abondante qu'elle obstrue comme un bouchon la cavité cervicale.

Au microscope l'épithélium et les couches superficielles de la muqueuse sont en quelques points complètement détruits ; la musculeuse y est à nu. Ailleurs il ne reste que les couches profondes de la muqueuse. Le tout est recouvert de muco-pus dans lequel fourmillent des coli-bacilles.

L'épithélium des glandes est en quelques points en voie de prolifération mais complètement détaché ; ailleurs il a complétement disparu. Les cellules examinées de plus près ont perdu leur forme cylindrique, ont pris un aspect trouble et sont devenues cubiques.

Quelques glandes, mais en très petit nombre, sont kystiques, tapissées d'épithélium cubique et remplies de mucus.

Dans le tissu interglandulaire il y a de nombreux corpuscules lymphatiques.

Les vaisseaux sont bondés ou environnés de globules blancs.

Dans la musculeuse rien à noter.

Les espaces lymphatiques sont dilatés et remplis d'une substance homogène dans laquelle se montrent des coli-bacilles.

Dans le foie, la rate, l'intestin, le rein, on trouve au microscope de nombreux foyers métastatiques coli-bacillaires.

Les mêmes constatations furent faites dans les 10 autres cas.

Inutile d'ajouter que, par des examens comparatifs d'utérus traités simplement par le nitrate d'argent, l'auteur s'est assuré que l'irritation chimique ne produisait ni processus d'endométrite, ni pus

· Sa conclusion est que l'innoculation du bacterium coli sur la muqueuse mécaniquement ou chimiquement irritée du cobaye, produit une endométrite purulente; que l'action pathogène ne s'arrête pas là, mais qu'il se fait, par la migration du coli-bacille dans tous les organes, une infection générale rapidement mortelle.

Morisani a complété son étude par les expériences suivantes :

Tenant compte de ce fait que l'intestin est l'habitat ordinaire du coli-bacille, il a inoculé des cultures virulentes dans le rectum de cobayes.

Chez certains d'entre eux il a, en même temps, produit une irritation mécanique ou chimique de l'endomètre.

Tous les animaux inoculés sont morts dans l'espace de 24 à 36 heures avec tous les symptômes de l'infection coli-bacillaire (élévation de température, diarrhée profuse, coma). A l'autopsie, l'intestin fut trouvé hyperémié, ecchymosé, les plaques de Peyer tuméfiées, quelquefois perforées.

Chez ceux-là dont la muqueuse utérine avait été traumatisée, on constata les altérations précédemment décrites ; les cultures du contenu utérin donnèrent du bacterium coli à l'état de pureté.

On retrouve là les deux modes possibles de l'infection coli-bacillaire chez la puerpérale : 1° l'auto-infection par migration intestino-péritonéale, avec choc en retour sur l'endomètre, qui nous paraît actuellement seule démontrée ; 2° l'infection à porte d'entrée utérine qui, à notre avis, ne l'est pas.

Loin de moi la pensée d'en nier *a priori* la possibilité. Ce que j'ai voulu montrer, c'est :

1° que la preuve en reste à faire ;

2° que si cette variété de l'infection puerpérale existe elle doit être d'une extrême rareté.

J'attendrai donc, pour rechercher les causes qui peuvent produire la virulence de ce saprophyte intestinal (association microbienne, etc.) qu'il soit prouvé qu'il peut être un agent pathogène de l'infection puerpérale vraie, mortelle, d'origine utérine.

EN RÉSUMÉ

Parmi les **pyogènes aérobies** qui, depuis 1879, ont été accusés d'être les agents pathogènes de l'Infection puerpérale proprememt dite, à porte d'entrée utérine, il n'en est qu'un dont le rôle soit hors de doute : le streptocoque pyogène.

Les minutieuses recherches de Widal, de Bumm et de Krönig prouvent qu'il peut, à lui seul, donner naissance aux formes cliniques les plus diverses de cette infection : fièvre du travail, fièvre dite de lait, suppurations utérine, péri-utérine, péritonéale, pyohémie, pseudo-membranes, septicémie pure sans lésions appréciables à l'œil nu, phlegmatia alba dolens.

L'étude des infections puerpérales attribuées au staphylocoque doré et au coli-bacille est loin d'avoir été poussée au même point.

Il semble prouvé que ces deux aérobies pyogènes, inoculés dans la cavité de l'utérus parturient et puerpéral, y peuvent produire, outre une réaction de défense de l'endomètre, des toxines capables de déterminer une fièvre puerpérale de résorption, une toxinémie, d'allures parfois inquiétantes mais à pronostic relativement bénin *quoad vitam* et *quoad functionem*. Il reste à démontrer qu'ils sont capables, comme le streptocoque, et sans lui, de forcer la barrière muqueuse utérine et d'essaimer, par les lymphatiques et les veines, à distance du foyer primaire. Capables d'intoxication, le sont-ils d'infection proprement dite ?

Telle est la question dont la solution est à réserver jusqu'à ce qu'aient été versées au débat de nouvelles observations, recueillies avec le même soin et la même méthode qui ont présidé à l'étude de la streptococcie puerpérale.

Là n'est pas d'ailleurs la seule inconnue à dégager dans ce chapitre des Infections puerpérales. Car voici que se pose à son tour, plus ardue si possible, la question du rôle des anaérobies qu'il nous reste à esquisser.

e. Infections anaérobies.

Au cours de ses recherches sur la fièvre du travail et sur les endométrites puerpérales, Krönig a été amené à constater que dans un certain nombre de cas, où l'examen microscopique des lochies utérines lui révélait la présence de nombreuses bactéries, rien ne poussait cependant sur les cultures en plaques de milieux nutritifs ordinaires (cultures aérobies).

Il s'agissait évidemment de **microbes anaérobies** déjà vus par de nombreux observateurs qui tous avaient reculé devant la difficulté d'une étude semblant ne devoir payer ni le temps ni la peine qu'elle menaçait d'exiger.

Plus tenace que ses devanciers, **Krönig** résolut d'approfondir la question. Voici résumés aussi fidèlement que possible les résultats auxquels il est arrivé.

a. Fièvre du travail.

Nous savons que le staphylocoque et le streptocoque en culture pure ne produisent de gaz putrides, ni dans le liquide amniotique, ni dans les milieux de culture artificiels. Nous avons vu d'autre part que si le bacterium coli, dans certaines conditions déterminées. est capable de faire des gaz, il ne semble pas en état de réaliser une fermentation albumineuse à produits puants comme indol, phénol, etc. (Baginsky).

On pouvait donc a priori penser que **la putréfaction intra-utérine au cours du travail reconnaissait pour cause la présence dans le liquide amniotique de bactéries anaérobies**, c'est-à-dire de même ordre que celles dont Pasteur avait, en 1863, démontré le rôle dans la putréfaction des matières albumineuses.

Et de fait dans 19 cas, où pendant le travail la fièvre coexistait avec une décomposition putride du liquide amniotique, Krönig a vu 15 fois échouer la culture aérobie, alors que 14 fois il a vu pousser, par culture anaérobie, de nombreuses colonies microbiennes donnant naissance à des gaz d'odeur putride.

Etudiant à fond ces colonies il a pu isoler, cultiver, caractériser un certain nombre d'espèces, cocci ou bâtonnets, non encore dénommés ni figurés et dont je résume les principaux caractères dans le tableau ci-joint (p. 382 et 383).

b. Endométrite anaérobique.

Dans 30 cas d'endométrite post partum où les cultures aérobies étaient restées stériles, alors que les lochies utérines fourmillaient de microorganismes visibles au microscope, Krönig a pu faire la preuve que **ces lochies ne renfermaient que des bactéries anaérobies obligées**.

Le plus souvent il n'en poussait qu'une seule espèce dans chaque cas, ce qui ne veut pas dire qu'elle s'y trouvait en culture pure.

Krönig remarque en effet :

1° qu'il est possible que d'autres espèces anaérobies, vivant dans la sécrétion lochiale, ne se développent pas dans les milieux de culture artificielle dont nous disposons actuellement ;

2° qu'il est possible aussi que beaucoup de bactéries de même forme et de même ordonnance dans certains milieux artificiels, soient en réalité des espèces différentes produisant dans l'organisme des effets très différents.

Or assez souvent il n'a pu s'appuyer, pour caractériser l'espèce supposée pure, que sur la forme et l'ordonnance du microorganisme dans l'Agar en couche profonde additionné de sucre de raisin, l'étude n'ayant pu être poursuivie plus loin que la première culture.

Dans la description des diverses bactéries anaérobies retirées pures (avec la réserve ci-dessus) de la sécrétion lochiale, Krönig ne revient pas sur celles, précédemment étudiées (p. 382 et 383), qu'il a retirées pures du liquide amniotique putride, car il les a constamment dans ces cas retrouvées telles quelles dans la cavité utérine au cours des suites de couches.

Ceci dit reportez-vous aux tableaux des pages 384 et 385. Vous y trouverez résumés les caractères morphologiques et biologiques des **espèces isolées à l'état de pureté par Krönig** et qu'il a pu étudier dans les différents milieux.

BACTÉRIES ANAÉROBIES DU LIQUIDE AMNIOTIQUE ET FIÈVRE DU TRAVAIL (Krönig).

	Caractères morphologiques.	Culture en milieux solides par piqûres.	Culture en milieux nutritifs liquides. à l'air.	à l'abri de l'oxygène.	Température favorable.	Rapidité du développement.	Production de Gaz.	Coloration.	Action pathogène.
I. — 5 Cas	*Coccus petit, le plus souvent par couples.*	Agar glycosé ou lactosé, Agar glycériné et formate de soude, Agar + 1/3 de liquide kystique et glycose : Développement à 2 cm. au-dessous de la surface. ——— Très faible développement dans agar sans addition de substances réductrices. ——— Pas de développement dans agar acide, dans gélatine sans addition de subst. réductrices.	Bouillon glycosé et lactosé, Gélatine liquéfiée glycosée, Lait stérilisé : *Négatif.*	Pas fait.	Étuve seulement	Rapide, culture visible en 18 heures.	Non observé.	Se colore par l'aniline. Non décoloré par le Gram.	1 cc. d'un mélange de culture pure sur agar avec bouillon glycosé sous la peau d'un lapin. Aucune réaction.
II. — Cas N. Liquide à odeur très fétide. I pare. Touchée après rupture des membranes. Mort de l'enfant par procid. Perforation à la dilatation complète. Durée du travail, 35 h. 25 ; poche rompue depuis 34 heures. Tempér. monte peu à peu 27 h. après, max. 38°5. Chute rapide après l'accouchement. Pas d'injection. 24 heures après l'accouchement : 38° 1. Acmé 39°7 le 5° jour. Sortie 10° jour. Lochies utérines fétides examinées le 3° jour. Poumon et estomac de l'enfant (mêmes cocci.)	*Cocci de la grosseur du streptocoque pyogène.*	Agar-agar + 1 °/₀ de glycose, Agar-agar + 1 °/₀ de glycose et 1/3 de sérosité kystique : développ¹ le long de la piq. à 2 cm. au-dessous de la surface, gaz abondants. ——— Agar lactosé à 2 °/₀, Agar glycériné avec formate de soude : Développement dans la profondeur sans gaz. ——— Agar faiblem¹ alcalin sans substances réductrices, Agar-agar + 1/3 sérosité kystique, Gélatine glycosée ou non à la température de la chambre : *Négatif.*	Bouillon glycosé ou lactosé, Gélatine liquéfiée avec addition de subst. réductrices : *Négatif.* ——— Lait stérilisé *positif* avec acidificat. et coagulation.	Non fait.	Étuve seulement	Rapide.	Formation abondante dans milieux glycosés à l'abri de l'air.	Se colore par l'aniline. Non décoloré par le Gram.	1 cc. comme ci-dessus sous la peau d'un lapin et d'un cobaye. Aucune réaction inflammatoire.

	Caractères morphologiques.	Culture en milieux solides par piqûres.	Culture en milieux nutritifs liquides. à l'air	à l'abri de l'oxygène.	Température favorable.	Rapidité du développement.	Production de Gaz.	Coloration.	Action pathogène.
III. — Cas Z.	*Bâtonnets grêles de moyenne longr, toujours en longs filaments.*	Agar-agar glycosé, lactosé, ou avec formate de soude et glycérine 5 °/₀. Agar glycosé, et 1/3 de sérosité kyst.: Développemt commence à 2cm. au-dessous de la surface. — Agar neutre, acide ou fortemt alcalin, Gélatine glycosée ou lactosée à la temp. de la chambre : *Négatif.*	Gélatine liquéfiée, bouillon, lait, même addit. de subst. réduct.: *Négatif.*		Étuve de préférence.	Lent. Colonies visibles au bout de 24 h. environ.	Non observé.	Se colore par l'aniline. Non décoloré par le Gram.	Inoculation sous-cutanée et intra-périton. au lapin. *Négatif.*
IV. — Cas B. 1 pare, touchée avant rupture des membranes. Forceps imp. perforation et céphalotripsie. Durée du travail, 20 h.; poche romp. 24 h. av. l'accoucht. La fièvre apparaît 16 h. apr. la rupture des membr., maxim. 38°6. Chûte 1/2 heure après l'accouchement. Pas d'injection. Suites normales 37°5. Au 3e et 9e jour, lochies utérines très fétides, gaz. Même culture.	*Bâtonn. très analogue au bacille du charbon.* 3 à 5 μ, extr. arrondies, ne formt jamais de filaments. Non mobiles.	Agar-agar à 2 cm. au-dessous de la surf., avec faible production de gaz. — Agar-agar additionné *a/* de 5 °/₀ de glycose. Faible dévelopt à 1 cm. au-dessous de la surf. avec très abondante product. de gaz. *b/* 2 °/₀ de lactose. Forte prod. de gaz. *c/* formate de soude et 5 °/₀ glycérine. Développt énergique mais faible production de gaz. *d/* bleu d'indigo, forte réduct. et gaz. — Gélatine à la températ. de la chambre. Faible dévelopt, pas de gaz. — Non liquéfiée. — Gélatine avec 5 °/₀ de glycose. Dévelopt énerg., peu de gaz. — Œufs crus, fort dévelopt avec od. fortemt putride.	Bouillon même addit. de 5 °/₀ de glycos° et de 2 °/₀ de lactos°. *Négatif.* Gélat. liquéf. à la temp. de la ch. *Positif* av. faib. dév. de gaz. Gélatin° liq. av. 3 à 5 °/₀ de glycose. Très fort développt de gaz, en bulles. Odeur caract. de beurre gâté.	Dévelopt très luxuriant dans bouillon glycosé et lactosé. Abondte prod. de gaz, trouble et flocons.	Préfère la tempér. de l'étuve. Pousse moins bien à la temp. de la ch.	Très rapide. La gél. glyc. commence à se troubler après 4 h. à l'étuve. Dans l'agar glycosé la formation de gaz comm. au bout de 8 heures.	Production très forte dans les milieux glycosés, plus faib. dans les autres.	Prend les coulrs d'aniline. Se colore bien par le Gram.	Pathogène. Voir plus loin p. 392

BACTÉRIES ANAÉROBIES DES LOCHIES UTÉRINES (KRÖNIG).

	Caractères morphologiques.	Culture en milieux solides par piqûres.	Culture en milieux nutritifs liquides.		Température favorable.	Rapidité du développement.	Production de Gaz.	Coloration.	Action pathogène.
			à l'air.	atmosphère hydrogène.					
I. — Cas M. I pare. Travail de 160 heures. Poche rompue 5 jours avant. Enfant mort pendant le travail. Perforation. Femme touchée. Pas d'injection prophyl. Première ascension 1er jour, 38.1, p. 118. Acmé, 5e jour, 39.7, p. 98. Cessation de la fièvre 9e j. Sortie 20e jour. Lochies exam. le 2e jour, très fétides, purulentes. Pas de traitement.	Diplocoque.	Agar-agar jusqu'à 2 cm. de la surface, sans gaz. Agar - agar + 5 °/₀ glycose : Fort développement. — Agar - agar + 5 °/₀ lactose.: Faible développement. — Agar - agar + 5 °/₀ de glycérine et formate de soude ; Agar - agar + 1/3 de sérosité kystique et 5 °/₀ de glycose : Fort développement sans gaz. Agar - agar + bleu d'indigo : pas de réduction. Agar neutre, agar fortement alcalin. *Négatif.*	Négatif.		Etuve seulement	Rapide ; cult. bien visibles en 24 heures.	Non observée.	Se colore bien par les couleurs d'aniline. Ne se décolore pas par le Gram.	Inoculé au lapin sans résultat.
II. — Cas F. II pare. Durée du travail 16 h. 35. Rupture spontanée des memb. 1/2 h. avant. Enfant vivant. Femme touchée. Pas d'injection prophyl. Première ascension et acmé 4e jour 38.2, p. 92. Chute 6e jour. Sortie 10e jour. Lochies utérines exam. le 6e et le 10e jour, un peu purulentes, non fétides.	Cocci de la grosseur du strept. pyog., en chaînes jusqu'à 5 articles.	Comme le n° 1 (cas M) mais il y a une forte réduction du carmin d'indigo.	Négatif.		id.	id.	id.	id.	id.
III. — Cas Sch. I pare (accouch. prém. 7 mois). Travail de 6 h. 45. Poche rompue 20 m. avant. Enfant macéré. Non touchée, non désinfectée. Pas de protection du périnée. Première ascension, 3e jour, 38.6, p. 100. Acmé, id. Chute 6e jour. Sortie 10e jour. Lochies utérines exam. le 3e j., sanguines, fétid. Pas de traitem.	Coccus (retiré de 5 colonies différent.) en amas irréguliers dans l'agar.	Agar pur ou mieux glycosé et lactosé : à 2 cm. au-dessous de la surface. — Agar + formate de soude et glycérine : Développement très puissant. — Agar glycosé + carmin d'indigo: forte réduction dans la profondeur.	Bouillon glyc., gélatine liq. glycosée : *Négatif.*	Pas fait (les cocci s. morts à la 3e culture.)	Ne se développe pas à la temp. de la chambre.	Médiocrement rapide.	Non observée.	id.	Inoculation sous-cutanée sans résultat.

BACTÉRIES ANAÉROBIES DES LOCHIES UTÉRINES (Krönig)

	Caractères morphologiques.	Culture en milieux solides par piqûres.	Culture en milieux nutritifs liquides.		Température favorable.	Rapidité du développement.	Production de Gaz.	Coloration.	Action pathogène.
			à l'air.	atmosphère hydrogène					
IV. — Cas G. 1 pare; accouch. prémat. provoq. procédé de Krause (dyspnée urémique 8ᵉ mois). Pas de fièvre pendant les suites de couches. Maxim. 37.8. Pouls jusq. 132. Ecoulement putride. Morte le 5ᵉ j. dans un accès. Utérus enlevé aussitôt après la mort. Ensemencement de la sécrétion brunâtre, fétide. Endométrite anaérobique.	Coccus.	Agar : développement avec peu de gaz. — Agar-agar glycosé, Agar-agar lactosé : Fort développement avec moy. product. de gaz. — Agar-agar glycosé et carmin d'indigo : Forte réduction. Œuf dur : Enorme développement de gaz après 48 heures.	Bouillon glyc., gélatine liq. glycosée. *Négatif.*	N'a pas eu lieu.	Fort développem. à l'étuve ; très faible à la temp. de chambre.	Lent; culture visible après 36 heures.	Dévelop. de gaz fétides par culture sur œufs de poules. Faib. production de gaz dans les milieux sucrés.	Se colore bien par les couleurs d'aniline. Ne se décolore pas par le Gram.	Introduct. dans le périt. d'un lapin de toute une colonne d'agar. Le lapin survit.
V. — Cas B. 1 pare. Travail de 14 h. 20. Poche rompue 3 jours avant. Enfant vivant. Pas touchée mais suture périnéale (réunie *per primam.*) Pas d'injection prophyl. Première ascension, 4ᵉ j. 38.5, p. 90. Acmé 9ᵉ j.,39.7, pouls. 92. Chute 11ᵉ jour ; sortie 14ᵉ j. Lochies exam. le 12ᵉ jour, très fétides, purul. Pas de traitem.	Fins bâtonnets.	Agar-agar + 5 °/₀ de glycose : Fort développ. jusqu'à 2 cm. de la surface. — Agar-agar lactosé, développ. plus faible. — Agar-agar + form. de soude et 5 °/₀ glycérine, faible développ. jusqu'à 3 cm. de la surface.— Agar-agar neutre. *Négatif.*	*Négatif.*	Pas étudié.	Ne pousse pas à la temp. d.l. chambre.	Moyᵗ. rapide. Après 48 heures l'inocul. est nettement visible à l'étuve.	Non observée.	Se colore bien par les coul. d'aniline. Non décoloré par le Gram.	Inoculé au lapin sans résultat.
VI. — Cas X., (p. 390).	Bâtonnet fin, grêle, non mob. jamais en filaments.	Agar : faible développ. jusqu'à 2 cm. au-dessous de la surface. — Agar-agar glycosé, Agar avec sérosité kystique : fort développem. id. — Agar lactosé, faible dévelop. Agar avec glycérine et form. de soude. *Négatif.*	Bouillon glyc., gélatine liq. glycosée. *Négatif.*	Bouillon glycosé : 2 essais infructueux.	Etuve seulement	Rapide ; en 24 h.	Non observée.	Se colore par les coul. d'aniline. Reste coloré, mais seulem. en bleu pâle p. le Gram.	Introduction de fragm. d'agar sous la peau et dans le péritoine de lapins. Aucune réact. locale ou générale.

Les **principaux caractères** des bactéries ainsi retirées pures des lochies utérines sont les suivants : anaérobies obligées, ne poussant qu'à la température du corps, se développant exceptionnellement dans les milieux nutritifs liquides au contact de l'air, donnant pour trois espèces seulement (II et IV p. 382 et 383 — IV p. 385) naissance à des gaz dans les milieux nutritifs artificiels.

Elles semblent pour la plupart préférer la vie saprophytique ainsi que le prouvent les résultats négatifs des expériences sur les animaux (une seule espèce, un bacille aérogène retiré du cas B. n° IV p. 383, s'est montrée pathogène pour le cobaye : voyez plus loin p. 392.)

Leur énergie parasitaire semble très faible puisque dans un seul cas (ci-dessous décrit p. 390) elles ont produit une infection métastatique, tandis que partout ailleurs elles se sont tenues à la surface et dans les couches superficielles de la muqueuse, donnant naissance aux symptômes dont suit l'exposé.

Krönig compte 55 cas d'endométrite anaérobique savoir : 25 cas dans lesquels, les lochies utérines putrides renfermant de très nombreuses bactéries visibles au microscope, l'ensemencement n'a donné aucune colonie par l'emploi exclusif des procédés de culture aérobie ;

plus 30 cas où la culture anaérobie a donné des résultats positifs.

Toujours il y eut des symptômes *locaux* ; dans un certain nombre de cas il s'est produit aussi des symptômes *généraux*.

Au premier rang des **manifestations locales** il faut placer l'abondance et la fétidité de l'écoulement lochial, sa coloration rouge brunâtre à l'acmé de l'infection, purulente dans la convalescence.

La disparition des bactéries anaérobies est plus rapide que dans l'endométrite streptococcique ; si bien que parfois au 7ᵉ jour on n'en retrouve plus trace dans les lochies. En même temps que ces bactéries disparaissent, disparaît aussi la fétidité.

Les formes en bâtonnets semblent en général prédominer sur les cocci qui, lorsqu'ils l'emportent, sont souvent réunis par paires simulant au microscope le streptocoque. Ils se colorent presque tous par le Gram.

Le nombre des bactéries, dans une préparation sèche, est le plus souvent très grand. Dans beaucoup de cas on constate une active phagocytose.

Les *plaies* qui se trouvent dans le vagin ou au périnée et aux lèvres, sont le plus souvent infectées, d'un gris blanchâtre, avec forte tuméfaction vulvaire.

Dans un seul cas il y a eu, par continuité, infection de la trompe droite (salpingite putride enkystée). Jamais on n'a observé de para ni de périmétrite, si bien qu'à la sortie on ne put noter, dans le plus grand nombre des cas, la moindre adhérence.

Les **symptômes généraux** produits par résorption des toxines, — céphalalgie, anorexie, asthénie, — sont beaucoup moins marqués que dans l'infection streptococcique ; ils manquent dans un grand nombre de cas.

Rarement on a noté des frissons.

Les modifications du pouls et de la température ne sont pas aussi grandes que dans l'endométrite streptococcique. Trois fois seulement, on a noté une ascension au-dessus de 40.

Voyez les tableaux comparatifs ci-contre p. 387.

La durée moyenne du séjour à l'hôpital est de 12, 4 jours contre 21, 2 dans l'endométrite streptococcique.

La première élévation de température a lieu le plus souvent au 2ᵉ jour (4ᵉ jour dans la streptococcie.)

Elle s'est faite 7 fois le 1ᵉʳ jour
     10 fois le 2ᵉ —
     5 fois le 3ᵉ —
     9 fois le 4ᵉ —
     3 fois le 5ᵉ —
     3 fois le 6ᵉ —
     2 fois le 7ᵉ —
     2 fois le 8ᵉ —
     1 fois le 9ᵉ —
     0 fois le 10ᵉ —
     1 fois le 11ᵉ —

Bref il s'agit ici d'une **endométrite putride due à la présence dans l'utérus de bactéries anaérobies, et s'accompagnant ou non de symptômes généraux** (fièvre, accélération du pouls, etc.), **imputables à la résorption de produits toxiques** sur lesquels les recherches expérimentales et l'analyse chimique nous ont, avant la lettre, ouvert quelques clartés (sulfate de sepsine de Panum, ptomaïnes, muscarine, putrescine, saprine de Brieger, etc.)

En pareil cas il y a bien **intoxication,** toxiné-

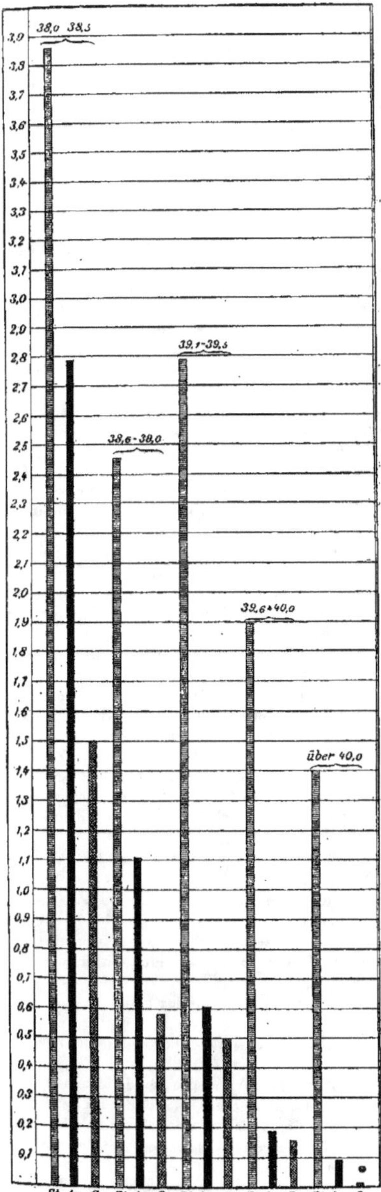

TABLEAUX COMPARATIFS DE LA TEMPÉRATURE
ET DU POULS

dans les Infections anaérobie et streptococciques (Krönig)

Le *Tableau I* montre les différences de température dans les différentes infections : St = Streptococcus pyogenes. — An = bactéries anaérobies. — G = Gonocoque de Neisser.

La hauteur de chaque ordonnée indique combien de fois (voir les chiffres en marge) des températures de 38 à 38,5 ; de 38,6 à 39 ; de 39 à 39,5 ; de 39,6 à 40 ; au-dessus de 40 ont été atteintes par une accouchée de chaque catégorie dans le cours des suites de couches.

La différence de gravité des infections streptococciques d'une part et des infections à anaérobies(et à gonocoques)de l'autre, s'accuse surtout pour les hautes températures. Tandis que pour les températures entre 38 et 38,5 le rapport de fréquence est 3,86 à 2,78, il est de 1,89 à 0,18 pour les températures de 39,6 à 40 et enfin de 1,4 à 0,08 pour les températures au-dessus de 40.

Le *Tableau II* indique le pouls d'après les mêmes principes. Pour les jours de soins (*Verpflegungstage*) la hauteur de l'ordonnée indique directement le nombre moyen de jours de soins (chiffres de droite) au-delà du dixième jour.

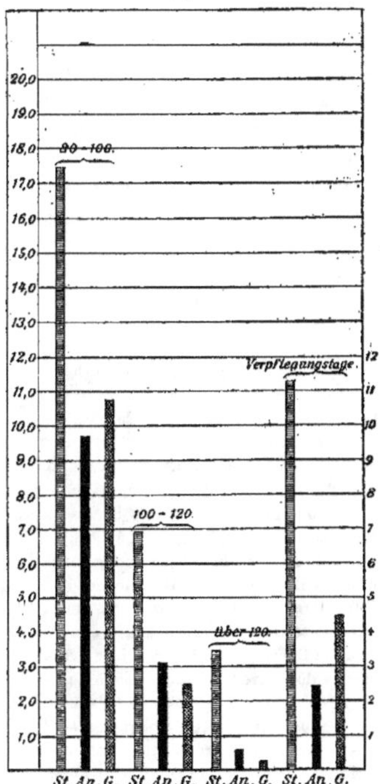

mie ; il n'y a pas septicémie au sens moderne, c'est-à-dire pénétration et généralisation du microbe dans les voies lymphatique ou sanguine.

C'est ce que Duncan, vers 1880, avait voulu désigner par les termes *saprémie, fièvre saprémique*, par opposition aux termes bactériémie, fièvre bactériémique.

Mais ce terme de saprémie ne mérite pas d'être conservé. Il n'y a pas en effet, nous l'avons vu par ce qui précède, que les bactéries saprogènes qui puissent causer la fièvre dite de résorption. Les pyogènes purs, staphylocoques et streptocoques, déterminent parfois cette fièvre.

Et d'autre part un microbe saprogène est peut-être capable, nous allons le voir, de causer une vraie bactériémie.

Il est donc préférable, ainsi que le remarque Krönig, de désigner ces accidents de résorption sous le nom de toxinémie (Tavel), et de dire toxinémie streptococcique, toxinémie staphylococcique, toxinémie par bactéries saprogènes (dont les unes sont, comme le coli, anaérobies facultatives, et les autres anaérobies obligées.)

Nous venons de dire que les bactéries anaérobies obligées de la putréfaction pouvaient peut-être, tout comme les pyogènes, et dans certaines conditions exceptionnelles à déterminer, **causer une fièvre puerpérale mortelle.**

Ernst, privat-docent et assistant à l'Institut pathologique d'Heidelberg, l'avait déjà soutenu en 1892 à l'aide d'une observation restée isolée jusqu'à ces derniers temps et dont voici le résumé :

Femme de 26 ans, 1 pare, dernières règles (?) au commencement de Mars 1892. La perte dure six semaines et la malade accuse des douleurs dans le côté droit.

Cinq semaines avant l'entrée à la Clinique de Czerny, qui eut lieu le 17 mai, une tumeur était apparue dans le côté droit du ventre. Il n'y a aucun signe suffisant de grossesse, pas de colostrum, pas de bruits fœtaux.

L'hystéromètre pénètre aisément à 15 centimètres.

On fait une dilatation du col à l'éponge préparée afin d'explorer manuellement la cavité utérine avant de se décider à une laparotomie ; comme cela ne réussit pas on tamponne l'utérus et le vagin à la gaze iodoformée. Il survient de la fièvre, le pouls s'accélère ; vomissements et contractions douloureuses. Sensibilité de la tumeur à la pression ; rénitence et douleur au-dessus du ligament de Poupart, à gauche (périmétrite et paramétrite aiguës).

Le tamponnement est enlevé ; sous l'influence de douleurs énergiques le col s'ouvre et apparaissent à l'orifice les extrémités osseuses dénudées d'un fœtus de 4 mois.

Ultérieurement gangrène de la lèvre postérieure du col.

Extraction de ce qui reste du fœtus macéré. Curettage. Les jours suivants la cavité est lavée avec les antiseptiques les plus variés, très concentrés, par exemple sublimé à 1 pour 1000 avec placement d'un drain en T dans la cavité utérine d'où s'écoule une sécrétion putride.

La mort survient le 3 Juin à 7 heures du matin, 17 jours après l'entrée.

Diagnostic clinique : Avortement au 4e mois. Fœtus putréfié. Endométrite putride. Pelvi-péritonite septique. Ictère.

L'autopsie fut faite 3 heures après la mort.

Adhérences fibrineuses du grand épiploon à la paroi et aux anses intestinales. Exsudat sanguinolent trouble dans le petit bassin.

La musculature du ventricule gauche est parsemée de petits foyers miliaires ressemblant à des abcès et au centre desquels on voit une lumière ponctiforme.

Rate hypertrophiée avec enduit fibrineux et plusieurs foyers nécrotiques apparents sous la capsule. Tuméfaction trouble des reins. Dilatation du bassinet gauche.

L'utérus (15 centimètres), remonte jusqu'à l'ombilic. Toute la paroi épaisse de 2 à 3 centimètres crépite grâce aux bulles gazeuses qu'elle renferme. Le col a 5 centimètres de long, il est gangréneux, sanguinolent. Cavité utérine, 8 centimètres de long. Surface interne déchiquetée, gris sale. Du plexus pampiniforme droit sourd une sanie sanguinolente.

L'utérus et les ovaires sont tapissé de fibrine. Corps jaune kystique dans l'ovaire droit.

Dans la veine iliaque droite un caillot mêlé de bulles de gaz. Dans l'artère pulmonaire un caillot semblable avec des bulles gazeuses de la grosseur d'un pois.

L'état du foie était surtout frappant. Sur la coupe on voyait de grosses bulles de gaz sortir des gros vaisseaux en telle quantité que des collines d'écume se formaient qui peu à peu se fusionnaient. Si on les enlevait elles se reformaient en quelques minutes.

L'examen sur lamelles de l'écume hépatique et du sang montra un gros bacille de 2,5 à 5 μ de long, à extrémités arrondies, habituellement par paires, se colorant bien par la fuchsine et le violet de méthylène, restant coloré par le Gram, non mobile.

Les cultures sur plaques ne donnèrent pas de colonies aérobies.

Les cultures par piqûre dans l'agar additionné de 2 0/0 de sucre de raisin montrèrent au bout de 24 heures une croissance assez forte dans toute la piqûre, sans production de gaz autour ; la couche supérieure épaisse de 15 m/m restait stérile.

Après 48 heures il y avait des bulles de gaz.

Le contenu de la cavité utérine ne fut malheureusement pas cultivé.

Ernst s'est borné à en faire l'étude histologique.

La muqueuse utérine est nécrotique. On y distingue 3 formes principales de bactéries : « des bacilles longs et gros ; des bacilles plus petits qui ont une grande ressemblance avec ceux qui ont été trouvés dans les organes et nous intéressent particulièrement ; enfin des micrococques qui ont une certaine tendance à se grouper en chaînes, sans toutefois former les beaux chapelets typiques du streptocoque.

Ces coccus pénètrent dans la profondeur jusqu'au point où le tissu a conservé son affinité pour les colorants et forment, à la limite des tissus vivants et morts, des amas épais et compacts qui remplissent des cavités ou des canaux préformés, des vaisseaux sanguins ou lymphatiques si je ne me trompe, pour de là diffuser dans le tissu.

Les gros bacilles, saprophytes ou producteurs de putréfaction je suppose, ne pénètrent pas si profondément ; ils se tiennent dans la couche la plus superficielle nécrotique de la caduque.

A partir du point où le tissu se colore, en se dirigeant vers le tissu utérin, le bacille court occupe seul le terrain.

Le tissu utérin a une friabilité d'éponge, dont les cavités, vraisemblablement produites par des bulles de gaz, sont tapissées de bâtonnets.

Dans les veines utérines se trouvent des amas de bacilles ; les vaisseaux lymphatiques en sont également envahis. Un grand nombre de ces derniers sont thrombosés ; dans les thrombus se trouvent également des amas de bâtonnets. Ce sont surtout les lymphatiques sous-séreux qui sont remplis de bâtonnets.

Dans le foie se voient de grosses bulles de gaz qui sur leurs bords sont tapissées de bâtonnets.

Les rameaux portes sont remplis de bacilles ; également les veines centrales. Par contre les artères hépatiques en sont dépourvues.

Il n'y a malheureusement aucun détail sur les autres organes.

En résumé il existait une infection *mixte* de la cavité utérine par des cocci — s'agissait-il de streptocoques ? la question n'a pas été tranchée — et par le bâtonnet caractéristique ci-dessus décrit. Tandis que les cocci et les gros bacilles n'ont pas franchi la couche nécrotique de la caduque, les bâtonnets anaérobies se seraient répandus dans la paroi utérine par les voies lymphatique et sanguine. Ces bâtonnets auraient pénétré jusque dans la veine cave et, par les vaisseaux communiquants, dans la veine porte.

L'action pathogène de ce bâtonnet n'a malheureusement pas été établie suivant les règles. Au lieu de l'injecter aux animaux en culture pure, ceux-ci ont été injectés directement avec le sang de l'accouchée. Ernst a expérimenté ainsi sur une souris blanche, un cobaye et un lapin. Le lapin a survécu tandis que le cobaye a succombé la nuit suivante, et la souris après 24 heures.

A l'autopsie de ces animaux on a trouvé un œdème sanguinolent du tissu cellulaire sous-cutané.

Chez le cobaye la paroi abdominale était minée d'une cavité gangréneuse.

Dans la sérosité de l'œdème on trouva, outre

les bâtonnets, des cocci et d'autres bacilles qui ne se coloraient pas par le Gram, de telle sorte que l'expérience manque par là de poids.

Bien que l'étude de la bactérie incriminée ne soit pas parfaite, on peut cependant dire avec assurance qu'il s'agissait ici d'un bacille strictement anaérobie.

A cette observation très incomplète au point de vue bactériologique, Krönig fait les **objections** que voici :

La diffusion des bacilles anaérobies par la voie sanguine est en contradiction avec la conception actuelle du genre de vie des anaérobies ; le sang même veineux renferme encore trop d'oxygène pour recevoir et faire vivre des anaérobies.

Nutall, qui récemment a fait des recherches sur un bacille anaérobie analogue et peut-être identique à celui de P. Ernst, a montré que porté *après la mort* dans le système sanguin des animaux il pouvait très rapidement s'y répandre.

De telle sorte que si nous nous souvenons que dans le cas de P. Ernst l'autopsie fut faite en juin, nous pouvons admettre que **la diffusion des germes anaérobies dans les voies sanguines s'est pour la plus grande part faite après la mort**. Il est à la rigueur possible que **pendant l'agonie**, grâce à l'appauvrissement du sang en oxygène, cette diffusion ait pu commencer. A l'appui de l'hypothèse de la pénétration *post mortem* Krönig invoque l'absence de toute infiltration sanguine à l'intérieur ou à la périphérie des bulles gazeuses du foie.

Reste il est vrai l'infection des voies lymphatiques, en particulier celle des thrombus «qui ne peuvent s'être formés que pendant la vie.» D'autre part la présence des bacilles dans les lymphatiques sous-séreux est en accord avec les résultats des expériences faites sur les animaux infectés par le bacille anaérobie de l'œdème malin qui se retrouve de préférence dans les fentes lymphatiques sous-séreuses des divers organes. Si donc, conclut Krönig, le cas de P. Ernst reste douteux quant à la voie de pénétration des bacilles anaérobies dans les tissus, il prouverait au moins que **ces bacilles peuvent pendant la vie pénétrer dans les lymphatiques**.

Quant à la **généralisation par fragmentation des thrombus veineux utérins infectés**, elle serait démontrée par l'observation suivante de **Krönig** qu'à cause de son importance je vais rapporter in extenso :

Femme X, enceinte de 5 mois, poche des eaux prématurément rompue, touchée plusieurs fois par un médecin et une sage-femme, est amenée à la clinique de Leipzig avec 39,5 de température.

Bientôt après son entrée elle expulse spontanément un enfant mort qui ne fut pas examiné. Le liquide amniotique était extraordinairement fétide. Le placenta n'étant pas expulsé, on dut, à cause d'une hémorrhagie grave, faire la délivrance artificielle.

La température retomba rapidement à la normale pour remonter 24 heures après au dessus de 39 avec un frisson.

Les jours suivants il y eut plusieurs frissons. La mort survint, par affaiblissement progressif, 5 jours après l'accouchement au milieu des symptômes d'une Thrombo-phlébite.

Du *compte rendu de l'autopsie* (Institut pathologique de Leipzig) j'extrais ce qui suit :

Cadavre de moyenne grandeur, bien bâti. Musculature bien développée. Graisse moyennement développée.

Cavité crânienne : méninges minces. Sur la coupe du cerveau faible vascularisation, consistance assez ferme. Ventricule non dilaté.

Situation du diaphragme : 5e esp. intercostal à gauche, 4e à droite.

Plèvre gauche vide.

La plèvre droite présente sur ses feuillets viscéral et pariétal de légers dépôts fibrineux et des hémorrhagies punctiformes. Ces dernières se trouvent également à gauche sur la plèvre viscérale.

La cavité pleurale droite contient plusieurs cuillerées de sérosité trouble.

Le péricarde lisse et luisant renferme une cuillerée de sérosité limpide.

Cœur : Oreillette et ventricule gauches vides. Ventricule gauche non dilaté, non hypertrophié. Valvules de gauche sans particularités.

Oreillette droite vide. Le ventricule droit non dilaté renferme un petit caillot couenneux. Les valvules de droite sont minces, sans particularités.

Poumons : Le lobe supérieur gauche crépite ; il est fortement œdémateux et renferme de nombreux foyers ayant jusqu'à la grosseur d'un noyau de cerise qui, gris ou gris jaunâtres au centre, sont ramollis et présentent une bordure rouge. Le lobe inférieur congestionné renferme également un grand nombre de ces foyers.

Le lobe supérieur droit est comme le gauche. Il renferme également de ces foyers ; le lobe moyen aussi. Lobe inférieur comme à gauche.

La muqueuse bronchique est rouge principalement dans les lobes inférieurs ; les bronches contiennent une sécrétion muco-purulente abondante.

La cavité abdominale ne présente aucun épanchement pathologique. Les anses intestinales sont çà et là étroitement adhérentes. Le grand épiploon, à gauche de l'ombilic, adhère au péritoine pariétal ; de ce point part à travers la paroi abdominale une cicatrice épaisse qui, à la face externe, a 2 centimètres de long. L'épiploon est peu chargé de graisse.

La rate a doublé de volume ; elle est molle, très riche de sang. La pulpe fait saillie sur la coupe.

Reins : Capsule adipeuse moyennement développée. Capsule fibreuse facile à enlever. Surface lisse, montrant des hémorragies petites et peu nombreuses qui pénètrent dans l'écorce.

Celle-ci est jaune.

La substance médullaire est rouge pâle.

L'organe offre une consistance molle ; il renferme très peu de sang. Rein droit comme le gauche. Uretères et bassinets sans particularités.

Foie très hypertrophié. Surface lisse. A la coupe le parenchyme fait saillie. Le dessin en est très accusé. Peu de sang. Consistance mollasse.

Gros vaisseaux sanguins : Aorte assez étroite. Le plexus utérin et la veine utéro-ovarienne gauches renferment dans leur partie inférieure des thrombus solidement adhérents, rouge-gris-jaunâtres, qui sont ramollis au centre. Les 2 veines crurales sont remarquablement étroites. Les ganglions rétro-péritonéaux sont peu augmentés de volume.

Diagnostic anatomique :

Fièvre puerpérale à forme thrombo-phlébitique. Thrombus putrides du plexus utérin. Vieux thrombus des veines crurales. Œdème des lobes supérieurs des poumons. Pleurésie commençante à gauche. Pleurésie droite plus avancée avec épanchement. Néphrite hémorragique. Rate septique. Tuméfaction trouble du foie. Catarrhe intestinal chronique. Vieilles adhérences péritonéales avec cicatrice à gauche de l'ombilic.

Ces vieilles adhérences péritonéales et la cicatrice abdominale provenaient d'une endométrite et d'une périmétrite septiques traitées l'année précédente à la Clinique. La patiente y avait été amenée à la suite d'un avortement, avec une forte fièvre. Au cours du traitement il s'était peu à peu développé un abcès à gauche de l'ombilic. Incisé il avait donné issue à une grande quantité de pus non fétide, renfermant des streptocoques.

Les *organes génitaux*, enlevés aussitôt après la mort, offraient l'aspect suivant :

Dans la cavité utérine se trouve un liquide jaune-grisâtre extraordinairement puant. La muqueuse de l'utérus est recouverte d'une couche épaisse gris blanchâtre.

A la coupe de la substance utérine on voit sourdre de diverses grosses lumières veineuses un liquide purulent, puant, épais. Il y a également dans les veines des ligaments larges des thrombus purulents décomposés.

La trompe droite est transformée en un sac purulent de l'épaisseur d'un pouce ; son extrémité abdominale est fermée ; à l'incision il en sort du pus fétide.

Aussi bien que des thrombus les mêmes microbes anaérobies furent obtenus du pus de la trompe droite. La trompe gauche était grêle, le pavillon ouvert ; l'ovaire gauche sans particularités.

La séreuse de l'utérus était au fond reliée avec l'épiploon et l'intestin grêle par de vieilles adhérences — partout ailleurs la séreuse était lisse.

Avant que je passe à la description microscopique, je dois rapidement résumer les *notices bactériologiques*.

Dans les préparations par frottis colorées du pus des thrombus utérins et du contenu de la trompe il y a de nombreux bâtonnets très fins et des diplocoques, tous les deux colorés par la méthode de Gram-Weigert.

Par l'ensemencement sur plaques d'agar toutes les plaques restent stériles.

Dans l'agar en couches profondes renfermant du sucre de raisin se développent, à la température de l'étuve après 24 heures d'ensemensement à l'aide d'un fil de platine plein de sécrétion, de très nombreuses colonies sans formation de gaz dans le milieu nutritif. Les colonies s'étendent jusqu'à 1 centimètre au-dessous de la surface du milieu nutritif. La colonne d'agar de la première dilution est, de la façon usuelle, extraite du tube et, avec le couteau porté au rouge, coupée en disques minces.

25 colonies, autant que possible différentes d'aspect, furent par piqûres portées dans autant de tubes d'agar contenant du sucre de raisin.

A l'exception de 4 tubes partout il y eut développement, et à la vérité toujours dans la profondeur du milieu nutritif.

L'examen microscopique des différentes cultures pures anaérobies montre deux espèces différentes de forme; dans le plus grand nombre des tubes de culture avait poussé une espèce de *fin bâtonnet*; dans 2 tubes une espèce de coccus anaérobie qui mourut à la 1re culture. Les bâtonnets par contre se laissèrent bien cultiver.

Ils prennent volontiers les couleurs d'aniline. Ils restent colorés par le Gram.

Les transports de culture donnèrent ce qui suit :

Le développement était strictement anaérobie; par piqûre le développement commençait dans les milieux nutritifs compacts à 1 centimètre environ au-dessous de la surface. Par l'emploi de substratum nutritif compact le développement réussit dans les milieux les plus divers, même dans le simple agar sans ajouter de subtance réductrice. Il y eut surtout un puissant développement dans l'agar mêlé de sucre de raisin et de sucre de lait, moins puissant dans l'agar avec 5 p. 0/0 de glycérine et 0,1 0/0 de formate de soude.

A l'accès de l'air le développement ne se fit pas dans les milieux liquides, bouillon et gélatine, même additionnés de subtances réductrices.

J'ai omis la culture dans des milieux liquides dans l'atmosphère d'hydrogène.

Les bâtonnets n'ont aucune mobilité. Leur température préférée est celle de l'étuve. Pourtant, après 3 fois 24 heures, la croissance se fait à la chambre, dans la gélatine compacte, renfermant du sucre de raisin.

Tous les transports sur lapins et cobayes restèrent sans résultat, que la culture pure fût injectée sous la peau ou dans la veine de l'oreille. Même de gros morceaux d'agar de la culture pure portés dans le péritoine des lapins furent supportés sans réaction par l'animal en expérience.

La même espèce de bâtonnet fut retirée de la cavité utérine, des thrombus, de la paroi veineuse et de la trompe dilatée de l'accouchée.

L'*utérus* retiré du cadavre aussitôt après la mort, fut, après l'ensemencement des différents dépôts purulents, immédiatement durci, en morceaux séparés, dans le liquide de Zencker. Les *constatations histologiques* furent les suivantes :

Coupe à travers l'aire placentaire.

La caduque est en totalité détruite; nulle part il n'y a d'épithélium glandulaire ou de lumières glandulaires. A la surface de la coupe, vers la cavité utérine, se voient séparés du tissu sous-jacent quelques globules sanguins et de nombreux leucocytes. Une couche nécrotique d'épaisseur variable court le long de toute la surface.

Au dessous de cette zone il y a une paroi limitante, bien développée, d'infiltration de petites cellules interrompue seulement en quelques points par des thrombus affleurant la surface.

Dans la musculature de l'utérus, dans toute son épaisseur, il y a de grosses lumières veineuses remplies de thrombus en fonte purulente. Dans la lumière des vaisseaux on ne voit plus que quelques globules rouges; dans le reste de très nombreux leucocytes et détritus. Grâce à la présence des globules rouges, le diagnostic de thrombus sanguin, par opposition à thrombus lymphatique, put être partout solidement établi. Ce diagnostic aurait été sans cela rendu difficile et même impossible par la forte décomposition de la paroi du thrombus.

Dans les vaisseaux occupés par des thrombus purulents, l'endothélium n'est nulle part conservé. La paroi veineuse est fortement infiltrée de cellules rondes, de telle sorte qu'à un examen rapide le thrombus en impose pour un abcès encapsulé dans la paroi utérine avec une zone d'infiltration prononcée.

Les artères sont partout libres de thrombus. La différence apparaît surtout aux points de la paroi utérine où une grosse lumière artérielle est accompagnée d'une veine thrombosée. En dehors de ces centres d'inflammation autour des thrombus veineux, il n'y a dans la paroi utérine aucune infiltration cellulaire.

Les vaisseaux lymphatiques et les fentes lymphatiques sont sans infiltration de petites cellules dans le voisinage, sans amas de leucocytes dans la lumière.

Les noyaux des faisceaux musculaires dans l'utérus se colorent bien par l'hématoxyline; l'endothélium des capillaires et des vaisseaux non infectés est bien conservé.

Coloration Gram-Weigert.

Dans la zone nécrotique de la caduque il y a de très nombreux essaims de bactéries, se composant de gros cocci et de bâtonnets courts et très fins colorés très faiblement en bleu.

A aucun endroit le rempart granuleux des cellules rondes n'est dépassé par les bactéries.

Dans les thrombus sanguins s'ouvrant librement à la surface il y a un reticulum fibrineux fortement coloré en bleu; nulle part pourtant de bactéries.

De la zone de caduque riche en bactéries, en aucun point des essaims de bactéries ne pénètrent dans la profondeur de la musculaire.

Dans les thrombus de la musculaire de l'utérus on ne retrouve aucune coloration de fibrine. Les thrombus renferment pour la plus grande part des bactéries faiblement colorées en bleu — le plus souvent des cocci, pourtant aussi de fins bâtonnets — qui se trouvent principalement au centre du thrombus. Dans des thrombus très dissociés les bactéries s'étendent aussi à la paroi du vaisseau; l'épais rempart granuleux d'infiltration de petites cellules, qui s'est formé autour de la paroi veineuse, n'est nulle part dépassé par les bactéries. Dans les thrombus veineux, dans lesquels il y a encore de nombreux globules rouges, la plupart du temps des micro-organismes accompagnent les globules blancs.

Les artères, capillaires et veines libres de thrombus ne montrent aucun micro-organisme dans leur lumière. Les fentes lymphatiques du tissu ne sont nulle part infectées.

Une coupe à travers le reste de l'endomètre présente des dispositions si semblables à celles de l'aire placentaire que je puis en négliger la description. Ici aussi il y a dans la musculature, sous l'endomètre, de gros thrombus ouverts.

Essentiellement autre est l'aspect d'une *coupe du col*. L'épithélium cervical est sans doute aussi complètement détruit que la muqueuse de la cavité utérine à la surface. Par contre les glandes cervicales profondes, encore partout bien conservées, sont tapissées d'épithélium. A la place de l'épithélium de surface apparait une couche de tissu nécrotique presque d'égale épaisseur tout le long de la surface. Comme à l'aire placentaire court ici un rempart limitant bien accusé d'infiltration de petites cellules au dessous de la zone nécrotique. La couche supérieure est parcourue par des cocci et autres bactéries fortement colorées en bleu.

Dans la musculature du col il n'y a nulle part de thrombus purulents, nulle part d'amas de cellules rondes. La coloration des bactéries par le Gram-Weigert donne également pour la musculature un résultat absolument négatif. Les voies lymphatiques et sanguines de la musculature cervicale ne renferment nulle part de bactéries.

La distribution des microbes dans les thrombus de la paroi utérine est surtout belle à voir dans les gros vaisseaux sanguins près du passage au parametrium. Sur la coupe il y a là, l'un près de l'autre, un gros thrombus sanguin, vierge de toute infection, et un deuxième thrombus qui, à la périphérie, renferme encore une couche épaisse de globules sanguins tandis qu'au centre se laisse reconnaître une fonte purulente. Ici les bactéries sont exclusivement placées à côté des globules blancs tandis que la zone des globules rouges en est vierge. Si je compare cette distribution des bactéries dans les thrombus avec celle que j'ai observée dans la thrombose streptococcique, alors la différence éclate aussitôt. Les streptocoques gisent aussi bien entre les globules rouges qu'entre les leucocytes, tandis que les anaérobies s'allient étroitement aux globules blancs et évitent les globules rouges. Tandis que dans l'infection streptococcique on voit aussi des cocci dans la voie sanguine libre, ici les thrombus seuls sont infectés. Cette différence tient à la nature des bactéries. Les streptocoques sont des bactéries anaérobies facultatives, c'est-à-dire qu'ils peuvent aussi bien progresser dans un tissu oxygéné que non oxygéné. Pour les anaérobies le sang riche en oxygène pendant la vie leur est interdit comme demeure. Le thrombus leur offre, en sa qualité de tissu privé de nutrition, un milieu favorable.

On voit par ce qui précède combien peu de choses on sait encore sur l'infection puerpérale anaérobique.

Le rôle des anaérobies dans la putréfaction intra-utérine, et dans les infections toujours graves et souvent mortelles qui suivent cette complication du travail, ne peut être que soupçonné.

Voyez par exemple ce que peut faire, sur l'organisme du cobaye, un des bâtonnets anaérobies producteurs de gaz putrides que Krönig a isolé du liquide amniotique putréfié d'une parturiente atteinte de fièvre. (Cas B, IV, p. 383).

C'est un bâtonnet de 3 à 5 μ, à bouts arrondis, très semblable au bacille du charbon, mais qui, dans les milieux nutritifs liquides et solides, ne se dispose jamais en filaments.

Immobile, strictement anaérobie, produisant en abondance des gaz putrides dans les milieux artificiels, surtout additionnés de glucose, putréfiant la gélatine et lui donnant une odeur de beurre gâté à ce point caractéristique qu'elle peut servir au diagnostic, se développant rapidement à la température de l'étuve, il prend bien les couleurs d'aniline et *se colore par le Gram*.

Voyons donc ses propriétés pathogènes :

1° L'introduction sous la peau du dos d'une souris, d'un cobaye et d'un lapin, d'un fil de platine plein d'une culture sur gélatine additionnée de sucre de raisin reste sans résultat.

2° L'injection sous-cutanée d'un centimètre cube au moins d'une culture de gélatine a, chez le cobaye, dans chaque cas (10 cobayes ont été inoculés en plusieurs fois) entraîné la mort, habituellement en 12 heures, au plus tard en 24 heures.

5 heures après l'injection le point inoculé commence à crépiter à la pression, comme une boule de neige. Le cobaye devient apathique et ne prend aucune nourriture.

Au bout de 7 heures environ, l'emphysème du point d'injection commence à s'étendre. Le cobaye ne bouge plus même à l'approche de l'homme. Le voisinage du point d'inoculation semble extraordinairement douloureux à la pression.

La mort survient tandis que la peau se décolle de plus en plus par suite du développement de bulles gazeuses dans le tissu cellulaire sous-cutané.

Le cobaye semble bouffi, informe ; partout la peau crépite.

A l'autopsie le tissu cellulaire sous-cutané apparait, même aux extrémités, rempli de petites bulles d'air.

La sérosité œdémateuse claire développée sous la peau est sans odeur ; dans les lamelles on la trouve remplie de nombreux bâtonnets.

Rien d'anormal à l'examen macroscopique des organes internes.

L'ensemencement du sang du cœur et de la pulpe de la rate dans les milieux nutritifs artificiels ne donne naissance à aucunes colonies.

Une coupe histologique faite à travers la paroi abdominale antérieure montre ce qui suit :

Coloration à l'hématoxyline. Le tissu cellulaire sous-cutané aussi bien que les grosses cloisons conjonctives intermusculaires sont dissociés par des bulles d'air. Nulle part il n'y a d'infiltration de petites cellules.

Déjà avec cette coloration les bâtonnets sont visibles dans le tissu. Ils sont très bien colorés par la méthode de Gram-Weigert ; les bâtonnets se trouvent en essaims compacts dans le tissu cellulaire sous-cutané et les cloisons intermusculaires ; de là quelques essaims plus petits se glissent dans le tissu conjonctif interfibrillaire.

Mais les bactéries ne pénètrent pas dans l'intérieur du tissu musculaire lui-même. La fibrille musculaire en est libre; en aucun endroit on ne trouve un seul bâtonnet à l'intérieur des fibrilles colorées par le lithion carmin. Les bulles gazeuses dans le tissu sont entourées d'un cercle épais de bâtonnets.

Coupe histologique de la rate.
Coloration Gram-Weigert.

Dans le parenchyme de la rate on ne voit nulle part de bâtonnets. La capsule en est par contre abondamment recouverte. Les bactéries n'occupent pas seulement la capsule propre, mais se trouvent aussi dans le tissu cellulaire lâche et dans le tissu adipeux qui entourent la rate.

Dans les inoculations c'est moins le nombre des bacilles introduits dans l'organisme que la quantité du liquide injecté en même temps qui importe pour le succès de l'infection. En voici la preuve : On prend d'une culture sur agar, avec l'aiguille de platine, autant de matière qu'il en peut adhérer à l'aiguille ; on mélange à du bouillon additionné de sucre de raisin et on injecte sous la peau 2cc du mélange. L'inoculation amène en 17 heures la mort de l'animal en expérience.

Un animal témoin est inoculé avec une aiguille de platine imprégnée de la même culture non mélangée ; le cobaye survit.

Ainsi le liquide aurait ici un effet purement mécanique; il crée dans le tissu sous-cutané un *espace mort*; l'influence directe de l'oxygène, qui pourrait quelque peu s'exercer dans le tissu sur les bactéries, est par là contrebalancée.

En dehors des cobayes, les souris blanches se sont montrées sensibles à l'injection sous-cutanée d'une dissolution. Elles ont succombé en 12 à 17 heures avec un œdème sous-cutané compliqué d'emphysème.

Chez les lapins il se produisit des lésions locales mais la mort ne survint pas. Les phénomènes locaux commencent comme chez les cobayes par le soulèvement de l'épiderme et la crépitation neigeuse. Le jour suivant la peau est nécrosée et le processus inflammatoire localisé. Le point nécrosé se sépare lentement par granulation du voisinage. Les bacilles sont dans le tissu nécrosé et s'y laissent reconnaître, après plusieurs jours au microscope et par culture.

Lorsque l'injection est faite à la racine de l'oreille, il se produit également, au point d'inoculation, une nécrose de la peau ; mais en même temps, se développe un gonflement œdémateux, un empâtement de toute l'oreille. On ne perçoit pas de crépitation.

Un petit fragment du bout de l'oreille est excisé.

A la coupe on trouve de nombreux essaims de bâtonnets dans le tissu sous-cutané.

La peau se nécrose seulement à la racine de l'oreille ; ailleurs le gonflement inflammatoire aboutit à une complète *restitutio ad integrum*. Au stade de guérison un fragment de l'oreille est de nouveau excisé à l'endroit où le gonflement inflammatoire se continue avec le tissu normal. Sur une coupe longitudinale on voit à la limite une zone d'infiltration de petites cellules. Dans le tissu de granulation il n'y a aucun bâtonnet; par contre le tissu œdémateux en est abondamment pourvu.

Krönig n'a fait aucune recherche sur la sensibilité des autres animaux à ces bacilles.

3° Infection d'une plaie fraîche avec une culture sur gélatine.

3 cobayes furent infectés avec la même culture, après incision d'un fragment de peau de la largeur d'une pièce de 10 pfennig et mise à nu du tissu cellulaire sous-cutané. Chez un cobaye la plaie fut en outre touchée au thermocautère ; chez le deuxième cobaye, la plaie fraîche fut flambée avec un jet de vapeur (110°). Sur toutes les plaies on déposa la même quantité de culture sur gélatine. Le cobaye traité au thermo-cautère mourut en 24 heures, d'œdème gazeux du tissu cellulaire sous-cutané; les deux autres restèrent en vie.

4° Infection du péritoine.

Laparotomie sur un cobaye. Injection dans la cavité péritonéale d'un centimètre cube d'une culture sur gélatine, additionnée de sucre de raisin.

Mort au bout de 16 heures.

Autopsie : Dans la cavité péritonéale se trouve une grande quantité d'une sérosité fort claire avec quelques flocons purulents. La séreuse intestinale est légèrement dépolie. Les intestins ne sont pas adhérents. Dans la préparation sur lamelle du liquide péritonéal, il y a d'innombrables bâtonnets.

Coupes histologiques : Toute la couche superficielle du péritoine est abondamment recouverte de bâtonnets. La couche musculaire sous-péritonéale en est vierge. Nulle part dans la coupe on ne voit de réaction inflammatoire ni d'infiltration de petites cellules.

On ne peut se retenir de comparer certains de ces résultats expérimentaux à ce qu'on a trouvé parfois à l'autopsie de femmes ayant présenté, au cours de l'accouchement, une décomposition putride du liquide amniotique avec tympanite utérine.

Voyez, par exemple les deux observations qui suivent et que j'emprunte à Winckel.

I. Le péritoine utérin est par endroits soulevé par des

bulles de gaz. Dans la paroi postérieure de l'utérus et la partie inférieure du col existe une perforation arrondie dans le voisinage de laquelle la paroi utérine est très amincie.

Le tissu utérin crépite lorsqu'on l'incise et des bulles de gaz sortent des veines.

La veine utéro-ovarienne droite et la veine cave inférieure sont ballonnées par l'air. A la coupe de la rate et des veines du cœur des bulles de gaz s'échappent.

II. Après perforation, cranioclasie et extraction de l'enfant dans un cas de tympanite utérine, il s'écoule du liquide amniotique infect. L'utérus reste mou, crépite sous la pression de la main.

Mort une heure après l'accouchement.
Autopsie 2 heures après.

En pressant la paroi utérine on la trouve emphysémateuse ; des vaisseaux béants sort un liquide spumeux sanguinolent. La veine cave inférieure et les veines iliaques renferment des gaz infects. Le sang des vaisseaux du foie est écumeux.

Au lieu d'admettre dans ces cas, avec Staude, l'aspiration par les veines des gaz putrides de la cavité utérine, on peut accepter, sous bénéfice d'inventaire, l'hypothèse de Krönig : processus de putréfaction à marche rapide avec forte production de gaz, trombo-phlébite (comme dans l'observation de la page 390) avec forte production de gaz.

Cette question de la septicémie gazeuse a été posée en 1896, par **Schnell**, assistant à Würzbourg, à propos du cas suivant :

Femme entrée à la Clinique le 10 janvier, ayant perdu les eaux le 9. L'enfant se présentait par l'épaule ; l'utérus était tétanisé. On tente en ville la version qui échoue. L'enfant succombe, et dès le lendemain 10 janvier il y a de la tympanite utérine.

Le 11 on finit par extraire, après perforation de la tête dernière. La femme succombe 3 heures après l'accouchement (inertie utérine, perte de 800 grammes de sang).

A l'autopsie faite le 12 janvier à 9 h. 30 du matin, 10 heures après la mort, on ne trouve pas les caractères habituels de la mort par hémorragie :

L'utérus est mou, pâteux. Il existe une perforation insignifiante, accessible à un doigt, entre la portion vaginale du col presque intacte et le cul-de-sac latéral gauche.

Il y a des gaz dans les gros vaisseaux de la base du cœur, dans les vaisseaux coronaires et pulmonaires, l'aorte abdominale, la rate et le foie.

Cela surprit d'autant plus que la femme n'avait pas succombé brusquement, avec les signes de choc et de suffocation de l'embolie gazeuse, mais peu à peu à un collapsus progressif, rappelant le tableau classique de la mort par hémorragie, ou par chloroforme.

« L'analyse bactériologique du sang qui nous aurait peut-être éclairés sur les causes de la mort, n'a malheureusement pas été faite. Nous n'y avions pas songé et nous en sommes réduits à des hypothèses. »

Pénétration dans le sang (par diffusion au cours du travail) des gaz putrides développés dans l'œuf ; invasion de la voie sanguine par les bactéries aérogènes du liquide amniotique putréfié ; pénétration directe dans les veines de gaz putrides ou de bactéries aérogènes après la délivrance ; pénétration d'air dans les veines ; enfin développement *post mortem* de gaz putrides dans le sang, voilà les diverses hypothèses qu'envisage Schnell pour se rallier, en définitive, à l'entrée de l'air dans les veines, favorisée par l'atonie utérine. Et c'est à ce propos qu'il croit avoir démontré (voyez plus haut page 369) que le bacterium coli commune, auquel il avait songé après la communication de Gebhard, est incapable de développer des gaz dans l'utérus.

Là-dessus intervient **Wendeler** qui raisonnant à son tour sur le cas y veut voir « une septicémie suraiguë ». Il a, dit-il, eu plusieurs fois l'occasion, à l'Institut pathologique de Kiel, de constater sur des cadavres de femmes ayant succombé rapidement, après des accouchements ou des avortements septiques, la formation prématurée de gaz dans la plupart des tissus. Les lamelles fourmillaient de gros bâtonnets plus ou moins mélangés à d'autres organismes « dont il n'a malheureusement pas eu le temps d'entreprendre l'étude bactériologique ».

Il croit même se rappeler que lorsqu'il était assistant d'A. Martin à Berlin, il a pu dans un cas, au cours d'une septicémie post-abortive, percevoir par le palper « une crépitation spéciale de l'utérus » ; l'autopsie faite rapidement lui « permit de s'assurer que son hypothèse de septicémie suraiguë, avec développement de gaz putrides pendant la vie, était exacte ».

Dans un cas analogue il aurait perçu la même crépitation au niveau d'une des extrémités inférieures tuméfiée comme dans la thrombose de la veine fémorale.

Et il conclut que dans ces cas, il peut s'agir de la pénétration dans le système vasculaire de microbes aérogènes (peut-être le bacterium coli ?), dont la multiplication rapide et l'abondante production de toxines peut sidérer l'organisme.

La putréfaction,commencée sur le vivant,continuerait après la mort dans des conditions plus favorables, d'où les constatations cadavériques rapportées plus haut.

Quelques semaines après c'est **Göbel**, assistant à la Clinique de Zurich qui, à propos du cas de Schnell et des commentaires de Wendeler, revendique la production du phénomène observé par Schnell en faveur du *Bacillus aerogenes capsulatus* que **Welch et Nutall** en 1892, (dans les bulletins du *Johns Hopkins hospital*), ont décrit les premiers comme capable de se développer rapidement dans les vaisseaux sanguins *après la mort*. Or, pour Göbel (et nous avons vu que c'était également le sentiment de Ernst lui-même et de Krönig) ce *Bacillus aerogenes capsulatus* ressemble à s'y méprendre au bâtonnet du cas de P. Ernst (voyez page 388.)

Göbel l'a retrouvé sur 4 cadavres ; trois fois il l'a cultivé et expérimenté sur les animaux. Il est arrivé à se convaincre que ce bacillus aerogenes capsulatus est identique au *Bacillus phlegmonis emphysematosæ* décrit jadis par E. Fraenkel dans ses études sur le phlegmon gazeux, et au bacille aérogène dont Krönig a étudié l'action pathogène sur le cobaye (page 392).

Il propose de le dénommer **Bacillus emphysematis.**

Et **Dobbin,** assistant d'obstétrique à Johns Hopkins hospital (1897), toujours à propos de l'observation de Schnell, rapporte que dans un cas semblable, mortel, il a rencontré le même microorganisme:

Il s'agit d'une femme amenée de la ville après deux jours environ de travail. La sage-femme qui l'assistait avait pratiqué des touchers répétés. Voyant qu'elle ne pouvait terminer l'accouchement, et que l'état empirait rapidement, elle fit transporter la patiente à la Clinique.

L'examen fit constater ce qui suit : Bassin généralement rétréci de 8ᵉ de conjugué vrai; gros enfant; utérus tétanisé ; tête solidement fixée à l'entrée du bassin; fœtus mort; de temps en temps expulsion de gaz par le vagin.

L'accouchement fut terminé, avec beaucoup de peine, par la crâniotomie. Aussitôt après l'expulsion du fœtus il sortit de l'utérus des gaz putrides en abondance.

Le lendemain matin, en examinant le fœtus, on fut frappé de percevoir par le palper, sur toute la surface du corps, une crépitation emphysémateuse qu'on n'avait pas remarquée pendant la nuit. L'abdomen, le thorax, le scrotum étaient énormément distendus par des gaz. Lorsqu'on ponctionnait la peau en approchant une allumette, ces gaz s'enflammaient et brûlaient avec une flamme bleuâtre. Mêmes altérations du placenta.

Des préparations par frottis, des cultures et des inoculations aux animaux faites aussitôt avec le sang fœtal démontrèrent toutes la présence, en grande masse, du *Bacillus aerogenes capsulatus.*

On fit alors des cultures des lochies qui donnèrent en abondance le même micro-organisme. On porta un pronostic fatal.

La patiente succomba le lendemain, deux jours après l'accouchement.

Il y eut malheureusement opposition à l'autopsie. Mais l'emphysème énorme qui, immédiatement après la mort, se développa sur tout le cadavre, qui ne tarda pas à *doubler de volume*, confirma l'auteur dans l'opinion qu'il s'agissait bien d'une infection par le *bacillus aerogenes capsulatus.*

Ce microbe anaérobie semble devoir prendre, en obstétrique, la place que Tarnier et Vignal avaient voulu assigner au Vibrion septique de Pasteur.

En voici les caractères :

A l'autopsie,faite 8 heures après la mort,d'un tuberculeux — dont le cadavre ne présentait ni plaques verdâtres, ni odeur de putréfaction, mais seulement de l'*emphysème* du cou, des aisselles, de la face interne des bras, de la poitrine, des fesses et des aines, de la face interne des cuisses, du muscle cardiaque, du foie, des reins, de la rate, et dans presque tous les vaisseaux des bulles de gaz brûlant avec une flamme bleu pâle — Welch et Nutall isolèrent du sang et en grande abondance : un bacille de 3 à 5 μ de long, de la grosseur du bacille charbonneux, à extrémités légèrement arrondies, volontiers par paire ou en groupes irréguliers, jamais en longs filaments,inconstamment mais souvent capsulé, immobile, se colorant bien par le bleu de méthylène, le violet de gentiane, la fuchsine, l'hématoxyline et le gram, ne formant jamais de spores. Anaérobie obligé, il se développe à l'abri de l'air au mieux de 35 à 37, mais aussi de 18 à 20 sur les milieux de culture habituellement employés, et par la méthode de Büchner. Des gaz se forment dans l'agar ordinaire, mais plus vite et plus abondamment dans l'agar additionné de sucre, dans les cultures sur pommes de terre en tubes de Büchner, et dans le liquide ascitique.

Les milieux de culture neutres et alcalins s'acidifient peu à peu. La gélatine n'est pas liquéfiée. Le lait est coagulé à la température du corps.

Une température de 58° tue en 10 minutes les cultures dans le bouillon.

Si,immédiatement après avoir fait à un animal une injection intra-veineuse d'une culture pure du *bacillus aerogenes capsulatus*, on le sacrifie et qu'on l'expose à une température de 30 à 35° C., on voit se faire une étonnante production de gaz.

Porte-t-on, dans le ventricule gauche d'un animal sacrifié, une culture du même bacille on voit celui-ci se développer dans le système artériel ; l'inocule-t-on dans le ventricule droit, il envahit les veines ; dans les deux cas, la petite circulation est prise.

Le développement se fait mieux dans les veines que dans les artères ; il atteint son maximum dans le foie.

Plus est long le délai entre l'infection et le sacrifice de l'animal, plus sont difficiles èt lents le développement des bacilles et la production du gaz. C'est que *l'animal vivant en triomphe peu à peu.* En tous cas, au bout de 48 heures, on en peut encore trouver dans le système circulatoire.

Si, comme l'ont fait Welch et Nutall, on expérimente sur le lapin, on constate que le microbe en question n'est point pathogène pour cet animal. Les lapins ne succombent pas à l'infection. Dans un seul cas (et le fait a, au point de vue qui nous occupe, une importance capitale) il y eut mort. *Il s'agissait d'une lapine grosse de six embryons.*

A l'autopsie on trouva des gaz dans les 6 diverticules utérins. Mais, parmi ces 6, deux présentaient une distension gazeuse telle qu'ils menaçaient de se rompre. Or ces deux diverticules renfermaient des embryons plus petits que les autres et **macérés.** Les placentas correspondants étaient remplis de bulles de gaz. Welch et Nutall estiment, et je suis de cet avis, que ces 2 embryons *morts* ont permis au bacille anaérobie de prendre pied et de se développer, alors qu'il ne peut le faire sur un animal sain dont tous les organes sont pleins de vie et d'oxygène.

Ce fait nous semble, comme à eux, jeter une vive lumière sur le mécanisme de la mort et de la putréfaction si rapide dans certains cas de tympanite utérine avec putréfaction fœtale.

Les travaux de Welch et Nutall, de Welch et Flexner ont montré que si le *bacillus aerogenes capsulatus* n'est point pathogène dans les conditions normales et ne se développe pas dans le corps vivant, il prend un développement rapide et produit en abondance des toxines puissantes dès qu'il trouve asile dans un milieu pauvre en oxygène.

Or le fœtus mort et retenu dans l'œuf ouvert devient ce milieu de culture parfait, à la température du corps, pour le bacille anaérobie. Celui-ci y développe en abondance, non seulement des gaz, mais des gaz putrides, des toxines dont la résorption *sidère* la parturiente. Pendant l'agonie, peut-être ; à coup sûr après la mort, le bacille envahit rapidement le système veineux de la mère dont le cadavre double de volume et crépite de toutes parts.

Mais dans quelques cas, dit-on, l'emphysème semble avoir, *déjà pendant la vie,* envahi l'organisme maternel.

Je me bornerai à signaler à ce propos que Lanier croit avoir découvert une espèce *aérobie* du *bacillus aerogenes capsulatus,* ressemblant de prime abord au bacterium coli, mais s'en distinguant par sa morphologie, par la production post mortem de gaz dans les vaisseaux, par la lente liquéfaction de la gélatine, enfin par son immobilité.

Il y a là, on le pressent, un vaste champ d'étude pour l'avenir. Je n'ai voulu ici qu'en esquisser les grandes lignes, et laisser entrevoir le compromis qui tend à s'établir entre les données anciennes de Gebhard (p. 369) et celles plus récentes des bactériologistes américains.

2. *Prophylaxie de l'auto-infection*

a. Saprophytes aérobies du vagin

Lorsqu'on eut isolé, cultivé, étudié les différents microbes pathogènes de la fièvre puerpérale ci-dessus décrits, la question de l'hétéro-infection se trouvant, en partie du moins, résolue, celle de **l'auto-infection** put être scientifiquement posée.

Pour beaucoup d'accoucheurs elle se résume en ceci :

« Lorsqu'à la suite d'un accouchement ou d'un avortement surviennent des complications septiques locales ou générales, doivent-elles, dans tous les cas, être imputées à l'hétéro-infection, c'est-à-dire à l'apport, à l'inoculation extemporanée dans le canal génital, au cours du travail, de la délivrance ou des suites de couches, des germes pathogènes que nous connaissons? Ou bien **ces germes pathogènes ne pouvaient-ils pas préexister dans le tractus génital de la parturiente à l'état de saprophytes?** N'y vivotaient-ils point depuis longtemps déjà, sur le pied de paix, en sommeil, mais prêts à récupérer leurs qualités parasites, dès que le traumatisme de l'accouchement le plus simple, le plus spontané leur ouvre la porte de l'organisme jusque-là protégé par l'intégrité du revêtement épithélial.

Dans ce dernier cas, la parturiente pourrait trouver *en soi* le germe de l'infection, d'où les dénominations **d'auto-infection**, **infection autogène, selbst-infection** données à cette variété.

Au point de vue prophylactique ces distinctions seraient de la plus haute importance.

Pour les accoucheurs qui n'admettent que le premier processus, celui de l'hétéro-infection, de l'infection par bactéries *exogènes*, la prophylaxie devrait se borner à la stérilisation des mains, des instruments, des objets de pansement dont la septicité menace seule la parturiente. Si l'on s'abstenait de *toucher* la femme en travail ou accouchée, nulle infection ne serait à redouter. Toute antisepsie prophylactique du tractus génital pourrait être mise de côté.

Les antiseptiques vraiment actifs ayant en même temps une action toxique, l'accoucheur se trouverait débarrassé du gros souci que lui crée parfois cette arme à double tranchant.

Pour ceux au contraire qui, tout en considérant l'hétéro-infection comme le cas de beaucoup le plus commun, croient à la possibilité de l'auto-infection telle que nous l'avons définie, le maintien de l'antisepsie prophylactique du tractus génital s'impose malgré les inconvénients, d'ailleurs très exagérés, qui peuvent résulter de la toxicité des antiseptiques.

Il semble *a priori* que rien ne soit plus aisé que la solution de cette question. Grâce aux perfectionnements de leur technique les microbiologistes doivent pouvoir, en examinant les sécrétions des femmes grosses à tractus génital sain, dire si elles renferment ou non, à l'état de saprophytes, les agents ordinaires de l'infection puerpérale.

Et cependant, depuis plus de dix ans que la bataille est engagée sur ce point dans les principales cliniques d'Allemagne, l'accord est loin d'être fait.

Au début les auto-infectionnistes avaient paru devoir l'emporter.

A un mémoire introductif de **Gönner** (1887), concluant à l'absence, dans la sécrétion vaginale des femmes grosses, des différentes espèces de bactéries de la fièvre puerpérale, par suite à l'impossibilité de l'auto-infection et à l'inutilité des injections vaginales prophylactiques, Winter, Steffeck, Döderlein, avaient cru répondre victorieusement par les recherches que nous allons exposer.

Winter (1888), opérant sur 20 femmes dont dix enceintes, avait découvert dans leurs sécrétions génitales (col et vagin), jusqu'à 27 espèces microbiennes différentes, parmi lesquelles le streptocoque et les différentes variétés de staphylocoques (40 à 50 %), soit « dans la moitié des cas des microbes pathogènes en état, il est vrai, de virulence atténuée. »

Reprenant cette étude, en ce qui concerne spécialement les femmes grosses, **Steffeck** (1890), trouve dans près de la moitié des cas des staphylocoques ou des streptocoques dans la sécrétion vaginale, prône les injections prophylactiques, et s'efforce de démontrer que leur emploi a été suivi à la clinique de Würtzbourg d'une diminution marquée de la morbidité et de la mortalité.

C'est alors que sur un retour offensif de Samschin (90) qui confirme les résultats de Gön-

nomme « *Scheidenbacillen* », bacilles propres du vagin (fig. 378).

La sécrétion dite *pathologique* (44, 6% des cas) différenciée de la précédente par son aspect puriforme, sa consistance plus fluide, a une réaction variable, souvent neutre, quelquefois alcaline. Au lieu des « Scheidenbacillen » ce sont des *cocci* et des *bâtonnets* menus, droits ou en virgule, qu'on y voit au microscope (fig. 379).

Si l'on ensemence, sur plaque d'Agar à réaction faiblement alcaline, une sécrétion *normale* on constate qu'elle ne renferme que de rares microbes saprogènes. Jamais Döderlein n'a pu y mettre en évidence le moindre germe pathogène.

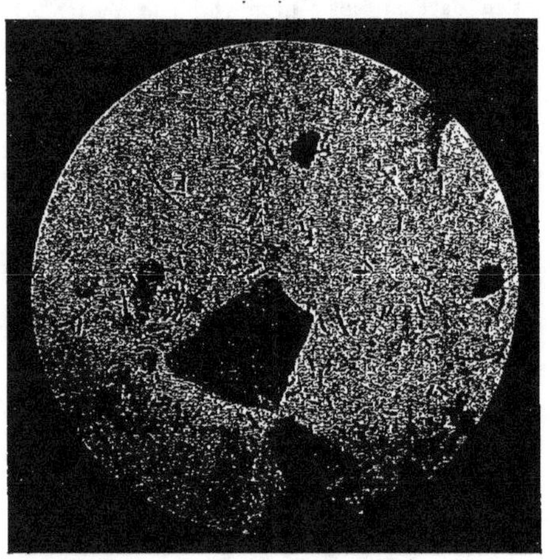

Fig. 378 (DÖDERLEIN)

Sécrétion vaginale *normale* d'une femme enceinte.
Cellules épithéliales pavimenteuses et culture pure de
« bacilles vaginaux »; grossissement = 700.

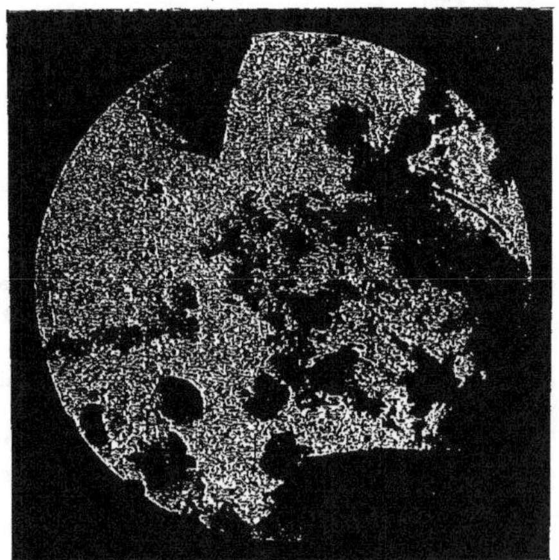

Fig. 379 (DÖDERLEIN)

Sécrétion vaginale *pathologique* d'une femme enceinte.
Cellules épithéliales pavimenteuses, leucocytes, amas de
bâtonnets courts et de cocci. Grossissement = 700.

ner, **Döderlein**, assistant de Zweifel à la Clinique de Leipzig, entreprend de concilier ces affirmations contradictoires.

Sur 195 femmes grosses, il étudie la sécrétion vaginale et son rôle dans la fièvre puerpérale.

Il y a, dit-il, deux espèces de sécrétions vaginales, une *normale* et une *pathologique*.

Suivant qu'on examine l'une ou l'autre, Gönner ou Steffeck se trouvent avoir raison.

La sécrétion dite *normale* (55% des cas) est caractérisée : 1° par sa réaction fortement acide; 2° par la présence, outre l'*oidium albicans*, d'une espèce de bâtonnets que Döderlein dé-

Ensemence-t-on au contraire sur le même milieu une sécrétion *pathologique*, on voit chaque fois se développer une grande quantité de micro-organismes de diverses espèces, parmi lesquels se rencontrent avec une fréquence particulière :

a) des bâtonnets grêles et courts ;
b) un coccus différant du staphylocoque blanc;
c) *et dans 9, 2% des cas des streptocoques.*

Conclusion : *Si la sécrétion normale est sans danger la sécrétion pathologique peut, dans un certain nombre de cas, par suite de la présence du streptocoque pyogène, être une source d'auto-infection.*

Mais, direz-vous, **comment expliquer cette asepsie relativement si fréquente de la sécrétion vaginale** alors que l'introduction dans le vagin des germes ubiquistes, en particulier des staphylocoques, saprophytes vulgaires de la peau, est à coup sûr fréquemment réalisée par le coït, les bains, les injections, le toucher vaginal, etc. ? Il faut donc que ces germes en soient mécaniquement chassés, ou bien que le mucus vaginal *normal* possède des propriétés bactéricides !

De fait Döderlein ayant injecté, dans le vagin d'une vierge, une culture de staphylocoques, constata qu'après 48 heures il n'y en avait plus trace.

Recherchant la cause de cette puissance bactéricide il crut la trouver dans l'acidité de la sécrétion normale. D'où vient cette acidité ? De l'acide lactique produit par les « Scheidenbacillen ». C'est donc le bacille vaginal qui assure l'asepsie de la sécrétion.

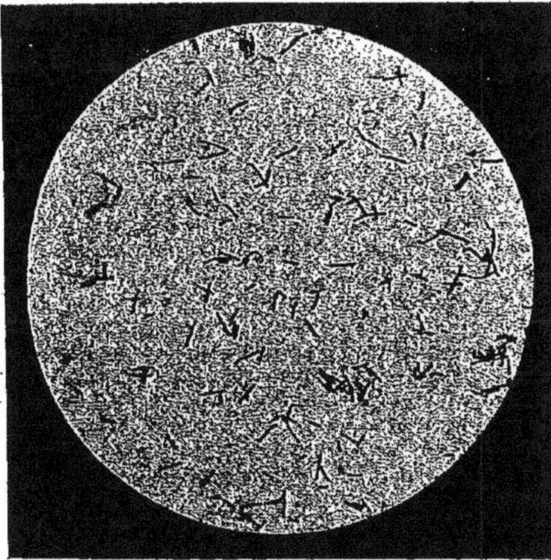

Fig. 380 (DÖDERLEIN)

Vue à un grossissement de 700 fois d'une préparation par frottis d'une culture pure de « bacille vaginal ».
Ensemencement par stries sur agar glycériné, à 3%.

Prenez, disait l'assistant de Zweifel, un bouillon de culture de ce bâtonnet, conservé de 1 à 2 jours à l'étuve à 37°, et inoculez-le avec du staphylocoque pyogène doré : vous verrez celui-ci tomber bientôt au fond du tube, tué par le bacille vaginal.

Au point de vue pratique Döderlein tirait de ses recherches les conclusions suivantes :

Chez les femmes enceintes à sécrétion normale, vous pouvez sans crainte pratiquer le toucher. Si par hasard vous apportez quelque germe pathogène, il ne tardera pas à disparaître.

Le bacille vaginal y mettra bon ordre.

Mais prenez garde à la sécrétion pathologique. Si pendant la grossesse votre toucher y introduit des germes pathogènes, ils vont y trouver des conditions favorables, s'installer à demeure.

Au cours du travail vos explorations internes répétées, avec des doigts aussi aseptiques que vous voudrez, pourront pousser ces germes jusqu'à l'utérus, d'où auto-infection.

Donc lorsque cela est possible ne pratiquez le toucher, soit pendant la grossesse, soit pendant le travail, que chez les femmes dont la sécrétion aura préalablement été reconnue normale par l'épreuve du papier de tournesol (acidité) et par l'examen microscopique d'une lamelle colorée montrant les « Scheidenbacillen ».

Mais il est des cas où l'on ne peut s'abstenir de pratiquer le toucher alors même que la sécrétion est pathologique !

Prenez alors la peine de désinfecter le canal génital.

Est-ce possible ?

Oui, répondait Döderlein, d'accord en cela avec Steffeck, mais ce n'est pas facile.

N'espérez pas y arriver par de simples injections vaginales, même répétées, avec par exemple une solution de sublimé à 1 p. 3000.

Il y faut plus de façon. Si vous voulez à coup sûr stériliser le canal parturient, y détruire les bactéries qui s'y trouvent prêtes à manifester leur nocuité pendant les suites de couches, il est nécessaire :

1° de rincer à l'aide de deux doigts la portion inférieure du col et le vagin ;

2° de faire ensuite toutes les deux heures une injection avec, par exemple, un litre de solution de sublimé à 1 p. 3000.

Prenez après cela de la sécrétion vaginale, faites en des lamelles sèches et colorées, vous pourrez vous assurer que vous avez atteint le but.

Deux années durant le mémoire de Döderlein parut assurer la victoire aux partisans de l'auto-infection.

Mais voici que de cette même clinique de Leipzig, dont Zweifel est resté le directeur, la doctrine de l'auto-infection reçoit, de 1894 à 1897, le plus rude des assauts..

Krönig y reprenant point par point le travail de son prédécesseur Döderlein arrive à des conclusions diamétralement opposées.

Il a pu, comme Döderlein, répartir les sécrétions vaginales des femmes grosses én deux catégories :

a) celles 56,8°/₀ où dominent les bâtonnets de moyenne grosseur (sécrétion normale).

b) celles 43,2°/₀ où dominent les bâtonnets fins ou les cocci (sécrétion pathologique).

Jamais, dans cette seconde catégorie, il n'a trouvé la réaction neutre ou alcaline. Toutes les sécrétions vaginales, même celle du nouveau-né, ont une réaction acide; elle est seulement plus faible dans les sécrétions pathologiques.

Mais, et c'est là le point capital, qu'elles appartiennent à l'une ou à l'autre catégorie, qu'elles renferment ou non les « Scheidenbacillen ». visibles au microscope, elles se montrent également vierges de bactéries pathogènes lorsque *après les avoir recueillies avec des précautions suffisantes pour éviter leur contamination par les germes extérieurs*, on les ensemence sur plaque d'agar à réaction faiblement alcaline, milieu de culture idéal pour le streptocoque, le staphylocoque et le bacterium coli.

Voici le **résumé de ses recherches** :

Sur 167 femmes grosses, 152 fois (92,8°/₀), il y a une sécrétion vaginale qui, en dehors du muguet, ne renferme aucun autre des germes qui poussent sur plaques d'agar à la température de l'étuve.

Restent 15 femmes grosses, pour lesquelles l'ensemencement sur plaques donna des colonies plus nombreuses (bâtonnets courts et cocci).

Pour 12 d'entre elles l'emploi de plaques de contrôle restées stériles prouva qu'il y avait eu souillure; pour les 3 autres cette explication doit être écartée.

Chez 2 il poussa de nombreuses colonies d'une espèce de coccus qui, inoculé dans le bouillon, produisait un fort trouble et qui liquéfiait rapidement la gélatine. Par piqûre sur agar en tube il poussait au voisinage de la surface et pas du tout dans la profondeur. Krönig est convaincu que ce coccus séjournait, vivait à l'état de saprophyte dans la partie inférieure du vagin.

Quant à la 3ᵉ et dernière femme, son histoire

doit nous arrêter plus longtemps, car dans la sécrétion vaginale examinée à plusieurs reprises, on a trouvé *une espèce de streptocoque.*

Voici le cas :

Il s'agit d'une femme entrée à la Clinique dès le 7ᵉ mois pour une néphrite avec œdème considérable des membres inférieurs.

L'écoulement vaginal était fluide, purulent, et si abondant que la femme le comparait à ses règles. Il gouttait presque constamment du vagin comme dans l'hydrorrhée.

La réaction en était assez fortement acide. Sur lamelle colorée on y voyait de nombreux leucocytes entre lesquels étaient disséminés d'abondants diplocoques.

Par ensemencement sur agar faiblement alcalin aussi bien que sur agar additionné de sucre, il poussait en 16 heures, à l'étuve, d'innombrables colonies d'une espèce de streptocoque.

On l'obtint aisément en culture pure, qui fut transportée dans divers liquides nutritifs. Il apparut alors que cette espèce de streptocoque différait essentiellement du streptocoque pyogène souvent rencontré dans la fièvre puerpérale.

Tandis que ce dernier ne pousse pas sur agar à réaction acide, que le bouillon de culture forme sans se troubler un précipité blanc à gros flocons au fond du tube, le streptocoque retiré de la sécrétion vaginale poussait vigoureusement sur agar acide, neutre ou alcalin; le bouillon se troublait fortement après 7 heures de présence à l'étuve; la gélatine n'était pas liquéfiée.

Une injection de un centimètre cube d'un bouillon de culture pure, vieux d'un jour, fut inoculé sans résultat dans la peau de l'oreille d'un lapin.

On pouvait, dit Krönig, supposer que ce streptocoque ne vivait peut-être pas dans le vagin à l'état de saprophyte, mais qu'il y était venu d'une région plus élevée du canal génital, le col ou l'endomètre.

Après avoir nettoyé à l'éther l'orifice externe du col je poussai une pipette dans le canal cervical, et je pus alors recueillir par aspiration une sécrétion peu abondante, fluide et purulente, ayant le même aspect microscopique et la même réaction culturale que la sécrétion vaginale. Je n'y trouvai pas plus que dans la sécrétion uréthrale de cocci intra-cellulaires. Rien dans l'anamnèse n'était en faveur de la gonorrhée.

J'en conclus qu'il s'agissait dans ce cas d'une inflammation spécifique de la muqueuse cervicale ou même de la caduque.

Au cas où cette hypothèse était bonne, cette inflammation devait persister pendant les suites de couches. Malheureusement l'observation fut quelque peu troublée par la marche anormale de l'accouchement.

La femme fut prise dès le début du travail de plusieurs accès subintrants d'éclampsie. Suivant la méthode usitée à la Clinique de Leipzig, on s'empressa de dilater par plusieurs incisions le col qui n'admettait encore que deux doigts. Un enfant mort fut extrait. On ne fit aucune désinfection interne.

Les incisions saignant encore après l'extraction de l'enfant, le canal utéro-vaginal fut tamponné à la gaze stérilisée (après l'expression du placenta). Pendant les accès éclamptiques qui persistèrent deux jours encore, il y eut une forte fièvre. Lorsque les accès cessèrent la température retomba à la normale et y resta les jours suivants avec une seule élévation à 38°5.

Le 3° jour après l'accouchement on fit une prise de sécrétion du vagin et de l'utérus. Tous deux renfermaient l'espèce de streptocoque ci-dessus décrit.

Ce cas ayant une importance capitale, Zweifel décida que la femme resterait en observation trois semaines encore. Les lochies complètement purulentes dès le 3° jour se tariront dans la 3° semaine.

Jusqu'à l'époque de la sortie on put retrouver, dans la sécrétion de l'utérus, l'espèce de streptocoque en question. Depuis je l'ai malheureusement perdue de vue.

La conclusion de Krönig est que ce cas ne saurait être invoqué comme preuve de la présence, dans le vagin d'une femme enceinte, de streptocoques de la fièvre puerpérale y vivant en saprophytes. Le streptocoque en question vivait en parasite sur la muqueuse du col ou dans la caduque.

De telle sorte que chez aucune des 167 femmes examinées il n'y avait dans la sécrétion vaginale, *à l'état de saprophyte*, le moindre micro-organisme capable de se développer sur plaque d'agar à réaction faiblement alcaline, c'est-à-dire que **la sécrétion ne contenait, à l'état de saprophyte, ni streptocoque pyogène, ni staphylocoque, ni bacterium coli.**

Or comme à coup sûr de tels organismes y ont à maintes reprises été introduits aux époques les plus variables de la grossesse, comme même chez les femmes touchées trois jours avant l'expérience on ne trouvait aucun des saprophytes de la peau (staphylocoques), il fallait bien admettre avec Döderlein la **propriété bactéricide de la sécrétion vaginale des femmes grosses.**

Krönig entreprit de la démontrer en injectant dans le vagin une espèce microbienne donnée et en assistant, si possible, à la disparition graduelle de ladite espèce.

Afin de réduire au minimum les inconvénients éventuels de semblables expériences faites sur la femme vivante, notre auteur ne prit d'abord que des femmes enceintes de moins de 8 mois et ne leur injecta que du bacille pyocyanique. Ce bacille, à ce que l'on croit savoir, n'a aucune action nocive sur l'accouchée.

Puis peu à peu il s'enhardit jusqu'à expérimenter avec le staphylocoque pyogène doré; et en fin de compte avec le streptocoque lui-même.

Il infecta ainsi des femmes enceintes ayant les unes une sécrétion normale, les autres une sécrétion pathologique :

26 fois avec le bacille pyocyanique,
18 fois avec le staphylocoque doré,
3 fois avec le streptocoque pyogène ;
la culture étant portée au fond du vagin avec un tube de verre stérilisé et disséminée par des mouvements de va et vient du tube.

Après quoi, à des intervalles de 3 à 5 heures, on fit — avec la cuillère spéciale de Menge — des prises de sécrétion à l'aide desquelles on ensemença des plaques d'agar-agar faiblement alcalin.

Et l'on constata ce qui suit :

Pour le bacille pyocyanique, la disparition complète demanda en moyenne 20 heures 4 pour l'entrée du vagin, et 19 heures 2 pour le fond (minimum 7 heures ; maximum 36).

Pour le staphylocoque doré le retour à l'asepsie demanda en moyenne 23 heures 1 (minimum 10 heures, maximum 48).

Pour le streptocoque il disparut en moyenne en 10 heures 3 de l'entrée du vagin et en 11 heures 3 du fond, c'est-à-dire notablement plus vite que les autres.

En résumé que la sécrétion soit normale ou pathologique, qu'elle renferme ou non des « Scheidenbacillen », elle possède une force bactéricide égale vis-à-vis des trois espèces microbiennes considérées.

D'où lui vient cette force ?

Nous en sommes à ce point de vue réduits à des hypothèses.

Ce qui paraît certain c'est qu'elle n'est pas liée à une variété spéciale de bactérie saprogène, puisque Krönig a pu refaire l'expérience, citée plus haut, de Döderlein avec deux autres espèces de germes retirés purs de la sécrétion vaginale de femmes enceintes.

Il va de soi que l'acidité de la sécrétion, plus forte pendant la grossesse qu'à l'état de vacuité, y doit être pour quelque chose, en particulier pour le streptocoque pyogène, sensible comme on sait à l'acidité du milieu de culture.

La phagocytose ne paraît pas jouer ici un rôle très important.

Enfin on doit songer au nettoyage mécanique. Lui non plus ne paraît pas très actif. Si en effet on injecte dans le vagin des liquides tenant en suspension du charbon pulvérisé ou du cinabre, on en retrouve encore en grande abondance, 48 heures plus tard, dans la sécrétion vaginale examinée à l'immersion.

En résumé, on peut admettre que le vagin des femmes enceintes possède, indépendamment de la nature de sa sécrétion et des saprophytes qu'elle héberge, une force bactéricide dont les facteurs sont encore peu étudiés.

Mais alors, si, grâce à cette **force bactéricide**, le vagin des femmes grosses est vierge de germes, que la sécrétion soit normale ou pathologique, à quoi bon l'antisepsie vaginale prophylactique, **à quoi bon les injections ?**

Elles deviennent inutiles !

Ne seraient-elles pas dangereuses ?

C'est la question que Krönig a cherché à résoudre par l'expérimentation.

Il infecta le vagin avec des bacilles pyocyaniques et des staphylocoques.

Il le lava, ensuite, avec 2 litres de solution de sublimé à 1 °/°° ou de Lysol à 1 °/°.

Procédant alors comme il a été dit plus haut, il constata :

1° que l'injection n'avait pas fait disparaître les germes introduits ;

2° que la force bactéricide de la sécrétion vaginale se trouvait amoindrie. Ce n'est en effet qu'après 36 heures 5 en moyenne que les bacilles pyocyaniques et les staphylocoques disparurent de l'entrée du vagin ; pour le fond du vagin il fallut 37 heures 3, soit 12 à 13 heures de plus que sans injection !

3° que même les lavages à l'eau simple ne sont pas à ce point de vue absolument anodins.

Bref :

a) « Non seulement il n'est pas possible, avec nos désinfectants usuels (Lysol à 1 °/°, sublimé à 1 p. 1000), de détruire par une simple injection vaginale les micro-organismes introduits dans le canal vaginal ;

b) « mais les injections vaginales entraînent mécaniquement et altèrent la sécrétion vaginale, ce qui annihile pour un certain temps la force bactéricide du vagin. »

Là dessus, en veine d'expériences, la direction de la Clinique de Leipzig supprima l'emploi des injections vaginales antiseptiques chez toutes les parturientes.

Qu'advint-il des résultats ?

Krönig les compare avant et après la suppression des injections vaginales, en éliminant d'abord tous les cas où il fallut *opérer* l'accouchement :

Il a ainsi, d'un côté, 1,414 parturientes injectées et 1,629 non injectées.

La morbidité se trouve plus faible de 10 °/° chez ces dernières. Tableau graphique I (p. 403).

La différence est encore plus nette à l'avantage des non injectées si l'on relève les températures et les accélérations du pouls chez les fébricitantes, aussi bien que la prolongation du traitement au delà du 10° jour, ainsi qu'en témoignent les tableaux ci-joints (Tableau II et III, p. 403).

Conclusion : à Leipzig, par la suppression des irrigations vaginales prophylactiques, non seulement le nombre des accouchées atteintes de fièvre a diminué, mais surtout la gravité des infections s'est atténuée; le nombre des jours de traitement au delà du 10° a diminué de moitié

A la Clinique de Dresde les résultats ont été semblables. Mais Léopold continue à user des injections vaginales pendant le travail dans tous les cas dits par lui pathologiques et opératoires :

opératoires : c'est-à-dire, outre les opérations obstétricales, la suture du col, des déchirures vaginales, le tamponnement, etc ;

pathologiques : c'est-à-dire les accouchements, même spontanés, où, soit dans l'état local, soit dans l'état général, il y a quelque chose d'anormal : rupture prématurée des membranes, enfants morts ou macérés, bassins rétrécis, femmes vraisemblablement ou sûrement infectées, femmes fréquemment touchées, gonorrhéiques, syphilitiques, etc.

Krönig ne comprend pas les restrictions de Dresde. Qu'a à faire, dit-il, la syphilis avec la fièvre puerpérale ?

Pourquoi faut-il injecter le vagin quand l'enfant est macéré ?

Réservant la gonorrhée, de deux choses l'une, dit-il : ou Léopold est convaincu de l'innocuité des germes vaginaux, et alors il devrait logiquement abandonner les injections vaginales dans tous les cas ; ou bien il n'en est pas convaincu, et il devrait recourir constamment aux injections prophylactiques.

A Leipzig, où l'on a poussé la logique jusqu'à faire les **opérations sans antisepsie préalable** ni consécutive du vagin, « on n'aurait pas observé qu'il en résultât de gros inconvénients ». Vous serez sans doute d'un avis contraire après avoir lu ce qui suit.

Sur 118 femmes opérées après injection préalable, 51, soit 43,22 0/0 eurent des suites de couches anormales.

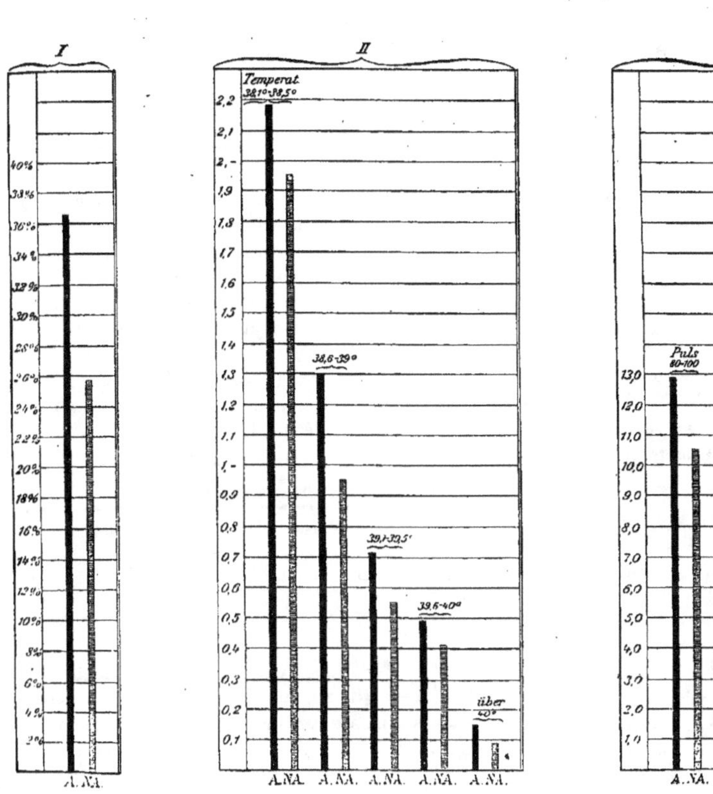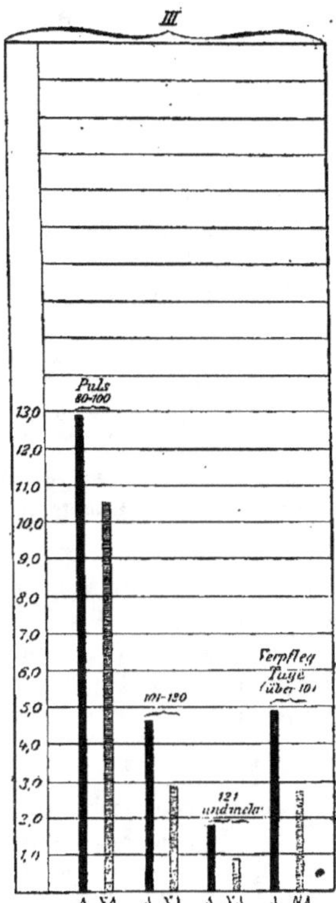

Les tableaux I, II et III sont destinés à faire sauter aux yeux les différences observées, au point de vue de la morbidité, de la température, du pouls et de la durée du séjour à l'hopital, suivant qu'il s'agit de femmes traitées avec ou sans injections vaginales prophylactiques. — A = injections prophylactiques. — N A = pas d'injections prophylactiques.

Le tableau I donne le pourcentage proportionnel des injectées et des non injectées ayant eu de la fièvre pendant les suites de couches.

Le tableau II indique combien de fois des températures de 38-1 à 38,5 ; de 38,6 à 39 etc. ont été relevées en moyenne pour une accouchée de chaque catégorie.

Dans le tableau III le pouls et la prolongation de séjour au-delà du 10° jour sont indiqués d'après les mêmes principes. (Krönig)

N. B. — Pour les femmes injectées la mortalité a été de 0,28 °/₀; pour les non injectées, de 0,06 °/₀.

Sur 93 opérées non injectées, 46, soit 49, 46 °/₀ eurent des suites de couches anormales.

C'est donc cette fois une différence de 6, 24 °/₀ *au désavantage* des parturientes non désinfectées dont la mortalité est aussi plus considérable.

Pour expliquer cette différence, Krönig invoque le plus petit nombre de cas (93 contre 118) et certaines modifications apportées dans les indications opératoires (?).

D'ailleurs, s'empresse d'ajouter Krönig, que ces chiffres gênent un peu, si nous comparons la morbidité dans les deux groupes pour les cas où le périnée fut suturé, l'avantage revient aux femmes qui n'ont pas eu d'injections vaginales.

Pour 21 injectées la morbidité fut de 38 °/₀, tandis qu'elle ne fut que de 34,6 °/₀ chez les non injectées.

En résumé Krönig affirme **qu'on ne saurait trouver dans la sécrétion vaginale des femmes grosses de quoi faire une auto-infection à streptocoque, à staphylocoque, à coli-bacille.**

b. Saprophytes aérobies de la vulve et du périnée

D'où viennent donc, outre les staphylocoques et les coli-bacilles,ces streptocoques rencontrés dans la sécrétion des femmes grosses,
par Burkhardt dans 4 % des cas.

Steffeck	4 %	»
Burguburu	8 %	»
Wahle	10 %	»
Witte	12 %	»
Kottmann	13 %	»
Walthard	27 % des cas ?	

Sans doute de la vulve, répond Krönig, de la *portion cutanée* du tractus génital.

Là comme ailleurs, plus qu'ailleurs, la peau doit les héberger à l'état de saprophytes. « Vous les introduisez dans le vagin par une technique défectueuse. Naturellement vous devez les y retrouver. »

Cette objection technique frappa Withridge Williams qui, en 1893, avait retiré de la sécrétion vaginale des femmes grosses le streptocoque dans 20 % et le staphylocoque dans 53 °/° des cas.

Sans y mettre d'amour-propre, il a repris ses recherches en 1898, en suivant aussi exactement que possible la méthode de Krönig.

Et voici que sur 92 cas, il n'a plus trouvé une seule fois le streptocoque ; 2 fois seulement il a pu cultiver le staphylocoque *blanc*.

Depuis lors il s'attache à convertir ses compagnons d'erreur,et à leur prouver que Krönig est dans le vrai lorsqu'il les accuse d'avoir infecté eux-mêmes le mucus vaginal à l'aide de saprophytes cutanés.

En 1893, comme tous les observateurs qui l'avaient précédé, Withridge Williams recueillait la sécrétion à l'aide d'un spéculum cylindrique en verre stérilisé,à travers lequel il faisait une prise sur des points de la muqueuse qui *paraissaient n'avoir pas eu de contact avec l'extrémité du spéculum.*

En 1898, il s'est exclusivement servi de la cuillère spéciale de Menge.

Et pour se convaincre des causes d'erreur de ses recherches antérieures, il recueillit sur 25 femmes grosses non examinées antérieurement :

1° avec une aiguille de platine un peu de sécrétion des lèvres de l'hymen et de la surface externe des petites lèvres ;

2° la sécrétion vaginale :

a/ avec le spéculum de verre stérilisé,

b/ avec la cuillère de Menge.

Faisant ensuite du tout des lamelles et des plaques d'agar, il a constaté ce que je résume dans le tableau ci-dessous :

MICROBES PATHOGÈNES.
(*Streptocoques, Staphylocoques, Bacterium coli.*)

Sécr. vulvaire	Sécrétion vaginale	
	au spéculum	avec le tube de Menge
76 %	48 %	0 %

Il est donc évident que **les bactéries pyogènes qui se rencontrent dans la sécrétion vaginale prise au spéculum,** alors qu'elles n'existent pas dans la sécrétion recueillie avec le tube de Menge, **viennent de la vulve.**

Et l'on doit, dit Withridge Williams, faire de sérieuses réflexions sur ce fait que lorsqu'il y a des bactéries à la vulve, ce qui est très commun, il y a 50 chances sur 100 pour qu'un objet aseptique pas plus gros que 2 doigts, introduit dans le vagin, y entraîne ces bactéries qui ne s'y trouvent pas normalement.

Mais alors si Krönig et Withridge Williams peuvent nier l'auto-infection d'origine vaginale par streptocoque, staphylocoque, bacterium coli, ils démontrent du même coup la **possibilité de l'auto-infection d'origine vulvo-périnéale.**

La question est simplement déplacée. Il s'agit de savoir si ces bactéries vulvo-périnéales peuvent, pendant l'accouchement ou les premiers jours des suites de couches, pénétrer dans le canal vagino-utérin.

Une fois là il suffira qu'elles ascensionnent,

soit par extension en surface de solutions en solutions de continuité, soit par pullulation dans
les lochies, pour gagner l'aire placentaire et donner naissance à une auto-infection.

Krönig croit ce processus possible. En cultivant dans le flux lochial quelques bactéries pathogènes, il a pu s'assurer que ce flux doit être
considéré, contrairement à la sécrétion vaginale
de la femme enceinte et de la parturiente avant
la rupture des membranes, comme un terrain de
culture favorable. La propriété bactéricide ne
semble se récupérer qu'après quelques jours.

La preuve d'une telle auto-infection est toutefois bien difficile à faire. Certes la possibilité de
l'ascension spontanée des bactéries pathogènes,
de l'entrée du vagin jusqu'à l'aire placentaire, est
prouvée par les nombreux cas d'infection streptococcique de la cavité utérine puerpérale observés chez des femmes qui n'ont été touchées intérieurement ni pendant les derniers temps de la
grossesse, ni pendant l'accouchement. Mais cela
ne veut pas dire qu'il s'agisse d'une auto-infection
par les saprophytes vulvaires.

Pour que la preuve de l'auto-infection fût sans
réplique, il faudrait que, pendant la période d'expulsion, on n'ait rien fait pour protéger le périnée. Il suffit en effet, pour que l'hypothèse d'une
hétéro-infection ne puisse être rejetée, que le
médecin, la sage-femme, etc., aient touché, mani-
pulé les parties génitales externes à ce moment.
Même pour les accouchements précipités, c'est-

à-dire pour les accouchements faits sans assistance d'aucune sorte, et cependant suivis d'infection, qui semblent devoir être le type de l'infection autogène, la preuve manque.

Certes on ne peut tirer argument contre l'auto-
infection de ce fait que la parturiente s'est touchée elle-même et a cherché à retenir la tête.

Car si elle ne porte pas aux doigts une plaie
infectée, elle n'a pu s'inoculer que ses saprophytes cutanés.

Mais où est la femme accouchée dans ces conditions et atteinte de fièvre — fièvre dont la cause
est si variable — pour laquelle la preuve de
l'infection ait été étayée de la constatation dans le
canal génital de streptocoques, de staphylocoques, ou de bacterium coli ?

Krönig conclut :

Ce n'est qu'hypothétiquement, par simple conjecture, qu'on peut admettre actuellement la possibilité d'une auto-infection due aux bactéries
pathogènes vivant saprophytiquement sur la peau
intacte,

La preuve fait défaut. Il en sera ainsi tant
que nous ne posséderons pas des observations
certaines sur le contenu bactérien du canal génital des accouchées atteintes de fièvre à la suite
d'accouchements précipités, et faisant leurs
suites de couches comme elles ont accouché, *sans
aucune assistance locale interne ou externe.*

c. Saprophytes anaérobies du vagin

Si l'on peut admettre à la rigueur, avec Krönig,
que les bactéries aérobies de l'infection puerpérale ne vivent pas à l'état de saprophytes dans la
sécrétion vaginale des femmes enceintes, on ne
saurait être aussi affirmatif pour les bactéries
anaérobies saprogènes, et peut-être pathogènes,
précédemment étudiées.

**Il y a en effet, dans la sécrétion vagi-
nale, des saprophytes anaérobies qu'on
est en droit de supposer a priori capables
d'effets pathogènes.**

Frappé de ce fait que la sécrétion vaginale, si
manifestement riche en bactéries lorsqu'on

l'examine au microscope, ne donne guère par
ensemencement sur plaques d'agar que des
résultats négatifs, Krönig s'est attaché à procurer
à ces saprophytes si abondants du vagin les
conditions favorables à leur développement.

La réaction acide de la sécrétion vaginale lui
paraissant due à l'acide paralactique, il employa comme milieu de culture le bouillon de
viande riche de cet acide.

Il eut de plus recours aux méthodes de culture
anaérobies, savoir :

1° Culture dans l'atmosphère d'hydrogène.

2° Méthode de Büchner (destruction de l'oxygène par l'acide pyrogallique.)

3º Méthode de Liborius.

Pour obtenir des cultures pures, Krönig employa les milieux nutritifs suivants :

1º Bouillon de viande avec ou sans addition de 1 °/₀ de glycose ou de 2 °/₀ de lactose ;

2º Gélatine liquéfiée à la température de l'étuve avec ou sans les mêmes substances réductrices ;

3º Lait stérilisé.

Le tout, sauf réserves expresses, était à réaction faiblement alcaline.

Il a pu étudier les caractères morphologiques et biologiques de quelques-uns des saprophytes ainsi obtenus en culture pure.

Je résume dans les tableaux ci-contre (p. 407 à 410) le résultat de ses recherches.

De l'étude de ces tableaux, il ressort **que les saprophytes du vagin des femmes grosses sont, à peu d'exception près, des anaérobies.** Le degré de l'anaérobiose est cependant variable. Pour quelques espèces, les formes en bâtonnets surtout, il suffit d'ajouter au milieu nutritif une substance réductrice, lactose, glycose, pour les voir se développer même à la surface du milieu. D'autres sont strictement anaérobies, anaérobies obligées.

Les saprophytes de la sécrétion vaginale s'y trouvent tantôt en culture pure, tantôt en symbiose. Le premier cas semble le plus commun. Jusqu'à présent Krönig n'a pu isoler d'une sécrétion plus de 3 espèces différentes (ex. cas IX) dont les unes sont anaérobies obligées et l'autre, l'oïdium albicans, aérobie pur.

Ce dernier saprophyte est le seul des sapro-

phytes vaginaux qui préfère l'aérobiose. Très inconstant, apparaissant et disparaissant, se rencontrant aussi bien avec les micro-bacilles et les cocci qu'avec les bâtonnets de Döderlein, son rôle demeure obscur. Peut-être dans beaucoup de cas aide-t-il à la vie anaérobie des autres saprophytes en prenant pour lui l'oxygène.

Ayant ainsi étudié les saprophytes vaginaux anaérobies, précisé leurs caractères morphologiques et biologiques, Krönig s'est attaché à les distinguer des bactéries anaérobies pathogènes recueillies par lui en culture pure dans les processus putrides utérins des accouchées (p. 384).

Mais si, dans un grand nombre de cas, il a pu constater des différences caractéristiques, il est loin d'avoir terminé la tâche qu'il s'est imposée et « l'on peut, dit-il, continuer à soutenir, pour l'infection puerpérale à anaérobies, la possibilité d'une infection autogène par les saprophytes anaérobies du vagin. »

Personnellement Krönig n'y croit guère.

Et voici pourquoi.

Il a transporté en culture pure, dans le vagin de femmes enceintes, une bactérie anaérobie retirée de l'utérus d'une accouchée dans un cas de processus saprémique, bactérie facile à distinguer, par ses caractères morphologiques et culturaux, des saprophytes anaérobies du vagin (bactérie de l'accouchée B. p. 383, nº IV). Sa conclusion est qu'elle n'y put continuer à vivre à l'état de saprophyte.

La question est donc actuellement à réserver. **« Il est possible que, dans des cas très rares, le vagin contienne des bactéries anaérobies capables d'engendrer, par auto-infection, une toxinémie et une endométrite putride, non mortelles. »**

SAPROPHYTES VAGINAUX DES FEMMES GROSSES (Krönig)

Caract. objectifs de la sécrétion vaginale	Résultat de l'Ensemencement		Caractères morphologiques du microbe isolé	Culture sur plaques	Cultures en milieux solides par piqûre	Culture en milieux nutritifs liquides à l'air	Températ. favorable. Rapidité du développt	Influence de l'air	Coloration
I.— 8e mois. Condylomes, sécrétion blanche, fluide, fortement acide. Prédom. des leucocytes sur l'épithél. Très nombreux bâtonnets courts et gros, fortem. colorés par le bleu de méthylène, faiblem. par le gram.	Plaques d'agar faiblem. alcalin ou acide restent stériles.	Sur agar en couches prof. en tube glycosé colonies trop nombreuses pour isolement qui réussit sur 1re dilution et, par piqûre en tubes à essai avec agar glycosé, se montrent formées d'une seule espèce.	*Bâtonnets gros courts, non mobiles.*	Ne pousse pas sur plaques d'agar même addit. de glycose ou lactose.	*Agar-Agar :* très faible développem. le long de la piq. jusqu'à 2 cm au-dessous de la surface. Agar - agar avec sucre: fort dévelop. presque jusqu'à la surface. Gélatine avec sucre à la temp. de la ch.: après 5 jours q-q. colonies le long de la piq. dans la profond.	Bouillon même avec subst réductrices : rien Gélatine liquéfiée, cont. du sucre, à la temp. de l'étuve : dével. avec trouble et faible acidification.	Etuve — Développement très rapide.	Anaérobie (pousse à l'air dans gélatine fraîche et sucrée)	Prend vite l'aniline, non décoloré par le gram.
II.— I p. Sécrétion abondante, blanche, fluide. Assez nombr. leucocytes. Très nombreux bâtonnets grêles, de moy. grosseur, bien colorés par le bleu de méthylène, non décolorés par le gram.	Plaques d'agar faiblem. alcalin ou acide restent stériles.	Sur agar en couche prof. très nombr. colonies.	*Bâtonnets grêles non mobiles.*	Pousst sur plaques d'agar glycosé.	Agar faibl. alcalin et neutre = rien. Agar avec 1 % glyc. ou 2 % lactose: fort dével. le long de piq, jusqu'à la surface. Agar glycériné avec form. de soude id. mais seult jusqu'à 2 cm. de la surface.	Bouillon avec 2 % lactose ; positif fort trouble et acidfic. après 24 h. Gélatine liquéfiée avec 1 % glyc. ou lact. faibl acide: posit. Bouillon et gélat. liq.—Nég. Bouillon glyc.1 %: Négat.	Chambre et étuve. — Dévelop. très rapide (en 16h. trouble fortem. le bouillon lactosé).	Anaérobie facult préfère l'anaérobiose quoique pouss. même à l'air sur milieux addit de subst. réductr.	Se color. par aniline. Non décoloré par le gram.
III. — II p. Sécrétion purul, semi-fluide. q.q. épithél. Nombreux bâtonnets gros, de moy. long. et longues bactéries filiformes.	Plaques d'agar faiblem. alcalin ou acide restent stériles.	Sur agar en couche prof. glycosé en 24 h. colonies innombr. En 1re dilution 2 types diff. colonies: A./ grosses, blanches. B./ petites, comp. à celles du strept. sur plaques.	*Bâtonnets gros, de moy. long. prenant parfois l'aspect filif.* *Bâtonnets plus courts*		Agar glycosé ou lactosé: le long de la piq. presque jusqu'à la surface. Agar avec form. de soude et 5 % glycér : le long jusqu'à 1 c. de la surface. Agar neutre: *négat.* Agar - agar glycosé ou lactosé: le long et jusqu'à 2 cm. de la surface. Agar sans rien. *Nég.* Agar avec form. de soude et carmin d'indigo. *Nég.*	Bouillon même glycos. ou lactosé : rien Gélatine liq : rien Gélatine fraîche avec 1 % glycose : positif. Ne pousse pas.	Dével. rapide (en 24 h. les colonies sont visibles). Etuve seulement	Anaérobie facult. pousse même à l'air dans gélat. fraiche glycosée. Strictem. anaérobie	Se color. par aniline. Non décoloré par le gram. Se color par aniline. Non décoloré par le gram.

SAPROPHYTES VAGINAUX DES FEMMES GROSSES (Krönig)

Caract. objectifs de la sécrétion vaginale	Résultat de l'Ensemencement		Caractères morphologiques du microbe isolé	Culture sur plaques	Cultures en milieux solides par piqûre	Culture en milieux nutritifs liquides à l'air	Températ. favorable. Rapidité du développ'	Influence de l'air	Coloration
IV.— II p. à terme. Fluide, faibl. acide. q.-q. leucocytes, nombr. épith. Nombreux bâtonnets grêles.	Plaques d'agar faiblem. alcalin ou acide restent stériles.	Sur agar en couche prof. cont. du sucre: très nombr. colonies faciles à isoler en 1re dilution.	*Bâtonnets grêles de moy. long.*		Agar glycosé ou lactosé: le long de la piq. presque jusqu'à la surface. Agar avec form. de soude et 5% glycér. le long jusqu'à 1 c. de la surface. Agar neutre: négat. Agar-agar glycos. ou lactosé: le long et jusqu'à 2ᶜᵐ de la surface. Agar sans rien. *Nég.* Agar avec form. de soude et carmin d'indigo. *Nég.*	Ne pousse pas.	Etuve seulement	Anaérobie	Se color. par aniline. Non décoloré par le gram.
V.— I p. appr. du terme. Blanche, laiteuse, fluide, acide à peine q.q. leucocytes, presq. exclusiv. épith. Nombreux bâtonnets fortem. colorés par le bleu de méthylène, tous extra-cellul.	Pousse sur plaques d'agar acide. Innombr. colonies sembl. à celles du charbon au 1er stade.	Sur agar en couche prof. cont. du sucre: très nombr. colonies faciles à isoler en 1re dilution.	*Bâtonnets gros de moy. longueur, non mobiles.*		Agar-agar glyc. et lactosé; Agar-agar lég. acide: fort dév. jusqu'à la surface. Agar faibl. alcalin: faible dével. jusqu'à la surface. En plaques: négat.	Bouillon glycosé et lactosé: dev. rapide, trouble et forte acidific.	Etuve — Développ. très rapide.	Préfère l'anaérobiose mais pousse même à l'air en prés. de subst. réductrices (glycose et lactose) égal. sur agar acide.	Se color. par aniline. Non décoloré par le gram.
VI. — I p. à terme. Blanche, lég. jaunâtre, compar. à la crème. Presq. exclusiv. épithél. Nombr. bâtonnets de moyenne long.	Stériles.	Sur agar en couche prof. glycosé: très nombr. colonies sans form. de gaz. Sur agar lactosé: forte form. de gaz. Sur agar acide: pas de gaz.	*Bâtonnets de moy. long.*		Agar glycosé: le long de la piqûre presque jusqu'à la surface. Agar lactosé: le long presque jusqu'à la surface, fort dév. de gaz.	Bouillon lactosé: fort trouble et acidific. Bouillon et gélatine liq: *Nég.* Lait stérilisé: coagul. dépôt de petit lait clair et forte acidification.	Développ. très rapide.	Préfère l'anaérobiose mais pousse aérobiq. en prés. de la lactose.	Se color. par aniline. Non décoloré par le gram.

SAPROPHYTES VAGINAUX DES FEMMES GROSSES (Knönig)

Caract. objectifs de la sécrétion vaginale	Résultat de l'Ensemencement		Caractères morphologiques du microbe isolé.	Culture sur plaques	Cultures en milieux solides par piqûre	Culture en milieux nutritifs liquides à l'air	Températ. favorable. Rapidité du développᵗ	Influence de l'air	Coloration
VII. — II p. 8ᵉ m. Abondante, fluide. Très nombr. leucocytes; bâtonnets très courts, fortem. colorés.	Nombreuses colonies d'une seule sorte.		*Bâtonnets très courts gros, le plus souv. isolés, non mobiles.*		Agar acide : fort dév. jusqu'à la surf. Agar faibl. alcalin : *nég.*	Bouillon amphoter glycosé: fort trouble et acidific. Lait: coagulé après 16 h., avec forte acidific.	Chambre et étuve.	Aérobie et anaérobie sur milieux acides.	Se colore bien par le gram.
VIII. — II p. à terme. Moy. abondante, fluide, faibl. acide. Très nombreux bâtonnets arqués très grêles et diplocoques,	Stériles.	Sur agar en couche prof. sucré, très nombr. colonies de 2 espèces : bâtonnet en arc, coccus. Ce dernier ne se laisse pas reculti-ver.	*Bâtonnet arqué très grêle.*		Agar agar sucré: fort dével. le long jusqu'à 2 cm. de la surf.	Bouillon, Bouillon sucré, Gélatine liq. *Nég.*	Etuve seulem. — Dével. assez lent; les colonies ne se voient qu'après 24 h.	Strictem. anaérobie.	Se colore bien par les coul. d'aniline. Ne se décolore pas par le gram.
IX. — II pare. Blanche, q.q. peu purul. fluide. Vaginite granuleuse. Condylomes. Sécrétion cervicale, claire, filante, sans gonococques. Leucocytes et innombr. bâtonnets grêles. Cocci ?	Nombr. colonies d'oidium sur plaques d'a-gar simple et acidifié.	Sur agar en couche prof. glycosé, dans la prof. très nombr. petites colonies de 2 espèces : bâtonnet court. Coccus. Ce dernier ne se laisse pas reculti-ver.	*Bâtonnet court, fin, menu.*		Agar glyco-cosé et lacto-sé : développ. strict. anaé-robie.	Ne pousse pas.	Etuve seulem. — Dével. assez lent; les colonies ne se voient qu'après 24 h.	Strictem. anaérobie.	Se colore bien par les coul. d'aniline. Se colore bien par le gram.

SAPROPHYTES VAGINAUX DES FEMMES GROSSES (Krönig)

Caract. objectifs de la sécrétion vaginale	Résultat de l'ensemencement		Caractères morphologiques du microbe isolé	Culture sur plaques	Cultures en milieux solides par piqûre	Culture en milieux nutritifs liquides à l'air	Températ. favorable Rapidité du développp.	Influence de l'air	Coloration
X.— I p. Blanche, fluide, assez acide. Nombr. épithél; q.q. leucocytes. Très nombreux bâtonnets courts, fins, et cocci.	Stériles.	Sur agar en couche prof. acide ou glycosé : Nombr. colonies (pas de gaz) de gros cocci en tas.	*Gros coccus en tas, non mobiles.*		Agar en couche prof. glycosé ou lactosé; Agar acide : fort dév. anaérobie jusqu'à 2cm. de la surface. Agar simple; Agar avec form. de soude : id. mais pas si fort. Agar glycosé avec 1/3 p. 100 de sérosité kystique: fort dév. anaérobie sans gaz Agar avec bleu d'indigo: il se fait seul. une faible réduction.		Temp. de la chambre. — Dével. rapide ; les colonies se voient après 24 heures.	Strict. anaérobie	Prend vite les coul. d'aniline. Se colore par la méth. de Gram-Weigert.
XI.— I p. Ecoulem. assez fort, q.q. épith. Assez nombr. leucocytes. Bâtonnets courts, épais. Diplocoques.	Sur agar faibl. alcal: rien. Sur agar acide: très grosses colonies de bâtonnets de moy. long. qui ne se laissent pas reculti ver.	Sur agar en couche prof. glycosé poussent en 2 jours très nombr. colonies, sans gaz, d'une seule espèce.	*Cocci en files non mobiles, rapp. le streptoco- que pyog. Chaînes de 4 à 6.*		Agar glycosé; Agar lactosé; Agar avec form. de soude:dev. anaérobie à 2 cm. au-dess. de la surface.	Ne pousse pas.	Etuve seulem. — Dével. assez rapide.	Strict. anaérobie	Se colore bien par toutes les coul. d'aniline : Reste coloré par le gram.

N.-B. (1) La production de gaz n'a été observée que pour le bâtonnet du cas VI, et seulement dans les milieux lactosés.

(2) La culture en milieux nutritifs liquides, dans l'atmosphère d'hydrogène, n'est indiquée que pour le bâtonnet du cas n° 1 qui s'est développé très fortement dans le bouillon lactosé et glycosé, en y produisant un trouble floconneux. Réaction acide après 16 heures à l'étuve.

(3) Les bâtonnets des cas 1, 2 et 6, acidifient fortement le bouillon sucré.

d. Gonococcie puerpérale

La question de l'auto-infection devrait se borner pour Krönig à l'étude du rôle des *saprophytes*.

Il en veut distraire :

1° l'infection due à des microbes pathogènes greffés au cours de la grossesse sur une plaie du vagin ou du col, et qui vivent là *en parasites et non en saprophytes* jusqu'au moment où l'accouchement leur fournit un terrain propice à l'infection ;

2° l'infection par le gonocoque depuis plus ou moins longtemps installé dans le vagin ou le col.

« Cette dernière infection, dit-il, a une place à part parce que l'hétéro-infection s'est faite pendant la grossesse par le conjoint. »

En pratique cette distinction me semble bien subtile. Pour mon compte je suis porté à considérer avec Sänger, la **gonorrhée des suites de couches** comme une **selbst-infection**.

Lorsque Nœggerath (en 1872), dans sa monographie célèbre « sur la gonorrhée latente des voies génitales de la femme », signala l'influence de la gonorrhée sur la marche des suites de couches (endométrite, péritonite etc. survenant soit immédiatement, soit 8 à 15 jours, soit 6 semaines après chaque accouchement d'un même sujet) il ne rencontra guère que des incrédules.

Il fallut le mémoire de Sänger, au 1er Congrès de la Société allemande de Gynécologie à Munich en 1886, pour fixer l'attention.

« Souvent, disait-il, les infections graves post partum, attribuées à l'infection traumatique, relèvent d'une infection gonorrhéique.

« Ces infections puerpérales gonorrhéiques, dont les symptômes aigüs sont le plus souvent tardifs, ne touchent que superficiellement la muqueuse et le péritoine pelvien. Le gonocoque ne pénètre pas profondément ; il n'envahit ni les lymphatiques, ni les veines ; il ne saurait produire ni métro-phlébite, ni paramétrite, ni fièvre puerpérale proprement dite.»

Peu à peu Nœggerath et Sänger firent école. Quelques cliniciens remarquèrent à ce propos qu'il était commun d'observer, en même temps que la blennorrhée oculaire chez l'enfant, des suites de couches fébriles chez la mère.

William Sinclair, dans sa monographie sur l'infection gonorrhéique chez la femme (1888), dit qu'il n'est pas douteux qu'un grand nombre de cas d'infection puerpérale sont d'origine gonorrhéique.

Wiener (1891), Winckel et Fuld (1892) se rallient à cette manière de voir.

Mais dans tout cela le diagnostic de gonorrhée et d'infection puerpérale gonorrhéique fut établi exclusivement sur les signes cliniques.

Or Bumm a suffisamment montré contre Sänger que ni l'anamnèse — chaudepisse de l'homme, — ni les constatations objectives — nature de l'écoulement, granulations du vagin, érosion du col — ne peuvent suffire à « prouver la gonorrhée, qu'il y faut l'examen bactériologique. »

Et d'autre part l'examen bactériologique est indispensable pour affirmer l'absence du streptocoque ou de bactéries anaérobies dans un cas où les apparences cliniques sont en faveur d'une infection puerpérale gonorrhéique.

Voici ce que les recherches bactériologiques nous ont appris sur ce sujet :

Bumm (1887), dans sa monographie sur le gonocoque de Neisser, mentionne que pendant les premiers jours des suites de couches, chez les femmes gonorrhéiques, on constate dans les lochies une prolifération énorme des gonocoques, à ce point qu'ils semblent avoir délogé toutes les autres espèces bactériennes.

Et cependant, disait-il, cette prolifération ne se traduit cliniquement par aucune incommodité, par aucun phénomène inflammatoire ; ni le cours des suites de couches, ni les caractères objectifs macroscopiques des lochies ne trahissent l'existence d'une maladie infectieuse. L'écoulement lochial traîne un peu plus en longueur ; à mesure qu'il décline, les gonocoques dimininuent, et souvent dès la 4e semaine ils sont rentrés dans l'ordre.

De telle sorte que la question suivante se posait :

Lorsque chez une infectée de gonocoque les suites de couches sont troublées, fébriles, peut-on accuser le gonocoque seul, ou bien ne s'agit-il pas d'une infection mixte par association du gonocoque avec un des pathogènes connus de la fièvre puerpérale?

Il va de soi que la constatation, au microscope et par culture, de gonocoques dans la sécrétion lochiale d'une accouchée atteinte de fièvre ne saurait autoriser à conclure, comme on l'a fait trop souvent, que les gonocoques sont la cause de la fièvre.

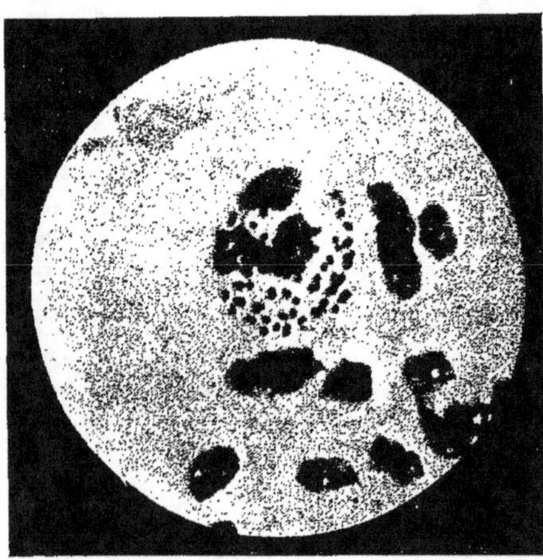

Fig. 384

Écoulement blennorrhagique, vu à un grossissement de 1350 diamètres. — Préparation de Marmorek (institut Pasteur). Les diplococci ou gonococci de Neisser sont contenus *dans* une seule des cellules visibles dans le champ du microscope.

Étant donné que celle-ci ne peut s'expliquer que par une infection génitale, il faut, pour faire la preuve de l'action pyrétogène du gonocoque:

1° démontrer par cultures aérobie et anaérobie, examen microscopique, etc., que la sécrétion lochiale utérine n'héberge aucun des microbes causant habituellement la fièvre post partum ;

2° constater une extension de la gonorrhée à une portion jusque-là indemne du canal génital (endomètre, muqueuse tubaire). On sait en effet que la présence du gonocoque, limitée au col d'une puerpérale, ne saurait produire une fièvre persistante. Celle-ci ne s'expliquerait que si, pendant les suites de couches, la gonorrhée cervicale s'étendait à la cavité utérine. Or la démonstration de cette extension n'est pas aisée. Il ne suffit pas, en effet, pour prouver l'invasion post partum de l'utérus, d'y trouver du gonocoque ; car on peut objecter que l'œuf a pu se greffer sur une muqueuse déjà infectée.

Tenant compte de tous ces desiderata, Krönig a cru pouvoir, dans 50 cas (31 fois sur 296 accouchées fébricitantes), porter le diagnostic **d'endométrite puerpérale gonococcique.**

Toutes ces femmes avaient pris la gonorrhée avant l'accouchement ; et pour répondre à l'objection de Kroner qu'il peut s'agir de gonorrhée acquise pendant les suites de couches, Krönig a soin de faire remarquer que toute visite est interdite à Leipzig dans le département des accouchées.

Cette gonorrhée de l'endomètre puerpéral, qu'elle soit consécutive à une vieille gonorrhée cervicale ou à une vieille gonorrhée uréthrale, peut avoir pour conséquences :

a. des manifestations locales ;

b. des manifestations générales.

Avant tout le gonocoque porte son **action sur la muqueuse.**

D'où, dans le stade aigu de l'inflammation de celle-ci, une suppuration profuse, des lochies rapidement et franchement purulentes, très abondantes, différant par l'absence d'odeur de celles de l'endométrite anaérobique.

Le microscope y révèle de nombreux gonocoques : une cellule sur cinq en renferme.

Cet écoulement purulent semble n'avoir que peu d'influence sur les plaies du vagin et du périnée, qui conservent bonne apparence. Il n'empêche pas la réunion *per primam* des sutures périnéales ; mais il peut réinfecter l'urèthre et le rectum, la glande de Bartholin.

L'endométrite gonococcique s'accompagne assez souvent **d'élévation de température et d'accélération du pouls.** Sur les 50 femmes observées par Krönig, 9 seulement eurent des suites de couches apyrétiques. Cela n'a plus lieu de nous étonner depuis que Wertheim a prouvé l'action pyrétogène du gonocoque de Neisser. Ayant injecté à la face palmaire de l'avant-bras d'un homme atteint de démence sénile 1,3ᶜᶜ de sérum sanguin mélangé à une culture pure de gonocoque, il vit le lendemain la température monter à 38° 2, le 2ᵉ jour à 38 pour retomber le 3ᵉ jour seulement à la normale.

Le tableau ci-joint (p. 414) permet de comparer l'intensité de la fièvre dans l'endométrite gonococcique avec celle des endométrites streptococcique et anaérobique, et de s'assurer de la gravité plus grande de celles-ci.

Néanmoins la durée moyenne du traitement post partum est supérieure (14 jours 31) à ce qu'elle est dans l'endométrite anaérobique (12,4).

L'influence du toucher pratiqué pendant le travail, celle des manœuvres intra-utérines est faible.

La 1ʳᵉ élévation de température est signalée :

2 fois au 1ᵉʳ jour	3 fois au 6ᵉ jour
5 — 2ᵉ —	2 — 7ᵉ —
9 — 3ᵉ —	4 — 8ᵉ —
6 — 4ᵉ —	3 — 9ᵉ —
1 — 5ᵉ —	2 — 10ᵉ —

Quant au sommet de la courbe il correspond :

3 fois au 2ᵉ jour	3 fois au 9ᵉ jour
7 — 3ᵉ —	2 — 10ᵉ —
3 — 4ᵉ —	1 — 11ᵉ —
5 — 5ᵉ —	1 — 12ᵉ —
2 — 6ᵉ —	1 — 14ᵉ —
5 — 7ᵉ —	1 — 32ᵉ —
3 — 8ᵉ —	

Le gonocoque disparaît assez vite de l'utérus. A la 3ᵉ semaine on n'en trouve plus guère, mais il suffit de la moindre irritation locale pour réchauffer l'inflammation.

Krönig ayant, chez une femme en voie de guérison, fait le 37ᵉ jour, dans un but diagnostic, une dilatation du col à la laminaire et une abrasion de la muqueuse utérine, constata le lendemain des douleurs vives et 39° tandis que les gonocoques, qu'on avait peine à rencontrer le 23ᵉ jour, étaient redevenus innombrables. La nouvelle poussée céda en 3 jours.

Le gonocoque peut-il, au cours du post-partum, faire davantage?

Les idées se sont à ce sujet essentiellement modifiées depuis les premiers travaux, grâce à l'amélioration des procédés de culture et de coloration.

Bumm qui, en 1887, croyait à la limitation exclusive du gonocoque dans les couches superficielles de la muqueuse, attribuait à des infections *mixtes* les complications inflammatoires qui, dans la gonorrhée cervicale et utérine, ont tendance à se développer dans le tissu cellulaire et le péritoine pelviens.

Le gonocoque, pensait-il, en se développant sur la muqueuse, l'a modifiée à ce point que d'autres microbes, qui pour l'ordinaire se heurtent à la résistance de cette muqueuse, trouvent à s'introduire dans le tissu où ils développent à leur tour une action spécifique tout à fait différente.

Les recherches de Wertheim, Dinkler (1888), en démontrant la présence du gonocoque seul dans le tissu conjonctif, le muscle utérin, le muscle tubaire, le stroma de l'ovaire ont prouvé que **le gonocoque peut, sans associé, produire la paramétrite et la périmétrite.**

Aucune de ses malades n'étant morte, Krönig en est réduit à ce sujet aux constatations cliniques faites sous le chloroforme.

7 fois sur 50 il a vu l'infection, pendant le temps où il put observer ses accouchées, s'étendre aux trompes (18ᵉ jour, 4ᵉ semaine), au péritoine pelvien (12ᵉ jour), avec formation d'un exsudat purulent enkysté dans le Douglas. Cet exsudat fut ponctionné par le vagin, 30 jours après l'accouchement. La culture y démontra la présence exclusive du gonocoque. Comme à l'examen sous le chloroforme, les trompes paraissaient normales, Krönig suppose qu'il y eut migration à travers la paroi utérine.

Dans un autre cas, il y eut, au commencement de la 3ᵉ semaine, pelvi-péritonite chronique avec adhérences entre la paroi postérieure de l'utérus et la paroi pelvienne et déviation utérine.

De telle sorte que si *quoad vitam* le **pronostic** de l'endométrite gonococcique post partum semble très favorable, il est plus sombre, quant à la fonction, que celui de l'endométrite anaérobique et même que celui des infections streptococciques, à cause de la fréquence et de la ténacité des infections de continuité.

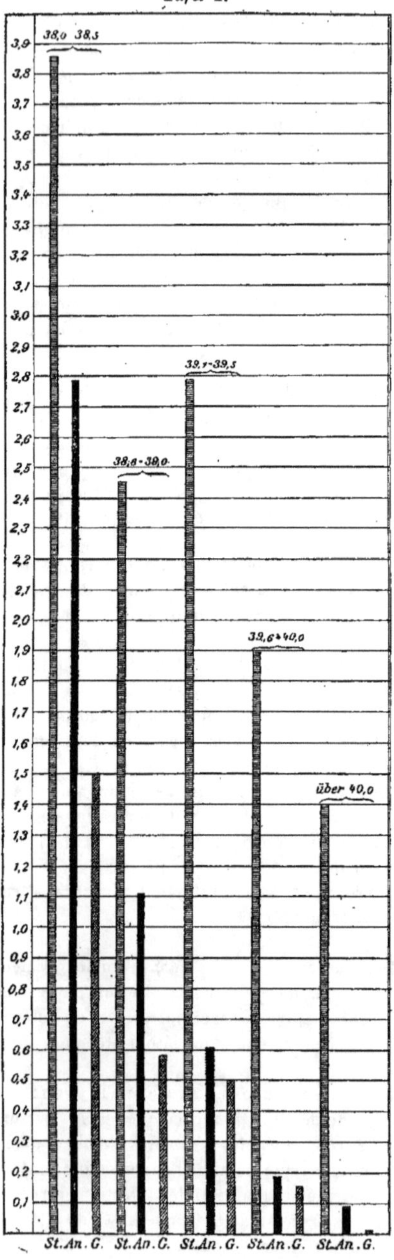

Tableaux comparatifs de la Température et du Pouls dans les Infections gonococciques et streptococciques (Krönig).

Le *Tableau I* montre les différences de température dans les diverses infections : g= gonocoque de Neisser—An= bactéries anaérobies— st= streptococcus pyogenes.

La hauteur de chaque ordonnée indique combien de fois (voir les chiffres en marge) des températures de 38 à 38°5 ; de 38,6 à 39 ; de 39 à 39,5 ; 39.6 à 40 ; au dessus de 40 ont été atteintes par une accouchée de chaque catégorie dans le cours des suites de couches.

La différence de gravité des infections streptococciques d'une part et des infections à gonocoques de l'autre s'accuse surtout pour les hautes températures.

Tandis que pour les températures entre 38 et 38,5, le rapport de fréquence est 3,86 à 1,5 ; il est de 1,89 à 0,15 pour les températures de 39,6 à 40 ; et enfin de 1,4 à 0,01 pour les températures au dessus de 40.

Le *Tableau II* indique le pouls d'après les mêmes principes. Pour les jours de soins (*Verpflegunstage*) la hauteur de l'ordonnée indique directement le nombre moyen de jours de soins (chiffres de droite) au delà du 10ᵉ jour.

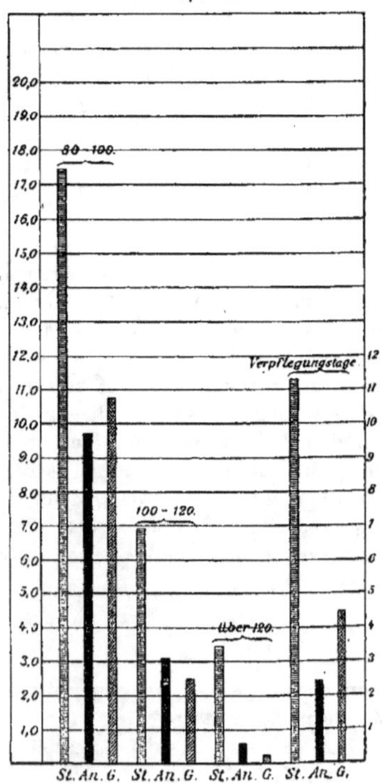

On s'est même demandé depuis quelque temps si le gonocoque ne pouvait pas faire plus encore et donner lieu, comme le streptocoque, à une **infection métastatique.**

Les observations de Leyden, de Golz, de Councilmann, de Winterberg laissent quelques doutes, quant à la possibilité de la généralisation du seul gonocoque par la voie sanguine. His, avec la plupart des auteurs que je viens de citer, avec Morel et Dérignac, admettait qu'en pareil cas le gonocoque n'agissait pas seul, qu'il était *associé* à d'autres espèces microbiennes de virulence supérieure, le streptocoque par exemple. Ce dernier, jouissant d'une puissance d'invasion bien plus grande, prenait les devants et préparait le terrain à recevoir secondairement le gonocoque.

Mais les cas de Finger, de Thayer et Blumer, de Michaelis, vinrent battre en brèche cette explication. Et voici que tout récemment **Jean Hallé**, dans sa très remarquable thèse *sur la bactériologie du canal génital de la femme*, vient de rapporter une observation qui nous paraît lever tous les doutes.

Une femme de 30 ans entre le 22 mars 1898 dans le service de M. Rendu, à l'hôpital Necker, présentant, avec les signes physiques d'une métrite insignifiante, l'état général d'une septicémie grave.

L'examen seul du liquide utérin (10 avril), en décelant la présence du gonocoque, a révélé la nature du mal. L'apparition rapide d'un œdème phlegmoneux, d'une périarthrite du coude (12 avril) vint confirmer le diagnostic et montrer en même temps la virulence singulière du gonocoque, en général assez bénin.

La périarthrite ayant été ponctionnée (13 avril), les cultures anaérobies permirent d'isoler de la sérosité louche, à l'état de pureté, des gonocoques de Neisser tuant les souris en quelques heures.

Une fois la périarthrite incisée (14 avril) et l'œdème disparu, la persistance de la fièvre hectique, des frissons ont démontré la pullulation de l'agent infectieux dans le sang, et fait pressentir l'imminence d'une endocardite végétante que l'on a pu reconnaître et suivre, jour par jour, jusqu'à la mort.

« Cliniquement, dit Hallé, toutes les étapes de l'infection ont été notées avec la précision d'une véritable expérience qui s'est déroulée sous nos yeux pendant six semaines. »

Après la mort, le même organisme fut retrouvé à l'état de pureté dans les végétations de l'endocarde, dans le péricarde, partout où existaient des lésions inflammatoires. Dans toutes ces lésions le gonocoque s'est montré avec son caractère constant et sa morphologie spéciale; nulle part il n'existait d'association microbienne.

C'est le premier cas où cette double recherche a été poursuivie, anatomiquement et expérimentalement, avec un résultat aussi précis et aussi démonstratif.

Cette observation met donc hors de doute la réalité de l'endocardite infectieuse due au seul gonocoque. Un seul point reste obscur : la cause en vertu de laquelle, chez cette femme, le gonocoque hébergé par l'utérus a pris tout à coup une virulence si particulière.

Le fait capital, au point de vue prophylactique, c'est que chez une femme n'ayant aucun signe actuel de métrite, chez qui ni à l'examen de l'urèthre, ni à celui des glandes de Bartholin ou du vagin on ne retrouve de traces de blennorrhagie, il puisse exister dans la cavité cervicale, dans un liquide absolument limpide comme de l'eau, il puisse exister, disons-nous, des gonocoques capables de donner naissance à une telle infection généralisée. Retenons-le ; cela nous servira tout à l'heure à poser les règles de la prophylaxie.

Mais ce n'est pas à ce seul point de vue d'une généralisation, après tout très exceptionnelle, que la gonorrhée nous intéresse, nous accoucheurs. **Nous devons nous demander si la sécrétion vaginale gonorrhéique ne peut pas, au cours de la grossesse, constituer un milieu de culture favorable pour les micro-organismes pyogènes qui plus tard, au moment de l'accouchement, pourront déterminer une auto-infection puerpérale.**

C'était l'opinion de Döderlein.

Mais les recherches de Krönig vont à l'encontre de cette thèse. Ayant examiné bactériologiquement les sécrétions vaginales de femmes enceintes atteintes de gonorrhée cervicale démontrée, il n'y a trouvé ni streptocoques, ni staphylocoques, ni bacterium coli. De telle sorte qu'il conclut à l'innocuité de ces sécrétions, au point de vue de l'auto-infection par ces espèces pyogènes, et à l'inutilité, voire au danger (qu'il n'explique pas), soit d'un traitement du catarrhe vaginal gonorrhéique pendant la grossesse, soit d'une désinfection préalable avant les manœuvres intra-utérines.

Il va même jusqu'à considérer comme extra-ordinairement rare une infection deutéropathique, par germes pathogènes, surajoutée à une endométrite gonococcique. Il n'en a pas vu un seul exemple sur ses 50 cas.

Admettons, pour un instant, l'inutilité pour la mère de la désinfection du vagin et du col dans la gonorrhée !

Peut-on raisonnablement soutenir que la désinfection ne sert pas à l'enfant ?

Sur ces 50 accouchements de femmes gonorrhéiques, Krönig compte 45 enfants vivants.

9, soit 20 °/₀ eurent de l'ophtalmoblennorrhée spécifique. Le gonocoque fut mis en évidence dans le pus oculaire.

Dans un cas (rupture prématurée des membranes, 3 jours avant; pas d'injections prophylactiques) l'infection paraît s'être faite dans l'utérus : il y avait un écoulement purulent et les cornées étaient déjà troubles à la naissance. Malgré un traitement énergique *l'enfant a perdu la vue*.

7 fois l'ophtalmie débuta le 3ᵉ jour et 1 fois seulement le 6ᵉ jour.

C'est donc habituellement pendant l'expulsion que se fait l'infection.

Ces huit derniers enfants guérirent grâce à un traitement serré. Mais une fois (début le 6ᵉ jour, femme injectée au lysol), il y eut *propagation de l'infection au nez, à la trompe d'Eustache et à l'oreille moyenne* (18ᵉ jour). Dans le pus, recueilli après perforation du tympan, on n'a pas rencontré le gonocoque. Mais Krönig ayant inoculé ce pus dans l'urèthre d'une femme moribonde (carcinome inopérable) a vu le 3ᵉ jour se développer une uréthrite à gonocoques.

Dans 5 cas sur les 9 rapportés ci-dessus, le vagin avait été prophylactiquement injecté au lysol à 1 °/₀ : l'ophtalmie n'en survint pas moins le 3ᵉ jour.

Krönig conteste donc l'influence prophylactique heureuse des injections antiseptiques vaginales signalée par quelques auteurs.

Et pour expliquer la fréquence des ophtalmies blennorrhagiques observées à Leipzig, il invoque : «l'abandon, dans un but de recherches, de la méthode de Crédé et la substitution au nitrate d'argent des lavages oculaires à l'eau pure.»

La démonstration de Krönig nous paraît manquer de rigueur. Et nous persistons à considérer comme utile, ne fût-ce qu'au point de vue de la prophylaxie de l'ophtalmie des nouveau-nés, la désinfection (par le sublimé) du canal parturient.

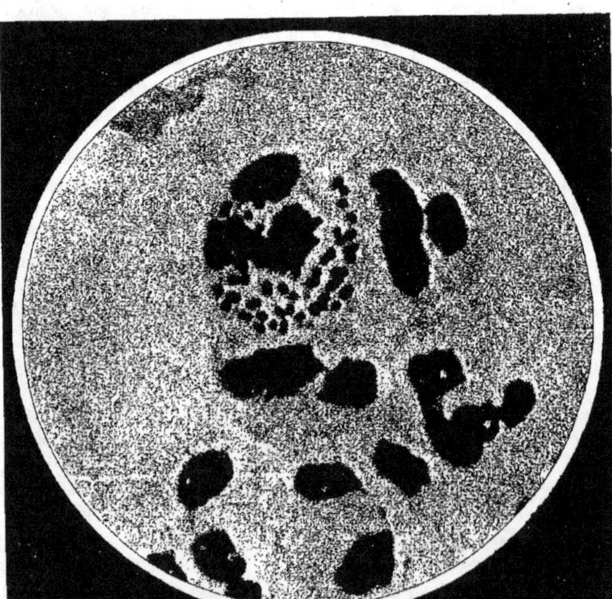

Fig. 387

C'est la figure 384 grandie d'un tiers.

Gonococcus de Neisser (1879) ou *micrococcus gonorrheæ* à l'intérieur d'une cellule qui en renferme plus de cinquante.

D'un diamètre moyen de 0,5 µ à 1 µ ils sont pour la plupart réunis par couples (diplocoques), et forment, sur la droite de la cellule, 3 ou 4 petits amas.

Chaque coccus est oval et l'une de ses grandes faces, celle qui regarde le centre du couple, est aplatie et légèrement creusée (haricot).

3. *Pratique antiseptique*

De l'exposé qui précède (p. 328 à 416), il ressort que l'accoucheur, la sage-femme, la garde, en présence d'une parturiente ou nouvelle accouchée, doivent avoir deux préoccupations d'inégale importance :

1° avant tout ne pas leur apporter des microbes exogènes (*prophylaxie de l'hétéro-infection*) ;

2° détruire ou paralyser les microbes endogènes (*prophylaxie de l'auto-infection*).

Examinons successivement les moyens dont dispose l'accoucheur pour défendre la parturiente contre ces sources d'infection, et assurer ainsi l'asepsie des suites de couches.

a. Contre l'hétéro-infection

L'infection peut être apportée par les mains, les instruments, les liquides de lavage, les objets de pansement.

Comment assurer l'asepsie de ces différents porteurs de *contagium vivum* ?

Antisepsie des mains

Pour ne pas apporter de microbes exogènes il y aurait un moyen, « **ne pas toucher les femmes en travail** ».

Personne, que je sache, n'a été jusqu'à proposer le renoncement *absolu* à ce précieux moyen d'exploration : le toucher. C'est **Léopold** qui a fait le plaidoyer le plus chaud en faveur de l'emploi de l'exploration externe, pendant le travail, de préférence à l'exploration interne.

Or, que dit-il ?

Etant donné que la parturiente peut être infectée par une exploration interne, jamais par une exploration externe (abdominale) ; que les mains du médecin praticien, conduit par le hasard des jours et la diversité de sa besogne auprès de sources multiples d'infection, doivent être tenues pour septiques, qu'elles exigent une désinfection particulièrement laborieuse et qui ne saurait être absolue, Léopold recommande d'éviter toute exploration interne « *pour peu que la chose soit possible*. Il faut, dit-il, que le médecin soit bien convaincu qu'il peut, *en cas de nécessité*, diriger un accouchement normal avec le seul secours de l'exploration externe ». Mais il s'empresse d'ajouter que « l'exploration interne ne doit être négligée ni dans l'enseignement, ni dans la pratique ; qu'il ne faut pas la supprimer systématiquement dans l'accouchement normal ». Le livre d'enseignement — signé Léopold — qui a cours dans la Saxe royale, exige des sages-femmes *au moins un examen interne*, même dans les cas normaux, et toujours après la rupture de la poche des eaux.

Ce que l'accoucheur de Dresde désire c'est restreindre le plus possible l'exploration interne, c'est attirer l'attention sur la nécessité de mettre fin aux examens internes inutilement répétés ou faits sans méthode, sur les inconvénients de l'abus du toucher, sur la possibilité, le *cas échéant*, de conduire un accouchement par la seule exploration externe.

« Dans tout accouchement s'écartant des conditions normales, bassin rétréci, éclampsie, présentation vicieuse, affaiblissement des doubles battements fœtaux, hémorrhagie, etc., il faut procéder aussi bien à l'exploration externe qu'à l'exploration interne. A défaut de quoi celui qui dirige l'accouchement risquerait de méconnaître des particularités multiples, desquelles il doit pourtant déduire les indications et le moment propice pour telle ou telle intervention. »

C'est la même argumentation que développe **Pinard**, lorsqu'il dit :

« Je suis, je puis le dire sans crainte d'être

démenti, aussi partisan que qui que ce soit du palper abdominal, et c'est pour cela que je ne veux pas le compromettre en lui demandant ce qu'il ne peut nous donner.

« Antisepsie et exploration interne, pratiquées judicieusement, donneront de meilleurs résultats que l'exploration interne appliquée systématiquement seule pendant l'accouchement.

« L'abandon systématique du toucher serait fatal à nombre d'enfants. »

Uti non abuti, voilà donc la formule. Tout le monde est d'accord sur ce point.

Je pense que tout le monde aussi le sera sur cet autre que, **le cas échéant, on peut s'abstenir de toucher.**

Supposez ceci :

Un praticien qui vient de faire, il y a quelques heures, un accouchement ou une délivrance dans un cas de putréfaction fœtale intra-utérine est appelé auprès d'une autre parturiente. Il ne peut se faire remplacer.

Le travail ne fait pas de doute. Il y a des contractions douloureuses, intermittentes, efficaces, car la femme *marque.*

Le palper permet de constater que la présentation est longitudinale, que la région fœtale est engagée. Il ne révèle rien d'anormal.

L'auscultation dit que l'enfant ne souffre pas.

Le praticien peut-il s'abstenir de pratiquer une exploration interne qu'il juge périlleuse pour la femme ? Non seulement il le peut, mais il le doit.

Dans les délais légaux, les battements du cœur fœtal restant bons, voici que surviennent à chaque douleur des envies de pousser. La dilatation est complète ou va l'être. Si vous ne sortiez pas vos mains d'un foyer d'infection, le moment serait venu de vous assurer que la dilatation est complète et de rompre les membranes.

Pouvez-vous, dans les conditions envisagées, vous abstenir de cette exploration et de cette intervention ?

Non seulement vous le pouvez, mais vous le devez. Evidemment il y a quelqu'inconvénient, au cas où la poche ne se rompt pas spontanément, à la laisser venir à la vulve. Mais que sont ces inconvénients au regard du danger d'infection ?

Les battements du cœur restent bons. Le périnée bombe, la vulve s'entrouvre. Tout marche à souhait. Abstenez-vous !

La poche à la vulve résiste encore. De vos mains suspectes vous pouvez, sans danger pour la femme, prendre les anneaux de ciseaux aseptiques ou l'extrémité de votre perforateur pour la crever. Au besoin quelqu'un de l'entourage le ferait à votre place, sous votre direction.

Voici la circonférence sous-occipito bregmatique à la vulve. Il faudrait maintenir la tête pour éviter une déchirure possible. Vous avez à vous demander si la déchirure *possible* du périnée vaut que vous fassiez courir à la patiente les risques d'une infection. C'est le moment de vous rappeler combien grand par années est le nombre de femmes qui accouchent sans assistance. Abstenez-vous !

L'enfant expulsé, le cordon lié et coupé sous votre direction par la matrone du voisinage, il n'y a pas d'hémorrhagie.

Le palper vous fait sentir à l'ombilic le fond de l'utérus bien rétracté.

Une demi-heure plus tard le fond de l'utérus est à quatre travers de doigt au dessus de l'ombilic. Il y a donc lieu de penser que le placenta est décollé. Attendez ! Voici que le fond s'abaisse, que réapparaissent les efforts expulsifs.

Réprimez-les et de votre main gauche, appliquée à l'hypogastre, poussez, à votre volonté, doucement, petit à petit, le placenta dehors.

Tout est terminé sans que vous ayez eu à aucun moment à intervenir par le toucher. Qui pourrait vous blâmer de cette abstention voulue et raisonnée ?

Mais la présentation est mauvaise et vous ne pouvez la rendre bonne par manœuvres externes; le travail traîne en longueur et vous soupçonnez un obstacle cervical ou pelvien ; les battements du cœur fléchissent et le liquide est vert ; il y a une hémorrhagie ; une complication se produit qui menace la vie de la mère et de l'enfant, etc. Bref vous êtes en présence d'un *cas de force majeure.* Qui pourrait vous blâmer, après avoir fait tout ce qu'il vous est actuellement possible de faire pour désinfecter vos mains, d'intervenir puisque vous êtes seul à le pouvoir faire ?

C'est le cas de nous demander ce **que vaut en obstétrique l'usage des gants aseptiques ?**

Vous verrez tout à l'heure que les meilleurs procédés connus de désinfection des mains ne sauraient en réaliser l'asepsie *absolue.* Ils ne présentent pas la même garantie que les procédés de stérilisation des instruments, etc.

Partant de là, quelques chirurgiens, Hunter Robb, v. Mannteuffel, Mikulicz, Küstner ont préconisé pour la laparotomie l'emploi de gants en caoutchouc ou en fil.

Les gants en caoutchouc seraient les meilleurs, Flugge ayant montré que les gants de fil ne sont pas absolument imperméables aux bactéries. Dès qu'ils sont humides ils se laissent traverser rapidement par les staphylocoques.

C'est pourquoi Döderlein, reprenant récemment l'étude de cette question, recommande l'emploi de gants de caoutchouc dits de Friedrich, *imperméables*, faciles à aseptiser par les procédés connus — on peut les faire bouillir pendant une demi-heure et les conserver dans une solution antiseptique — très glissants lorsqu'on les imbibe de sublimé à 1 p. 4000, et très bon marché.

Il a, depuis plusieurs mois, imposé l'emploi de ces gants à tout son personnel. Et bien que chaque parturiente soit touchée par une vingtaine de personnes au moins ! (chef, assistants, sages-femmes, étudiants), il n'a pas observé un seul cas d'infection.

Comme le doigt qui touche continue à avoir des perceptions très nettes (j'ai pu m'en convaincre récemment), je ne verrais pour ma part que des avantages à se servir de ces gants *dans les cas qui m'occupent en ce moment*, et où les mains, sortant d'un foyer d'infection, ont à entrer en contact avec les parties maternelles.

Pour les opérations nécessitant la pénétration profonde on pourrait avoir des gants allant jusqu'à mi-bras.

Et maintenant, voyons **comment dans la pratique quotidienne on peut réaliser l'asepsie des mains.**

Ce n'est point chose possible en quelques instants.

« Il est encore, dit le professeur Bouchard, beaucoup de médecins, ralliés à l'antisepsie par bienséance plus que par conviction, qui ne s'acquittent de ce devoir que comme d'un vain cérémonial ; ils purifient leurs mains avant l'opération comme on fait les ablutions lustrales à la porte de nos églises. »

Or, pour purifier les mains, suspectes ou non, il faut, outre un lavage et un brossage prolongés, toute une série de moyens que nous allons résumer, et qui doivent porter en même temps sur les avant-bras et la région du coude.

1° Les ongles seront coupés très courts, de façon à rendre très accessibles à l'action de la lime, de la brosse et des antiseptiques les poussières qui s'accumulent si aisément sous leur extrémité libre, refuge par excellence des microbes (comme l'ont prouvé les expériences de Fürbringer).

2° Cela fait et pendant *cinq minutes*, dans l'eau très chaude :

a. savonnage au savon ordinaire ;

b. brossage — en insistant particulièrement sur les extrémités unguéales et les espaces interdigitaux — avec une brosse à ongles, neuve et maintenue en permanence dans une solution de sublimé à 1 p. 1000 ou de bi-iodure à 1 p. 2000.

Ce savonnage et ce brossage *prolongés* constituent le temps le plus important de la désinfection de la peau. Ils ont pour effet de débarrasser mécaniquement l'épiderme de ses couches superficielles, les plus riches en microbes, et de rendre la peau plus sensible à l'action de l'antiseptique en faisant disparaître, en grande partie, la couche de matières grasses formant vernis imperméable.

3° Sans désemparer, et pour dissoudre le reste des matières grasses, lavage pendant *une minute* dans l'alcool à 80°.

4° Enfin immersion et brossage, pendant *une minute au moins*, dans une solution de sublimé à 1 p. 1000 ou de bi-iodure à 1 p. 2000 qui va pouvoir imbiber l'épiderme, débarrassé de son vernis par les manœuvres précédentes.

Souvenez-vous, en procédant à la désinfection de vos mains, *immédiatement avant chaque toucher vaginal ou simplement périnéal*, que les expériences faites, en particulier par Fürbringer (1888), sur des mains intentionnellement infectées, ont prouvé ce qui suit :

le savonnage et le brossage dans l'eau très chaude, même prolongés pendant cinq minutes, sont loin d'assurer l'asepsie ;

l'immersion consécutive dans l'alcool et dans une solution phéniquée à 5 %, de sublimé à 1 p. 1000, de bi-iodure à 1 p. 2000, ne réalise pas à coup sûr la stérilisation des mains.

Cependant la pratique a prouvé que, bien qu'imparfaite absolument parlant, en ce sens qu'un bon microbiologiste y peut encore trouver quelques germes à cultiver, *cette stérilisation des mains est suffisante au point de vue prophylactique*. Les germes qui ne sont pas détruits ont au moins subi de l'antiseptique un choc qui atténue leur nocivité.

L'asepsie des mains une fois réalisée devra être entretenue. En particulier pendant la période d'expulsion, où les contacts suspects sont inévitables, il est bon, l'accoucheur ne pouvant plus s'éloigner de la patiente, qu'il ait sur le lit, à portée, une cuvette contenant de la solution antiseptique dans laquelle il pourra, entre chaque poussée, immerger ses mains.

Antisepsie des Instruments.

Le séjour même prolongé des instruments dans une solution d'acide phénique à 5 °/₀, de sublimé à 1 p. 1000, de bi-iodure à 1 p. 2000 est insuffisant à en réaliser l'asepsie.

Le procédé idéal c'est la désinfection à l'étuve à air chaud à 140°.

Beaucoup de praticiens n'ayant pas d'étuve à leur disposition devront se contenter de **l'ébullition** ou du **flambage**.

Cela suppose qu'au courant des nécessités de la pratique antiseptique ils ne se servent que d'instruments *entièrement métalliques* (ciseaux, perce-membranes, sondes uréthrale et intra-utérine, forceps, tubes à insufflation, embryotomes, aiguille d'Emmet, etc., sont actuellement construits pour supporter sans dommage l'ébullition ou le flambage).

20 minutes d'ébullition dans de l'eau additionnée de 1 à 2 °/₀ de carbonate de soude (Bergmann) sont un excellent moyen de désinfection. La présence du carbonate de soude dans l'eau élève la température d'ébullition (104° 6 au lieu de 100°). On peut également utiliser la solution saturée de carbonate de potasse qui bout à 135° et empêche la rouille (Terrier et Péraire).

A défaut de l'ébullition prolongée les instruments métalliques peuvent être aseptisés comme suit :

placés dans une poissonnière, ou dans une des enveloppes métalliques de la trousse obstétricale moderne, ils sont arrosés d'alcool auquel on met le feu. On laisse flamber ce punch jusqu'à dessèchement, et l'on ramène le tout à une température maniable, en versant sur les instruments la quantité de solution antiseptique suffisante pour qu'ils en soient recouverts. C'est là que l'accoucheur les prendra lui-même de ses mains fraîchement aseptisées.

Les canules en verre à injections vaginales et intra-utérines seront aseptisées par l'ébullition, et maintenues en permanence dans un bocal contenant de la solution de sublimé à 1 p. 1000 ou de bi-iodure à 1 p. 2000.

Les instruments de caoutchouc (le ballon de Champetier par exemple), seront aseptisés de la même façon que les mains, l'ébullition et le passage à l'étuve les détériorant au point de les rendre inutilisables.

Asepsie de l'eau servant à la préparation des injections.

L'eau la plus pure en apparence étant riche en microbes, il ne faut se servir que **d'eau bouillie**. Encore devez-vous ne pas oublier que l'ébullition simple, même très prolongée, en vase ouvert ou en vase clos, est un moyen de stérilisation incertain, à cause de la résistance des spores aux températures de 100°.

La stérilisation parfaite ne s'obtient qu'à 120°, c'est-à-dire dans l'autoclave que vous n'aurez certainement pas à votre disposition.

D'où la nécessité d'adjoindre à votre eau bouillie un **antiseptique**, sublimé ou bi-iodure de mercure de préférence à l'acide phénique qui, à dose efficace 5 °/₀, est mal toléré par les tissus.

Asepsie des objets de pansement.

On trouve partout actuellement, en paquets bien clos, du coton dégraissé (hydrophile) ou de l'étoupe rendus aseptiques par passage à l'étuve Geneste et Herscher, et antiseptiques par incorporation de sublimé ou de bi-iodure.

Voilà de quoi remplacer les éponges et les linges dits « chauffoirs » encore trop souvent employés, de quoi panser *à sec* (ce qui est l'idéal) l'ombilic de l'enfant et les seins de la mère.

En cas de nécessité, on peut se servir de compresses de vieux linge fraîchement lessivé, bouillies pendant vingt minutes, et maintenues ensuite dans une solution de sublimé à 1 p. 1000 ou de bi-iodure à 1 p. 2000.

Du fil de Bretagne soumis pendant 20 minutes à l'ébullition, et maintenu dans les mêmes solutions, assure l'asepsie de la ligature du cordon.

Le crin de Florence traité de la même façon est parfait, à défaut de catgut aseptique, pour les sutures éventuelles du périnée.

Comme topique, pour oindre le doigt ou les mains, la vaseline est actuellement d'un usage courant, au sublimé à 1 p. 1000 ou à l'acide phénique à 1 p. 30.

À défaut de vaseline antiseptique, touchez avec les mains humides de solution antiseptique.

b. Contre l'auto-infection

Antisepsie de la vulve et du périnée.

En premier lieu il faut, autant que possible, désinfecter les organes génitaux externes et le périnée où vivent à l'état de saprophytes, prêts à être poussés dans le vagin au cours du toucher le plus aseptique, ou à pénétrer dans les plaies périnéales et vulvaires, des streptocoques, des staphylocoques, des coli-bacilles, etc.

Cela revient en somme à aseptiser de la peau. L'asepsie est rendue plus difficile que celle de vos mains par la présence des poils et la sensibilité de la région.

Pour des raisons qu'il est inutile de développer, vous n'obtiendrez pas aisément, pour un accouchement simple, l'autorisation de faire une coupe sombre sur le mont de Vénus. Réservez ce sacrifice pour les cas opératoires, et contentez-vous habituellement d'élaguer.

Cela fait il faut :

1° savonner à l'eau chaude, et frotter en même temps, à la main ou avec un tampon d'ouate aseptique, la vulve et ses approches : mont de Vénus, faces internes des cuisses, plis inguinaux, sillon interfessier, en vous appliquant à pénétrer au fond des replis de la vulve;

2° rincer à l'eau chaude pour enlever le savon;

3° laver à l'alcool pour dissoudre le sebum;

4° laver au sublimé ou au bi-iodure à 1 p. 4000 (L'acide phénique, trop irritant à dose efficace, doit être laissé de côté).

Cette désinfection externe faite, il n'est pas dangereux (nous pouvons l'affirmer), et nous savons qu'il peut être utile de désinfecter le vagin.

Antisepsie du vagin.

En admettant même, avec Krönig, que le mucus cervico-vaginal ne renferme ordinairement ni streptocoque, ni staphylocoque, ni bacterium coli, il vous est impossible d'être sûr qu'il n'en a pas été introduit avant votre arrivée : quand cela ne serait que par le mari (il en est tant pour qui le *maxima puero debetur reverentia* est lettre morte !) ou par la femme elle-même au cours d'une injection mal faite en vous attendant. L'accouchement va se faire avant 12 heures; or vous savez qu'il en faut au moins autant pour que la force bactéricide du vagin élimine le streptocoque. Pour le staphylocoque il faut le double.

Nous savons d'ailleurs qu'il est actuellement impossible d'affirmer que parmi les saprophytes anaérobies du vagin il n'en est point qui soient capables d'engendrer une auto-infection.

Et pour être moins graves en général que les infections par pyogènes, il n'est pas prouvé que ces infections par anaérobies soient incapables de généralisation.

Nous savons de plus que la sécrétion cervico-vaginale, la plus normale en apparence, peut héberger le gonocoque (gonorrhée latente) prêt d'une part à se pousser, à la faveur du traumatisme puerpéral, vers l'endomètre, la trompe, voire le tissu conjonctif et le péritoine pelviens, peut-être même plus loin ; d'autre part à infecter les yeux de l'enfant.

En voilà plus qu'il ne faut pour qu'avec nous vous refusiez d'abandonner la désin-

fection prophylactique, sans pour cela vous désintéresser des expériences que nos collègues allemands veulent bien faire sur leurs compatriotes.

Continuez donc, jusqu'à plus ample informé, à user des injections prophylactiques (sublimé ou bi-iodure à 1 p. 4000), avant et après le toucher.

Si votre canule est aseptique, si vous avez bien aseptisé la vulve, si pour plus de sûreté encore vous en écartez les lèvres pour faire pénétrer la canule, l'injection sera inoffensive.

Mais, direz-vous, les expériences de Krönig ne prouvent-elles pas que les injections antiseptiques *ne détruisent pas*, ne font pas disparaître les microbes introduits dans le vagin ?

Qu'elles ne les tuent pas, d'accord. Mais qui donc peut affirmer qu'elles ne les touchent pas dans leur virulence et leurs propriétés envahissantes, qu'elles ne les atténuent pas ? Ce n'est certes pas ceux qui, comme moi, sont à même de voir les résultats qu'obtiennent du seul emploi des antiseptiques, sans la moindre notion d'asepsie, les sages-femmes agréées de l'Assistance publique.

c. Maintien de l'asepsie des suites de couches

Même parmi les accoucheurs qui continuent à employer les **injections** prophylactiques pendant le travail, il en est actuellement un grand nombre qui les ont délaissées pendant les suites de couches « normales ».

Ils se bornent à prescrire trois fois par jour : le matin, à midi et le soir, des **toilettes vulvaivaires antiseptiques,** et à maintenir en permanence sur la vulve de l'ouate aseptique ou antiseptique.

Tarnier s'est toujours refusé à renoncer à l'antisepsie *post partum*. « J'affirme, disait-il, que si les injections sont données avec soin, sous une faible pression, après toilette vulvaire et, bien entendu, avec un injecteur et une canule propres, si la personne qui les fait s'est aseptisé les mains au préalable, ces injections ne pourront amener aucun accident.

« C'est le procédé le plus simple, et pour ainsi dire infaillible, pour éviter l'infection utérine secondaire par ascension des microbes, remontant du vagin dans la cavité utérine.

« Dire que ces injections sont inutiles pendant les suites de couches, lorsque la température du corps est normale, c'est une assertion qui semble être infirmée par les deux constatations suivantes que tout le monde peut faire.

« D'abord les femmes chez lesquelles on pratique régulièrement des injections vaginales antiseptiques dans les suites de couches ónt un écoulement lochial inodore, non irritant, tandis que les lochies sont souvent fétides et occasionnent de l'érythème, avec sentiment de chaleur à la vulve, chez les accouchées non soumises aux injections vaginales.

« En second lieu, les accouchées éprouvent fréquemment, après l'injection, une sensation de bien-être que manifestent surtout les multipares chez lesquelles, à des couches précédentes, on n'avait pas fait d'irrigations vaginales.

« Il y a là par conséquent une preuve indéniable de l'efficacité de ces lavages. »

Je me rallie sans restriction à l'opinion de Tarnier.

J'ai employé les deux systèmes ; et après avoir, pendant quelque temps, renoncé aux injections vaginales antiseptiques durant le post-partum, j'y suis revenu pour les raisons exposées par Tarnier.

Et les **études bactériologiques de Krönig sur les lochies des accouchées apyrétiques** ne sont pas pour m'en faire repentir.

Krönig a examiné, par cultures aérobies et anaérobies, les lochies vaginales et les lochies utérines d'un certain nombre de femmes ne présentant pas la moindre élévation de température.

Voici trois de ses observations qui me paraissent dignes d'attirer votre attention.

I. Chez une secondipare de 24 ans, accouchée spontanément, chez qui *le toucher vaginal n'avait été pratiqué ni pendant la grossesse, ni pendant le travail,* et dont on s'était borné à désinfecter les organes génitaux externes, on fait le

1er jour des suites de couches une prise de lochies vaginales et de lochies utérines.

Ensemencées sur plaques d'agar à réaction faiblement alcaline :

(a) les lochies utérines se montrent vierges de germes;

(b) les lochies vaginales donnent d'innombrables colonies de streptococcus pyogenes.

Le 4e jour, la température étant toujours normale, une seconde prise est faite; et cette fois on constate que *les lochies utérines renferment également du streptocoque.*

II. Chez une autre accouchée qui pendant et après le travail *n'a été touchée qu'extérieurement*, une double prise est faite le 2e jour.

Les lochies vaginales donnent de nombreuses colonies de streptocoques ; les lochies utérines ne cultivent pas.

Le 3e jour les lochies utérines donnent comme les vaginales des colonies nombreuses de streptocoques.

Au 6e et au 9e jour tout est redevenu stérile.

III. Chez une secondipare, accouchée spontanément, *non touchée sinon extérieurement*, et dont les suites de couches sont apyrétiques, on prend le 2e jour des lochies vaginales et utérines.

Ensemencées sur deux plaques d'agar, les lochies vaginales donnent environ 200 colonies de streptocoques pyogènes. Les lochies utérines restent stériles.

Le 3e jour, id.

Le 6e jour, ni les vaginales ni les utérines ne cultivent.

La sécrétion vaginale examinée 12 jours avant l'accouchement n'avait rien donné par culture sur plaques d'agar; on n'y avait vu au microscope que des bâtonnets moyens.

Dans 3 autres cas semblables les lochies renfermaient *deux fois le staphylocoque doré, une fois le bacterium coli* qui disparurent spontanément du 8e au 10e jour.

Dans 20 autres cas (dont 4 avec toucher interne et 16 avec simple toucher externe) où 26 prises furent faites savoir :

4 fois le 2e jour.
6 — 3e —
5 — 4e —
2 — 5e —

2 fois le 6e jour.
7 — 7e —

toutes les plaques ensemencées restèrent stériles.

Mais, ajoute Krönig, cela ne prouve pas que chez ces accouchées la sécrétion vaginale était en réalité exempte de germes.

Et de fait en examinant la sécrétion sur lamelles colorées on y pouvait, dans presque tous les cas, reconnaître *diverses formes de bactéries.*

5 fois seulement, sur des lochies du 1er et du 2e jour, on ne vit rien, et dans un cas cette asepsie se maintint jusqu'au 5e jour.

Dans tous les autres cas les lochies fourmillaient de bactéries et le plus souvent (18 fois sur 20) de *cocci*, contrairement à ce qu'on observe chez les femmes grosses où les bâtonnets dominent.

Les cultures anaérobies ont permis de constater qu'il s'agissait presqu'exclusivement de bactéries anaérobies obligées que Krönig a pu étudier dans 10 cas.

N'en est-il point parmi elles qui puissent devenir les agents d'une infection anaérobie ?

C'est ce qu'il est impossible d'affirmer actuellement.

Krönig tire de ces faits une double conclusion :

1° Ils lui paraissent démontrer (et à moi aussi) **la possibilité de l'ascension spontanée des microbes de la vulve au vagin, du vagin à l'utérus.**

2° Ils plaideraient en faveur d'une certaine **puissance bactéricide** des lochies qu'il a « renoncé à vérifier expérimentalement sur les nouvelles accouchées », mais qu'il a tenté de démontrer par des expériences *in vitro.*

Après avoir recueilli quotidiennement, dans des tubes de verre, des lochies d'une accouchée à partir du 2e jour, il les inoculait avec du staphylocoque doré et les maintenait 24 heures à l'étuve à 36.

Or si dans les lochies recueillies *vers la fin de la première semaine* le staphylocoque mourait, il se multipliait fort bien dans les lochies des premiers jours.

Ainsi donc et c'est sa conclusion textuelle : **« la sécrétion vaginale perd, pendant les premiers jours des suites de couches, sa force bactéricide pour la recouvrer à la fin de la première semaine du puerpérium. »**

Il est bien temps ! C'est pendant les premiers

jours que les microbes pathogènes, éventuellement introduits dans le vagin (ou y préexistant : anaérobies, gonocoques), peuvent ascensionner vers l'utérus.

Pourquoi dès lors se priver de la force bactéricide par excellence de l'injection vaginale antiseptique ?

Il n'y a pour le faire qu'une raison valable.

« Les inconvénients des injections vaginales répétées, dit mon maître Pinard, je ne saurais trop insister à ce sujet, ne résultent pas de l'injection elle-même. Si nous étions comme les chirurgiens, qui renouvellent leurs pansements tous les huit jours, il nous serait pratiquement facile de faire ces injections nous-mêmes, et nous pourrions être tranquilles sur les suites. Mais renouveler nous-mêmes ces injections deux fois par jour n'est possible à aucun de nous. Or il peut être dangereux, à un moment donné, de confier la petite manœuvre à une personne qui n'a pas toujours l'expérience et l'habileté voulues. »

De telle sorte que la question doit se résumer pour vous en ces termes :

Il y a de bonnes raisons de croire à l'utilité des injections vaginales antiseptiques, au moins pendant les premiers jours des suites de couches.

Si vous avez auprès de votre cliente une garde méritant confiance, faites suivre les toilettes antiseptiques, matin et soir, d'une injection vaginale antiseptique (sublimé 1 pour 4000, bi-iodure 1 pour 4000.)

Si votre garde ne mérite pas confiance ne faites pas faire d'injections; mais alors qu'elle ne fasse pas non plus de toilettes vulvaires autrement qu'en *versant*, sur les parties génitales externes, un litre de solution antiseptique !

d. Résumé des soins antiseptiques à donner avant, pendant et après l'accouchement

Pour être prêts à toute éventualité, le médecin ou la sage-femme devront, à l'époque où ils pratiquent l'examen qui (à 7 mois 1/2 chez la primipare, à 8 mois chez la multipare) les renseigne sur la présentation de l'enfant, exiger que leurs clientes se procurent et placent en réserve les objets suivants, destinés à assurer l'antisepsie prophylactique lors de l'accouchement :

1° 3 litres de la solution suivante, dont l'expérimentation *in vitro* et une longue pratique à la clinique Baudelocque ont prouvé la très grande valeur antiseptique en même temps que l'innocuité :

Eau.............. 1000 gr.
Bi-iodure de mercure. 0,50 centig.
Iodure de potassium. 0,50 centig.

Cette solution à 1 p.2000 reste encore très antiseptique lorsqu'on y ajoute, pour lui donner la température convenable, parties égales d'eau bouillie chaude (ce qui la ramène à 1 p.4000). *Pure* elle servira à l'antisepsie des mains, des instruments, du bassin à décharge; *dédoublée* elle constituera le liquide à l'aide duquel seront pratiquées les injections vaginales, les toilettes vulvaires, les injections intra-utérines (1).

2° Un pot hermétiquement clos contenant :
Vaseline............... 50 gr.
Acide phénique.......... 1 gr.

3° Un paquet de 250 grammes de coton antiseptique (ouate ou étoupe au sublimé, au bi-iodure de mercure, à l'acide phénique).

4° Un bassin forme bidet, en tôle émaillée, destiné à recevoir les liquides de lavage.

5° Un appareil à injections.

(1) Il est quelques femmes qui supportent mal le bi-iodure, comme il en est d'autres qui supportent mal le sublimé.

Ayez donc deux cordes à votre arc. Une pratique de plus de dix années m'autorise à vous assurer que cela suffit.

Le sublimé, dont Davaine (1873), Billroth (1874) et surtout Nicolaï Jalan de la Croix et Koch (1881), avaient démontré l'action microbicide. a été introduit dans la pratique obstétricale par Tarnier (1881. Congrès de Londres) qui l'a mis au premier rang des antiseptiques (1882).

Tarnier recommandait surtout les solutions alcooliques qui semblent avoir moins de toxicité que les solutions à l'acide tartrique préconisées par l'Académie de Médecine.

La liqueur de Van Swieten (sublimé un gramme. alcool 100 gr., eau distillée 900 gr.) colorée en bleu au carmin d'indigo et *déquintuplée*, c'est-à-dire ramenée au titre de 20 centigrammes par litre, a l'inconvénient de coûter cher.

Tarnier recommandait, pour la préparation des solutions, d'user de petits tubes contenant 0, 20 centigrammes de sublimé dissous dans l'alcool;

ou encore de paquets renfermant 0,20 centigrammes de sublimé en poudre qu'on fait dissoudre dans l'eau en ajoutant à celle-ci une petite quantité d'alcool.

Nous proscrivons absolument tous les injecteurs à poires et toutes les canules servant habituellement aux toilettes vaginales. Il en est de même de l'irrigateur, difficile à manœuvrer, fonctionnant presque toujours mal, impossible à désinfecter convenablement.

L'appareil le plus commode à manier, le plus aisé à maintenir aseptique, est le *bock* bien connu du Pr Pinard.

Il se compose d'un réservoir cylindrique en tôle émaillée, d'une contenance de deux ou quatre litres, qu'on peut tenir et élever à l'aide d'une poignée ou accrocher au mur à l'aide d'un anneau.

A la partie inférieure se trouve soudé un ajutage, sur lequel s'adapte un tube de caoutchouc de 1 mètre 50 de long pourvu d'un robinet en caoutchouc durci.

A l'autre extrémité du tube de caoutchouc on fixe, à volonté, une canule courte pour les injections vaginales ou une canule longue pour les injections intra-utérines.

(On peut encore employer le vide-bouteille construit par Galante, et qui peut s'appliquer à un flacon ou à une bouteille quelconques contenant la solution antiseptique.)

On se sert, à la Clinique Baudelocque, de *canules en verre* qui sont très bon marché (0 fr. 25), très commodes, très aisées à entretenir aseptiques en les faisant tremper en permanence dans un bocal renfermant de la solution de bi-iodure à 1/2000.

La canule vaginale est droite, longue de 18 à 20 cent., renflée à ses deux extrémités ; l'extrémité vaginale est percée de trous latéraux qui la transforment en une sorte de pomme d'arrosoir ; sur l'extrémité opposée s'applique très aisément le tube conducteur de caoutchouc.

La *sonde à injections intra-utérines* (fig. 319, p. 288) modèle Tarnier est plate, rubannée, large de 1 cent. 1/2, épaisse de 4 millimètres, légèrement coudée, longue de 33 centimètres, arrondie à son extrémité, percée de deux orifices latéraux par lesquels s'écoule le liquide.

Avec le matériel que je viens de décrire on fait les accouchements dans les meilleures conditions d'antisepsie.

Mais j'entends d'ici l'objection :

« Voilà, répète-t-on sans cesse, qui est très bien dans un hôpital, dans une ville et pour la clientèle riche. Mais nous, médecins et sages-femmes, qu'on vient chercher à l'improviste, au dernier moment, pour aller chez des gens qui payent à peine nos visites, comment pourrions-nous faire exécuter une pareille ordonnance ?

« L'antisepsie est trop difficile et trop coûteuse pour nous. »

A cela nous répondrons **qu'on peut instantanément, à toute heure et partout, improviser à très bon compte le matériel nécessaire.**

C'est ainsi qu'on peut, pour *cinq centimes*, faire une solution parfaitement antiseptique en vidant, dans un litre d'eau bouillie chaude, deux tubes contenant l'un 0,50 centigr. de bi-iodure d'hydrargyre, l'autre 0,50 centigr. d'iodure de potassium.

Je ne vois pas quelle difficulté et quelle dépense cela peut créer à un médecin ou à une sage-femme d'avoir constamment, dans la trousse qu'ils emportent, une dizaine de ces tubes à un sou.

En admettant qu'on use par jour, pendant la période dangereuse des 6 premiers jours, 2 litres de solution à 1/4000, cela fait une dépense totale de 6 sous pour assurer l'antisepsie des suites de couches, la santé de l'accouchée et la tranquillité de l'accoucheur.

Si la vaseline antiseptique est absente, le toucher sera pratiqué à l'aide du doigt simplement trempé au préalable dans la solution antiseptique. Le toucher reste ainsi très possible, et n'est pas dangereux comme il l'est lorsqu'on le pratique avec de l'huile ou du beurre qui peuvent renfermer des micro-organismes.

Si l'on n'a pas de bock à injection, *on peut improviser un appareil irrigateur* à l'aide d'un ustensile qu'on trouve partout, tel qu'un entonnoir en verre ou en métal, un arrosoir à main, une simple bouteille, un vase quelconque en verre ou en faïence.

Il suffit pour cela que, de même qu'il emporte de quoi faire une solution antiseptique, le médecin ait toujours dans sa trousse un tube de caoutchouc de 1^m,50 de long, et une canule en verre.

En fixant ce tube sur l'embout d'un entonnoir ou d'un arrosoir à main, on a un appareil très commode qu'il suffit d'élever ou de faire élever à 50 cent. au-dessus du plan du lit de la parturiente pour donner une bonne pression. Le pouce et l'index serrés ou une pince à forcipressure tiennent lieu de robinet.

Pour faire d'une bouteille un appareil irrigateur très convenable, il suffit de la disposer comme un flacon laveur de chimiste. Lorsqu'elle est remplie on la ferme à l'aide d'un bouchon de liège ou de caoutchouc percé de deux ouvertures parallèles dans lesquelles sont introduits à frottement deux tubes de verre. L'un de ces tubes descend jusqu'au fond de la bouteille ; l'autre ne dépasse que de très peu la face inférieure du bouchon : c'est sur lui qu'on fixe le tube de caoutchouc qui doit servir à l'écoulement du liquide lorsqu'on renverse la bouteille, tandis que l'air va pénétrer par l'autre pour former pression au fond de l'appareil.

Plus simplement encore on peut faire des injections vaginales ou intra-utérines à l'aide du dispositif suivant, basé sur le principe du siphon.

Un récipient quelconque (un bocal de verre par exemple d'une contenance de plusieurs litres) est placé ou tenu à 1 mètre au-dessus du plan du lit sur lequel repose la parturiente ; il renferme la solution antiseptique qu'on veut injecter.

Le médecin ou la sage-femme ont, dans leur trousse, le tube de caoutchouc d'un mètre cinquante de long dont nous avons parlé plus haut.

Ce tube étant désinfecté par un séjour d'une dizaine de minutes dans la solution de bi-iodure à 1/2000, est saisi par ses deux extrémités entre le pouce et l'index de chaque main et placé verticalement.

Il a alors une extrémité inférieure, une extrémité supérieure.

Le pouce et l'index de la main gauche qui tiennent l'extrémité inférieure pincent fortement celle-ci de façon à en oblitérer la lumière. Par l'extrémité supérieure, délicatement maintenue béante par le pouce et l'index droits, on verse dans le tube de la solution de bi-iodure jusqu'à ce que celle-ci ressorte par l'extrémité supérieure qui est alors, comme l'inférieure, solidement pincée et fermée. Ainsi se trouve emprisonnée dans le tube une colonne liquide qui le remplit complètement.

L'extrémité supérieure du tube est alors immergée dans le bocal réservoir et dépincée. En même temps le pouce et l'index gauches lâchant l'extrémité inférieure du tube, maintenue au-dessous du plan du bocal, le liquide de ce dernier s'écoule par le tube siphon qu'on vient ainsi d'amorcer.

À l'aide de cette extrémité inférieure du tube munie de la canule de verre on peut faire toutes les injections nécessaires.

Maintenant que nous possédons notre matériel antiseptique, **supposons que nous soyons appelés près d'une femme en travail.**

Nous devons immédiatement nous poser cette question préalable : « Puis-je accoucher cette femme sans danger pour elle, c'est-à-dire soigne-je en même temps, ou ai-je soigné dans les 8 jours précédents, un érysipèle, une septicémie chirurgicale ou puerpérale ? Si oui, ma conscience m'ordonne de ne pas répondre à l'appel de cette femme, à moins d'un cas de force majeure. »

Si ce cas de force majeure existe, le médecin ou la sage-femme devront, avant de se rendre auprès de la parturiente, prendre de rigoureuses mesures de désinfection (bain antiseptique), mettre des vêtements autres que ceux qu'ils portent en soignant leurs malades infectés, et redoubler de minutie dans le lavage et l'antisepsie de leurs mains.

Dès que l'accoucheur ou la sage-femme ont assuré l'*antisepsie de leurs mains*, ils doivent, avant toute exploration, procéder à la *toilette antiseptique des organes génitaux* de la parturiente.

Cela fait, on pratique, à l'aide de l'appareil bock muni de la canule de verre et élevé à 40 cent. au dessus du plan du lit, une injection vaginale de 1 litre de bi-iodure à 1/4000.

On doit veiller à ce que le liquide s'écoule lentement ; l'index droit, introduit en même temps que la canule, guide celle-ci dans tous les replis et les culs-de-sac du vagin.

Lorsque l'injection est terminée, la canule retirée du vagin est replacée à demeure dans la solution à 1/2000.

La femme est remise à plat dans son lit. L'accoucheur, après s'être à nouveau brossé, savonné et antiseptisé les mains, pratique le toucher qui va le renseigner sur la période où en est arrivé le travail.

Après quoi, un tampon d'ouate antiseptique sèche est placé en permanence sur la vulve où le maintient appliqué le rapprochement des cuisses. Ce tampon d'ouate est changé toutes les deux heures en même temps qu'on refait une toilette vulvaire.

A partir du moment où l'accoucheur ou la sage-femme ont bien établi le diagnostic de la présentation, de la position et de sa variété, le degré de la dilatation, ils s'abstiennent, si tout est normal, de toute exploration inutile. Ils surveillent l'état du fœtus par l'auscultation et attendent l'apparition des premières douleurs expulsives pour pratiquer un nouvel examen.

Alors, la dilatation étant complète, on rompt les membranes artificiellement si elles ne l'étaient déjà ; un drap propre, plié en plusieurs doubles de façon à former coussin, est placé sous le siège pour le surélever (drap de siège). La cuvette renfermant l'ouate et la solution à 1/2000 est tenue constamment à portée de la main qui va fréquemment, pendant cette période, se trouver en contact avec la région périnéo-vulvaire.

Quand le fœtus est expulsé, poussant devant lui les matières fécales maternelles qui souillent toute la région génitale, on lave celle-ci de la même façon que précédemment, et on la couvre provisoirement d'un tampon d'ouate antiseptique.

Lorsque les battements du cordon ayant cessé, on a pu sans inconvénient séparer l'enfant de la mère, on peut alors faire, *avant la délivrance*, la *toilette complète du canal génital*. Une alèze propre est passée sous la parturiente ; la vulve est lavée, et une injection vaginale à 1/4000 administrée. Cela fait, la vulve est couverte à nouveau d'un tampon d'ouate antiseptique.

Lorsqu'aux signes que nous avons appris à connaître on s'aperçoit que le moment de la **délivrance** est venu, on pratique, avec toutes les précautions antiseptiques d'usage, le toucher explorateur, et si le placenta est en effet passé dans le vagin, on l'extrait. Pendant cette opération, et pour éviter de souiller à nouveau le lit, la femme sera placée sur le bassin. Puis immédiatement on fera une *dernière injection*, de 2 litres celle-ci, avec la solution à 1/4000 ; cette injection, le plus souvent, sera exclusivement *vaginale*. Dans certains cas (fœtus mort, macéré ou putréfié ; travail prolongé et terminé artificiellement ;

rétention de membranes ; rétention du placenta après l'avortement) on devra la faire *intra-utérine*, avec la grande canule.

Tout n'est pas dit lorsque les précautions minutieuses d'asepsie et d'antisepsie, sur lesquelles nous nous sommes longuement étendus, ont été observées avant, pendant et immédiatement après l'accouchement. Il reste à **préserver la plaie utéro-vaginale d'une infection secondaire, redoutable surtout pendant les cinq ou six premiers jours de la période puerpérale.**

Pour cela l'accoucheur devra :

1° Exiger la parfaite propreté du linge de corps et de lit, faire enlever et remplacer tout ce qui a été souillé par le sang, le méconium, etc. Il ne faut pas craindre de fatiguer un peu l'accouchée pour parachever immédiatement cette toilette qui ne demande que quelques minutes. Pour protéger le lit ainsi refait, un drap plié en plusieurs doubles, aisé à enlever sans déplacer beaucoup l'accouchée, recouvrira la région correspondant au siège.

2° Les organes génitaux externes seront recouverts d'un large et épais tampon d'ouate antiseptique que maintiendra suffisamment le simple rapprochement des cuisses. Ce tampon est changé toutes les trois heures pendant les premiers jours, toutes les six heures par la suite.

3° Trois fois par jour, le matin, à midi, le soir, on fait une toilette, un lavage externe de la région vulvo-périnéale. On doit exiger que la garde qui, de concert avec le médecin, soigne l'accouchée, ne touche jamais les organes de celle-ci ni les pièces de pansement, sans s'être longuement savonné et brossé les mains et les avant-bras, d'abord dans l'eau chaude puis dans la solution antiseptique, ainsi qu'on aura dû lui apprendre à le faire, en lui en expliquant la nécessité, dès le premier jour.

Lorsque les précautions au cours du travail et de la délivrance ont été bien prises, que par conséquent les suites de couches sont physiologiques, il n'est pas indispensable d'avoir recours aux injections vaginales. La simple toilette externe peut *à la rigueur* suffire (voy. p. 424).

4° Le traitement des suites de couches est entièrement subordonné à leur marche physiologique ou pathologique. Aussi le médecin n'a-t-il pour ainsi dire rien autre chose à faire, dans les jours qui suivent l'accouchement, qu'à surveiller attentivement la température de l'accouchée. Cette température prise dans l'aisselle, matin et soir, ne doit pas atteindre, même au moment de la montée laiteuse, 38° centigrades.

On ne doit se fier qu'au thermomètre pour apprécier l'état de santé d'une accouchée. Le pouls peut en effet être accéléré, par exemple quand la femme a perdu du sang en assez grande quantité ou lors de la fluxion mammaire, sans qu'il y ait à proprement parler fièvre. On se contente trop souvent encore aujourd'hui, en clientèle, de prendre la température à la main, par approximation. C'est ainsi qu'on peut laisser passer inaperçues des ascensions légères de 38° à 38°5 qui suffisent à caractériser une infection de la plaie utéro-vaginale ; or ce sont là des constatations qu'il importe au médecin de faire, non seulement parce qu'elles vont modifier sa ligne de conduite immédiate, mais encore parce que, sans elles, il lui est impossible d'établir sérieusement un **pronostic à longue portée.**

Prenons un exemple.

On est très souvent interrogé sur la *durée du séjour au lit nécessaire après l'accouchement.* Si la température a été prise quotidiennement et qu'à aucun moment elle n'ait atteint 38°, on pourra sans crainte laisser lever la patiente dans le courant de la 4e semaine et le lui annoncer dès le 10e ou le 12e jour. L'observation prouve en effet que, dans ces conditions, on n'a guère à craindre la phlegmatia alba dolens. La température a-t-elle au contraire oscillé, ne fût-ce qu'une ou deux fois entre 38° et 39°, le médecin devra faire des réserves, insister pour la prolongation du séjour au lit, se garer en un mot contre la possibilité d'accidents tardifs, parfois mortels, qu'on ne lui pardonnerait pas de n'avoir point prévus.

Que de morts subites chez les nouvelles accouchées n'ont pas eu d'autre cause efficiente que la méconnaissance d'une température légèrement pathologique dans les premiers jours qui ont suivi l'accouchement !

Une autre raison, plus décisive, plaide en faveur de cette exploration thermométrique bi-quotidienne : c'est qu'**on a d'autant plus de chances d'enrayer l'infection,** si contre toute attente elle survient, **que l'on intervient contre elle dès la première ascension thermique.** C'est très souvent une question de quelques heures. Il s'agit d'arriver avant que le microbe se soit retranché dans les couches profondes de la muqueuse, avant surtout qu'il ait commencé à essaimer dans les lymphatiques et dans les veines.

Pour me résumer je dirais volontiers que le seul rôle du médecin vis-à-vis de l'accouchée, pendant les premiers jours, est de prendre *lui-même* matin et soir la température axillaire.

Vers le 15e jour on conseille des injections vaginales bi-quotidiennes à 48° pour **aider la régression utérine** ; il est bon de les continuer jusqu'au retour de couches. Les solutions à recommander sont la solution d'acide borique à 3 pour 1000 et la solution saturée de naphtol β.

Dès que l'accouchée se lève, c'est-à-dire dans le cours de la 4e semaine, elle peut être autorisée à prendre un bain, s'il est possible de le lui faire prendre à domicile.

Nous en avons fini avec l'antisepsie prophylactique. Grâce à toutes ces minuties qui réclament de leur part une attention de tous les instants et une conviction profonde, le médecin, la sage-femme pourront, à coup sûr, éviter l'infection de leurs accouchées, et se soustraire à ces transes perpétuelles qui étaient le triste partage des accoucheurs consciencieux il y a une vingtaine d'années. J'ose répéter ici une phrase qui, vers 1885, nous a été, à M. Pinard et à moi, sévèrement reprochée comme étant de ces vérités qui ne sont pas bonnes à dire : *à l'heure actuelle la mortalité puerpérale par infection peut et doit être égale à zéro.*

Mais vous n'opérerez pas toujours en terrain vierge. Il vous arrivera d'être appelés à la rescousse dans des cas où les règles antiseptiques auront été méconnues.

Le point capital ici, nous l'avons déjà dit et redit, c'est d'être prévenu dès le début de l'infection. Seul le thermomètre, appliqué biquotidiennement dans l'aisselle, peut vous rendre ce service.

Toute femme chez laquelle la température axillaire oscille entre 38 et 39 dans les trois ou quatre premiers jours, avec ou sans frissons, avec ou sans odeur des lochies, **doit être d'abord considérée comme infectée**

et traitée comme telle. Il ne s'agit pas de dire, comme on le fait encore trop souvent en présence d'une ascension thermique légère et de phénomènes généraux d'apparence peu sévère : c'est une forme bénigne; attendons ; voyons ce que cela deviendra.

Quelque apparence qu'il y ait de pouvoir expliquer la fièvre observée par une cause autre que l'infection, agissez d'abord comme si celle-ci était démontrée ! Vous n'avez aucun élément sérieux qui vous permette au début de porter le diagnostic d'accidents bénins. Que de fois la suite des événements n'a-t-elle pas démontré l'inanité de ces pronostics précoces! En attendant, en voyant venir, vous jouez la vie de votre accouchée. Faites donc immédiatement de l'antisepsie curative; 99 fois sur 100 vous vous en trouverez bien, et la centième, pas mal.

Mais comment agir ? Car enfin la porte d'entrée est multiple ; qui de la vulve, du vagin, de l'utérus est le point de départ des accidents? Presque toujours c'est l'utérus qui est en cause. Mais, pour plus de sûreté, **vous laverez tout : d'abord la vulve, puis le vagin, et enfin l'utérus.**

On a objecté à cette manière de faire que l'on courait ainsi le risque de porter dans l'utérus des microbes encore cantonnés dans le vagin. A cela nous pouvons répondre par des observations qui portent sur plus de 12,000 accouchements.

Voici ce que montre l'étude de la statistique du service de M. Pinard, alors qu'il dirigeait le service de la Maternité de Lariboisière.

En 1883, les **injections intra-utérines** n'étaient employées que dans des cas très rares ; dans les années suivantes, elles sont devenues de plus en plus fréquentes pour atteindre leur maximum en 1887. J'étais alors l'interne de M. Pinard pour la seconde fois, et mon maître ou ses suppléants avaient bien voulu me laisser l'entière direction du traitement des suites de couches. Toute femme dont la température atteignait 38° recevait immédiatement une injection intra-utérine. Or voici les chiffres de la mortalités par infection pour ces cinq années.

MORTALITÉ TOTALE PAR INFECTION PUERPÉRALE

1883...........................	1,38 0/0
1884...........................	1,13 0/0
1885...........................	0,79 0/0
1886...........................	0,65 0/0
1887...........................	0 0/0

Donc toute femme chez laquelle la température s'élèvera pendant les quatre ou cinq premiers jours de la période puerpérale, recevra immédiatement une injection intra-utérine de deux litres de solution de bi-iodure à 1 pour 4000. Si après douze heures la température n'a pas baissé malgré une seconde injection, c'est aux procédés du **traitement curatif** de la fièvre puerpérale qu'il vous faut recourir. Il n'entre pas dans le plan de cet ouvrage, *tout de prophylaxie,* d'aborder ce sujet franchement pathologique.

Le lecteur le trouvera longuement exposé dans le *Traitement de l'Infection puerpérale* par A. Pinard et V. Wallich, Paris 1896. (G. Steinheil édit.)

DOCUMENT ANNEXE

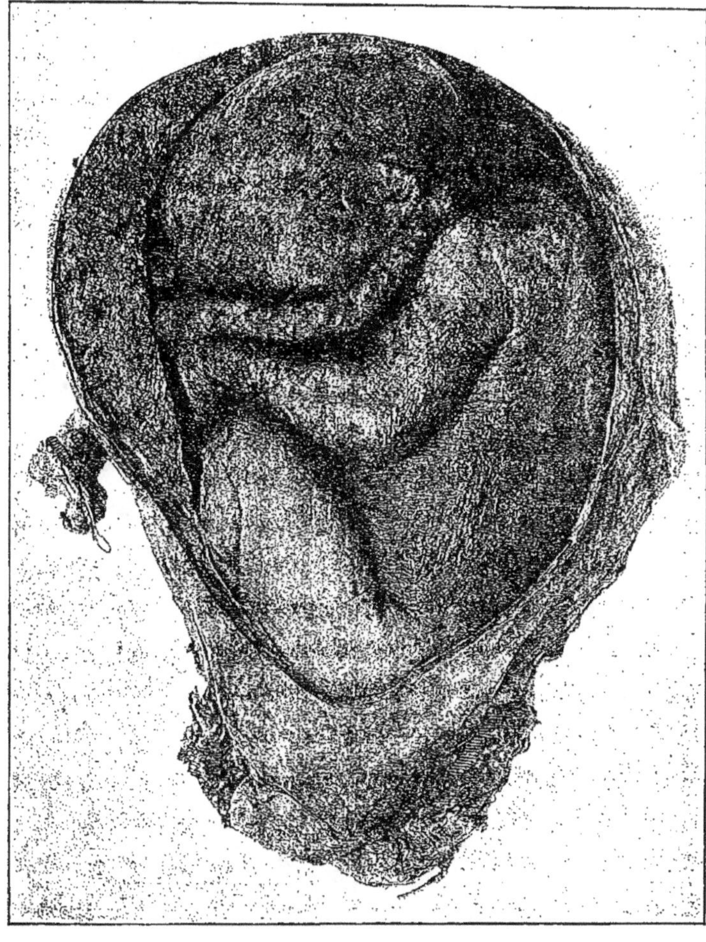

Lorsque j'ai mis en pages le paragraphe concernant le diagnostic des présentations par le palper abdominal, j'ai vivement regretté de ne pouvoir joindre à la figure 46, page 46,— montrant de face la recherche du sillon dorso-céphalique, caractéristique de la présentation du siège— une vue de face du fœtus dans l'utérus semblable à celles de Hunter (fig. 42 et 52) dont je me suis servi pour le diagnostic de la présentation et des positions du sommet.

Je puis aujourd'hui combler cette lacune.

La figure 388 montre de face, en 1/2 grandeur, dans un utérus gravide approchant du terme et dont j'ai enlevé la paroi antérieure, une présentation du siège complet, dos à gauche.

C'est l'utérus d'une femme de 35 ans, profondément albuminurique, apportée le 29 août, à l'hôpital de la Pitié dans un service de médecine.

Passée à la maternité le 30 août à 9 heures du matin, sans connaissance, avec 38°6 de température, sans début de travail, elle y succombait à 3 heures de l'après midi dans le collapsus, sans accès éclamptiques. L'interne ne percevant plus les battements du cœur fœtal (qu'on entendait à l'arrivée, s'abstint de pratiquer l'opération césarienne.

J'ai, aussitôt que possible, fait l'hystérectomie abdominale totale et placé l'utérus intact dans l'alcool. Ce n'est que six mois plus tard que j'en ai détaché en volet la paroi antérieure pour prendre la photographie ci-jointe.

On y voit (pour une sacro-iliaque gauche) tout ce que sentent (pour une sacro-iliaque droite) les mains de la figure 46, c'est-à-dire la saillie occipitale du pôle fœtal supérieur séparée du plan résistant dorsal par le profond sillon du cou. Au niveau de ce sillon se trouve accumulée, sous la paroi utérine très amincie, une notable quantité de liquide amniotique. C'est en chassant ce liquide que la main qui palpe le flanc, après avoir suivi depuis en bas le plan résistant dorsal du fœtus, porte à faux dans le sillon avant de reprendre contact avec le pôle supérieur.

Le foyer d'auscultation est tout proche du sillon dorso-céphalique, derrière l'épaule antérieure, la gauche, au dessus de l'ombilic.

Le placenta occupe la corne droite et ne gênerait en rien le diagnostic. Il n'en serait sans doute pas de même s'il montait le sillon du cou.

TABLE ANALYTIQUE DES MATIÈRES

TYPOGRAPHIE

CHARLES MONNOYER

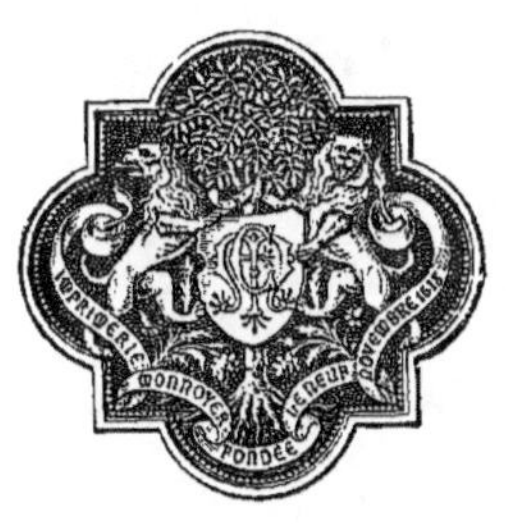

LE MANS (Sarthe)

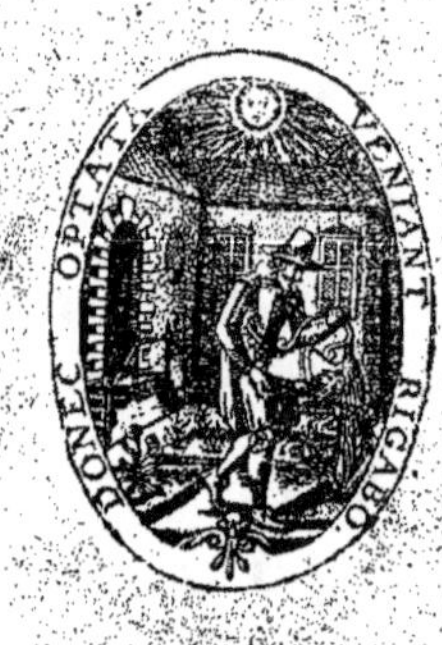
DONEC OPTATA VENIANT RIGABO